AF292847

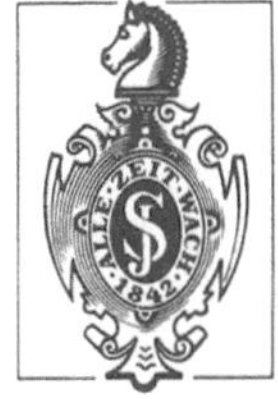

G. C. Fischer (Hrsg.)

Geriatrie für die hausärztliche Praxis

Mit 62 Abbildungen und 37 Tabellen

Springer-Verlag

Berlin Heidelberg New York
London Paris Tokyo
Hong Kong Barcelona Budapest

Prof. Dr. med. Gisela C. Fischer
Medizinische Hochschule Hannover
Abteilung Allgemeinmedizin
Postfach 610180
W-3000 Hannover 61

CIP-Titelaufnahme der Deutschen Bibliothek
Geriatrie für die hausärztliche Praxis / G. C. Fischer (Hrsg.). − Berlin; Heidelberg; New York; London;
Paris; Tokyo; Hong Kong; Barcelona; Budapest: Springer, 1991
ISBN-13: 978-3-642-76336-6   e-ISBN-13: 978-3-642-76335-9
DOI: 10.1007/ 978-3-642-76335-9
NE: Fischer, Gisela Charlotte [Hrsg.]

Dieses Werk ist urheberrechtlich geschützt. Die dadurch begründeten Rechte, insbesondere die der
Übersetzung, des Nachdrucks, des Vortrags, der Entnahme von Abbildungen und Tabellen, der Funk-
sendung, der Mikroverfilmung oder der Vervielfältigung auf anderen Wegen und der Speicherung in
Datenverarbeitungsanlagen, bleiben, auch bei nur auszugsweiser Verwertung, vorbehalten. Eine Vervielfältigung dieses Werkes oder von Teilen dieses Werkes ist auch im Einzelfall nur in den Grenzen der gesetzlichen Bestimmungen des Urheberrechtsgesetzes der Bundesrepublik Deutschland vom 9. September 1965 in der jeweils geltenden Fassung zulässig. Sie ist grundsätzlich vergütungspflichtig. Zuwider-
handlungen unterliegen den Strafbestimmungen des Urheberrechtsgesetzes.

© Springer-Verlag Berlin Heidelberg 1991
Softcover reprint of the hardcover 1st edition 1991

Die Wiedergabe von Gebrauchsnamen, Handelsnamen, Warenbezeichnungen usw. in diesem Werk be-
rechtigt auch ohne besondere Kennzeichnung nicht zu der Annahme, daß solche Namen im Sinne der
Warenzeichen- und Markenschutz-Gesetzgebung als frei zu betrachten wären und daher von jedermann
benutzt werden dürften.

Produkthaftung: Für Angaben über Dosierungsanweisungen und Applikationsformen kann vom Verlag
keine Gewähr übernommen werden. Derartige Angaben müssen vom jeweiligen Anwender im Einzelfall
anhand anderer Literaturstellen auf ihre Richtigkeit überprüft werden.

Satz: K + V Fotosatz GmbH, Beerfelden

2119/3020-543210 − Gedruckt auf säurefreiem Papier

Geleitwort

„Das Wesen des Krankseins ist eine Not
und äußert sich in einer Bitte um Hilfe;
ich nenne den krank,
in dem ich als Arzt die Not erkenne.“
(V. v. Weizsäcker)

Aufgrund der demographischen Entwicklung gewinnen die Lebensbedingungen älterer Menschen seit einigen Jahren erheblich an gesellschaftspolitischer Bedeutung. Und zunehmend wird die 3. Lebensphase – d. h. der Abschnitt vom Ausscheiden aus dem Erwerbsleben bis zum Tod – richtig als aktive Zeitspanne verstanden.

Eine der wesentlichen Voraussetzungen für aktives Altern aber ist Gesundheit. Normales Nachlassen körperlicher und geistiger Kräfte sowie der Einfluß psychosozialer Faktoren können – bei gleichzeitigem Vorhandensein – sich negativ auswirken und dazu führen, daß ältere Menschen von Hilfe abhängig werden. Entsprechend der zunehmenden Zahl älterer Menschen wird sich das Gesundheitssystem deshalb in der Zukunft darauf auszurichten haben, ihnen spezieller als bisher eine bedürfnisgerechte Behandlung zu garantieren. Das bedeutet, man wird von einer Behandlung eingetretener mehr zum Verhüten vermeidbarer Krankheiten übergehen müssen. Eine bedürfnisgerechte Behandlung wird zugleich Rehabilitation für und mit den älteren Menschen entwickeln und leisten müssen. Eine solche Entwicklung ist sinnvoll, da man aus dem Ausland und auch von den relativ wenigen existenten Einrichtungen in der Bundesrepublik Deutschland mittlerweile weiß, daß ein zu erwartender Rehabilitationserfolg nicht automatisch aufgrund eines hohen Alters niedrig anzusetzen ist.

Geriatrie – sie versucht, das erforderliche Spezialwissen zu vermitteln und einzusetzen, – bedeutet also nicht allein Langzeitpflege und terminale Pflege – nein: die Altersmedizin muß sich mit präventiven, therapeutischen und psychosozialen Aspekten der Krankheiten älterer Mitbürger befassen, um sinnvoll ausgeübt werden zu können. Es wäre falsch, Geriatrie rein institutionsbezogen zu sehen: sie greift vielmehr in den Alltag eines jeden niedergelassenen Arztes ein. Sie muß deshalb hausgerecht betrieben werden, damit der Hausarzt die erforderlichen Behandlungen gemeinsam mit therapeutischen Berufen leiten und überwachen kann.

Bisher vorliegende Monographien zur Geriatrie sind überwiegend aus klinischer Sicht verfaßt worden. Das hier vorgelegte und im wesentlichen von Frau Prof. Dr. Fischer verfaßte Buch versucht, diesem Manko abzuhelfen und die praxisrelevanten Gesichtspunkte in den Vordergrund zu stellen. Ich wünsche diesem Gemeinschaftswerk eine aufmerksame und zugleich kritische Leserschaft, damit es die Akzeptanz erfährt, die ihm zukommt.

Lübeck, im Juni 1991 Rudolf-M. Schütz

Einleitung:
Die geriatrische Aufgabe der Allgemeinmedizin

G. C. Fischer

Nie zuvor in der Geschichte wurde von so vielen Menschen der westlichen Zivilisation ein so hohes Alter erreicht. Folgt man den Trendprognosen unseres Gesundheitswesens, so stellt der alte, multimorbide und chronisch Kranke den „Standardfall" für die künftigen Anforderungen an das Medizinsystem dar.

Alte Bürgerinnen und Bürger sind darauf angewiesen, in ihrem unmittelbaren Wohnbereich zuverlässig, schnell und mühelos einen Arzt zu erreichen, der als Ansprechpartner für alle medizinischen Belange zur Verfügung steht, der langfristig für das gesundheitliche Wohlergehen zuständig bleibt und die ärztliche Versorgung, soweit erforderlich, flexibel in den häuslichen Bereich des alten Kranken verlagern kann.

Nach allgemeinen Vorstellungen und gemäß der überwiegend von gesundheitspolitischer Seite getragenen Forderung sollten alte Menschen auch dann, wenn sie hilfs- und pflegebedürftig werden, möglichst im eigenen vertrauten Lebensbereich bleiben können und dort unterstützt werden. Damit wird der allgemeinärztliche Beitrag zur Krankenversorgung der alten Bevölkerung zu einer zentralen und unabdingbaren Voraussetzung für das Funktionieren der häuslichen Geriatrie und zu einem der wesentlichen, im weitesten Sinne sozialmedizinischen Beiträge zu unserem Gesundheitswesen.

Die Versorgungsaufgaben der Allgemeinmedizin bilden einen traditionellen und anerkannten Rahmen, der u.a. grundsätzliche Voraussetzungen für die Erfüllung geriatrischer Aufgaben im ambulanten Sektor geschaffen und etabliert hat. Alle aus den spezifischen Aufgaben des Faches abgeleiteten und in den Grundsatzerklärungen der Deutschen Gesellschaft für Allgemeinmedizin (DEGAM) festgelegte Funktionen des Allgemeinarztes werden hier gefordert und in besonderem Maße erfüllt:

Die primärärztliche Funktion − auch „Sieb- und Notfallfunktion" genannt − bezieht sich auf die ärztliche Basisversorgung, die Erkennung akut gefährlicher und bedrohlicher Krankheitszustände und schließt die zeitgerechte Über- bzw. Einweisung an andere Versorgungsinstanzen ein.

Die „haus- und familienärztliche Funktion" findet in der Geriatrie eines ihrer praktisch wichtigsten, anspruchsvollsten und zeitaufwendigsten Anwendungsfelder. Die Versorgung des hinfälligen alten Patienten, der von Angehörigen gepflegt wird, erzwingt einen familienmedizinischen Ansatz, der die gesundheitlichen, psychologischen und sozialen Bedürfnisse aller Beteiligten zu berücksichten hat. Im Sinne der „sozialen Integrationsfunktion" des Allgemeinarztes kommt ihm die Aufgabe zu, dem

I. Allgemeiner Teil

1 Bedeutung und Umfang der geriatrischen Aufgabe

1.1 Vorstellungen, Tendenzen und Ziele der Geriatrie

G. C. Fischer

Der Bevölkerungsanteil alter Menschen stellt die Medizin vor neue Aufgaben, die sich in enger Wechselwirkung mit den gesellschaftlichen Vorstellungen und Bewertungen des Alters entwickeln und vollziehen.

Die Erkenntnisse der modernen Gerontologie haben wesentlich zum Abbau eines defizitären Altersbildes beigetragen und drängen auf eine Verwirklichung der daraus ableitbaren verbesserten Lebensmöglichkeiten älterer Menschen in psychologischer, sozialer, wirtschaftlicher und gesundheitlicher Hinsicht.

Die gegenüber jüngeren Altersgruppen überlegene intellektuelle Leistungsfähigkeit Betagter wird im besseren Umgang mit komplexen Sachverhalten, der Möglichkeit, kulturelle und persönliche Erfahrung zu neuen Erkenntnissen zu integrieren, einer realistischen Risikoabwägung und Einschätzung der eigenen Fähigkeiten sowie Entscheidungs- und Handlungsökonomie gesehen.

Diese Fähigkeiten bilden eine wesentliche Voraussetzung für die gemeinschaftliche Aufgabe, dem älteren Menschen ausschöpfbare Möglichkeiten bereitzustellen, sich in gesellschaftliche Prozesse einzubringen und hierbei eine anerkannte mitgestaltende Rolle zu erlangen.

Die Ideale einer „durch produktive Effizienz leistungs- und jugendbemessenen Gesellschaft" (Brüggemann 1989) müßten sich dementsprechend relativieren.

Um ein optimales Altern zu ermöglichen, bedarf es der gezielten, vorausschauenden Vorbereitung, worin eine vorrangige, im weitesten Sinne sozialpädagogische Aufgabe gesehen wird. Einer sorgfältigen Beachtung der Entwicklung der Intelligenz, deren Möglichkeiten erst im Alter voll ausschöpfbar werden, kommt besondere Bedeutung zu (Schriefers 1988).

Die Aufwertung der Altersphase im persönlichen Lebensplan bedingt eine veränderte Einstellung zum Beruf, der zumindest in den späteren Jahren nicht mehr als einziges Identifikationsfeld gelten kann.

Eine Verbesserung der sozialen Rahmenbedingungen des Lebens im Alter in finanzieller und wohnungsmäßiger Hinsicht, aber auch der Bereitstellung von Hilfen bei der häuslichen, institutionellen und teilinstitutionellen Betreuung und Pflege alter Menschen gelten als dringend geboten.

Eine kritische Überprüfung der Zuweisung „behindert", die z. T. aus administrativen Gründen noch in einem zu großen Umfang erfolgt (Lehr 1988), mit

entsprechender positiver Rückwirkung auf Krankheitserleben und Genesungs-
willen davon Betroffener, kann hierzu beitragen.

Dies gilt gleichermaßen für eine veränderte, stets auf Verbesserung des Zustands gerichtete Einstellung aller Personen, die professionell in der Betreuung
alter Menschen tätig sind, wobei auch hiervon eine wichtige Rückwirkung auf
das Verhalten der Betagten selbst ausgeht.

Der wachsende Bevölkerungsanteil älterer Menschen führt zu einer Verschiebung medizinischer Aufgaben in qualitativer und quantitativer Hinsicht.

Diese Verschiebung ergibt sich aus dem veränderten Krankheitsaufkommen
mit dem epidemiologischen Vorherrschen chronischer und multipler Leiden.
Sie ergibt sich ferner aus den engen Wechselwirkungen zwischen Krankheit
und psychologischen Komponenten sowie aus den durch Beeinträchtigungen,
wie Behinderung und Invalidität, gegebenen sozialen Auswirkungen.

Eine mehrdimensionale Prävention sowie eine auf vielfältige, v. a. auf psychologische und soziale Ziele gerichtete Rehabilitation werden vorrangige Aufgaben.

Die Zielsetzung besteht in einer möglichst langen Erhaltung von Selbständigkeit (Falck 1982) und Kompetenz (Lehr 1988) mit einem Gewinn an aktiven
Jahren (Katz et al. 1983) von möglichst hoher und individuell erlebter Qualität.
Dem entspricht eine Verkürzung der Phase der Abhängigkeit in der Zeit vor
dem Tod (Huber 1987). Voraussetzung hierfür ist die Bildung einer gesonderten Interventionsgerontologie (Lang et al. 1983), was wiederum die Erarbei-
tung möglichst zuverlässiger Erfolgsprognosen bedingt (Huber 1987).

Die medinizische Grundlagenforschung wendet sich zunehmend Fragen zu,
die den alternden Organismus betreffen. Allein innerhalb der letzten 2 – 3
Jahrzehnte hat die Medizin vielfältige hervorragende Hilfsmöglichkeiten für
ältere Patienten entwickelt, an denen die meisten Disziplinen beteiligt sind. So
können selbst größere operative Eingriffe heute auch bei Hochbetagten vorgenommen werden. Die Möglichkeiten einer differenzierten Pharmakotherapie
bedingen günstigere Verläufe der chronischen Volkskrankheiten sowie vieler
anderer Krankheitsbilder und Beschwerden. Technische Dauerhilfen und pro-
thetischer Ersatz wie Herzschrittmacher, Hörgeräte, Medikamentenpumpen,
Kataraktbehandlung, orthopädische Prothetik sowie apparative Behinderten-
hilfe tragen wesentlich zu einer verbesserten Lebensqualität bei. In jüngster
Zeit treten psychiatrische Interventionsmöglichkeiten von großem rehabilitati-
vem Wert hervor (Woelk 1989).

Schließlich eröffnen sich der Medizin durch die Neubelebung der Geriatrie
weitreichende Möglichkeiten für interdisziplinäre Fragen und Zusammenarbeit
und fachübergreifende Interventionskonzepte. Die Geriatrie, heißt es bei Bergener (1986), „... spannt einen Bogen zwischen reduktionistischen und exi-
stenziellen Krankheitskonzepten der Medizin ... [Ihr] könnte künftig eine
bahnbrechende Rolle von einer krankheits- hin zu einer patientenorientierten
Medizin zugewiesen werden."

Der Beitrag der Hausarztmedizin zur Betreuung alter Patienten fügt sich in
die gesamtmedizinischen Zielsetzungen der Geriatrie ein. Er kann als deren
Umsetzungsbestreben im lebensnahen Versorgungsrahmen unter ambulanten
Arbeitsbedingungen verstanden werden.

Eine wesentliche Aufgabe der Zukunft dürfte in der vermehrten Einbeziehung und intensiveren Zusammenarbeit mit sozialen Hilfsdiensten und der vollen Nutzung ambulanter Rehabilitationsmöglichkeiten liegen.

Im Grenzbereich zwischen harmlosen Befindensstörungen, uncharakteristischen Krankheitsvorstadien und behandlungsbedürftiger Beeinträchtigung des Gesundheitszustands kommt der Prävention durch regelmäßige Kontrolluntersuchungen einerseits, der Gesundheitsberatung andererseits eine große Bedeutung zu. Hier gilt es, effektive Präventionskonzepte zu entwickeln, die (auch) im Hinblick auf das Alter bereits bei wesentlich jüngeren Jahrgängen einzusetzen haben.

Die geriatrische Hausarztfunktion wird bestimmt durch die Notwendigkeit einer im Lebensbereich des Kranken erfolgenden Dauerbetreuung mit starker Prädominanz psychosozialer Aspekte und rehabilitativer Aufgaben unter Einbeziehung sozialer Hilfsdienste.

Damit setzt sie sich dem Vergleich mit anderen Formen der Gesundheitsversorgung aus — etwa mit dem angelsächsischen, auch von der WHO präferierten und geförderten Primary Health Care System. Bei dieser gemeindeorientierten Form der Gesundheitsvermittlung sind neben dem Basisarzt in breitem Umfang Vertreter medizinischer Hilfsberufe wie Sozialarbeiter, Gemeindeschwestern, Physiotherapeuten etc. an der Versorgung beteiligt, die mit dem Arzt zusammen ein festes praxisbezogenes Arbeitsteam bilden.

Es ist nicht sicher auszuschließen, daß gerade geriatrische Probleme zu einer weiterführenden Auseinandersetzung mit alternativen Versorgungsstrukturen im ambulanten Sektor führen werden.

Wie kaum eine andere Patientengruppe werfen ältere Menschen allgemeine ärztliche Handlungskonflikte auf, die sich hier aus der Notwendigkeit von Zweck-, Ziel- und Wertentscheidungen ergeben. Die Fragen nach dem Vorrang etwa von Lebensverlängerung vs. -verbesserung, von irrationalen Patientenkonzepten vs. medizinischen Erfordernissen, von Schutz vs. Übermedikalisierung, sachlicher Information und Aufklärung vs. Beschädigung des Selbstwerts stellen sich gerade dem Hausarzt täglich. Somit entsteht ein Ermessensspielraum, der gekennzeichnet ist durch einen Mangel an übertragbaren Kriterien der ärztlichen Entscheidung, die sich nicht allein auf die medizinische Indikation stützen kann.

Die Entscheidungsfindung im Grenzbereich zwischen medizinischen und außermedizinischen Zielsetzungen, wie sie für die Geriatrie typisch ist, verlangt jedoch nach einer Begründung ärztlichen Handelns.

Hierin liegt m. E. eine wesentliche Aufgabe, die sicher nicht von der Medizin allein zu lösen ist.

Literatur

Bergener M (1986) Geleitwort. In: Marcea J (Hrsg) Das späte Alter und seine häufigsten Erkrankungen. Springer, Berlin Heidelberg New York Tokyo
Brüggemann W (1988) Neue Freiheit für junge Alte. Ärztl Prax XL/7:129–132

Falck I (1982) Therapieziel: Selbständigkeit im Alter. Monatskurze Ärzl Fortb 32/19:85–94
Huber F (1987) Altersgrenzen in der Therapie und Rehabilitation. Kassenarzt 11:39–46
Katz S, Branch L, Branson L, Pappsidero M, Beck J, Greer D (1983) Active life expectancy.
    N Engl J Med 309:1218–1224
Lang E, Bergener M, Falck I (1983) Wissensstand und Standort der Altersmedizin. Dtsch
    Arzt 11:49–60
Lehr U (1979) Interventionsgerontologie. Steinkopff, Darmstadt
Lehr U (1988) Deutscher Kongreß für ärztliche Fortbildung 27. Mai, Berlin
Schriefers H (1988) 12. Interdisziplinäres Forum der Bundesärztekammer, Köln
Woelk H (1989) Anmerkungen zur Psychotherapie im höheren Lebensalter. Forschung &
    Praxis Ärztez 57:IV–VI

1.2 Allgemeinärztliche Versorgung des älteren Patienten

G. C. Fischer

1.2.1 Allgemeinärztliche Betreuung Betagter im Rahmen der gesamten ambulanten Versorgung

Nach einer repräsentativen Erhebung (EVAS-Studie 1982; Fischer 1987) finden rund 57% aller ambulanten Praxiskontakte Älterer in der Allgemeinpraxis statt. Internisten erfassen 20,1%. Die übrigen Gebietsärzte haben, mit Ausnahme des Augenarztes (7,6%), einen Anteil von jeweils weniger als 4% der registrierten ambulanten Praxiskontakte Älterer (Abb. 1).

In der Altersverteilung der Patienten einzelner Fachgebiete haben Betagte beim Augenarzt mit mehr als 1/3 aller Patienten den höchsten Anteil. Internisten haben unter ihren Patienten knapp 1/3 Ältere, Allgemeinärzte und Urolo-

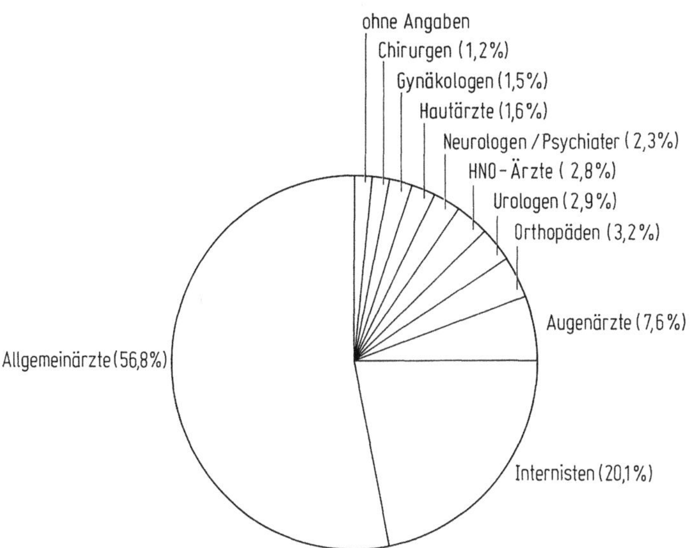

Abb. 1. Verteilung der Praxiskontakte älterer Patienten über die einzelnen Gebietsarztgruppen

gen je 30%. Bei Gynäkologen (4,1%) und Chirurgen (12,4%) zeigt sich die niedrigste Quote Betagter.

Die mittlere Dauer einer Sprechstundenberatung für ältere Patienten liegt beim Allgemeinarzt bei 11,1 Minuten.

Der Hautarzt benötigt mit 8,2 Minuten die kürzeste, der Arzt für Neurologie und Psychiatrie mit 17,4 Minuten die längste durchschnittliche Beratungszeit.

Alle Krankheitsgruppen älterer Patienten, die im ambulanten gebietsärztlichen Sektor vorkommen, werden auch in der Allgemeinpraxis behandelt. Dabei liegt der Anteil allgemeinäztlicher Behandlungsfälle bei einigen Krankheiten höher als der des entsprechenden Gebietsarztes; z. B. werden in der Allgemeinpraxis mehr Kontakte wegen Herz-Kreislauf- und endokrinologischen Erkrankungen registriert als beim Internisten und in der übrigen gebietsärztlichen Versorgung zusammen. Neurologische Krankheiten gelangen zu 40% zum Allgemeinarzt, zu rund 30% in die Facharztpraxis. Bei psychischen Störungen Älterer entfällt die Behandlung zu rund 62% auf die Allgemeinpraxis, dagegen nur zu 16% auf Ärzte für Neurologie und Psychiatrie.

1.2.2 Inanspruchnahme des Allgemeinarztes durch ältere Patienten

Zwischen dem 65. und 70. Lebensjahr vollzieht sich der Übergang zu einer mit zunehmendem Alter steigenden Überrepräsentation des Betagten in der Allge-

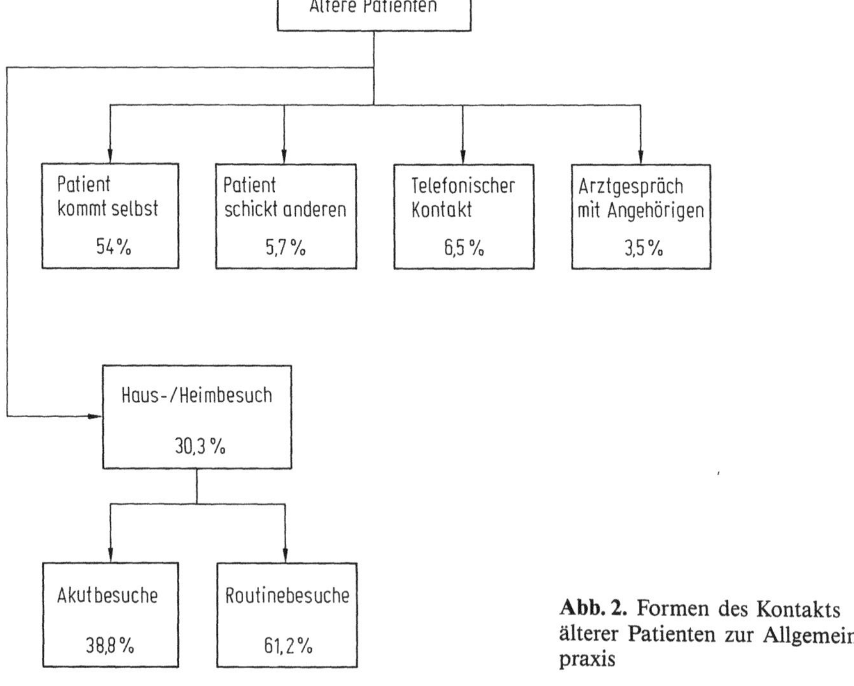

Abb. 2. Formen des Kontakts älterer Patienten zur Allgemeinpraxis

meinpraxis gegenüber seinem Anteil an der Bevölkerung. Ab dem 70. Lebensjahr überwiegen weibliche Patienten. Ihr Anteil ist bei den über 80jährigen mit
69% mehr als doppelt so hoch wie der männlicher Kranker.

Ältere Patienten nehmen den Allgemeinarzt zwischen dem 60. und 70. Lebensjahr 5- bis 6 mal pro Quartal in Anspruch. Mit zunehmendem Alter steigt
die Kontaktfrequenz und erreicht ab dem 76. Lebensjahr durchschnittlich 8
Praxiskontakte im Vierteljahr. Deren jeweilige Formen gliedern sich wie in
Abb. 2 dargestellt auf.

1.2.3 Krankheitsspektrum älterer Patienten der Allgemeinpraxis

Wie aus Tabelle 1 hervorgeht, läßt sich die Mehrzahl der Krankheiten der
Gruppe von Herz-Kreislauf-Erkrankungen zuordnen. Hierbei stehen Hypertonus, Herzinsuffizienz und ischämische Herzerkrankungen an der Spitze. Es
folgen Krankheiten des Bewegungsapparates, unter denen Wirbelsäulensyn-
drome und Ischialgie dominieren, gefolgt von Arthrosen bzw. Polyarthrosen
und, an 3. Stelle, von rheumatischen Erkrankungen. 1,2% der Hauptdiagnosen betreffen Notfälle, unter denen der Apoplex am häufigsten angegeben
wird. Etwa jeder 100. Praxiskontakt wird durch einen Unfall ausgelöst.

Tabelle 1. Krankheitsgruppen älterer Patienten ($\geqslant 65$ Jahre) der Allgemeinpraxis (Hauptdiagnosen) (Kerek-Bodden et al. 1984)

Krankheitsgruppe	Rang	Absolut	Anteil bezogen auf 100 Praxiskontakte [%]	Anteil $\geqslant$ 65jähriger an Krankheits- gruppen [%]
Krankheiten des Kreislaufsystems	1	693	36,5	54,3
Kranheiten von Skelett, Muskula- tur, Bindegewebe	2	269	14,2	26,4
Endokrinopathie	3	195	10,6	51,6
Krankheiten der Atmungsorgane	4	188	9,9	17,4
Krankheiten der Verdauungsorgane	5	73	3,8	19,7
Neubildungen	6	69	3,6	55,1
Krankheiten des Nervensystems	7	66	3,5	42,5
Krankheiten der Harn- und Ge- schlechtsorgane	8	60	3,1	25,5
Psychiatrische Krankheiten	9	45	2,4	20,9
Krankheiten der Haut	10	44	2,3	18,3
Allgemeine Symptome	11	23	1,3	15,7
Infektionen und parasitäre Krank- heiten	12	21	1,1	12,3
Krankheiten des Auges	13	16	0,8	49,4
Krankheiten des Blutes	14	13	0,7	36,3
Kranheiten des Ohres	15	9	0,5	14,2
Kongenitiale Anomalien	–	–	–	–

Tabelle 2. Hauptbeschwerden älterer Patienten der Allgemeinpraxis

Beschwerden	n	Anteil an Hauptbeschwerden [%]	Anteil an allen Anliegen [%]
Schmerz	325	45,8	21,4
Schwindel	144	20,3	9,5
Kurzatmigkeit	109	15,4	7,2
Allgemeine Schwäche, Müdigkeit	66	9,3	4,3
Husten	51	7,2	3,4
Schlafstörungen	14	2,0	0,9
Gesamt	709	100,0	

Faßt man die Hauptbeschwerden, derentwegen ältere Patienten den Allgemeinarzt aufsuchen, zusammen (Tabelle 2), so ergibt sich folgendes Bild: Das weitaus häufigste Symptom ist der Schmerz, wobei hier unterschiedliche Schmerzursachen zusammengefaßt sind. Rund jeder 5. Patient sucht den Hausarzt wegen Schwindel auf. Weitere dominierende Beschwerden sind Kurzatmigkeit, allgemeine Schwäche bzw. Müdigkeit, Husten und Schlafstörungen.

Rund 75% aller Erkrankungen älterer Hausarztpatienten verlaufen chronisch. Im Durchschnitt ist der ältere Patienten wegen 3,4 gleichzeitig bestehenden Diagnosen beim Allgemeinarzt in Behandlung.

Die weitaus überwiegende Mehrzahl der in der Praxis behandelten Gesundheitsstörungen älterer Patienten verbleibt in diesem Versorgungsbereich. Krankenhauseinweisungen finden nur in 2,4% aller Fälle und Überweisungen zum Gebietsarzt nur bei 4,5% der Patienten statt.

1.2.4 Hausbesuche des Allgemeinarztes bei älteren Patienten

Abbildung 3 zeigt die Zunahme der Hausbesuchsfrequenz mit steigendem Alter. Die Zahlen verdeutlichen die große Bedeutung, die dieser Versorgungsform beim Betagten zukommt; sie hat auch einen wesentlichen Anteil daran, daß alte Menschen in der eigenen häuslichen Umgebung verbleiben können. Der relativ große Umfang an sog. Routinebesuchen, d.h. nicht akut bestellten, sondern im Rahmen der kontinuierlichen Langzeitbetreuung wiederholt ausgeführten Besuche (rund 60% aller Besuche) macht dies besonders deutlich (zum Hausbesuch s. auch Teil I, Kap. 4.5).

1.2.5 Allgemeinärztliche Leistungen bei älteren Patienten

Unter den bei älteren Patienten durchgeführten diagnostischen Leistungen gewinnt die körperliche Untersuchung mit steigendem Alter an Bedeutung (Tabelle 3), während die übrigen diagnostischen Leistungen keine Altersabhängigkeit aufweisen.

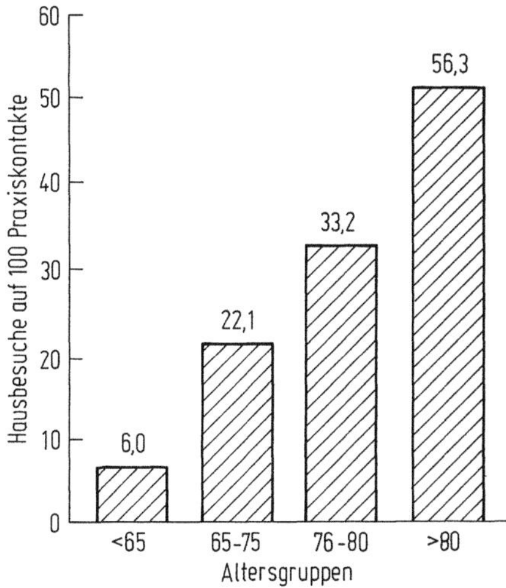

Abb. 3. Hausbesuche des Allgemeinarztes bei Patienten verschiedener Altersgruppen

Tabelle 3. Diagnostische Leistungen bei über 65jährigen Patienten der Allgemeinpraxis

Diagnostische Leistung	Altersgruppe (Jahre; Angaben in % Praxiskontakte der Altersgruppen)			
	> 65	65 – 75	76 – 80	> 80
Anamnese	18,7	17,8	20,5	19,6
Körperliche Untersuchung	42,8	38,6	47,7	51,4
EKG	3,4	2,9	4,1	3,1
Blutdruckmessung	53,6	50,6	56,4	61,4
Röntgenuntersuchung	0,4	0,5	0,1	0,3
Entnahme von Untersuchungsmaterial und Laboruntersuchung	21,1	24,7	16,3	14,7
Sonstige	2,4	3,9	2,9	1,9

Tabelle 4. Therapeutische Leistungen bei älteren Patienten der Allgemeinpraxis

Therapieleistung	Praxiskontakte mit entsprechender Leistung [%]
Rezept, Medikamentenmuster	67,6
Injektionen (nicht Impfung)	20,3
Ärztliches Gespräche, Beratung	48,6
Therapeutisches Zuhören	6,2
Psychotherapie	0,9
Physikalische Therapie	6,6
Chirurgische Leistung und Verband	4,0
Sonstige	4,7

Im Mittel werden von den in Tabelle 3 angeführten diagnostischen Leistungen 1,7 pro Sprechstundenkontakt erbracht, wobei die Blutdruckmessung eine bevorzugte Stellung einnimmt. Im Vergleich zu jüngeren Kranken erfahren ältere Patienten eine mehr technisch orientierte Diagnostik, wohingegen die Anamnese als Diagnostikum relativ zurücktritt.

Die Therapie erfolgt überwiegend auf medikamentösem Wege (Tabelle 4). Auf psychische Störungen gerichtete Therapieformen werden etwa gleich häufig wie eine physikalische Therapie eingesetzt.

Literatur

EVAS-Studie, Zentralinstitut f. d. Kassenärztl. Versorg. Köln 1982
Fischer G (1987) Zur Betreuung älterer Patienten in der Allgemeinpraxis. Habilitationsschrift, Universität Frankfurt am Main
Kerek-Bodden H, Schach E, Schach S, Schwartz FW, Wagner P (1984) Care for the elderly. In: Eimeren W, Engelbrecht R, Flagle C (eds) System science in health care. Springer, Berlin Heidelberg New York Tokyo

1.3 Demographische Entwicklung

P. Brandlmeier

1.3.1 Lebenserwartung

Unter Lebenserwartung versteht man die durchschnittliche Lebensdauer, die Individuen zu erwarten haben. Man unterscheidet zwischen der mittleren und der altersspezifischen Lebensdauer. Als mittlere Lebensdauer gilt die wahrscheinliche Zahl der Jahre, die ein Neugeborenes leben wird. Die altersspezifische Lebenserwartung gibt an, wieviele Jahre ein Mensch eines bestimmten Alters wahrscheinlich noch leben wird.

Statistische Grundlagen

Bis zum Ende des 18. Jahrhunderts existierten keine amtlichen Statistiken, die über den Altersaufbau der Bevölkerung hätten Auskunft geben können. Man war bis dahin auf die gelegentliche Auswertung von Pfarrmatrikeln angewiesen. Dann aber begann man da und dort doch zu zählen und daraus Schlüsse zu ziehen. Bei Alfons Fischer ist in seiner *Geschichte des Deutschen Gesundheitswesens* (1933) nachzulesen: „J. L. Casper berechnete auf Grund der für die einzelnen Altersklassen, geltenden Zahlen der Jahre 1751 bis 1755 einerseits und der Jahre 1818 bis 1829 andererseits die jeweilige mittlere Lebensdauer in Berlin und kam zu dem Ergebnis, daß sie wie bei allen Altersklassen, so auch bei den Kindern vom 5. bis 15. Lebensjahr während des genannten Zeitraumes größer wurde". Aus den Sterblichkeitsverhältnissen der Jahre 1867, 1868 und 1872 leitete A. v. Fircks eine Absterbeordnung ab. Ähnliche Erhebungen vermerkt Fischer für München für die Jahre 1871 – 1875 und für Hamburg für die Jahre 1872 – 1876.

Als im Februar 1875 für das damalige Deutsche Reich das Personenstandsgesetz erlassen (erneuert 1937) und Standesämter installiert wurden, die Heirats-, Geburten- und Sterbefälle zu registrieren hatten, konnte man von diesem Zeitpunkt an genaue Zahlen über die Bevölkerungsentwicklung erhalten. Außerdem erschien im Jahre 1880 für das damalige Deutsche Reich erstmals das sog. Statistische Jahrbuch des Deutschen Reiches, herausgegeben von einer neugegründeten Zentralbehörde, dem Statistischen Reichsamt. (Ab 1892 erschienen auch *Vierteljahreshefte zur Statistik des Deutschen Reiches*.)

Von nun an war es möglich, die sog. „Lebenserwartung" statistisch genau zu erfassen.

Die mittlere Lebenserwartung

Die mittlere Lebenserwartung der Neugeborenen wird errechnet anhand von Sterbetafeln, getrennt für das weibliche und das männliche Geschlecht. Sterbetafeln sind Übersichten, die erkennen lassen, wie eine bestimmte Anzahl (meist 100000) im gleichen Jahr Geborener unter der Annahme bestimmter Sterbeverhältnisse von Jahr zu Jahr stirbt bzw. überlebt; man bezeichnet das als die Absterbeordnung.

In der altersspezifischen Absterbeordnung hat es in den letzten hundert Jahren gewichtige Veränderungen gegeben. Die Gründe hierfür sind:

- die kontinuierliche Absenkung der Säuglingssterblichkeit (Zahl der gestorbenen Säuglinge Kinder im ersten Lebensjahr) bezogen auf 1000 Lebendgeborene. Die Säuglingssterblichkeit hatte von 1871–1880 eine Höhe von 235, war 1925 auf 132 gefallen, betrug 1950 immer noch 55 und fiel bis 1988 auf 12;
- Rückgang der Zahl der an Infektionskrankheiten gestorbenen Kinder und Erwachsenen; im 19. Jahrhundert u. a. durch die Einführung der Pockenimpfung und im 20. Jahrhundert durch die Entdeckung der Sulfonamide und der Antibiotika bedingt;
- Rücklauf der Zahl der Todesfälle in jüngeren Lebensjahren durch permanente Verbesserung von Diagnose und Therapie.

Fazit: Die Menschen in den industrialisierten Staaten erleben heute ein wesentlich höheres Alter als in früheren Zeiten; Abb. 1 gibt einen schematischen Überblick.

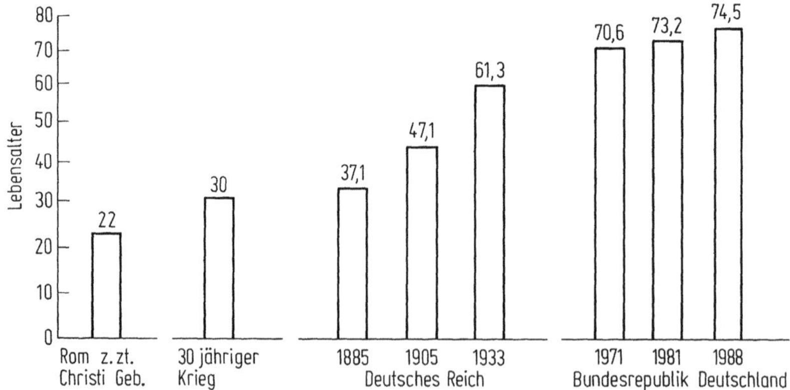

Abb. 1. Höhe der Lebenserwartung in verschiedenen Jahrhunderten. (Nach Brandlmeier 1988)

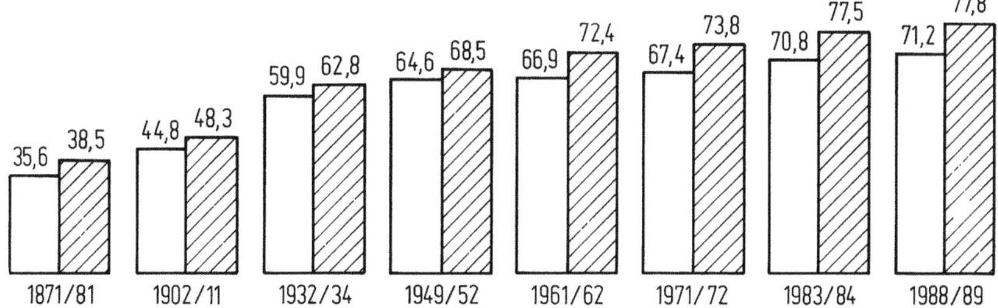

Abb. 2. Höhe der Lebenserwartung in den deutschen Staaten zwischen 1872 und 1988, aufgeteilt nach Geschlecht. (Nach *Statistischen Jahrbüchern* des Deutschen Reiches und der Bundesrepublik Deutschland)

Aus Abb. 1 ist zu entnehmen, daß die mittlere Lebenserwartung für den Europäer ab der Antike bis weit in die späte Neuzeit hinein nur bei 20–30 Jahren lag (Hufeland hat 1812 in seinen Aufklärungsschriften noch 28 Jahre angegeben). Wo in unserer Zeit in unterentwickelten Ländern die hygenischen Verhältnisse gebessert sowie die Ernährung vollwertiger gestalten werden konnte, war es möglich, die Lebenserwartung auf 30–50 Jahre anzuheben.

Aus dem Zahlenmaterial des Statistischen Reichsamtes und seiner Nachfolgebehörde, dem Statistischen Bundesamt der Bundesrepublik Deutschland erkennt man, wie sich die Lebenserwartung der Bevölkerung der deutschen Staaten ständig erhöht hat (s. Abb. 2).

Zweierlei läßt sich aus den in Abb. 2 genannten Zahlen herauslesen:

1) Die Lebenserwartung der Frauen lag gegenüber den Männern stets höher, und dieser zahlenmäßige Abstand hat sich im Laufe der Jahrzehnte immer mehr vergrößert.
2) Die seit 1880 und über die Jahrhundertwende hinaus immer deutlicher gewordene Zunahme der Lebenserwartung hat sich, u.a. in den Jahrzehnten nach dem 2. Weltkrieg, verlangsamt.

Zum Unterschied in der Lebenserwartung zwischen Männern und Frauen: Die höhere Lebenserwartung für Frauen trifft für alle Industrieländer zu, nicht nur für die Europas. Bei den Zahlen für die deutschen Staaten zeigt sich, daß die Differenz in der Lebenserwartung zwischen Mann und Frau um die Jahrhundertwende etwa 3,5 Jahre betrug, bis 1988 war diese Differenz auf fast 7 Jahre angestiegen. Zwischen 1880 und 1988 hat sich also der Abstand in der Lebenserwartung zwischen Mann und Frau verdoppelt.

Zur Zunahme der Lebenserwartung

In den Jahrzehnten zwischen 1870 und 1988 hat sich die Lebenserwartung zwar insgesamt verdoppelt, jedoch mit sehr unterschiedlicher Schnelligkeit, also mit unterschiedlichem Wachstum. Nach dem 1. Weltkrieg trat, wenn man die Zah-

Tabelle 1. Zunahme der Lebenserwartung in den deutschen Staaten zwischen 1880 und 1988. (Nach Imhof 1988)

Kalenderjahr	Männer		Frauen		Durchschnittliche Zunahme (Jahre)
	Lebenserwartung (Jahre)	Zunahme der Lebenserwartung (Jahre)	Lebenserwartung (Jahre)	Zunahme der Lebenserwartung (Jahre)	
1880	35,6		38,5		
ZU	–	9,2	9,8	9,5	
1901	44,8		48,3		
	–	11,1		10,5	10,8
1924	55,9		58,8		
	–	3,9		4,0	4,0
1932	59,8		62,8		
	–	7,0		9,6	8,3
1960	66,8		72,4		
	–	0,6		1,4	1,0
1970	67,4		73,8		
	–	2,5		2,8	2,6
1980	69,9		76,6		
	–	1,3		1,2	1,2
1988	71,2		77,8		

len für den deutschen Staat nimmt, eine deutliche Reduzierung ein, die sich in den Jahrzehnten nach dem Ende des 2. Weltkrieges noch fortgesetzt hat. (s. Tabelle 1).

Es drängt sich die Frage auf, warum es trotz einschneidender diagnostischer und therapeutischer Verbesserungen in den Jahrzehnten nach dem 2. Weltkrieg zusammen mit vorher in diesem Umfang nie gekannten Vorsorgeuntersuchungen nicht zu weiteren Erhöhungen der Lebenserwartung gekommen ist. Dies erklärt sich durch gegenläufige Entwicklungen. Statistisch gesehen schlägt die Zunahme von Erkrankungen zu Buche, die man als die 5 *selbstgemachten Killer* bezeichnet hat: Herzinfarkt, Lungenkrebs, Leberzirrhose, Diabetes und Verkehrsunfälle mit tödlichem Ausgang. Der Anteil dieser 5 Diagnosen an den Todesfällen betrug in der Bundesrepublik Deutschland:

1952 14%
1971 35%
1982 40%
1988 42%

Wenn hier gesundheitliche Aufklärung und Erziehung einsetzen könnten, wäre wohl eine weitere Erhöhung des Lebenserwartung möglich.

Vergleicht man die um die Jahre 1979 und 1980 für die Bundesrepublik Deutschland geltenden Zahlen für die Lebenserwartung mit denen in anderen Industrieländern für den gleichen Zeitraum, so zeigen sich keine wesentlichen Unterschiede (s. Tabelle 2).

Tabelle 2. Lebenserwartung (Jahre) für Männer und Frauen
in verschiedenen Ländern

Land	Männer	Frauen	$\bar{x}$
Japan	73,5	78,9	76,2
Niederlande	72,4	79,2	75,8
Schweden	72,4	78,5	75,4
Dänemark	71,4	77,6	74,5
Frankreich	70,1	78,3	74,2
USA	70,1	78,0	74,0
Bundesrepublik Deutschland	69,9	76,7	73,3
England	70,3	76,3	73,3
Italien	70,1	76,5	73,3
Belgien	68,9	75,5	72,2
Österreich	69,0	76,2	72,6

Lebenserwartung älterer Menschen

Interessiert die Lebenserwartung Neugeborener u. a. die Sozial- und Bevölkerungspolitiker, so interessiert die Lebenserwartung älterer Menschen u. a. die Kommunalpolitiker und die Rentenversicherer. Zahlenangaben lassen sich jedoch nur in eingeschränktem Umfang eruieren. Zur Orientierung kann man beispielsweise die Erhebung der Deutschen Angestelltenversicherung heranziehen, die 1987 für die Jahre 1983/85 folgende Informationen geben konnte (s. Tabelle 3).

Tabelle 3. Durchschnittliche Lebenserwartung (Jahre)
für Männer und Frauen der Altersgruppen ab 60. (Nach
Lang 1988)

Vollendetes Alter	Noch zu erwartende Lebensjahre	
	Frauen	Männer
60	21,4	16,9
70	13,5	10,4
80	7,3	5,9
90	3,7	3,6

Bis zu einem Alter von etwa 55 Jahren überwiegt, was die absoluten Zahlen betrifft, die Zahl der Männer diejenige der Frauen. Dann beginnt sich durch die höhere Lebenserwartung der Frauen der „Männerüberschuß" abzubauen. Ab etwa 80 Jahren liegt die Zahl der Frauen doppelt so hoch wie die der Männer und ab 86 Jahren 3mal so hoch.

1.3.2 Veränderungen im Altersaufbau

Schon mehrere Jahrzehnte vor der letzten Jahrhundertwende gaben die staatlichen Institutionen für Demographie Jahr für Jahr den Altersaufbau der Bevölkerung in bestimmten Graphiken an. Sind die jüngsten Altersklassen zahlenmäßig am stärksten vertreten und nehmen zu den Betagten hin allmählich und etwa gleichmäßig ab, so zeigt die Graphik eine Pyramide mit breiter Basis (s. Abb. 3). Das traf auf fast alle industrialisierten europäischen Staaten bis etwa um die Zeit des 1. Weltkriegs zu. Man sprach von der „Bevölkerungspyramide". Die "Pyramiden", die für die Jahre zwischen den beiden Weltkriegen festzustellen sind, zeigen unregelmäßige Seiteneinbrüche, bedingt durch Geburtenrückgänge in Kriegszeit oder wirtschaftlicher Not, wie z. B. Ende der 20er Jahre.

Die hohe Zahl der im 1. Weltkrieg gefallenen Soldaten verursachte ein deutliches Geburtendefizit und auch eine Verschiebung zwischen „weiblich" und „männlich", was aus der Graphik für 1925 nicht hervorgeht. Ähnliches wiederholte sich im Verlauf des 2. Weltkrieges. Gravierende Veränderungen im Altersaufbau zeigten sich weiter besonders für das Jahr 1946 (wenn man die Zahlen

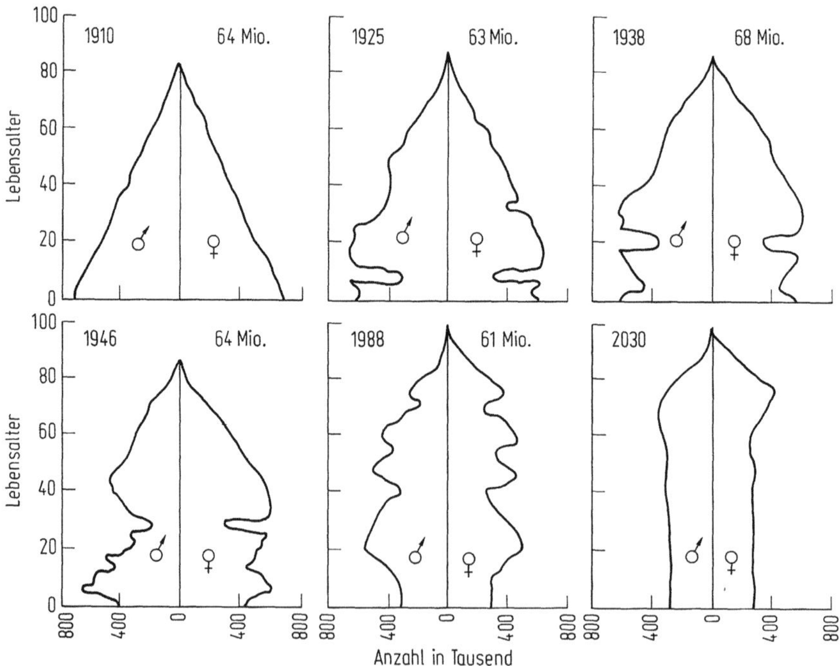

Abb. 3. Graphiken für „Lebensbäume" nach Altersklassen im Deutschen Reich und seinen Nachfolgestaaten in verschiedenen Jahren zwischen 1910 und 2030. (Nach *Statistischen Jahrbüchern* des Deutschen Reiches und der Bundesrepublik Deutschland sowie *Lexikon der Gegenwart*, Chronik, Dortmund 1984)

für die damaligen 4 Besatzungszonen und das Gebiet Großberlin, also die
Nachfolger des alten Reichsgebietes annimmt). Die 60er und 70er Jahre brach-
ten ganz neue zusätzliche Verschiebungen. Da sind zunächst die Erhöhung der
Lebenserwartung infolge verbesserter Unterbringung und Versorgung der Bevölkerung mit den Gütern des täglichen Lebens zu nennen, außerdem die hervorragenden Verbesserungen in der Therapie von Krankheiten. Die Säuglingssterblichkeit geht zurück, ebenso die Zahl der Todesfälle durch ansteckende Erkrankungen. Zwischen 1949 und 1989 stieg die Lebenserwartung für Frauen in
der Bundesrepublik nochmals um fast 10 Jahre an (9,3), für Männer um über
6 Jahre (6,6).

An zweiter Stelle sind die Veränderungen in den Geburtenraten zu nennen.
Die Geburtenzahl in der Bundesrepublik Deutschland hatte 1964 mit 1,06 Mio.
ihren höchsten Stand nach dem Krieg erreicht und ging von da an kontinuierlich auf etwa 600 000 zurück. Seit 1972 gibt es in der Bundesrepublik kein na-
türliches Bevölkerungswachstum mehr. Seither ist die Zahl der Gestorbenen
immer größer gewesen als die Zahl der Lebendgeborene. Man hat deshalb die
Meinung postuliert, mit dem Jahre 1972 begänne in der Bundesrepublik die
Zeit der „Überalterung" im Bevölkerungsaufbau. Die Bevölkerungsentwicklung in der Bundesrepublik ist schwer vorauszusagen, weil das zukünftige ge-
nerative Verhalten der Menschen ungewiß ist. Die − sicher voreilig − gestellte
Prognose eines Aussterbens des deutschen Volkes ist zwar unbegründet, gravierende soziale, medizinische und gesellschaftliche Auswirkungen des Bevölke-
rungsrückgangs und der Änderungen in der Alterszusammensetzung gelten
aber als sicher.

Zusammenfassend kann man sagen, daß das demographische Bild in der
Bundesrepublik Deutschland durch rückläufige Geburtenziffern, sinkende
Mortalitätsraten, höhere Lebenserwartung und zunehmende Alterung in der
Gesamtbevölkerung gekennzeichnet ist. Die Folge dieser Entwicklung ist eine
zunehmende altersbedingte Morbidität, die zugleich eine Multimorbidität ist
mit steigendem medizinischen Leistungsbedarf und einer damit einhergehen-
den starken Zunahme der finanziellen Ausgaben bei der Rentenkrankenversi-
cherung.

1.3.3 Die Gruppe der Betagten im Altersaufbau einer Bevölkerung

In der Zusammensetzung einer Bevölkerung nach dem Alter unterscheidet
man 3 Altersgruppen:

− Kindheit und Jugend,
− Erwerbsleben,
− Rentenalter.

Das Erwerbsleben wird allgemein um das 65. Lebensjahr aufgegeben, mitunter
auch früher oder wesentlich später. Für demographische Erhebungen ist es
deshalb praktischer, von dem Begriff der „Betagten" auszugehen und darunter
jene Personengruppen zusammenfassen, die das 65. Lebensjahr überschritten

haben, gleichgültig ob sie schon um diese Zeit aus dem Erwerbsleben ausgeschieden sind, noch im Erwerbsleben stehen oder überhaupt nicht vom Erwerbsleben abhängig sind oder waren.

Für den Hausarzt ist von Bedeutung zu wissen, wie sich die Zahl der Betagten in einer Bevölkerung verändert, denn er hat es bei dieser Gruppe seiner Patienten stets mit Menschen zu tun, die ihn nicht nur wegen akuter Krankheiten aufsuchen, sondern auch regelmäßig wegen der Beschwerden durch ihre „Verschleißkrankheiten". Sie sind fast immer multimorbid und weisen eine andere Verträglichkeit für Medikamente auf als Jüngere, um nur einiges zu nennen. Bei Betagten sind auch Leidensdauer bei akuten Erkrankungen und Rekonvaleszenzperiode länger. Die Rekonvaleszenzperiode beträgt z. B. nach schwerer Influenza beim 20jährigen höchstens 3−4 Wochen, beim 70- bis 80jährigen 12−20 Wochen. Während sich bei einem 10jährigen eine 20 cm lange Hautwunde in 20 Tagen schließt, benötigt ein 70- bis 80jähriger dazu etwa 100 Tage.

Eine Aufgliederung

Auch die Weltgesundheitsorganisation (WHO) hat sich den Problemen der Betagten gewidmet und folgende Unterteilung in Altersgruppen vorgeschlagen (nach Lachnit 1982):

50−60: alternde Menschen,
61−75: ältere Menschen,
76−90: alte Menschen,
91−100: sehr alte Menschen,
über 100: Langlebige.

Man muß nicht befürchten, diese diffizile Aufgliederung sei überzogen, denn es ist erwiesen, daß die sog. Pflegefälle unter den Betagten insgesamt fast ausschließlich in den beiden Gruppen „alte" und „sehr alte" Menschen zu finden sind. Nach den Erhebungen und Studien des Regional Office for Europe der WHO aus dem Jahre 1979 ist bis zum Ende unseres Jahrhunderts noch mit einem kontinuierlichen Anwachsen der Altenbevölkerung zu rechnen, insbesondere der über 75jährigen. Der Nachsatz, der sich auf die über 75jährigen bezieht, ist deshalb von nicht geringer Bedeutung, weil vorauszusehen ist, daß die Zahl der Pflegefälle unter den Betagten zunehmen wird. Den Erhebungen in der Bundesrepublik ist zu entnehmen, daß bei den über 80jährigen jeder Dritte ein Pflegefall ist.

Die Gruppe der Langlebigen ist klein. Ob in Europa, Amerika oder China, auf etwa 100 000 der Bevölkerung kommt ein Langlebiger. Sehr wahrscheinlich ist Langlebigkeit genetisch bedingt. Nach Cutler (1976) sollen dafür die Reparaturmechanismen der DNS im Zellkern entscheidend sein. So kam auch der Slogen in Umlauf: „Man lebt so lange, wie man seine Gene noch flicken kann."

Zunahme der Zahl der Betagten

Nimmt man die für 1988 vom Statistischen Bundesamt veröffentlichten Zahlen
zur Hand, so kann man feststellen, daß unter der 61 Mio. zählenden Bevölkerung etwa 9 Mio Betagte waren, d. h. 9 Mio. über 65jährige. Fragt man, wie
hoch die Zahl der Betagten in früheren Jahrzehnten in unserem Jahrhundert
lag, so kann man sich einen groben Überblick durch die in Abb. 4. angegebenen Zahlen verschaffen und feststellen, daß sich die Zahl der Betagten zwischen 1925 in der Weimarer Republik und 1988 in der Bundesrepublik (bei vergleichbaren Gesamtzahlen) etwa verdreifacht hat.

Errechnet man, wie sich der Anteil der Betagten in der Gesamtbevölkerung
in den letzten 120 Jahren im Deutschen Reich und seinen Nachfolgestaaten
entwickelt hat, so kommt man zu dem in Abb. 5 dargestellten Ergebnis.

Andere Industriestaaten haben eine ganz ähnliche Entwicklung der Bevölke-
rungszahlen erlebt, z. B. England: Es ist zu lesen, daß es 1901 in England

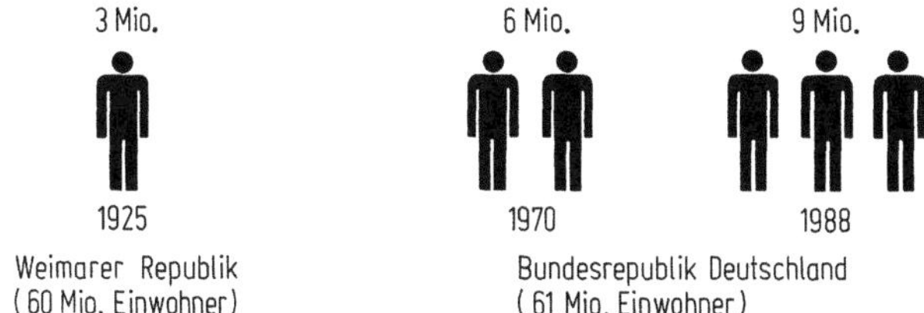

Abb. 4. Zahl der über 65jährigen im Deutschen Reich 1925 und in der Bundesrepublik
Deutschland 1970 und 1988. (Nach Brandlmeier 1986)

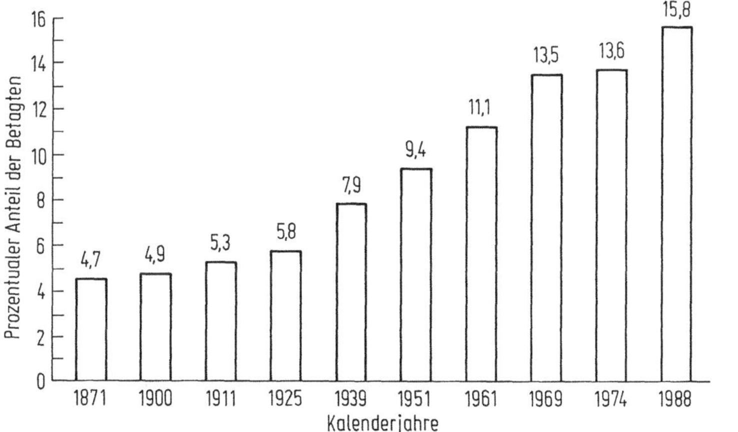

Abb. 5. Zunahme des prozentualen Anteils der Betagten an der Gesamtbevölkerung im
Deutschen Reich und seinen Nachfolgestaaten in den letzten 100 Jahren. (Nach *Statistischen
Jahrbüchern* des Deutschen Reiches und der Bundesrepublik Deutschland)

1,7 Mio Menschen gab, die über 65 Jahre alt waren; bis 1980 war deren Zahl auf 5,5 Mio. angewachsen, wobei sich hier die Zahl für die Gesamtbevölkerung kaum verändert hatte. In allen Industriestaaten lag Mitte der 80er Jahre der prozentuale Anteil der über 65jährigen an der Gesamtbevölkerung zwischen 13 und 16%, wie aus der folgenden Übersicht zu entnehmen ist:

Staat	Betagte Menschen [%]
DDR	16
Österreich	15
USA	15
UdSSR	15
England	14
Frankreich	14
Schweiz	13

Veränderungen bei den Hochbetagten

Noch stärkere zahlenmäßige Veränderungen als bei den Betagten insgesamt hat es in den vergangenen Jahrzehnten bei den Hochbetagten gegeben.

Während die Zahl der über 65jährigen in der Bundesrepublik zwischen 1950 und 1988 um etwa die Hälfte angestiegen ist, hat sich im gleichen Zeitraum die Zahl der über 80jährigen etwa vervierfacht, die Zahl der über 90jährigen etwa verzehnfacht. Die Zahlen dazu:

Altersklasse (Jahre)	Kalenderjahr	
	1950	1988
Über 80	500000	1900000
Über 90	20000	200000

Die zahlenmäßig größere Zunahme der Hochbetagten im Vergleich zur Zunahme der Betagten überhaupt ist ein Phänomen, das man schon seit Jahrzehnten kennt. Geht man von den verfügbaren Zahlen des Deutschen Reiches und seiner Nachfolgestaaten Weimarer Republik und Bundesrepublik Deutschland aus, so kann Abb. 6 einen Einblick vermitteln.

Die Zunahme der Zahl der Hochbetagten bedeutet für den Hausarzt, daß die Zahl derjenigen unter seinen Patienten steigt,

- die mehr und mehr über mechanische Abnützungen an Gelenken und Muskulatur klagen,
- die wegen zunehmend mangelhafter Durchblutung über Störungen in den Geweben klagen,

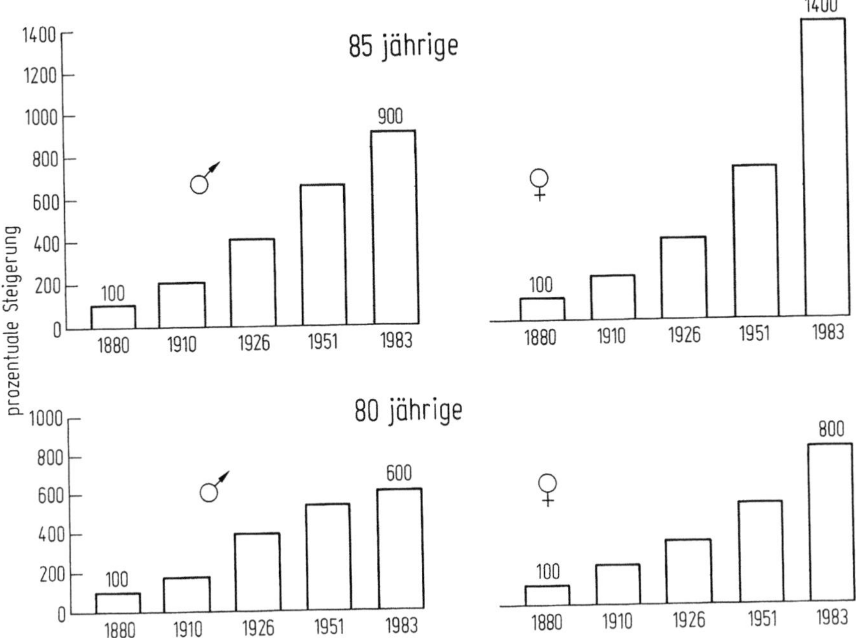

Abb. 6. Zunahme der Zahl der 80- und 85jährigen im Laufe von rund 100 Jahren im Deutschen Reich und seinen Nachfolgestaaten, ausgehend von der absoluten Zahl der 80- und 85jährigen im Jahre 1880. (Nach Imhof 1988)

– die häufiger als jüngere Altersgruppen über Minderleistungen infolge Degeneration der Nervenzellen klagen,
– die weit mehr als in früheren Jahren an Infektionen erkranken, weil der Rückgang der Zahl der T-Lymphozyten mit zunehmendem Alter die zelluläre Immunität stärker absinken läßt.

Literatur

Brandlmeier P (1986) Zur Situation der Menschen im Involutionsalter; Generationsprobleme, psychosoziale Fragen. Bundesministerium für Arbeit und Sozialordnung, Bonn
Brandlmeier P (1988) Aspekte der Geratrie. MMW 130:41–46
Cutler RG (1976) Nature of aging and life maintenance processes. Karger, München London New York (Cellular aging: Concepts and mechanisms, part I: Interdisc. topics in gerontology, vol 9, p 83)
Fischer A (1933) Geschichte des deutschen Gesundheitswesens, 2 Bde. Rothacker, Berlin
Hufeland CW (1812) Die Geschichte der Gesundheit nebst einer physischen Karakteristik des jetzigen Zeitalters. Berlin
Imhof AE (1988) Die Lebenszeit. Beck, München
Lachnit K-S (1982) Geriatrische Aspekte in der Praxis. Dt. Ärzteverlag, Köln
Lang E (1988) Praktische Geriatrie. Enke, Stuttgart

1.4 Sozialmedizinische Aspekte
der Betreuung älterer Menschen

M. Klein-Lange

Der Einsatz sozialmedizinischer Maßnahmen ist beim alten Patienten oft von
schicksalhafter Bedeutung. Mehr als eine medizinische Behandlung bestimmter Krankheiten kann z. B. eine umfassende Rehabilitation zum Verbleib in der
gewohnten Umgebung und zur *Aufrechterhaltung von Unabhängigkeit und
Selbstständigkeit* beitragen. Die Möglichkeiten reichen von Erlernen täglicher
Verrichtungen unter funktionell eingeschränkten Bedingungen über die Verordnung apparativer Hilfen und Genesungskuren bis hin zum Training geistiger Fähigkeiten. Ein psychotroper Effekt, der resignativen oder depressiven
Isolierungstendenzen vorbeugt, kommt unterstützend hinzu.

Unter sozialmedizinischen Aspekten der Betreuung älterer Menschen sollen
hier v. a. Möglichkeiten und Aufgaben dargestellt werden, die der § 92 im 5.
Buch „Gesetzliche Krankenversicherung" des Sozialgesetzbuches (SGB V) dem
niedergelassenen Arzt bei der Rehabilitation Behinderter gibt. Er verpflichtet
die Bundesverbände der Krankenkassen und die Kassenärztliche Bundesvereinigung, durch Verträge sicherzustellen, daß der Behinderte über die Möglichkeiten der medizinischen, berufsfördernden und ergänzenden Leistungen zur
Rehabilitation beraten wird und die angebotenen Maßnahmen von den Reha-
bilitationsträgers frühzeitig eingeleitet werden. Eine wesentliche Verbesserung
des seit dem 01.01.1989 geltenden SGV V liegt in der Einführung neuer Leistungen bei Schwerpflegebedürftigkeit und einer entsprechenden Erweiterung
von Rehabilitationsleistungen, die nunmehr auch mit dem Ziel gewährt werden
sollen, *Pflegebedürftigkeit zu vermeiden oder zu vermindern.*

Zwar gehen rehabilitative Aufgaben in der Regel über das ärztliche Tätigkeitsfeld hinaus, jedoch wird die *ärztliche Steuerungsfunktion* in der Zukunft
eher eine noch größere Rolle spielen (Sachverständigenrat für die konzentrierte
Aktion im Gesundheitswesen 1988). Der Anteil der Rehabilitationsbedürftigen
in der Bevölkerung der Industrieländer wächst mit dem Alter. Der Anteil der
über 65jährigen wird nach Prognosen weit über 50% betragen; zudem sprechen auch Kostenüberlegungen für die Rehabilitation im Alter (Findley u.
Findley 1987). Schon heute sind die durch gesteigerte Lebenserwartung gewonnenen Lebensjahre zu 70–80% im Alter Jahre behinderten Lebens (Schwartz
1989). Es gehört deshalb zu den alltäglichen Aufgaben des Arztes, entsprechende Gesundheitsleistungen der Sozialversicherung zu veranlassen und zu

vermitteln. Aus ärztlicher Sicht wird die übliche Unterscheidung in abgrenzbare medizinische, soziale und berufliche Rehabilitation hinter dem Ziel der Rehabilitation der Person zurücktreten (83. Deutscher Ärztetag 1980).

Unter der Rehabilitation verstehen wir die Gesamtheit der medizinischen, pädagogischen, beruflichen und sozialen Maßnahmen zur Verhütung einer drohenden Behinderung oder zur Beseitigung von deren Folgen. Eine Rehabilitation ist erforderlich bei Vorliegen einer Behinderung, d. h. eines *funktionellen Schadens* („impairment"), einer *funktionellen Einschränkung* („disability") oder einer *sozialen Beeinträchtigung* („handicap"). Entsprechend dieser Klassifizierung der WHO muß ein Rehabilitationskonzept entwickelt werden, wie es im Gesamtplan im Rehabilitationsangleichungsgesetzt (RehaAnglGes) vorgesehen ist [§ 5 (3)].

Auch bei älteren Patienten wird gelegentlich die *berufliche Rehabilitation* anzustreben sein. Sie soll dem Betreffenden ermöglichen, beruflich tätig zu bleiben. Es liegt nahe, daß mit dem höheren Lebensalter die Möglichkeit einer beruflichen Wiedereingliederung abnehmen und stark von wechselnden wirtschaftlichen Bedingungen bestimmt werden. Mit Erreichen des Rentenalters bestehen keine diesbezüglichen Ansprüche mehr. Es ist im Zweifelsfalle Aufgabe des Allgemeinarztes, den Einzelfall in den Mittelpunkt zu stellen und zu prüfen, welche Bedeutung die Berufstätigkeit für die wirtschaftliche Existenz, das Familienleben und die sozialen Bezüge auch des Patienten in fortgeschrittenem Lebensalter hat. Träger der beruflichen Rehabilitation sind die Rentenversicherung und die Bundesanstalt für Arbeit.

Den Rahmen für die Gewährung von Leistungen zur Rehabilitation kann grundsätzlich nicht eine Altersgrenze, sondern nur das individuell erreichbare gesundheitliche Optimum setzen. Unabhängig von der Frage der beruflichen Wiedereingliederung ist nach dem Rehabilitationsangleichungsgesetz von 1974 ein Rehabilitationsverfahren angezeigt, wenn eine Behinderung besteht oder droht. Nach dem SGB V gelten auch Alternsvorgänge mit einer Schwächung der Gesundheit als Vorraussetzung für Vorsorgemaßnahmen zur Vermeidung von Pflegebedürftigkeit. Bei Krankheit und Behinderung ist also die Voraussetzung für rehabilitative Maßnahmen zur Vermeidung oder Minderung von Pflegebedürftigkeit häufig gegeben.

Rehabilitationsmaßnahmen sind Aufgabe der Rentenversicherungsträger, der Unfallversicherung und der gesetzlichen Krankenversicherung. Über den berechtigten Personenkreis, die erforderlichen Antragsunterlagen sowie die für die Entscheidung zuständigen Stellen geben die Beratungsstellen der Rentenversicherungsträger und der Krankenkassen Auskunft.

Im Rehabilitationsgeschehen nimmt der Allgemeinarzt gerade für seine älteren Patienten eine Schlüsselposition ein (Wannenwetsch 1976). Mangelnde Information über die Möglichkeiten bei den am Prozeß der Rehabilitation Beteiligten hat zu einer noch ungenügenden Nutzung der Möglichkeiten geführt, die dem niedergelassenen Arzt gegeben sind. Es kann nicht befriedigen, daß bisher die Zahl von Rehabilitationsmaßnahmen bei Personen über 65 Jahren geringer ist als in jeder Zehnjahresaltersgruppe über 18 (Bundesministerium für Jugend, Familie, Frauen und Gesundheit 1989). Bei den abgeschlossenen Rehabilitationsmaßnahmen wegen allgemeiner Erkrankung fällt die Zahl der Rehabilitanten mit Beginn des 7. Lebensjahrzehnts rapide, lediglich bei den Neubildungen besteht eine Ausnahme (Verband der Rentenversicherungsträger 1988). Die Zahl so verursachter vermeidbarer Pflegefälle ist nicht abschätzbar.

Der Hausarzt sollte seine besonders guten Möglichkeiten nutzen, um Behinderungen frühzeitig zu erkennen und erforderliche Maßnahmen rechtzeitig einzuleiten. Dazu muß er sich bei jedem seiner betagten Patienten darüber klar werden, ob eine Behinderung besteht oder droht. Nur durch den eigenen Einblick in die Lebensverhältnisse, z. B. im Rahmen eines Hausbesuchs, ist er hierzu in der Lage. Funktionsverluste werden von alten Menschen nicht immer angegeben und schleichen sich oft langsam ein. Folgende Fragen führen den Arzt hier zu einer richtigen Einschätzung (Bundesarbeitsgemeinschaft für Rehabilitation 1984):

- Liegt ein Schaden vor?
- Verursacht dieser Schaden eine Funktionseinschränkung?
- Welche sozialen Beeinträchtigungen bewirken Schaden und Funktionseinschränkung?
- Droht ein Schaden einzutreten?
- Sind medizinische, berufliche oder soziale Maßnahmen angezeigt?

Mit einer spontanen Besserung bei Verlust von körperlichen Funktionen kann im Alter seltener als in jungen Jahren gerechnet werden, und die Beantwortung der oben genannten Fragen wird gerade bei alten Patienten oft eine *medizinische oder soziale Rehabilitation* angezeigt erscheinen lassen. Oft kann der niedergelassene Arzt älteren Patienten eine Milieuwechsel ersparen und durch Verordnung von rehabilitativ ausgerichteten Behandlungsmethoden wie Krankengymnastik, Bewegungstherapie, Sprach- und Ergotherapie sowie durch Versorgung mit technischen Hilfen die Rehabilitation im Rahmen der ambulanten Behandlung durchführen. Von zunehmender Bedeutung sind Tagespflegeeinrichtungen. Auch die besonderen Möglichkeiten von geriatrischen Rehabilitationskliniken sollte der Allgmeinarzt ggf. für seine Patienten nutzbar machen können (Füsgen 1988). Der Umfang der in Betracht kommenden Maßnahmen und Leistungen ist groß. Entsprechend umfangreiche Möglichkeiten hat der Arzt, einen individuellen und *koordinierten Rehabilitationsplan* zu erstellen. Das Deutsche Zentrum für Alternsfragen, die Krankenkassen und Berufsverbände erteilen die erforderliche Auskunft, auch über die örtlichen Möglichkeiten.

Zu den sozialen Folgen der zunehmenden Gesundheitsschäden kommen die sozialen Auswirkungen des Alterns hinzu. Zu ihrer Erkennung dient der folgende Katalog der WHO zur Klassifikation sozialer Beeinträchtigungen, die eine Indikation für Maßnahmen zur sozialen Rehabilitation darstellen können (WHO 1980):

- Beeinträchtigung des Orientierungsvermögens,
- Beeinträchtigung der körperlichen Unabhängigkeit,
- Beeinträchtigung der Mobilität,

- Beeinträchtigung der Beschäftigungsfähigkeit,
- Beeinträchtigung der sozialen Integration,
- Beeinträchtigung der wirtschaftlichen Eigenständigkeit.

Die soziale Rehabilitation wird im Rahmen der sozialen Entschädigung bei Gesundheitsschäden durch Versorgungsämter, Fürsorgestellen und Sozialhilfeträger finanziert, auch die Krankenkassen wenden sich dieser Aufgabe im Zuge verstärkter Prävention von Pflegebedürftigkeit im Alter zu.

Die *Notwendigkeit eines Rehabilitationsverfahrens* wird in der kassenärztlichen Versorgung dem Träger durch ein einfaches Mitteilungsverfahren angezeigt. Da im Alter eine möglicherweise notwendige Rehabilitation nicht durch häufige Arbeitsunfähigkeit erkannt werden kann, ist dieser Personenkreis ausschließlich auf diese ärztlichen Mitteilungen an die Krankenkasse angewiesen. Das Mitteilungsverfahren ist in Verträgen zwischen der Kassenärztlichen Bundesvereinigung und den Spitzenverbänden der Kassen geregelt. Ein dort vereinbarter Vordruck findet unabhängig davon Verwendung, ob für die Beratung und Gewährung der Leistungen die Krankenkasse, die Rentenversicherung oder andere Träger zuständig sind. Bei allen Rehabilitationsträgern mit Ausnahme der Unfallversicherung ist zudem ein von Patienten gestellter Antrag erforderlich. Um eine Verzögerung notwendiger Maßnahmen durch ungeklärte Zuständigkeit zu vermeiden, haben die Leistungsträger eine Vorleistungspflicht [§ 6 (2) RehaAnglGes].

Nach Abschluß einer Rehabilitation sollten zur *Erhaltung der Selbsthilfefähigkeit* verschiedene ambulante Hilfsdienste über örtliche Sozialhilfestellen der Gemeinden, der Kirche und der Wohlfahrtsverbände vermittelt werden. Hier spielen Sozialstationen und Altenbetreuungszentren verschiedener Art eine wichtige Rolle, die ihre Grundlage in § 75 BSHG haben. Im Rahmen von beschützten Altenwohnungen kann geistige und körperliche Aktivität systematisch gefördert werden. Am Ende einer erfolgreichen Rehabilitation mit einer ambulanten Nachsorge können Formen der organisierten Selbsthilfe stehen.

Wenn im Verlauf einer Krankheit Pflegebedürftigkeit nicht mehr vermieden oder vermindert werden kann, stehen dem Hausarzt bei der ambulanten Betreuung seiner älteren Patienten durch Erleichterungen der häuslichen Pflege mit Einführung des SGB V zusätzliche Möglichkeiten offen (s. Teil I, Kap. 2.6 und Teil II, Kap. 2.6). Einschränkend muß festgestellt werden, daß der leistungsberechtigte Personenkreis durch Anspruchsvoraussetzungen sehr stark begrenzt wird. Die Feststellung der Pflegebedürftigkeit (§ 53 Abs. 1 SGB V) durch den Hausarzt wird zudem nicht immer ausreichen, und nach einer Leistungsdauer von 4 Wochen werden die Voraussetzungen in jedem Fall durch den medizinischen Dienst geprüft. Es bleibt abzuwarten, ob die angestrebte wirksame Entlastung einer Vielzahl pflegebedürftiger und pflegender Angehöriger durch die bisherigen Regelungen erreicht werden kann. Aufgabe des Hausarztes wird es häufig sein, auf diese und andere Ansprüche hinzuweisen, die seine Patienten bei Gebrechlichkeit oder niedrigem Einkommen geltend machen können (s. Teil II, Kap. 6).

Eine wichtige Rolle spielt der Hausarzt schließlich, wenn die Entscheidung getroffen werden muß, ob Geschäftsunfähigkeit nach § 104 BGB vorliegt und eine Pflegschaft oder Vormundschaft eingerichtet werden soll. Sie liegt zwar primär bei der Familie des Betroffenen, wird aber immer häufiger von zuständigen Dienststellen getroffen. Viel eher wird der Hausarzt eine für alle Beteiligten hilfreiche Rolle spielen können – im Falle einer Gebrechlichkeitspflegschaft wird das Vormundschaftsgericht sich oft allein auf sein Attest stützen. Eine Pflegschaft ist auf bestimmte Bereiche beschränkt, sinnvoll können z. B. Vermögens-, Prozeß- oder Behandlungspflegschaften sein. Die Pflegschaft ist nicht unbedingt der weitergehenden Vormundschaft vorzuziehen. In jedem Falle muß geprüft werden, welches Verfahren dem Patienten am meisten nützt. In beiden Fällen kann die gerichtliche Entscheidung mit und ohne Einwilligung des Betroffenen herbeigeführt werden. Der Hausarzt sollte sich ggf. mit den im § 1906 BGB für Vormundschaft und § 1910 BGB für Pflegschaft niedergelegten Bestimmungen vertraut machen. In allen Zweifelsfällen kann er beim Vormundschaftsgericht und bei gutachterlich erfahrenen Kollegen (z. B. beim Gesundheitsamt) Rat erhalten. So wird der Allgemeinarzt auch in solchen für alle Beteiligten stets belastenden Fällen mit einer sachgerechten ärztlichen Stellungnahme und persönlichem Rat helfen können.

Literatur

Bundesarbeitsgemeinschaft für Rehabilitation (Hrsg) (1984) Die Rehabilitation Behinderter. Deutscher Ärzteverlag, Köln
Bundesministerium für Jugend, Familie, Frauen und Gesundheit. Daten des Gesundheitswesens (Ausg. 1989) Bd 159. Kohlhammer, Stuttgart Berlin Köln
Deutscher Ärztetag (1980) „Gesundheits- und sozialpolitische Vorstellung der deutschen Ärzteschaft", beschlossen vom 83. Deutschen Ärztetag in Berlin, S 40
Findley TW, Findley SE (1987) Rehabilitation needs in the 1990s. Effect of an aging poulation. Med Care 25/8:753–763
Füsgen I (1988) Alterskrankheiten und stationäre Rehabilitation. Kohlhammer, Stuttgart Berlin Köln
Sachverständigenrat für die konzentrierte Aktion im Gesundheitswesen: Jahresgutachten 1988. Nomos, Baden-Baden
Schwartz FW (1989) Annahmen und Wissen zum Gesundheitszustand alter Menschen. In: Karl F, Tokarski W (Hrsg) Die „neuen" Alten. Kasseler Gerontologische Schriften (Gesamthochschule Kassel) 6:69–90
Verband der Rentenversicherungsträger (1988) Statistik Bd 87: Rehabilitation
Wannenwetsch E (1976) Allgemeinarzt und Rehabilitation. Der praktische Arzt. 7:1398
World Health Organisation (ed) (1980) International classification of impairments, disabilities and handicaps. WHO, Genf

2 Vorgänge und Bedingungen des Alterns

2.1 Veränderungen des Organismus
H. Sandholzer

Vorgänge und Bedingungen des Alterns

Lange Zeit wurde das Alter als ein pathologisches Phänomen angesehen, da die meisten Menschen − aus heutiger Sicht früh − als Folge von Gewalteinwirkung, Infektionen oder sonstigen Krankheiten starben. Den Tod von wenigen hochbetagten Menschen, der ohne Siechtum oder äußerlich erkennbare Ursache bei bis dahin Gesunden eintrat, versuchte man sich durch eine innere Abnutzung des Organismus zu erklären. Die Hoffnung auf Unsterblichkeit wurde von dieser Theorie gespeist, da eine Beseitigung dieser Krankheitsursachen dazu führen könnte, das Leben auf ewig zu verlängern. Die Suche nach dem Stein der Weisen ist im Jahre 1990 noch „brandaktuell", wie die Reaktion der Laienpresse auf die Arbeiten über die „verjüngende" Wirkung von Wachstumshormon in der Geriatrie (Rudman et al. 1990) zeigt. In Tabelle 1 ist die Thematik skizziert. Die Unterscheidung zwischen gesichertem Wissen und spekulativem, von physiologischen und krankheitsbedingten Veränderungen, von angebrachter und überflüssiger Therapie stellt sich nirgends problematischer als beim älteren Menschen. Die folgende Übersicht (s. S. 30) skizziert diese Thematik.

Höhere Sterbewahrscheinlichkeit mit zunehmendem Alter

Da das Aufkommen modernen medizinischen Gedankenguts und die Beherrschung von Seuchen von einer drastischen Erhöhung der durchschnittlichen Lebenserwartung begleitet waren, schien dies ein Beweis für die Beeinflußbarkeit biologischen Alterns zu sein. Auch in unserem Jahrhundert gibt es zahlreiche Belege für eine Manipulierbarkeit der Lebenserwartung. Belloc (1973) bewies eine klare Beziehung zwischen der Anzahl gesunder Lebensweisen und der Mortalität in $5\frac{1}{2}$ Beobachtungsjahren. Zu diesen zählten beispielsweise Nichtrauchen, regelmäßiger Schlaf, körperliche Aktivität, mäßiger Alkoholkonsum und die regelmäßige Einnahme eines Frühstücks. Der positive Einfluß der gesundheitsfördernden Maßnahmen wirkte sich in allen Altersgruppen aus und besaß eine von Gesundheitszustand und sozioökonomischem Status unabhängige Gültigkeit.

Physiologische bzw. pathologische Veränderungen des Organismus und die offene Frage nach deren Bewertung

<table>
<tr><td>

Geringere Lebenserwartung mit zunehmendem Alter;
Auftreten von Funktionseinbußen;
Starke Variabilität von physiologischen Veränderungen:
– intraindividuell: einzelne Organe bei einem Menschen unterschiedlich „gealtert",
– interindividuell: größere Streubreiten physiologischer Meßwerte;
Generell höhere Vulnerabilität gegenüber Belastungen (Umwelteinflüsse, Krankheiten, Pharmakotherapie).

</td></tr>
<tr><td>

Tendenz zu Chronischen Verläufen bei Krankheiten;
Multimorbidität;
Vorherschen eines bestimmten Krankheitsspektrums.

</td></tr>
<tr><td>

Problematische Abgrenzung von „normalen Altersveränderungen" zu Frühstadien von Krankheiten (Beispiel: Altersherz, Altersdiabetes, M. Alzheimer, Muskelatrophie, Arteriosklerose, Niereninsuffizienz);
Klinische Manifestation von der Ausgangslage, Schwellenwert und Geschwindigkeit abhängig;
Stellenwert von biographischen und ökologischen Bedingungen bei der Beeinflussung biologischen Alterns;
Therapeutische Beeinflußbarkeit von einzelnen „normalen" oder pathologischen Altersveränderungen: Defizitmodell contra Medikalisierung?
Todesursache bei Höchstaltrigen: „Alter" oder „Krankheiten"?

</td></tr>
</table>

Dennoch ist die Ableitung einer möglichen Verlängerung der Lebensspanne aufgrund des Anstiegs der durchschnittlichen Lebenserwartung ein Trugschluß. Hufeland (1860) wies anhand römischer Quellen nach, daß schon im Altertum eine große Zahl über 100jähriger lebte, und folgerte aus Vergleichen mit anderen Jahrhunderten, daß die genetisch zur Verfügung stehende Lebensspanne begrenzt ist. Schwedische Statistiken (Jones 1959), die seit 1751 aufgezeichnet wurden, zeigten zwar, daß die Wahrscheinlichkeit zu sterben in fast allen Altersgruppen abgenommen hat. Am ausgeprägtesten sind jedoch diese Veränderungen im jüngeren Lebensalter, während die Lebenserwartung der über 75jährigen sich nur geringfügig verändert hat. Insgesamt haben also nur mehr Menschen ein höheres Alter erreicht.

Bereits 4 Jahrzehnte vor Hufeland beschrieb Gompertz ein exponentielles Ansteigen der altersspezifischen Sterblichkeit (Gompertz 1825). Dieses statistische Gesetz charakterisiert alle Lebensgemeinschaften, die wegen Fehlens von äußeren schädlichen Einflüssen durch echte Altersprozesse aussterben. Kohn (1963) illustrierte die medizinische Bedeutung dieser Formel mit einer Reihe von mathematischen Gedankenexperimenten auf der Grundlage der Todesursachenstatistik. Da sich für die meisten Krankheiten eine positive Alterskorrelation ergibt, bedeutet die komplette Verhinderung einer Krankheit bei über 65jährigen einen zeitlich nur gering versetzten Tod an einer anderen Erkrankung.

Man kann daher die allgemein gestiegene Lebenserwartung weder ausschließlich auf medizinische Erfolge zurückführen noch gleichförmig auf alle Altersgruppen übertragen. Die mit dem Lebensalter ansteigende Sterbewahrscheinlichkeit ist also ein wichtiges Charakteristikum genetisch determinierten Alterns, wobei die natürliche Lebensgrenze etwa auf 120 Jahre zu beziffern ist. Von einer weiteren Verbesserung der medizinischen Möglichkeiten läßt sich daher erwarten, daß zahlenmäßig mehr Menschen die ihnen vorgegebene Lebensspanne maximal ausnutzen.

Altern als physiologisches Phänomen

Aus der heutigen Sicht der biologischen Gerontologie erscheint Altern daher als ein normales Phänomen, das sehr stark von genetischen Einflüssen bestimmt wird. „Echte" Alterungsvorgänge sollten − wie der Tod − schädlich sein und alle Individuen betreffen (Universalität). Sie sollten ferner progredient verlaufen sowie intrinsisch, d. h. nicht primär durch Umwelteinflüsse bedingt sein (Strehler 1962). Als morphologisches Korrelat physiologischen Alterns tritt ein Schwund der „aktiven metabolischen" bzw. „mageren" Masse ein. Darunter ist eine Atrophie der funktionstragenden Gewebe zu verstehen, die mit Beginn des 3. Lebensjahrzehnts nachzuweisen ist, jedoch lange durch eine ernährungsbedingte Fettzunahme kaschiert wird. Makroskopisch kann man eine Abnahme der Größe und des Gewichts der meisten Organe messen, z. B. der Muskulatur, der Nieren, der Leber oder des Gehirns (Korenchevski 1961; Werthemann 1964). Dem entspricht als mikroskopischer Befund eine Abnahme der Zellzahl, z. B. der Nephronen oder Neuronen. Die einzelnen Gewebe bzw. Organe sind allerdings in unterschiedlichem Ausmaß betroffen. Solche, die aus ausdifferenzierten, nicht vermehrungsfähigen Zellen (Nervensystem, Skelettmuskulatur) bestehen, involuieren schnell. Beispielsweise kann man die Abnahme der mageren Masse deutlich am Verlust der Muskelkraft (Aniansson et al. 1981) erkennen. Das Darmepithel dagegen, das aus vermehrungsfähigen, intermitotischen Zelltypen gebildet wird, atrophiert langsamer und behält lange seine Resorptionsfähigkeit. Allerdings ist mit zunehmendem Alter mit einem höheren Entartungsrisiko zu rechnen, wobei wegen der fehlenden Universalität von Neoplasien unklar ist, ob dies auf eine altersbedingte Zunahme genetischer Irrtümer (s. Teil I, Kap. 2.7) oder z. B. auf eine längere Einwirkdauer von Karzinogenen zurückzuführen ist (Upton 1977).

Zusätzlich zum Schwund funktionstragender Gewebe treten degenerative Erscheinungen auf, die dem unbewaffneten Auge des Pathologen bzw. heutzutage den modernen bildgebenden Verfahren zugänglich sind. Mikroskopisch können intra- und extrazelluläre Veränderungen postmortal (z. B. Lipofuszinablagerungen, Alzheimer-Fibrillen) auch bei hochbetagten Menschen nachge-

wiesen werden, bei denen zu Lebzeiten keine auffälligen Befunde feststellbar
waren. Offenbar verfügt der Organismus über eine breite „Sicherheitsmarge"
und gewisse Kompensationsmechanismen, die trotz aller strukturellen Schäden
einzelner Elemente eine Funktionsfähigkeit der Gesamtheit gewährleisten.
Hier wäre beispielsweise die Annahme einer „neuronalen Plastizität" zu nennen, die davon ausgeht, daß durch eine Zunahme von Synapsen Nervenzellver-
luste teilweise ausgeglichen werden können (Lauter u. Kurz 1989).

In Tabelle 1 ist in der ersten Spalte eine Auswahl von typischen morphologischen und funktionellen Befunden aufgeführt. Wegen der Vielzahl der Befunde muß diese Auswahl begrenzt sein; der Interessierte sei daher auf die weiterführende Literatur verwiesen (Platt 1983b; Finch u. Hayflick 1977).

Altersphysiologische Veränderungen machen sich besonders bei Belastungen
bemerkbar, wenn mehrere Organsysteme betroffen sind oder wenn integrieren-
de Regelmechanismen überfordert werden (David 1988). Beispielsweise finden
sich unter Ruhebedingungen geringer ausgeprägte Einschränkungen der kar-
diorespiratorischen Meßwerte als unter maximaler Beanspruchung (Shock
1962; Gloger 1972; Gerstenblith et al. 1976; Gerstenblith et al. 1977; Brandfonbrener et al. 1955). Betagte scheiden unter einer Wasserbelastung pro Zeitein-
heit geringere Mengen aus als jüngere Menschen oder sind durch Dursten stärker gefährdet (Rowe et al. 1976). Neurophysiologische Befunde fallen stärker
pathologisch aus, wenn geschwindigkeitsbezogene Tests durchgeführt werden,
als wenn genug Zeit zum Überlegen bleibt (Oswald 1982). Trotzdem sollten do-
sierte Herausforderungen an den älteren Organismus nicht vermieden werden
(Jeschke 1989). Wenn keine krankheitsbedingten Einschränkungen der Kom-
pensationsbreiten vorliegen, läßt sich durch dosiertes Training eine Leistungssteigerung und Erhaltung erzielen (Klein 1988; Fiatarone et al. 1990). Auch eine zu geringe Belastung, wie z. B. bei der Verordnung von Bettruhe, kann gefährlich werden. Neben einer Infekt- und Thrombosegefährdung wird der ab
dem 60. Lebensjahr auftretende Alveolarkollaps durch die horizontale Lage
verstärkt und kann zur Entwicklung einer pulmonalen Dekompensation beitragen.

Modifizierende Einflüsse auf physiologisches Altern

Die in Tabelle 1 genannten Funktionseinschränkungen betreffen bei einem
Menschen nicht gleichförmig alle Gewebe und Organe (intraindividuelle Varia-
bilität). In vielen gerontologischen Untersuchungen wurde ferner eine zunehmende interindividuelle Streubreite der Befunde beschrieben, beispielsweise
bei der Untersuchung des renalen Plasmaflusses (Shock 1962).

Man muß hier neben unterschiedlichen genetischen Anlagen auch langwir-
kende äußere Einflüsse mit in Rechnung stellen. Bereits in jungen Jahren
kommt es zu dem Prozeß, den wir „Altern" nennen; einem Funktionsverlust,
der sich erst ab einem gewissen Schwellenwert auf die Befindlichkeit und die
Funktion auswirkt. Biographische Faktoren (Lehr 1986), kontinuierliche gesundheitserhaltende Maßnahmen sowie günstige Umgebungsbedingungen

Tabelle 1. Alters- bzw. krankheitsbedingte Veränderungen des Organismus

Organsystem	Funktionsbeeinträchtigungen	Krankheiten	Komplikationen
Nervensystem	Abnahme des Hirngewichts, Ganglienzellverlust; reduzierter Glukoseverbrauch durch vermehrte Ketonkörperperutilisation, Nervenleitgeschwindigkeit, geändertes Schlafverhalten, verzögerte Reaktionszeit	M. Alzheimer, M. Parkinson, Multiinfarktdemenz	Verwirrtheitszustand, Delir
Sinnesorgane	Anzahl der Nervenfasern, Dendritendichte, Anzahl und Funktion der Rezeptoren (z. B. Innenohr, Geschmacksknospen) nehmen ab; degenerative Veränderungen an optischem Apparat (Linse, Kornea, Glaskörper) und im Mittelohr	Seniler Katarakt, Presbyopie, -akusis, Makuladegeneration, diabetische Retinopathie	Unfallgefährdung
Kardiovaskuläres System	Herzgewichtszunahme, Verfestigung des Bindegewebes, Lipufuszinablagerungen, Aortenklappensklerose, Involution des Reizbildungs- und Leitungssystems, Abnahme des Schlagvolumens, des Herzminutenvolumens, geringer Herzfrequenzanstieg unter Belastung, verzögerte Kreislaufregulation, Zunahme des peripheren Widerstand	Herzinsuffizienz, ischämische oder hypertensive Herzerkrankung, Orthostase, Arteriosklerose	Akutes Kreislaufversagen, Myokardinfarkt, Sturz, Apoplex
Blut, Gerinnung, Immunabwehr	Vermehrte Gerinnungsbereitschaft, Abnahme der T-, B-Zell-Funktionen, Auftauchen monoklonaler Antikörper (benigne Gammopathien), Involution von Knochenmark und Lymphgewebe	Thrombose, Infektionskrankheiten, Anämie	Embolien
Respiratorisches System	Plattenepithelmetaplasien, Atrophie von Bronchialepithel und -muskulatur, Compliancezunahme der Lunge bei gesteigerter Thoraxwandstarre, Atrophie und Überblähung der Alveolen, Kapillarschwund; Vital-, Einsekundenkapazität, Sauerstoffpartialdruck sinken; Alveolarkollaps; Schlafapnoephasen nehmen zu, reduzierte Schutzrefelxe (Husten)	Emphysem, chronische Bronchitis	Karzinome Pneumonie Aspiration

Tabelle 1 (Fortsetzung)

Organsystem	Funktionsbeeinträchtigungen	Krankheiten	Komplikationen
Verdauungstrakt	Motilitätsstörungen (Presbyösophagus), Atrophie der Magen- und Darmschleimhaut, von Leber und Pankreas; Abnahme der Bromsulphthaleinaufnahme und der Glukosetoleranz; verminderter Defäkationsreflex	Zahnverlust, Hernien, perniziöse Anämie, Divertikulose, Obstipation	Karzinome, ischämische Kolitis, Ileus, Peritonitis
Nieren, Wasserhaushalt	Nierenrindenatrophie, Nephronenschwund, Sklerosierung der Nierengefäße; verminderte Verdünnungs- und Konzentrationsfähigkeit; eingeschränkte Clearance trotz normalen Serumkreatinins häufig; verzögerte Wasser- und Säureausscheidung sowie Natriumverluste unter Belastungsbedingungen, verminderte Ansprechbarkeit der Neurohypophyse (Durstgefühl, ADH-Sekretion) und der Plasmareninaktivität; Gesamtkörperwasser und Kalium durch Abnahme der Muskulatur reduziert	Niereninsuffizienz, diabetische oder vaskulär bedingte Nephropathie, inadäquates ADH-Syndrom, (Pyelo)-nephritis. extrarenale Ursachen (z. B. Malabsorption)	Akutes Nierenversagen, Arzneimittelüberdosierung, Entgleisung des Wasser- und Elektrolythaushalts
Bewegungsapparat, Haut	Mineral und Matrixschwund des Knochens, degenerative Veränderungen des Bindegewebes (Knorpel), geringere mechanische Belastbarkeit der Sehnen, Abnahme der Muskelkraft, Atrophie der Haut und ihrer Anhangsgebilde (geringere Dicke, Elastizität, Haardichte, Feuchtigkeit)	Osteoporose, Osteochondrose, Arthrose, Tumoren, Mykosen	Frakturen (Femur), Immobilisation, Dekubitus
Endokrinium, integrierende Systeme	Abnahme des Schilddrüsengewichts, leichte Erniedrigung des T3-Spiegels und des stimulierenden TSH-Anstiegs, Erhöhung des Parathormonspiegels, Involution der Ovarien, Mangel an Wachstumshormon	Hypothyreose, Katabolismus, Osteoporose	Behandelbare Demenz, Muskelschwäche, Frakturen

können sich in späterem Alter positiv auswirken. Belloc u. Breslow (1972) konnten die Bedeutung gesunder Lebensweise für den körperlichen Zustand nachweisen. Die über 75jährigen mit 7 gesundheitsfördernden Lebensgewohnheiten waren im Gesundheitszustand mit den 40jährigen mit 3 oder weniger Gesundheitsmaßnahmen vergleichbar.

Schädigende Umweltfaktoren beschleunigen den Vorgang oder können zur akuten Dekompensation führen (Lehr 1984; McAvoy 1986; Manchikanti et al. 1985; Rowland 1977; Falck 1983).

Bei beiden Geschlechtern spielt mangelndes körperliches Training eine bedeutende Rolle. Dabei besteht eine signifikante Korrelation zwischen Aktivität, körperlicher Kraft und geistiger Leistungsfähigkeit (Clement 1974). Hormonelle Faktoren haben zumindest auf bestimmte physiologische Alternsvorgänge eine modifizierende Wirkung. Für Frauen ist der mit dem Klimakterium eintretende Östrogenmangel auf die Ausbildung einer Osteoporose und Muskelatrophie hervorzuheben (Cauley et al. 1987; Dambacher et al. 1986; Hemert et al. 1990). Dieser läßt sich durch eine langjährige Hormonsubstitution, mit dem Klimakterium beginnend, ausgleichen. Folgeschäden („Witwenbuckel") am Bewegungsapparat kann somit vorgebeugt werden. Erinnert sei auch an das Rauchen als Risikofaktor für Osteoporose (Ringe 1985). Ferner wird ein Mangel an Wachstumshormon (GRH) über verminderte IGF-I-Spiegel in mit dem Alter ansteigender Häufigkeit nachgewiesen (Rudman et al. 1981). Durch die wöchentliche Substitution mit GRH konnten in ersten klinischen Versuchen Muskel- und Knochenschwund, Hautatrophie und Fettzunahme aufgehalten werden. (Rudman et al. 1990).

Die Bedeutung ausgeglichener Ernährung ist bei der insgesamt gestiegenen Lebenserwartung (Schwartz 1984) kausal beteiligt und für den individuellen Funktionszustand des Älteren bedeutsam (Wolfram u. Zöllner 1984; Brosche 1988; Summa 1988). Bei kalziumarmer Diät steigt beispielsweise das Risiko für Hüftfrakturen an (Lau et al. 1988), während eine hohe Kalziumzufuhr keine eindeutigen Effekte zeigt (Cooper et al. 1988). Einer übermäßigen Kalorienzufuhr bei dem im Alter reduzierten Grundumsatz bzw. einseitigen Ernährungsgewohnheiten (Falck 1968; Holtmeier 1983; Steinmetz 1983) ist in unserer Gesellschaft wahrscheinlich ein höherer Stellenwert einzuräumen als der Zufuhr bestimmter Stoffe (Bowles 1979). Im Tierexperiment jedenfalls lassen sich eine verlängerte Lebensdauer und ein verzögertes Eintreten degenerativer Veränderungen durch Beschränkung der Kalorienzufuhr erreichen.

Zusammenfassend lassen sich trotz des großen Einflusses genetischer Fakten auf physiologische Altersprozesse zahlreiche modifizierende äußere Faktoren beschreiben. Diese bewirken eine von Organ zu Organ und von Mensch zu Mensch stark variierende Geschwindigkeit der Alterungsvorgänge.

Veränderungen des Gesamtorganismus

Bei der Obduktion älterer Menschen finden sich häufig Veränderungen, die schon lange bestanden haben müssen (Kohn 1983; Werthemann 1964). Ferner geben Ältere im Vergleich zu Jüngeren bei Befragungen häufiger Erkrankungen mit einer längeren Krankheitsdauer an (Statistisches Bundesamt 1976). Daher hat sich die Vorstellung entwickelt, daß chronische Erkrankungen typisch für diese Altersgruppe wären.

Bei den meisten Älteren lassen sich ferner mehrere Organveränderungen (Multimorbidität) feststellen, wofür Daten aus Sektionen, dem klinisch-geriatrischen Krankengut und Erhebungen in der Allgemeinpraxis sprechen (Gsell u. Merian 1964; Franke 1984; Bergener u. Kranzhoff 1988; Sandholzer 1983).

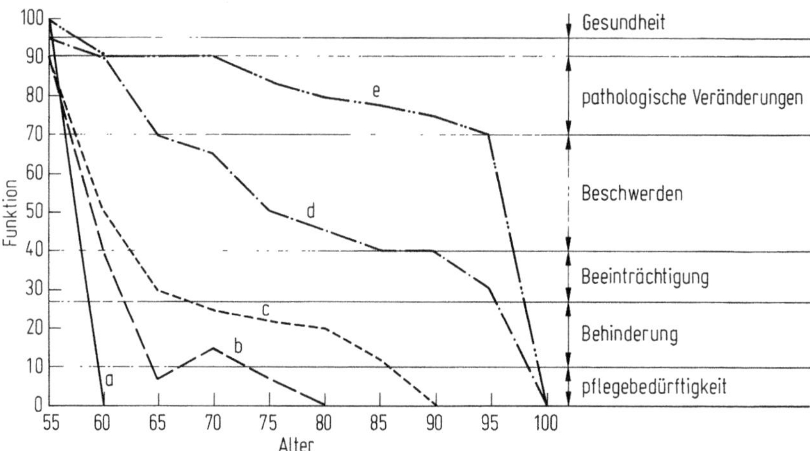

Abb. 1. Der individuell stark variable Verlauf des Alterns ist in Abbildung 1 verdeutlicht. Aufgrund eines genetisch determinierten Schwunds der metabolischen Masse kommt es zu einer Einschränkung der Funktionsfähigkeit, die bereits im frühen Erwachsenenalter beginnt. Bei manchen Älteren kann ein akutes Ereignis (z. B. Herzinfarkt, Apoplex, Unfall) aus einem Zustand geringer Beeinträchtigung zum frühen Tod führen (Kurve a). Bei anderen entwickelt sich zunächst eine Funktionsbeeinträchtigung einzelner Organe, die schließlich zu einer Behinderung bei alltäglichen Verrichtungen führt (c−e). Diese Phase kann sehr kurz sein, wie es bei einer idealen Form des Alterns der Fall ist (e), oder sich lange hinziehen, wenn eine chronische Krankheit (z. B. Alzheimersche Erkrankung) vorliegt. Gelingt es, den Krankheitsverlauf zu verlangsamen (Verschiebung der Kurve b nach c), kann dies zu einem Gewinn an in besserer Lebensqualität verbrachten Jahren führen

Die Auswirkungen multipler, selbst diskreter Organveränderungen auf den Gesamtorganismus sind oft schwer abzuschätzen. Wright u. Shephard (1978) wiesen beispielsweise eine altersabhängige Verzögerung bei der Betätigung der Bremse vor einer roten Ampel nach, die im Einzelfall zu einer beträchtlichen Gefährdung als Kraftfahrzeugfahrer führen kann. Dafür können leichte Beeinträchtigungen der Sinnesorgane, eine verzögerte Nervenleitgeschwindigkeit und subklinische hirnorganische Veränderungen verantwortlich sein, die bei den üblichen Tätigkeiten nicht evident werden.

Die Symptomatik akuter Krankheiten kann durch andere Beeinträchtigungen abgeschwächt werden und so zu einer zu späten Diagnose führen. Beispielsweise können Lungenerkrankungen und Hypoxie beim Älteren klinisch stumm verlaufen, weil die ventilatorischen und kardialen Kompensationsmechanismen (z. B. Tachykardie) physiologischerweise reduziert sind (Lakatta 1980; Vestal et al. 1979; Kronenberg u. Drage 1973). Insgesamt liegt eine verminderte Anpassungsfähigkeit des Organismus vor, die ihn für Belastungen vulnerabler machen.

Für den Hausarzt wird die Beobachtung und entsprechende Behandlung *individueller* Entwicklungen bei über 65jährigen hilfreicher sein als die Annahme des durchschnittlich nachzuweisenden Funktionsverlusts. Idealerweise wird der Arzt nur bei intensiver Untersuchung Organveränderungen nachweisen können, die jedoch für den älteren Menschen keine Relevanz besitzen. Prominente wie Adenauer, Luis Trenker oder Picasso verkörpern diese wünschenswerte Form (Abb. 1, *Kurve e*). Hier hätten systematische Diagnostik und Therapie wahrscheinlich nur schädliche Folgen.

Das andere Extrem umfaßt den frühen Tod (*Kurve a*) durch prinzipiell abwendbare Ursachen wie Myokardinfarkt oder gewaltsamen Tod. Bei manchen Menschen entwickelt sich zunächst eine Funktionsbeeinträchtigung einzelner Organe, die anfangs kaum von physiologischem Altern abweicht, aber ab einem gewissen Schwellenwert zu Symptomen führt. Bei einem hohen Ausgangsniveau, z. B. gut trainierter Muskulatur, wird sich der Schwund der mageren Masse im Lebensvollzug des Älteren erst später bemerkbar machen, während bei bereits eingeschränkter Kapazität sich physiologische Involution und schädigende Faktoren sehr rasch auswirken (Hemert et al. 1990). Dann kann es aus einer Beeinträchtigung eines Organsystems zu einer Einschränkung des gesamten Menschen kommen, die ihn bei alltäglichen Verrichtungen behindert (*c−e*) und bis hin zur Pflegebedürftigkeit führt. Hier erstreckt sich ein Tätigkeitsfeld, bei dem es als realer Erfolg hausärztlicher Betreuung gewertet werden muß, wenn man den Verlauf chronischer Krankheiten nur aufhalten oder verlangsamen kann. Dies gilt besonders zur Vermeidung häufiger Spätfolgen oder Komplikationen. In Tabelle 1 wurde daher weniger Wert darauf gelegt, zwischen normalen Altersveränderungen und Krankheiten zu unterscheiden, als mehr Bezüge zu Komplikationen herzustellen, die aus diesen erwachsen können.

Das Problem der „Norm" bei der Beurteilung von Organveränderungen

Der praktisch tätige Arzt sieht sich genauso wie der Gerontologe mit der Schwierigkeit konfrontiert, normales Altern zu definieren (Blumenthal 1982). Eine Vermeidung der Medikalisierung des älteren Menschen durch eine zu frühe Diagnosestellung (Svanborg et al. 1982) und Übertherapierung (Beevers 1988) steht dem Vernachlässigen therapierbarer Zustände als „normales" Altersattribut gegenüber. Allerdings ist der „durchschnittliche" ältere Mensch nicht frei von Beschwerden oder pathologischen Befunden.

Im statistischen Querschnitt der über 65jährigen findet sich ein Kontinuum von absoluter Gesundheit bis zu schwerer Pflegebedürftigkeit (Abb. 2). Dadurch stößt die Verwendung herkömmlicher Diagnosebegriffe, die auf einer dichotomen Unterscheidung zwischen „krank" und „gesund" basiert, auf Schwierigkeiten.

Auch bei der Beurteilung spezieller Organfunktionen treten diese Probleme auf, normale Alterserscheinungen von Krankheiten im Frühstadium abzutrennen und die therapeutischen Konsequenzen abzuwägen. Eine klinische Bedeutung als biologischer Alterungsprozeß besitzt die Einschränkung der Kreatininclearance, die bei der Verordnung von Pharmaka unbedingt berücksichtigt werden muß. Während sich die Kreatininkonzentration wegen gegenläufiger

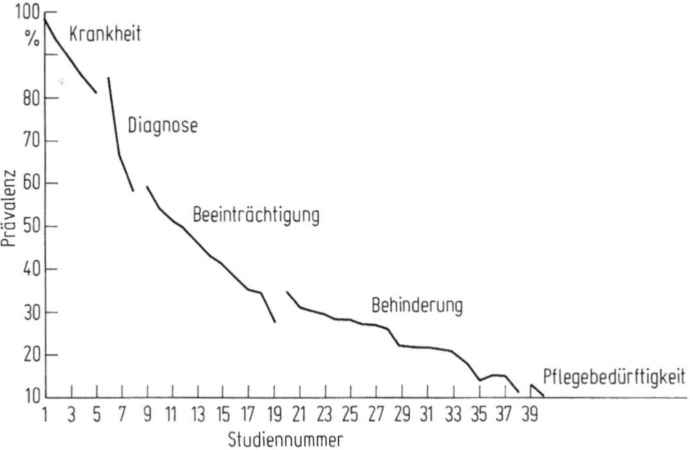

Abb. 2. Prävalenz von Gesundheitsstörungen in der Gemeinde lebender älterer Menschen (Ordinate) nach einer Metaanalyse- (Abszisse Studiennummer). Man erkennt, daß eine zweigipflige Verteilung, die einem „gesunden" und einem „kranken" Kollektiv unter den Älteren entspräche, nicht vorliegt, und daß nur ein geringer Anteil frei von pathologischen Erscheinungen oder Krankheiten ist. (Nach Sandholzer 1987)

Trends an Muskulatur und Nieren wenig ändert, läßt sich die Clearence nach folgender Formel näherungsweise berechnen (Goldman 1977).

$$\text{Kreatininclearence} = \frac{(140 - \text{Alter}) \times \text{Körpergewicht}}{\text{Serumkreatininwert}}.$$

Für die Bewertung des Stoffwechsels, des hämatologischen und immunologischen Status und des Endokriniums besitzen Laborbefunde den höchsten Stellenwert. Hier stellt sich die Definition eines Normbereichs grundsätzlich sowie speziell beim alten Menschen als Problem (Murphy u. Abbey 1967; Leask et al. 1973). Es kommen eine BKS-Erhöhung bis zu 50 mm/h, tendenziell niedrigere Erythrozyten- und Leukozytenzahlen, niedrigere Eisenspiegel auch bei gesunden über 65jährigen vor. Bowles konnte in einer Untersuchung an 292 selbständigen Älteren bei jedem 10. niedrige Eisen-, bei jedem 5. niedrige Pyridoxalphosphat- und bei jedem 3. niedrige Folatspiegel messen (Bowles 1979). Es war allerdings weder eine klinische Auswirkung noch die Effektivität einer Substitution nachzuweisen. Ähnliches gilt für die Lipide, wobei in einer Studie bei rund der Hälfte aller älteren Großstadtbewohnern eine Hyperglyzeridämie und bei einem Drittel eine Hypercholesterinämie (Blumenstock 1983) nachgewiesen wurde. Leberwerte scheinen bei Älteren ohne krankhafte Befunde keine Veränderungen zu erfahren, was Studien bei Leberbiopsierten nahelegen. Die fälschliche Verdachtsdiagnose einer vergrößerten Leber bei der Palpation kommt häufig durch niedrigen Zwerchfellstand vor. Die alkalische Phosphatase wurde zwar bei Älteren manchmal erhöht gemessen; dies könnte jedoch auch auf Skelett- und Nierenerkrankungen zurückzuführen sein.

Die diagnostische Treffsicherheit von Laborwerten wird durch die niedrigere Prävalenz der zu untersuchenden Krankheiten in dem weniger selektierten Krankengut der Allgemeinpraxis weiter eingeschränkt, so daß von einem unreflektierten „Screening" gewarnt werden muß (Hodkinson 1985). Gambert et al. (1982) betonen die Schwierigkeit, hier generelle Handlungsanweisungen zu geben, und plädieren dafür, das diagnostische Procedere prinzipiell vom klinischen Befund abhängig zu machen. Als Faustregel kann man die allgemeingültigen Normwerte für Ältere übernehmen, aber nur bei deutlichen Veränderungen eingreifende Diagnostikprogramme zu veranlassen.

Die Arteriosklerose als häufigster Befund bei Älteren kann nicht mit Sicherheit als universelles Phänomen normaler Altersvorgänge gedeutet werden (Forbes u. Thompson 1990). Ein physiologischer Altershypertonus oder eine Einschränkung der Herzleistung bei normalem Altern (Michel 1983a) hat sich nicht bestätigen lassen. Unter Zugrundelegung der üblichen Normwerte ist in einer Berliner Studie bei der Hälfte aller Probanden eine Hypertonie zu diagnostizieren (Blumenstock 1983), wobei sich dann die Frage der therapeutischen Konsequenz stellt (Beevers 1988). Bei der kardiologischen Untersuchung muß man beim Älteren mit einer geänderten Symptomatik rechnen. Gerstenblith et al. (1976) nennen paradoxe Spaltungen des 2. Herztons und einen 3. Herzton als eindeutig krankhafte Befunde, während systolische Geräusche und ein Vorhofton nicht unbedingt auf einer Myokardschädigung beruhen müssen. Die Häufigkeit auffälliger EKG-Befunde steigt ab dem 60. Lebensjahr ebenfalls stark an (Elston u. Taylor 1984). Im EKG werden häufiger supraventrikuläre und ventrikuläre Extrasystolien, eine Zunahme der PQ-Zeit und QT-Zeit, eine Linksabweichung des QRS-Vektors, ein deutlicheres QI sowie Diskrepanzformen der T-Zacken als altersphysiologische Normvarianten angetroffen. Andere Befunde, wie z. B. ST-Strecken-Veränderungen, sind jedoch bis zum Beweis des Gegenteils als pathologisch zu werten (Michel 1983b). Ein veränderter knöcherner Thorax kann zu einer scheinbaren Herzverbreiterung im a.-p.-Strahlengang führen, ohne daß eine Kardiomegalie vorliegt. Das Verhältnis von Herzbreite zu Thoraxbreite kann auch bei Emphysem, Adipositas oder horizontaler Lage durch den Zwerchfellstand stark verändert werden.

Funktionelle Veränderungen an der Lunge, die zu einem Absinken des Sauerstoffpartialdrucks führen, gelten derzeit als physiologisch (Stark u. Lipscomp 1983). Sorbini et al. (1990) gaben eine Formel für die Berechnung des Sauerstoffpartialdrucks (p_aO_2) an: $p_aO_2 = 109 - (0{,}43 \cdot \text{Alter})$. Eine echte Altersatrophie reduziert die Alveolenzahl bis um die Hälfte, wobei eine Überblähung der verbliebenen Alveolen festzustellen ist. Dieses sog. „Altersemphysem" läßt sich im Röntgenbild nicht nachweisen (Edge u. Millard 1964). Die Gefäßzeichnung tritt bei Osteoporose des knöchernen Thorax stärker als bei jüngeren Patienten in den Vordergrund und vermittelt so den Eindruck eines Emphysems. Zu weiteren nicht behandlungsbedürftigen Veränderungen dürften Verkalkungen der Trachea und Bronchien, geringfügige Veränderungen des Herz- und Gefäßbandes und das Auftreten einzelner lokalisierter Bullae gehören (Mayer 1958; Edge u. Millard 1964). Bei der Thoraxröntgenuntersuchung von Klinikpatienten werden daher bei etwa 4 von 5 Patienten pathologische Befunde erhoben (Sagel et al. 1974).

Die meisten Lungenfunktionstests werden durch das Lebensalter beeinflußt und müssen zusätzlich auf die Körpergröße und das Körpergewicht bezogen werden (Bühlmann 1979; Ulmer 1983; Knudson et al. 1977). Die maximale Sauerstoffaufnahmekapazität ist durch altersbedingte kardiopulmonale Einschränkungen besonders betroffen. Platt schätzte, daß um das 120. Lebensjahr der Sauerstoffbedarf die Sauerstoffaufnahme übersteigt und dies die physiologische Grenze der maximalen Lebensspanne darstellt (Platt 1976).

Eine physiologische Einschränkung der zerebralen Durchblutung (Gottstein 1984) ist nicht bestätigt. Derzeit wird diskutiert, ob die senile Demenz vom Alzheimer-Typ eine extrem beschleunigte Form des Altwerdens oder aber ein besonderes Krankheitsbild (Berg 1985) darstellt. Eine Konsequenz dieser Unterscheidung ist derzeit mangels einer effektiven Beeinflussungsmöglichkeit umstritten.

Bedeutung der Funktionsbeeinträchtigungen des Organismus für die hausärztliche Versorgung

In der vergangenen Zeit orientierte sich der medizinische Fortschritt vor allem an der Effizienz in der Verhinderung des akuten Todes. Kardio- und zerebrovaskuläre Erkrankungen zählen zu den bei Älteren häufigsten Krankheiten und führenden Todesursachen (Statistisches Bundesamt 1986). Das therapeutische Instrumentarium ist hier am weitesten entwickelt.

Im geriatrischen Krankengut wurde zu Recht diesen Krankheitsbildern große Aufmerksamkeit gewidmet. Eine systematische Durchuntersuchung von älteren Patienten einer Allgemeinpraxis erbrachte ein breiteres Spektrum der „Hauptdiagnosen" als in der Klinik, wobei beispielsweise psychische Krankheiten eine größere Rolle spielten (Abb. 3). Ebenso konnte gezeigt werden, daß

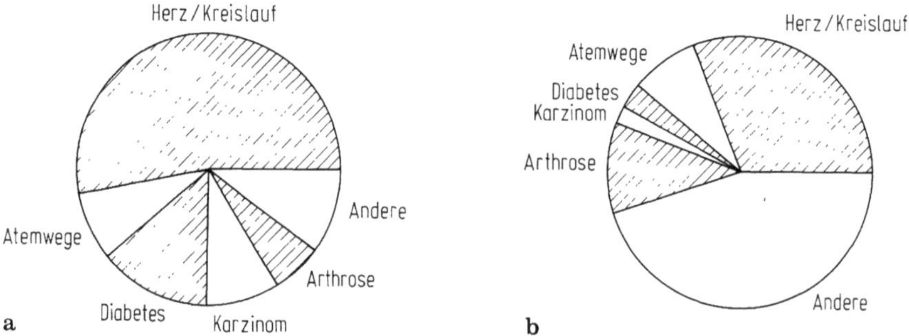

Abb. 3. a Hauptdiagnosen bei 140 internistisch-geriatrischen Patienten (Gsell, Merian 1964); **b** Hauptdiagnosen bei 100 registrierten Patienten einer Allgemeinpraxis (eigene Untersuchung)

Schwierigkeiten bei der selbständigen Versorgung weitaus mehr von einer guten motorischen, sensorischen und psychischen Kapazität als etwa von kardiovaskulären Krankheiten bestimmt werden. Trotzdem schienen Allgemeinmediziner und ihre Patienten weitaus mehr die letzteren zu beachten, wie Williamson et al. feststellten (Williamson et al. 1964).

Eine in der DDR erhobene, methodisch sehr gründliche Untersuchung von Müller (1989) erbrachte kürzlich die Erkenntnis, daß sich die meisten hausärztlichen Beratungen bei über 65jährigen nach wie vor auf kardiovaskuläre Diagnosen konzentrieren. Dagegen bezogen sich nur etwa 2% der Beratungen auf psychiatrische Diagnosen, wobei etwa ein Viertel der älteren Allgemeinpraxispatienten an psychischen Störungen leiden. Obwohl die Übertragbarkeit auf andere Gesundheitssysteme schwierig erscheint, legen diese Daten doch eine zu geringe Berücksichtigung funktionell entscheidender Beeinträchtigungen nahe. Vor allem Arthrose, Muskelschwäche und Osteoporose sowie psychiatrische Krankheiten bedürften einer intensiveren medizinischen Zuwendung. Weniger die Behandlung aus dem Normbereich fallender Meßdaten als vielmehr die differentielle Betreuung älterer Menschen im Hinblick auf ihren Gesamtzustand sollte im Vordergrund stehen.

Krankheiten und Todesursachen bei sehr alten Menschen

Für die meisten Krankheiten ergibt sich eine klare Alterskorrelation und sie verlaufen parallel zur Gesamtsterblichkeitskurve. Ausnahmen stellen Diabetes mellitus, Syphilis, Leberzirrhose, maligne Neoplasien und Tuberkulose dar. Die Wahrscheinlichkeit, an diesen Krankheiten zu sterben, nimmt im hohen Alter nicht so stark zu wie beispielsweise für Arteriosklerose, Unfälle oder Hochdruck. Überproportional gefährlicher scheinen Pneumonie und Grippe zu sein (Kohn 1963). Einige Autoren haben daher versucht, Krankheiten in solche einzuteilen, die kausal mit dem Altern zusammenhängen, solche, die nur in bestimmten Lebensphasen auftreten und dann seltener werden (Kohn 1978; Brody u. Schneider 1986), andere, die beim Betagten einen schlimmeren Verlauf nehmen, sowie solche, die den Menschen nur bis ins höhere Alter begleitet haben (Lang u. Diepgen 1988; Franke 1984). Sowohl der heuristische Wert wie der praktische Nutzen dieser Einteilungen wird jedoch von Forbes u. Thomson (1990) angezweifelt.

Nach der Todesursachenstatistik des Statistischen Bundesamts aus dem Jahr 1986 starben die meisten 70- bis 75jährigen an bösartigen Erkrankungen, Myokardinfarkt, zerebrovaskulären sowie respiratorischen Krankheiten. Bei den über 90jährigen führten die zerebrovaskulären Krankheiten und Neoplasien vor der ICD-Gruppe „Symptome und schlecht bezeichnete Affektionen". Dies deutet darauf hin, daß die klinische Festlegung einer exakten Todesursache bei sehr alten Menschen schwierig ist. Selbst bei einer Sektion bleibt die bedeutsame Schwierigkeit, Krankheit von benigner Altersveränderung abzugrenzen. Franke (1983) findet keine Hinweise dafür, daß der Tod allein infolge „Altersschwäche" eintritt, weil bei einer Obduktion des Höchstbetagten, z. B. einer

111jährigen Frau, zahlreiche pathologische Befunde entdeckt werden können. Kohn (1983) hält dem entgegen, daß bei 26% von 200 sezierten über 85jährigen kein signifikanter pathologischer Befund vorgelegen hätte, der als Erklärung für das Eintreten des Todes hätte dienen können.

Wenn sehr alte Menschen sterben und sich der Arzt über den Grund im Zweifel befindet, würden aufgrund überholter Diagnosegewohnheiten banale Ereignisse zur Todesursache erklärt, statt die aufgrund der Seneszenz zusammengebrochenen homöostatistischen Mechanismen verantwortlich zu machen. Man kann daher davon ausgehen, daß der Zwang, eine Diagnose zu formulieren, die Bedeutung der gemeinhin als „typische" Alterserkrankungen geltender Herz-Kreislauf-Erkrankungen überbetont.

Schlußfolgerungen

Die Bedeutung der Mortalität als Qualitätsmaßstab medizinischer Betreuung wird fallen. Die Fähigkeit der Ärzte, den älteren Menschen eine möglichst lange Lebensspanne zu ermöglichen, die frei von Behinderung verbracht wird (Wilkins u. Adams 1983), wird wichtiger werden. Inwieweit diese Aufgabe im Einzelfall wie auch für unsere gesamte Gesellschaft realisierbar ist, bleibt ungewiß: Ob für die meisten Menschen dadurch die Zeit schwerer Morbidität auf eine kurze präterminale Phase beschränkt ist (Schneider u. Brody 1983; Fries 1980) oder ob wir in Zukunft mit einem exponentiellen Anstieg der Zahl langzeitpflegebedürftiger Älterer (Jorm et al. 1988) zu rechnen haben, kann derzeit nur spekulativ diskutiert werden. Dies wird jedenfalls das künftige Tätigkeitsfeld des Allgemeinarztes entscheidend bestimmen und eine stärkere Berücksichtigung geriatrischer Diagnose- und Therapieprinzipien erforderlich machen.

Literatur

Aniansson AG, Grimby G, Hedberg M, Krotkiewski M (1981) Muscle morphology, enzyme activity and muscle strength in elderly men and women. Clin Physiol 1:73–86
Beevers DG (1988) Overtreating hypertension. Br Med J 296:1212–1213
Belloc NB (1973) Relationship of health practices and mortality. Prev Med 2:67–81
Belloc NB, Breslow L (1972) Relationship of physical health status and health practices. Prev Med 1:409–421
Berg L (1985) Does Alzheimer's disease represent an exaggeration of normal aging? Arch neurol 42:737–739
Bergener M, Kranzhoff U (1988) Über den Gesundheitszustand und die soziale Situation der Altenbevölkerung einer Großstadt. Z Gerontopsychol Psychiatr 1/1:45–56
Berges W, Erckenbrecht J, Wienbeck M (1982) Motilitätsstörungen des Verdauungstraktes im Alter. Z Gerontol 15:102–106
Blumenstock J (1983) Gesundheitslage alter Menschen – Epidemiologische Daten im Umweltvergleich. Freie Universität, Berlin
Blumenstock J (1984) Epidemiologie der Risikofaktoren für koronare Herzkrankheiten im Alter. MMW 126:188–192

Blumenthal HT (1982) Das Altern. Biologisches oder pathologisches Phänomen? Klin J 11:20–27

Bowles CH (1979) Voedingsgewoonten en relevante Gezondheitsaspecten van Bejaarden in een Rotterdamse Huisartspraktijk. Dutch Efficiency Bureau, Pijnacker Leiden

Brandfonbrener M, Landdowne M, Shock NW (1955) Changes of cardiac output with age. Circulation 12:557–566

Brody JA, Schneider EL (1986) Disease and disorders of aging: an hypothesis. J Chronic Dis 39:871–876

Brosche T (1988) Milch in der Ernährung alter Patienten. Z Allg Med 64:943–948

Bühlmann AA (1979) Normalwerte für die Vitalkapazität und die exspiratorische Sekundenkapazität der Lungen in höherem Alter. Schweiz Med Wochenschr 109:677

Cauley JA, Petrini AM, LaPorte RE, Sandler RB, Bayles CM, Robertson RJ, Slemenda CW (1987) The decline of grip strength in the menopause: relationship to physical activity, estrogen use and anthropometric factors. J Chronic Dis 40:115–120

Clement FJ (1974) Longitudinal and cross-sectional assessments of age changes in physical strength as related to sex, social class, and mental ability. J Gerontol 29:423–429

Collins KJ, Dore C, Exton-Smith AN, Fox A, MacDonald IC, Woodward PM (1977) Accidental hypothermia and impaired temperature homeostasis in the elderly. Br Med J 1:353–356

Cooper C, Barker DJP, Wickham C (1988) Physical activity, muscle strength, and calcium intake in fracture of the proximal femur in Britain. Br Med J 297:1443–1446

Dambacher MA, Ittner J, Rüegsegger P (1986) Osteoporose – Pathogenese, Prophylase, Therapie. Internist 27:206–213

David E (1988) Alterstypische Regelmechanismen. In: Lang E (Hrsg) Praktische Geriatrie. Enke, Stuttgart, S. 66–67

Edge JR, Millard FJC (1964) The radiographic appearences of the chest in persons of advanced age. Br J Radiol 37:769–774

Elston RA, Taylor DJE (1984) The preoperative electrocardiogram. Lancet I:349

Epstein M (1979) Effects of aging on the kidney. Fed Proc 38:168–172

Falck I (1968) Fehlernährung im Alter. Z Gerontol 2:249–253

Falck I (1983) Infektionskrankheiten. In: Platt D (Hrsg) Handbuch der Gerontologie, Bd 1: Innere Medizin. Fischer, Stuttgart, S. 439–448

Fiatarone MA, Marks EC, Ryan ND, Meredith C, Lipsitz LA, Evans WJ (1990) High-intensity strength training in nonagenarians. JAMA 263:3029–3034

Finch CE, Hayflick L (1977) Handbook of the biology of aging. Van Nostrand Reinhold, New York

Fischer H 81969) Unfallverletzungen alter Menschen. Z Gerontol 2:382–386

Forbes WF, Thompson ME (1990) Age-related diseases and normal aging: the nature of the relationship. J Clin Epidemiol 43:191–193

Franke H (1983) Wesen und Bedeutung der Multimorbidität. In: Platt D (Hrsg) Handbuch der Gerontologie, Bd 1: Fischer, Stuttgart, S. 449–470

Franke H (1984) Wesen und Bedeutung der Polypathie und Multimorbidität in der Altersheilkunde. Internist 25:451–455

Fries JF (1980) Aging, natural death, and the compression of morbidity. New Engl J Med 303/3:130–135

Gambert SR, Csuka ME, Duthie EH, Tiegs R (1982) Interpretation of laboratory results in the elderly. Postgrad Med 72:147–152

Geiser B, Steinmann B (1969) Infektionen im Alter. Z Gerontol 2:69–85

Gerstenblith G, Lakatta EG, Weisfeldt ML (1976) Age changes in myocardial function and exercise response. Prog Cardiovasc Dis 19:1–21

Gerstenblith G, Frederiksen J, Yin FCP, Fortuin NJ, Lakatta EG, Weisfeldt ML (1977) Echocardiographic assessment of a normal adult aging population. Circulation 56:273–278

Gloger K (1972) Die Altersabhängigkeit des Pulmonalarteriendrucks während stufenweiser gesteigerter Ergometerarbeit. Z Kreislaufforsch 61:728–737

Goldman R (1977) The aging excretory system: kidney and bladder. In: Finch CF, Hayflick L (eds) Handbook of the biology of aging. Van Nostrand Reinhold, New York, pp 409–431

Gompertz B (1825) On the nature of the function expressive of the law of human mortality and on a new mode of determining life contingencies. Philosophic Transactions of the Royal Society, London

Gottstein U (1984) Hirnkreislauf und cerebraler Stoffwechsel im Alter. Internist 25:470–477

Gsell O, Merian P 81964) Klinische Charakteristika der Krankheiten im hohen Alter. In: Gsell O (Hrsg) Krankheiten der über Siebzigjährigen. Huber, Bern, S. 35–54

Harbrecht PJ, Garrison RN, Fry DE (1983) Role of infection in increased mortality associated with age in laparotomy. Am Surg 49:173–178

Hemert AM, Vandenbrouke JP, Hofman A, Valkenburg HA (1990) Metacarpal bone loss in middle-aged women: "horse racing" in a 9-year population based follow-up study. J Clin Epidemiol 43:579–588

Hodkinson HM (1985) Interpretation of biochemical data. In: Pathy MSJ (ed) Principles and practice of geriatric medicine. Whiley, Chichester pp 211–217

Holtmeier HJ (1983) Ernährung und Nährstoffzufuhr. In: Platt D (Hrsg) Handbuch der Gerontologie, Bd 1: Innere Medizin. Fischer, Stuttgart, S 402–422

Hossdorf T, Hengst K, Wagener H (1983) Diabetes mellitus im höheren Lebensalter. In: Platt D (Hrsg) (Handbuch der Gerontologie, Bd 1: Innere Medizin. Fischer, Stuttgart, S 314–340

Hufeland CW (1860) Makrobiotik oder die Kunst, das Leben zu verlängern. Reimer, Berlin

Hyams DE (1983) The liver and the biliary system. In: Platt D (Hrsg) Geriatrics 2. Springer, Berlin Heidelberg New York Tokyo, S 45–87

Jeschke D (1989) Altersgrenzen im Sport. Z Allg Med 65:39–45

Jones HB (1959) The relation of human health to age, place, and time. In: Birren JE (ed) Handbook of aging and the individual. Univ Chicago press, Chicago, pp 336–363

Jorm AF, Korten AE, Jacomb PA (1988) Projected increases in the number of dementia cases for 29 developed countries application of a new method for making projections. Acta Psychiatr Scand 78:493–500

Kachel G, Ruppin H (1982) Altersbedingte Malabsorptionserscheinungen. Z Gerontol 15:107–112

Klein G (1988) Adaptationsfähigkeit des alternden Organismus. In: Lang E (Hrsg) Praktische Geriatrie. Enke, Stuttgart, S 72–77

Knudson RJ, Clark DF, Kennedy TC, Knudson DE (1977) Effect of aging alone on mechanical properties of the normal adult human lung. J Appl Physiol 43:1054–1062

Kohn RR (1983) Todesursachen bei sehr alten Menschen. JAMA D2:47–52

Kohn RR (1963) Human aging and disease J Chronic Dis 16:5–21

Kohn RR (1978) Principles of mammalian aging. Prentice-Hall, Englewood Cliffs/NJ

Koranchevski V (1961) In: Bourne GH (ed) Physiological and pathological ageing. Karger, Basel, pp 311–315

Kronenberg RS, Drage CW (1973) Attenuation of ventilatory and heart rate responses to hypoxia and hypercapnia with aging in normal men. J Clin Invest 52:1812–1818

Lakatta EG (1979) Alterations in the cardiovascular system that occur in advanced age. Fed Proc 38:163–167

Lakatta EG (1980) Age-related alterations in the cardiovascular response to adrenergic mediated stress. Fed Proc 39:3173–3177

Lang E, Diepgen T (1988) Altern und Krankheit. In: Lang E (Hrsg) Praktische Geriatrie. Enke, Stuttgart, S 78–84

Lau E, Donnan S, Barker DJP, Cooper C (1988) Physical activity and calcium intake in fracture of the proximal femur in Hong Kong. Br Med J 297:1441–1443

Lauter H, Kurz A (1989) Hirnalterung und Demenz. In: Kisker KP, Lauter H, Meyer J-E, Müller C, Strömgren E (Hrsg) Alterspsychiatrie. Springer, Berlin Heidelberg New York Tokyo (Psychiatrie der Gegenwart, Bd 8, S 138–200)

Leask RGS, Andrews GR, Caird FI (1973) Normal values of sixteen blood constituents in the elderly. Age Ageing 2:14–23

Lehr U (1984) Herz-Kreislauf-Erkrankungen im höheren Alter: Prävention and Rehabilitation aus psychologischer Sicht. Internist 25:485−490

Lehr UM (1986) Biographische Einflußfaktoren auf Alterszustand und Altersprozesse. Z Allg Med 62:512−517

Linke RP (1983) Altern im Immunsystem. In: Platt D (Hrsg) Handbuch der Gerontologie, Bd 1: Innere Medizin. Fischer, Stuttgart, S 309−313

Manchikanti L, Colliver JA, Marrero TC, Roush JR (1985) Assessment of age-related acid aspiration risk factors in pediatric, adult and geriatric patients. Anesth Analg 64:11−17

Martin M (1983a) Periphere Arterien. In: Platt D (Hrsg) Handbuch der Gerontologie, Bd 1: Innere Medizin. Fischer, Stuttgart, S 150−160

Martin M (1983b) Gerinnung. In: Platt D (Hrsg) Handbuch der Gerontologie, Bd 1: Innere Medizin. Fischer, Stuttgart, S 161−166

Mayer E (1958) Emphysema and the lungs of the aged: A clinical study. Dis Chest 34:247−256

McAvoy BR (1986) Death after bereavement. Br Med J 293:835

McLachlan MSF (1978) The aging kidney. Lancet II:143−146

Michel D (1983a) Arterieller Blutdruck. In: Platt D (Hrsg) Handbuch der Gerontologie, Bd 1: Innere Medizin. Fischer, Stuttgart, S 129−150

Michel D (1983b) Herz. In: Platt D (Hrsg) Handbuch der Gerontologie, Bd 1: Innere Medizin. Fischer, Stuttgart S 86−128

Michel D (1984) Zur Biorheuse des kardiovaskulären Systems und ihren therapeutischen Konsequenzen. Internist 25:478−484

Müller J (1989) Beitrag zur Analyse der Allgemeinmedizin. Med Dissertation, Akademie für ärztliche Fortbildung, Berlin

Murphy EA, Abbey H (1967) The normal range-a common misuse. J Chronic Dis 20:79−88

Oswald WD (1982) Alltagsaktivitäten und speed-/power-Komponenten von Testleistungen. Z Gerontol 15:11−14

Platt D (1976) Biologie des Alterns. Quelle & Meyer, Heidelberg

Platt D (1983a) Pharmakotherapie im Alter. In: Platt D (Hrsg) Handbuch der Gerontologie, Bd 1: Innere Medizin. Fischer, Stuttgart, S 471−481

Platt D (Hrsg) (1983b) Handbuch der Gerontologie, Bd 1: Innere Medizin. Fischer, Stuttgart New York

Pontoppidan H, Beecher H (1960) Progressive loss of protective reflexes in the airway with the advance of age. JAMA 174:2209−2213

Ringe JD (1985) Was ist gesichert in der Therapie der Osteoporose. Internist 26:735−740

Rösch W (1984) Erkrankungen des Verdauungstraktes beim alten Menschen. Internist 25:463−469

Rowe JW, Shock NW, de Fronzo RA (1976) The influence of age on the renal response to water deprevation in man. Nephron 17:270−278

Rowland KF (1977) Environmental events predicting death for the elderly. Psychol Bull 84/2:349−372

Rudman D, Kutner B, Rogers CM, Fleming GA, Bain RP (1981) Impaired growth hormone secretion in the adult population: relation to age and adiposity. J Clin Invest 67:1361−1369

Rudman D, Feller AG, Nagraj HS et al. (1990) Effects of human growth hormone in men over 60 years old. N Engl J Med 323:1−6

Sagel SS, Evens RG, Forrest JV, Bramson RT (1974) Efficacy of routine screening and lateral chest radiography in a hospital based population. N Engl J Med 291:1001−1004

Sandholzer H (1983) Behinderung und Beeinträchtigung bei älteren Patienten in der Allgemeinpraxis. Z Allg Med 59:349−354

Sandholzer H (1987) Körperliche und psychische Beeinträchtigung. Behinderung und Benachteiligung bei über 65jährigen Allgemeinpraxispatienten. Dissertation, Universität Heidelberg

Schneider EL, Brody JA (1983) Aging, natural death, and the compression of morbidity: another view. N Engl J Med 309:854−856

Schwartz FW (1984) Medizinische Versorgung vs Ernährung − Erklärungskonzepte für die historische Zunahme der Lebenserwartung. MMG 9:160−169

Seybold D, Pilgrim R, Lux E, Spiegel P, Will H, Geßler U (1983) Nierenfunktion und Nierenerkrankungen im Alter. In: Platt D (Hrsg) Handbuch der Gerontologie, Bd 1: Innere Medizin. Fischer, Stuttgart New York S 167−188

Shock NW (1962) The physiology of aging. Sci Am 1:100

Snodgrass JG, Vanderwart M (1980) A standardized set of 260 pictures: norms for name agreement, image agreement, familarity, and visual complexity. J Exp Psychol [Learn Mem Cogn] 6:174−215

Sorbini CA, Grassi V, Solinas E, Muisan G (1990) Arterial oxygen tension in relation to age in healthy subjects. Respiration 25:3−13

Spiegel R (1984) Schlafstörungen im Alter. Internist 25:552−555

Stark JE, Lipscomp DL (1983) Physiological and pathological aspects of the respiratory system. In: Platt D (Hrsg) Geriatrics 2. Springer, Berlin Heidelberg New York Tokyo, S 294−314

Statistisches Bundesamt (1976) Kranke und unfallverletzte Personen. Ergebnisse des Mikrocensus, Mai 1976. Wiesbaden

Statistisches Bundesamt (1986) Ausgewählte Zahlen für das Gesundheitswesen. Wiesbaden

Steinmetz R (1983) Ernährung. In: Platt D (Hrsg) Handbuch der Gerontologie, Bd 1: Innere Medizin, Fischer, Stuttgart, S 392−402

Strehler BL (1962) Time, cells and aging. Academic Press, New York

Summa J-D (1988) Die Bedeutung der Fettzusammensetzung in der Ernährung alter Menschen. Z Allg Med 64:936−942

Svanborg A, Bergström G, Mellström D (1982) Epidemiological studies on social and medical conditions of the elderly. WHO, Regional Office For Europe, Copenhagen

Ulmer WT (1983) Pneumologie. In: Platt D (Hrsg) Handbuch der Gerontologie, Bd 1: Innere Medizin. Fischer, Stuttgart, S 65−85

Ulmer WT (1984) Lunge und Alter. Internist 25:456:462

Upton AC (1977) Pathology. In: Finch CE, Hayflick L (eds) Handbook of the biology of aging. Van Nostrand Reinhold, New York, pp 513−535

Vaughan MS, Vaughan RW, Cork RC (1981) Postoperative hypothermia in adults: Relationship of age, anesthesia, and shivering to rewarming. Anesth Analg 60:746−751

Vestal RE, Wood AJJ, Shand DG (1979) Reduced beta-adrenoceptor sensibility in the elderly. Clin Pharmacol Ther 26:181−186

Wagerer M, Hossdorf T, Hengst K (1983) Diabetes mellitus in advanced age. In: Platt D (ed) Geriatrics. Springer, Berlin Heidelberg New York Tokyo, pp 143−188

Wabba WM (1983) Influence of aging on lung function-clinical significance of changes from age twenty. Anaesth Analg 62:764−776

Weiss B, Greenberg L, Cantor E (1977) Age related alterations in the development of adrenergic denervation supersensitivity. Fed Proc 38:1915−1921

Werthemann A (1964) Pathologisch-anatomische Charakteristika in hohem Alter. In: Gsell O (Hrsg) Krankheiten der über Siebzigjährigen. Huber, Bern S 17−34

Wilkins R, Adams OB (1983) Health expectancy in Canada, late 1970s: Demographic, regional and social dimensions. Am J Public Health 73:1073−1080

Williamson J, Stokoe IH, Gray S, Fisher M, Smith A, McGhee A, Stephenson E (1964) Old people at home − their unreported needs. Lancet I:1117−1120

Wolfram G, Zöllner N (1984) Ernährung im Alter. Internist 25:307−312

Wright GR, Shephard RJ (1978) Brake reaction time-effects of age, sex and carbon monoxide. Arch Environ Health 33:141−150

2.2 Veränderungen des geistig-seelischen Vermögens

G. C. Fischer

Die jüngere gerontologische Forschung kann belegen, daß es weder einen alle
Bereiche seelisch-geistigen Vermögens betreffenden noch einen alle Individuen
betreffenden generellen Abbau von Fähigkeiten, Fertigkeiten und Persönlich-
keitsmerkmalen mit dem Altwerden gibt (Lehr 1986).

Die große individuelle Schwankungsbreite zwischen Gleichaltrigen hinsichtlich geistiger, körperlicher und seelischer Funktionen hat zu der Forderung geführt, die Vorstellung von Alters*normen* durch die Beobachtung bestimmter
Alters*formen* zu ersetzen (Lehr 1986).

Die psychologischen Veränderungen im Alter unterliegen einer Vielzahl von
Einflußfaktoren biographischer, sozialer, psychologischer, sozioökonomischer
und zeitgeschichtlicher Art. Der subjektiv erlebte Gesundheitszustand ist, unabhängig vom objektiven medizinischen Befund, in vielfältigen nachgewiesenen Korrelationen mit komplexen Vorgängen des geistigen-seelischen Vermögens verbunden. Diese Tatsache ist für die hausärztliche Betreuung älterer
Menschen von großer Bedeutung.

2.2.1 Intelligenz

Ein intellektueller Abbau ist selbst bis ins hohe Alter, d. h. bis jenseits des 80.
Lebensjahres nicht anzunehmen.

Von Seiten der Pathologie lassen sich keine Hinweise auf eine zwangsläufig
mit dem Alterungsprozeß verbundene Abnahme intellektueller Leistungen erbringen (Ermini-Fünfschilling 1986).

Nach Doerr (1983) ergibt die zusammenfassende Bewertung der morphologischen Befunde, daß durchaus im Alter noch eine Steigerung der intellektuellen Leistung erfolgen kann.

Die psychologische Forschung zeigt, daß sich Änderungen einzelner intellektueller Funktionen nachweisen lassen. In Längsschnittstudien fanden Schaie u.
Parham (1977), daß das sprachliche Verständnis im 60. Lebensjahres abzuneh-
men beginnt, und daß diese Veränderungen zwischen dem 74. und 81. Lebensjahr noch einmal besonders stark hervortreten.

Andere Fähigkeiten, wie z. B. logisches Denken und einfache arithmetrische Fertigkeiten, erwiesen sich auch jenseits des 60. Lebensjahr als nur unerheblich gemindert (Schaie 1986).

Insgesamt ergibt sich, daß viele Menschen im höheren Lebensalter eine intellektuelle Leistungsfähigkeit aufweisen, die der des jüngeren Erwachsenenalters entspricht (Schaie 1986).

Es gehört zu den wesentlichen Erkenntnissen der Bonner Längsschnittstudie (Lehr 1984b), daß soziale Faktoren wie sozioökonomische Verhältnisse, Bildungsniveau der Eltern, Schulbildung sowie intellektuelle Anforderungen des Berufes für die intellektuelle Leistungsfähigkeit wesentlich bestimmender sind als der Alterungsprozeß bzw. das Kalenderalter an sich. Personen der sog. mittleren Mittelschicht und mit gutem Sozialstatus zeigen hinsichtlich verbaler und handlungsbezogener Leistungen keinen wesentlichen Altersabfall. Gute Schulbildung wirkt sich u. a. auf Konstanz und sogar Verbesserungsfähigkeit der auf verbale und begriffliche Inhalte bezogenen Intelligenz aus. Bemerkenswert ist eine nachgewiesen Intelligenzminderung mit zunehmender Dauer des Aufenthalts in einem Altenheim (Rudinger 1974).

Der Gesundheitszustand weist ebenfalls Beziehungen zum Ergebnis von Intelligenztestungen auf. Beim Vorliegen wesentlicher körperlicher Erkrankungen sinkt das intellektuelle Leistungsniveau. Alte Menschen hingegen, die sich nach eigener Einschätzung in gutem Gesundheitszustand befinden, lassen, auch unabhängig vom objektiven Befund, keine Verschlechterung intellektueller Leistungsfähigkeit erkennen (Lehr 1986).

2.2.2 Gedächtnis- und Lernfähigkeit

Die Leistungen des Gedächtnisses zeigen, verglichen mit anderen kognitiven Funktionen, frühe und deutliche Veränderungen im normalen Alterungsprozeß (Fleischmann 1986). Insbesondere spielt die Geschwindigkeit bei Vorgängen des Kurzzeitgedächtnisses eine wichtige Rolle. So wurde eine Verlangsamung von Aufnahme-, Such- und Antwortausführungs- oder Abbruchprozessen nachgewiesen (Fleischmann 1986). Auch der Umfang im Kurzzeitgedächtnis aufnehmbarer Inhalte sinkt mit dem Alter.

2.2.3 Streßbewältigung

Bezogen auf gesundheitliche Probleme ließ sich nachweisen, daß ältere Menschen eher eine Anpassung an die institutionellen Möglichkeiten, d. h. öffentlich gewährte Hilfe, versuchen als eine Einbeziehung der unmittelbaren sozialen Umgebung zur Lösung heranzuziehen (Thomae 1986). Als häufig werden depressive Reaktionen sowohl auf gesundheitliche als auch auf familiäre Probleme beschrieben. Andererseits zeigen ältere Menschen nicht selten einen „aktiven Widerstand" als Reaktion auf gesundheitliche Belastungen.

Hiervon sind bevorzugt Personen mit eher niederer Intelligenz und Angepaßtheit betroffen (Thomae 1986). „Aktiver Widerstand" spielt im familiären Bereich dagegen eine weit geringere Rolle. Enge Beziehungen zwischen subjektiv nur geringfügig erlebten gesundheitlichen Störungen, Zufriedenheit mit der familiären Situation und einer niedrigen Häufigkeit depressiver Reaktionen scheint gegeben (Thomae 1986).

Bei den in der Bonner Längsschnittstudie getesteten Jahrgängen zeigen sich interessante Verhältnisse bei Frauen:

Ledige Frauen bzw. solche, die schon in jüngeren Jahren ihren Partner verloren, meistern die Lebensprobleme im Alter besser als verheiratete. Besonders inaktiv werden im Alter jene Frauen, die keinerlei außerhäuslichen Erwerbstätigkeit oder sonstigen Aktivitäten nachgingen, die also ausschließlich auf Haushalt und Familie konzentriert waren (Fooken 1980).

2.2.4 Stimmungslage

Für die Stimmungslage älterer Menschen sind die Erfahrungen des mittleren Erwachsenenalters, weniger solche von Elternhaus, Kindheit, oder Jugend ausschlaggebend (Lehr 1986). Bei Männern spielen hierbei u. a. berufliche, bei den Frauen dagegen vorwiegend partnerschaftliche Probleme eine wesentliche Rolle. Längsschnittdaten zeigen insgesamt bei 46.6% der untersuchten Personen mit dem Alter eine Verbesserung der Stimmungslage, bei 54,4% dagegen eine Verschlechterung. Von dieser Verschlechterung sind Frauen häufiger betroffen als Männer (Lehr 1986), und unter ihnen u. a. solche mit besserer Schulbildung sowie solche mit schlechterem subjektiv erlebtem (nicht objektivem) Gesundheitszustand (Fooken 1980).

2.2.5 Selbstbild

Das Selbstbild wird als Ergebnis lebenslang erworbener selbstbezogener Informationen angesehen, ist also wesentlich Folge sozialer Erfahrungen (Thomae 1986).

Männer erleben sich als unabhängiger verglichen mit Frauen, während bei letzteren demnach Abhängigkeit in stärkerem Maße zum Selbstbild gehört.

Auch sozioökonomische Faktoren beeinflussen das Selbstbild alter Menschen: Wirtschaftlich belastete Männer sehen sich ungünstiger als wirtschaftlich unbelastete.

Ein weiterer Einflußfaktor ist auch hier die Selbstbeurteilung des Gesundheitszustands, der das Selbstbild um so negativer beeinflußt, je schlechter er erlebt wird. Beschwerden beim Gehen, Nachlassen der Hör- und Sehfähigkeit sowie Blasenstörungen spielen dabei eine entscheidende Rolle (Thomae 1986).

Gleichermaßen zeigen sich Beziehungen zu guter bzw. schlechter Stimmungslage und positivem bzw. eher negativ gefärbtem Selbstbild.

Die komplexen Einflußfaktoren auf psychische und intellektuelle Leistungsfähigkeit im Alter, die Überwindung ehemaliger defizitärer diesbezüglicher Vorstellungen, lange gewachsene vielfältige Erfahrung alter Menschen verbunden mit der verbesserten Fähigkeit integrativ-wertender Denkansätze stellen die Gesellschaft vor schwerwiegende Fragen nach der sinnvollen Gestaltung des Lebensabschnitts Alter.

Die Frage stellt sich zunächst hinsichtlich einer Prävention psychischer, ökonomischer, sozialer und gesundheitlicher Risikofaktoren.

Sie stellt sich aber u. a. hinsichtlich eines erlebnis- und sinnerfüllten Alters.

Die Antwort kann nur in einer vermehrten Einbeziehung, nicht einem Herausgehen bzw. -drängen älterer Menschen aus den gesellschaftlichen Prozessen bestehen.

Dies bedeutet nach Blechmann (1988) „... die Utopien der Vergangenheit, (...) das Abziehbildchen von der Abgeklärtheit und Beschaulichkeit des Alters mit Konsumverzicht und lebensreduziertem Dasein" zu erkennen als „... eine Idylle, die keine reale Bedeutung mehr hat".

Für den Hausarzt, dessen Patientenschaft zu mehr als einem Drittel aus älteren Menschen besteht, der jene überwiegend jahrzehntelang und im eigenen persönlichen Lebensbereich betreut, sind diese Vorgänge, auf die er bewußt oder unbewußt einen gewissen indirekten mitgestaltenden Einfluß nimmt, von großer Bedeutung.

Seine geriatrische Aufgabe erfordert deshalb eine wache Auseinandersetzung mit jener überaus bedeutungsvollen zeitgenössischen Entwicklung.

Literatur

Blechmann W (1988) Dümmer im Alter? Zur Korrektur eines Fehlurteils. Neue Zürcher Zeitung 9./10. April

Doerr W (1983) Altern − Schicksal oder Krankheit? Springer, Berlin Heidelberg New York Tokyo (Sitzungsberichte der Heidelberger Akademie der Wissenschaften, Bd 83/4)

Ermini-Fünfschilling D (1986) Alzheimer-Krankheit und senile Demenz. In: Lade E (Hrsg) Handbuch der Gerotagogik. Obrigheim

Fleischmann U (1986) Gedächtnis. In: Oswald W, Herrmann W, Kanowski S, Lehr U, Thomae H (Hrsg) Gerontology. Kohlhammer, Stuttgart

Fooken I (1980) Frauen im Alter − eine Analyse intra- und inter-individueller Differenzen. Lang, Frankfurt am Main

Lehr U (1984a) Psychologie des Alters. 5. Aufl. Quelle & Meyer, Heidelberg

Lehr U (1984b) (Hrsg) Korrelate der Langlebigkeit − Ergebnisse der Bonner gerontologischen Längsschnittstudie. VW-Stiftung, Bonn (Forschungsbericht BLSA)

Lehr U (1986) Biographische Einflußfaktoren auf Alterszustand und Alternsprozesse. Allgemeinmed 62:512−517

Rudinger G (1974) Psychologische Auswirkungen von Dauer des Heimaufenthalts und sozialer Schicht. Aktuel Gerontol 4:33−38

Schaie KW (1986) Intelligenz. In: Oswald W, Herrmann W, Kanowski S, Lehr U, Thomae H (Hrsg) Gerontology. Kohlhammer, Stuttgart

Schaie KW, Parham IA (1977) Cohort − sequential analysis of adult intellectual development. Dev Pschol 13:169−653

Thomae H (1986) Stressbewältigung. In: Oswald W, Herrmann W, Kanowki S, Lehr U, Thomas H (Hrsg) Gerontology. Kohlhammer, Stuttgart

2.3 Sexualität im Alter

H. H. Schrömbgens

Unser Denken und Handeln ist immer dem Zeitgeist unterworfen; er beeinflußt alle Stände, Berufe und Altersgruppen, wenngleich in unterschiedlichem Maße.

So erinnere ich mich noch sehr gut an ein Patientengespräch, das ich als Endzwanziger, kurz nach Kriegsende 1947, als junger Klinikarzt mit einem wegen rheumatischer Gelenkbeschwerden stationär aufgenommen Mittsechziger führte. Bei der Anamneseerhebung bemerkte der Patient eher nebenbei, aber unüberhörbar, daß seine erektile Potenz merklich nachlasse. Mir fehlte für diese Klage jedes Verständnis – ich überging sie geflissentlich. Was hat ein Mittsechziger denn überhaupt noch mit Sexualität „am Hut"? – so fragte ich mich.

Verschlüsselt und anonym erzählte ich dieses Erlebnis einer älteren männlichen Vertrauensperson, wohl auch, um mich in meiner eigenen Urteilsunsicherheit zu entlasten. Lachend, aber auch mit einer gewissen spürbaren Verlegenheit, meinte der ältere Herr, daß es sicher solche „Lustgreise", wie er sich ausdrückte, gäbe; sie seien aber eher bedauernswerte Ausnahmen, die weniger Behandlung als Spott verdienten. „Was erwartet sich denn dieser alte Mann noch?", das etwa war der Tenor; nicht nur meines Freundes: seine Auffassung entsprach voll dem damaligen Zeitgeist.

Das betuliche Bild des klassischen Liebespaares im Alter, Philemon und Baucis, hat sich in unserer jugend- und körperbewußten Zeit grundsätzlich geändert. Von der Romantik dieses Paares ist in der täglichen Realität nicht viel übriggeblieben. Altenklubs und Altenvereine machen von sich reden, „Graue Panther" verlangen energisch ihre Rechte in Politik und Gesellschaft.

Zudem ist inzwischen ein tiefgreifender und grundsätzlicher Sinneswandel gegenüber der Sinnlichkeit zu beobachten. Wir haben alle an dieser Wertverschiebung, die in den 50er Jahren deutlich wurde, mitgewirkt und sie aktiv und passiv am eigenen Leibe miterlebt.

Die mit Freud und der Psychoanalyse begonnene Enttabuierung der Sexualität führte zum Konflikt mit den Dogmen einer autoritären Staatsform, wie sie aber auch den entscheidenden Widerspruch des kirchlichen Lehramts auslösen mußte, das historisch eine diametral entgegengesetzte Auffassung über Sinn und Erfüllung der Sexualität vertritt (Pius XII 1953).

Erst das Ende des zweiten Weltkriegs markiert zeitlich den Durchbruch einer eigenständigen, hochschuletablierten Sexualmedizin. Ihre wissenschaftlichen Aktivitäten und praktischen Erfolge sind für die heutige junge und mittlere Generation unbezweifelbar. Die in den 50er Jahren von Kinsey et al. (1953, 1966) durchgeführten Untersuchungen über das Sexualverhalten des Mannes und der Frau fanden überall Beachtung und erregten erhebliches Aufsehen. Solche Untersuchungen hatte es vorher noch nie gegeben.

Sexualität im Alter aber scheint immer noch eher ein Randproblem zu sein. Die immer größere Zahl alter Menschen in unserer Gesellschaft wird vielleicht noch zu wenig beachtet. Buddeberg (1987) beschränkt sich in seinem hervorragenden Buch *Sexualberatung* – es gehört m. E. zur Pflichtlektüre jedes Allgemeinarztes – auf wenige Seiten, die er der Sexualität im Alter widmet. Ähnlich verfahren Masters et al. (1982) in ihrem umfangreichen Buch *Liebe und Sexualität*.

Das auch heute noch gelegentlich beobachtbare Unverständnis für die Sexualität im Alter wird z. B. durch die mangelhafte räumliche Einteilung der Alters- und Pflegeheime belegt: In diesen Einrichtungen hält man oft noch eine strenge Trennung der Geschlechter ein. Selbst Ehepaare wohnen nicht immer zusammen. Räume für persönliche oder intime Begegnungen sind architektonisch nicht eingeplant, entgegen den Empfehlungen namhafter Fachleute (Masters et al. 1982).

Weiterhin gibt es immer noch junge Menschen, die dem Alter jedes Recht auf Sexualität und romantische Gefühle absprechen; diese Einstellung wird in den USA als „ageism" bezeichnet. Sie resultiert aus einer herablassenden Verachtung der jungen Leute gegenüber älteren Menschen, wenn es sich um sexuelle Fragen handelt. Sie stellt eine Höchstform der Entsexualisierung des älteren Menschen dar: „Wenn Du älter bist, bist Du halt erledigt" (Butler u. Lewis 1976; Masters et al. 1982). Dies ist sicher ein für ältere Menschen beunruhigendes Phänomen.

Alterssexualität und hausärztliche Beratung

Ärztliche Aussagen und Empfehlungen zur „normalen" Alterssexualität werden durch das Fehlen brauchbarer Normen für Umfang und Art der Alterssexualität verständlicherweise erschwert. Wohl gibt es statistische Erhebungen darüber, daß die Muster des Sexualverhaltens im Grunde während der mittleren und späten Erwachsenenjahre relativ stabil bleiben (Masters et al. 1982). Für den Einzelfall aber sind solche statistischen Ergebnisse kaum brauchbar.

Man wird bei Beratungen in sexualibus die Patienten zunächst – günstigenfalls gemeinsam mit ihrem Partner – über ihr persönliches Sexualverhalten in früheren Jahren subtil befragen müssen, weil für das einzelne Individuum und auch für die ins Alter fortbestehenden Partnerschaften die Sexualpraxis der früheren Lebensabschnitte eine prägende Rolle spielt.

Lebhafte, kontinuierlich erhaltene Aktivitäten im mittleren Lebensabschnitt, verlangsamen im Alter die Abschwächung des Libido. Sie verzögern die physiologischen Veränderungen bei beiden Geschlechtern. Zwar beginnt die Häufigkeit des Geschlechtsverkehrs bereits ab dem 30. Lebensjahr langsam nachzulassen, doch spielen neben dem körperlichen Gesundheitszustand auch psychische und soziale Faktoren eine bestimmende Rolle (Buddeberg 1987).

Die Einschränkung der sexuellen Aktivität im Alter durch den biologischen Funktionsverlust verläuft um so unmerklicher, je ausgeprägter die Sexualität in jungen und mittleren Jahren ge- und erlebt wurde. Trotzdem nimmt i. allg. etwa jenseits des 65. Lebensjahres das Bedürfnis nach Zärtlichkeit zu, während die Bedeutung der koitalen Vereinigung allmählich abnimmt.

Der Versuch, mit einem wesentlich jüngeren Sexualpartner den Aktivitätsabbau aufzuhalten, scheitert in den meisten Fällen. So glaubt der ältere Partner in einem wesentlich Jüngeren ein massives vitales Zaubermittel gefunden zu haben. Fast immer handelt er sich jedoch dabei lediglich eine selbstinduzierte Versagensangst ein, weil er den Leistungsdruck in die Intimsphäre übernimmt, in eine Sphäre, die als erstes Entspannung verlangt und sie gleichzeitig als

Lohn verspricht. Schon eine normale biologische Reaktion, beispielsweise durch physiologische Müdigkeit nach starken beruflichen oder körperlichen Anstrengungen etc., muß dem Älteren als eine Katastrophe erscheinen. Cupiditas plurimi und Liebesspiel – Leistungsdruck und Ludus – passen nun einmal nicht in die gleiche Bettstatt.

Der zu Rate gezogene Arzt soll diesen Circulus vitiosus aufbrechen durch die dann immer gewünschten „doch so angepriesenen Wundermittel". In diesen Fällen hilft aber nur der ärztliche Hinweis auf die Ätiologie des Versagens und der Rat, die Überforderung in der Partnerschaft aufzulösen.

Altersphysiologische Organveränderungen müssen bedacht und in der Sexualberatung berücksichtigt werden. Bei der *Frau* bestehen diese u. a. im vaginalen Muskeltonusverlust, Atrophie der Vaginalschleimhaut und geringeren Lubrifikation. Als Folge des Tonusverlusts vermindert sich die Orgasmusintensität der Frau kontinuierlich. Kohabitationsschwierigkeiten durch die geringere oder verzögerte Lubrifikation können durch Gleitmittel, verlängerte manuelle Stimulation oder orale Praktiken (Cunnilingus) erheblich gebessert werden. Patientinnen mit klimakterischen und spätklimakterischen Beschwerden wird man mit einer zyklischen Hormonkombinationstherapie (Östrogen plus Gestagen) entscheidend helfen können. Voraussetzung für eine derartige Therapie ist natürlich, daß keine Kontraindikationen bestehen. Mit dieser Therapie werden auch die genannten negativen Folgen genitaler Rückbildungserscheinung erheblich gebessert. Es ist ratsam, einen Gebietsarzt für Gynäkologie in einen solchen Behandlungsplan einzubeziehen und regelmäßige Kontrolluntersuchungen durchzuführen.

Beim *Mann* äußern sich die physiologischen Veränderungen hauptsächlich in der Verminderung der Erektion nach Stärke und Dauer, in der Verringerung der Ejakulation nach Menge und Expulsion sowie in der Verlängerung der Refraktärzeit zwischen den Erektionen.

Es ist im Einzelfall abzuwägen, ob ein chirurgischer Eingriff (Penisprothese) oder die Selbsthilfe durch Schwellkörperantoinjektionstherapie (SKAT) empfehlenswert sind. Bei der SKAT-Methode sind jedoch das Risiko eines Priapismus, der sofortige ärztliche Hilfe braucht, ernsthaft zu bedenken. Hormonsubstitution ist i. allg. nicht so effektiv, wie gelegentlich erhofft. Darüber hinaus muß ein Prostatakarzinom mit Sicherheit ausgeschlossen werden.

Sexualpraktiken

Cunnilingus und Fellatio sind, wie bereits oben erwähnt, für ältere Sexualpartner wegen der beschriebenen Minderfunktion der Geschlechtsorgane im Alter empfehlenswerte Praktiken, worauf der Arzt expressis verbis früh genug hinweisen sollte. Zugegebenermaßen ist ein Gespräch über dieses Thema nicht einfach zu führen und wird u. a. von Patienten der jetzt älteren Generation, die in ihrer Jugend eine restriktive Sexualauffassung als absolute Wahrheit aufgebürdet bekamen, nur schwer begriffen, geschweige denn befolgt. Aber trotzdem ist dieser Hinweis Pflicht.

Über den gezielten Einsatz von Pornographie in Bild, Ton und Text zur sexuellen Stimulation sollte man individuell entscheiden, unter Berücksichtigung der geschlechtsverschiedenen Ansprechbarkeit, die von freudiger Bestätigung bis zur empörten Ablehnung gehen kann.

Altersunabhängig ist die Masturbation, jedoch nur dann, wenn sie auch in jüngeren Jahren schon praktiziert wurde. Der Masturbation kommt nicht nur für Alleinstehende Bedeutung zu; so wird sie von Kardiologen z. B. als Wiedereinstieg in sexuelle Aktivität nach Infarktpause empfohlen. Die gegenseitige Masturbation ist bei Herabsetzung der erektilen Potenz eine „Kompromißlösung", auf die der Arzt zumindest hinweisen sollte.

Die intrakoitale manuelle Eigenstimulation der Klitoris ist älteren Patientinnen anzuraten, weil sie nicht nur eine evtl. zu geringe klitoriale Stimulation beim Koitus kompensieren kann, sondern auch ggf. der Fehlerwartung eines vaginalen Orgasmus entgegenwirkt.

Ein entscheidender Hinweis bei jedem Patientengespräch über Alterssexualität aber darf nie fehlen: Veränderungen in der sexuellen Reaktionsfähigkeit sind im Alter unausbleiblich, auch wenn sie beim älter werdenden Manne wesentlich ausgeprägter sind als bei der älteren Frau (Buddeberg 1987).

Eines bleibt jedoch grundsätzliche Voraussetzung jeder glückhaft erlebten Sexualität – ob in der Jugend oder im Alter: Zeit füreinander und Zuneigung, nennen wir es schlicht: Liebe. Jede noch so raffinierte Sexualpraktik bleibt zutiefst unbefriedigend, wenn diese Conditiones sine qua non nicht erfüllt sind.

Es dürfte für einen jungen Arzt fraglos schwerer sein, mit einem älteren Patienten einfühlsam über dessen Sexualität zu sprechen, als dies einem dem Patienten altersentsprechenden Arzt möglich ist; so jedenfalls lehrt es mich meine eigene ärztliche Erfahrung. Mit Abnahme eines biologischen Egoismus wächst beim älteren Arzt die Einsicht in die Berechtigung sexueller Ansprüche des älterer Patienten. Tritt zu dieser Einsicht noch die ärztliche Fähigkeit, sich selber in Diagnose und Therapie zu involvieren – tua res agitur –, sind die Chances einer effektiven sexualmedizinischen Beratung gut, auch und gerade beim älteren Menschen.

Literatur

Buddeberg C (1987) Sexualberatung, 2. Aufl. Enke, Stuttgart
Butler RM, Lawis MI (1976) Sex after sixty. New York
Kinsey AC, Pomeroy EC, Martin CE (1953) Sexual behavoir in the human female. Saunders, Philadelphia London
Kinsey AC, Pomeroy EC, Martin CE (1966) Das sexuelle Verhalten des Mannes. Fischer, Berlin
Master WH, Johnson VE, Kolodny RC (1982) Liebe und Sexualität. Ullstein, Berlin Frankfurt am Main
Pius XII (1953) Ansprache 13. 4. 1963 an die Teilnehmer des 5. Internationalen Kongresses für Psychotherapie und klinische Psychologie in Rom. St Lukas Institut für ärztliche Anthropologie (Hrsg). Münster/Westfalen Verlag & Werk, Köln

2.4 Zeitgeschichtliche Prägung der heute älteren Menschen
H. H. Schrömbgens

Die Zeitgeschichte unseres Jahrhunderts umfaßt immer kürzere Abschnitte des kollektiven und individuellen Erlebens. Hier soll sie als Generationsgeschichte verstanden werden, als die Geschichte der nach 1900 und vor 1930 Geborenen.

Das Bewußtsein dieser Altersgruppe weist wahrscheinlich Inhalte auf, die nach Entstehung und Artikulation ganz verschiedenen Zeiten zuzuordnen wären. Die individuelle Biographie wird immer durch die erlebte Zeitgeschichte mitgeprägt, zumindest aber beeinflußt. Demnach ist Zeitgeschichte auch die Geschichte von Individuen, die sie als prägsame Menschen erlebt, durchgestanden, ja erduldet haben.

Seit 2 Jahrzehnten vollzieht sich unüberseh- und unüberhörbar ein „Aufstand der Jugend gegen das Alter", ein Vorgang von mehr als nur aktueller zeitgeschichtlicher Bedeutung. Er rührt an die vitalen Bedürfnisse des älteren Menschen. Der alternde und besonders der alte Mensch braucht aber zum Leben die Würdigung seiner Person, insbesondere durch die folgenden Generationen. Die Tatsache, daß Achtung vor dem Alter und Autorität nicht mehr selbstverständliche Tugenden sind, trägt dazu bei, daß die Isolierung des älteren Menschen trotz aller sozialen Fortschritte erschreckend gewachsen ist. Diese Entwicklung wird nicht weniger dramatisch, wenn man sie lediglich als Selbsthilfe der Jugend gegen das Alter, gegen zunehmende Vergreisung der zivilisierten Welt versteht. Besonders hart getroffen durch diese Entwicklung werden diejenigen älteren Menschen, die ihre entscheidende gesellschaftlich-politische Prägung durch die über Jahrtausende bewährte mosaisch-christliche Weltanschauung einerseits, andererseits durch unbezweifelte weltliche Autoritäten erfahren haben (Schrömbgens 1971). Das 4. mosaische Gebot, das die Ehrung des Alters fordert und dafür sogar zeitlichen Lohn in Aussicht stellt, verspricht damit auch die angemessene soziale Plazierung im Alter für alle, die es befolgen.

Nahtlos fügte sich dieser religiös begründeten Zuversicht das Vertrauen zur gottgewollten Autorität an: „Wir Wilhelm von Gottes Gnaden, König von Preußen und Deutscher Kaiser" − diese hybride Formel wurde nicht etwa als Anmaßung, sondern als Beweis für die Sicherheit und Stabilität der individuellen und gesellschaftlichen Situation empfunden. (Es wäre aufschlußreich, den Übergang von der Kaiserzeit zum Dritten Reich mit der Arbeitshypothese zu untersuchen, daß Kaiser und „Führer" allenfalls Varianten eines deutschen Grundmusters darstellten.)

Die Novemberrevolution 1918 und die Weimarer Republik blieben nur ein Zwischenspiel: von Hindenburg zu Hitler. Einen weltanschaulichen Neuanfang brachte die Revolution 1918 nicht, weil der geistige Besitzstand des Bürgertums und der bisherigen Autoritäten nahzu unbeschädigt blieb. Für den Nationalsozialismus bedurfte es nur eines für die Zeitgenossen kaum durchschaubaren Etikettenschwindels: den Jahrhunderte geachteten Begriff „Kaiser" gegen den Begriff „Führer" auszutauschen.

Die pädagogisch und gesellschaftlich tief verwurzelte Treue zu Kaiser, Volk und Vaterland konnte durch die Usurpatoren mit der individuellen und der kollektiven Ehre verknüpft werden: „Meine Ehre heißt Treue" − so der Wahlspruch des SS. Wer es wagte von dieser Denk- und Lebensweise auch nur im Geringsten abzuweichen, wurde als ehrlos diskriminiert.

Eine fatale Stütze fand der Nationalsozialismus auch durch die unbezweifelbaren wirtschaftlichen Erfolge. Für Industrie und Bürgertum fehlte jede Veranlassung zur konsequenten Kritik am System. Man bewunderte und war stolz. Politische Aggressivität wollte man nicht als solche erkennen, humane Übergriffe wurden entweder als „böse Propaganda" abgetan oder aber verdrängt.

Für die Generation, deren bildsame Jahre mit dieser Entwicklung zeitlich zusammenfallen, also für die heute 60- bis 80jährigen, war es noch ungleich schwerer, diesem Autoritätsgefüge zu entkommen, als für die damals Erwachsenen.

Ohne Lebenserfahrung waren sie einer hochwirksamen Propaganda ausgeliefert, die bewußt darauf abzielte, schon im Ansatz jede differenzierende Frage zu ersticken. Zusammen mit dem meist traditionsgebundenen Elternhaus und der patriotischen Schule, beide oft noch weitgehend den Denkstrukturen des 19. Jahrhunderts verhaftet, wurden progressiv-liberale Probleme erst gar nicht aktualisiert.

Darüber hinaus wirkten psychologisch raffiniert eingesetzte Massenveranstaltungen auf das sich erst entwickelnde Weltbild der damals Heranwachsenden ein. Persönliche Verantwortung wurde an kollektive Organisationen nicht nur übertragen, sondern von ihnen beansprucht.

Wen wundert es, wenn diese Generation der heute um 60jährigen der Fähigkeit eigener Initiative lange Zeit mißtraute? Hinzu kam die unmittelbar nach dem Kriege postulierte Kollektivschuld, die zu einer fast ratlosen politischen Unsicherheit führen mußte: Die damals Jüngeren, heute Älteren, lehnten Ende der 40er, Anfang der 50er Jahre öffentliche Verantwortung ab aus Furcht vor politischer Verstrickung, die später irgendwann ähnliche Folgen haben könnte wie die gerade erlebten. Sie „verkrochen" sich hinter den wenigen alten Autoritäten, die unbelastet geblieben waren − aus welchem Grund auch immer.

Obendrein waren sie selber fast ausnahmslos „Belastete", die in irgendeiner Weise einem noch vor kurzer Zeit hochgelobten, jetzt als verbrecherisch erkannten System gedient hatten.

Es läßt sich leicht nachvollziehen, daß die eingeprägte Verhaltensweise „Befehlen, Gehorchen, Dienen" ihre Wirkung auch im Gesundheitswesen und der medizinischen Versorgung gezeigt hat und noch zeigt. Der autoritätsgebundene Patient mit seinen generationsspezifischen Erfahrungen – ja Denkmustern – möchte Therapie und Gesundheit möglichst „zugeteilt" haben, quasi als Konsequenz einer gottgewollten Gesellschaftsordnung. Die heute von Ärzten und durch die junge Generation geforderte aktive, gleichberechtigte Mitarbeit und Mitverantwortung des Patienten ist ihnen fremd und suspekt. Sie sind erzogen und gewohnt, im Befolgen einer Anordnung ihr Heil zu finden. Der Versuch eines jüngeren Arztes, weitgehend auf Autorität zu verzichten – bis zur Preisgabe der konventionellen Anrede mit seinem akademischen Titel –, kann bei dieser Ausgangslage in einem diagnostischen oder therapeutischen Mißerfolg enden.

Die Scheu, tradierter Autorität gegenüber aktiv und initiativ zu werden, äußert sich besonders deutlich bei der Sexualberatung älterer Menschen. Abgesehen von den ohnehin hohen Sprachbarrieren zwischen der medizinischen Terminologie und der populären Ausdrucksmöglichkeit – wobei letztere weitgehend bildungsabhängig ist – wird der Arzt, besonders der jüngere Arzt, immer auch die Angst seines Patienten vor „Unschicklichkeiten" spüren. Aus der öffentlichen Diskussion waren sexuelle Probleme die längste Zeit seines Lebens verbannt. Als sie dann enttabuisiert und angesprochen wurden, war die Assimilationsfähigkeit schon biologisch vermindert. Für ihn hatte stets das autoritätsinduzierte Urteil gegolten, daß mit dem Älterwerden der Versicht auf Sexualität einherzugehen habe – aus physiologischen, besonders aber aus moralischen Gründen. Die „Würde der Sexualität" ist zu bewahren, so jedenfalls forderten es die generationsbedingte Erziehung wie auch die fortwährende religiös-institutionelle Prägung. Neurosen sind in Kauf zu nehmen – und seien sie noch so ekklesiogen!

Für ältere Patienten, die während ihres Arbeitslebens wenig Gelegenheit hatten, Eigeninitiative zu praktizieren und Eigenverantwortung zu realisieren, stellt der Ruhestand ein bekanntes Risiko dar. Dies gilt unabhängig von der Entscheidung des Patienten wie der des behandelnden Arztes, für Disengagement oder Aktionismus. Ein Patient dieser Generation, in seinem starren Korsett autoritärer Erziehung und Erfahrungen, wird dem Arzt nicht ohne weiteres Einblick gewähren in seinen jeweiligen Zustand als Rentner. Phasen der Resignation und des Verzichts, Enttäuschung über Nichterreichtes oder endgültig Unerreichbares wechseln sich ab mit anachronistischem Optimismus. Gerade bei Patienten der hier betrachteten Altersgruppen muß der Arzt besonders sensibel zu erfassen suchen, wohin das psychische Pendel seines Patienten aktuell ausschlägt. Keinesfalls darf er zu Verhaltensweisen raten, die vielleicht der jeweiligen Befindlichkeit, nicht aber dem stabilen Denkmuster des Patienten entsprechen: So wird der Arzt dem konfessionsbewußten älteren Patienten nicht empfehlen, auf seinen Kirchenbesuch am Sonntag zugunsten einer Wanderung zu verzichten. Er träfe nicht nur auf Unverständnis, sondern provozierte wahrscheinlich Aggression.

Ein weiteres Beispiel: In ländlicher, arbeitsamer Umgebung wird der Arzt dem in einer Großfamilie lebenden Patienten dieser Generation nicht raten, seinen Ruhestand konsequent zu genießen und jede Mithilfe bei der Familienarbeit abzulehnen. Befolgte sein Patient einen solchen Rat, wäre er nicht nur der Mißbilligung der Familie sicher, sondern würde sich auch aufgrund seiner zeitgeschichtlichen Prägung und Vergangenheit als „Parasit" erleben, während vielleicht ein Angehöriger einer jüngeren Generation – z. B. als Frührentner – ein solches Verhalten eher als clever und geschickt zu bewerten geneigt sein könnte.

Nach meiner eigenen ärztlichen Erfahrung ist die zeitgeschichtliche Prägung der hier betrachteten Patientengruppe eine moralisch fundierte und geforderte Leistungsbereitschaft, die auch große persönliche Opfer nicht scheut. Persönliche Opfer, bis zum physischen Untergang, wurden dieser Generation in entscheidenden Lebenssituationen abverlangt und gehören zu ihrem inneren Bestand. Diese nur als heroische Komponente zu bezeichnende Eigenschaft der heute älteren Generation hat sich aus der Zeit des Zusammenbruchs nach 1945 herübergerettet; sie erklärt in erheblichem Maße das Wirtschafts- und Gesellschaftswunder, das sich in den auf 1948 folgenden Jahren vollzog. Sie verbietet den allermeisten dieser Generation Leistungsverweigerung – auch wenn sie im Zorn gelegentlich derartiges anzudrohen geneigt sein mag – sogar im Rentenalter. Dies sollte man bei jedem Beratungsgespräch über diese Thematik nicht außer acht lassen.

Auch der einfühlsamste und erfahrenste Arzt kann die schicksalhafte Last des Alters nicht „wegberaten". Er kann zwar z. B. die Arteriosklerose verzögern durch diätetische und medikamentöse Maßnahmen und in eine Physiosklerose überführen; diese schreitet dann aber unaufhaltsam fort (Schrömbgens 1973). Die *invisa senectus* trennt nun einmal den alternden Menschen schicksalhaft und erbarmungslos von den Jüngeren.

Es hat den Anschein, daß diese erbarmungslose Trennung noch nie so rasant verlief wie heute, da sie eine „unphysiologische Beschleunigung" erfährt. Ursachen dieser schmerzhaften Beschleunigung liegen wohl in der Neophilie der gesamten westlichen Gesellschaft. Es bietet sich das paradoxe Bild, daß ein materiell wie noch nie vorher ausgestattetes Alter, mit allen Möglichkeiten fast autonomer Gestaltung, voll am sozialen Fortschritt beteiligt, sozialmedizinisch umsorgt, geriatrisch und geriagogisch gezielt betreut, schneller sozial abgewertet wird als in allen vergangenen Epochen. Das Alter hat einen Sinnverlust erlitten, der durch exzessiven Informationsfluß und elektronische Medien noch bewußter wird: der Generationsvertrag, ehedem ein Element der Sicherheit, ist durch seine Gefährdung zu einem hochbrisanten Politikum geworden: Geburtenrückgang einerseits und ständig steigende Lebenserwartung auf der anderen Seite lasten auf der jüngeren Generation; dies bewirkt eine zunehmende emotionale Ausgrenzung der Alten. Dieser Prozeß trifft die Generation der über 60jährigen besonders: Sie selbst haben ihre Pflichten aus dem Generationsvertrag voll erfüllt; nun aber erleben sie, daß nicht nur ihr ideelles Wertesystem, sondern auch ihre materielle Sicherung zur Diskussion gestellt werden und bedroht sein können.

Im Rückblick auf ihre Jugend ist aber ein Faktum unübersehbar: „Der Wunsch nach umfassenden, die Gesellschaft beherrschenden Ideen als Identifikationsmuster beschäftigt viele Ältere dieser Generation noch heute. Folglich erkennen sie in der Vielfalt heutiger gesellschaftspolitischer, philosophischer und lebensgestaltender Alternativen einen bedauernswerten Mangel an Wertvorstellungen verbindlicher Art, was um so schmerzlicher erlebt wird, als die Werte von ehemdem nicht nur als überholt, sondern sogar als epochale Fehler gelten" (Fischer 1986).

Die heute über 60jährigen haben ihr Leben zwischen Extremen verbracht:

finsterste Tyranei   – höchste Permissivität,
bitterste Armut   – unvorstellbarer Wohlstand,
statische Moral   – weltweite Libertinage.

Die heute über 60jährigen sind über viele Schatten gesprungen – über fremde wie über den eigenen. Auch das hat sie geprägt.

Literatur

Fischer G (1986) Psychische Probleme bei älteren Patienten. Allgemeinmed 15:122–127
Schrömbgens HH (1971) Der alternde Mensch in der täglichen Praxis. Therapiewoche 21/48:3786–3791
Schrömbgens HH (1973) Geriatrie und Geriogogik in der Allgemeinpraxis. Allgemeinmed 49/34:1710–1713
Beitrag zum Buch „Geriatrie in der Allgemeinpraxis", Springer-Verlag, Hrsgb. Universitätsprofessor Dr. Gisela Fischer. 1989

2.5 Lebensprobleme im Alter – Der alte Mensch im Heim
S. Fischer

Wenn hier von Lebensproblemen im Alter die Rede ist, soll dies nicht den Eindruck eines negativen Altersbildes unterstützen. Der Hausarzt sieht jedoch täglich alte Patienten, häufig ausschließlich durch Hausbesuche, in ihrer gewohnten eigenen Umgebung, die eine zumindest durch Krankheit geprägte Selektion der alten Bevölkerung darstellen und seinen Rat vielfach im weitesten Sinne auch wegen allgemeiner Lebensprobleme beanspruchen bzw. bei denen letztere für Krankheit und Krankheitserleben eine nicht unbedeutende Rolle spielen. Wesentliche Problembereiche verbinden sich mit dem Austritt aus dem Berufsleben bzw. der Frage nach dem Sinn und Zweck eventueller neuer Tätigkeiten und des verbliebenen Daseins überhaupt.

Die Beziehung zu Familienangehörigen, v. a. zu solchen der Folgegeneration, stellt ein hohes Potential leidvoller Auseinandersetzungen dar (siehe z. B. Teil I, Kap. 4.7, Teil II, Kap. 4.5). Die Qualität einer Mutter-Kind-Beziehung hat nicht nur in der Pädiatrie, sondern auch in der Geriatrie Auswirkungen auf die Krankheitsversorgung (Falck 1988). Noch relativ wenig analysiert, jedoch vom Hausarzt vielfach beobachtet, wird die psychologische Alltagsdynamik alter Ehepaare nicht selten von ganz erheblichen Spannungen, gegenseitigen Schuldzuweisungen, von Geltungskonkurrenz und Mißgunst geprägt. Auch neue oder durch Verwitwung Dritter revitalisierte alte Beziehungen und Bekanntschaften können ein u. U. bis zur gesundheitlichen Existenzgefährdung reichendes Krisenpotential bilden.

Vereinsamung und soziale Isolierung stellen nicht selten ein weiteres Lebensproblem alter Menschen dar (s. Teil II, Kap. 4.9).

Der Verlust nahestehender Personen, v. a. des Ehe- oder auch eines späteren Lebenspartners, führen zu einer biographischen Einbruchsituation mit erheblichen psychischen Bewältigungsanforderungen. Im Alter wird überwiegend nicht mehr erwartet, daß eine neue Verbindung den Verlust kompensiert, so daß er im Regelfall meist in das Dasein des Alleinstehens mündet (s. Teil I, Kap. 2.4, Teil II, Kap. 4.10). Die Aufgabe der gewohnten eigenen häuslichen und damit sozialen, mitmenschlichen und regionalen Umgebung gehört zu den schwerwiegendsten Entschlüssen bzw. Vorgängen im Alter überhaupt (s. unten).

Bei jüngeren Betagten ergeben sich durchaus auch heute noch Probleme durch den, wenn auch langfristig bekannten, in der Regel doch von heute auf morgen vollzogenen Austritt aus dem Berufsleben. Akademiker etwa, die sich im hierarchischen Gefüge einer großen Behörde oder sonstigen Institutionen eine einflußreiche Stellung und große Geltung verschafft haben, erleben schmerzlich, wie bereits kurz nach ihrem Austritt zwar noch ein gewisses wohlwollendes, jedoch bereits auf Hobbys und Gesundheitszustand u. ä. gerichtetes Interesse an ihnen besteht, während ihr Sachverstand nur noch selten wirklich gefragt oder gar gebraucht wird. Tätigkeiten in anderen Bereichen wie bescheidene Ehrenämtern, Clubmitgliedschaften, Familienleben u. ä. sind zwar hilfreich, können aber den gewohnten Geltungsanspruch nur unvollkommen befriedigen. Hobbys, so wurde sarkastisch vermerkt, nützen der Gesellschaft nicht (Thompson 1984). Der plötzliche Mangel an Anforderungen, die der Beruf jahrzehntelang mit sich brachte, kann zu einem Gefühl der Leere des Lebens werden. Hinzu kommt, daß die Leistung im Beruf eine wichtige Rolle bei der Kompensation persönlicher Mangelerlebnisse spielt (Urban 1986). Dazu gehören z. B. Handicaps, Bildungsdifferenzen, sozialer Status oder unerfüllte emotionale Bedürfnisse, die über den Wunsch nach Zuwendung und Anerkennung u. U. zum eigentlichen Auslöser starken Leistungsstrebens werden. So stellt die Arbeitswelt ein Feld dar, in dem Problemkonstellationen der Persönlichkeit abgeleitet, ausgetragen und ausgeglichen werden können, was meist unbewußt geschieht. Daraus ergibt sich, daß nun, da dieser Lebensbereich verschlossen ist, der ältere Mensch ohne die gewohnten Verdeckungs- und Verarbeitungsmechanismen seinen Problemen schutzlos gegenübersteht. Besonders belastende neurotische Komponenten treten plötzlich für ihn aber auch für die Umgebung offen zutage. Als gleichermaßen krisenhaft kann sich die durch Leistungseinschränkung erforderliche Aufgabe eines späten Ehrenamtes, zumal wenn der Betreffende von der Gruppe dazu gedrängt wurde, erweisen.

Die Rolle der (Haus-)Frau kann durch den Ruhestand des Mannes eine neue Intensivierung erfahren. Nicht nur erhöhter Arbeitseinsatz, sondern auch Zuständigkeit und Kompetenz gewähren ihr eine gewisse zunehmend wachsende Vorrangstellung im häuslichen Bereich. Allmählich vollzieht sich, v. a. bei Krankheit des Mannes, ein Umschichtungsprozeß, an dessen Ende der ehemals überlegende und maßgebliche Ehemann nun zum Betreuten, u. U. Bevormundeten seiner meist noch wesentlich vitaleren Frau wird. Sie ist es, die Kontakte zur Außenwelt unterhält, dem Haushalt „vorsteht", die Gesundheitsvor- und -fürsorge für den Mann übernimmt, den Tagesablauf strukturiert und zur tragenden Figur auch innerfamiliärer Kontakte, etwa bei Feiern, Enkelbetreuung u. ä. wird. Insofern bestehen hinsichtlich der Ruhestandsfrage geschlechtsspezifische Unterschiede (Thompson 1984).

Der Hausarzt erlebt 4 Verhaltensformen im Alter, die Thompson (1984) wie folgt beschreibt:

1) Der „Schaukelstuhltyp", der zufrieden mit der Vergangenheit und ohne Furcht hinsichtlich der Zukunft ist;
2) der „abgesicherte" Typ, der durch umfangreiche Vorsorge seine Unabhängigkeit zu erhalten sucht;

3) der „zornige" Typ, der der heutigen Zeit und v. a. der Jugend kritisch gegenübersteht und beides mit vermeintlich besseren vergangenen Zeiten vergleicht;
4) der „sich selbst hassende" Typ, dessen Hauptsorge darin besteht, er könnte
   anderen zur Last fallen, und der oft an den Tod denkt.

Krisen, die sich aus dem Ruhestand ergeben können, werden verschärft, wenn
Probleme der Vereinsamung und sozialen Isolierung hinzukommen. Die Frage
nach dem Sinn des eigenen Daseins stellt sich dann als vordringliches Dauerproblem in vielfältigen Varianten. Fitneßkult, oft verbunden mit hypochondri-
schen Krankheitsbefürchtungen, oder rastloses Reisen zeigen nicht selten einen
vordergründigen Aktivismus, der z. T. auch der Verdrängung von Ängsten vor
Bedeutungslosigkeit und Alltagsleere dient.

Vor allem alleinstehende Männer mit spärlichen Sozialkontakten, deren frühere Berufswelt und Werteorientierung stark von Sozialprestige und der Anerkennung eigener Leistungen geprägt waren, leiden oft unter dem Gefühl, nichts
mehr wert zu sein und darzustellen.

Noch nach den Ergebnissen der Bonner Längsschnittstudie charakterisieren
ältere Frauen ihr Selbstbild ungünstiger als Männer (Thomae 1986). Sie bewerten auch den eigenen Gesundheitszustand negativer als ihre männlichen Alters-
genossen. Im Alltag kommen alleinstehende Frauen ungeachtet dessen häufig
besser zurecht als Männer. Es scheint, daß es ihnen leichter fällt, die eigene
Umgebung zu einer auf ihre Bedürfnisse abgestellten idyllischen eigenen Welt
zu gestalten, sich das Leben um seiner selbst willen so angenehm wie möglich
zu machen und sich mit der Funktion des Genießens wohlverdienter Annehmlichkeiten zurechtzufinden.

Altern ist auch ein Prozeß im gesellschaftlichen Bezug. Menschen unseres
Kulturkreises erleben sich, wahrscheinlich mit zunehmendem Alter vermehrt,
einbezogen in den historischen Prozeß. Auch in jedem einzelnen Leben verbinden sich Vergangenheit und Zukunft zu Geschichte und Fortschritt. Für das
Erlebnis persönlicher Sinnerfüllung, wie sie im wertenden Rückblick der eigenen Biographie möglich wird, ist auch die Identifikation mit zeitgeschichtlichen Strömungen, ein zwangloses Sicheingebettetfühlen in den historischen
Zeitkonsens von Bedeutung. Dies ist bei der Generation der heute 70- bis
80jährigen Bundesbürger nicht als selbstverständlich vorauszusetzen. Ihre Jugend war wesentlich geprägt durch die Zeit vor und während des 2. Weltkrieges. Es herrschten kollektive Wertvorstellungen vor, die in besonderem Maße
zu einer Auseinandersetzung − sei es in ablehnender oder zustimmender bis
identifizierender Weise − zwangen und eine zu individueller Reife führende
Persönlichkeitsentwicklung vermutlich in erheblichem Umfang blockierten.
Der Wunsch nach umfassenden, die Gesellschaft beherrschenden Ideen und
Idealen als allgemeine Identifikationsmuster beschäftigt viele Ältere dieser Generation noch heute. Folglich erkennen sie in der Vielfalt gesellschaftspolitischer, philosophischer und lebensgestaltender Alternativen einen bedauernswerten Mangel an Wertvorstellungen verbindlicher Art. Dies wird umso
schmerzlicher erlebt, als die Werte von ehedem heute nicht nur als überholt im

Sinne üblicher Generationskonflikte, sondern als epochale Verfehlungen gelten. So kann eine gewisse ideologische Verlorenheit besonders älterer Männer, die sich im Rückblick um eine wesentliche Epoche ihres Lebens „betrogen" fühlen, den Inhalt einer subtil verbitterten oder resignativen Haltung bilden (Fischer 1986). Hinzu kommt, daß die Opfer bis an die Grenzen der Existenzvernichtung reichender Schäden, nicht selten noch an schwerwiegender körperlicher Versehrtheit erkennbar, sich heute als sinnlos oder gar schuldhaft darstellen müssen. Der Hausarzt sieht am Beispiel des alten kriegsversehrten Patienten, wie die meist als Verdrängung beschriebene Auseinandersetzung mit dieser Zeit das Gefühl unterstützt, einem irrationalen Fatum mit nur sehr begrenzten eigenen Entfaltungsmöglichkeiten ausgeliefert gewesen zu sein.

Das unabweisbare Gefühl, daß er das Leben durch und durch kennt, ja bis zum Überdruß durchschaut, blockiert u. U. beim alten Menschen die Erfahrung von Neuem. Die Erkenntnis, daß das Leben, z. B. gemessen an überwertigen Erfüllungswünschen des frühen Erwachsenenalters, sich in seiner jeweils abgelaufenen Form so und nicht anders ereignet hat, „alles" war, stellt sich als unwiderrufliche Tatsache u. U. schmerzlich dar. Frühere Deutungsversuche, z. T. von mythen- und märchenhaftem, u. U. auch religiösem Charakter, verblassen angesichts der Endgültigkeit des Faktischen. Kompensatorische Reserven an Kraft, Zeit oder schicksalhafter Entwicklung hält das Leben nur noch erkennbar begrenzt bereit. Nicht eine negative Bewertung der Vergangenheit ist hier gemeint. Erlebte Freuden, aber auch die Leiden, die erlitten und anderen zugefügt wurden, prägen, indem sie zur allgegenwärtigen Gewißheit werden, einen Teil des existentiellen Ernstes, der vom Alter ausgeht.

Die Langlebigkeit bringt gemessen an der Geschwindigkeit, mit der sich der erlebte Weltausschnitt durch explosionsartigen Wissenszuwachs, durch weltanschauliche Vielfalt und technische Innovation ständig ändert, Schwierigkeiten mit sich, die allgemeine Entwicklung noch als beobachtbare historische Kontinuität zu sehen. Haffner (1982) bezweifelt, ob dies bereits im mittleren Erwachsenenalter heute noch geleistet werden kann, indem er darauf hinweist, daß die Generation der heute 50jährigen bereits mehrere Epochen erlebt hat: „... auch scheint mir", heißt es weiter, „daß es irgendwo eine Erträglichkeitsgrenze für Veränderung innerhalb eines Menschenlebens gibt". Das eigene Kontinuitätserleben kann dadurch als defizitär empfunden werden, daß lange zurückliegende Ereignisse zwar noch in bilderbuchhafter Weise erinnert werden, aber ihren affektiven Bezug und damit ihre Wertigkeit für die eigene persönliche Biographie verlieren. Da nur ein begrenzter Lebensausschnitt als die individuelle Realität erscheint, kann das Gefühl entstehen, auch das eigene frühere Leben, in dem der alte Mensch sich kaum noch selbst wiedererkennt, sei „verloren".

Allgemeine Auswege aus den Lebensproblemen des Alters werden in folgender Hinsicht gesehen:

Die Einstellung der Gesellschaft gegenüber älteren Mitbürgern, die deren Lebensgefühl erheblich prägt, muß noch positiver werden. Beschäftigungen vom Charakter des Zeitvertreibs wie Seniorenausflüge, -treffen, Spiel- und Reiseinitiativen und einfache kirchliche Projekte, werden als ungenügend angesehen. Befriedigen kann demnach nur, den alten Menschen gleichberechtigt in die Gesellschaft zu integrieren.

Persönliche Chancen eines zufriedenstellenden Alterns lassen sich in der Möglichkeit erkennen, von den Zwängen eines oft stark fremdbestimmten Arbeitslebens befreit Teile der individuellen Verwirklichung nachzuholen, indem neue, aus persönlicher Neigung erwachsene Tätigkeitsfelder erschlossen werden (Lungershausen 1990). „Es gibt eine Art unbekümmerter Altersfreiheit, die keine Rücksichten mehr zu nehmen braucht und die in aller Ruhe und Würde radikaler, unabhängiger, ausschweifender zu denken wagt als die engagierte Jugend" (Haffner 1982).

Der endgültige Verlust der eigenen gewohnten häuslichen, örtlichen und mitmenschlichen Umgebung sowie der bisherigen Lebensform stellt v. a. mit der Übersiedlung in ein Heim eine der schwerwiegendsten Veränderungen im Alter dar.

Das Durchschnittsalter der Bewohner von Altenheimen liegt heute in der BRD bei 82 Jahren. Dementsprechend begrenzt sich die durchschnittliche Aufenthaltsdauer im Heim auf nur ca. 2 Jahre (Hoffman 1988). Der Wechsel ins Heim ist überwiegend ein unter dem Druck der Verhältnisse, sei es durch Zusammenbruch oder allmählichen Zerfall der selbständigen Lebensführungsmöglichkeiten, sei es durch den Beschluß der Verwandtschaft oder direkt im Anschluß an einen Klinikaufenthalt, entstandener letzter Ausweg. Der Übergang erfolgt also überwiegend fremdbestimmt, und die freie positive Entscheidung für diese andere Lebensform bildet derzeit die Ausnahme. Als Folge dieser Entwicklung findet die Übersiedlung oft erst zu einem Zeitpunkt statt, an dem bereits eine erhebliche Behinderung, vielfach verbunden mit hoher Pflegeintensität, vorliegt. 60,6% der neu aufgenommenen Bewohner sollen eine psychiatrische Diagnose aufweisen und rund 82% der bereits im Pflegeheim Lebenden werden als psychisch beeinträchtigt angegeben (Hoffmann 1988). So wird verständlich, daß eine Tendenz der Umwandlung des Alten- und Pflegeheims zum Hospital beklagt wird (Hoffmann 1982).

Die ambulante ärztliche Versorgung von Altenheimbewohnern unterliegt in der Regel dem oft bereits vorher bekannten Hausarzt.

Aus hausärztlicher Beobachtung zeigen sich entsprechend der sozialen Situation der Bewohner erhebliche Unterschiede im Charakter der Heime. Vor allem bei Häusern, deren Bewohner, was häufig der Fall ist, zu 80% aus Sozialhilfeempfängern bestehen, ist hohes Alter und fortgeschrittene Hilfsbedürftigkeit festzustellen. Dagegen bieten sich sozial besser gestellten alten Menschen in Heimen durchaus positive Kontakt- und Beschäftigungsmöglichkeiten und oft ein reichhaltiges kulturelles Programm. Solche Häuser, nicht selten auf Jahre im voraus ausgebucht, weisen ein niedrigeres Durchschnittsalter der Bewohner auf, und die Anmeldung erfolgt überwiegend auf eigene Veranlassung.

Dennoch scheint das größte psychologische Problem, abgesehen vom Erlebnis der Entwurzelung, darin zu bestehen, den Tag mit Beschäftigungen zu erfüllen, die als sinnvoll erlebt werden bzw. von denen ein persönlicher Anreiz ausgeht. Hospitalismussyndrome alter Heimbewohner sind als Ausdruck mangelnder Stimulation intellektueller Fähigkeiten zu sehen, und die guten Ergebnisse der Inter-

ventionsgerontologie berechtigen zu der Annahme, daß eine adäquate Leistungs-
anforderung manchen Heimbewohner vor pseudodementem Verfall schützen,
u.U. sogar wieder weitgehend selbständig machen könnte (Woelk 1989).

Als besonders problematisch erweist sich die Zuordnung zur Pflegebedürftigkeit. Dieser Begriff wird vorwiegend benötigt und benutzt, um finanzielle
Aspekte der Versorgung zu regeln. Zu Recht wird darauf hingewiesen, daß angesichts der guten Erfolge einer multidimensionalen gerontologischen Rehabilitation die Abgrenzung gegenüber Behandlungsbedürftigkeit fragwürdig ist
und sich für Pflegebedürftige, die demnach keinen Behandlungsbedarf im Sinne einer Kostenübernahme durch die Krankenkasse mehr aufweisen, nachteilig
auswirkt. Der Zustand der Pflegebedürftigkeit selbst wird mit dieser Zuweisung überwiegend als irreversibel gehandhabt und ist für den Heimbewohner
mit weiteren irreversiblen Folgen wie Heranziehung der Unterhaltsverpflichte-
ten (meist Kinder), Verwertung des gesamten eigenen Einkommens und Vermögens und Auflösung des eigenen Zimmers im Heim bzw. der eigenen Wohnung verbunden (Hoffmann 1988).

Jeder Hausarzt kennt Altenheime, in denen entgegen allen Erkenntnisfort-
schritten weitgehend an der Vorstellung der Unveränderbarkeit einer einmal
eingetretenen Begrenzung körperlich-seelischer Fähigkeiten festgehalten wird.
Trotz allen guten Willens der Betreuer fehlen ausreichende Ansätze gezielter
Rehabilitation in den Heimen. Auch die (haus-)ärztliche Einstellung dürfte
vermutlich beim alten Menschen, der noch zu Hause lebt, von mehr Aktivismus und Initiative geprägt sein, während man die Fürsorge gegenüber dem
Heimbewohner zumindest teilweise a priori dem Heim überläßt, wo man den
Patienten betreut, beschützt und „sicher" weiß.

Viele Verbesserungen des Altenheimes sind denkbar: So könnte es sinnvoll
sein, die Abgeschlossenheit der Heime aufzulösen und Beschäftigungsmöglichkeiten anzubieten. Gleichermaßen wäre eine nur zeitweilige (Tag, Nacht,
Wochenende oder wochenweise) Unterbringung, etwa zur Erholung pflegender
Angehöriger oder zum Abfangen gesundheitlicher Krisen und Gefahren hilfreich. Schließlich wäre teilweise eine Umstrukturierung dahingehend denkbar,
daß von Heimen die Betreuung der Älteren in der Umgebung ausgehen könnte
und die Heime als „Betreuungszentren" auch dadurch ihren geschlossenen
Charakter verlören.

Im Heim selbst ist Selbstbestimmung der Bewohner zu fördern und anzuer-
kennen (Hoffmann 1988).

Die Ziele der Betreuung von Altenheimbewohnern sind mit dem Primat einer hygienisch einwandfreien, sehr medizinisch orientierten Versorgung zu sehr
an deren Krankheitszustand und den Behinderungen und Ausfallserscheinungen orientiert. Eine Anerkennung und Förderung individueller Eigenarten und
persönlicher Bedürfnisse, Zuwendung durch Gespräche und seelisch-geistige
Herausforderung sowie ein wirkliches Sichbeschäftigen mit dem Betagten tritt
dagegen in den Hintergrund. Es ist nicht nur eine Frage der personellen Kapa-
zitäten, sondern v. a. der Einstellung, eine sinnvolle Zuwendung zu bewirken,
die mehr auf die Persönlichkeit als vorrangig auf den kranken Körper des
Heimbewohners gerichtet ist.

Literatur

Falck I (1988) Warum die Probleme mit Alterspatienten zunehmen. Ärztl Prax 40:1337
Fischer GC (1986) Psychische Probleme bei älteren Patienten. Allgemeinmedizin 15:122–127
Haffner S (1982) Zur Zeitgeschichte. Kindler, München, S 186
Hoffmann A (1988) Heime im Wandel. In: Döhner H, Freese H, Schröder U (Hrsg) Im Alter leben. Ergebnisse-Verlag, Hamburg
Lungershausen E (1990) Psychosoziale Probleme des höheren Lebensalters. Fortschr Med 108:165–167
Thomae H (1986) Selbstbild. In: Oswald WD, Herrmann WM, Kanowski S, Lehr UM, Thomae H (Hrsg) Gerontologie. Kohlhammer, Stuttgart, S 409 ff
Thompson K (1984) The care of the elderly in general practice. Livingstone, Edinburgh London Melbourne New York
Urban M (1986) Psychologische Aspekte des Alterns. In: Marcea JT (Hrsg) Das späte Alter und seine häufigsten Erkrankungen. Springer, Berlin Heidelberg New York Tokyo, S 47 ff
Woelk H (1989) Es gilt, dem älteren Menschen etwas zuzumuten. Ärzte-Zeitung 57:IV–VI

2.6 Soziale Aspekte; Sozialhilfegesetz

O. Schottdorf

Zur sozialen Situation der über 60jährigen

Es gibt eine Vielzahl von epidemiologischen Daten (Hinschützer u. Momber 1984; Deutsches Zentrum für Altersfragen 1982; Bergener et al. 1979), die belegen, daß es unter den alten Menschen neben Wohlstand und gesellschaftlichem Eingebundensein viel Einsamkeit und Not gibt. Bei der Betrachtung der Lebenssituation im Alter sieht die soziale Wirklichkeit für Männer und Frauen unterschiedlich aus. Der prozentuale Anteil der Frauen an der Bevölkerung nimmt mit höherem Lebensalter stetig zu (s. Teil I, Kap. 2). 60% der über 75jährigen Frauen leben alleine, hingegen nur 22% der gleichaltrigen Männer. Frauen leben auch häufiger in Heimen (Kuratorium Deutsche Altershilfe 1988). Betrachten wir das Haushaltseinkommen der Einpersonenhaushalte (so exemplarisch die Statistik der 65- bis 75jährigen von 1982, Abb. 1), so fällt auf, daß die Mehrzahl der weiblichen Einpersonenhaushalte von Einkommen unter 1200 DM leben muß, während Männer über wesentlich bessere Einkommen verfügen. Rentenverbesserungen für die „Trümmerfrauen" haben die Situation der alten alleinstehenden Frau nur unwesentlich gebessert. Die Tatsache, daß 50% der Älteren über Haus und Grundbesitz verfügen, wird dafür angeführt, daß die finanzielle Situation im Alter nicht (mehr) generall von Armut gekennzeichnet ist (Lehr 1989). Für uns sollte es ein Hinweis darauf sein, daß Pauschalurteile wie „das Alter ist arm" in der Individualberatung der Allgemeinmedizin nicht hilfreich sind. Armut ist für einen Teil auch ein krankmachender Faktor, dessen Linderung durch entsprechende aufklärende Beratung bezüglich sozialer Hilfen auch Ziel unseres ärztlichen Handelns sein sollte. Besitz allein bedeutet im Alter noch nicht Hilfe. Der Transfer von Besitz in Hilfe ist schwierig angesichts der zunehmenden Entflechtung der familiären Bande und des anwachsenden Mangels an qualifiziertem Altenpflegepersonal. Das schlechte Image dieser Berufe und ihre geringe Vergütung bei Schichtdienst spielen dabei eine wesentliche Rolle.

Die Wohnsituation der über 60jährigen kann vereinfachend folgendermaßen beschrieben werden:

Alte Menschen haben geringere Wohnflächen, wohnen in schlechterer Bausubstanz, haben überdurchschnittlich häufig keine Sammel- oder Zentralhei-

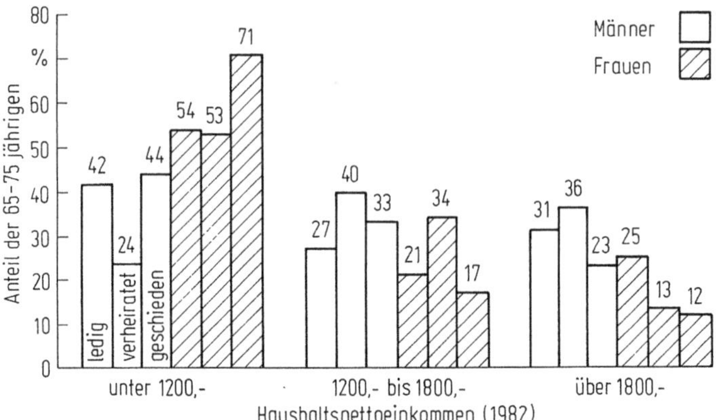

Abb. 1. Einpersonenhaushalte und Haushaltseinkommen nach Geschlecht und Familienstand

zung und kein Bad, zahlen jedoch auch geringere Quadratmetermietpreise (Hinschützer u. Momber 1984). Für die von sozialer Not bedrohten Patienten sind soziale Hilfen lebenswichtig.

Staatliche Fürsorge

Gesetzliche Grundlagen

„Die Würde des Menschen ist unantastbar. Sie zu achten und zu schützen ist Verpflichtung aller staatlicher Gewalt" (Artikel 1 Abs. 1 GG).

„Jeder hat das Recht auf freie Entfaltung der Persönlichkeit, soweit er nicht die Rechte anderer verletzt und nicht gegen die verfassungsmäßige Ordnung oder das Sittengesetz verstößt" (Artikel 2 Abs. 1 GG).

„Die Bundesrepublik ist ein demokratischer und sozialer Staat" (Artikel 20 Abs. 1 GG).

Artikel 1 des I. Sozialgesetzbuches, sozusagen das Vorwort der Sozialgesetzgebung, konkretisiert diesen Grundgesetzgedanken (RVO 1988). Er erläutert, daß zur Verwirklichung sozialer Gerechtigkeit und sozialer Sicherheit staatliche Leistungen vorgesehen sind. Diese sollen dazu beitragen,

- ein menschenwürdiges Dasein zu sichern,
- gleiche Voraussetzungen für die freie Entfaltung der Persönlichkeit zu schaffen,
- die Familie zu schützen und zu fördern,
- den Erwerb des Lebensunterhaltes durch eine freigewählte Tätigkeit zu ermöglichen und
- besondere Belastung des Lebens, auch durch Hilfe zur Selbsthilfe, abzuwenden und auszugleichen.

Für alte Patienten sind wichtig:

- der Zugang zur Sozialversicherung mit ihren Teilen Kranken-, Unfall- und Rentenversicherung,
- das Recht auf soziale Entschädigung bei Gesundheitsschäden,
- das Recht auf Zuschuß für eine angemessene Wohnung,
- das Recht auf Sozialhilfe und
- das Recht auf Eingliederung als Behinderter.

In einer Vielzahl von Gesetzen ist der Zugang und der Umfang der aus diesen Rechten erwachsenden Leistungen festgehalten mit dem Ziel, sowohl gute als auch angemessene Leistungen bereitzustellen bzw. zu erbringen. Auf der anderen Seite wurde eine Vielzahl von Antrags- und Prüfungsverfahren eingeführt, um einen möglichen Mißbrauch zu verhindern.

Alle sozialen Hilfen werden gewährt, wenn die Anspruchsvoraussetzungen dafür erfüllt sind. Die soziale Gesetzgebung fragt nicht nach eigenem Verschulden der Notlage. Ziel ist es, die Notlage zu beseitigen. 7% der „Altenbevölkerung" erhält Sozialhilfeleistungen (Hinschützer u. Momber 1984), jeder 4. Bürger unseres Staates, der Hilfe zum Lebensunterhalt (Sozialhilfe), Hilfe zur Pflege oder Hilfe in besonderen Lebenslagen erhält, ist über 60 Jahre alt.

Wichtige Grundbegriffe

Die Sozialgesetzgebung unterscheidet (Bundesarbeitsgemeinschaft 1989):

1) Krankheit,
2) Behinderung,
3) Pflegebedürftigkeit.

Allen dreien ist gemeinsam, daß es sich um schwere gesundheitliche Regelwidrigkeiten handelt.

Krankheit

Bei Krankheit steht die Notwendigkeit einer ärztlichen Behandlung zur Verhinderung einer Verschlimmerung oder für Besserung und Heilung im Vordergrund. Diese Definition von Krankheit unterscheidet sich erheblich vom medizinischen Krankheitsbegriff.

Behinderung

Im Sozialrecht ist der Begriff einer Behinderung nicht eindeutig definiert. Unabhängig von juristischen Ungereimtheiten reicht für unser Arbeiten folgende Definition:

Zu einer Behinderung gehören:

1) Eine Funktionsbeeinträchtigung im Vergleich zu einem altersgleichen Gesunden.
2) Diese Funktionsbeeinträchtigung sollte nicht nur vorübergehend sein, d. h. mehr als 6 Monate andauern.
3) Die Teilnahme am gesellschaftlichen Leben muß aufgrund der Störung beeinträchtigt sein.

Besteht die Möglichkeit, durch einen zeitgemäß begrenzten Einsatz von Mitteln die Behinderungen abzuwenden, zu beseitigen oder zu bessern bzw. ihre Folgen zu mildern, um dem Behinderten seinen Platz in der Gemeinschaft zu sichern, sind vom Gesetzgeber Eingliederungshilfen (Rehabilitationsmaßnahmen) vorgesehen. Im Gegensatz zu Behandlungen von Krankheiten, die unbefristet sind, haben Eingliederungshilfen eine zeitliche Begrenzung und werden nur dann gewährt, wenn Aussicht auf Besserung der Behinderung besteht. Kostenträger ist bei Alten meist die Krankenkasse.

Pflegebedürftigkeit

Ist die Besserung einer Behinderung mit dem Ziel der gesellschaftlichen Eingliederung nicht möglich, liegt Pflegebedürftigkeit vor. Grundsätzlich ist der pflegebedürftig, der für die gewöhnlich und regelmäßig wiederkehrenden Verrichtungen des täglichen Lebens aufgrund eigener Unfähigkeit Hilfe anderer bedarf.

In Sozialgesetzen wird die Pflegebedürftigkeit folgendermaßen unterschieden:

1) Allgemeine Pflegebedürftigkeit liegt vor, wenn einzelne Verrichtungen des täglichen Lebens nicht mehr wahrgenommen werden können.

2) Dauernd erhebliche Pflegebedürftigkeit liegt vor, wenn der Patient für „gewöhnliche und regelmäßige wiederkehrende Verrichtungen im Ablauf des täglichen Lebens in erheblichem Umfang Hilfe bei Pflege und Wartung" bedarf; unter Pflege werden dabei alle Leistungen an der Person verstanden, wie Aufstehen, Waschen, Anziehen, Essen, Gehen, unter Wartung alle Leistungen um die Person, wie Essen zubereiten, Einkaufen, Wohnungspflege etc.

3) Dauernd außergewöhnliche Pflegebedürftigkeit liegt vor, wenn zusätzlich zur dauernd erheblichen Pflegebedürftigkeit die Pflege für die Pflegeperson äußerst peinlich und unangenehm oder durch sonstige Umstände erschwert ist; hierzu gehören Störungen in der Nacht, regelmäßiges Bettnässen oder Stuhlinkontinenz.

4) Schwerstpflegebedürftigkeit liegt dann vor, wenn z. B. mehrere Gliedmaßen fehlen oder sich der Pflegebedürftige nur im Rollstuhl aufhalten kann oder eine so erhebliche seelische und geistige Behinderung vorliegt, daß ständige Aufsicht notwendig ist.

So einfach eine Unterscheidung in Krankheit, Behinderung und Pflegebedürftigkeit theoretisch möglich ist, in der Realität ist gerade bei den alten Patienten die Zuordnung nicht einfach, ob eine schwere gesundheitliche Störung noch als behandelbar (damit Krankheit und damit Leistung in der gesetzlichen Krankenversicherung) oder bereits als unveränderlicher Dauerzustand (damit Pflegebedürftigkeit und primär keine Leistung der gesetzlichen Krankenversicherung) anzusehen ist.

Schwierigkeiten bei der Inanspruchnahme sozialer Hilfen

Die Ursachen dafür, daß soziale Hilfen oft nicht genug Thema der Sprechstunde sind, liegen gleichermaßen bei Ärzten wie bei den alten Patienten.

Worin liegen die Schwierigkeiten auf seiten der Patienten?

Dies macht eine Studie des Bundesministeriums für Jugend, Familie, Frauen und Gesundheit von 1980 mit dem Titel „Sozialhilfebedürftigkeit und Dunkelziffer Armut" deutlich (Hartmann 1981).

In dieser Studie wurde aufgezeigt, daß 48% derer, die Anspruch auf Leistungen hätten, diese nicht beantragten. Speziell für ältere Anspruchsberechtigte isolierten die Autoren folgende ursächliche Faktoren:

1) Angst vor Stigmatisierung als „Fürsorgeempfänger", die Inanspruchnahme von Leistungen wird als Makel oder Versagen empfunden;
2) fehlende Kenntnisse spezieller eigener Anspruchsvoraussetzungen;
3) fehlende Anspruchshaltung;
4) Schwierigkeiten im Umgang mit Behörden.

Diese Erkenntnisse zeigen, daß soziale Hilfen noch in hohem Maße unausgeschöpft sind. Dem Hausarzt fällt somit die Rolle zu, den Patienten aufzuklären und zur Beanspruchung einer zustehenden Unterstützung anzuregen.

Die Schwierigkeiten der Ärzte

Ärzte bedürfen in der Regel während ihrer Berufstätigkeit der sozialen Hilfen nicht und haben keine eigenen Erfahrungen. Der direkte Kontakt mit den entsprechenden Behörden ist selten. Die soziale Distanz zu den potentiellen Hilfeempfängern ist groß. Die Beseitigung mangelnder Kenntnis der Entscheidungskriterien und der speziellen Leistungen des „sozialen Netzes" ist nur selten Inhalt ärztlicher Aus- und Weiterbildung.

Die Fachsprache der Sozialgesetzgebung und der Repräsentanten der Sozialbehörden ist dem Mediziner oft nur schwer verständlich.

Da die Fähigkeit zur Erhebung einer orientierenden sozialen Anamnese nicht beherrscht wird, wird die sozialen Lage unserer alten Patienten nach Vorurteilen und nicht nach Kenntnissen beurteilt.

Selbst für Sozialarbeiter oder Mitarbeiter von Krankenversicherungen ist es schwierig, in der Vielzahl der Gesetze, Ausführungsbestimmungen und sozialgerichtlichen Urteilen richtig zu beraten. Unvorsichtige, unrichtige und unbedachte Äußerungen von Ärzten sind eine Ursache langdauernder Sozialgerichtsprozesse. Dabei sollte es das Ziel unserer Bemühungen sein, unsere Kenntnisse zu verbessern, nicht um als konkurrierender „Obersozialarbeiter" aufzutreten, sondern um besser unseren integrativen und kooperativen Aufgaben als Allgemeinmediziner nachkommen zu können. (Konkrete Hinweise finden sich im Teil II, Kap. 6.)

Literatur

Bergner M, Husser J, Kähler HD, Mehne P (1979) Die gesundheitliche und soziale Situation älterer Menschen in der Großstadt. Bundesminister für Jugend, Familie und Gesundheit, Bonn (Schriftenreihe des BJFG, Bd 74)
Bundesarbeitsgemeinschaft Hilfe für Behinderte EV (1989) Die Rechte der behinderten Menschen und ihren Angehörigen, 18 Aufl. Düsseldorf
Deutsches Zentrum für Altersfragen (1982) Fachbericht zur Situation älterer Menschen in der Bundesrepublik Deutschland. Berlin
Hartmann H (1981) Sozialhilfebedürftigkeit und Dunkelzifferarmut. Bundesminister für Jugend, Familie und Gesundheit, Bonn (Schriftenreihe des BJFG, Bd 98)
Hinschützer U, Momber H (1984) Basisdaten über ältere Menschen in der Statistik der Bundesrepublik Deutschland. Deutsches Zentrum für Altersfragen, Berlin
Kuratorium Deutsche Altershilfe (1988) Presse- und Informationsdienst, Folge 7
Lehr U (19899 Die neuen Alten. Ärztezeitung 6
RVO Reichsversicherungsordnung (1988) 14 Aufl. „dtv", München (Beck-Texte)

2.7 Alternstheorien

G. C. Fischer

Über die Frage, warum biologische Organismen und damit auch der Mensch altern und schließlich sterben, gibt es eine Reihe von Hypothesen. Sie beziehen sich auf biologische und psychologische Alternsvorgänge.

2.7.1 Biologische Alternstheorien

Ein historisches Beispiel zeigt die Bedeutung, die dieser Frage schon Ende des letzten Jahrhunderts beigemessen wurde:

Von einigen Wissenschaftlern dieser Zeit wurde mit der *Hormontheorie* die Ansicht vertreten, daß das Altern auf einer Rückbildung der Geschlechtsdrüsen beruhe. Aus dieser Vorstellung heraus sind die Experimente des Pariser Physiologen Brown-Sequard verständlich: Im Alter von 72 Jahren spritzte er sich einen Extrakt aus Hoden von Meerschweinchen und Hunden. Voronoff praktizierte eine Methode, bei der er alten Männern Affendrüsen überpflanzte. Der russische Pathophysiologe Bogomolez versuchte, ein Verjüngungsserum auf der Basis von Hormonen zu entwickeln. „Der Mensch ist so alt wie seine Drüsen" war das Motto dieser Theorie des Alterns, die bis in die 20er Jahre dieses Jahrhunderts große Publizität genoß.

Neuere Alternstheorien

1) Die *Kollagen- und Elastintheorie* (Verzar 1965). Zu dieser Theorie gehört der Satz: „Der Mensch ist so alt wie sein Bindegewebe bzw. so alt wie seine Arterien". Der Kollagenanteil in den Gefäßwänden nimmt mit dem Alter zu. Die diesbezüglichen Alterserscheinungen liefern jedoch keine Kausalerklärung für das Auftreten der Veränderungen.
2) Die *Mutationstheorie* (Curtis 1966) vermutet eine Zunahme der Mutationsrate in den Zellen z. B. infolge kosmischer Strahlung oder Radioaktivität. Die erhöhte Mutationsrate soll zu einer verminderten Lebensfähigkeit der Zellen führen. Die Mutationstheorie müßte jedoch für Keimzellen genauso gültig sein wie für andere Zellen. Es bliebe demnach unverständlich, warum die meisten biologischen Arten in der Natur viele Millionen Jahre alt sind.

3) Nach der *Autoimmuntheorie* (Burnet 1974) sollen die Altersprozesse durch eine Zunahme von Autoantikörpern bedingt sein. Es gibt Beobachtungen, die gegen diese Theorie sprechen.
4) Besondere Bedeutung finden heute die Theorie der freien Radikale sowie die Fehlerkatastrophentheorie.

Nach der *Radikalentheorie* (Harman 1962) beruht das Altern auf einer Zerstörung der Gewebe durch freie Sauerstoffradikale, die als hochreaktive Zwischenprodukte im Zellstoffwechsel entstehen. Als auslösende Faktoren werden toxische und endogene Einflüsse angenommen. Während früher die Altersforschung im Bereich der Pathologie oder Physiologie lag, sind heutigentags genetische oder molekularbiologische Aspekte dominierend. Die *Fehlerkatastrophentheorie* (Orgel 1963) geht davon aus, daß bei der Eiweißsynthese v. a. der Enzyme in zunehmendem Maße „Kopierfehler" bei der Transkription und der Translation auftreten, die zu Entgleisungen im Stoffwechsel führen. Bei der Synthese der Makromoleküle können Mutationen der DNS auftreten, und der Fehler wird entweder nicht erkannt oder nicht schnell genug repariert. Es resultieren fehlerhafte Endprodukte, die zum zellulären Altern beitragen. Solche physiologischen Alternsvorgänge auf molekularer oder supramolekularer Ebene führen zu Veränderungen an den Organen. Hinzutretende Krankheiten überlagern diese physiologischen Alternsveränderungen.

Bekanntlich kommt es im Bereich der DNS häufig zu Brüchen von Einzelsträngen, die allerdings durch die Reparatursysteme der Zelle meist schnell beseitigt werden. Die Mutationsrate sowie die Fähigkeit, Mutationen zu reparieren, sind bei den einzelnen Spezies unterschiedlich ausgeprägt. Vertreter der *Mutationstheorie* und der *Repairmechanismustheorie* gehen davon aus, daß im Laufe des Lebens die Menge anfallender schädlicher Mutationen und Defekte der DNS durch die Reparatursysteme nicht mehr hinreichend abgefangen werden kann, so daß es zu einer Summation in der DNS verankerter Fehler kommt, die bei Überschreiten einer kritischen Menge zum Zelltod führen.

Mit der *Theorie der „Molekularuhr"* in Verbindung steht der Begriff der „proliferativen Kapazität der Zellen", der die Zahl der Populationsverdopplungen betrifft. Heyflick u. Moorehead konnten 1961 in gerontologischen Studien zeigen, daß normale menschliche Zellen in vitro nur eine begrenzte Fähigkeit zur Proliferation haben, also eine limitierte Lebensspanne. Sie beläuft sich für Fibroblasten von Menschenembryonen auf 50 ± 10 Populationsverdopplungen. Weitere Untersuchungen zeigten, daß das Populationsverdopplungspotential abhängig ist vom Spendealter. Die Populationsverdopplungen sind um so geringer, je mehr an Jahren der Organismus hinter sich gebracht hat, dem die Zellen entnommen wurden.

2.7.2 Psychologische Alternstheorien

Psychologische Alternstheorien versuchen, die seelischen Vorgänge des Alterns durch Herausstellung eines im Alter durchgängig anwendbaren psychologischen Prinzips und dessen Auswirkungen auf das Verhalten alter Menschen verständlich zu machen. Unabhängig von der Bewertung ihrer Objektivierbarkeit und ihrer Gültigkeitsbereiche kommt psychologischen Alternstheorien eine große praktische Bedeutung zu. Sie prägen das Bewußtsein der Gesellschaft und der Gruppe der Betagten selbst. Damit bilden sie den allgemein anerkannten Entfaltungsrahmen für alte Menschen und die Spielregeln zwischen den Generationen. Der z. Z. sich vollziehende Wechsel von der Defizittheorie zu moderneren Alternstheorien und die damit verbundene Emanzipationsbewegung der heute alten Generation macht dies beispielhaft deutlich.

Das *Defizitmodell* (z. B. Wechsler 1944; Botwinick 1970) sah Altern als einen eingleisigen zunehmenden Verlust an emotionalen und intellektuellen Fähigkeiten. Dem Ideal des mittleren Erwachsenenalters gegenübergestellt mußte Altern so als bedauerliche Einengung ohne spezifische eigene Leistungs- und Wertbildungsmöglichkeiten erscheinen. In der *kognitiven Alternstheorie* (Thomae 1970) wird erfolgreiches Altern durch eine Ausgewogenheit zwischen den Bedürfnissen des Individuums und der daran gemessenen erlebten Realität erklärt. Im Mittelpunkt dieses Ansatzes stehen nicht objektive äußere Bedingungen, sondern die Art und Weise des subjektiven Erlebens dieser Bedingungen. Die subjektive Einschätzung des Gesundheitszustands z. B. prägt das Wohlbefinden und die allgemeine körperliche Aktivität des alten Menschen unabhängig von tatsächlich nachweisbaren medizinischen Diagnosen (Lehr 1979).

Die kognitive Theorie des Alterns erklärt somit, daß es in psychologischer Hinsicht zwar vielfältige Alternsformen, jedoch nur bedingt Alternsnormen gibt (Lehr 1987).

Bei der heute älteren Generation finden sich vielfach Vorstellungen im Sinne der Aktivitäts- und Disengagementtheorie.

Nach der *Aktivitätstheorie* (Tartler 1961) wird Altern dann positiv empfunden, wenn der Betagte sich in der Erfüllung einer Aufgabe erlebt und noch „gebraucht" wird.

Im Gegensatz dazu sieht die *Disengagementtheorie* (Cumming u. Henry 1961) gerade in der Befreiung von sozialer Verantwortung und Pflichten beste Voraussetzungen für eine befriedigende Ausgestaltung des Alters.

Im Vordergrund der Diskussion steht z. Z. das *Kompetenzmodell.* Es liefert weniger eine Zielvorstellung für die Voraussetzungen „gelungenen" Alterns, sondern beschreibt vielmehr das Wechselspiel zwischen Lebensanforderungen an das Individuum einerseits und den zu ihrer Bewältigung vorhandenen Ressourcen andererseits. Kompetenz wird dabei unterschiedlich definiert. Jedenfalls ist sie nicht als die Eigenschaft einer Person, etwa im Sinne der Copingfähigkeit, zu verstehen (Olbrich 1987), sondern als das Ergebnis der Nutzung persönlicher, familiärer, sozialer und ökologischer Ressourcen.

Die Kompetenz alter Menschen wird also wesentlich von den von der Gesellschaft und dem persönlichen Umfeld bereitgestellten Bedingungen und Hilfen mitbestimmt.

Literatur

Botwinik J (1970) Gerontopsychology. Am Rev Psychol 3:239–272

Burnet Sir Macfarlane (1974) Intrinsic mutagenesis: A genetic approach to aging. Wiley, New York

Cumming E, Henry WE (Hrsg) (1961) Growing old: The process of disengagement. Basic Books, New York

Curtis HJ (1966) Biological mechanisms of aging. Thomas, Springfield

Harman D (1962) Role of free radicals in mutation, cancer, aging and the maintenance of life. Radiat Res 16:753

Hayflick L, Moorhead PS (1961) The serial cultivation of human diploid cell strains. Exp Cell Res 25:585

Lehr U (1979) Psychologie des Alterns. Quelle & Meier, Heidelberg

Lehr U (1987) Der ältere Patient in der ärztlichen Praxis. In: Meier-Ruge W (Hrsg) Der ältere Patient in der Allgemeinpraxis. Karger, Basel München New York

Olbrich E (1987) Kompetenz im Alter. Z Gerontol 20:319–330

Orgel LE (1963) Maintenance of the accuracy of protein synthesis and its relevance to aging. Proc Natl Acad Sci 49:517

Tartler R (1961) Das Alter in der modernen Gesellschaft. Enke, Stuttgart

Thomae H (1970) Theory of aging and cognitive theory of personality. Hum Developm 13:1–16

Verzar F (1965) Experimentelle Gerontology. Enke, Stuttgart

Wechsler D (1944) The magament and appraisal of adult intelligence. Williams & Wilkens, Baltimore

2.8 Risikofaktoren im Alter

M. Klein-Lange

2.8.1 Das Risikofaktorenmodell in der Geriatrie

Primäre Prävention dient der Förderung der Gesundheit und der Verhütung von Krankheit durch Beseitigung ihrer Ursachen. Die Identifikation und Beseitigung von krankheitsverursachenden Faktoren ist in der Allgemeinpraxis die landläufige Form der primären Prävention. Im Mittelpunkt der Aufmerksamkeit stehen Übergewicht, Hypercholesterinämie, Hypertonie, Rauchen und Streßverhalten. Diese Merkmale gehen häufig einer kardiovaskulären Erkrankung voraus und stellen Risikofaktoren dar. Ein Risikofaktor ist ein Charakteristikum einer Person bzw. Bevölkerungsgruppe, dessen Vorhandensein die Wahrscheinlichkeit, in einem bestimmten Zeitraum von einer bestimmten Krankheit befallen zu werden, gegenüber einer Person oder Bevölkerungsgruppe ohne dieses Charakteristikum signifikant erhöht (Pflanz 1973).

Die Bedeutung der Risikofaktoren für Menschen im höheren Lebensalter muß gesondert betrachtet werden und wurde besonders aufgrund der Ergebnisse der Framingham-Studie diskutiert (Kannel et al. 1976). Das Erkrankungsrisiko für Apoplexie, koronare Herzkrankheit und chronisches Nierenversagen durch erhöhten Blutdruck war nach diesen Ergebnissen für die 64- bis 75jährigen ebenso gesteigert wie für andere Altersgruppen. Dies führte zu der Forderung nach wirksamer Behandlung der asymptomatischen Hypertonie auch bei dieser Altersgruppe (Kannel et al. 1976). Diese Forderung wird heute aus mehreren Gründen abgelehnt. Für Ältere konnten diese Framingham-Ergebnisse in späteren Studien nicht bestätigt werden (Evans et al. 1980; Milne 1981). In einigen großen Studien konnten günstige Auswirkungen bezüglich Mortalität und Morbidität nach Modifikation kardiovaskulärer Risikofaktoren nachgewiesen werden (Stamler 1988); diese Effekte sind jedoch noch immer strittig. Für den Umgang des Allgemeinarztes mit Risikofaktoren gerade bei seinen älteren Patienten sind auch Erwägungen im Einzelfall von grundlegender Bedeutung (Oliver 1982). So erscheint beispielsweise die antihypertensive Behandlung in allen Fällen von erhöhtem Blutdruck ohne Beschwerden kaum generell vertretbar, wenn man bedenkt, daß unter den Trägern des Risikofaktors Hypertonie die Mehrzahl von den möglichen Folgen (Myokardinfarkt und zerebraler Insult) verschont bleiben wird und auch die medikamentöse Behandlung mit schwer abzuschätzenden Nebenwirkungen belastet ist. Auch eine medikamentöse Behandlung der Hypercholesterinämie ist bei alten Patienten nur unter der Voraussetzung einer sehr guten Compliance sinnvoll (Tikkanen 1988). Bei der Verringerung von Risikofaktoren müssen mit zunehmendem Alter also auch pharmakologische Maßnahmen mit wachsender Zurückhaltung gehandhabt werden. Der aufmerksame Allgemeinarzt wird Vor- und Nachteile seiner präventiven Maßnahmen gerade für jeden älteren Patienten individuell abwägen. In diesem Falle stehen z. B. die Risiken des Hypertonus den Risiken einer übermäßigen Senkung des Blutdrucks gegenüber, evtl. mit der Folge eines ischämischen Insults bei Personen mit gestörter Autoregulation der zerebralen Durchblutung. Auch andere Risikofaktoren werden beim alten Menschen nur um den Preis tiefer Eingriffe in lange geübte Gewohnheiten zu beeinflussen sein.

2.8.2 Besondere Gesundheitsrisiken im höheren Alter

Unfälle

Unfälle stehen an einer vorderen Stelle bei den Todesursachen der über 65jährigen. Von den in der Bundesrepublik insgesamt bei Heim- und Freizeitunfällen Getöteten entfielen 78% auf die Altersgruppe der über 65jährigen. Der wichtigste Unfalltyp sind die Stürze, sie sind die Ursache für 50% der unfallbedingten Todesfälle der über 75jährigen. Die große Mehrzahl dieser Stürze geschieht in der Wohnung und besonders auf dem nächtlichen Weg zur Toilette bzw. dort. Viele Stürze erfolgen aus dem Sitzen oder Liegen, also vom Stuhl oder aus dem Bett. Diese Unfälle sind demnach oft als ein Ausdruck bestehender Krankheit oder Schwäche zu verstehen; trotzdem kann ihnen durch Körperübung und Ausschaltung von Unfallgefahren in der Wohnung vorgebeugt werden. Bei der individuellen Risikoabschätzung gibt die Anamnese wichtige Anhaltspunkte. Eine Fraktur in der Vorgeschichte läßt mit großer Wahrscheinlichkeit auf erhöhte Sturzgefahr schließen, ebenso eine neurologische Erkrankung wie Insult, hirnorganische Syndrome, Morbus Parkinson etc. Auch der allgemeine körperliche Zustand steht in einem Zusammenhang mit der Häufigkeit von Femurfrakturen.

Verkehrsunfälle sind ebenfalls eine häufige Todesursache älterer Menschen. In der Mehrzahl sind sie Opfer einer nicht an ihren Erfordernissen orientierten Verkehrsplanung. Da bei den über 70jährigen der Anteil der Autofahrer jedoch 18% beträgt und sicher noch steigen wird, wird die allgemeinärztliche Beratung zur Unfallverhütung auch auf Fahrvermögen und Fahrverhalten einzugehen haben. Iatrogene Risiken gewinnen hier an Bedeutung. Bei den verkehrsmedizinisch besonders relevanten Psychopharmaka liegt die Verordnungshäufigkeit bei 60- bis 75jährigen um das 10fache höher im Vergleich zur Gruppe der 20- bis 30jährigen (25. Jahrestagung der Deutschen Gesellschaft für Verkehrsmedizin).

Bewegungsmangel

Für Krankheiten des Skeletts, der Muskeln und des Bindegewebes ist Bewegungsmangel ein Risiko, besonders wenn es über daraus entstehende Abbauprozesse und ein weiteres Bedürfnis nach Inaktivität zu erneutem Bewegungsmangel und damit zu einem Teufelskreis kommt. Auch eine Einengung sozialer Bezüge ist dann eine wahrscheinliche Folge. Weitere Risikofaktoren sind Überbeanspruchung bei der Arbeit und bei anderweitiger körperlicher Aktivität oder auch durch Übergewicht.

Das Risiko, an Osteoporose zu erkranken, steigt mit dem Lebensalter. Frauen sind stärker gefährdet als Männer, v. a. wenn sie eine entsprechende Familienanamnese haben, ferner bei Östrogenmangel, später Menarche und entsprechend früher Menopause, Kinderlosigkeit, Hysterektomie, Bewegungsmangel, Kalziummangel, hagerem Körperbau sowie Genuß von Kaffee, Alkohol, Fetten und Nikotin im Übermaß. Eine große Zahl von Erkrankungen (z. B. Diabetes mellitus, Hyperthyreose, primär chronische Polyarthritis, Endokrinopathien) geht mit einem Verlust an Knochenmasse einher. Alle stehen im Zusammenhang mit endokrinen Veränderungen, behinderter Kalziumabsorption, körperlicher Immobilisation und Nebeneffekten einer Pharmakotherapie.

Mit dem Alter geht eine Einschränkung der Beweglichkeit des knöchernen Thorax einher, die Lungenelastizität läßt nach, und die Kapazität des Gasaustauschs ist verringert. Atelektasen in Kombination mit Erkrankungen der Bronchien oder des Lungenparenchyms, Immobilisation und geringe Atemexkursion prädisponieren für pulmonale Infekte besonders der abhängigen Lungenpartien. Lungenembolien aus den Gefäßen der unteren Extremität sind mit zunehmendem Alter häufiger Folge von Immobilisierung.

Psychische Störungen

Körperliche Behinderungen und Krankheit gehen ebenso wie belastende und lebensverändernde Ereignisse (z. B. Umzug oder Beginn eines Heimaufenthaltes) mit einem erhöhten Risiko psychischer Erkrankung einher. Fortschreitende Schwerhörigkeit und ein Mangel an sozialen Kontakten können ebenso wie übermäßiger Alkoholkonsum die Entstehung paranoider Zustände begünstigen. Doch auch psychische Krankheit selbst ist ein Risiko: Wiederkehrende Depressionen und paranoide Zustände neigen zur Chronifizierung und führen oft zur Pflegebedürftigkeit. Vor allem aber haben psychisch Kranke nur eine halb so lange Lebenserwartung wie psychisch Gesunde gleichen Alters (Bickel u. Cooper 1985).

Wie oben beschrieben sind körperliche Erkrankungen ein wichtiger Risikofaktor für die psychische Gesundheit im Alter; hinzu kommen für den überwiegenden Teil der Altenbevölkerung psychosoziale Belastungen. Bei Fällen von Suizid besteht in 25–45% eine Krankheit, doch muß das Risiko v. a. in der krankheitsbedingten sozialen Isolation gesehen werden, besonders bei alten Menschen, die nicht tief sozial verwurzelt sind. Bestehen Vereinsamung und Armut, kam es in der Vorgeschichte zum Verlust eines nahestehenden Menschen oder zu Selbsttötungsversuchen, so ist die Wahrscheinlichkeit für einen neuerlichen Suizidversuch erhöht. Die Suizidrate in der Altenbevölkerung liegt über der der Gesamtbevölkerung.

Anhaltende Hyperglykämie, körperliche Inaktivität und Übergewicht sind neben der Vererbung die Hauptrisikofaktoren für den Typ-II-Diabetes im Alter. Drei von vier Diabetikern erliegen vorzeitig einem Gefäßleiden. Eine suboptimale Diabeteseinstellung, Hypertonie und Rauchen erhöhen das Risiko für mikrovaskuläre Komplikationen bei Diabetikern. Die diabetische Retinopathie führt im Alter über 60 Jahre in einem größeren Prozentsatz als in jüngeren Jahren zum Visusverlust und zur Erblindung (L'Esperance u. James 1983). Im Alter ist das Risiko der Erblindung auch durch erhöhten Augeninnendruck gesteigert, hochgradige Sehminderung ist häufig die Folge von altersbedingten Veränderungen wie Durchblutungsstörungen der Netzhaut (Makuladegeneration) und senilem Katarakt.

Die Risikofaktoren für bösartige Neubildungen und Erkrankungen des Herz-Kreislauf-Systems unterscheiden sich nicht von denen anderer Altersgruppen. Als Risikofaktor für chronisch-obstruktive Lungenerkrankungen muß wie auch in jüngeren Jahren v. a. das Rauchen gelten, hinzu treten Umweltnoxen, Lungen- und Bronchialinfekte sowie allergische Vorerkrankungen.

2.8.3 Gruppen mit hohem Erkrankungsrisiko in der Altenbevölkerung

Der Begriff der Prävention umfaßt auch medizinische und soziale Anstrengungen, die das Fortschreiten einer Krankheit verhindern oder verlangsamen. Der Blick auf die wichtigsten Risikofaktoren für alte Menschen zeigt, daß diese Aufgabe der Vorbeugung mit fortschreitendem Alter zunehmend im Vordergrund steht. Jedem vorbeugenden Gesundheitsschutz im Alter wird neben der Feststellung von Risikofaktoren auch eine individuelle Abschätzung von Risiken vorausgehen müssen, die eine Verschlechterung des Gesundheitszustands zur Folge haben können, unter Einbeziehung der besonderen Situation der alten Menschen. Ihre Situation in den Industrieländern unterscheidet sich durch mehrere Faktoren von der Lage der Gesamtbevölkerung. Sie
- sind die am schnellsten wachsende Bevölkerungsgruppe,
- nehmen überproportional häufig medizinische Versorgung in Anspruch,
- haben mit geringerer Wahrscheinlichkeit eine Gruppe, die soziale Unterstützung gewährt,
- sind anfällig für Störungen verschiedener Art in verschiedenen Lebensbereichen: physisch, psychisch, ökonomisch und sozial.

Diese Bereiche stehen in jedem Einzelfall in einer sensiblen Balance; eine Störung in einen Bereich kann zum Zusammenbruch des ganzen Lebensrahmens führen, innerhalb dessen ein alter Mensch seinen Alltag bewältigt und gestaltet (Lehr u. Thomae 1987).

Bei der praktischen Umsetzung von präventiven Maßnahmen für die ältere Bevölkerung ist es daher zweckmäßig, über die Identifikation und Beseitigung von Risikofaktoren in jedem Einzelfall hinauszugehen und die Aufmerksamkeit auf besondere Risikogruppen zu konzentrieren. Es wäre zudem nicht praktikabel, wollte man das Spektrum präventiver Hilfen für alte Menschen ungezielt der gesamten Altenbevölkerung zugute kommen lassen. Oft wird eine gesundheitsförderliche Lebensweise erfolgreich bis ins hohe Alter ohne professionelle Hilfe von außen beibehalten. Bestimmte Gruppen sind jedoch einem erhöhten Risiko ausgesetzt und bedürfen besonderer präventiver Angebote. Einige Risikogruppen seien beispielhaft angeführt:

- Zunächst die wachsende Zahl der Hochbetagten über 85; hier bedürfen die meisten der Hilfe bei der Bewältigung ihrer Alltagsaufgaben (Akhtar et al. 1973).
- Alleinstehende und von der Familie getrennt Lebende; auch ihr Anteil an der Altenbevölkerung wächst rasch.
- Hinterbliebene. Der häufigste Fall wird die alte Patientin sein, die ihren Mann verloren hat; aber auch der Verlust von Kindern, Angehörigen und Freunden kann ein einschneidendes Lebensereignis sein und die Vereinsamung im Alter krisenhaft verstärken.
- All jene, die bereits hilfsbedürftig sind, also z. B. Sozialhilfe empfangen, Unterstützung bei der häuslichen Pflege (selbst oder für Angehörige) benötigen, an einer Behinderung leiden usw.
- Aus stationärer Behandlung kürzlich entlassene alte Menschen. Hier kann nicht ohne weiteres davon ausgegangen werden, daß sie ihren Alltag wie zuvor bewältigen oder angemessene Hilfe in Anspruch nehmen.
- Alte Menschen, die sich nach einem Umzug oder aus anderen Gründen in einer neuen Umgebung einleben müssen.
- Ältere Bewohner von Stadtteilen, in denen soziale Spannungen und Probleme das nachbarschaftliche Umfeld belasten.

Jede Gemeinde sollte sich auf eine genaue Übersicht über Art und Umfang von Risikogruppen unter ihrer Altenbevölkerung stützen können. Daher ist es eine Aufgabe der Primärversorgung, solche Risikogruppen zu identifizieren. Klinische Untersuchungen geben im hohen Lebensalter wenig Aufschluß, da die Ergebnisse z. B. der Röntgenuntersuchung bei Osteoarthrose oder der Audiometrie bei Hörverlust im Einzelfall wenig zur funktionellen Beeinträchtigung und zur Prognose aussagen (Chamberlain 1973). Ein praktikabler Weg ist hingegen die systematische Feststellung von Funktionseinschränkungen. Bei regelmäßigen Hausbesuchen können Mobilität, Fähigkeit zu Alltagsverrichtungen, Hör- und Sehvermögen, kognitive Leistungsfähigkeit und psychischer Befund sowie Maß und Art von Sozialkontakten auch von nichtmedizinischem Personal eingeschätzt werden. Auch die emotionale und physische Belastung von Angehörigen durch z. B. infolge Demenz hilfsbedürftige alte Familienmitglieder bedarf der Beobachtung. Hier ist oft ein Zustand äußerster Überforderung z. B. für pflegende Töchter schon eingetreten, wenn der alte Mensch wohlversorgt erscheint, und das Risiko einer raschen Verschlechterung durch Erkrankung der Pflegeperson und durch Verweigerung weiterer Hilfe ist groß. Erfahrungsgemäß ist ein dann folgender Zusammenbruch der familiären Hilfsbereitschaft irreversibel, zumal die unausweichliche Verschlechterung im Gesundheitszustand des alten Menschen die Pflegelast weiter verstärkt.

Auch Nachbarn werden zunächst willig gewährte Unterstützung mit der Folge steigender Gesundheitsgefahr für den alten Menschen entziehen, wenn sie stärker in Anspruch genommen werden, als sie es als zumutbar empfinden. Dies hat wachsende Gesundheitsgefährdungen für den Betroffenen zur Folge. Es ist daher erforderlich, das unterstützende Umfeld bei der Bestimmung von Risikogruppen in der Altenbevölkerung mit zu berücksichtigen, damit professionelle Hilfe rechtzeitig und angemessen zur Verfügung gestellt werden und einer Verschlechterung des Gesundheitszustands Betagter vorgebeugt werden kann.

Literatur

Akhtar AJ, Broe A, Crobie A, McLean WMR, Andrews GR, Caird FI (1973) Disability and dependence in the elderly at home. Age Ageing 2:102−110
Bickel H, Cooper B (1985) Psychische Erkrankung und Mortalität in der Altenbevölkerung. In: Radebold H (Hrsg) Gerontopsychiatrie 12. Janssen-Symposion, Düsseldorf
Chamberlain JOP (1983) Screening elderly people. Proc R Soc Med 66:38−39
Evans JG, Prudham D, Wandless I (1980) Risk factors for stroke in the elderly − The ageing brain (eds: G. Barbagallo-San Giogio, A. N. Exton-Smith). Plenum, London, pp 113−126
Kannel WB, Ghee D, Gordon TT (1976) A general cardiovascular risk profile: The Framingham Study. Am J Cardiol 38:46−51
Lehr U, Thomae H (1987) Formen seelischen Alterns, Ergebnisse der Bonner Gerontologischen Längsschnittstudie (BOLSA). Enke, Stuttgart
L'Esperance AL, James WA (1983) The problem of diabetic retinopathy. In: Little et al. (eds) Diabetic retinopathy. Thieme, Stuttgart
Milne JS (1981) A longitudinal study of blood pressure and stroke in older people. J Clin Exp Gerontol 3:135−159
Oliver MF (1982) Risk of correcting the risks of coronary disease and stroke with drugs. N Engl J Med 306:297−298
Pflanz M (1973) Allgemeine Epidemiologie. Thieme, Stuttgart
Stamler J (1988) Risk factor modification trials: Implications for the elderly. Eur J Heart [Suppl D] 9:9−53
Tikkanen J (1988) Hypercholesterinaemia in the elderly: Is drug treatment justified? Eur Heart J [Suppl D] 9:79−82

2.9 Prävention von Altersschäden

M. Klein-Lange

In der Prävention wird seit längerem die Antwort auf die Zunahme der chronischen Krankheiten gesehen (Breslow u. Somers 1977). Jedes Individuum hat es durch entsprechende Verhaltensänderung bis zu einem gewissen Maße in der Hand, dem Problem chronischer Krankheit besonders im höheren Lebensalter zu begegnen (LaLonde 1974). In der geriatrischen Praxis wird ein solcher präventiver Optimismus auch Probleme aufwerfen. Hier sind Patient und Arzt oft mit den Spätfolgen gesundheitsschädlichen Verhaltens und gesundheitsschädlicher Verhältnisse konfrontiert, und allzu leicht werden solche Gesundheitsschäden als selbstverschuldet angesehen (Kowles 1977). Doch auch ohne eine solche Schuldzuweisung wird Krankheit oft als unausweichliche Folge des Alterungsprozesses hingenommen. Das Alter beginnt nach allgemeiner Auffassung mit dem Rentenalter, d. h. nach dem 65. Lebensjahr. Diese Grenzziehung geht auf Bismarcks Sozialgesetzgebung zurück und entspricht keinem biologischen Sachverhalt.

Die Ergebnisse von Längsschnittstudien haben Hinweise ergeben, daß die früher angenommene lineare Abnahme der Organfunktion nach dem jungen Erwachsenenalter (Shock 1977) überschätzt wurde und später oder überhaupt nicht einsetzt (Svandborg et al. 1982). Obwohl die geriatrischen und gerontologischen Forschungsergebnisse sich zum großen Teil auf eine Population über 65 Jahre beziehen, handelt es sich hier keinesfalls um eine homogene Untergruppe der Gesamtbevölkerung. Unterscheidungen bezüglich der Mortalität, der Morbidität und des Maßes an gesundheitlicher Beeinträchtigung erfordern Beachtung. Zwar nimmt die Morbidität mit dem Alter zu, und besonders bei chronischen Krankheiten kommt es zu einer Akkumulation. Doch darf dies nicht mit Behinderung gleichgesetzt werden. Selbst bei den über 85jährigen und darüber gaben 40% keine Behinderung an und nur 30% waren unfähig, die wichtigsten Besorgungen selbst vorzunehmen (Allan u. Brotman 1981). Die Ergebnisse der gerontologischen Forschung verbieten eine Gleichsetzung von Alterungsprozeß und Krankheit: Alter ist nicht gleichbedeutend mit Krankheit, und Krankheit im Alter muß nicht hingenommen werden. Es ist in jedem Einzelfall eine lohnende Aufgabe, bei der Anamneseerhebung, bei der Erhebung des körperlichen und geistigen Gesundheitsstatus sowie der persönlichen Lebensweise die Merkmale zu identifizieren, die auf besondere Gesundheitsrisiken hinweisen.

2.9.1 Primäre Prävention

Die primäre Prävention dient der Gesundheitsförderung und der Gesundheitsvorsorge vor Eintritt einer Krankheit. Die Ursachen eines großen Teils der Krankheitslast im Alter liegt in früheren Lebensjahren, und die primäre Prävention muß sich auf die jungen Bevölkerungsschichten konzentrieren. Die primäre Prävention wichtiger Erkrankungen wie Stoffwechselstörungen, Herz-Kreislauf-Erkrankungen und Erkrankungen der Atemwege folgt im Alter den gleichen Regeln wie in jungen Jahren. Doch in der Geriatrie hat die primäre Prävention einige Besonderheiten. Es muß angenommen werden, daß eine der häufigsten vermeidbaren Gesundheitsgefahren im Alter in *iatrogenen Schäden* besteht (Barry 1986). Entsprechend kann die präventive Bedeutung einer altersgemäßen und individuellen (Pharmako)therapie, einer genauen Aufklärung von Patienten und Betreuern sowie einer gewissenhaften Überwachung nicht genug betont werden. Keinesfalls darf die große Zahl von Fehlern bei der Medikamenteneinnahme bei alten Patienten in ihrer mangelnden Compliance gesehen werden. Es bleibt die Aufgabe der in der Primärversorgung Tätigen, solche Gesundheitsgefahren auszuschließen.

Auch die Überwachung einer altersgemäßen *Ernährung* ist eine hausärztliche Aufgabe, die bei den in dieser Altersgruppe häufigen Arztkontakten regelmäßig und kompetent erörtert werden kann. Vor allem ist auf eine ausreichende Flüssigkeitsmenge und auf eine angemessene Zufuhr von Kalorien, Proteinen, Vitaminen und Mineralien, insbesondere von Kalzium, zu achten. Diätrestriktionen sollten vermieden werden. Die Bedarfsdeckung mit Eisen und Vitaminen im Seniorenalter ist nach dem Ernährungsbericht 1988 in der Bundesrepublik Deutschland nicht immer gesichert. Es ist eine wichtige präventive Aufgabe, regelmäßig nach Eßgewohnheiten und Appetit zu fragen; viele alte Menschen bemerken ihre Fehlernährung nicht. Eine unauffällige Inappetenz kann Folge einer Herzinsuffizienz, einer Depression oder auch einer nichtangepaßten Medikation sein. Die Ernährung im Alter folgt ansonsten den gleichen Regeln wie im gesamten Erwachsenenalter: sie soll ausgewogen, abwechslungsreich und appetitanregend sein.

Alterungsprozesse wirken schwächend auf *Funktionen des Immunsystems* und auch auf Funktionen anderer physiologischer Abwehrmechanismen, z. B. gegen bakterielle pulmonale Infekte. Alte Menschen sind entsprechend anfälliger für Infektionen. Diese verlaufen in der Regel schwerer, die Rekonvaleszenz ist häufig verzögert und unvollständig, und oft führt ein Infekt zum Tode. Alte Menschen bilden daher eine besondere Risikogruppe für pneumonische und grippale Infekte; die zur Verfügung stehenden Impfstoffe sollten entsprechend genutzt werden. Die Grippeschutzimpfung wird bei einer Influenzaepidemie indiziert sein, besonders bei vorgeschädigten Patienten und solchen, die in enger Gemeinschaft leben wie im Krankenhaus oder in größeren Institutionen der Altenpflege. Voraussetzung ist, daß der Typ des Erregers bekannt ist, eine geeignete Vakzine Verwendung findet und die Impfung mehrere Wochen vor einer möglichen Exposition erfolgt, damit sich eine ausreichende humorale Immunität entwickeln kann. Polyvalente Impfstoffe gegen Pneumokokken können die Ausbreitung der Infektion in Krankenhäusern verhindern.

Auch an Tuberkulosetestung ist bei Altenheimbewohnern zu denken. Von großer Bedeutung ist schließlich die Impfung des Personals von Einrichtungen der Altenpflege, da diese dem Schutz von Kontaktpersonen dient und auch der Vermeidung von krankheitsbedingtem Pflegeausfall, der wiederum zu einer Verschlechterung für die Bewohner führen muß.

Eine besondere Rolle kommt auch der primären Prävention der *Osteoporose* zu. Sicherung der Kalziumzufuhr, der Vitamin-D-Zufuhr durch Nahrungszusätze oder durch Sonnenexposition, Vermeidung von Koffein, Nikotin und sorgfältige Begrenzung von pharmakologischen Ursachen der Osteoporose stehen im Vordergrund. Der alte Mensch kann durch ständige körperliche Aktivität das Seine dazutun.

Förderung der körperlichen Aktivität und Training sind die wichtigsten und effektivsten Mittel der Primärprävention auch im hohen Alter. Es steht außer Zweifel, daß auch im höheren Alter Fitneß und Belastbarkeit durch geeignete Übungsprogramme gesteigert werden können (Aniansson et al. 1980). Den gleichen Rang hat die regelmäßige Übung des Erinnerungsvermögens und *kognitiver Funktionen* mit der Folge vermehrter sozialer Kontakte. Es ist nachweisbar, daß meßbare Verbesserungen von geistigen und sozialen Fähigkeiten durch entsprechende Übung erzielt werden können. Kognitive Funktionen (Plemons et al. 1978) sowie das Erinnerungsvermögen (Langer u. Rodin 1976) fanden sich nach Übung über Monate gebessert. Die gleichen Untersucher fanden, daß in Altenpflegeheimen die Bewohner interessierter, aktiver und anteilnehmender waren, wenn sie auf ihre Lebensführung und ihre Umgebung vermehrt Einfluß hatten. Die Führung von Altersheimen kann dem etwa durch Formen der Selbstverwaltung und Beteiligung fördernde (Kultur-)Programme Rechnung tragen. Die körperliche Leistungsfähigkeit ist sogar mit zunehmendem Alter vermehrt von der körperlichen und geistigen Fitneß abhängig, so daß durch Übung ein relativ größerer Effekt erzielt werden kann als in jungen Jahren.

Übung und Training sind aber kein Ersatz für die Herausforderungen einer selbständigen Lebensführung. Es ist eine primärpräventive Aufgabe, durch entsprechende Wohnverhältnisse, ausreichende finanzielle Ausstattung und öffentliche Angebote alten Menschen ein selbständiges Leben zu ermöglichen. Betreuende, gesundheitserzieherische und sozial anregende Programme sind wichtig, können aber dafür keinen Ersatz bieten. Zu oft übernehmen auch Angehörige und Freunde Aufgaben, die von einem alten Menschen durchaus noch zu bewältigen sind und deren Bewältigung zu seiner Fitneß entscheidend beiträgt. Eventuellen Risiken, die mit einer solchen Selbständigkeit verbunden sind, steht die Gesunderhaltung der rasch zunehmenden älteren Bevölkerung gegenüber, denn so wird zugleich die Primärprävention von psychischen Störungen, von Immobilisierung und Bettlägerigkeit sowie nicht zuletzt von Selbsttötungen erreicht. Gerade Unfallrisiken können vermindert werden. Der Allgemeinarzt sollte sich deshalb v. a. ein Bild machen von möglichen *Unfallgefahren* in der häuslichen Umgebung. Wo nötig, sollte er auf eine zweckmäßige Ausstattung der Altenwohnung z. B. mit Bettgeländern, Nachtbeleuchtung

Tabelle 1. Maßnahmen zur Unfallverhütung im Hause

Einrichtung	Sicherung
Treppen	Rutschsicherer Stufenbelag, Handgeländer, gute Beleuchtung (Nachtlicht), kontrastreiche Farbgebung
Wohnräume	Befestigung von Teppichkanten, Verwendung weicher Auslegeteppiche, keine glatten, harten Fußböden, Vermeidung von Verlängerungskabeln, Entfernung hinderlicher Möbelstücke
Bad	Rutschsichere Gummimatten in Bad und Dusche, Handgriffe an geeigneten Stellen, gute Beleuchtung (Nachtlicht), mäßige Wassertemperatur
Küche	Große, gut lesbare Beschriftungen, an Herd und Gefäßen, geeignete Griffe an Töpfen etc.
Allgemein	Rauchmelder, Sicherung freier Fluchtwege und guter Zugänglichkeit, Vermeidung hoher Schwellen, vorzugsweise flache Absätze, bei Alleinlebenden regelmäßiger Telefonkontakt oder Alarmsystem, gute Beleuchtung (Nachtlicht)

und Handgriffen in Bad und Toilette drängen (s. auch Tabelle 1). In jedem Fall sollte sichergestellt sein, daß jeder alte Mensch im Notfall rasch Hilfe erhalten kann, z. B. durch entsprechende Alarmsysteme. Die Morbidität infolge der häufigen Stürze im Alter steigt signifikant mit Verzögerungen bei der Hilfeleistung (Robbins 1988).

2.9.2 Sekundärprävention

Die Sekundärprävention dient der Früherkennung von Krankheiten in der symptomfreien, präklinischen Phase. Das Ziel ist neben der besseren Heilungschance die frühzeitige günstige Beeinflussung des Verlaufs. Früherkennung im Alter unterscheidet sich methodisch nicht von der allgemeinen Praxis. In einigen Bereichen ist jedoch eine höhere Untersuchungsfrequenz angezeigt. Untersuchungen der Brust, der Prostata und eine Stuhluntersuchung auf okkultes Blut sollten jährlich erfolgen, eine Mammographie nur in begründeten Einzelfällen. Eine Rektosigmoidoskopie ist alle 3 – 5 Jahre angezeigt, ein Zervikalabstrich mindestens im gleichen Intervall. Von diesen Richtwerten muß je nach individueller Risikoeinschätzung abgewichen werden (s. auch Tabelle 2). So kann nicht nur die Prävalenz, sondern auch die Schwere von Krankheiten verringert werden – beides ist besonders für die Altenbevölkerung von allergrößter Bedeutung. Die Früherkennung von degenerativen Prozessen könnte bei rechtzeitiger physiotherapeutischer Behandlung Spätfolgen mindern, ebenso die frühe Erkennung von uncharakteristischen Schlaganfallvorzeichen und die Frühdiagnostik von Störungen der Herz-Kreislauf-Funktionen. Von diesen hängt die Gehirnfunktion umso mehr ab, je älter ein Mensch wird (Schulte u. Tölle 1972). Die Früherkennung von Krankheiten bei dieser Bevölkerungsgruppe setzt voraus, daß für Krankheiten relevante Veränderungen von normalen

Tabelle 2. Präventive Maßnahmen bei Patienten über 65 Jahre

Maßnahme	Zeitpunkt, Frequenz
Beratung	
– zur richtigen Ernährung	Bei geeigneten Beratungsanlässen
– zur Raucherentwöhnung	Bei geeigneten Beratungsanlässen
– zur Unfallverhütung	Bei geeigneten Beratungsanlässen
(in der Wohnung, im Verkehr)	
Impfungen	
– Tetanus/Diphtherie	Alle 10 Jahre
– Grippe	Jährlich
– Pneumokokken	Einmalig
Körperliche Früherkennungsuntersuchungen	
– Blutdruck	Bei jedem Besuch
– Augeninnendruck	Alle 2 – 3 Jahre
– Brustuntersuchung	Jährlich
– rektale Untersuchung	Jährlich
– Untersuchung der Haut auf Melanome	Jährlich
bzw. Vorläufer	
– Prüfung des Hörvermögens	Bei geeigneten Beratungsanlässen
– Proktosigmoidoskopie	Alle 3 – 5 Jahre
Laboruntersuchungen	
– Stuhl auf okkultes Blut	Jährlich
– Bluthämoglobinkonzentration	Bei geeigneten Beratungsanlässen
– Zervikalabstrich	Alle 3 – 5 Jahre
– Mammographie	Nur in Einzelfällen auf Anforderung

Alterungsprozessen unterschieden werden. Eine gute geriatrische Ausbildung
des Allgemeinarztes muß ihn dazu befähigen, vielfältige pathologische Veränderung zu unterscheiden und untypische Formen der Präsentation von Symptomen zu beachten. Damit ergibt sich in der Praxis ein fließender Übergang
zur rechtzeitigen Wahrnehmung von Gesundheitsstörungen, die der Patient
zwar bemerkt, aber nicht angibt. Für die Erhaltung der körperlichen und sozialen Fähigkeiten ist dies erfahrungsgemäß von größerer praktischer Bedeutung als die empfohlenen Maßnahmen der primären und sekundären Prävention.

2.9.3 Tertiärprävention

Die Tertiärprävention dient weniger der Verlängerung des Lebens als der Erhaltung seiner lebenswerten Qualität. Viele der geläufigen Gesundheitsstörungen
im Alter sind sowohl chronisch als auch mit bleibender Behinderung verbunden. Im Gegensatz zu jüngeren Leuten fehlt bei alten Menschen zudem der
Zwang, anderen eine Krankheit mitzuteilen. Es gibt sogar gute Gründe für Ältere, eine Krankheit zu verbergen, z. B. um Zweifel an der Leistungsfähigkeit
zu vermeiden. Es ist bekannt, daß alte Menschen über eine Krankheit auch

dem Arzt gegenüber seltener berichten. Besonders die für die Lebensführung folgenreichen Erkrankungen psychiatrischer Art (v. a. Depression und Demenz), der Harnwege und des Bewegungsapparats bleiben oft unerkannt und ohne angemessene Versorgung (Williamson 1964). Die Präsentation von vermeintlich alterstypischen Beschwerden wie Schmerzen, Schlaflosigkeit, Inappetenz, Hinfälligkeit und Luftnot verstellt oft den Blick auf die zugrundeliegenden psychosozialen Probleme. Dies verhindert nicht nur die Bearbeitung der Ursachen, sondern führt auch zur unüberlegten Verordnung von Medikamenten und besonders häufig von Psychopharmaka. Eine engagierte Tertiärprophylaxe ist aus diesem Grunde die wichtigste präventive Aufgabe bei alten Menschen. Sie setzt ein, wenn die Krankheit eingetreten ist, und hat zum Ziel sowohl die Verhinderung von Rezidiven als auch die Feststellung und anschließende Versorgung von Krankheitsfolgen und Behinderungen. So können das Risiko und die Geschwindigkeit des gesundheitlichen Verfalls und damit die Hilfsbedürftigkeit in der Altersbevölkerung auch dann verringert werden, wenn die kurativen Möglichkeiten erschöpft sind. Einfache Beispiele sind die Beratung im Gebrauch von Hör- und Sehhilfen, die Versorgung mit geeigneten Gehhilfen, ggf. die Versorgung mit Hilfsmitteln bei Inkontinenz usw. Auch die zahnprothetische Versorgung ist von präventiver Bedeutung, da hier eine wichtige Ursache der Fehlernährung liegt.

Die klinische Rehabilitation spielt hier ihre wichtige Rolle. Die Rehabilitation im Alter verfolgt andere Ziele als bei jungen Menschen. Nicht die Wiedereingliederung in den Arbeitsprozeß ist das Ziel, sondern die Wiedergewinnung der Fähigkeit zur selbständigen Lebensführung. Erfolge geriatrischer Rehabilitation können eine frühzeitige Einweisung in ein Pflegeheim verhindern, zumindest aber den Zeitpunkt hinausschieben. Bei drohender Verschlechterung des Gesundheitszustands ist zur Abwendung des Verlusts der Selbsthilfefähigkeit auch eine präventive Rehabilitation angezeigt, die systematisch z. B. im Rahmen einer geriatrischen Tagesklinik durchgeführt wird.

2.9.4 Die Aufgabe des Hausarztes

Der Hausarzt steht der Lebenswelt seiner älteren Patienten nahe und wird seine präventive Arbeit daran orientieren, daß ihnen die Selbständigkeit erhalten bleibt. Aus dieser Betonung der Funktion ergeben sich für die praktische Arbeit 2 Hauptaufgaben: Die erste ist auf die Erhaltung der körperlichen Fähigkeiten gerichtet und ist traditionell Gegenstand der präventivmedizinischen Anstrengungen. Hier handelt es sich um klinische Prävention in Form von Primärprävention, z. B. Impfungen, und von Sekundärprävention in Form der Früherkennung. Die Zahl solcher Routinemaßnahmen der Krankheitsvorbeugung, die speziell für Ältere geeignet sind, ist klein. Es handelt sich hier v. a. um die allgemeinen Methoden der Prävention (Bauer 1986), die Kosteneffektivität kann bei älteren Patienten freilich höher sein (Willems et al. 1980). Mehr Erfolg bei der Erhaltung der Funktion verspricht die 2. Aufgabe, der auch die Tertiärprävention mit dem Ziel der Verringerung von Krankheitsfolgen dient.

Wenn ein alter Mensch mit entsprechender Unterstützung ein Maximum an Fähigkeiten zur Lebensgestaltung erreicht hat, werden diese weiterhin von seinem Lebensumfeld abhängig bleiben. Viel kann zur Vermeidung umfeldbedingter Funktionsverluste getan werden, sowohl im Bereich der physischen Umgebung als auch der sozialen Umwelt. Dieses Bemühen ist nicht auf den alten Menschen beschränkt. Es bezieht die Angehörigen mit ein, denn diese haben den wichtigsten Beitrag dazu zu leisten, einen älteren Menschen so lange wie möglich auf einem maximalen Niveau seiner Möglichkeiten zu halten. Fachgerecht unterstützte Familien oder Helferkreise, eingehend informiert über die Natur der Beeinträchtigung eines alten Menschen und, falls erforderlich, angemessener und rechtzeitiger Hilfe gewiß, werden ihrerseits viel effektiver und langfristiger helfen können, als ohne solche Unterstützung. Dabei ist eine enge Zusammenarbeit von ärztlichen und nichtärztlichen Diensten eine Voraussetzung für eine umfassende Primärversorgung. So kann durch geeignete Ernährung (Essen auf Rädern), Physiotherapie, Seh- und Hörhilfen, Hauspflegedienste sowie durch technische (Alarmsysteme) und bauliche Maßnahmen (Aufzüge, geeignete sanitäre Einrichtungen) nicht nur die Fähigkeit zur angstfreien Alltagsbewältigung bei alten Menschen gefördert werden. Auch gesundheitliche Risiken für pflegende Angehörige werden vermindert. Schließlich bieten ehrenamtliche Dienste neben ihrer direkten Zweckerfüllung auch Möglichkeiten positiver und befriedigender Tätigkeit für gesunde Menschen im höheren Lebensalter. Es ist ersichtlich, daß fast alle Hilfsangebote für alte Menschen eine wichtige präventive Funktion erfüllen.

Schließlich muß auf die Selbsthilfemöglichkeiten hingewiesen werden, u. a. in der Form der Eigentherapie z. B. für Sehnen und Muskelschäden. Die Selbsthilfe wird zwangsläufig wichtiger werden, da die familiären und professionellen Hilfsdienste den Bedarf in der Zukunft schwerlich werden decken können. Dies macht die Arbeit für die hier tätigen Ärzte und sonstigen Angehörigen von Gesundheitsberufen interessanter und für alle Beteiligten befriedigender. So öffnet die präventiv orientierte Arbeit im höheren Lebensalter Wege, die negativen Stereotypen über den letzten Lebensabschnitt zu überwinden, die die geriatrische Arbeit seit langem schwer belasten.

Literatur

Allan C, Brotman H (1981) Cartbook on aging in America. (White House Conference on Aging, Washington/DC)

Aiannson A, Grinby F, Rundgren A, Svandborg A, Orlander J (1980) Physical training in old men. Age Ageing 9:186–187

Barry P (1986) Iatrogenic disorders in the elderly: Preventive techniques. Geriatrics 9:41–47

Bauer RL (1986) Office techniques to maintain the health of ageing patients. Geriatrics 41:91–107

Breslow L, Somers AR (1977) The lifetime health-monitoring program: a practical approach to preventive medicine. N Engl J Med 296:601 ff

Kowles J (ed) (1977) Doing better and feeling worse: Health in the United States. Norton, New York

Langer EJ, Rodin J, Beck P, Weiman C, Spitzner L (1979) Environmental determinants of memory improvement in late adulthood. J Pers Soc Psychol 37:2003–2013
LaLonde M (1974) A new perspective on health for the Canadians. Department of National Health and Welfare, Ottawa
Robbins J (1988) Accidents. In: Hudson WT, Reinhart MA, Rose D, Stewart GK (eds) Clinical preventive medicine. Little Brown, Boston Toronto
Schulte W, Tölle R (1972) Psychiatrie. In: Schettler G (Hrsg) Alterskrankheiten. Thieme, Stuttgart
Shock NW (1977) System integration. In: Finch CE, Hayflick L (eds) Handbook of the biology of aging. Van Nostrand Reinhold, New York
Svandborg A, Bergström G, Mellström D (1982) Epidemiological studies on social and medical conditions of the elderly. WHO Regional Office for Europe, Copenhagen
Willems JS, Sanders CR, Riddiough MA, Bell JC (1980) Cost-effectiveness of vaccination against pneumococcal pneumonia. N Engl J Med 303:553 ff
Williamson J, Stokoe JH, Gray S, Fister M, Smith A, McGhee A, Stephenson E (1964) Old people at home. Their unreported needs. Lancet I:1117–1118

3 Alter und Krankheit

G. C. Fischer

3.1 Kennzeichen von Krankheit im Alter

Gesundheitsstörungen im Alter sind grundsätzlich als Ausdruck krankhafter Prozesse und nicht als Folge des Alterns an sich anzusehen (Lang 1981).

Diese Erkenntnis ist von fundamentaler Bedeutung für den (haus-)ärztlichen Umgang mit Krankheit im Alter. Sie führt zu der Folgerung, daß stets von der Möglichkeit einer identifizierbaren und damit, je nach Verfügbarkeit der Mittel, behandelbaren und verbesserungsfähigen oder gar reversiblen Situation ausgegangen werden muß.

Wesentliches Kennzeichen von Krankheit im Alter ist die Komplexität. Sie ergibt sich aus dem Zusammenwirken verschiedener Faktoren, die im folgenden ausgeführt werden (s. auch Tabelle 1, S. 92).

3.1.1 Pathophysiologische Faktoren

Multimorbidität

Mit zunehmendem Alter steigt die Zahl gleichzeitig nachweisbarer Krankheiten bei einem Patienten. Nach einer Aufstellung von Franke (1983) werden bei Kranken unter 29 Jahren durchschnittlich 1–2 Diagnosen gestellt, während diese Zahl (Abb. 1) auf über 8 gleichzeitig bestehende Krankheiten bei Patienten jenseits des 71. Lebensjahres ansteigt.

Aus Sektionsbefunden geht hervor (Selberg 1973; Franke 1983), daß etwa 30% mehr pathologisch-anatomische Veränderungen vorliegen als klinisch bekannt werden.

Untersuchungen aus der Allgemeinpraxis lassen vermuten (Fischer u. Kerek-Bodden 1988), daß im Durchschnitt 3,4 Diagnosen eines über 65jährigen Patienten behandelt werden.

Das Zusammentreffen mehrerer Krankheiten kann sich folgendermaßen gestalten:

1) gleichzeitiges Nebeneinander (komitierende Krankheiten, z. B. Arthrosis deformans, Lungenemphysem);
2) durch Kausalzusammenhänge verknüpftes Auftreten (kombinierte Krankheiten, z. B. chronisch-obstruktive Bronchitis und Cor pulmonale);

Tabelle 1. Überwiegende Krankheitskennzeichen bei älteren und jüngeren Patienten

Jüngere Patienten (unter 65 Jahre)	Ältere Patienten (über 65 Jahre)
Trennung zwischen „gesund" und „krank" möglich	Trennung zwischen „gesund" und „krank" nicht mehr möglich
Monokausalität	Häufig Polykausalität
Krankheitspezifische Symptomatik	Unspezifische Symptomatik
Monomorbidität	Multimorbidität
Akuter Verlauf	Chronischer Verlauf
Funktionelle Bedeutung gering	Funktionelle Auswirkungen erheblich
Langfristige soziale Auswirkungen gering	Soziale Auswirkungen oft schicksalbestimmend
Krankheitserleben von geringerem Einfluß	Krankheitserleben von großer Bedeutung
Kausale Therapie häufig möglich	Kausale Therapie oft nicht möglich
Therapeutisches Ziel: Restitutio	Therapeutisches Ziel: Besserung, Erhaltung

3) Hinzutreten typischer Komplikationen zu bereits bestehenden Erkrankungen (komplizierende Erkrankungen, z. B. Bronchopneumonie bei akuter Bronchitis).

Häufig kommt es zum Zusammenwirken von sog. alternden Krankheiten, d. h. chronischen, bis ins Alter hineinreichenden Verläufen von Erkrankungen, deren Beginn wesentlich früher liegt, z. B. Diabetes mellitus, Asthma bronchiale, und Krankheiten, die sich charakteristischerweise erst im Alter entwickeln (sog. Alterskrankheiten wie Prostatahypertrophie, grauer Star oder Altersschwerhörigkeit).

Chronizität

Nach repräsentativen Angaben beziehen sich knapp 75% der von Allgemeinärzten durchgeführten Beratungen älterer Patienten auf eine chronische Krankheit (Fischer u. Kerek-Bodden 1988). Von der Gesamtheit aller Praxiskontakte wegen chronischer Krankheit in der Allgemeinpraxis entfallen rund 45% auf ältere Patienten. Die am häufigsten genannten Diagnosen bei Beratungsanlässen wegen chronischer Krankheit in der Praxis sind Hypertonie, Herzkrankheiten, Diabetes mellitus, Erkrankungen des Bewegungsapparates sowie zerebrovaskuläre Störungen (Fischer u. Kerek-Bodden 1988).

Frauen weisen in den höheren Altersklassen einen relativ höheren Anteil an chronisch Kranken auf als Männer (Sturm, im Druck).

Die Tatsache, daß die meisten Altersleiden chronisch verlaufen, hat vielfältige und nachhaltige Auswirkungen z. B. auf die Compliance (s. Teil II, 2.1.2) oder das Krankheitserleben (s. Teil I, 3.2). Sie führt oft zu erheblichen differentialdiagnostischen Schwierigkeiten und Problemen bei der Prioritätenbildung in der Therapie.

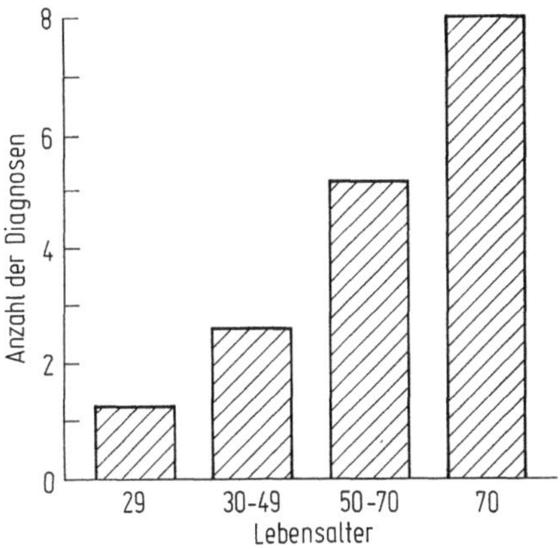

Abb. 1. Anzahl der Diagnosen mit zunehmendem Lebensalter (nach Franke 1983)

Schleichender Beginn

Das Vorbringen und Vorliegen klar definierter Symptome gilt als atypisch für
ältere Patienten (Thompson 1984). Statt dessen ist häufig eine uneindeutige
und zugleich vielfältige Symptomatologie anzutreffen, aus der zugrundeliegende Erkrankungen keineswegs immer unmittelbar abgeleitet werden können.
Die oft nur geringfügigen Funktionsminderungen werden dabei vom Kranken
selbst als altersbedingt abgewertet. Veränderte Schmerzempfindung (s. Teil I,
2.1) sowie reduzierte Reaktionen des retikuloendothelialen Systems, insbesondere auf Infekte, tragen zur erschwerten Erkennung beginnender Krankheiten
oder Komplikationen bei (Thompson 1984).

Atypische Symptomatik

Vielfach ist zu beobachten, daß Krankheitsbilder mit charakteristischer Symptomatik im Alter ein verändertes klinisches Bild aufweisen. So können sich
z. B. ein Myokardinfarkt oder eine Pneumonie klinisch unter dem Bild plötzlicher Verwirrtheit darstellen. Auch die Appendizitis verläuft häufig ohne charakteristische Zeichen (Franke 1983) und bei Infektionskrankheiten werden
Fieber und Leukozytose oft vermißt (Falck 1981). Vor dem Hintergrund verschiedener seit Jahren bekannter Krankheiten können sich scheinbar atypische
Verlaufsformen auch dadurch ergeben, daß langfristig bekannte Symptome
wie z. B. Schmerzzustände im LWS-Bereich die Symptomatik von Knochenmetastasen bei einem noch unbekannten Prostatakarzinom verdecken können.

Unerwartete Erholung (Thompson 1984)

Es entspricht einer durchaus typischen hausärztlichen Beobachtung, daß sich
selbst eine infaust erscheinende Krankheitssituation insbesondere bei Hochbetagten unerwartet und plötzlich nachhaltig verbessern kann. Patienten z. B.,

die durch akute Zusatzerkrankungen plötzlich nur noch bettlägerig, z. T. verwirrt und sehr hinfällig sind, oder auch der an einer Pneumonie oder akuten kardialen Dekompensation erkrankte ältere Patient können auch nach längerer Krankheitsphase zu einer „schlagartigen" Verbesserung gelangen, die sie aus einem scheinbar moribunden Zustand zurückführt in die gewohnte Ausgangslage vor Eintritt der akuten Krankheitssituation.

Verborgene Morbidität

Typischerweise gelangt von der Gesamtheit aller Gesundheitsstörungen im Alter nur eine begrenzte Zahl in ärztliche Behandlung. Dies ist auf 2 Selektionsprozesse zurückzuführen, von denen der eine auf seiten des Patienten, der andere auf seiten des Arztes liegt. Von den vorhandenen Gesundheitsstörungen werden keineswegs alle wahrgenommen. Von den vom Patienten wahrgenommenen wiederum werden viele auf der Basis von Selbstmedikation, Hinnehmen und Erdulden, Bagatellisieren und Verdrängen abgehandelt. Bei den Patienten, die zum Arzt kommen, unterliegen die Gesundheitsstörungen einem ärztlichen Auswahlverfahren, wobei überhaupt nur einige erkannt und registriert und davon wiederum nur ein Teil einer unmittelbaren Behandlung zugeführt werden. Somit ist klar, daß viele Gesundheitsstörungen im Alter dem Arzt verborgen bleiben. Dieses sog. „Eisbergphänomen" (Williamson et al. 1964) ist von großer praktischer Bedeutung. Bei entsprechenden Screeninguntersuchungen wurden v. a. psychische Störungen (Häfner 1986) und Einschränkungen der Sinnesfunktionen wie Hör- und Sehminderung (Irving 1971) aufgedeckt.

Funktionelle Auswirkungen

Die in Teil I, Kap. 2.1 beschriebenen Veränderungen der Funktionsfähigkeit verschiedener Organe und Organsysteme bilden die Basis für deren eingeschränkte Leistungsfähigkeit. Diese wird durch Krankheit zusätzlich verstärkt. Von besonderem Einfluß auf die tägliche Lebensgestaltung sind Hör- und Sehminderungen, Veränderungen des Bewegungsapparates sowie Einbußen der geistigen Leistungsfähigkeit. Neben reduzierten Einzelleistungen wird der gesamte funktionelle Zustand v. a. durch das Zusammenwirken verschiedenartigster Komponenten bestimmt.

Die Einschränkungen zeigen sich nach einer Einteilung von Delacheau et al. (1986) bei

1) der Fähigkeit zur Bewegung und Fortbewegung,
2) der Fähigkeit zur Verrichtung täglicher Arbeiten,
3) der Fähigkeit, mit der Umwelt Kontakt zu pflegen, d. h. Gedanken anderer erfassen und sich selbst verständlich machen zu können und
4) der Fähigkeit zur Arbeit überhaupt.

3.1.2 Soziale Auswirkungen

Eng gekoppelt an funktionelle Einbußen sind die häufig schicksalsbestimmenden sozialen Auswirkungen von Krankheit im Alter. Behinderung führt dazu, daß soziale Kontakte zur außerhäuslichen Umwelt eingeschränkt oder aufgegeben werden und der Aktionsradius sich verringert. Andererseits entsteht Abhängigkeit von Bezugspersonen mit allen damit verbundenen psychologischen Problemen, die von den Betroffenen oft leidvoll erlebt werden (s. Teil I, Kap. 2.5, 2.6, 3.2). Als sehr einschneidend und biographisch belastend kann sich die durch Krankheit bedingte Umgestaltung der Wohnung oder gar ein Wohnungswechsel, wie etwa durch das notwendige Überwechseln in die helfende Wohngemeinschaft der Kinder, auswirken. Die Übersiedlung in ein Altenwohn- oder Pflegeheim schließlich gehört zu den fundamentalsten Lebensveränderungen im Alter überhaupt.

Die enge Verknüpfung von Krankheit und sozialen Bedingungen zeigt sich auch daran, daß nach Thompson (1984) das Fehlen eines ausreichenden sozialen Gefüges mit entsprechenden Hilfen im häuslichen Bereich oft den Anlaß zur Krankenhaus- oder Heimeinweisung bildet.

3.1.3 Psychologische Faktoren

Wechselwirkung mit Krankheitserleben (s. auch Teil I 3.2)

Der subjektiv erlebte Gesundheitszustand weicht oft erheblich vom objektiven ab. Es kann deshalb keineswegs von Übereinstimmung zwischen dem Ausmaß geklagter Beschwerden und nachweisbaren pathologischen Befunden ausgegangen werden (Lehr 1987). Hirnorganisches Psychosyndrom (Bergener 1985) und Erkrankungen des Bewegungsapparates sind Beispiele für die mangelnde Korrelation zwischen Symptomatik und Befund. Es konnte nachgewiesen werden, daß die Einschätzung des eigenen Gesundheitszustandes durch den alten Patienten oft erheblich vom objektiv feststellbaren abweicht (Lehr 1987; Fischer 1983). Das Erlebnis von Krankheit bzw. Gesundheit wird von vielfältigen psychologischen, biographischen und sozialen Faktoren bestimmt (Lehr 1986). Krankheit prägt häufig das Bewußtsein, überhaupt die Schwelle zum Alter überschritten zu haben (Thompson 1987). Sie steht in der Rangfolge der Ängste älterer Patienten an erster Stelle (Fischer 1983) und wird dabei mit Verlust an Eigenständigkeit und schwerwiegenden sozialen Auswirkungen in Verbindung gebracht.

Viele Studien belegen, daß eine rein medizinische Therapie, etwa durch Pharmaka oder operative Rehabilitationsmaßnahmen, wesentlich effektiver wird, wenn gleichzeitig eine „Intervention" erfolgt, die unter Einbeziehung psychologischer, sozialer und ökologischer Gesichtspunkte das Erlebnis noch vorhandener Kräfte, Vertrauen und Selbstwertgefühl stärken (Lehr 1987). Für die lebensgestaltenden Möglichkeiten eines Kranken kommt somit dem „subjektiven" Gesundheitszustand oft eine höhere Bedeutung zu als dem objektiven.

Aus den unter 3.1.1–3.1.3 genannten Gesichtspunkten ergeben sich grundsätzliche Folgerungen für den Krankheitsbegriff im Alter und für die Gestaltung der geriatrischen Aufgabe des Hausarztes.

Gesundheit kann im Alter nicht verstanden werden als ein für alle Patienten gleichermaßen gültiger Idealzustand, gekennzeichnet durch Abwesenheit pathologischer Bedingungen. Vielmehr gründet er auf das unter den gegebenen Krankheitsumständen bestmögliche Kompensationsvermögen unter Aufrechterhaltung bzw. Gewinnung einer lebenszugewandten Haltung. Die Art und Weise, wie der Gesundheitszustand vom Patienten erlebt wird, spielt dabei eine wesentliche Rolle. Damit wird die Vorstellung von Gesundheit relativiert: An die Stelle der allgemeingültigen übertragbaren Definition eines bestimmten idealen Zustands tritt die Zielvorstellung einer den speziellen Gegebenheiten angepaßten Optimierung bzw. verschiedenartigster Verbesserungsmöglichkeiten mit dem Ergebnis einer für den Kranken akzeptablen Situation. Im Hinblick auf die Chronizität der meisten Altersleiden bedeutet dies, daß das therapeutische Ziel sich verschiebt. An die Stelle der Idealvorstellung einer Restitutio ad integrum tritt die Aufrechterhaltung eines Gleichgewichts auf höchstmöglichem Niveau an lebensgestalterischen Möglichkeiten unter Berücksichtigung des großen Potentials gesundheitlicher Gefährdung.

Die Unterscheidung zwischen gesund und krank kann bei der Betreuung älterer Patienten bedeutungslos werden und ist auch keineswegs immer klar festlegbar. Die multifaktorielle Genese von Symptomen führt dazu, daß die klinische Regel, wonach alle Krankheitserscheinungen möglichst einem einheitlichen Morbus zuzuordnen sind, nur noch in sehr begrenztem Umfang Gültigkeit hat (Franke 1983; Störmer 1983).

Die begrenzte Lebenserwartung des alten Menschen stellt eine spezifische Komponente von Krankheit in dieser Lebensphase dar. Das Leben steht als Feld zukünftiger komplexer biographischer, psychologischer, sozialer und zeitgeschichtlicher Verarbeitungs-, Auffang- und Ausgleichsvorgänge nicht mehr zur Verfügung. So gemahnt jede neue Gesundheitsgefährdung an die nur noch begrenzte Lebensspanne und ist u. U. mit dem Gefühl existentieller Bedrohung verbunden. Auch dem ärztlichen Wirken bleibt oft nur noch ein zeitlich enger Rahmen, der die Hoffnung auf langfristige Heilungs- oder Kompensationsprozesse weitgehend ausschließt. Während Krankheit in jüngeren Jahren, so wie sie typischerweise in der Allgemeinpraxis behandelt wird, als marginales Problem eines ansonsten unbeeinflußten Lebens erscheint, gewinnt sie im Alter mehr und mehr lebensgestaltende, schließlich schicksalsbestimmende Bedeutung. Die Beziehung zwischen Krankheit und Leben wird somit enger und verwobener (Abb. 2). Auch der Arzt trägt durch die Behandlung von Krankheit in besonderem Umfang zur Gestaltung des Lebens bei. Damit gewinnt die Frage nach der Bedeutung, die einem medizinischen Sachverhalt für das Leben des jeweiligen Kranken zukommt, Vorrang. Sie liegt in den persönlichen psychologischen und lebensgestaltenden Auswirkungen und wird neben Art und Ausmaß pathologischer Befunde vom gesundheitlichen Gesamtzustand, dem individuellen Copingmuster, dem Erleben im speziellen Fall und den sozialen Bedingungen sowie von der intellektuellen Leistungsfähigkeit bestimmt (Abb. 3).

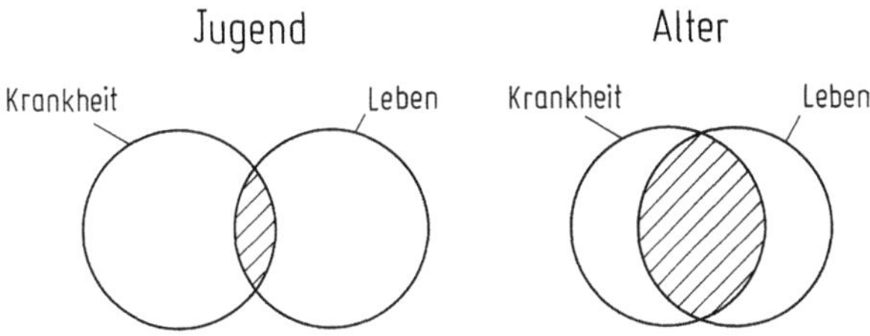

Abb. 2. Beziehungen zwischen Krankheit und Leben in Jugend und Alter

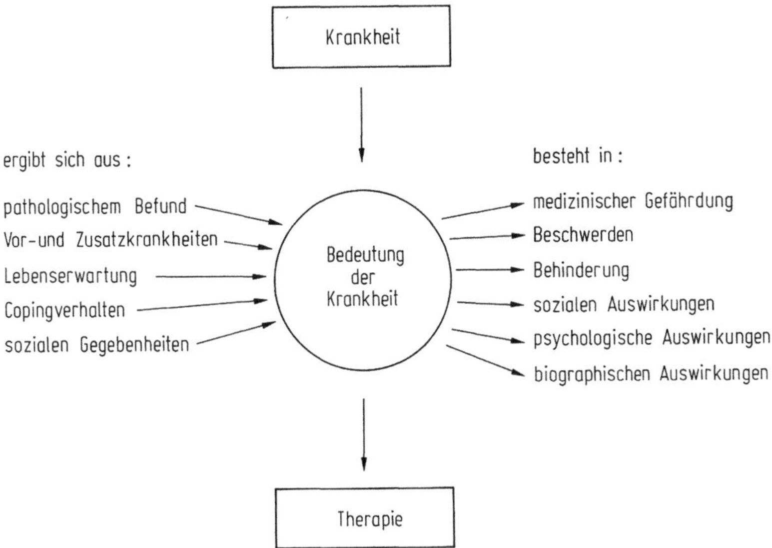

Abb. 3. Krankheit und ihre Bedeutung beim alten Patienten

Somit ergibt sich ein individuelles Gesundheitskonzept (Fischer 1989), an dem Persönlichkeit und Lebensbedingungen des Kranken einen wesentlichen Anteil haben. Bestimmte pathologische Normabweichungen gewinnen somit von Patient zu Patient einen unterschiedlichen Stellenwert und werden deshalb trotz gleicher medizinischer Sachlage u. U. zum Ausgangspunkt unterschiedlicher therapeutischer Zielsetzungen.

Literatur

Bergener M (1985) Psychiatrie des höheren Lebensalters − Implikationen eines psychosomatischen Krankheitskonzepts in der Alterspsychiatrie. In: Bergener M, Kark B (Hrsg) Psychosomatik in der Geriatrie. Steinkopff, Darmstadt
Delachaux A, Martic E, Junod P (Hrsg) (1986) Lehrbuch der Geriatrie. Huber, Bern Stuttgart Toronto

Falck J (1981) Geriatrie – Gerontologie. Arzt im Krankenhaus 7:412–420
Fischer GC (1983) Aspekte der Krankheitsbewertung bei älteren Patienten. Allgemeinmed 59:1275–1280
Fischer GC (1989) Die geriatrische Aufgabe des Hausarztes. In: Füsgen J, Gadowski M (Hrsg) Der geriatrische Patient. MMV Medizin Verlag, München
Fischer GC, Kerek-Bodden HE (1988) Geriatrische Betreuung. Zentralinstitut für die kassenärztliche Versorgung in der BRD, Köln (Wissenschaftliche Reihe) EVAS-Studie
Franke H (1983) Wesen und Bedeutung der Polypathie und Multimorbidität in der Altersheilkunde. In: Platt D (Hrsg) Handbuch der Gerontologie. Fischer, Stuttgart New York, S 449
Häfner H (1986) Psychische Gesundheit im Alter. Fischer, Stuttgart New York
Irving WG (1971) Geriatric practice and the health center. Mod Geriatr 1:265–269
Lang E (1981) Geriatrie. Fischer, Stuttgart New York
Lehr U (1986) Biographische Einflußfaktoren auf Alterszustand und Alternsprozesse. Z Allg Med 62:512–517
Lehr U (1987) Interventionen im höheren Lebensalter: Psychologische Grundlagen. Diagnostik 17:12–16
Sclbcrg W (1973) Morphologische Grundlagen der Multimorbidität im hohen Alter. In: Schubert R, Störmer A (Hrsg) Schwerpunkte in der Geriatrie, Bd 2. Banaschewski, München, S 22–26
Störmer A (1983) Geriatrie in der täglichen Praxis. In: Platt D (Hrsg) Handbuch der Gerontologie, Bd 1. Fischer, New York
Sturm E (im Druck) Der chronische Kranke in der hausärztlichen Praxis. Springer, Berlin Heidelberg New York Tokyo
Thompson MK (1984) The care of the elderly in general practice. Curchill Livingstone, Edinburgh London Melbourne New York
Williamson J, Stokoe JH, Gray S, Fisher M, Smith A, McGhee A, Stephensen E (1964) Old people at home: Their unreported needs. Lancet I:1117–1120

3.2 Krankheitserleben im Alter

Krankheit vermittelt beim älter werdenden Menschen vielfach erstmals die Erkenntnis, die Schwelle zum Alter erreicht oder überschritten zu haben (Thompson 1984). Körperliche Leistungs- und Funktionseinbußen machen nicht nur
die Unwiederbringlichkeit des jeweiligen Vermögens, sondern die Unwiederbringlichkeit des Lebens überhaupt klar. So wird verständlich, daß der alte
Mensch Krankheit vor allem anderen fürchtet (Abb. 1). Abhängigkeit, das Gefühl eingleisiger, progredienter Verschlechterung, Behinderung und chronische
Schmerzen, schließlich zwangsläufige soziale und psychologische Probleme
von scheinbar unbewältigbarer Dimension werden als Krankheitsfolge gesehen.

Nach den Erkenntnissen der modernen Gerontologie werden das subjektive
Wohlbefinden sowie die Leistungsfähigkeit eines kranken Älteren wesentlich
mehr durch Krankheitserleben als durch den objektiven medizinischen Befund
bestimmt (Lehr 1979). Es besteht also gerade hier eine besonders enge Wechselwirkung zwischen psychischen Einflüssen und Krankheit (Abb. 1).

Dies zwingt auch den alten Menschen selbst zu einer Auseinandersetzung
mit der Krankheit, die über ihre Symptomatik hinaus auf ihre Folgen für persönliche, soziale und lebensgestaltende Faktoren gerichtet ist.

Körperliche Leistungs- und Funktionseinbußen werden u. U. als demütigen-
de Verletzung eines als intakt angestrebten Selbstbildes erlebt und dann als
Ausdruck eines Zerfalls der Person und ihrer bisherigen Eigenerfahrung gedeutet. Die Problematik wird noch verschärft dadurch, daß der Körper mit zunehmendem Alter mehr individualisiert, weniger Ich-fern, dafür mehr zur Person gehörig erlebt wird (Munnichs 1985). Bei Lungershausen (1985) heißt es:
„Der schützende Leib, der Leben bewahrt, verwandelt sich zum versagenden
Körper, der Leben gefährdet".

Krankheit läßt sich auch als Einbruch in ein Gefüge von Ordnung auffassen
– und gerade dort, wo durch andere Verluste Vertrauen und Geborgenheitsge-
fühl dem Leben gegenüber eingeschränkt sind. Der alte Mensch versucht dies
durch Aufrechterhaltung einer perfekten Organisation seines Daseins im Ablauf des immer gleichen, weil vertrauten Verhaltens- und Tätigkeitsmusters zu
kompensieren. So entsteht ein oft zwanghaft anmutendes Festhalten an einer
starren Regelmäßigkeit täglicher Gepflogenheiten, das den Sinn hat, die Ereignisse des Alltagslebens vorhersehbar und damit überschaubar und beherrsch-

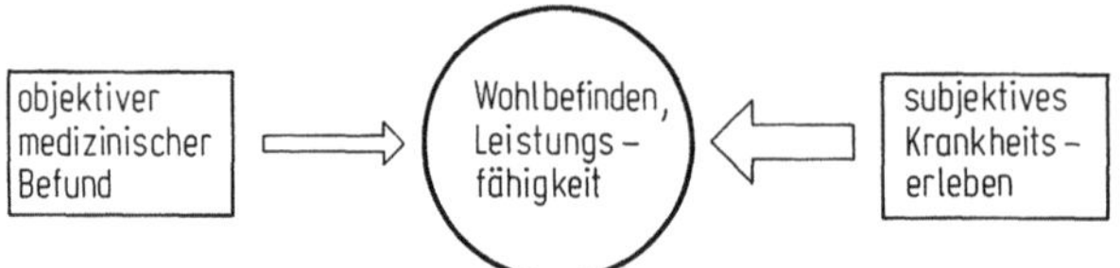

Abb. 1. Krankheitseinflüsse auf Wohlbefinden im Alter

bar werden zu lassen. In diesem System der ständigen, oft angstbesetzten Absicherung bedeutet Krankheit das Zerstören einer Ordnung. Sie führt zu Verunsicherung, da die Überschaubarkeit der unmittelbaren Ereignisse als Indikator für das Sichzurechtfinden überhaupt gewertet wird (Fischer 1982).

Diesen bisherigen Aspekten der Krankheit muß jedoch ein anderer gegenübergestellt werden. Er scheint zunächst paradox, ist aber von größter praktischer Bedeutung: Krankheit kann auch positive Aspekte haben. Der von Beruf oder langer Pflege eines Angehörigen befreite alte Patient kümmert sich „endlich einmal um sich selbst". Besonders dort, wo andere Möglichkeiten der Beschäftigung mit dem eigenen Ich fehlen, wird der Körper zum Feld der Selbstwahrnehmung. Alles, was sich hieraus an Vorgängen innerhalb der medizinischen Versorgung ergibt, also Arztbesuche, diagnostische und therapeutische Maßnahmen, der Kontakt mit Menschen, Anwendungen am Körper, komplexe Ereignisse wie Kuren etc., bieten nun Gelegenheit zu einer neuen, oft geradezu als Ventil wirkenden Selbstdarstellung. Hier können Wünsche eingebracht, Aufmerksamkeit erzwungen, Rechte durchgesetzt und Zuwendung gefordert werden.

Eine im Alter häufig eingeschränkte Selbständigkeit ist von erheblichem Einfluß auf Krankheit und Krankheitsverarbeitung. Zum zweiten Mal in seinem Leben gerät der Mensch in eine immer weniger durch ihn selbst beeinflußbare und fremdbestimmte Situation (Radebold 1979). Der Verlust an Selbstbestimmung widerspricht einem von der Psychologie angenommenen Grundbedürfnis nach Einfluß auf andere und nach sozialer Geltung (Urban 1986). Als Reaktion werden einerseits Bestrebungen, andere in Abhängigkeit zu bringen – wozu Krankheit ein äußerst geeignetes Instrument bildet –, oder scheinbar sinnlose starrsinnige Rechthabereien angenommen. Andererseits kann der alte Mensch mit Regression reagieren. Treten weitere Verluste wie z. B. Wechsel von Personen oder Umgebung hinzu, so können tiefgreifende Vorgänge von Ich-Verlust entstehen. Klinisch sind sie erkennbar an psychischer Erstarrung oder Verwirrtheit, die schließlich bis zum Tod gehen kann (Radebold 1979).

Da die Mehrzahl der Erkrankungen im Alter chronisch verläuft, treten auch beim älteren Patienten die für chronisch Kranke typischen psychologischen Konstellationen auf: Die Hoffnung auf eine weitgehende Wiederherstellung mußte allmählich aufgegeben werden, dennoch kann der Patient auf den Arzt nicht verzichten (Linden 1987). Auch der Hausarzt kann so zu einem „notwendigen Übel" (Linden 1987) werden, was sich einerseits nachteilig auf die Compliance auswirken kann, andererseits aus der resignativen Einsicht mangelnder durchschlagender Verbesserungsmöglichkeiten heraus vielfach zu einer Inanspruchnahme paramedizinischer Hilfen führt.

Bisher liegen über Coping im Alter nur wenige empirische Arbeiten vor (Saup 1987). Es scheint, daß zur Erhaltung und Wiedererlangung von Selbständigkeit dem Einfluß unterstützender mitmenschlicher Kontakte besondere Bedeutung zukommt. Dabei spielt die so vermittelte soziale Resonanz des alten Menschen mit Selbstwertbestätigung eine entscheidende Rolle (Kruse 1987). Für die hausärztliche Betreuung ergibt sich noch ein weiterer wichtiger Aspekt: Patienten, die zu Verdrängung ihrer Krankheit, deren Schwere und Gefahr neigen und trotz vorliegender Befunde an dem Konzept gesundheitlicher Intaktheit festhalten, scheinen sich dadurch einen Copingstil, der auf Leistung und positive Veränderung gerichtet ist, zu erleichtern (Kruse 1987).

Literatur

Fischer GC (1982) Resignation beim alten Menschen. Allg Med Int 4
Kruse A (1987) Kompetenz bei chronischer Krankheit im Alter. Z Gerontol 20/6:355−366
Lehr U (1979) Psychologie des Alterns. Quelle & Meyer, Heidelberg
Linden M (1987) Chronisch kranke Patienten: Krankheitskonzept und Selbstbestimmung. MMW 129:897−898
Lungershausen EE (1985) Altwerden und Altern. Nervenheilkunde 4:113−118
Munnichs J (1985) Psychosomatische Probleme in der Geriatrie aus der Sicht des Psychologen, Psychiaters und Psychotherapeuten. In: Bergener M, Karg B (Hrsg) Psychosomatik in der Geriatrie. Steinkopff, Darmstadt
Radebold H (1979) Psychosomatische Probleme in der Geriatrie. In: Uexküll T von (Hrsg) Lehrbuch der psychosomatischen Medizin. Urban & Schwarzenberg, München
Saup W (1987) Coping im Alter − Ergebnisse und Probleme psychologischer Studien zum Bewältigungsverhalten älterer Menschen. Z Gerontol 20/6:345−354
Thompson MK (1984) The care of the elderly in general practice. Churchill Livingstone, Edinburgh London Melbourne New York
Urban M (1986) Psychologische Aspekte des Alterns. In: Marcea J (Hrsg) Das späte Alter und seine häufigsten Erkrankungen. Springer, Berlin Heidelberg New York Tokyo

3.3 Psychosomatische Zusammenhänge

Psychosomatische Wechselwirkungen treten im Alter überwiegend nicht als Ausnahmesituation mit gesonderten Krankheitsbildern in Erscheinung, sondern können aufgrund der engen Wechselwirkungen zwischen körperlichen und seelischen Faktoren als eine bei jeder Störung anzunehmende Grundbedingung gedacht werden.

Zwischen Geriatrie und Psychosomatik werden sowohl von geriatrischer (Bergener 1985) als auch von psychologischer Seite (Munnichs 1985) grundlegende Parallelitäten gesehen.

Die offenkundigen und weitreichenden Krankheitsauswirkungen psychischer Insulte und Bewältigungsformen lassen die Geriatrie zum überzeugenden Beispiel für die Sinnhaftigkeit psychosomatischer Denkansätze werden (Bergener 1986).

Körperliche Beschwerden, Krankheitssymptome und persönliche Lebensprobleme sind eng miteinander vernetzt und oft nicht zu isolieren. Besonders bei chronischen Verläufen lassen sich einzelne Krankheitsursachen häufig nicht mehr sichern. Daraus resultiert, daß der Arzt die körperlichen, seelischen und sozialen Anteile des Krankheitsproblems seiner Patienten in der Betreuung gleichermaßen berücksichtigen muß. Besonders geeignet erscheint zur Betreuung älterer Patienten unter diesen Gesichtspunkten der Haus- und Familienarzt, der den Patienten und seine Familie über eine längere Lebensstrecke begleitet hat. Er kennt sowohl die körperliche Verfassung seines Patienten unter Berücksichtigung früher durchgemachter Krankheiten als auch die Persönlichkeit und das soziale Umfeld über viele Jahre hinweg. Dieses Wissen bildet die Basis eines diagnostisch und therapeutisch sinnvollen Handelns für den häufig soziopsychosomatisch leidenden älteren Patienten. Besonders wertvoll ist dabei ein gutes Vertrauensverhältnis, auf das gerade der ältere Mensch angewiesen ist, um über seine Leiden und Probleme sprechen zu können, besonders wenn sie seelischer Natur sind.

In der primärärztlichen Betreuung älterer Patienten begegnen sich biographische Langzeitkenntnis und die Vielfalt psychischer und sozialer Krankheitsauslöser, aber auch -auswirkungen.

Der daraus resultierende Versorgungsauftrag schließt zwangsläufig ein im weitesten Sinne psychosomatisches Denken ein, das somit unabdingbarer Bestandteil beim hausärztlichen Umgang mit dem älteren Patienten wird.

3.3.1 Begriffsbestimmung

„Psychosomatische Medizin verlangt die gleichberechtigte Einbeziehung psychosozialer Einflüsse parallel zu physikalischen, chemischen und mikrobiologischen Faktoren auf Entstehung, Verlauf und Endzustände von Krankheiten" (v. Uexküll 1979).

Wesiack definiert Psychosomatik als jene Richtung der Medizin, die integrativ und simultan den biologischen, psychischen und sozialen Aspekt des gesunden und kranken Menschen zu erfassen sucht (Wesiack 1984).

Klußmann versteht Psychosomatik als ganzheitliche (seelisch-körperliche) Betrachtungs- und Heilungsweise, die mit psychogenen Erkrankungen (z. T. mit Organschäden oder Funktionsstörungen einhergehend) auch die emotionalen und sozialen Ursachen sowie die gesamte Persönlichkeit einschließlich des Unbewußten und das Lebensschicksal berücksichtigt (Klußmann 1986).

Diese Definitionen beinhalten die Vorstellung eines „Parallelismus" zwischen psychischer und körperlicher Störung bzw. der „Korrespondenz" (Schäfer 1985). Gemeint ist hiermit, daß eine bestimmte Krankheit sich stets sowohl körperlich als auch psychisch äußert, so daß die Symptomatik des Patienten grundsätzlich das Erscheinungsbild einer Störung des gesamten Organismus einschließlich der subjektiven Wahrnehmung darstellt (Abb. 1).

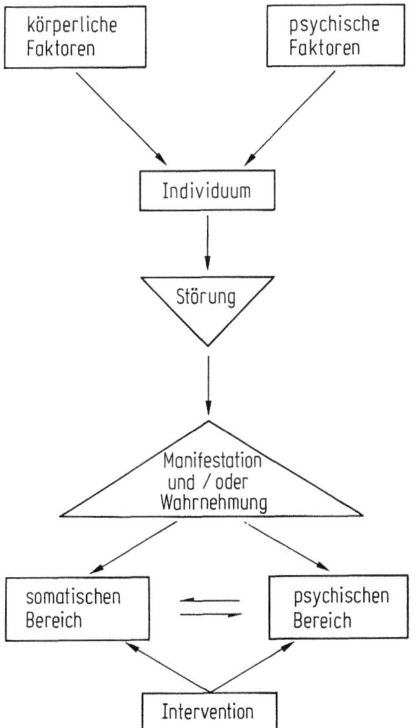

Abb. 1. Beziehung zwischen Störung und Manifestation/Wahrnehmung als Folge somatischer oder psychischer Noxen. (Nach Fischer 1989, unveröffentlicht)

Die Frage, welche der beiden Komponenten bei dem Leiden des Patienten im Vordergrund steht bzw. welche eine erfolgreiche medizinische Intervention nahelegt, bestimmt den ärztlichen Handlungsweg.

Diese Deutung macht folgendes klar:

1) Grundsätzlich spielen bei allen Erkrankungen beide Ebenen eine Rolle und werden auch stets beide bei therapeutischen Interventionen erreicht.
2) Eine ausschließliche Behandlung der psychischen Seite kann dabei ebenso erfolgreich sein wie eine ausschließliche Behandlung der körperlichen oder auch, als dritte Möglichkeit, eine von Anfang an auf beide Bereiche gerichtete Therapie (Fischer 1989, unveröffentlicht).

Die Anwendung der obengenannten Definitionen bei der Behandlung älterer Menschen verlangt vom behandelnden Arzt, daß er sowohl in Diagnostik als auch in Therapie grundsätzlich bei jedem Patienten ein komplexes Spektrum verschiedenster Einflüsse berücksichtigt, um der Multikausalität von Krankheit gerecht werden zu können. Der Vorstellung jedoch, daß „alte Menschen mit ihrer psychischen, physischen und sozialen Gefährdung eine ausgesprochene Risikogruppe für psychische Störungen darstellen" (v. Uexküll 1979), wird heute z. T. widersprochen (Fischer 1986).

Häufigkeit des Auftretens

Über die Häufigkeit psychosomatischer Erkrankungen im Alter sind in der Literatur widersprüchliche Angaben zwischen 2,3 und 50% aller Diagnosen zu finden (Dilling u. Weyerer 1978; Zintl-Wiegand et al. 1980; Kerek et al. 1982; Klußmann 1983).

Dies liegt v. a. daran, daß bisher systematische und umfassende Forschungsergebnisse zu psychotherapeutischen Aspekten des höheren Lebensalters fast völlig fehlen. Andererseits bestehen erhebliche Diskrepanzen in der Definition des Begriffes „Psychosomatische Erkrankung", die unterschiedliche Betrachtungsweisen bedingen. So weisen Katschnig u. Strotzka (1977) darauf hin, daß die Ergebnisse zur Häufigkeit neurotischer und psychosomatischer Erkrankungen in verschiedenen Altersgruppen widersprüchlich sind. Neurosen, deren Häufigkeitsgipfel i. allg. im jüngeren und mittleren Lebensalter beobachtet werden, werden von Cooper u. Sosna (1983) bei ca. 10% der über 65jährigen gefunden. Nach Kay et al. (1955) liegt die Erstmanifestation bei der Hälfte der eindeutig neurotischen Fälle erst nach dem 65. Lebensjahr im Sinne einer mißglückten Bewältigung der Alterssituation. Während mit zunehmendem Alter einerseits Phobien und Ängste abnehmen (Katschnig u. Strotzka 1977), steigt andererseits die Tendenz zur Somatisierung neurotischer Störungen (McDonald 1966). Die Häufigkeit psychosomatischer Symptome nimmt von 30% bei den 30jährigen auf bis zu 60% bei den 70jährigen zu (Katschnig u. Strotzka 1977; Biron et al. 1980; Zintl-Wiegand et al. 1980).

Klumbies (1974) berichtet, daß bei über einem Viertel aller Patienten in der allgemeinmedizinischen Sprechstunde eine entscheidende Beteiligung psychischer Faktoren besteht, die einen zweiten Gipfel vom 40. Lebensjahr bis ins höhere Alter hin aufweist. In Übereinstimmung damit wurde die Prävalenz psychischer Störungen in der Bevölkerung bei über 65jährigen aufgrund verschiedener Feldstudien zwischen 23% und 29% berechnet (Cooper u. Sosna 1983). In Auswertung der Daten der EVaS-Studie des Zentralinstituts für die kassenärztliche Versorgung Deutschlands wurden psychische Störungen über 65jähriger Patienten in ambulanten Arztpraxen untersucht (Fischer et al. 1988). Die Untersuchungen umfassen alle Angaben, die sich auf Befindensstörungen, Symptome und Diagnosen einer geistig-seelischen Erkrankung, psychologische und psychiatrische Untersuchungen, Beratungen wegen sozialer Probleme und auf psychotherapeutische Maßnahmen beziehen. Dabei wird resümiert, daß psychische Störungen älterer Patienten mit 8,7% aller Behandlungsfälle an 10. Stelle der Hauptdiagnosen des Allgemeinarztes stehen. 9,2% der über 65jährigen wurden vom Allgemeinarzt wegen einer psychischen Störung beraten. Überwiegend chronischer Verlauf bei 83% und bevorzugte allgemeinärztliche Versorgung bei 60% der Betroffenen demonstrieren den hohen Stellenwert hausärztlicher Versorgung für diese Patientengruppe. Häufigste genannte Patientenanliegen waren Angst, Schlafstörung, innere Unruhe und Depression.

Dagegen ergab eine WHO-Studie über eine repräsentative Befragung älterer Menschen in der Bevölkerung, daß 50% der Männer und 70% der Frauen über 60 Jahren mindestens eines von 17 Symptomen psychosomatischer Art aufwiesen (WHO 1983).

Funktionelle Symptome werden von älteren Patienten öfter geklagt. Besonders häufig sind bei über 75jährigen Schlafstörungen (95%; Strauss u. Wohlschläger 1971), Obstipation (40%; Lang 1976) und sonstige funktionelle Störungen des Gastrointestinaltrakts (60%; Sklar 1972).

Zusammenfassend ist zu sagen, *daß bei mehr als der Hälfte aller älteren Menschen psychosomatische Störungen angenommen werden. Davon versucht offensichtlich die überwiegende Mehrheit ohne ärztliche Hilfe auszukommen. Nur ein geringer Prozentsatz nimmt ärztliche Hilfe in Anspruch.*

3.3.3 Ursachen für die Entstehung und Aufrechterhaltung psychosomatischer Erkrankungen im Alter

Psychosomatische Erkrankungen treten beim alten Patienten meist nicht plötzlich und unerwartet auf. Sie sind vielmehr häufig Ausdruck einer langen, wechselvollen Lebens- und Leidensgeschichte. Oft treten sie an die Stelle neurotischer Syndrome, die in jüngeren Jahren Patienten und Arzt belästen. Körperlich-organische Faktoren, Erlebnisse und Probleme im sozialen Umfeld sowie Persönlichkeitsstruktur und seelisches Erleben können sowohl Ursache als auch auslösender Faktor werden.

Körperliche Faktoren

Der physiologische Altersprozeß als multifaktorielles Geschehen und hinzutretende körperliche Erkrankungen führen beim alternden Menschen häufiger als in jüngeren Jahren zum Nachlassen von Leistung und Adaptationsfähigkeit an unterschiedliche soziale und biologische Einflußfaktoren sowie zum häufigeren Auftreten von Beschwerden (Lang 1988). Das Altern ist gekennzeichnet von morphologischen Altersvorgängen und von der Entwicklung alterstypischer Regelmechanismen. Sie beeinflussen ganz wesentlich das Adaptationsvermögen des Organismus. Durch die wachsende Diskrepanz zwischen Zunahme degenerativer Prozesse und nachlassendem Regenerationsvermögen sowie durch hinzutretende alterstypische Organveränderungen wie z. B. Altersatrophie der Lunge nimmt die Anpassungsfähigkeit an Veränderungen der Umwelt kontinuierlich ab. Hinzutretende Krankheiten belasten die Anpassungsmechanismen des Organismus zusätzlich und führen zu vielfältigen körperlichen Beschwerden.

Besonders belastend sind v. a. beschwerliche chronische Krankheitsverläufe und unheilbare Erkrankungen. Aus den geschilderten körperlichen Problemen resultieren sehr häufig seelische Beeinträchtigungen wie allgemeine Müdigkeit, Schwäche, Lustlosigkeit, Ängste, aber auch Ärger, Nichtannehmenwollen der Beschwerden oder Schlafstörungen.

Lebensgeschichtliche und umweltbedingte Ursachen

Individuelle Formen für körperliche Befindlichkeit und seelisches Erleben werden im Laufe eines Lebens durch persönliche und gesellschaftlich-ökologische Einflüsse geprägt. In bestimmten typischen Krisenabschnitten des Lebens werden sie gehäuft als Störungen gefunden, wie z. B. in der frühen Kindheit, in der Pubertät, im Klimakterium und bei Lebenskrisen im Alter. Jeder ältere Mensch hat seine eigene, oft belastende Lebensgeschichte auszuhalten und zu bewältigen. Mit zunehmendem Alter wächst das Bewußtsein dafür, daß die noch verbleibende Wegstrecke immer kürzer wird. Damit reduzieren sich auch die Möglichkeiten für jeden einzelnen, Versäumtes nachzuholen, Mißlungenes zu bewältigen und noch bestehende Probleme aufzuarbeiten. Die Chancen, „noch einmal neu anzufangen", nehmen ab. Als Wahrnehmung der Vergänglichkeit erlebt der ältere Mensch täglich an sich selbst mehr oder weniger intensiv körperliche Beschwerden als Vorboten zunehmenden körperlichen Verschleißes oder als Zeichen bereits manifester Krankheit. Besonders mit dem Verlust der Arbeit und des Arbeitskollektivs bei Eintritt in das Rentenalter verstärkt sich die Neigung zu einer Bilanzierung des bisherigen Lebens. Eine Bestandsaufnahme des Erreichten wird gemessen an früheren Erwartungen und Wünschen. Unzufriedenheit mit den eigenen Lebensumständen und dem körperlichen Zustand sind in dieser Lebensphase in ansteigendem Maße zu beobachten, insbesondere in einer Gesellschaft, in der Jugendlichkeit, Gesundheit und Leistungsfähigkeit favorisiert werden. Vielfach haben die ihrer bisherigen

Aufgaben beraubten Menschen das Gefühl, unnütz und überflüssig zu sein, nicht mehr gebraucht zu werden.

Veränderungen der Familienstrukturen in unserer Gesellschaft mit Tendenz zum Leben in Kleinfamilien sowie Verlust naher Bezugspersonen, insbesondere des Partners und gleichaltriger Freunde, können besonders in den Großstädten zu zunehmender Isolierung und Vereinsamung älterer Menschen führen.

Diese negative Bilanz wird dadurch gemildert, daß etwa 15–20% aller über 65jährigen mit Kindern oder Kindeskindern (Krauss 1976) und 45% mit ihrem Ehepartner zusammenlegen (Arbeitsgruppe Fachbericht über Probleme des Alterns 1982).

Weitere wichtige Einflußfaktoren der Umwelt sind neben Familie und Beruf finanzielle Sicherung, altersgerechtes Wohnen, optimale Ernährung und eine befriedigende, freudvolle Lebensgestaltung.

Psychische Aspekte

Persönlichkeitsstruktur und erworbene Verhaltensmuster zur Problembewältigung bestimmen auch im Alter den Umgang mit Anforderungen unseres alltäglichen Lebens. Patienten, die im Laufe ihres Lebens auf eingeengte Persönlichkeitsstrukturen mit rigiden neurotischen Verhaltensmustern fixiert waren, werden diese im Alter kaum abwerfen können. Lediglich das Spektrum resultierender Symptome verschiebt sich von psychischer Symptomatik, wie z. B. Phobien mehr in Richtung körperlicher Symptome wie Bluthochdruck oder Herzschmerzen als Ausdruck der Tendenz zur Somatisierung neurotischer Störungen mit zunehmendem Alter. Bei diesen Patientengruppen sind im Alter deshalb gehäuft psychosomatische Beschwerden zu erwarten (Katschnig u. Strotzka 1977; McDonald 1966, 1973). Aber auch bei alten Menschen ohne ausgeprägte neurotische Fehlhaltung können die natürlicherweise bei jedem vorhandenen Copingmechanismen durch altersspezifisch eintretende Probleme überstrapaziert werden. Als Folge von unzureichend bewältigtem seelischem Leiden oder Konflikt können sich seelische oder körperliche Beschwerden entwickeln, wie z. B. Depression oder chronische Muskelverspannung, die wiederum soziale Isolierung nach sich ziehen. Solche im Alter besonders häufig eintretenden belastenden Lebensereignisse und Probleme bestehen neben Verlusterlebnissen in der beruflichen und familiären Umwelt sehr häufig auch im Nachlassen körperlicher und seelischer Kräfte sowie in Konflikten mit Partner oder anderen Bezugspersonen. Partnerprobleme entstehen oder verschärfen sich oft als Folge der veränderten Lebenssituation nach Eintriff ins Rentenalter. Sie spiegeln aber auch unterschiedliche sexuelle Wünsche und Erwartungen, Unzufriedenheit mit der eigenen Lebenssituation, Langeweile, Schuldgefühle und Angst vor Einsamkeit, Leiden und Sterben wieder. Da Gefühle der Enttäuschung, Traurigkeit, Wut oder Angst vielfach abgewehrt werden, um sie nicht erleiden zu müssen, kommt es resultierend zur Somatisierung dieser nicht erlebten Gefühle. So können beim Unterdrücken allgemeiner Spannungszustände, von Angst und Ärger durch Zurückweisung und Ablehnung von seiten der Umgebung als Äquivalenz Asthmaanfälle auftreten (Rees 1956). Dem Ausbruch einer Colitis ulcerosa geht häufig der Verlust einer Bezugsperson oder ein anderes als Bedrohung oder Verlust erlebtes Lebensereignis voraus, wie z. B. finanzielle Schwierigkeiten oder Operationen (Law et al. 1961; Paulley 1972). Die beim einzelnen Patienten vorhandenen seelischen und körperlichen Bewältigungsmechanismen menschlichen Erlebens beeinflussen natürlich auch ganz wesentlich die Fähigkeit, eigenes Älterwerden anzunehmen, Krankheit und Leiden zu ertragen. Die Anregung und Förderung von Aktivitäten zur sinnvollen Lebensgestaltung im Alter können hilfreich sein, Ängste abzubauen und chronische Krankheit besser zu bewältigen. Deshalb sucht nur ein geringer Prozentsatz der älteren Patienten, die psychosomatische Beschwerden aufweisen, einen Hausarzt auf. Andererseits wird von einsamen alten Menschen psychosomatische Symptomatik gern als Alibi für die Kontaktaufnahme mit dem Hausarzt genutzt, der manchmal als einziger Kontakt- und Vertrauenspartner eines alten Menschen übriggeblieben ist.

3.3.4 Einteilung in Krankheitsgruppen

Patienten mit psychosomatischen Störungen im Alter können folgenden Krankheitsgruppen zugeordnet werden:

Funktionelle Syndrome

Wir verstehen darunter nach von Uexküll Beschwerdebilder als Resultat von Funktionsstörungen, die nicht auf organischen Veränderungen beruhen. Sie sollen im Falle der essentiellen funktionellen Syndrome durch seelische, v. a. emotionale Vorgänge ausgelöst und unterhalten werden (v. Uexküll 1986). In dieser Gruppe finden wir Patienten mit vielfältigen, oft uncharakteristischen körperlichen Beschwerden.

Sie stellen etwa die Hälfte aller Krankheitsbilder in ambulanten medizinischen Einrichtungen und umfassen akute und chronische Verlaufsformen. Mit zunehmendem Alter treten reine funktionelle Syndrome zugunsten von Beschwerden als Ausdruck organischer, degenerativer oder sonstiger psychosomatischer Leiden an Häufigkeit zurück. Nahezu alle Organsysteme können betroffen sein. Besonders häufig werden funktionelle Beschwerden des Herz-Kreislauf-Systems, des Bindegewebs und Stützapparats und des Gastrointestinaltrakts beobachtet. Sehr häufig handelt es sich bei diesen Somatisierungen seelischen Erlebens um eine Verdrängung intensiver Gefühlszustände. So kann z. B. Angst als Herzklopfen oder Engegefühl in der Brust erlebt werden, Ärger oder Schuld in Form von Schmerz- oder Spannungszuständen. Diese körperlichen Symptombildungen bewahren den Patienten stellvertretend vor dem Erleben seelischen Schmerzes (Bräutigam u. Christian 1986; Klussmann 1986; v. Uexküll 1986).

Patienten mit funktionellen Syndromen sind durch charakteristische Merkmale gekennzeichnet:

1) Das Beschwerdebild ist schwer abgrenzbar. Die Symptome reichen von genau lokalisierbaren körperlichen Beschwerden bis hin zu allgemeinen, unbestimmten Gefühlen des Bedrücktseins, der Angst, Unruhe und Unlust.
2) Die Beschwerden neigen zur Chronifizierung und zum Symptomwechsel.
3) Die Beschwerden bereiten dem Arzt Probleme in Diagnostik und Therapie. Zum Ausschluß organischer Krankheiten werden immer neue Untersuchungen durchgeführt und Überweisungen an Fachärzte oder Kliniken veranlaßt, gefördert durch das häufige Versagen der Therapie. Chronifizierung und iatrogene Schäden stellen sich ein und führen mit zunehmenden Alter auch zu krankhaften Organveränderungen.

Psychosomatische Erkrankungen im engeren Sinne

Darunter verstehen wir Krankheitsbilder, bei denen faßbare organische oder zumindest funktionelle Veränderungen in ihrer Entstehung und Behandlung entscheidend durch die Psyche des Kranken mitbestimmt sind (Bräutigang u. Christian 1986). Sie sind häufig Folgezustände chronisch vegetativer Spannungen bei entsprechender Disposition, dem „organischen Entgegenkommen". Primäre Reaktion des Körpers auf konflikthaftes Erleben ist mit organpathologischem Befund verbunden. Dabei gibt die Körpersprache eine Antwort auf den zugrundeliegenden innerseelischen Konflikt.

Konversionssymptome

Konversionssymptome sind Ausdruck neurotischen Geschehens. Ein neurotischer Konflikt wird sekundär somatisch beantwortet und verarbeitet. Unbewußte Phantasien stellen sich im Symptom dar. Dadurch bekommt die krankhafte Erscheinung sinnbildlichen Ausdrucksgehalt. Als Symptome finden wir z. B. hysterische Lähmungen, Parästhesien, psychogene Blindheit und Taubheit.

Organische Erkrankungen mit psychosozialer Beschwerden- und Problemverstärkung

Hier sind Patienten mit nachweisbar pathologischem Organbefund verschiedenster Organsysteme einzuordnen, deren Krankheitssymptomatik durch soziale oder psychische Zusatzfaktoren wesentlich verstärkt oder für die Bewältigung persönlicher Konflikte im Sinne eines Krankheitsgewinns genutzt wird. So kann z. B. ein Patient mit einer koronaren Herzkrankheit seine Beschwerden zur Bewältigung konflikthafter Ehesituationen einsetzen. Eine Patientin mit einem chronisch degenerativen Wirbelsäulensyndrom erwirbt mit ihren chronischen Schmerzzuständen, bei denen nichts hilft, eine Berechtigung zu regelmäßigen Besuchen des Arztes als Ersatz für sonstige soziale Kontakte.

Seelische Störungen als Reaktion auf chronische Organerkrankungen

Seelische Reaktionen wie Nichtwahrhabenwollen, Isolierung, Angst, Zorn, Verhandeln, Depression und Zustimmung sind von Kübler-Ross (1983) als regelhafte, vorübergehende Antworten auf chronische, schwere und hoffnungslose Erkrankung beschrieben worden. Besonders belastend sind solche chronischen Erkrankungen beim alten Menschen, die Funktionseinschränkung, Behinderung, Schmerzen oder äußerlich sichtbare Veränderungen nach sich ziehen. Von besonderer Bedeutung sind chronische Schmerzzustände, die schwere depressive Verstimmung (Roy et al. 1986) bis hin zum völligen Verlust der Lebensfreude und zu Sterbewünschen verursachen können.

Literatur

Alexander F (1951) Psychosomatische Medizin. De Gruyter, Berlin
Arbeitsgruppe Fachbericht über Probleme des Alterns (1982) Altwerden in der Bundesrepublik Deutschland: Geschichte – Situation – Perspektiven, Bd. 40 Deutsches Zentrum für Altersfragen, Berlin
Bergener M (1985) Psychiatrie des höheren Lebensalters – Implikationen eines psychosomatischen Krankheitskonzepts in der Alterspsychiatrie. In: Bergener M, Kark B (Hrsg) Psychosomatik in der Geriatrie. Steinkopff, Darmstadt
Bergener M (1986) Geleitwort. In: Marcea JT (Hrsg) Das späte Alter und seine häufigsten Erkrankungen. Springer, Berlin Heidelberg New York Tokyo
Biron F, Eder A, Frass et al. (1980) Ergebnisse der Wiener Gesundheitsstudie 1979. Institut für Stadtforschung, Wien
Bräutigam W, Christian P (1986) Psychosomatische Medizin. Thieme, Stuttgart New York
Cooper B, Sosna U (1983) Psychische Erkrankungen in der Altenbevölkerung. Nervenarzt 54:239–249
Dilling H (1985) Psychiatrie für Praktiker: Psychiatrische Epidemiologie. Therapiewoche 35:1043–1058
Dilling HV, Weyerer S (1978) Epidemiologie psychischer Störungen und psychiatrischer Versorgung, Urban & Schwarzenberg, München Wien Baltimore
Fischer GC (1984) Psychosomatische Zusammenhänge in der Bewertung von Patienten der Allgemeinpraxis. Allgemeinmed 60:227–232
Fischer GC (1986) Psychische Probleme bei älteren Patienten. Allgemeinmed 15:122–127
Fischer GC, Kerek-Bodden HE, Schach E, Schach S, Schwartz FW, Wagner P (1988) Psychische Störungen älterer Patienten im Spiegel der ambulanten Krankenversorgung. MMW 130:438–440
Katschnig H, Strotzka H (1977) Epidemiologie der Neurosen und psychosomatischen Störungen. In: Blohmke M, Ferber C, Kisker K, Schäfer H (Hrsg) Handbuch der Sozialmedizin, Bd II. Enke, Stuttgart
Kay DW, Roth M, Hopkins B (1955) Aetiological factors in the causation of affective disorders in old age. J Ment Sci 101:302
Kerek HE, Kramer P, Schwartz FW, Brecht JG, Schach E (1982) Morbidität in der Allgemeinpraxis. Prakt Arzt 34:3643–3655
Klumbies G (1974) Psychotherapie in der Inneren und Allgemeinmedizin. Hirzel, Leipzig
Klußmann R (1983) Ärztliches Gespräch und psychosomatische Diagnostik. Allgemeinmed 59:686–690
Klußmann R (1986) Psychosomatische Medizin. Springer, Berlin Heidelberg New York Tokyo

Krauss B (1976) Alter und Gesundheit. Epidemiologische Befunde zur sozialen Situation und gesundheitlichen Verfassung 70jähriger und Älterer unter besonderer Berücksichtigung des psychischen Gesundheitszustandes. Habilitationsschrift, Universität Göttingen

Kübler-Ross E (1983) Interviews mit Sterbenden. Gütersloher Verlagshaus Gerd Mohn, Gütersloh

Lang E (1976) Geriatrie – Grundlagen für die Praxis. Fischer, Stuttgart

Lang E (1988) Praktische Geriatrie. Enke, Stuttgart

Law D, Steinberg H, Sleisenger M (1961) Ulcerative colitis with onset, after the age of fifty. Gastroenterology 41:457–464

McDonald C (1966) The pattern of neurotic illness in the elderly. Aust NZJ Psychiatry 1:203–210

McDonald C (1973) An age-specific analysis of the neuroses. Br J Psychiatry 122:477–480

Munnichs J (1985) Psychosomatische Probleme in der Geriatrie aus der Sicht des Psychologen, Psychiaters und Psychotherapeuten. In: Bergener M, Kark B (Hrsg) Psychosomatik in der Geriatrie. Steinkopff, Darmstadt

Paulley J (1972) Psychosomatic and other aspects of ulcerative colitis in the aged. Mod Geriatr 2:30 ff

Rees L (1956) Psychosomatik aspects of asthma in elderly patients. Psychosom Res 1:212–218

Roy R, Thomas N (1986) A survey of chronic pain in an elderly population. Can Fam Physician 32:513–516

Schäfer H (1985) Brückenschläge: Zum Verständnis zwischen Schulmedizin und außerschulischen Methoden. Fischer, Heidelberg

Sklar M (1972) Functional bowel distress and constipation in the aged. Geriatrics 27:79–85

Strauss J, Wohlschläger M (1971) Die Natur des Schlafes. Med Trib (Sonderdruck)

Uexküll T von (1979) Vorwort zur 1. Aufl. In: Uexküll T von (Hrsg) Lehrbuch der psychosomatischen Medizin. Urban & Schwarzenberg, München

Uexküll T von (1986) Psychosomatische Medizin. Urban & Schwarzenberg, München Wien Baltimore

Wesiack W (1984) Psychosomatische Medizin in der ärztlichen Praxis. Urban & Schwarzenberg, München Wien Baltimore

WHO (1983) The elderly in eleven countries. Public Health Eur 21

Zintl-Wiegand H, Cooper B, Krumm B (1980) Psychisch Kranke in der ärztlichen Allgemeinpraxis. Beltz, Weinheim Basel

4 Hausärztliche Betreuung des älteren Patienten

4.1 Besonderheit der Betreuungsaufgabe

G. C. Fischer

Die Betreuung kranker alter Menschen ist eine spezifische Aufgabe des Allgemeinarztes. Ihr Inhalt ist nicht identisch mit der bloßen Anwendung medizinischer Maßnahmen als Reaktion auf die jeweilige klinische Diagnose.

Sie muß vielmehr als umfassende Versorgung und Betreuung angesehen werden, in die medizinische, soziale und psychologische Gesichtspunkte sowie allgemeine und individuelle Wertvorstellungen der Daseinsgestaltung einfließen.

Sie vollzieht sich in der weitmaschigen Grenzzone zwischen Lebensbereich und Gesundheitswesen und erfordert vom Hausarzt ein flexibles Hin- und Hergehen in beiden Richtungen sowie die Fähigkeit, die Anforderungen beider Bereiche integrativ zusammenführen.

Die Besonderheit der geriatrischen Betreuungsaufgabe wird durch folgende Bedingungen bestimmt:

1) Kennzeichen von Krankheit im Alter (s. Teil I, Kap. 3.1), wobei v. a. Chronizität, Multiplizität, soziale Auswirkungen und begrenzte Lebenserwartung und die Bedeutung individueller Erlebnisfaktoren von Bedeutung sind.
2) Ältere Patienten bringen dem Hausarzt ein großes Vertrauenspotential entgegen bei oft beeinträchtigter eigener Urteils- und Entscheidungsfähigkeit. Hieraus ergibt sich eine besondere Art von Hilflosigkeit, gekennzeichnet durch eine oft sehr weitreichende Überantwortung des eigenen Schicksals an den Arzt und durch den Wunsch nach fester, konstanter Bindung und Führung.
3) Andererseits besitzen ältere Patienten überwiegend bereits Erfahrung mit Kranksein sowie mit der Anwendung und Wirksamkeit ärztlicher Maßnahmen. Hieraus bilden sich individuelle Erfahrungen und Interpretationen einer Krankheitssituation und des Einflusses medizinischer oder auch paramedizinischer Interventionen, die zu einem oft unverrückbaren Bestand des „Wissens" um die eigene Gesundheit gehören.
4) Wünsche nach Durchführung oder, was häufiger vorkommt, Unterlassung bestimmter Maßnahmen gewinnen mit steigendem Alter unter dem Entscheidungsdruck einer zunehmend begrenzten Lebenserwartung auch für den Arzt an Bedeutung.

5) Patient und Hausarzt kennen einander über eine lange Zeit, nicht selten seit Jahrzehnten. Angehörige, häusliches Milieu, berufliche und lebensgeschichtliche Entwicklung des Kranken und weitere Familienmitglieder sind dem Hausarzt meist ebenfalls bekannt. Sofern der Arzt selbst älter ist, teilt er mit seinem Patienten ein gewisses Maß an zeitgeschichtlichem Bewußtsein und allgemeinen Wertvorstellungen.

Die Beziehung hat einen spezifischen Charakter angenommen, den beide als gegeben anerkennen und jederzeit voraussetzen können.

6) 30% aller Beratungen Betagter finden in deren häuslicher Umgebung statt. Mehr als die Hälfte aller über 80jährigen werden zu Hause bzw. im Heim betreut. Schon durch diese Verlagerung ärztlichen Wirkens in den Lebensraum des Kranken entsteht eine besonders enge Verflechtung zwischen medizinischer Sachlage und deren persönlichen Auswirkungen für den Patienten. Der Arzt ist somit ständig mit den Alltagsproblemen und Sorgen des Kranken konfrontiert. Unmittelbar erlebt er auch die oft nur mangelhafte Umsetzbarkeit medizinischer Konzepte in der Realität. Er wird so zu einer flexiblen, ständig für Alternativen und Kompromisse offenen Handhabung seiner Möglichkeiten gezwungen. Die Heranziehung sozialer Hilfsdienste, institutioneller und teilinstitutioneller (Tagesklinik u. ä.) Betreuung sowie der Angehörigen und die Berücksichtigung der psychologischen Bedürfnisse des Kranken stellen hierbei eine wichtige Unterstützung dar.

Aus den Bedingungen der geriatrischen Aufgabe ergeben sich besondere *Folgerungen* und *Anforderungen* an dieselbe:

1) Besteht eine medizinische Indikation für bestimmte diagnostische oder therapeutische Maßnahmen, so sollte vor deren Anwendung ein gesonderter hausärztlicher Urteilsvorgang liegen (Abb. 1). Er dient einer Abwägung

   - gesundheitlicher Prioritäten im Hinblick auf Gefahren und/oder Beschwerden;
   - der Prognose in bezug auf Dauer oder zu erwartender Verschlechterung bzw. Besserung bis Spontanremission;
   - der Auswirkungen für den Patienten (evtl. kurzfristige Isolierung, Behinderung, Beschwerden, Nebenwirkungen) und seine Umgebung (z. B. Überlastung pflegender Angehöriger);
   - der Vorstellung des Patienten seiner persönlichen Belastbarkeit und Kooperationsbereitschaft.

Die Betreuungsaufgabe, um die es hier geht, stellt eine spezielle Anforderung an den Allgemeinarzt dar, die noch kaum ausreichend erkannt und durchdacht wurde. Der Hausarzt tritt dabei in seiner Rolle als Retter, als Helfer in akuter Not zurück zugunsten einer langfristigen konstanten Betreuung. Diese Aufgabe ist deshalb, wenn auch vielleicht nicht nach außen erkennbar, keineswegs weniger spektakulär. Man denke nur an die Erhaltung geistiger Leistungsfähigkeit durch sorgsame Differentialdiagnose und -behandlung.

2) Der Umgang mit alten Patienten erfordert vom Hausarzt eine Auseinandersetzung mit dem Phänomen Alter. Vergleichbar hierzu verfügt er i. allg.

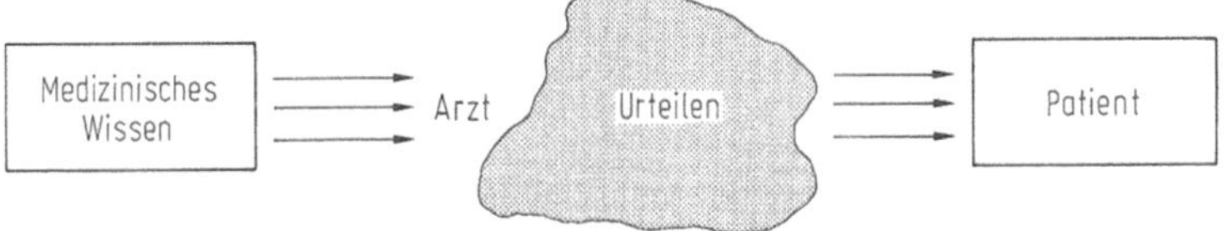

Abb. 1. Hausärztliche Wissensanwendung in der Geriatrie

auch über ein Grundverständnis für die alterstypischen Bedürfnisse seiner jugendlichen Patienten.

Nur wenn er beseelt ist von Wandlungs- und Verbesserungsfähigkeit auch scheinbar aussichtslos wirkender Krankheitszustände im Alter, wird er auch seinen Patienten dementsprechend beeinflussen können. Die Einstellung des Arztes ist von größtem Einfluß auf sein Handeln bis hin zu scheinbar banalsten Verrichtungen. Wenn auch in der Praxis nicht immer klar abzugrenzen, ergeben sich aus der Einstellung des Arztes zum Alter 2 unterschiedliche Handlungsmuster:

Entweder zielen ärztliche Maßnahmen auf die konservierende Aufrechterhaltung und Verlängerung des Ausgangszustands, oder sie haben stets weiterführende Verbesserung im Auge.

3) Die Verantwortung des Hausarztes umfaßt nicht nur Belange der Krankheit, sondern auch die wichtige Frage, was sich aus der Situation im Bewußtsein des Kranken ergibt. Das Krankheitserleben ist im Alter von größtem Einfluß auf das Wohlbefinden (s. Teil I, Kap. 3.2). Deshalb ist die Beachtung und ggf. Beeinflussung der Bewertung und Interpretation einer Situation durch den Patienten selbst hier von besonderer Bedeutung.

4) In enger Beziehung zu dieser Anforderung steht eine weitere:

Tausendfach meist unbewußt in der Alltagspraxis vorgenommen, dennoch grundsätzlich fragwürdig, ist die Übertragung eigener Lebenskonzepte auf den Patienten. Sie ergibt sich fast zwangsläufig bei der Beurteilung von Krankheit und Lebenssituation des älteren Patienten durch um Jahrzehnte jüngere Ärzte. Die Gefahren bestehen z. B. im zu frühen Aufgeben. Als besondere tragische Zuspitzung kann es zu einer Verkennung des subjektiven Daseinswertes einer nach außenstehenden Maßstäben gewiß bedauerlichen Lage kommen. Eine weitere Gefahr besteht darin, daß die eher sachlich-bilanzierende Betrachtungsweise des älteren Menschen, besonders wenn sie unter dem Einfluß bitterer Lebenserfahrung negativistisch gefärbt ist, als „depressiv" verkannt wird. Dem unrealistischen Wunsch nach maximaler Reparation kann desweiteren ein inadäquater medizinischer Aufwand entsprechen. Auch ein allzu forscher Beratungsstil, der vom eigenen Ideal von Fitneß, Dynamik, Entfaltungs- und Leistungsfähigkeit ausgeht, verkennt leicht, daß hier schon kleine Schritte große Leistungen darstellen.

Der Patient kann in einen Rechtfertigungszwang seiner vermeintlichen Mißerfolge gedrängt werden, der sich psychophysisch eher nachteilig auswirkt.

Literatur

Fischer GC (1986) Psychische Probleme älterer Patienten. Hausärztliche Überlegungen zur
   Frage der Altersspezifität. Z Allgemeinmed 15:122−127
Fischer GC (1988) Hausärztliche Langzeitbetreuung. MMW 130:67−73
Fischer GC (1989) Die geriatrische Aufgabe des Hausarztes. MMW 131:399−402
Haynes RB, Taylor DW, Sacket DL (Hrsg) (1982) Compliance Handbuch. Oldenbourg,
   München Wien
Irniger W (1986) Probleme im Umgang mit betagten Patienten in der täglichen Praxis. In:
   Kielholz P, Adams C (Hrsg) Der alte Mensch als Patient. Deutscher Ärzteverlag, Köln
Kruse A (1987) Kompetenz bei chronischer Krankheit im Alter. Z Gerontol 20:355−366

4.2 Gestaltung der Patient-Arzt-Beziehung

G. C. Fischer

Die Gestaltung der Patient-Arzt-Beziehung bedarf beim alten Patienten großer
Sorgfalt, da der Arzt es in der Regel

- mit häufiger Inanspruchnahme durch den Patienten,
- mit einer langfristigen Betreuung,
- mit einer an Intensität und Umfang zunehmenden Betreuung,
- mit oft schwerwiegenden und existenziell bedrohlichen Krankheitssituation,
- mit enger Verflechtung zwischen krankheits- und lebensbezogener Beratung,
- mit u.U. eingeschränktem Verständnis und eingeschränkter Urteilsfähigkeit

beim Patienten zu tun hat.

Die Aufgabe, die sich hier stellt, erfordert wie kaum eine andere ärztliche
dauerhaft den Einsatz nicht nur fachlicher, sondern auch menschlicher Qualitäten. Grenzfragen, die dem Arzt außermedizinische Wert- und Zweckentschei-
dungen abverlangen, stehen fast ständig an.

Der Vorsprung an Lebenserfahrung und Alter, über den der alte Patient
überwiegend verfügt, führt ganz zwanglos und von beiden akzeptiert zu einem
meist förderlichen Abbau des Autoritätsgefälles zwischen Arzt und Patient.
Der alte Patient erlebt seinen Hausarzt mehr "als Mensch" in seiner jeweiligen
Individualität. Er behandelt ihn – im besten Sinne – mitunter etwas von
oben herab wie einen ehrgeizigen Sohn/Tocher, der sein/ihr Fachgebiet beherrscht. Jüngere Patienten sehen im Hausarzt eher den Vertreter des Faches.
Bei ihnen steht die Funktion des Arztes, beim älteren dagegen gleichrangig
auch die Person im Vordergrund. Folglich richtet sich die Erwartung nach ärztlicher Hilfe im Alter eher auf die Persönlichkeit des Arztes, in jüngeren Jahren
dagegen mehr auf die durch ihn zugänglichen Mittel der Hilfe.

Die so entstehende *menschliche Nähe* bietet nicht nur dem Patienten Vorteile. Sie entlastete auch den Arzt und erleichtert ihm den Zugang zum Kranken
auf persönlicher Ebene. Zugleich gewährt sie einen offenen Umgang mit den
Schwierigkeiten der medizinischen Sachlage und den oft als mangelhaft empfundenen Möglichkeiten der Hilfe.

Andererseits ist es wichtig, daß der Arzt die Rolle erkennt, die er als profes-
sioneller Vertreter, als ärztliche Instanz im Bewußtsein des Patienten einnimmt.

Indem er sich z. B. beim Hausbesuch der Krankheit annimmt, verliert die Situation für den Kranken etwas von ihrer drängenden Bedrohlichkeit. Die Durchführung der körperlichen Untersuchung, die Bildung einer formulierten Diagnose und eine entsprechende Anweisung tragen schon als solche entscheidend hierzu bei. Die Krankheit, so zum medizinischen Normalfall geworden, erscheint als ein überschaubares, gesetzmäßig verlaufendes Geschehen, offenbar von vielen anderen ähnlich erlebt, womit u. U. Sicherheit von existenzieller Dimension vermittelt wird. Auf diese Weise kommt allein der *Anwesenheit des Arztes*, dem bloßen Sichbefassen mit der Situation eine wichtige Rolle zu.

Sicherheit, Vertrauen und ein überschaubares Ordnungsgefüge in der Beziehung sind für den alten Menschen wichtige indirekte Hilfen. *Regelmäßigkeit* sollte deshalb bei der Gestaltung des Behandlungsfortgangs, v. a. bei der Festlegung weiterer Sprechstunden- bzw. Besuchstermine ein wichtiger Grundsatz sein. Sie vermittelt das Gefühl kontinuierlicher Gesundheitsfürsorge. Damit wird der Patient von der oft schwer zu treffenden Entscheidung entlastet, ob seine Beschwerden unerhebliche Alterserscheinungen oder aber behandlungsbedürftige, u. U. sogar gefährliche Symptome seien und den Arztbesuch rechtfertigten. Selbst bei fehlender neuer medizinischer Symptomatik besteht ein wesentlicher Gewinn routinemäßiger Beratung darin, in gewissem Grade festzustellen und dies auch dem alten Menschen zu vermitteln, daß weiterhin „alles in Ordnung" ist und folglich keine (neuen) Gefahren drohen.

Nach Irniger (1986) bestehen die hauptsächlichen psychologischen Bedürfnisse älterer Menschen:

1) in dem Bedürfnis nach Sicherheit, Nestwärme und Hoffnung,
2) in dem Bedürfnis, ernst genommen zu werden,
3) in dem Bedürfnis, etwas zu bedeuten, anerkannt zu werden,
4) in dem Bedürfnis nach Abwechslung.

Auch für die Gestaltung der Patient-Arzt-Beziehung von ärztlicher Seite können diese Bedürfnisse als richtungsweisend gelten.

Das *Gespräch* mit dem alten Patienten ist schon hinsichtlich der Bedeutung des Krankheitserlebens im Alter (s. Teil I, Kap. 3.2) besonders wichtig. Es erfüllt mehrere Funktionen:

1) Im Zusammenwirken mit ärztlichen Interventionen hat eine sorgfältige *Information* des Patienten über Krankheitslage, Behandlungssinn und -weg zu erfolgen. Gerade im Alter ist der Wunsch nach Sachinformationen zu den Vorgängen im eigenen Körper eher groß. Solche Informationen müssen für den Patienten verständlich sein, sowohl inhaltlich als auch − was oft übersehen wird − akustisch. Sie müssen ferner wiederholt und dabei möglichst mit gleichem Inhalt erteilt werden, wobei der Arzt auf häufig gleiche Fragen trotz wiederholter Erläuterung gefaßt sein und bleiben muß.

Offenheit ist beim alten Patienten auch bei schwerwiegender oder infauster Prognose wohl überwiegend angebracht, wenn nicht gar ein Gebot.

Ehrlichkeit bezüglich fehlender Hilfsmöglichkeiten ist sicher besser als ein wiederholtes Vertrösten mit der planlosen Anwendung verschiedener ineffektiver Maßnahmen. Der Arzt sollte immer bedenken, daß gerade unwirksame Behandlungen, die zudem noch die Nachteile organisatorischen und beschwerlichen Aufwands haben, beim alten Menschen Frustration, Resignation und schließlich Depression mit allen lebensblockierenden Auswirkungen hervorrufen oder festigen können.

2) Das Gespräch mit alten Patienten gewinnt v. a. bei vereinsamten Älteren noch weitere Dimensionen:

Es kann dazu beitragen, das *Bewußtsein der Lebenskontinuität* zu erhalten. Auch für Interpreation und Verarbeitung der Krankheit ist dies eine wesentliche Voraussetzung. Der Hausarzt ist nicht selten die einzige Kontaktperson des alten Patienten, die noch seine früheren Verhältnisse, z. B. den verstorbenen Ehemann, die Schwester, den Bruder, das alte Haus, ehemalige Nachbarn oder Arbeitskollegen kannte. Hieran anzuknüpfen, zeigt den Wert der Erinnerung und den Wert des gelebten Lebens. Vergleiche zwischen damals und heute zeigen die Tendenz der Entwicklung – auch zum Guten! – und lassen jetzige Bedürfnisse und Möglichkeiten deutlich werden.

3) Dazu trägt bei, den Patienten in Gespräche über seine noch vorhandenen Fähigkeiten zu bringen: über Möglichkeiten der Ausübung eines Hobbys über mitmenschliche oder gesellschaftlich relevante Unternehmungen, wobei bei Ratschlägen stets auf konkrete Handlungen in zeitlich überschaubarem Abstand zu achten ist. Zur *Vermittlung eines positiven Selbstbildes* kann es z. B. gehören, den alten Patienten, insbesondere Frauen, zur Pflege ihres Äußeren anzuregen. Es darf nicht ganz verkannt werden, daß die Verordnung von Genesungskuren, die gerade ältere Frauen häufig zwingt, sich in einem für sie neuen gesellschaftlichen Rahmen zu bewegen, auch durch die damit verbundenen Anschaffungen an Kleidung und die Pflege des Äußeren zu einer nicht unwesentlichen Verbesserung des Selbstwertgefühls beitragen kann.

Bei solchen Gesprächen ist nicht nur ein sporadisches gelegentliches Interesse, sondern eine möglichst kontinuierliche Einbeziehung dieser Fragen in die ärztliche Beratung wichtig. Der Patient gewinnt auf diese Weise den Eindruck vermehrter Zuwendung und, was wichtiger ist, der besonderen Bedeutung seiner Aktionen sowie seiner eigenen Person.

Es muß darauf hingewiesen werden, daß viele der hier angesprochenen Fragen quantitativ gesehen im wesentlichen *Frauenprobleme* sind. Weit mehr als die Hälfte aller 65jährigen Frauen sind verwitwet, und in ihrem Bekanntenkreis befinden sich überwiegend Frauen in gleicher Lebenssituation. Dies hat zur Folge, daß nicht nur die örtlichen Seniorenklubs und Altenwohnheime, sondern auch persönliche Bekanntschaften ganz überwiegend zu Kontakten zwischen Frauen führen. Vielleicht gelingt es dem Hausarzt hin und wieder im Gespräch hier Verständnis für mitmenschliche Nähe, für gegenseitige Unterstützung und für mehr Freude am weiblichen Mitmenschen zu wecken. Auch hier gilt jedoch, daß dem oft nicht bewältigten Konkurrenzdenken vieler älterer Frauen untereinander und den daraus resultierenden gegenseitigen Verletzungen, Streitereien und kränkenden Auseinandersetzungen auch eine gewisse durchaus lebens- und gesundheitserhaltende Funktion zugesprochen werden muß.

4) Jeder Hausarzt kennt die wichtige *Funktion der Klage,* die hier besondere Bedeutung gewinnt: Indem der alte Mensch seine Probleme darstellt, beklagt, profitiert er von der Wirkung der Verarbeitung und Entäußerung des Problems. Zugleich wird es dadurch aber auch aufgewertet und ernsthafter, daß „die Welt", vertreten durch die Person des Arztes, davon Kenntnis erhält. Die Aufwertung des Problems bedeutet auch Aufwertung und vermehrte Wichtigkeit der Person selbst. Um so näher und vitaler fühlt sich der Patient dadurch noch dem Leben verbunden. Die Klage, die auch dies indirekt bewußt macht, führt somit zu einer erneuten Herausforderung zur Auseinandersetzung (Fischer 1986).

Der Zugang zum alten Patienten gelingt dem Hausarzt nicht immer und nicht immer dauerhaft zufriedenstellend, insbesondere bei großem *Altersunterschied zwischen Patient und Arzt.* In solchen Fällen kann es hilfreich sein, wenn der Arzt versucht, im Gespräch einen möglichst plastischen Eindruck darüber zu gewinnen, wie der Patient in seinem – des Arztes – Alter war, gelebt hat, was damals seine Pläne, Wünsche und Hoffnungen waren. Dies trägt nicht nur zu mehr Interesse und Einfühlung des Arztes gegenüber dem Kranken bei. Es läßt auch den Patienten seinen Altersvorsprung deutlicher erkennen und bahnt bei ihm Verständnis für die Situation und das Bestreben des Arztes.

Literatur

Fischer GC (1986) Psychische Probleme bei älteren Patienten. Allgemeinmed 15. 122–127
Irniger W (1986) Probleme im Umgang mit betagten Patienten in der täglichen Praxis. In: Kielholz P, Adams C (Hrsg) Der alte Mensch als Patient. Deutscher Ärzteverlag, Köln

4.3 Gestaltung der Beratung

G. C. Fischer

Wie sind hausärztliche Entscheidungen in der Geriatrie unter Berücksichtigung biologischer, biographisch-psychologischer und sozialer Belange möglich?

Es ist davon auszugehen, daß medizinische Maßnahmen im Alter möglichst erst dann zur Anwendung kommen sollten, wenn sie nicht nur adäquat und effektiv sind, sondern darüber hinaus auch vom Patienten wirklich genutzt und schließlich zu einem von ihm erlebten Gesundheitsgewinn werden (vgl. Fischer 1989).

1) Medizinischer Bezugsrahmen

Hier wird die Frage gestellt: Was ist medizinisch möglich? (Abb. 1)

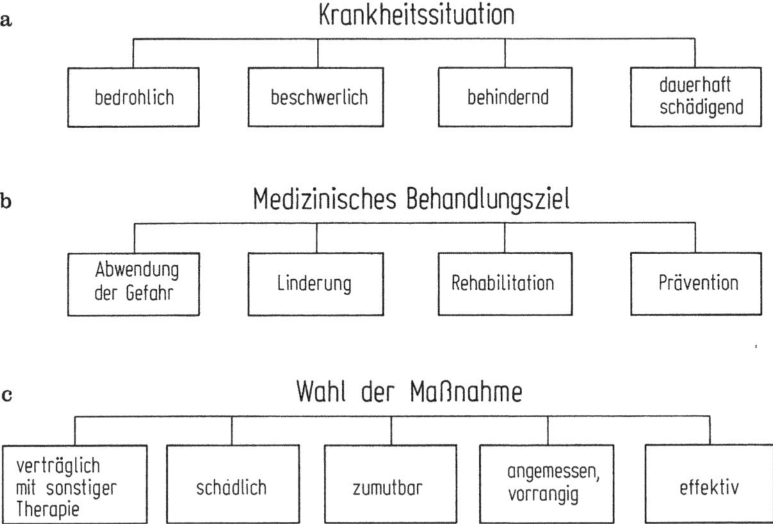

Abb. 1. Medizinischer Bezugsrahmen: Was ist möglich (a – c)?

Die Krankheitssituation kann als bedrohlich (z. B. Myokardinfarkt), beschwerlich (z. B. Schmerzzustände des Bewegungsapparats), behindernd (z. B. Hüftarthrose) oder dauerhaft schädigend (z. B. Diabetes mellitus) angesehen werden. Dementsprechend ist das medizinische Behandlungsziel auf Abwendung der Gefahr, Linderung, Rehabilitation oder Prävention gerichtet. Bei der Wahl der Mittel ist danach zu fragen, ob sie ausreichend verträglich, insbesondere im Zusammenwirken mit sonstigen Therapien nicht schädlich, zumutbar (z. B. bei Fragen von Transport, Lagerung, Compliance) und angemessen sowie effektiv sind.

2) Sozialer Bezugsrahmen

Er dient der Entscheidung der Frage, inwieweit der Patient die zur Verfügung stehende Maßnahme nutzen kann, d. h. inwieweit sie wirklich zu einer Verbesserung seiner Lebensmöglichkeiten beiträgt (Abb. 2). Es müssen zunächst die Auswirkungen erkannt werden, die sich v. a. in Verbesserung der Beweglichkeit, Verrichtung täglicher Arbeit sowie der Kommunikation äußern. Hierzu müssen bestimmte Voraussetzungen erfüllt sein, z. B. gewisse soziale Bedingungen, eine kooperative Bereitschaft (z. B. ausreichende Mitarbeit bei erfor-

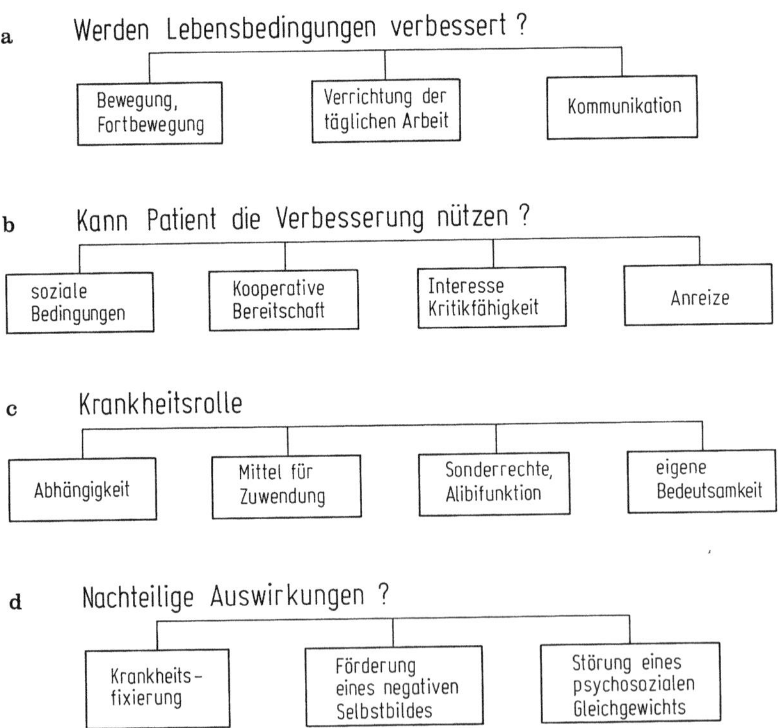

Abb. 2. Sozialer Bezugsrahmen: Was ist hilfreich (a−d)?

derlicher Krankengymnastik nach Hüftoperation), schließlich Interesse, Kritikfähigkeit sowie biographische Anreize. Besondere Bedeutung kommt den familienmedizinischen Aspekten mit der Frage nach der Rolle der Krankheit im mitmenschlichen Kontakt zu. So kann sie Abhängigkeit von oder für pflegende Bezugspersonen bedeuten, vom Kranken als Mittel für Zuwendung, besonders auch zum Körper des alten Patienten, benutzt werden. Die Erlangung von Sonderrechten, eine Aufwertung der eigenen Person oder das Alibi für Leistungsverweigerung sind andere häufige Varianten. (Hier mag das uneingestandene Erschöpfungssyndrom alter Frauen, die häufig mit der Pflege des kranken Mannes überfordert sind, als Beispiel für den psychologisch notwendigen Rückzug in Krankheit dienen).

3) Individueller Bezugsrahmen

Er dient der Beantwortung der Frage: Was wünscht der Patient wirklich? (Abb. 3).

Altern ist selbstverständlich ein schrittweiser Prozeß, kein Zustand. Er besteht wie jeder Prozeß aus Phasen, in denen eine Entwicklung durchlaufen wird. An ihrem Anfang steht das von Aktivität, enger Lebensverbundenheit

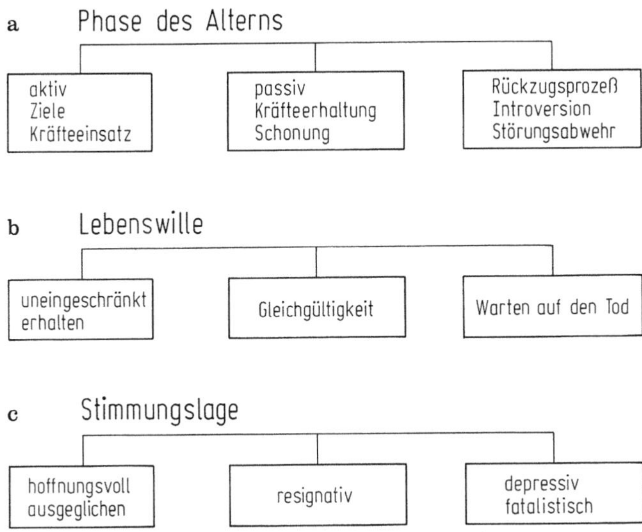

Abb. 3. Individueller Bezugsrahmen: Was wünscht der Patient (a – d)?

und -fülle geprägte Erwachsenenleben, an deren Ende die Bereitschaft zum Tod. Der Arzt muß erkennen, in welcher Alternsphase sich der Patient befindet: Ist er noch aktiv, voller Pläne und Ziele? Wird noch eine Verausgabung und der Einsatz von Kraft gesucht? Oder liegt andererseits ein mehr passives Annehmen der Annehmlichkeit vor, die das Leben nun bringt? Steht etwa der Wunsch, gerade die Befreiung von Verantwortung und Aufgaben zu genießen, also Kräftekonservierung im Vordergrund? In der 3. Phase schließlich wird der Patient sich auf einem inneren Rückzugsprozeß befinden, eine lebensabgewandte, auf Ruhe, Gleichförmigkeit und ungestörte introvertierte Harmonie gerichtete Zielsetzung erkennen lassen. Der Lebenswille kann uneingeschränkt erhalten sein, der Patient kann hierüber gleichgültig sein oder schließlich eine lebensabgewandte Einstellung mit Warten auf den Tod erkennen lassen. Die Stimmungslage kann besonders da, wo sie andauernd depressiv-fatalistisch und lebensverneinend ist, u. U. eine Begrenzung für die Anwendung medizinischer Maßnahmen bilden. Schließlich sollten medizinische Interventionen nicht mit persönlichen Wertvorstellungen und lebensgestalterischen Konzepten des Patienten in Widerspruch geraten. Es ist anzustreben, daß der Patient in der medizinischen Maßnahme wirklich einen persönlichen Sinn erkennt.

Es sollte versucht werden, medizinische Verfahren erst dann zur Anwendung zu bringen, wenn sie sich in allen 3 Bezugsrahmen als sinnvoll erweisen. Liegt z. B. eine medizinische Indikation vor und wird deutlich, daß sie auch die sozialen Bedingungen des Patienten verbessert, läßt dieser jedoch erkennen, daß er im Grunde weder die Anwendung noch deren Konsequenzen wünscht, so

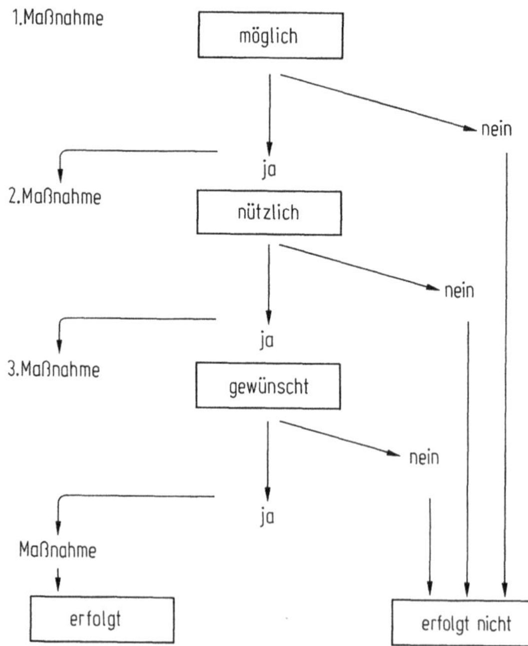

Abb. 4. Hausärztliche Entscheidung vor Einsatz medizinischer Maßnahmen in der Geriatrie

bleibt es eine schwerwiegende und weitreichende persönliche Ermessensfrage des Arztes, die Anwendung vorzunehmen oder zu unterlassen (Abb.4).

Die häusärztliche Geriatrie zeigt hier einen Grenzbereich, in dem die Anwendung durchaus ungefährlicher und eindeutig verbessernder Maßnahmen dennoch fragwürdig, vielleicht sogar illegitim sein kann.

Literatur

Fischer GC (1989) Altern und Alterskrankheiten. Die geriatrische Aufgabe des Hausarztes. MMW 131/19:399–402

4.4 Langzeitbetreuung

G. C. Fischer

Die hausärztliche Langzeitversorgung vollzieht sich vor dem Hintergrund bestimmter normaler körperlicher und seelisch-geistiger Langzeitentwicklungen. In grober Vereinfachung lassen sie sich neben biologischen Alterungsvorgängen beim Patienten als Zunahme an Erkenntnis, Erfahrung und Individuation beschreiben.

Alle diese Vorgänge gestalten Krankheitserleben und -verarbeitung in den einzelnen Lebensabschnitten unterschiedlich. Mit zunehmendem Alter treten Krankheiten auf, die den Rahmen vorübergehender Beeinträchtigung überschreiten. Sie werden hinsichtlich sozialer, zwischenmenschlicher und lebensgestaltender Faktoren wirksam. Die Krankheit greift somit mehr und mehr ins Leben ein, verändert den Menschen und wird zugleich durch ihn bestimmt (Fischer 1988).

Die hausärztliche Krankenbetreuung des alten Menschen stellt in der Regel eine langzeitige, oft bereits vor Jahrzehnten vom gleichen Arzt begonnene Versorgung dar. Sie wird im Alter engmaschiger und verlagert sich zunehmend in den häuslichen Bereich des Kranken und gewinnt durch die zwingende Einbeziehung sozialer und psychologischer Gesichtspunkte zunehmend an Inhalt und Umfang.

Diese auf Kontinuität angelegte Betreuungsform bietet dem Hausarzt besondere Chancen:

1) Das umfangreiche *Vorwissen um die medizinische Anamnese* erleichtert die Früherkennung einer neuen Krankheitssituation. Indem Symptome in Zusammenhang mit früheren Krankheiten des Patienten gebracht werden können, erhalten sie auf einfachstem und schnellstem Wege einen differentialdiagnostischen Stellenwert, der ohne diese Vorinformationen u. U. wesentlich später, wenn überhaupt, erreicht worden wäre. Das im Alter relativ häufige Symptom Schlafstörung z. B. kann in Verbindung mit einer aus der Anamnese bekannten Depression als erstes Anzeichen eines erneuten Schubes erkannt werden.

2) Indem der Hausarzt bei einem Patienten über viele Jahre hin Krankheit beobachtet, erkennt er zugleich eine Art typischen Normalzustand für jeden einzelnen Patienten (Fischer 1988). Gerade im Alter wird das Wohlbefinden wesentlich von subjekten Faktoren bestimmt (s. Teil I, Kap. 3.2). Die Langzeit-

betreuung macht es dem Hausarzt somit möglich, einen *individuellen Gesundheitszustand* zu erkennen (s. Teil I, Kap. 3.1), der von Patient zu Patient sehr unterschiedlich sein kann: Der Hausarzt sieht, daß Sichwohlfühlen bei manchen Kranken trotz Vorliegen u. U. beträchtlicher Störungen durchaus möglich sein kann, während andere, bei denen sich trotz ärztlichen Bemühens kaum jemals ein wirklich gravierender Befund darstellt, täglich unter einer Beeinträchtigung ihres Wohlbefindens leiden (Fischer 1988).

Der individuelle Gesundheitszustand umfaßt jenes Maß an Wohlbefinden, das bei einem bestimmten Kranken überhaupt maximal erreicht werden kann. Damit ist ein Stadium erreicht, von dem an erfahrungsgemäß eine Verbesserung des subjektiven Wohlergehens nicht mehr zu erreichen sein wird.

Dem Hausarzt eröffnet sich hiermit der Weg zu einer streng patientenorientierten Bildung von Therapiezielen mit entsprechender Durchführung einer Behandlung hinsichtlich Mittelwahl, Intensität und Dauer. Bestehen z. B. Beschwerden von seiten degenerativer Skeletterkrankungen, so sind viele ältere Patienten durchaus zufrieden mit einer gewissen Linderung durch lokale Salbenanwendung. Andere dagegen fühlen sich erst dann wieder wohl und leistungsfähig, wenn durch aufwendigere Maßnahmen wie Injektionen und physikalische Behandlung etc. ein weitgehendes Sistieren der Beschwerden aufgetreten ist.

3) Die Langzeitbetreuung ermöglicht Eindrücke in die *Beziehung zwischen Lebensereignissen*, v. a. -krisen, und *Krankheit* beim älteren Patienten. So gewinnt der Hausarzt einen Eindruck, ob sein Patient erfahrungsgemäß bei entsprechenden Anlässen mit Verschlechterung des Gesundheitszustands u. U. sogar mit ernsthafter Gefährdung (z. B. hypertone Krisen, Entgleisung eines Diabetes mellitus, Depression, hirnorganisches Psychosyndrom) reagiert. Andere Patienten hingegen lassen kaum eine Beeinträchtigung objektiver oder subjektiver Krankheitsparameter erkennen. Von einer dritten Gruppe weiß der Hausarzt, daß sie selbst unter dem Einfluß einschneidender biographischer Belastungen eher zu einer Stabilisierung des Gesundheitszustands neigt, weniger Beschwerden vorbringt und den Hausarzt seltener beansprucht. Längerfristig oder rezidivierend behandelte Krankheiten (z. B. Hypertonus, Migräne) können bei solchen Patienten unter Belastungen sogar verschwinden.

Als praktische Folge solcher Erfahrung mit dem Kranken wird der Hausarzt gefährdeten Patienten bei Vorliegen entsprechender persönlicher Lebensprobleme (z. B. Umzug, Tod Angehöriger etc.) eher eine engmaschige Versorgung mit häufigen, auf Krankheitssuche abgestellten Kontrollen veranlassen und die Möglichkeit zu entlastenden Gesprächen bieten. Bei anderen hingegen „reicht" eine mitmenschliche Anteilnahme, und der Behandlungsplan bleibt von der aktuellen Krankheitslage bestimmt. Bei Patienten mit erfahrungsgemäßer Stabilisierungsneigung unter Belastung werden laufende Behandlungen kritisch auf ihre Notwendigkeit hin überprüft.

4) Viele Patienten lassen über längere Zeiträume hin ein gleichartiges Verhalten hinsichtlich ihrer *Bereitschaft zur Mitarbeit* erkennen.

Die Alltagserfahrung der Praxis spricht dafür, daß die Compliance sich auch im Alter, wo sie ohnehin als schlechter gilt (Haynes et al. 1982), so darstellt, wie der Hausarzt sie als typisch für bestimmte Patienten im bisherigen Langzeitkontakt erlebte. Die Indikation für langfristige Maßnahmen, die in hohem Umfang Kooperationsbereitschaft und -fähigkeit des Patienten erfordern, wird auch von den diesbezüglichen hausärztlichen Erfahrungen abhängen. Medikationen, deren unregelmäßige Einnahme oder sporadisches Absetzen schädigend sein können (H_2-Blocker, bestimmte Antihypertonika) werden bei sehr schlechter Compliance und mangelnder Überprüfungsmöglichkeit besser durch andere ersetzt.

Dem Hausarzt eröffnen sich mit der Langzeitbetreuung nicht nur besondere Betreuungschancen, sondern er steht auch in einer *besonderen Verantwortung*. Sie betrifft u. a. die Frage, was langfristig aus bestimmten Krankheitssituationen wird, wie sie verlaufen und gestaltet werden können.

Dies gilt:

1) hinsichtlich des Zusammenwirkens der Multimorbidität und der daraus resultierenden medizinischen Gefährdung;
2) hinsichtlich dessen, was im Verständnis des Kranken aus der Situation wird, d. h. inwieweit vermehrt Krankheitsbewußtsein und evtl. Passivität, Resignation oder Depression resultieren;
3) hinsichtlich der funktionellen Auswirkungen, d. h. der Möglichkeit der selbständigen und eigenverantwortlichen Lebensgestaltung;
4) hinsichtlich der sozialen Auswirkungen, sowohl was die Beziehung zu Mitmenschen als auch den persönlichen Hilfsbedarf und sich daraus ergebende Konsequenzen des Lebensrahmens anbelangt.

Wesentlich für die langzeitige Planung von Behandlung und Beratung ist demnach eine Bereicherung der Diagnose um prognostische Aspekte.

Die Frage der Veränderbarkeit einer Situation ist hierbei ebenso wichtig wie die Diagnose selbst. Die Bildung einer Art *Gesamtprognose* hinsichtlich aller genannten Aspekte wird dem Hausarzt oft möglich und hilfreich sein. Selbstverständlich kann es sich hierbei nur um eine Abschätzung handeln, die für Veränderungen ständig offen bleiben muß. Nach Möglichkeit sollte sie mit dem Patienten gemeinsam im Gespräch entwickelt werden. Sie hat den Sinn, eine durchdachte und längerfristig geplante Vorgehensweise zu entwerfen, die weiteren Interventionen im Verständnis von Patient und Arzt auch einen zukunftsorientierten Stellenwert zuweist. Hinsichtlich der oft erkennbar begrenzten Lebenserwartung ergeben sich hieraus Hilfen für eine sinn- und planvolle Prioritätenbildung medizinischer Maßnahmen.

Eine wichtige Beratungshilfe unter Langzeitaspekten besteht darin, den Patienten sowohl die Krankheit als auch seine persönliche Situation in größerem zeit- und inhaltlichen Gefüge erleben zu lassen.

Dies bedeutet,

– den *biographischen Stellenwert der Krankheit* zu ermitteln;
– noch *vorhandene Fähigkeiten herauszustellen* und daran anzuknüpfen;
– Diagnose und v. a. *Therapieziele möglichst konkret zu formulieren.* Anstelle der verwaschenen Vorstellung von „etwas tun" können definierte Verbes-

serungen u. U. mehr bewirken. Das Ziel einer physikalischen Therapie kann bei akuten Beschwerden einer Coxarthrose z. B. darin bestehen, daß der Patient wieder mit dem Omnibus fahren kann, dessen Benutzung er seit Wochen wegen der Schmerzen beim Ein- und Aussteigen unterlassen hatte.

— *psychosoziale Zielsetzungen mit der Therapie zu verknüpfen*, wie sie sich aus der persönlichen Situation des Kranken ergeben. Die Staroperation z. B. ermöglicht die Teilnahme an Fernsehabenden und Lesezirkeln im Altenheim.

— Die angestrebten *Therapieziele so zu wählen, daß sie mit Wahrscheinlichkeit erreicht werden*, u. U. sogar früher als im Gespräch dem Patienten in Aussicht gestellt. Dies ist dem Bewußtsein, das grundsätzlich Verbesserung möglich ist, förderlich. Dieser Effekt wird noch verstärkt, wenn sich der eigene Körper als noch funktionsfähiger, besser in seinen Therapiereaktionen erweist als zunächst angenommen.

— *Therapieerfolge* im Gespräch ausführlich und umfassend *bewußt zu machen*, wobei die Veränderung als solche, sofern sie keine Verschlechterung darstellt, schon als Erfolg gesehen werden kann. Bei schwerwiegenden Krankheitssituationen mit ausgeschöpften Therapiemöglichkeiten (z. B. bei einer globalen Herzinsuffizienz im Stadium II−IV nach NYHA) kann der Therapieerfolg, was vorher auch mit dem Patienten in diesem Sinne besprochen sein sollte, in der möglichst langen Aufrechterhaltung des Zustands bestehen, wobei jede Woche, jeder Monat zum Erfolg wird.

— Die meist *chronischen Krankheitsverläufe in einzelne Behandlungsabschnitte zu zerlegen* (Abb. 1). Keineswegs alle chronischen Krankheiten im Alter bedürfen einer Dauerbehandlung. Speziell Beschwerden, die sich aus degenerativen Skelettveränderungen ergeben, lassen eine kurzfristige ge-

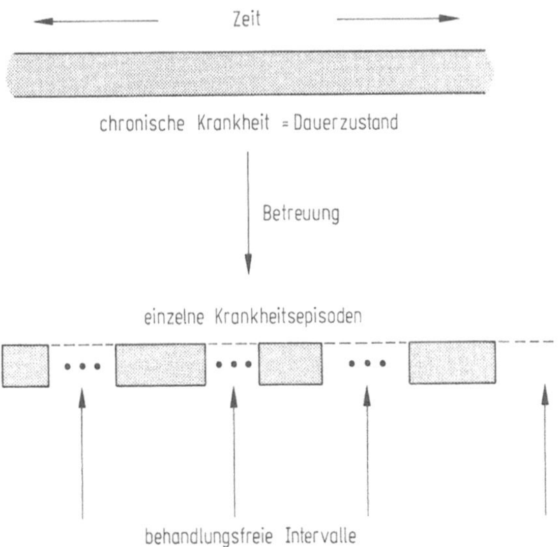

Abb. 1. Behandlung chronischer Krankheit in der Langzeitbetreuung

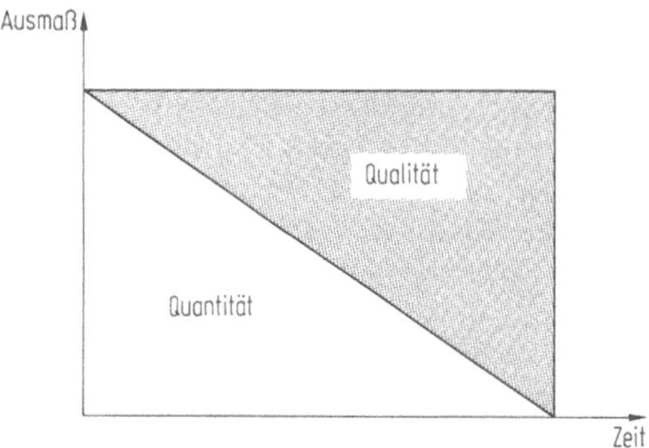

Abb. 2. Beziehung zwischen Lebensqualität und -quantität im Alter

zielte Behandlung mit der Bildung möglichst langer behandlungsfreier Intervalle zu.

Eine wesentliche Gefahr chronischer Krankheit wird von psychologischer Seite (Fischer 1983; Kruse 1987) im Gefühl der Auswegslosigkeit und in dem eingleisigen Weg zu Verschlechterung und Behinderung gesehen. Durch ein Zerschneiden der Krankheitskontinuität verliert sie auch im Bewußtsein des Kranken jene verhängnisvollen Daueraspekte. Es entstehen einzelne Episoden von überschaubarer Länge. Gleichzeitig entsteht die zunehmende Erfahrung von Veränderbarkeit und Verbesserungsfähigkeit bis zur Reversibilität der Situation sowie der begründeten Aussicht auf Intervalle, d. h. „normale" Zeiten ohne Beschwerden.

Die Langzeitbetreuung läßt erkennen, daß und wie sich im Laufe der Jahre das Verhältnis zwischen Quantität und Qualität des Lebens als übergeordnetes Behandlungsziel ändert (Abb. 2). Daraus folgt neben den oben bereits genannten Gesichtspunkten ein weiterer:

Gerade die verminderte Lebenserwartung erfordert ein Denken und Planen in anderen zeitlichen Kategorien als bei jüngeren Patienten.

Während lang- und mittelfristige Behandlungsaspekte zunehmend zurücktreten, gelangt die Erhaltung bzw. Herstellung einer möglichst *hohen Qualität kurzfristiger Zeitabstände* − einige Monate, Wochen oder gar Tage − in den Vordergrund des therapeutischen Interesses. Der Hausarzt sollte dann auch versuchen, den Wert des Augenblicks, der hier und jetzt verstreichenden Zeit in ihrer Kostbarkeit als Chance der Lebensfülle und -gestaltung für den Kranken deutlich werden zu lassen. Dazu kann es z. B. beitragen, Beratungstermine enger zu legen als bisher. Für den Patienten wird so deutlich, daß die Spanne von z. B. monatgs bis donnerstags bereits ein langer Zeitraum ist. Wird er verknüpft mit dem Wirksamwerden etwa einer neuen Medikation, erkennt der Patient zusätzlich, daß in solch scheinbar kleinen Intervallen durchaus etwas erwartet und verändert werden kann.

Literatur

Fischer GC (1988) Hausärztliche Langzeitbetreuung. MMW 130:39−42
Fischer GC (1983) Aspekte der Krankheitsbewertung bei älteren Patienten. Allgemeinmed 59:1275−1280
Haehn KD (1982) Compliance − Zauberwort oder Selbstverständlichkeit? In: Häuser-Schreiber H (Hrsg) Arzt und Patient im Gespräch. Basel
Haynes RB, Taylor DW, Sacket DL (Hrsg) (1982) Compliance Handbuch. Oldenbourg, München, Wien
Kruse A (1987) Kompetenz bei chronischer Krankheit im Alter. Z Gerontol 20:355−366

4.5 Hausbesuch

R. L. Meyer

Der Hausbesuch ist die am meisten
patientorientierte Handlung des Hausarztes
(E. Sturm 1984).

Im Rahmen der allgemeinärztlichen Betreuung von älteren Patienten nimmt der Hausbesuch einen zentralen Stellenwert ein; er ist eine spezifisch allgemeinärztliche Aufgabe (Mangold 1986). Die Bindung zwischen Patient und Arzt wird durch Hausbesuche fester, das beiderseitige Verständnis intensiver und die Beziehung gelöster. Der Patient, den eine Krankheit ans Bett oder an seine Wohnung fesselt, ist froh, einen Arzt zu finden, der ihm diese persönliche und individuelle Form der Betreuung bietet (Tönies 1981).

4.5.1 Kurzer Rückblick

Früher gehörte der Hausbesuch zum ganz selbstverständlichen Handeln des Hausarztes. So wird von E. L. Heim, einem berühmten Berliner Arzt des 18. Jahrhunderts, berichtet, daß er täglich bis zu 80 Hausbesuche machte, für die er jährlich etwa 600 Meilen reitend zurücklegte, wobei er innerhalb von 7 Jahren 30mal von seinem Pferd gestürzt sei (Sehrt 1985). So dienten die erst im Laufe der 20er Jahre eingeführten sprechstundenfreien Nachmittage am Mittwoch und Samstag zunächst vorwiegend der Durchführung von Hausbesuchen (Sehrt 1985).

Mit zunehmender apparativ-technischer Ausstattung der allgemeinärztlichen Praxis mit verbesserten diagnostisch-therapeutischen Möglichkeiten, mit der Verbesserung der öffentlichen Verkehrsmittel sowie auch einer höheren Mobilität der Patienten und anderen Faktoren, wie einer vermehrten Spezialisierung in der ambulanten Versorgung, ging die Hausbesuchstätigkeit praktisch überall zurück und wurde vielerorts nur noch in Notfällen durchgeführt. Studien von amerikanischen Hausärzten zeigen, daß dort nurmehr 53–82% der Hausärzte überhaupt Hausbesuche durchführen (Siwek 1985). Marsh berichtet, daß er seine Hausbesuche von 18 pro Tag im Jahr 1960 auf 7 im Jahre 1969 reduzieren konnte (Tönies 1981).

4.5.2 Derzeitige Situation

Während einerseits von medizinischer Seite der Hausbesuch oft als unökonomische, anachronistische und risikobeladene ärztliche Tätigkeit angesehen wird, erachtet auf der anderen Seite die Bevölkerung den Hausbesuch als einen wichtigen Beitrag des Arztes zur Gesundheitsversorgung. In der IMAS-Studie wurde für Österreich gezeigt, daß diese Erwartung mit 75% an der Spitze steht, noch vor dem Wunsch nach viel Zeit für die Untersuchung (73%; Nemetz 1988). In einer Befragung von 350 Personen in der westfälischen Mittelstadt Rheine war für fast alle Befragten wichtig, daß der Hausarzt Hausbesuche macht, nämlich für 86%. Für die älteren Menschen darunter hatte diese Frage mit 98% Zustimmung gar eine besonders hohe Bedeutung (Reckels 1989).

Die Zahlen der täglich durchgeführten Hausbesuche variieren recht beträchtlich. Sicher spielen regionale Unterschiede, jahreszeitliche Änderungen und auch Einflüsse durch die individuelle Praxisstruktur dabei eine Rolle (Keller 1980). G. Brenner, Geschäftsführer des Zentralinstituts für die kassenärztliche Versorgung, berichtet, daß der Allgemeinarzt pro Arbeitstag im Durchschnitt 7 Hausbesuche durchführt. Dabei werden 73% aller in der kassenärztlichen Versorgung durchgeführten Besuche von Allgemeinärzten ausgeführt (Brenner 1989). Rund 30% der Arbeitszeit wendet der Allgemeinarzt im Durchschnitt für diese Tätigkeit auf (Hamm 1985).

Fast drei Viertel aller Hausbesuche entfallen auf Patienten im Alter von 65 Jahren und mehr (Müller et al. 1989). In der eigenen Praxis sind es gar 78% (Ruffieux 1983). Zwischen dem 70. und 80. Lebensjahr werden durch Hausbesuche rund ein Drittel aller Arztkontakte abgedeckt, und bei über 80jährigen finden sogar mehr als die Hälfte aller Arzt-Patienten-Kontakte zu Hause statt (Fischer 1989).

4.5.3 Zukünftige Entwicklung

Da der Hausbesuch v. a. für die Betreuung älterer Patienten wichtig ist, wird diese Form ärztlicher Tätigkeit in Zukunft noch an Bedeutung gewinnen. In Teil I, Kap. 1.3 wurde auf die demographische Entwicklung und ihre Bedeutung für die Altersmedizin bereits eingegangen. Die über 60jährigen werden bis zum Jahre 2000 26% der Gesamtbevölkerung stellen, heute beträgt ihr Anteil 21%; die Zahl der 90jährigen wird in dieser Zeit von heute 188 000 auf 444 000 anwachsen (Füsgen 1989). Von allen 60- bis 70jährigen sind aber nur 0,9% pflegebedürftig und 0,6% in Heimen. Von allen 70- bis 80jährigen sind 8,2% pflegebedürftig und 2,4% in Heimen. Erst von den über 80jährigen sind 18,9% pflegebedürftig. Von den 80- bis 90jährigen sind 10,2% und von den über 90jährigen 21,6% in Heimen untergebracht (Lehr 1988). Damit ist aufgezeigt, in welchem Rahmen in etwa die Hausbesuchstätigkeit in Zukunft anwachsen dürfte, um die Unabhängigkeit der älteren Patienten und ein möglichst langes Leben in ihrer gewohnten Umgebung zu ermöglichen.

4.5.4 Rechtliche Situation

Die Kassenärztlichen Vereinigungen haben vom Gesetzgeber den Auftrag erhalten, die ärztliche Versorgung der Bevölkerung sicherzustellen. Im sog. Bun-

Tabelle 1. Schwere des beim Hausbesuch behandelten Gesundheitsproblems älterer und jüngerer Patienten des Allgemeinarztes in % der besuchten Altersgruppe. (Mod. nach Fischer 1987)

Problemschwere	Altersgruppe		
	> 65 Jahre		≤ 65 Jahre
Geringfügig	7,1	(4,4)[a]	14,4 (5.1)[a]
Mittel	40,5	(36,9)[a]	56,4 (47,7)[a]
Gravierend	52,3	(58,8)[a]	29,2 (47,3)[a]

[a] In Klammern finden sich die zugehörigen Angaben aus Patientensicht.

desmantelvertrag sind dabei die rechtlichen Regelungen festgehalten. Der § 7 dieses Vertrags regelt den Hausbesuch, und in Absatz 5 heißt es wörtlich:

> Die Besuchsbehandlung ist primär Aufgabe des behandelnden Hausarztes. Ein Arzt mit einer Gebietsbezeichnung, der nicht die Funktion des Hausarztes übernommen hat, ist jedoch unbeschadet seiner Verpflichtung zur Hilfeleistung in Unglücks- und Notfällen zur Behandlung verpflichtet,
> a) wenn ein anderer Arzt in seinem Praxisbereich ihn zur konsiliarischen Beratung zuzieht und nach dem Ergebnis dieser Beratung eine Behandlung durch den Arzt mit Gebietsbezeichnung erforderlich ist,
> b) wenn bei seinen bei ihm in Behandlung stehenden Patienten wegen einer in sein Gebiet fallenden Erkrankung ein Besuch notwendig ist.

Absatz 6 besagt: „Anspruch auf Besuchsbehandlung haben Kranke nur, wenn ihnen das Aufsuchen des Arztes in dessen Praxisräumen nicht möglich oder nicht zumutbar ist." Die Beurteilung und Entscheidung liegt also beim Patienten selbst oder bei demjenigen, der für ihn den Besuch bestellt, und so ist auch die objektive Notwendigkeit zumeist auch erst nach einem erfolgten Besuch zu konstatieren (Norpoth 1985).

Die Schwere des Gesundheitsproblems aus der Sicht des Arztes wie auch des Patienten zeigt Tabelle 1 (Fischer 1987).

4.5.5 Arten des Hausbesuchs

Für die Charakteristik von Hausbesuchen haben sich formale Begriffe gebildet, die durch die Ausübung einer bestimmten Tätigkeit, durch das Erfordernis von seiten des Patienten, aber auch durch die Bestimmungen der Gebührenordnung und andere Faktoren entstanden sind.

So unterscheidet man zwischen termingerechten und dringenden Hausbesuchen. Zu den termingerechten Hausbesuchen gehören jene, die während der Morgensprechstunde verlangt werden, wie auch die vom Arzt selber angesetzten Folge- und Langzeitbesuche. Alle anderen verlangten Besuche, die außerhalb dieses Rahmens liegen, sind dringende Besuche. Dazu gehören die Besuche nachts, die Besuche, die aus der Sprechstunde heraus gemacht werden müssen, wie auch die Sonntagsbesuche. Von einem Notfallbesuch spricht man, wenn die Erstversorgung von Notfällen bis zum Eintreffen des Notarztwagens oder bis zur Klinikeinweisung des Notfallpatienten vorzunehmen ist (Keller 1980).

Jeder Besuch, bei dem der Arzt zu ersten Mal — auch im Rahmen einer Neuerkrankung nach einer gewissen Zeit — den Patienten wieder besucht, gilt als Erstbesuch. Die nachfolgenden sind entweder Folgebesuche als Akutbesuche im Verlauf einer akuten Erkrankung oder interkurrenten Verschlechterung beim chronisch Kranken oder Langzeitbetreuungsbesuche bei chronisch Kranken und behandlungsbedürftigen alten Menschen auf lange Sicht hinaus (Tönies 1985). Der Arzt besucht diese Patienten in der Regel in ca. 3- bis 6wöchigen Abständen. Es konnte festgestellt werden, daß in der Langzeitbetreuung zwischen Patientenzufriedenheit und Hausbesuchstätigkeit ein linearer Zusammenhang besteht. Bei 14 Hausbesuchen pro Jahr lag die durchschnittliche Zufriedenheit bei 0,9, bei 12 Hausbesuchen bei 0,88, und die Grenze der Unzufriedenheit mit der medizinischen Betreuung lag bei 7 Hausbesuchen pro Jahr (Plötner et al. 1989).

Die Verteilung der Hausbesuche in einer ländlichen Praxis sieht dabei beispielsweise so aus: In einer Untersuchung über 2 Monate wurden 371 Hausbesuche analysiert: 307 (82,7%) termingerechte und 64 (17,3%) dringende, darunter 16 Sonntags- und 9 Nachtbesuche. 51 (13,7%) waren Erstbesuche und 320 Folgebesuche, davon 245 (66,1%) Akut- und 75 (20,2%) Routinebesuche.

Tabelle 2 zeigt die Gliederung von Akut- und Routinebesuchen bei 65jährigen und älteren Patienten aus dem Datenmaterial der EVaS-Studie (Schach et al. 1989). Diese Studie gibt auch Aufschluß über die durchschnittliche Besuchsdauer bei älteren und jüngeren Patienten (Tabelle 3). Im einzelnen spielen

Tabelle 2. Akut und Routinebesuche $\geq$ 65jähriger Patienten der Allgemeinpraxis nach Altersgruppen. Angaben in % von 100 Praxiskontakten der jeweiligen Altersgruppe. (Nach Fischer 1987)

Besuchsart	Altersgruppe (Jahre)			
	65 – 75	76 – 80	> 80	< 65
Akutbesuche	8,5	10,0	19,4	4,2
Routinebesuche	11,7	20,4	31,5	0,9

Tabelle 3. Dauer der Hausbesuche bei jüngeren und älteren Patienten des Allgemeinarztes in % der besuchten Altersgruppe. (Nach Fischer 1987)

Durchschnittliche Besuchsdauer [min]	Altersgruppe	
	< 65 Jahre	$\geq$ 65 Jahre
0 – 5	4,7	3,1
6 – 15	71,7	75,3
$\geq$ 16	23,7	21,6

hierbei verschiedene Faktoren eine Rolle, wie die Entfernung zum Patienten, verkehrstechnische und örtliche Gegebenheiten, die Besuchsart wie auch die persönliche Praxisführung und die organisatorische Planung. Als Richtlinie sollte die Aussage von Helmich beherzigt werden: „Die Zeit, die der Arzt beim Patienten verbringt, sollte nicht der Arzt limitieren, sondern der Patient sollte erst dann verlassen werden, wenn er sich durch den Hausarzt ‚versorgt' fühlt" (Helmich 1978).

4.5.6 Bedeutung der Hausbesuche

Mit dem Hausbesuch tritt der Arzt direkt in die Lebenswelt des Patienten und erhält Einblicke, die für die diagnostische wie auch therapeutische Situation von entscheidender Bedeutung sind. In der Wohnung des Patienten kommt zum Ausdruck, wie der Alltag bewältigt wird, aber auch, was die Gesundheit und Krankheit für den einzelnen Menschen und seine Familie bedeuten und welchen Einfluß das soziale Umfeld hat. Mit dem Hausbesuch ergeben sich damit ausgezeichnete Möglichkeiten, die Bedeutung von Gesundheit und Krankheit für den Patienten, seine Familie und Umgebung aus biopsychosozialer Sicht zu verstehen.

Der typische Besuch bei einem älteren Patienten ist jener im Rahmen der Langzeitbetreuung. Dabei ist dem Arzt das Haus oder die Wohnung von früheren Besuchen beim Patienten oder auch bei anderen Familienangehörigen längst vertraut. In alten Häusern findet man dabei auch im Dunkeln den Lichtschalter, der an Ende des Hausflurs angebracht ist. Ist der Patient bettlägerig oder stark gehbehindert, hat der Arzt oft einen Wohnungsschlüssel erhalten, oder er kennt das Versteck des Schlüssels, das sonst nur engen Familienmitgliedern vertraut ist. Vom Betreten der Wohnung bis zum Verlassen werden sehr viele Eindrücke registriert, die auch für die Verlaufsbeobachtung wichtig sind. Wohnungen, die von älteren Personen schon lange bewohnt werden, strömen oft einen eigenen Duft aus. Möblierung, Einrichtungsgegenstände, Bilder, aufgestellte Andenken, Bücher und die Lektüre regen immer wieder zur Reflexion an, sind Anknüpfungspunkte im Gespräch mit dem Patienten. Ein Blick in die Küche und auf den gedeckten Tisch kann von derselben Bedeutung sein wie das Feststellen des Fehlens einer rutschfesten Unterlage unter dem Teppich im Gang, vor dem Bett oder im Bad. Welchen Eindruck erhält man von der Sauberkeit der Wohnung und im Schlafzimmer, von der Hygiene in Bad und Toilette? Im Verlauf von Monaten und Jahren geben dabei bereits kleine Veränderungen oft frühzeitig Hinweise auf gesundheitliche Veränderungen, auf den Verlust der verbliebenen Selbständigkeit, auf die Notwendigkeit zur Organisation von zusätzlichen Hilfeleistungen oder des Eintritts in ein Alters- oder Pflegeheim.

So kann der Hausbesuch immer wieder Hinweise geben, wie weit der Patient seine Selbständigkeit und Unabhängigkeit wahrt und mit dem täglichen Leben zurecht kommt. Mit kleinen Hinweisen kann oft bereits viel für die Sicherheit des Patienten und sein Wohl getan werden. Bereits nach wenigen Besuchen wird der Hausarzt feststellen, ob der Patient praktisch stets allein ist oder welche und wieviele Familienangehörige sich um ihn kümmern, ihm helfen und ihn evtl. auch pflegen und wie der Kontakt zu Nachbarn oder Bekannten ist. Nicht erst beim schwer chronisch kranken und bettlägerigen Patienten wird der Hausarzt abklären, wie weit Familienangehörige die Betreuung und Pflege selbst durchführen können, welche Möglichkeiten der Nachbarschaftshilfe tatsächlich realisierbar sind, wann professionelle Hilfeleistungen der Krankenpflege und der Sozialdienste notwendig werden. So vermittelt der Hausbesuch die Einsicht in die individuellen Grenzen der Selbsthilfe; andererseits bringt er fast immer ungenutzte Heilkräfte und Reserven der Familien ans Licht (Huygen 1979).

Der Blick nach den Medikamenten gibt Hinweise auf die Compliance, auf das Vorhandensein von anderen Medikamenten, von denen der Patient in der Regel in der Sprechstunde nie etwas verlauten ließ. Es kann die Notwendigkeit eines Dispensers als Hilfe ersichtlich werden oder die Einbeziehung einer Drittperson zur Sicherung einer regelmäßigen Einnahme. Ernährungsgewohnheiten, aber auch Einstellung zu Alkohol und Nikotin im häuslichen Rahmen können durch einfache Beobachtung genauso gut abgeschätzt werden wie durch eingehende Befragung. Diese Hinweise mögen genügen, um die herausragende Bedeutung des Hausbesuchs in der Betreuung und Führung älterer Patienten zu unterstreichen.

4.5.7 Organisation und Durchführung von Hausbesuchen

Neben der Einsicht in die Bedeutung des Hausbesuchs und der Motivation zu dieser alle Ebenen ärztlichen Handelns bereichernden Tätigkeit erleichtert eine gute Organisation und Vorbereitung die Durchführung der Hausbesuche.

Folgende Hinweise entstammen aus den Erfahrungen einer ländlichen Allgemeinpraxis und sind nicht die Ergebnisse einer Organisationsberatung. Sie sollen lediglich dazu anregen, daß auch dieser Bereich je nach den Bedürfnissen einer Praxis sorgfältig geplant werden muß. Die telephonischen Besuchsbestellungen werden von der Arztgehilfin, die an der sog. Anmeldung arbeitet, entgegengenommen. Bei Notfällen oder dringend verlangten Besuchen wird der Arzt über die interne Leitung orientiert, weitere Informationen werden eingeholt. Mit dem Patienten wird ein ungefährer Zeitpunkt des Hausbesuchs vereinbart. Personalien, Adresse und angegebene Beschwerden werden in das Hausbesuchsbuch eingetragen. In diesem Buch werden nach erfolgten Hausbesuchen auch die erneut vereinbarten nächsten Hausbesuchstermine eingetragen und weitere Bemerkungen festgehalten (z. B. Katheterwechsel, Grippeimpfung etc.). Aufgrund dieser Notizen werden die Krankengeschichte vorbereitet, die Grundleistungen eingetragen, das Rezeptformular vorbereitet und evtl. zusätzliches Material, das sich üblicherweise nicht im Hausbesuchs- oder Notfallkoffer befindet, vorbereitet (z. B. Material zum Katheterisieren, Ohrenspülen etc.). Zum Hausbesuch wird die Krankengeschichte mitgenommen, die Eintragungen werden wie in der Sprechstunde direkt vorgenommen. Damit ist eine volle

Orientierung gewährleistet, und bei notfallmäßigen Hospitalisationen kann der Arzt im Krankenhaus umfassend informiert werden. In einer mit EDV arbeitenden Praxis wird durch die Entwicklung leichter Laptops, die zum Hausbesuch mitgenommen werden können, der ganze Informations- und Dokumentationsstand ebenfalls verfügbar. Eine nachträgliche Eintragung wie auch das Diktat auf ein Tonband haben sich nicht bewährt. Ältere Patienten haben oft recht umfangreiche Krankengeschichten. Diese werden durch separate Ablage eines Teils der Dokumente und mit einem entsprechenden Vermerk auf dem Deckblatt der Krankengeschichte versehen, verjüngt. Wichtig ist, daß neben den persönlichen Notizen jedoch die letzten Befunde aus dem Labor und anderer Untersuchungen sowie der letzte umfassende Austritts- oder Spezialbericht zur raschen Information verfügbar sind. Nach dem Besuch werden in einem mitgeführten „Besuchsheft" der nächste Besuchs- oder evtl. Sprechstundentermin festgehalten sowie Anordnungen, die zusätzlich erledigt werden müssen, wie etwa Diktat eines Berichts, anderweitige Kontaktaufnahmen etc. Aus dem Besuchsheft werden die Daten von der Arztgehilfin dann in das Hausbesuchsbuch an der Praxisanmeldung eingetragen, und so ist die Kontinuität der notwendigen Informationen gewährleistet.

Bei pflegerischen oder anderen Problemen, die auch die professionelle Krankenpflege betreffen, werden gemeinsame Hausbesuche mit der Krankenschwester mit genauer Zeitangabe vereinbart, um unnötige Wartezeiten zu vermeiden. Dies gilt auch für die Besuche der Patienten im Altersheim und in der Abteilung für chronisch Kranke am benachbarten Regionalspital.

Literatur

Brenner G (1989) Was kostet Sie Ihre Praxis? Leistungsspektrum – Arbeitsbelastung – Praxiskosten. Allgemeinarzt 11:170–179

Fischer G (1987) Die Betreuung älterer Menschen in der Allgemeinpraxis. Habilitationsschrift, Universität Frankfurt am Main

Fischer G (1989) Die Bedeutung des Hausarztes in der Geriatrie. Prakt Arzt 26/9:1–2

Füsgen I (1989) Alt werden in Deutschland – Perspektiven zur gesundheitlichen Versorgung im Alter. MMW 131:448–450

Hamm H (1985) Der Hausbesuch (Editorial). MMW 127:615–616

Helmich P (1978) Landpraxis und Hausbesuche. Z Allg Med 54:1181–1184

Huygen FJA (1979) Familienmedizin – Aufgaben für den Hausarzt. Hippokrates, Stuttgart

Keller K (1980) Die Hausbesuchstätigkeit des Allgemeinarztes. In: Hamm H (Hrsg) Allgemeinmedizin Familienmedizin. Lehrbuch und praktische Handlungsanweisung für den Hausarzt. Thieme, Stuttgart New York

Lehr U (1988) Schwerpunkt: Gesundheit und Krankheit im Alter (Editorial). MMG 13:145–146

Mangold W (1986) Der Hausbesuch – eine spezifisch allgemeinärztliche Aufgabe. Z Allg Med 62:1090–1093

Müller J, Wiesner G, Peters S (1989) Zur allgemeinärztlichen Hausbesuchstätigkeit. Med Gen Helv 9:4–7

Nemetz K (1988) Das Ideal: Der einfühlsame Hausarzt. Österr Ärztez 43/24:32–35

Norpoth K (1985) Der Hausbesuch – Rechtsbezüge und ärztliche Aufgabe. MMW 127:626–628

Plötner B, Köhler C, Weiss O (1989) Besonderheiten der Betreuung chronisch Kranker durch allgemeinmedizinische Hausbesuche. Z Klin Med 44:341–343

Reckels HJ (1989) Patienten gewinnen – und halten! Arzt u. Wirtschaft 2:14–18

Ruffieux R (1983) Die Wichtigkeit des ärztlichen Hausbesuches für die primäre Gesundheitsbetreuung der Bevölkerung. Med Dissertation, Universität Zürich

Schach E, Schwarzt FW, Kerek-Bodden HE (1989) Die EVaS-Studie – eine Erhebung über die ambulante medizinische Versorgung in der Bundesrepublik Deutschland. Deutscher Ärzte-Verlag, Köln (ZI Wissenschaftliche Reihe, Bd 39.1)

Sehrt U (1985) Der Hausbesuch vor historischem Hintergrund. MMW 127:629–634

Siwek J (1985) House calls: Current Status and Rationale. Am Fam Physician 31:169–174

Sturm E (1984) Der Hausbesuch prägt den Hausarzt. Allgemeinmed Int 13:36–39

Tönies H (1981) Der Hausbesuch des Allgemeinarztes – Eine Studie aus der Allgemeinpraxis. Hippokrates, Stuttgart

Tönies H (1985) Hausbesuch – eine spezifisch allgemeinärztliche Betreuungsform. MMW 127:619–622

4.6 Umgang mit sterbenden alten Patienten

B. Rossa

„Die Zeiten sind vorbei, in denen ein Mensch in Frieden und Würde sterben durfte" (Kübler-Ross 1983). Ist das wirklich so? Sind Angehörige nicht mehr zur Pflege, Hausärzte nicht mehr zur Betreuung bereit? Angesichts der Zunahme des prozentualen Anteils älterer Patienten in der Bevölkerung bewegt uns diese Frage besonders. Werden in Zukunft alle alten sterbenden Menschen in Heime und Krankenhäuser abgeschoben? Der Anteil der 65jährigen in Deutschland hat von 1881 mit 7,4% bis 1985 mit 15,8% kontinuierlich zugenommen (Brandlmeier 1988). Etwa 60% werden zu Hause versorgt, zwischen 10 und 47% sterben zu Hause (Schied 1979; Hasselkus et al. 1988; Lang 1988). Langzeitbetreuung und Sterbebegleitung übernimmt in den meisten Fällen der Hausarzt.

Grundvoraussetzungen für Sterbebegleitung

- Liebe zum Patienten;
- ein fest zusammenarbeitendes Betreuungsteam: Angehörige, Seelsorger, Gemeindeschwester, Freunde, Pflegerinnen der Sozialstation und andere Helfer;
- Kenntnis und Beherrschung der „Grundregeln" des Umgangs mit todkranken Menschen (Koch u. Schmeling 1982):

1) Stehen Sie dem Kranken zur Verfügung, wenn er es wünscht.
2) Durchbrechen Sie nie von sich aus Abwehrmechanismen von Kranken.
3) Versuchen Sie, auch Gefühle wie Zorn und Depression zuzulassen.
4) Geben Sie die gewünschten Informationen in „richtiger Dosis und Form".
5) Vermitteln Sie das Gefühl, daß alles Menschenmögliche getan wird.

Das *Ziel* der Betreuung und Begleitung besteht darin, den Sterbenden darin zu unterstützen, daß er seinen bevorstehenden Tod annehmen und in Frieden sterben kann.

Aufgaben des Hausarztes in der letzten Betreuungsphase der Krankheit und beim Sterben

- Durchführung verläßlicher, regelmäßiger und bei Bedarf sofortiger Hausbesuche,
- kontinuierliche ärztliche Betreuung und Organisation der Hauspflege,
- Krankheitsbewältigung und Begleitung zum Sterben,
- praktischer Beistand beim Sterben.

Hausbesuche

Für den Patienten ist es von besonderer Wichtigkeit, daß er in seiner Krankheit von seinem Hausarzt begleitet wird, daß er sich auf seinen Hausarzt verlassen kann. Das beginnt mit dem Angebot fester, regelmäßiger Hausbesuchstermine und der Bereitschaft, bei Bedarf sofort auf Abruf zusätzlich zu kommen. Diese Zuverlässigkeit und Regelmäßigkeit der Besuche schafft für den Patienten Sicherheit, manchmal Höhepunkte im täglichen Einerlei des Krankheitsalltags, auf die er zuleben und sich freuen kann.

Medizinische Betreuung, Behandlung und Pflege

Der Hausarzt übernimmt die regelmäßige medizinische Versorgung des Patienten. Er organisiert die Betreuung des Patienten in der gewohnten häuslichen Umgebung, um Einweisung in ein Krankenhaus oder Pflegeheim möglichst zu vermeiden.

Neben den eigentlichen ärztlichen Aufgaben gibt er auch fachliche Anleitung und Anregung für Angehörige und Pflegepersonal bezüglich der Kranken- und Körperpflege. Die medizinische Betreuung und Pflege muß den Bedürfnissen und Beschwerden des Patienten individuell angepaßt sein. Sie orientiert sich aber auch an speziellen Betreuungskonzepten je nach Art der Krankheit, z. B. an einem Konzept zur Nachsorge bei Krebskranken (Isele 1987). Unter Berücksichtigung aller Faktoren ist jeweils für den einzelnen Patienten ein geeigneter individueller Betreuungsplan zu erstellen. Mit fortschreitender Krankheit und nahendem Tod wird die Patientenbetreuung immer mehr auf eine Linderung der Symptomatik hin orientiert sein. *Allgemeine Maßnahmen der Betreuung und Pflege* rücken in den Vordergrund:

- *Schmerzlinderung*: Beseitigung von Schmerzursachen, ausreichende Gabe von Analgetika, z. B. in Anlehnung an das Stufenprogramm zur Schmerzbehandlung (Auberger u. Biermann 1988);
- *Aktivierung*: Frischluftzufuhr, Wickeln der Beine, Atemgymnastik, Bewegungsübungen, Aufsetzen, Aufstellen und Ankleiden zur Prophylaxe von Thrombosen, Atrophien, Paresen und Pneumonie; bei fortschreitender Krankheit wird die Aktivierung zugunsten zunehmenden Ruhebedarfs immer mehr zurücktreten;

- *Körperpflege*: Mundpflege zur Soorprophylaxe, Hautpflege zur Dekubitusprophylaxe, Wundpflege;
- *Lagerung* zur Prophylaxe von Dekubitus, Kontrakturen und Paresen.
- Angebot leichter und vitaminreicher *Kost* und ausreichender *Flüssigkeitszufuhr.*

Im Zweifelsfall ist immer die Anwendung vorzuziehen, die dem Patienten die
größtmöglichste Linderung verschafft.

Sterbebegleitung als Prozeß

In der Zeit kontinuierlicher Betreuung kann sich ein Vertrauensverhältnis zwischen Arzt und Patienten entwickeln. Es ermöglicht Gespräche zur Verarbeitung des Krankheitserlebens, über Möglichkeiten aktiver Gestaltung der verbleibenden Lebensfrist und über die Vorbereitung zum Sterben. Dabei bestimmt bei jeder Begegnung der Patient selbst, ob und worüber er mit seinem
Arzt sprechen will. Die Gegenwart und Zuwendung des Arztes ermöglicht, daß
der Patient eigene Gedanken und Ängste ausspricht.

Häufige Gesprächsinhalte

- Der eigene körperliche Zustand: Wie steht es mit mir?
- Die Lebensaussichten: Wie lange noch? Was kann ich noch tun?
- Beschäftigung mit dem Sterben: Hoffentlich muß ich nicht leiden. Werde
  ich Hilfe bekommen?

In *Diktate über Sterben und Tod* heißt es: „Ich muß unbedingt wenigstens
ungefähr wissen, wieviel Zeit ich noch habe – fast alle meine Entscheidungen
hängen davon ab" (Noll 1984).

Jeder Patient hat ein Recht, über seinen Zustand informiert zu werden, wenn
er es wünscht. Er muß eine Chance erhalten, sein noch verbleibendes Leben
so erfüllt und freudvoll wie möglich zu gestalten. Dabei gilt es, Wünsche und
Prioritäten zu klären, Aktivitäten anzuregen und Isolation möglichst zu vermeiden. Oft ist Unerledigtes zu ordnen. Dies kann sowohl finanzielle Regelungen betreffen, als auch die Erfüllung emotionaler Wünsche oder Aussprache
und Versöhnung bei gestörten zwischenmenschlichen Beziehungen. Für den
Arzt ist es oft sehr belastend zuzulassen, daß der Patient vom Sterben spricht.
Einbindung in eine Balint-Gruppe (Balint 1984) und das Wissen um die verschiedenen Sterbephasen, die ein Patient durchlaufen kann, helfen dem Arzt
oft, seinen Patienten besser zu verstehen und eigene Probleme und Ängste zu
bewältigen.

Auch bei infauster Prognose im Alter können die folgenden *Phasen der Bewältigung bei unheilbarer Krankheit* (Kübler-Ross 1983) Gültigkeit haben:

1) Nichtwahrhabenwollen und Isolierung: „Ich doch nicht, das ist doch gar
   nicht möglich".
2) Zorn: „Warum gerade ich?"

3) Verhandeln: „Wenigstens noch ein Jahr!"
4) Depression: Schmerz des Abschiednehmenmüssens, Gefühle der Einsamkeit, Verlassenheit, Traurigkeit.
5) Zustimmung: Zeit des Friedens, Einverständnisses und Rückzug aus der Welt.

Dieser Prozeß zeigt im Einzelfall durchaus Abweichungen.

Hilfreich ist es für den auf den Tod zulebenden Patienten, wenn der Arzt seinerseits nonverbal oder durch offene Fragen Gesprächsbereitschaft signalisiert und mit dem Herzen aktiv zuhören kann (Koch u. Schmeling 1982). Trotzdem bestimmt immer der Patient selbst, wann er sprechen will. Manchmal kann er nur mit dem Arzt schweigen. Hier gilt es, Trauer, Angst und Hilflosigkeit in Stille zu ertragen und durch nonverbale Kontakte wie Blickkontakt, Händedruck, Handhalten oder Streicheln Verbundenheit mitzuteilen. Es tut dem Patienten gut!

Je näher der Tod heranrückt, um so häufiger, kürzer, behutsamer und leiser in Wort, Gesten und ärztlichen Handlungen wird der Arztbesuch ausfallen.

Praktischer Beistand beim Sterben

Wenn es irgend möglich ist, sollten nächste Angehörige, Hausarzt und Seelsorger dem Sterbenden Beistand leisten. Das ist allerdings nur selten zu verwirklichen. Für den Hausarzt wird der Ruf eines Sterbenden dringender Anlaß sein, sofort zu ihm zu eilen und *bei ihm zu bleiben.*

Was ist jetzt noch zu tun?

Der Hausarzt sollte möglichst

- für Stille sorgen, Ruhe und Geborgenheit vermitteln;
- keine aktiven schmerzhaften Handlungen mehr an dem Patienten vornehmen, keine Spritze mehr geben;
- den Patienten mit seinem Namen ansprechen, ihn beruhigen, ihm sagen, daß er bei ihm bleiben und ihm beistehen wird;
- seine Hand halten, den Puls tasten;
- ein Gebet sprechen, einen Psalm lesen oder ein Lied singen;
- bei dem Patienten bleiben;
- nach dem eingetretenen Tod den Partner und die Angehörigen informieren, Beistand und Mittragen versichern;
- dem Toten werden die Augen geschlossen, das Kinn hochgebunden und die Hände gefaltet.

Ein solches Ritual, das behutsam und still durchgeführt wird, bewahrt die menschliche Würde des Verstorbenen und erleichtert dem Partner und den Angehörigen den Umgang mit dem Toten, mit ihrer eigenen Hilflosigkeit und ihrem Schmerz. Hilfreich für die Angehörigen ist es, wenn sie nach Ausfüllen und Aushändigung des Totenscheins nochmals informiert werden, daß sie sich umgehend an ein Bestattungsinstitut wenden müssen. Diese organisatorischen Hilfen sind oft ein Anfang zu ärztlichem Beistand im Trauerhause.

Jeder Hausarzt sollte bereit sein, seinen sterbenden Patienten und die Angehörigen auf der letzten Wegstrecke zu begleiten, damit er in Frieden mit sich und der Umgebung zu Hause sterben kann. Er wird dabei u. U. erfahren, daß Sterbebegleitung nicht nur Angst, Last und Mühe bedeutet, sondern auch Hilfe sein kann zur Bewältigung der eigenen Angst und Hilflosigkeit und Zurüstung für eigenes bewußtes Leben und Sterben.

Literatur

Auberger H, Biermann E (1988) Praktische Schmerztherapie. Thieme, Stuttgart New York
Balint M (1984) Der Arzt, sein Patient und die Krankheit. Klett-Cotta, Stuttgart
Brandlmeier P (1988) Aspekte der Geriatrie. MMW 130:25−28
Hasselkus W, Hasselkus M, Ruppert S, Fiebrantz Z (1988) Die Begleitung Sterbender in der Allgemeinpraxis. Der Allgemeinarzt 15:1038−1045
Isele H (1987) Vor allem der Hausarzt ist gefordert. Dtsch Ärztebl 84:1508−1516
Koch U, Schmeling CH (1982) Betreuung von Schwer- und Todkranken. Urban u. Schwarzenberg, München Wien Baltimore
Kübler-Ross E (1983) Interviews mit Sterbenden. Gütersloher Verlagshaus Gerd Mohn, Gütersloh
Lang E (1988) Praktische Geriatrie. Enke, Stuttgart
Noll P (1984) Diktate über Sterben und Tod. Pendo, Zürich
Schied HW (1979) Sterben in der Klinik oder zu Hause? Allg Med 55:1270−1274

4.7 Beratung betreuender Angehöriger

G. C. Fischer

Typisch für Krankheit im Alter ist u. a. die enge Verbindung zum Krankheitserleben und zu den sozialen Auswirkungen (s. Teil I, Kap. 3.1). Die häusliche Lebenssituation und die Beziehungen innerhalb des Gefüges der mitmenschlichen Umwelt spielen hierbei eine entscheidende Rolle. Vor allen anderen Fachgruppen werden hier vom Hausarzt in höchstem Maße familienmedizinische Einsichten und Fähigkeiten gefordert. Sie zielen darauf ab, die oft im Gegensatz zueinander stehenden Bedürfnisse und Interessen einzelner Familienmitglieder zu einer für jeden auskömmlichen Situation zu integrieren. Bedeutung und Häufigkeit, mit der pflegende Personen einer ärztlichen Beratung bedürfen, rechtfertigen eine gesonderte Betrachtung dieser Fragen.

4.7.1 Probleme bei der Betreuung des älteren Kranken

Hier auftretende Probleme ergeben sich nur zum Teil aus der anfallenden Arbeitslast. Vielmehr sind sie Folge eines differenzierten psychologischen Beziehungsgefüges, wie es als Ergebnis einer biographisch gewachsenen Verbindung nun in Erscheinung tritt.

Erwartungen und Ansprüche des älteren Kranken an betreuende Personen gehen oft weit über die Erfüllung unmittelbarer pflegerischer Arbeitsleistungen hinaus. Besonders von betreuenden Kindern (Töchter, Schwiegertöchter) wird intensive Zuwendung, respektvolle Aufmerksamkeit und ständiges sorgendes Interesse an Person, Gedanken und Problemen des Kranken gewünscht. Mitunter erkennt der Kranke offenbar in der völligen Delegation der Verantwortlichkeit für seine Existenz an Betreuende einerseits eine gewisse Befreiung von der Last der Eigenständigkeit. Andererseits behält er damit gewisse manipulative Möglichkeiten, eigene Wünsche einzubringen und durchzusetzen. Für den Hausarzt ist es wichtig zu erkennen, daß die Auseinandersetzung mit der Bezugsperson sowohl für den Kranken als auch für den Betreuer eine Konfrontation mit eigenen Ziel- und Wunschvorstellungen provoziert und zu wiederholter Klarstellung zwingt.

Bleiben Erwartungen des Kranken unerfüllt, reagiert er häufig mit vermehrter Krankheitssymptomatik mit dem Ziel, dem Betreuenden Abhängigkeit und

Hilfsbedarf deutlich vor Augen zu führen. Mitunter kann der Hausarzt sich nicht des Eindrucks erwehren, daß hartnäckiges Einnässen oder auch Einkoten oder „Schwerhörigkeit" bei fehlender organischer Ursache eine Art „Bestrafung" der betreuenden Person für erlebte Demütigungen sein sollen. Auch ständige Nörgelsucht oder eine mißmutige Dauerverstimmung finden mitunter hier ihren Ursprung. Ältere Kranke leiden häufig besonders darunter, wenn die meist jüngeren Angehörigen sachliche Alltagsprobleme, besonders solche, die den Kranken selbst betreffen, einfach und rasch, vielleicht in etwas improvisierter Weise, lösen, ohne daß der Kranke den Überlegungen im einzelnen folgen kann. Dieses mangelnde Verständnis widerspricht nicht nur seinem meist vorhandenen Gründlichkeitsbedarf, sondern verursacht Unsicherheit, Ängste und das Gefühl, das Leben wäre undurchschaubar und entgleite dem eigenen Zugriff. Solche Situationen schaffen häufig Streit und Frustrationen auf beiden Seiten.

Die quantitative Bedeutung dieser Problematik ergib sich z. B. aus der Tatsache, daß nach übereinstimmenden Schätzungen 80–90% alter Eltern von den Kindern versorgt werden (Reimann 1983).

Wird der Ehepartner, überwiegend die Frau, zum pflegenden Helfer, so entstehen auch hier häufige und typische Probleme: Der alte Patient leidet z. B. unter dem Gegensatz zwischen seiner geistigen Überlegenheit einerseits und seiner körperlichen Unterlegenheit bzw. Abhängigkeit gegenüber der Ehefrau andererseits. Mehr und mehr übernimmt die Ehefrau mit der Pflege auch die gesamte alleinige Organisation von Haushalt und sonstigen bürgerlichen Regelungen. Der kranke Ehemann, der unter seiner zunehmenden Funktionslosigkeit leidet, entwickelt u. U. Neidgefühle auf ihre noch erhaltene Vitalität. Besonders dort, wo eigentlich „kein Grund zur Klage" besteht, fühlt er sich verletzt: Viele ältere Frauen übertragen ihren hausfraulichen Ehrgeiz hinsichtlich Pünktlichkeit und Ordnung nun auf den zu pflegenden Ehemann. So wird er zum Gegenstand ihrer Arbeit, und es entsteht eine gewisse Gefahr, daß diese Tätigkeit Zweckcharakter gewinnt und die wirklich persönliche Zuwendung trotz allem fehlt.

Die Pflege eines kranken alten Menschen belastet betreuende Angehörige oft ganz erheblich. Dies gilt besonders für pflegende Töchter und Schwiegertöchter, die meist selbst die typischen Probleme ihrer Altersgruppe erleben. Nach Rosenmayr u. Rosenmayr (1983) werden Gesundheit, Kraft und Liebesfähigkeit von Frauen „... außerordentlich belastet, ohne daß eine spezielle Form der Anerkennung für ihre Leistungen gegeben wäre". Die Frauen „... nehmen Aufgaben wahr, für die sie nicht vorbereitet sind, und erhalten wenig oder gar keine Hilfe – meist nicht einmal Verständnis – für die Verarbeitung der psychischen Probleme, in die sie geraten". Auch für die ältere pflegende Kraft, meist Ehefrau, kann die tägliche Bürde zu einer fast unerträglich erscheinenden Last werden. Die Leistungseinschränkung, insbesondere die Unbeweglichkeit des kranken Mannes (z. B. Morbus Parkinson) beanspruchen auch ihre körperlichen Kräfte aufs äußerste. Der ältere Patient läßt u. U. unverblümt erkennen, daß er auf die Verrichtung bestimmter Pflichten einfach „keine Lust" mehr hat. Die Pflegeleistungen der Frau werden als Bestandteil ihrer traditionellen Aufgabe der Haushaltsführung völlig unterschätzt. Die Ehefrau sieht sich, mit der Bürde der Aufgaben allein gelassen, einer oft als bösartig empfundenen Leistungsverweigerung des Mannes gegenüber und reagiert ihrerseits mit Vorwürfen und Unwillen. Häufig empfindet sie es als ungerecht, daß ausschließlich dem Ehemann alle Annehmlichkeiten der Pflege, nach denen auch sie sich manchmal sehnt, zuteil werden und daß der Kranke, der ja eigentlich „an allem schuld" ist, u. U. dafür auch noch mit einem besonderen Aufwand an Zuwendung durch Dritte (Gemeindeschwester u. ä.) „belohnt" wird.

Alle genannten Probleme bergen ein hohes Potential gegenseitiger Aggressivität, das bis zur zumindest gedachten Existenzvernichtung des anderen reichen kann und dessen Ernsthaftigkeit der Hausarzt kennen und erkennen muß.

4.7.2 Beratungshilfen

Es ist illusorisch anzunehmen, das Zusammenleben mit einem kranken alten Menschen gestalte sich immer zufriedenstellend, reibungslos und harmonisch. Vielmehr sind die Probleme mit der Übernahme der Betreuungsaufgabe bereits programmiert. Sie sind als lebensimmanent, quasi als „normal" anzusehen, und auch bei noch soviel gutem Willen wird ihnen niemand grundsätzlich entweichen können. Andererseits fördert und fordert die Situation von beiden Teilen eine lebenszugewandte Auseinandersetzungsfähigkeit sowie individuelle Abgrenzungs-, Verwirklichungs- und Identifizierungstendenzen.

Dieses Spannungsfeld muß der Hausarzt erkennen. Nach Möglichkeit sollte er versuchen, mit seinem alten Patienten sowie mit betreuenden Angehörigen dann, wenn Entscheidungen darüber zu treffen sind, ob der Patient in der Familie gepflegt werden kann, in einem gesonderten Gespräch die Probleme, aber auch die Chancen dieser neuen Situation zu besprechen.

Inhalte eines solchen Gesprächs können sein (Mace u. Rabins 1986):

1) Wie war das Verhältnis zu Mutter, Schwiegermutter bzw. Vater früher?
2) War diese Beziehung nie wirklich zufriedenstellend, so besteht die Gefahr, daß alte Ressentiments wieder auftreten, daß nicht selten ein psychologischer Kleinkrieg entsteht, der den Sinn hat, die Vorurteile, die man schon immer gegen den anderen hatte, unter Beweis zu stellen. Schlimmstenfalls können solche Konstellationen auch die Ehe der pflegenden Schwiegertochter beeinträchtigen. Der Kranke trachtet, dem Sohn deren Fehler vor Augen zu führen, sie beklagt sich über das belastende Verhalten des kranken Schwiegervaters. Leicht droht dann die Gefahr, in diesem eine negative Karrikatur des Partners zu sehen. Nicht selten erleben wir, wie der alte Kranke zum Spiegel wird, vor dem Probleme zwischen den Ehepartnern ausgetragen werden. Auch Eifersucht spielt eine belastende Rolle, besonders dann, wenn nicht die eigenen, sondern die Eltern der Ehefrau dem Mann Kraft und Zuwendung entziehen.
3) Ist das Verhältnis zwischen den Ehepartnern wirklich stabil genug, um einen Elternteil des anderen dauerhaft um sich zu haben?

4) Welche Verzichtleistungen sind von der Familie aufzubringen? Hierbei ist besonders an Probleme beim Urlaub, bei der Freizeitgestaltung, bei der eventuellen Aufgabe von Hobbys und dergleichen zu denken. Besonders ernsthaft stellt sich diese Frage, wenn etwa von der Ehefrau die Aufgabe einer Berufstätigkeit zugunsten der Pflege des alten Angehörigen erwartet wird.

5) Wer übernimmt welche Aufgaben? Wie kann man sich gegenseitig unterstützen?

6) Wie kann geregelt werden, daß die Entscheidung, den alten Menschen in der Familie zu pflegen, bei Überforderung evtl. rückgängig gemacht wird bzw. wer entscheidet über einen eventuellen Umzug ins Pflegeheim? Der Sinn dieser Fragen besteht darin, nicht nur die betreuende Familie bzw. die hauptsächlich betreuende Person vor Überforderung zu schützen, sondern v. a. auch darin, den Aufenthalt in der Familie für den betreuten älteren Menschen nicht zu einer Kette als schwerwiegende Enttäuschungen und Kränkungen erlebter Erfahrungen werden zu lassen.

7) In dem Gespräch sollten mögliche Alternativen ins Auge gefaßt werden, z. B. die Unterbringung in einem möglichst nahe gelegenen Alten- bzw. Pflegeheim mit einer engen Besuchsfrequenz durch die Familie oder einer festen Regelung, wonach der alte Mensch grundsätzlich bestimmte Tage der Woche in der Familie verbringt oder ähnliches.

Dies trägt u. a. dazu bei, daß sich kein Familienmitglied allein durch organisatorische Imponderabilien in die Rolle des Pflegenden drängen läßt, sondern möglichst eine klare Entscheidung für oder gegen die Übernahme dieser Aufgabe getroffen werden kann. Jede Familie, in der ein alter Kranker gepflegt wird, sollte die örtlichen sozialen Hilfsmöglichkeiten kennen und vom Hausarzt angehalten werden, sie auch voll zu nutzen. Von vornherein ist streng darauf zu achten, daß der Person, die hauptsächlich mit der Betreuung des Kranken befaßt ist, ein ausreichender eigener Freiraum bleibt. Hierzu ist die Aufrechterhaltung fester Reglements sehr dienlich, z. B. die Erhaltung von mindestens 2 freien halben Tagen pro Woche und zweimal im Jahr ein Urlaub. Es muß möglichst frühzeitig darauf geachtet werden, daß die Kraftreserven des Betreuenden erhalten bleiben, da seine Aufgabe in der Regel im Laufe der Zeit zunehmend schwerer wird. Jede Leistung, die der Kranke noch selbst verrichten kann, sollte ihm auch selbst überlassen bleiben. Wo immer möglich, sollte versucht werden, ihn durch regelmäßige Pflichten in die Alltagsbewältigung einzubeziehen. Jede Form der eigenen Beschäftigung, aber auch Kontakte des Kranken zu anderen Menschen wie älteren Freunden, Nachbarn, weiteren Verwandten und dgl. sind zu fördern. Besonders bei älteren pflegenden Ehefrauen ist darauf zu achten, daß sie gegen Manipulations- und Dominationsbestrebungen des Kranken – auch wenn diese unbewußt sind – durchsetzungsfähig bleiben und nicht völlig von der Pflege „aufgefressen" werden. Sie sollten besonders dazu angehalten werden, außerhäusliche Kontakte nicht zu vernachlässigen oder gar einzustellen, sondern diese im Gegenteil möglichst zu intensivieren. Die Weiterverfolgung eigener Hobbys, die regelmäßige Teilnahme an

Veranstaltungen außerhalb des Hauses und der Kontakt zu Mitmenschen stellen auch für ältere Frauen nur scheinbar eine Mehrbelastung dar. Vielmehr gewinnt der pflegende Partner des Kranken gerade in der Beschäftigung mit anderen Dingen wieder Kraft, u. U. auch Bestätigung, Zuspruch und Selbstvertrauen.

Entscheidend für das gute Gelingen der häuslichen Betreuung erkrankter Betagter ist es, in dieser Aufgabe einen persönlichen Sinn zu erkennen. Oft ist es hilfreich, den pflegenden Angehörigen danach zu fragen und ihn aufzufordern, dies in seinen eigenen Worten auszudrücken. Glücklichstenfalls wird damit deutlich, daß der Angehörige voll Dankbarkeit erlebt, daß er noch über ausreichende Kräfte verfügt, um z. B. dem geliebten Ehemann bei dieser letzten schweren Lebensaufgabe beistehen zu können.

Literatur

Mace N, Rabins P (1986) Der 36-Stunden-Tag. Huber, Bern Stuttgart Toronto
Reimann H (1983) Interaktion und Kommunikation im Alter. In: Reimann H, Reimann H (Hrsg) Das Alter. Enke, Stuttgart
Rosenmayr H, Rosenmayr L (1983) Gesellschaft, Familie, Alternsprozeß. In: Reimann H, Reimann H (Hrsg) Das Alter. Enke, Stuttgart

II. Spezieller Teil

1 Diagnostik beim älteren Patienten

B. Rossa

> An der Basis jeden ärztlichen Handelns steht die *Diagnose* ($\delta\iota\alpha\gamma\iota\gamma\nu\omega\sigma\chi\omega$: untersuchen, genau überlegen, unterscheiden, deutlich kennenlernen, sich entschließen, beschließen, entscheiden), welche in jedem Krankheitsfall nicht nur als Richtlinie für die *Therapie*, sondern auch für die Beurteilung der *Prognose* unerläßlich ist (Hegglin 1969).

Fünf Funktionsbereiche können gestört sein:

- die körperliche Gesundheit,
- die seelische Gesundheit,
- das soziale Wohlbefinden,
- der ökonomische Status,
- die Selbsthilfefähigkeit.

Sehr häufig lassen sich Umfang der Störung und Bedeutung für den betroffenen Patienten nicht isolieren. Multidimensionalität und Verflechtung von Störursachen mit ihren Auswirkungen auf Gesundheit, soziale Fähigkeiten und Status des Patienten sind zu finden.

Deshalb muß die Diagnose im Sinne einer Gesamtheitsdiagnose sowohl körperliche als auch seelische und soziale Faktoren einschließlich ökonomischer Bedingungen und Fähigkeiten zur Selbsthilfe umfassen (Six 1988). Sie entsteht prozeßhaft als Ergebnis der therapeutischen Ursituation, der Begegnung zwischen Arzt und Patient in der Praxis oder beim Hausbesuch.

In der Arzt-Patient-Begegnung bei Erstkontakt oder viel häufiger bei wiederholter Begegnung im Rahmen langjähriger Hausarztbegleitung werden vielfältige Informationen, Gefühle und Gedanken mitgeteilt, die verschiedenste Handlungsstrategien auslösen können.

Beweggründe, die den älteren Patienten zum Arzt führen oder einen Hausarztbesuch anfordern lassen, können sein:

1) *Regelmäßige Langzeitüberwachung und -behandlung bei chronischer, oft multimorbider Krankheit*: „Ich habe ein Recht auf Gesundheit und medizinische Versorgung", z. B. Blutdruckkontrolle beim Hypertoniker, Laborkontrolle beim Diabetiker, Gewichtskontrolle beim Übergewichtigen, Überprüfung der Herz-Kreislauf-Funktion bei Patienten mit dekompensiertem Altersherz, Betreuung bei Krebskrankheiten oder degenerativem Altersleiden.

2) *Wahrnehmen allgemeiner Befindensstörung*: „Mit mir ist nichts mehr los, es geht immer mehr abwärts", z. B. Schwäche, Leistungsabfall, Lustlosigkeit, Antriebsmangel, Appetitlosigkeit, Ein- und Durchschlafstörungen.

3) *Wahrnehmen von Funktionsstörungen*: „Ich kann nicht mehr wie früher", z. B. Atemnot, Bewegungseinschränkung, Konzentrations- und Merkfähig-

keitsabfall, Seh- und Hörschwäche, Verdauungsstörungen, Obstipation, Störungen beim Wasserlassen und sexuelle Probleme.

4) *Wahrnehmen von körperlichen Beschwerden*: „Bei mir haben sich Beschwerden eingestellt", wie z. B. Schmerzen, Mißempfindungen, Schwindel, Husten Kältegefühl, Auswurf, Fieber, Ohrgeräusche oder Verwirrtheit.

5) *Wahrnehmen von krankhaften körperlichen Befunden*: „Meine Frau hat da so etwas an mir entdeckt, das muß ich Ihnen mal zeigen. Das wird doch nichts Schlimmes sein?", z. B. Hautveränderungen, Knotenbildungen, Gewichtsveränderungen oder Blutungen.

6) *Leiden unter seelischen Befindensstörungen*: „Ich halte das nicht mehr aus!", z. B. Traurigkeit, Angst, Aggressivität, Unruhe, Hoffnungslosigkeit oder Konflikte mit der Umgebung.

7) *Unfallereignis*: „Das mußte gerade mir passieren, wo ich doch immer so vorsichtig bin!", z. B. Sturz eines alten Patienten oder fehlerhaftes Verhalten im Straßenverkehr.

8) *Inanspruchnahme präventiver Maßnahmen zur Früherkennung von Krankheiten*: „Hoffentlich ist bei mir alles in Ordnung, vor allem hoffentlich kein Krebs!", z. B. Vorsorgeuntersuchungen zur Früherkennung von Krebs, koronarer Herzkrankheit und ihrer Risikofaktoren.

9) *Suchen eines sozialen Ansprechpartners bei isolierten, einsamen alten Patienten*: „Ich habe niemanden mehr außer dir."

10) *Einschränkung der Fähigkeit zur Selbsthilfe bei Funktionen des täglichen Lebens*: „Ich kann mich nicht mehr allein versorgen, ich brauche Hilfe."

Welche *Handlungsstrategien* resultieren aus den Problemen des Patienten?

Nicht in jedem Fall wird sofort deutlich, welches Anliegen den alten Patienten gerade jetzt zum Arzt führt, zumal die Gruppe der Patienten mit indirekten und verdeckten Beweggründen außerordentlich groß ist. Aussichtslose Lebenssituationen, sexuelle Probleme oder Angst vor Leiden und Sterben werden oft hinter organischen Präsentiersymptomen versteckt. Das bedeutet, daß der Arzt, wenn er wirklich helfen will, gerade beim alten Patienten umfassende Diagnostik im Blick haben muß, die immer gleichzeitig auch Therapie ist. Diese *Gleichzeitigkeit von Diagnostik und Therapie in der Arzt-Patient-Beziehung* wird als *diagnostisch-therapeutischer Zirkel* bezeichnet (Wesiack 1984, 1986). Er stellt den typisch ärztlichen Interaktionsprozeß des Hausarztes mit seinen älteren Patienten dar, in dem jede diagnostische Maßnahme, z. B. ein Gespräch oder eine Untersuchung, gleichzeitig Therapie ist. Deshalb ist es wünschenswert, daß jedes individuelle diagnostische Konzept für einen älteren Menschen sich an der Frage orientiert: *„Welches Anliegen hat der Patient gerade jetzt, und wie ist ihm zu helfen?"*

Es ist zu fordern, daß jede diagnostische Maßnahme auch unter dem Blickwinkel resultierender Behandlungsmöglichkeiten betrachtet und ausgewählt werden muß. Jede Diagnostik, die keinerlei Auswirkungen auf Befinden oder Behandlungsmöglichkeiten hat, ist gerade beim älteren Menschen unsinnig und unzumutbar, zumal auch die Frage der Aufwand-Effektivität-Relation bei diagnostischen Maßnahmen objektiv nur schwer beurteilbar ist (Harland et al. 1978). In diesem Sinne sind jedoch diagnostische Maßnahmen zu rechtfertigen, die zwar keine körperlichen Heilungsmöglichkeiten erwarten lassen, aber dem Patienten die Angst vor unheilbarer Krankheit zu nehmen imstande sind, wie z. B. laborchemische Analysen oder apparative Zusatzuntersuchungen zum Ausschluß maligner Erkrankung bei gleichzeitigem Vorhandensein schmerzauslösender degenerativer Prozesse.

Jede diagnostische Maßnahme beim alten Patienten ist somit immer Einzelbaustein im Mosaik eines individuellen diagnostisch-therapeutischen umfassenden Betreuungskonzeptes.

Wichtige diagnostische Methoden sind:

— das ärztliche Gespräch,
— körperliche Untersuchung,
— apparative Diagnostik,
— regelmäßige diagnostische Überwachung (Screening),
— psychosomatische Diagnostik.

Sie sollen im folgenden kurz erläutert werden.

1.1 Das ärztliche Gespräch

Zwei Hauptaspekte sollen in diesem Zusammenhang beleuchtet werden:
- das ärztliche Gespräch als Instrument im diagnostisch-therapeutischen Prozeß,
- die Besonderheiten der Symptomatik beim alten Menschen.

1.1.1 Das ärztliche Gespräch als Instrument im diagnostisch-therapeutischen Prozeß

Das ärztliche Gespräch mit dem älteren Patienten, evtl. auch mit seinen Angehörigen, ist die wichtigste und häufigste diagnostische (und therapeutische) Methode in der Hausarztpraxis, denn „80% aller Diagnosen können aufgrund einer guten Anamnese gestellt werden" (Schneider 1988). Es wird unter Anwendung förderlicher therapeutischer Grundhaltungen, dem annehmenden Verstehen, Wärme und Echtheit mit Rücksichtnahme auf die Bereitschaft des Patienten geführt, die sehr unterschiedlich sein kann (Rogers 1981; Tausch u. Tausch 1981). Werden diese Regeln vom Hausarzt verletzt, fühlt sich gerade der ältere Mensch rasch überfordert, abgelehnt, nicht ernst genommen oder nicht verstanden. Mißtrauen oder Rückzug können die Folge sein.

Das Gespräch mit dem Patienten wird möglichst vom Arzt mit einer offenen Frage oder Ermunterung zum Sprechen eröffnet. Er bietet dadurch Raum für mannigfaltige verbale und nonverbale Signale, wie z. B. Gesprächsinhalt, Stimme, Mimik, Gestik, Haltung und Gang des Patienten. In erster Linie kann der Patient dem Arzt sein Anliegen mitteilen. Dies geschieht allerdings oft indirekt oder versteckt. Im Einzelgespräch oder im Verlauf langjähriger Betreuung erhält der Arzt mehr oder weniger umfassende *Informationen über den Patienten und seine Umwelt*:

- objektive Beschwerden, Befunde und subjektives Krankheitserleben des Patienten;
- Lebensgeschichte, frühere Krankheiten des Patienten und Krankheiten in der Familie;
- jetzige persönliche und soziale Lebenssituationen im Spiegel des Patientenerlebens;

– gegenwärtige seelische Verfassung;
– Vorstellungen des Patienten über seine Krankheit und über seine Erwartungen an ärztliche und sonstige Betreuung.

Dieses umfassende Wissen im Kontext eines jahrelang gewachsenen Vertrauensverhältnisses bewirkt, daß auch in relativ kurzem Einzelgespräch in der Hausarztpraxis rasch ein gutes Verständnis für den Patienten entsteht. Oft gelingt es dem Hausarzt, der seinen Patienten und dessen Familie lange Zeit kennt, nur aus wenigen Andeutungen das wesentliche Problem seines Patienten zu erfassen und entsprechende Behandlungsschritte einzuleiten. Allerdings setzt das voraus, daß er neben *umfangreichem medizinischem Grundwissen* gelernt hat, *aktiv zuzuhören* und die *szenische Information*, die jede Arzt-Patient-Begegnung darstellt, sensibel wahrzunehmen. Das Auffangen von Patientensignalen löst im Arzt eigene Gefühle vielfältiger Art aus, wie z. B. Ärger, Angst, Langeweile oder Freude. Diese Gefühle können für den diagnostischen Prozeß nutzbar gemacht werden – geben sie doch unmittelbar Hinweise darauf, wie der Patient im alltäglichen Leben auf seine Umgebung wirkt und welcher Art Konflikte sein können, die er durch sein Verhalten im Umgang mit anderen provoziert. Solches tiefere Verständnis für die eigentliche Problematik des Patienten, die oft Ursache von Beschwerden ist, hilft unsinnige, endlose und belastende diagnostische Zusatzmaßnahmen zu vermeiden und Chronifizierung zu verhindern. Sehr leicht erkennt der zugewandte Arzt auf diese Weise auch Patienten, die ihre Beschwerden als Alibi brauchen, um ihn als einzigen Kontaktpartner weiter besuchen zu dürfen. Er wird auch in diesen Fällen allein durch das Gespräch dem Patienten unsinnige Zusatzdiagnostik ersparen können.

1.1.2 Besonderheiten der Symptomatik beim alten Menschen

Beschwerden und Krankheitssymptome sind beim alten Menschen besonders häufig uncharakteristisch und entsprechen nicht den typischen Lehrbuchsymptomen für bestimmte Krankheiten.

Folgende Symptomvarianten verdienen besondere Aufmerksamkeit:

1) Die Beschwerden fehlen völlig oder sind abgeschwächt.
2) Die Beschwerden sind untypisch für die Krankheit.
3) Die Beschwerden sind durch Summation schwer zu beurteilen.
4) Symptome sind durch Medikamenteneinnahme verfälscht.
6) Beschwerden werden unvollständig oder falsch mitgeteilt.
7) Krankheitsverläufe werden verzögert.

1) Beschwerdefreiheit oder Symptomarmut
trotz behandlungsbedürftiger Krankheit

Körperliche und seelische Beschwerden werden vom alten Menschen oft gar nicht, abgeschwächt oder erst spät wahrgenommen. Daraus resultiert, daß der

Arzt nicht rechtzeitig eingreifen kann. So sind ältere Menschen häufiger als jüngere trotz schwerer stenosierender Koronarsklerose wenig oder asymptomatisch. Das Symptom der Angina pectoris nimmt mit dem Alter an Häufigkeit und Intensität ab (Kober 1988), stumme Infarkte werden häufiger (Brüschke et al. 1975; Hegglin 1969; Schulz 1975). Auch bei akuten und chronischen entzündlichen, malignen und degenerativen Erkrankungen können Beschwerden und Krankheitssymptome ganz fehlen, abgeschwächt sein oder verspätet auftreten. Akute Lebensgefahr tritt oft unerwartet und abrupt auf (Dörrler u. Hoffmann 1989; Liehr u. Pusch 1986), wie z. B.:

- Perforation bei der Altersappendizitis,
- Ruptur beim abdominalen Aortenaneurysma,
- Pneumonie beim Virusinfekt,
- akute Harnverhaltung bei der Prostatahypertrophie,
- akutes Nierenversagen bei der Pyelonephritis.

2) Atypische Beschwerdesymptomatik

Typische Krankheitsbilder treten beim alten Patienten häufig in abgewandelter Form in Erscheinung. Veränderte Symptome können ebenso beobachtet werden wie allgemeine, unspezifische, indirekte Hinweiszeichen. *Symptomveränderungen* betreffen sowohl Lokalisation, wie z. B. Schmerzempfindung in Oberbauch, Rücken, Hals und Unterkiefer beim Herzinfarkt, als auch Erscheinungsbild. Statt typischer Herzbeschwerden imponiert der Infarkt durch Schocksymptomatik, Zeichen der Herzdekompensation oder gastrointestinale Beschwerden wie Übelkeit, Brechreiz und Durchfall. Beim Patienten mit Pneumonie werden statt Fieber, Husten und Auswurf oft nur allgemeine Abgeschlagenheit und Verwirrtheit gefunden. Auch bei der Altersdepression zeichnet sich ein Symptomwandel in Richtung zunehmender Somatisierung ab (Kielholz 1975). Körperliche Symptome wie Schlafstörungen, Müdigkeit, Engegefühl in Hals und Brust, Appetitstörungen, Obstipation, Gewichtsverlust, abdominelle Beschwerden, Übelkeit, Kopfschmerz, Verspannung der Schulter-, Nacken- und Rückenmuskulatur, Schwitzen, Herzbeschwerden, Blasenbeschwerden und sexuelle Störungen treten bei der larvierten Depression an die Stelle von Angst, Traurigkeit und Antriebsmangel. Neben dem Symptomwandel finden wir bei Alterskrankheiten auch ein *gehäuftes Vorkommen uncharakteristischer Allgemeinbeschwerden*, die manchmal einziges Hinweiszeichen auf das Vorliegen einer schweren, lebensbedrohlichen Erkrankung sein können. Müdigkeit, Abgeschlagenheit, Gewichtsabnahme, allgemeine Unruhe, Verwirrtheit oder Schwindelgefühl sind häufig einzige Zeichen für Krebskrankheit, schwere Durchblutungsstörung oder generalisierte Entzündung.

3) Eingeschränkte Beurteilbarkeit der Symptomatik

Durch Multimorbidität als Ergebnis verschiedenster Krankheitsursachen und Altersprozesse sind beim alten Patienten typische klassische und isolierte

Krankheitsbilder kaum zu finden. Vorhandene Symptome sind zumeist auf mehrere kombinierte akute und chronische Entstehungsursachen zurückzuführen. Eine Einschätzung der Schwere und Bedrohlichkeit des Krankheitsbildes für den betreffenden Patienten und der resultierenden notwendigen und sinnvollen Therapiemaßnahmen ist deshalb häufig erschwert. Hier gewinnt die Erfahrung und Einschätzung des Hausarztes, der den Patienten schon lange Zeit kennt, besondere Bedeutung.

4) Symptomverfälschung durch Medikamenteneinnahme

Neben den Nebenwirkungen von Medikamenten, auf die unter 2.2.4 näher eingegangen wird, kann die Diagnostik zusätzlich durch unkontrollierte oder fehlerhafte Medikamenteneinnahme behindert werden. Selbstbehandlung bei Krankheit ist eine weitverbreitete, unkontrollierbare Behandlungsmethode in der Bevölkerung. Sie wird besonders von älteren Menschen geübt (Fischer 1986a). Die Selbstbehandlung birgt, ebenso wie die gleichzeitige Behandlung durch mehrere Ärzte ohne gegenseitige Abstimmung und Koordination, vielfältige Gefahren. Kritische Verläufe können übersehen werden. Andere schwerwiegende Folgen sind Fehlbehandlung, Provokation von unerwünschten Arzneimittelnebenwirkungen und -interaktionen sowie Verfälschung der ursprünglichen Symptomatik. Durch fehlerhafte Medikamenteneinnahme können verschiedene Beschwerden ausgelöst werden, z. B. Übelkeit, Brechreiz, Bradykardie und „Gelbsehen" bei Glykosidüberdosierung oder Obstipation und Harnverhalten bei Neuroleptikagabe. Diagnostisch wichtige Warnsymptome werden durch die Einnahme von Medikamenten oder Alkohol verändert oder abgeschwächt. Die Schwere der Krankheit läßt sich dann aus den vorliegenden Symptomen oft nicht mehr erkennen. Das gilt besonders für akute Bauchschmerzen unklarer Genese. Deshalb ist die Gabe von Schmerzmitteln oder Spasmolytika bis zur Diagnoseklärung streng verboten. Ebenso sollen Antibiotika ohne vorherige Diagnostik und gezielte Indikation möglichst nicht angewendet werden.

5) Informationsdefizite

Die Gefahr, über vorhandene Beschwerden und den Krankheitsverlauf nur lückenhaft oder falsch informiert zu werden, ist gerade beim alten Menschen besonders groß. Die Ursachen dafür sind vielfältig. Nachlassendes Kurzzeitgedächtnis mit raschem Vergessen der Ereignisse der letzten Stunden und Tage können eine Ursache sein, aber auch Tendenzen zu körperlich-seelischer Indolenz und Dissimulation. Der alte Patient möchte den Arzt nicht „wegen jeder Kleinigkeit" bemühen. Hier ist geduldiges Nachfragen des Arztes ohne Zeitdruck notwendig. Auch die Angehörigen müssen mit einbezogen werden. Alle erhaltenen anamnestischen Daten sind jedoch mit großer Vorsicht und Zurückhaltung zu interpretieren, besonders, wenn es sich um bisher unbekannte ältere Patienten handelt.

6) Verzögerung von Krankheitsverläufen

Durch Beschwerdefreiheit bzw. Symptomarmut oder Indolenz des älteren Patienten vergeht oft bereits viel Zeit bis zur Inanspruchnahme des Arztes. Die häufig beobachtete Verfahrensweise alter Menschen, erst einmal auf Besserung der Beschwerden zu warten und dann zunächst Hausmittel zu versuchen, erhöht die Gefahr. Dies gilt besonders für lebensbedrohliche Erkrankungen wie z. B. Appendizitis, bei der der feuchtwarme Umschlag, der in der Bevölkerung als wirksamen Hausmittel bei Bauchschmerzen gilt, eine akute Perforation beschleunigen kann. Die bei ärztlichem Personal und Ärzten z. T. fälschlicherweise verbreitete Meinung, daß Gesundheitsprobleme alter Menschen ohnehin Ausdruck von Altersbeschwerden sind und deshalb Zeit haben, nicht vordringlich behandelt werden müssen, vergrößert das Problem der Zeitverzögerung zusätzlich. Damit wächst die Gefahr, daß ein beim alten Menschen häufiger plötzlicher Umschlag in einen fudroyanten, lebensgefährlichen Krankheitsverlauf nicht mehr aufgehalten werden kann.

1.2 Die körperliche Untersuchung

Obwohl bereits das ärztliche Gespräch mit Anamneseerhebung häufig eine sichere Diagnosestellung ermöglicht, sollte in der Regel auf eine körperliche Untersuchung des Patienten nicht verzichtet werden. Die Art der Untersuchung wird sich nach Symptomatik, Bekanntheitsgrad des Patienten und diagnostischer Erfahrung des Arztes bei der Behandlung älterer Patienten richten.

Arten körperlicher Untersuchung:
1) Vollständiger körperlicher Status:
   Bei Patienten mit multiplen unklaren, diffusen oder schwerwiegenden, nicht sicher zuzuordnenden Symptomen erfolgt eine orientierende Ganzkörperuntersuchung, um Anhaltspunkte für Ursachen, Lokalisation und Ausdehnung des Krankheitsprozesses zu gewinnen. Das gilt besonders für die Erstuntersuchung eines bisher unbekannten Patienten, der sich wegen uncharakteristischer Beschwerden wie Leistungsabfall und Gewichtsabnahme vorstellt.

   Die *Methoden körperlicher Untersuchung* unterscheiden sich nicht von denjenigen bei jüngeren Patienten. Lediglich die *Befundbewertung* unterliegt, ähnlich wie die Symptomeinschätzung, speziellen Kriterien. Körperliche Untersuchungsbefunde

   — sind oft *uncharakteristisch*, z. B. Druckschmerz im Oberbauch ohne Abwehrspannung bei akuter Appendizitis, neurologische Befunde bei Pneumonie;
   — sind meist *vieldeutig*; die eindeutige Zuordnung des krankhaften körperlichen Befundes zu einer bestimmten Diagnose ist deshalb nicht immer möglich. Die Klopfschmerzhaftigkeit der Wirbelsäule kann z. B. Folge einer Fraktur, einer Bandscheibendegeneration mit Wurzelreizsymptomatik, eines entzündlichen oder malignen Prozesses sein. Multimorbidität erschwert die exakte diagnostische Zuordnung zusätzlich. Vor allem bei abdomineller Symptomatik klärt die körperliche Untersuchung die Diagnose oft nur unzureichend. Diese Beobachtung findet sich v. a. bei entzündlichen und malignen Erkrankungen des Bauches wie z. B. der akuten Appendizitis, Pankreatitis, Cholezystitis, Adnexitis und bei Karzinomen des Verdauungstrakts. Hier kann es innerhalb von Stunden bis

Minuten von nur geringfügigen Beschwerden bei unauffälligem Bauch-
befund mit gutem Allgemeinbefinden zu ausgeprägten Zeichen des akuten Abdomens mit schwerer Schocksymptomatik kommen. Bei diesen
Patienten sind immer häufige Kontrolluntersuchungen in kurzen Abständen, weiterführende Diagnostik sowie kritisches Erwägen einer stationären Einweisung angezeigt.

2) Erhebung des Lokalbefunds:
Bei charakteristischer Beschwerdeschilderung und umschriebener Lokalisation, besonders bei schon bekanntem Patienten, ist es angemessen, nur einen Lokalbefund zu erheben. Betroffene Organsysteme werden unter Berücksichtigung differentialdiagnostisch notwendiger Ergänzungsuntersu-
chungen gezielt untersucht. So werden z. B. bei einem Patienten mit Hals-
schmerzen, Husten und Schnupfen eine Temperaturkontrolle, Inspektion
der Mundhöhle und des Rachens sowie Perkussion und Auskultation der
Lunge in der Regel ausreichen.

3) Verzicht auf körperliche Untersuchung:
Auf die körperliche Untersuchung eines Patienten, der den Arzt mit Beschwerden aufsucht, sollte in der Regel nicht verzichtet werden, auch nicht
aus Zeitmangel. Entsprechende Wünsche eines Patienten, daß er nicht untersucht werden möchte, müssen allerdings respektiert und beachtet werden.
Sie treten gerade bei älteren Patientinnen öfter auf, die sich genieren, sich
vor dem jüngeren Arzt entkleiden zu müssen. Dies trifft besonders für Angehörige anderer Nationalität zu. Wenn es nicht gelingt, den betreffenden
Patienten von der Notwendigkeit der Untersuchung zu überzeugen, ist zumindest ein entsprechender schriftlicher Vermerk in die Krankenakte des
Patienten notwendig.

1.3 Apparative Diagnostik

Apparative Diagnostik ergänzt ärztliches Gespräch und klinische Untersuchung. Sie hat das Ziel, die Diagnostik im Rahmen von Krankheitsprävention, Therapie und Nachsorge zu vervollständigen. Umfang und Zeitpunkt ergänzender apparativ-diagnostischer Maßnahmen werden vom behandelnden Arzt im Anschluß an das ärztliche Gespräch und die körperliche Untersuchung für jeden Patienten individuell festgelegt.

Hauptaufgaben apparativer Diagnostik sind:
- Früherkennung von Krankheit, besonders von abwendbar gefährlichen Krankheitsverläufen, Komplikationen und Rezidiven;
- Abklärung differentialdiagnostischer Erwägungen;
- Diagnostik chronischer Krankheitsverläufe;
- Verlaufs- und Therapiekontrolle bei chronisch kranken Patienten;
- Ausschlußdiagnostik;
- Überprüfung und Festlegung der Behandlungsnotwendigkeit.

Inzwischen steht eine große Zahl apparativ-technischer diagnostischer Methoden zur Verfügung. Umfang und Spezialisierung nehmen ständig zu. Für den Hausarzt sind sie oft nicht mehr zu überblicken. Einschätzung der Belastung und des Nutzens für den Patienten fällt schwer. Strukturierung ist deshalb dringend nötig.

3 Stufen der Diagnostik sind zu unterscheiden:
1) apparative Diagnostik in der Hausarztpraxis,
2) weiterführende gezielte apparative Diagnostik beim Spezialisten (Große et al. 1981),
3) hochspezialisierte, umfassende Diagnostik in der Klinik.

Apparative Diagnostik in der Praxis des Hausarztes wird grundsätzlich nur in Kombination mit den klassischen, nichtapparativen Methoden ärztlicher Diagnostik wie ärztliches Gespräch und klinische Untersuchung in Form abgestufter Diagnostik eingesetzt (Gross 1980). Dabei ist zu beachten, daß bei weitem nicht alle Krankheitszustände apparativer Diagnostik bedürfen (Klimm 1980).

Die *Entscheidung über Art und Umfang apparativer Diagnostik* ist bei jedem Patienten individuell festzulegen. Sie orientiert sich an folgenden Kriterien:

Krankheitsorientierte Kriterien:
- Gefährlichkeit der Krankheit,
- Art und Dauer der Beschwerden,
- therapeutische Konsequenzen.

Methodenorientierte Kriterien:
- Zumutbarkeit und Durchführbarkeit diagnostischer Technik; zumutbar ist ein technisch-diagnostischer Eingriff dann, wenn das Ergebnis den Eingriff rechtfertigt und daraus eine therapeutische Maßnahme abgeleitet werden kann (Anschütz 1975).
- Körperliche oder seelische Belastung des Patienten durch die diagnostische Methode wie z. B. Schmerz, Mißempfindungen oder Angstgefühle können durch apparativ-diagnostische Eingriffe ausgelöst werden. Nach dem Belastungsgrad werden unterschieden:
  1) wenig belastende diagnostische Maßnahmen: Untersuchung der Exkremente (Stuhl, Urin, Sputum), EKG, EEG, Sonographie;
  2) mäßig belastende diagnostische Maßnahmen: mittels Punktion durchzuführende Techniken (Blutentnahme, Pleura-, Aszites-, Gelenk-, Lumbalpunktion), Röntgenuntersuchungen;
  3) invasive Techniken mit stärkerer Belastung des Patienten: Herzkatheter, obere und untere Intestinoskopie, Laparoskopie, Zystoskopie, Biopsien, Arteriographie, Röntgenuntersuchungen mit höherer Strahlenbelastung (Kolon, Niere usw.).
- Gefährlichkeit und Komplikationsmöglichkeiten der diagnostischen Methode,
- Effektivität der Methode.

Patientenorientierte Kriterien:
- Information des Patienten über diagnostische Möglichkeiten und therapeutische Konsequenzen,
- Ängste des Patienten vor der Diagnostik,
- Einstellung und Wunsch des Patienten zur Durchführung,
- Bereitschaft und Fähigkeiten des Patienten zur Mitarbeit.

Deshalb sind vor jeder Durchführung oder Veranlassung invasiver diagnostischer Methoden folgende Fragen zu bedenken:

1) Wie eingreifend ist die Methode?
2) Wie hoch ist das Risiko im speziellen Fall?
3) Besteht eine vitale Gefährdung des Patienten?
4) Wie notwendig ist die Methode?
5) Kann die Diagnose auch durch weniger eingreifende Methoden erreicht werden?
6) Führt das Ergebnis zu einer Konsequenz für Therapie, Prognose und Lebensführung?

Wie findet der Hausarzt zu sinnvoller Entscheidung bei seinem Patienten?

1) Der Einsatz apparativer Diagnostik beim alten Menschen orientiert sich in erster Linie an der *Symptomatik, ihrer Schwere, Dauer und Lebensbedrohlichkeit.* Bei Verdacht auf abwendbar lebensbedrohlichen Verlauf ist sofortige Einweisung zu stationärer apparativer Diagnostik zu veranlassen. Bei nicht bedrohlicher Symptomatik oder fehlender therapeutischer Konsequenz kann unter abwartendem Offenlassen der Diagnose oder symptomatischer Therapie vorerst auf apparative Diagnostik verzichtet werden (Fischer 1986b). Wenn der Patient jedoch in einem erwarteten Zeitraum nicht beschwerdefrei wird oder gar eine Symptomverschlechterung eintritt, muß auch beim alten Patienten weiterführende apparative Diagnostik veranlaßt werden.

2) Das *Alter* des Patienten als solches ist kein Ausschlußkriterium für apparative Diagnostik. Allerdings werden mit zunehmendem Alter belastende diagnostische Methoden möglichst zugunsten nichtinvasiver Verfahren, die auch für den alten Menschen risikolos sind, immer mehr zurücktreten. So wird z. B. die Indikationsstellung zur Angiographie streng an den therapeutischen Konsequenzen orientiert und durch Ultraschallmethoden ersetzt (Schoop 1988). Wenn allerdings aus begründeter vitaler Indikation aufwendige apparative Diagnostik und Therapie notwendig ist, wie z. B. beim Herzinfarkt, darf sich der Hausarzt keinesfalls abschrecken lassen, einen alten Patienten sofort in die Klinik einzuweisen, auch wenn das oft nicht auf große Freude von seiten klinischer Kollegen trifft.

3) Der Umfang apparativer diagnostischer Maßnahmen wird ganz wesentlich von den *therapeutischen Konsequenzen* bestimmt. Bei Verdacht auf ein Frühstadium der Krebskrankheit ist sofortige fachspezialistische Diagnostik notwendig, um die Heilungschancen für den Patienten zu erhöhen. Wenn das Krebsleiden bereits fortgeschritten und inkurabel ist, sollten schmerzhafte, belastende stationäre Zusatzuntersuchungen zugunsten häuslicher Betreuung möglichst erspart werden.

4) *Information des Patienten* über geplante apparative Diagnostik, ihren Zweck bzw. die dahinterstehende Fragestellung, ihre Belastungen und Gefahren sowie ihren Nutzen für den Patienten ist auch beim alten Menschen notwendig. Nur wenn er informiert ist, kann er auch entscheiden, ob für ihn im konkreten Fall Nutzen oder Nachteile überwiegen. Der Hausarzt sollte informieren, beraten und empfehlen. Die Entscheidung fällt der Patient selbst, sofern er dazu in der Lage ist. Dies muß um so mehr betont werden, als gerade beim alten Patienten eine gewisse Gefahr besteht, über dessen Kopf hinweg zu entscheiden.

1.4 Regelmäßige diagnostische Überwachung (Screening)

„Screening bedeutet die Untersuchung großer Bevölkerungsgruppen mit relativ einfachen Methoden, welche die Entdeckung von Personen erlaubt, die eine bestimmte Krankheit haben, ohne davon zu wissen und ohne charakteristische Symptome zu zeigen" (Keil 1986).

Ziel solcher Filterungsuntersuchungen ist nicht das Stellen einer endgültigen Diagnose, sondern das Auffinden von Personen, bei denen der Veracht besteht, daß sie an einer Krankheit leiden oder besonders gefährdet sind zu erkranken. Screening dient somit der primären, sekundären und tertiären Prävention, die folgende Aufgaben hat (Gross u. Schölmerich 1977):

1) Suche nach krankheitsauslösenden Faktoren und Beseitigung derselben in einem Stadium, in dem noch keine Krankheitssymptome von klinischer Bedeutung bestehen;
2) Früherfassung von initialen Krankheitssymptomen und Heilung oder Besserung durch Frühbehandlung;
3) Verhinderung von Rezidiven oder Komplikationen.

Folgende Screeningmethoden sind wegen besonders großer Bedeutung der Krankheiten für den einzelnen und die Gesellschaft im Alter sinnvoll und empfehlenswert:

– Untersuchungen zur Früherkennung von Krebserkrankungen,
– Screeningtests zur Diagnostik kardiovaskulärer Risikofaktoren,
– Langzeitüberwachung bei chronischen Krankheitsverläufen zur Erkennung von Progredienz, Rezidiven oder Komplikationen.

Untersuchung zur Früherkennung von Krebserkrankungen

Das Recht auf Inanspruchnahme von Früherkennungsuntersuchungen ist in der Bundesrepublik Deutschland gesetzlich geregelt. Es besteht seit dem 01. Juli 1971 und ist in der Reichsversicherungsordnung (§ 181 RVO) festgelegt. Das Krebsfrüherkennungsprogramm der gesetzlichen Krankenversicherung erfaßt Malignome, die in frühen Stadien mit vertretbarem Aufwand und Ausssicht auf verbesserte Behandlungsergebnisse gegenüber der symptomgesteuerten Versorgung erkannt werden können. Dies gilt für den Krebs des Dickdarms, des Mastdarms, der Haut, der Brust und des Genitaltrakts.

Nach den Früherkennungsrichtlinien vom 26.02.1982 bzw. nach dem Krebsfrüherkennungsprogramm gelten für den älteren Menschen folgende Maßnahmen (Berghof u. Robra 1988):

Für Frauen:
– gezielte gynäkologische Anamnese,
– Untersuchung des äußeren und inneren Genitales,
– Zytologischer Abstrich von der Zervix,
– Inspektion und palpatorische Untersuchung der Mamma,
– Anleitung zur Selbstuntersuchung der Brust,
– Anamnese zu Hautveränderungen,
– gezielte Anamnese, digitale Austastung des Rektums und Test auf okkultes Blut im Stuhl,
– Palpation regionärer Lymphknoten.

Für Männer:
– gezielte Anamnese,
– Inspektion und Palpation des äußeren Genitales,
– digitale Austastung des Rektums und Test auf okkultes Blut im Stuhl,
– Palpation regionärer Lymphknoten

Die Krebesfrüherkennungsuntersuchung kann 1mal jährlich in der Praxis des Arztes für Allgemeinmedizin oder eines geeigneten Spezialisten durchgeführt werden. Sie soll der Früherkennung von Krebserkrankungen dienen. Zielkrebse sind bei der Frau der Krebs des Genitales, der Brust, der Haut, des Rektums und Kolons. Beim Mann sollen Krebserkrankungen des Rektums und Kolons, der Prostata, der Haut und des äußeren Genitales frühzeitig entdeckt werden. Jede Krebsfrüherkennungsuntersuchung muß nach § 369 RVO dokumentiert werden, wie Abb. 1 und 2 zeigen.

Eine anonymisierte Weitergabe der Daten ermöglicht die regelmäßige Auswertung durch das Zentralinstitut für die kassenärztliche Versorgung in der Bundesrepublik Deutschland. Die Beteiligung der Anspruchsberechtigten am gesetzlichen Früherkennungsprogramm ist bisher gering (Abb. 3).

Im Zeitraum von 1977 bis 1984 zeigte sie eine fallende Tendenz mit nachfolgender Stabilisierung auf diesem Niveau bis 1986 (Robra 1987). 1986 nahmen 31.1% der Frauen und 11% der Männer an einer Krebsfrüherkennungsuntersuchung teil. Für Männer wird eine Beteiligung von über 10% nur im Alter von 50–64 Jahren gefunden. Bei den Frauen liegt die Beteiligungsrate der über 65jährigen noch unter der Rate der Männer. Da ca. 46% der männlichen und 59% der weiblichen Teilnehmer die Untersuchungen regelmäßig wahrnehmen, ist es besonders notwendig, diesen Personenkreis zu erweitern und neue Teilnehmer zu gewinnen. Die häufigsten Gründe gegen die Teilnahme an einer Krebsfrüherkennungsuntersuchung lagen bei älteren Patienten in langer Wartezeit, Hemmungen, Scham, Angst vor Krebs und Unkenntnis dieses Angebots. Der Hausarzt als Arzt des Vertrauens hat gerade beim älteren Patienten

AOK	LKK	BKK	IKK	VdAK	AEV	Knappschaft

Name des Versicherten — Vorname — geb am

Ehegatte/Kind/Sonst. Angeh. — Vorname — geb. am

Arbeitgeber (Dienststelle)/Mitgl.-Nr./Freiw./Rentner

Wohnung des Patienten

Krankenkassen-Nr. lt. Berechtigungsschein: — Geburtsjahr: 19 — Tag der Untersuchung:

Ausfüllung links beginnend — 23 24 — 25 — 30

Anamnese

Wurde bereits eine Krebsfrüherkennungsuntersuchung durchgeführt? nein ☐ 1 ja ☐ 2 zuletzt 19 ☐ — 31 31 — 32 33

	nein 1	ja 2
Abgang von Blut oder Schleim mit dem Stuhl . . .	☐	☐ 34
Neu aufgetretene Unregelmäßigkeiten im Stuhlgang	☐	☐ 35
Beschwerden beim Wasserlassen	☐	☐ 36
Bräunlich oder rötlich gefärbter Urin	☐	☐ 37
Wachstum, Verfärbung oder Blutung eines Pigmentfleckens oder Knotens der Haut	☐	☐ 38

Befund

	nein 1	ja 2
Äußeres Genitale auffällig	☐	☐ 39
Prostata auffällig:		
isolierte Verhärtung	☐	☐ 40
totale Verhärtung	☐	☐ 41
Rektum/Colon:		
Tastbefund auffällig	☐	☐ 42
Stuhltest positiv	☐	☐ 43
nicht zurückgegeben		☐ 44
Inguinale Lymphknoten auffällig	☐	☐ 45
Bisher unbek. behandlungsbed. Nebenbefunde	☐	☐ 46

Krebsfrüherkennung — Männer

Weitere Diagnostik wegen Krebsverdacht erforderl.: nein ☐ 1 ja ☐ 2 — 47 47

falls Krebsverdacht:

Krebsverdacht bei:	Ergebnis		
	Krebsverdacht histologisch gesichert	Verd. nicht bestät.	Diagnostik nicht abgeschlossen*
Äußeres Genitale ☐ 7 48		☐ 2 / ☐ 8 49 49	☐ 9 49
Prostata ☐ 7 50		☐ 2 / ☐ 8 51 51	☐ 9 51
Rektum/Colon ☐ 7 52	Rektum ☐ 2 / Colon ☐ 3 53	☐ 8 53	☐ 9 53
Haut ☐ 7 54	Melanom ☐ 2 / sonstiges Malignom der Haut ☐ 3 55	☐ 8 55	☐ 9 55

RR

☐ (bei Werten über 140/90 bitte 2. Messung eintragen)

Lymphknotenbefall: nein ☐ 1 ja ☐ 2 — 56 56

Diagnose________

Grund: Patient entzog sich weiterer Diagnostik ☐ 2 57 — Abrechnungszeitpunkt erreicht* ☐ 2 58

*bei ausstehendem Ergebnis bitte mindestens 1 Quartal abwarten!

Kassenarztstempel — Datum/Unterschrift

Ausfertigung f. untersuch. Arzt

Abb. 1. Dokumentation der Krebsfrüherkennungsuntersuchung für Männer

die Aufgabe, zu informieren und zu regelmäßiger Teilnahme zu motivieren. Er muß daran denken, seine älteren Patienten einmal jährlich zu erinnern. Das erscheint um so notwendiger, da sich bei etwa 2–4% der Teilnehmer an Früherkennungsuntersuchungen Krebsverdacht ergibt.

Screeningtests zur Diagnostik kardiovaskulärer Risikofaktoren

Erkrankungen des Herz-Kreislauf-Systems sind die häufigsten Erkrankungen bei älteren Patienten in der Praxis des Allgemeinarztes. Etwa die Hälfte aller Todesursachen ist auf Herz-Kreislauf-Krankheiten zurückzuführen. Die Bedeutung von kardiovaskulären Risikofaktoren für ihre Ätiologie und Pathogenese ist inzwischen unumstritten, wenn auch einzelne Risikofaktoren in ihrer Wirksamkeit noch kritisch beurteilt werden.

Kardiovaskuläre Risikofaktoren sind (Bengel 1988):
1) Nicht beeinflußbare Risikofaktoren:
   - Alter,
   - Geschlecht,
   - familiäre Belastung.
2) Beeinflußbare Risikofaktoren:
   - physiologische Parameter (Hypercholesterinämie, arterielle Hypertonie, Hyperurikämie, Hyperglykämie),

AOK	LKK	BKK	IKK	VdAK	AEV	Knappschaft

Name des Versicherten · Vorname · geb. am

Ehegatte/Kind/Sonst. Angeh. · Vorname · geb. am

Arbeitgeber (Dienststelle) / Mitgl.-Nr. / Freiw. / Rentner

Wohnung des Patienten

Krankenkassen-Nr. lt. Berechtigungsschein: Geburtsjahr: Tag der Untersuchung:

19

Ausfüllung links beginnend   23 24   25   30

Anamnese

Wurde bereits eine Krebsfrüherkennungsuntersuchung durchgeführt?   nein ☐1   ja ☐2   zuletzt 19 | | 32 33
31   31

Ggf. Nr. des letzten zyt. Bef.: ____________ Gruppe: __________

Gyn. Op., Strahlen- oder Chemotherapie des Genitale: nein ☐1   ja ☐2
34   34

welche? wann? __________

Zahl der Schwangerschaften (auch Fehlgeburten): | |
35 36

Jetzt:

Letzte Periode: ____________   nein ja
1   2
Gravidität . . . .   ☐ ☐ 37
Path. gyn. Blutungen . . . .   ☐ ☐ 38

z. B. Zwischen den normalen Regeln, Dauer- oder Schmierblutung im Klimakterium, in der Postmenopause, bei Verkehr, blutig-bräunlicher Ausfluß
1   2
Sonstiger Ausfluß . . . .   ☐ ☐ 39
IUP . . . .   ☐ ☐ 40
Ovulationshemmer . . . .   ☐ ☐ 41
sonstige Hormon-Anwendung . . . .   ☐ ☐ 42

welche? warum? __________

Befund

Vulva: nein ja
4   5
Inspektion auffällig . . . .   ☐ ☐ 43
Portio:
Spiegeleinstellung auffällig . . . .   ☐ ☐ 44
Inneres Genitale:
Gyn. Tastbefund auffällig . . . . .   ☐ ☐ 45
Inguinale Lymphknoten auffällig . . . . .   ☐ ☐ 46
Bish. unbek. behandlungsbed. Nebenbefunde   ☐ ☐ 47

	nein ja 7 8	
Wachstum, Verfärbung oder Blutung eines Pigmentfleckens oder Knotens der Haut . . ☐ ☐ 48		zusätzl. ab 30. Lebensjahr
Mamma:		
Inspektions-/Tastbefund auffällig . . ☐ ☐ 49		
Axilläre Lymphknoten auffällig . . . . ☐ ☐ 50		

	nein ja 1 2	
Rektum/Colon:		zusätzl. ab 45. Lebensjahr
Abgang von Blut oder Schleim mit dem Stuhl ☐ ☐ 51		
Neu aufgetr. Unregelmäßigkeiten im Stuhlgang ☐ ☐ 52		
Tastbefund auffällig . . . . ☐ ☐ 53		
Stuhltest positiv . . . . ☐ ☐ 54		
nicht zurückgegeben . . . . . . ☐ 55		

Krebsfrüherkennung – Frauen

Zytologischer Befund

Untersuchungs-Nr. __________

Eingangsdatum: __________

Ausgangsdatum: __________

Gruppe I/II . . . . ☐1   Gruppe IV . . . . ☐4
Gruppe III . . . . ☐2   Gruppe V . . . . ☐5
Gruppe III D . . . . ☐3   Zellmaterial nicht verwertbar ☐6
56   56

Döderleinflora ☐   Mischflora ☐   Kokkenflora ☐
Trichomonaden ☐   Mykosen ☐

Proliferationsgrad: __________

Empfehlung:
zytologische Kontrolle   ☐2   nach Entzündungsbehdlg. ☐
57   nach Östrogenbehandlung ☐

nach __________
histologische Klärung   ☐2
58

Bemerkungen: __________

____

____

____

Arztstempel   Unterschrift des zytologisch tätigen Arztes

Gyn. Diagnose: __________

Weitere Diagnostik wegen Krebsverdacht erforderlich: nein ☐1   ja ☐2
59   59

falls Krebsverdacht:

		Ergebnis		
Krebsverdacht bei:	Histologisch gesicherte(s)	Verd. nicht bestät.	Diagnostik nicht abgeschlossen*
Mamma ☐7 60	Mamma-Ca ☐2 61	☐8 61	☐9 61
Cervix uteri ☐7 62	Dysplasie, CIN I-II ☐2 / Ca in situ, CIN III ☐3 / invasives Ca ☐4 63	☐8 63	☐9 63
Corpus uteri ☐7 64	Corpus-Ca ☐2 65	☐8 65	☐9 65
Übr. Genitale ☐7 66	Ca des Übr. Genit. ☐2 67	☐8 67	☐9 67
Rektum/Colon ☐7 68	Rektum-Ca ☐2 / Colon-Ca ☐3 69	☐8 69	☐9 69
Haut ☐7 70	Melanom ☐2 / sonst. Malignom der Haut ☐3 71	☐8 71	☐9 71

RR

| | | |

(bei Werten über 140/90 bitte 2. Messung eintragen)

| | | |

Lymphknotenbefall
nein ☐1   ja ☐2
72   72

Diagnose __________

Grund:
Patient entzog sich weiterer Diagnostik ☐2
73
Abrechnungszeitpunkt erreicht* ☐2
74

* bei ausstehendem Ergebnis bitte mindestens 1 Quartal abwarten!

Kassenarztstempel   Datum/Unterschrift   39c

Ausfertigung für Zytologen

Abb. 2. Dokumentation der Krebsfrüherkennungsuntersuchung für Frauen

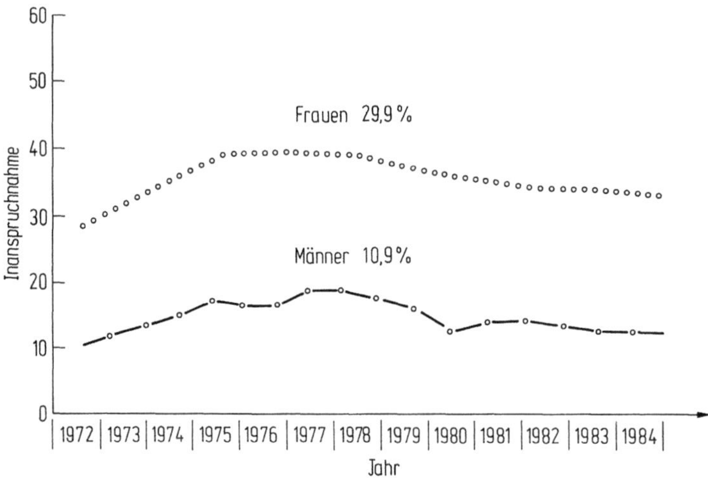

Abb. 3. Beteiligung an den Früherkennungsuntersuchungen in der GKV seit 1972

> — Verhaltensweisen (Rauchen, Fehlernährung mit der Folge von Überge-
> wicht, Streß, Bewegungsmangel).

Wenn auch mit zunehmendem Lebensalter die Möglichkeiten einer Krankheitsvorbeugung abnehmen, kann trotzdem durch Risikofaktorenabbau ein Fortschreiten bereits angebahnter Krankheitsprozesse oft verhindert werden. Deshalb ist auch beim älteren Patienten ein Screening auf kardiovaskuläre Risikofaktoren noch sinnvoll. Es umfaßt folgende *diagnostische Maßnahmen:*

1) Anamnese zum Gesundheitsverhalten:
   - Rauchen,
   - Ernährung,
   - körperliches Training,
   - psychische Belastung.
2) Körperliche Untersuchungsparameter:
   - Größe/Gewicht,
   - Blutdruck,
   - Pulsfrequenz.
3) Laborchemische Untersuchungsmethoden des Blutserums:
   - Cholesterin,
   - Harnsäure,
   - Blutzucker

Ziel der Kontrolluntersuchung ist die Erfassung und Reduktion vorhandener
Risikofaktoren.

Langzeitüberwachung bei chronischen Krankheitsverläufen

Chronische Krankheiten im Alter bergen die Gefahr von Progredienz und akuter Bedrohung durch Komplikationen. Die Krebskrankheit gefährdet den Patienten zusätzlich durch die Möglichkeit von Rezidiv- und Metastasenbildung. Diese Gefahren treffen besonders für in der allgemeinärztlichen Praxis häufig auftretende Krankheiten zu wie arterielle Hypertonie, Diabetes mellitus, Krebskrankheit, chronische Erkrankungen der Atmungsorgane, des Verdauungstrakts und des Bewegungsapparats. Betroffene Patienten sollten vom Hausarzt aufgefordert werden, sich zu regelmäßigen Kontrolluntersuchungen vorzustellen. Häufigkeit und Umfang orientieren sich an Langzeitkontrollprogrammen der jeweiligen Erkrankung.

Zur grob orientierenden allgemeinen Diagnostik empfiehlt sich nach hausärztlicher Erfahrung beim älteren Patienten ein *jährliches Screeningbasisprogramm:*

1) körperliche Untersuchung,
2) Erfassung kardiovaskulärer Risikofaktoren,
3) Krebsfrüherkennungsuntersuchung,
4) laborchemische Untersuchungen (BKS, Blutbild, Kreatinin, Urinstatus und -sediment),
5) Elektrokardiogramm,
6) Röntgenuntersuchung des Thorax (in 2jährigem Abstand),
7) Messung des Augendrucks und Spiegelung des Augenhintergrunds (in 2jährigem Abstand).

Die regelmäßige Überwachung nach dem Screeningbasisprogramm auch ohne das Auftreten körperlicher Beschwerden hilft, Krankheiten und ihre Komplikationen frühzeitig zu erkennen und zu behandeln. Gleichzeitig festigt sich das Vertrauensverhältnis zwischen Patient und Arzt sowie die Zufriedenheit des Patienten mit der ärztlichen Betreuung. Gründliche Untersuchung in regelmäßigen Abständen verringert die Angst vor Krankheit und stärkt Eigenaktivität und Lebensfreude beim älteren Patienten.

1.5 Psychosomatische Aspekte

Die Häufigkeit psychosomatischer Erkrankungen bei alten Menschen und die Neigung zu chronischen Verläufen bedingen, daß bei jeder Arzt-Patient-Begegnung nach psychosomatischen Aspekten des Krankheitsbildes gesucht werden muß. Bei mehr als der Hälfte der Patienten, die den Hausarzt aufsuchen, liegen Mitursachen ihrer Beschwerden im psychosozialen Umfeld, in ihrer Lebens- und Krankengeschichte. Diese häufige psychosomatische Mitbeteiligung im Krankheitsgeschehen erfordert spezifische Diagnostik und Therapie, für die der Hausarzt aufgrund langjähriger Kenntnis des Patienten und seines sozialen Umfelds am besten geeignet ist. Diese wichtige Aufgabe setzt allerdings eine Weiterbildung in Fragen psychosomatischer Erkrankungen, ihrer Diagnostik und Therapie voraus. Sie sollte von jedem hausärztlich tätigen Kollegen wahrgenommen werden. Die Diagnosestellung ist oft schwierig, da sich vegetative, somatische und psychische Symptome überlagern oder bei psychischer Ursache körperliche Symptome angeboten werden, und umgekehrt. Eine Sofortdiagnose ist deshalb oft nicht möglich. Die Sicherung der Diagnose erfolgt erst im Rahmen eines längeren diagnostischen Prozesses in 2 Stufen (Gerhardt 1986):

1. Stufe: Kurzes, vorwiegend symptom-, weniger konfliktzentriertes Erstgespräch mit Untersuchung und differentialdiagnostischer Abklärung zum Ausschluß organischer Ursachen.

2. Stufe: Sie erfolgt bei Verdacht auf psychosomatische Beteiligung und erfordert:
1) das psychosomatisch orientierte, ausführliche, vorwiegend konfliktzentrierte Gespräch,
2) Ergänzende Fragebogen-Soziopsychodiagnostik bei Bedarf

1) Das psychosomatisch orientierte, vorwiegend konfliktzentrierte Gespräch

Es dient der Suche nach Ursachen im Erleben des Patienten oder in Problemen mit der Umwelt.

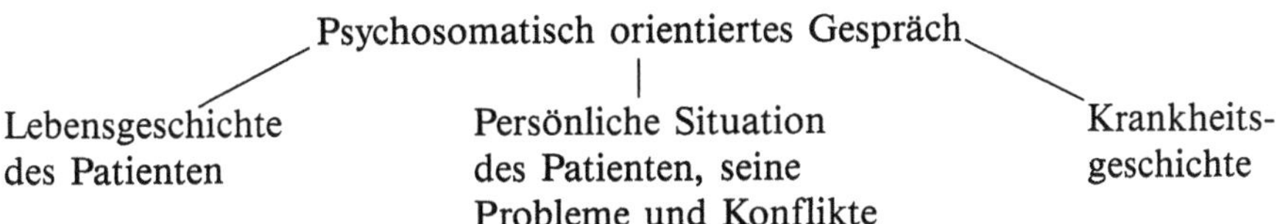

Da dem Hausarzt die Lebens- und Krankheitsgeschichte seines älteren Patienten in der Regel bekannt ist, wird er sich meist auf die gegenwärtige Problem- und Konfliktsituation seines Patienten beschränken können. Dabei muß die akute Problematik mit den oft bereits bekannten ätiopathogenetischen Faktoren des psychosomatischen Krankheitsgeschehens vom Hausarzt möglichst im Zusammenhang gesehen werden, um die Behandlung daran orientieren zu können.

Im psychosomatisch orientierten Gespräch mit dem älteren Patienten werden weniger initiale oder stabilisierende Bedingungen, sondern häufiger auslösende oder chronifizierende Faktoren für das aktuelle Krankheitsgeschehen von Bedeutung sein.

Fallbeispiel

Ein 65jähriger Finanzbuchhalter erkrankte an Schlaflosigkeit, Antriebsmangel, Inappetenz und Gewichtsabnahme. Bei der ersten Konsultation seines Hausarztes konnte durch körperliche und orientierende laborchemische Untersuchungen eine körperliche Krankheit weitgehend ausgeschlossen werden. Bei der Wiedervorstellung fragte der Hausarzt den Patienten, ob er Ursachen für seine Beschwerden in seiner Lebenssituation sehen könne. Nach einigem Zögern berichtete der Patient, daß er seit einem Jahr berentet sei und sich seitdem überflüssig und unnütz fühle. Oft wisse er nicht, wie er „die Zeit totschlagen solle". Seine Frau nörgle auch nur an ihm herum und erwarte, daß er stets auf Abruf im Haushalt behilflich sei. Er fühle sich „wie ein Laufbrusche".

Auslösender Faktor für die reaktive larvierte Depression, die bei dem Patienten diagnostiziert wurde, war hier der Verlust seiner beruflichen Aufgabe. Chronifizierend hatte sich das lieblose, nörgelnde, verständnislose Verhalten der Ehefrau ausgewirkt. Durch das klärende problem- und konfliktorientierte Gespräch konnte dem Patienten aufwendige und sinnlose apparative Zusatzdiagnostik erspart werden. Allerdings gelingt es in vielen Fällen nicht, auslösende Ursachen im Gespräch zu finden und zu verdeutlichen, da nicht jeder alte Mensch bereit oder fähig ist, über seine Gefühle zu sprechen. Bei diesen Patienten bringt manchmal ergänzende Fragebogendiagnostik weitere Klärung.

2) Ergänzende Fragebogen-Soziopsychodiagnostik

Zur endgültigen Diagnosefindung können im Einzelfall Fragebögen zu Rate gezogen werden, was allerdings nie das Gespräch mit dem Patienten ersetzen kann. Sie sind immer nur gesprächsergänzend zu beurteilen, indem sie eine im Gespräch entstandene Verdachtsdiagnose bekräftigen oder in Frage stellen können. Zusätzlich sind sie oft eine Hilfe in der differentialdiagnostischen Zu-

Ätiopathogenetische Faktoren

Inititale Faktoren (genetische Faktoren und frühkindliche pathogene Einflüsse):	*Stabilisierende Faktoren* (alle Faktoren, die zur Verfestigung der initialen Störung beigetragen haben):	*Auslösende Faktoren* (Nachweis einer auslösenden Situation im Zusammenhang mit der Symptomatik):	*Chronifizierende Faktoren* (Bedingungen, die nach Auftreten einer Symptomatik zu Ausweitung, Fixierung und Folgen für die soziale Situation und das Verhalten führen):
– Ablehnung oder Verwöhnung von seiten der Eltern, – Wechsel der Einstellung zum Kind und seinem Verhalten, – unberechenbare, unzuverlässige Umwelt, – Liebesentzug als Mittel der „Erziehung".	– falsche Erziehungshaltungen, – konflikthafte Partnerbeziehungen, – Entwicklung von inadäquaten Bewältigungsmechanismen.	– gelingt meist bei der neurotischen Störung, – bei der psychosomatischen Störung oft nicht zu eruieren (z.B. Partnerkonflikt, Eintritt in das Rentenalter, körperliche Krankheit, plötzliche Einsamkeit durch den Verlust einer Bezugsperson).	– Entwicklung von Erwartungsängsten, – Fehleinstellung zur eigenen Krankheit mit Entwicklung von Krankheitsgewinn, Bequemlichkeitshaltung und Versorgungsansprüchen an die Umgebung, – Veränderung der ganzen Lebensgestaltung im Rahmen eines chronisch-neurotischen Arrangements.

ordnung psychosomatischer und neurotischer Störungen, zur Diagnostik larvierter Depression, fehlender Untersützung durch die Familie und zur Abschätzung der geistigen Leistungsfähigkeit eines älteren Menschen. Zusammen mit dem Konfliktzentrierten Gespräch soll die Fragebogendiagnostik klären helfen, wie hoch der Anteil psychosozialer Ursachen für die Krankheitssymptomatik des Patienten ist und ob eine Psychotherapie eingeleitet werden muß.

Welche Fragebögen sind zur Anwendung in einer allgemeinärztlichen Praxis zu empfehlen?

Da es inzwischen eine große Zahl von Fragebögen zur Psychodiagnostik gibt, fällt die Auswahl schwer. Sie muß von jedem Arzt nach eigenen Erfahrungen individuell getroffen werden. Insbesondere sollten für die Hausarztpraxis solche Fragebögen verwendet werden, die nur wenig Zeit und Aufwand zur Ausfüllung und Auswertung in Anspruch nehmen. Nach meiner Erfahrung haben sich für die hausärztliche Praxis folgende Fragebögen zur ergänzenden Psychosoziodiagnostik bewährt:

- Beschwerdenfragebogen (BFB) nach Höck u. Hess (1975),
- Verhaltensfragebogen (VFB) nach Höck u. Hess (1976),
- Depressionsfragebogen nach Kielholz et al. (1981),
- Geriatrische Depressionsskala/GDS (Yesavage et al. 1983),
- Family-APGAR nach Smilkstein (1978),
- Mini Mental Status nach Folstein et al. (1975),

Der Beschwerdenfragebogen (BFB) und der Verhaltensfragebogen (VFB) nach Höck u. Hess (1976)

BFB und VFB sind zwei sich ergänzende Siebtestverfahren zur Groberfassung von Neurosen in der ambulanten Sprechstunde. Sie sind eingehend an einer Vielzahl von Patienten nach den Kriterien der WHO für Grobtestverfahren überprüft und erprobt worden. Für die Anwendung in der allgemeinmedizinischen Praxis eignen sie sich v. a. wegen größerer Objektivität gegenüber dem alleinigen Gespräch, hoher Reliabilität, guter Ausbeute im Hinblick auf das Ausmaß bisher nicht erkannter psychischer Störungen, Einfachheit, geringer Kosten und geringem Zeitaufwand in der Durchführung sowie wegen der Möglichkeit zur Verlaufskontrolle und Kontrolle des therapeutischen Effekts.

Der Beschwerdenfragebogen (BFB) erfaßt insgesamt 88 Beschwerden, von denen 41 körperliche Beschwerden und alle 22 Beschwerden aus dem psychischen Bereich neuroserelevant sind. Nach Organbereichen geordnet werden häufige Beschwerden der Sinnesorgane, des Atmungstrakts, des Herz-Kreislaufsystems, des Gastrointestinal- und Urogenitaltrakts erfaßt. Sie werden ergänzt durch psychische Beschwerden wie z. B. Angst, Zwang und Entfremdungserscheinungen. Der Patient benötigt zum Ausfüllen des Fragebogens etwa 10 Minuten, während die Auswertungszeit durch Arzthelferin oder Arzt lediglich eine Minute beträgt. Die Aussage des Fragebogenergebnisses stellt allerdings immer nur eine Wahrscheinlichkeitsaussage dar, zumal das Ergebnis vom Patienten bewußt oder unbewußt verfälscht werden kann. Um größere Fehlerquellen zu vermeiden und bewußtes Fälschen zu erkennen, wurde zusätzlich der Verhaltensfragebogen (VFB) entwickelt.

Der Verhaltensfragebogen (VFB) besteht aus einer Neurosenskala mit 12 Fragen und einer Einstelluns- oder Lügenskala mit 12 Fragen. Er soll ein breites Spektrum neurotischer Verhaltensweisen erfassen. Gleichzeitig gibt die Einstellungs- oder Lügenskala wichtige Hinweise auf Offenheit und Aufgeschlossenheit des Patienten. Hohe Werte in der Lügenskala weisen auf bewußte oder unbewußte Verfälschungstendenzen des Patienten hin. Am häufigsten erfassen sie Neurosedissimulation und Verdrängung vorhandener Probleme. Sie liegen deshalb auch bei Patienten mit psychosomatischer Erlebnisverarbeitung höher als im Durchschnitt der Normalpopulation.

BFB und VFB erlauben also bei gleichzeitiger Anwendung eine abgesicherte Orientierung für das Vorliegen einer Neurose und geben Hinweise für Dissimulation, Verdrängung und psychosomatische Erlebnisverarbeitung. Sie erfassen neurotische körperliche und seelische Symptomatik, neurotisches Verhalten, Einstellung des Patienten zum Arzt und zur Untersuchung sowie seine Bereitschaft zur Mitarbeit. Bei Verwertbarkeit des Tests lauten die Ergebnisse: nicht, fraglich oder wahrscheinlich neurotisch. Sie sind immer nur als Momentaufnahme anzusehen und im Zusammenhang mit dem ärztlichen Gespräch zu beurteilen. Als kleines Mosaiksteinchen im diagnostischen Gesamtgefüge dürfen sie nicht überbewertet oder zur dauerhaften diagnostischen Abstemplung des Patienten als „Neurotiker" verwendet werden. Ihr Wert liegt − wie auch derjenige des beiden folgenden Tests − v. a. darin, daß sie eine einfach zu handhabende, zuverlässige Screeningdiagnostikmethode zur therapeutischen Orientierung und Verlaufskontrolle für neurotische und psychosomatische Störungen in der allgemeinärztlichen Praxis darstellen.

Depressionsfragebogen nach Kielholz

Er eignet sich besonders zum Ausschluß larvierter Depression bei uncharakteristischer Allgemeinsymptomatik. Die Verwendung dieses Fragebogens ist insbesondere deshalb notwendig, weil larvierte Depressionen im Alter häufig auftreten und die betroffenen Patienten von ihrem Erscheinungsbild her oft nicht depressiv im bekannten Sinne wirken. Er umfaßt 12 Fragen, wie im folgenden (s. S. 177) wiedergegeben.

Geriatrische Depressionsskala (GDS) nach Yesavage

Dieser Fragebogen wurde speziell zur Diagnostik von Depressionen im Alter entwickelt, die oft Schwierigkeiten bereitet. Er kann vom Patienten selbst ausgefüllt werden.

Typische Symptome des depressiven alten Patienten werden hier erfragt. Die GDS liegt in einer 30-Fragen-Version und in einer Kurzform mit 15 Fragen vor, die beide im folgenden wiedergegeben werden.

Depressionsfragebogen nach Kielholz

---

	ja	nein
1. Haben Sie die Fähigkeit verloren, sich zu freuen?	☐	☐
2. Hat Ihr Interesse an den Dingen des Lebens generell nachgelassen?	☐	☐
3. Sind Sie weniger initiativ als noch vor Wochen und Monaten?	☐	☐
4. Fühlen Sie sich tagsüber erschöpft, ohne Schwung?	☐	☐
5. Fühlen Sie sich nervös, innerlich abgspannt, ängstlich?	☐	☐
6. Fälle es Ihnen schwer, Entscheidungen zu treffen?	☐	☐
7. Haben Sie Schlafstörungen?	☐	☐
8. Haben Sie Schmerzen, verspüren Sie einen Druck auf der Brust?	☐	☐
9. Haben Sie wenig Appetit, haben Sie an Gewicht verloren?	☐	☐
10. Haben Sie Schwierigkeiten in sexueller Hinsicht?	☐	☐
11. Neigen Sie in letzter Zeit vermehrt zum Grübeln?	☐	☐
12. Plagt Sie das Gefühl, Ihr Leben sei sinnlos geworden?	☐	☐

Mit der Zahl der Ja-Antworten steigt der Verdacht auf eine larvierte Depression.

Folgende Normwerte sind bei der Auswertung zu verwenden:
GDS (30-Fragen-Version):

0 – 10 Punkte: normale Alterspatienten ohne Anhalt für Depression
11 – 22 Punkte: Alterspatienten mit leichter bis mäßiger Depression
23 – 30 Punkte: schwer depressive Alterspatienten

GDS (15-Fragen-Version):
0 – 4 Punkte: Normalwerte
5 – 10 Punkte: leichte bis mäßige Depression
11 – 15 Punkte: schwere Depression

Geriatrische Depressionsskala (GDS), 30-Fragen-Version

Wählen Sie die beste Antwort dafür, wie Sie sich in der letzten Woche gefühlt haben:

1.	Sind Sie grundsätzlich mit Ihrem Leben zufrieden?*	ja/nein
2.	Haben Sie viele Ihrer Aktivitäten und Interessen aufgegeben?	ja/nein
3.	Haben Sie das Gefühl, daß Ihr Leben leer ist?	ja/nein

Geriatrische Depressionsskala (Fortsetzung)

4.	Sind Sie oft gelangweilt?	ja/nein
5.	Sind Sie im Hinblick auf die Zukunft voller Hoffnung?*	ja/nein
6.	Sind Sie über Gedanken wütend, die Ihnen nicht aus dem Kopf gehen wollen?	ja/nein
7.	Sind Sie die meiste Zeit guten Mutes?*	ja/nein
8.	Haben Sie manchmal Angst, daß Ihnen etwas Schlechtes zustößt?	ja/nein
9.	Fühlen Sie sich die meiste Zeit glücklich?	ja/nein
10.	Fühlen Sie sich oft hilflos?	ja/nein
11.	Werden Sie oft rastlos und zappelig?	ja/nein
12.	Ziehen Sie es vor, zu Hause zu bleiben anstatt auszugehen und neue Dinge zu tun?	ja/nein
13.	Fühlen Sie sich voll Energie?	ja/nein
14.	Haben Sie das Gefühl, mit dem Gedächtnis in letzter Zeit mehr Probleme als sonst zu haben?	ja/nein
15.	Haben Sie den Eindruck, daß es schön ist, jetzt in dieser Zeit zu leben?*	ja/nein
16.	Fühlen Sie sich oft niedergeschlagen und hoffnungslos?	ja/nein
17.	Fühlen Sie sich ziemlich wertlos, so wie Sie im Augenblick sind?	ja/nein
18.	Machen Sie sich viel Gedanken über die Vergangenheit?	ja/nein
19.	Finden Sie das Leben sehr aufregend und interessant?*	ja/nein
20.	Macht es Ihnen Mühe, neue Pläne zu machen oder neue Unternehmungen zu beginnen?	ja/nein
21.	Fühlen Sie sich voller Energie?*	ja/nein
22.	Haben Sie den Eindruck, daß Ihre Situation hoffnungslos ist?	ja/nein
23.	Haben Sie den Eindruck, daß es den meisten Leuten besser geht als Ihnen?	ja/nein
24.	Regen Sie sich oft über Kleinigkeiten auf?	ja/nein
25.	Haben Sie oft das Gefühl, daß Sie am liebsten schreien möchten?	ja/nein
26.	Haben Sie Schwierigkeiten, sich zu konzentrieren?	ja/nein

Geriatrische Depressionsskala (Fortsetzung)

27.	Freuen Sie sich, am Morgen aufzustehen?*	ja/nein
28.	Vermeiden Sie gesellige Zusammenkünfte?	ja/nein
29.	Ist es für Sie einfach, Entscheidungen zu treffen?*	ja/nein
30.	Ist Ihr Gedächtnis so klar wie früher?	ja/nein

Achtung: Die mit einem Stern (*) bezeichneten Fragen sind negativ zu verrechnen, d. h. eine Nein-Antwort ist als Punkt zu werten (bei den übrigen Fragen Ja-Antworten). Jede Ja-Antwort = 1 Punkt, bei den Fragen 1, 5, 7, 9, 15, 19, 21, 27 und 29 (mit Stern) jede Nein-Antwort = 1 Punkt.

Geriatrische Depressionsskala (GDS), Kurzform

1.	Sind Sie grundsätzlich mit Ihrem Leben zufrieden?	ja/nein
2.	Haben Sie viele Ihrer Aktivitäten und Interessen aufgegeben?	ja/nein
3.	Haben Sie das Gefühl, daß Ihr Leben leer ist?	ja/nein
4.	Sind Sie oft gelangweilt?	ja/nein
5.	Sind Sie meistens guten Mutes?	ja/nein
6.	Haben Sie manchmal Angst, daß Ihnen etwas Schlechtes zustößt?	ja/nein
7.	Fühlen Sie sich die meiste Zeit glücklich?	ja/nein
8.	Fühlen Sie sich oft hilflos?	ja/nein
9.	Ziehen Sie es vor, zu Hause zu bleiben anstatt auszugehen und neue Dinge zu tun?	ja/nein
10.	Haben Sie das Gefühl, mit dem Gedächtnis in letzter Zeit mehr Probleme als sonst zu haben?	ja/nein
11.	Haben Sie den Eindruck, daß es schön ist, jetzt in dieser Zeit zu leben?	ja/nein
12.	Fühlen Sie sich ziemlich wertlos, so wie Sie im Augenblick sind?	ja/nein
13.	Fühlen Sie sich voll Energie?	ja/nein
14.	Haben Sie den Eindruck, daß Ihre Situation hoffnungslos ist?	ja/nein
15.	Haben Sie den Eindruck, daß es den meisten Leuten besser geht als Ihnen?	ja/nein

Die folgenden Antworten zählen je 1 Punkt: 1. Nein, 2. Ja, 3. Ja, 4. Ja, 5. Nein, 6. Ja, 7. Nein, 8. Ja, 9. Ja, 10. Ja, 11. Nein, 12. Ja, 13. Nein, 14. Ja, 15. Ja

Family-APGAR-Fragebogen nach Smilkstein

Der Fragebogen hilft, die Unterstützung, die ein Patient durch seine Familie erhält, zu beurteilen. Dies ist besonders wichtig, wenn der Patient nicht über seine Familie spricht. Der Fragebogen enthält 5 Fragen, wie im folgenden wiedergegeben.

Family-APGAR-Fragebogen nach Smilkstein (Bitte für jede Frage nur 1 Feld ankreuzen!)

	Fast immer (2 Punkte)	Manchmal (1 Punkt)	Selten 0 Punkte
1. Ich bin überzeugt, daß ich mich fast immer an meine Familie wenden kann mit der Bitte um Hilfe, wenn mich etwas ängstigt.			
2. Ich bin zufrieden damit, wie meine Familie über Dinge mit mir spricht und Probleme mit mir löst.			
3. Ich bin überzeugt, daß meine Familie meine Wünsche akzeptiert und unterstützt, neue Aktivitäten oder Richtungen aufzunehmen.			
4. Ich bin zufrieden mit der Art und Weise, wie meine Familie Gefühle ausdrückt und auf meine Gefühle reagiert, z.B. auf Ärger, Traurigkeit oder Liebe.			
5. Ich bin zufrieden damit, wie meine Familie und ich Zeit zusammen verbringen.			

Das Gesamtpunkteergebnis erlaubt eine Differenzierung in gut funktionierende, unterstützende Familie (8–10 Punkte), mäßige Störung (4–7 Punkte) und schwere Störung (0–3 Punkte) der stützenden Familienfunktion.

Mini Mental Status nach Folstein et al.

Der Mini Mental Status wird mittels eines einfachen Fragebogens erhoben, der weiter unten wiedergegeben wird. Er erlaubt mit 30 Fragen oder Aufgaben in

10 – 15 Minuten eine zuverlässige Abschätzung der geistigen Leistungsfähigkeit (kognitive Fähigkeit) eines älteren Menschen.

Da bei depressiven Patienten falsch positive Werte auftreten können, ist die Anwendung in Kombination mit der geriatrischen Depressionsskala (GDS) zu empfehlen. Da der Test für sehr frühe Demenzformen nicht empfindlich genug ist, kann eine normale Punktzahl eine frühe Demenz nicht ausschließen.

Mini-Mental Status (Folstein et al. 1975)

	Kontrolle Nr.	Patient Nr.		
	1	Initialen		
		Datum		
		Tag	Monat	Jahr

Mini Mental Status (Folstein et al. 1975) (Benötigtes Material: Bleistift, 3 Blätter Papier, Zeichnung)	richtige Antwort = X
1. Welcher Wochentag ist heute ?	———
2. Welches Datum haben wir heute?	———
3. Welchen Monat?	———
4. Welche Jahreszeit?	———
5. Welches Jahr?	———
6. Wo sind wir (in welchem Spital, Altersheim)?	———
7. Welches Stockwerk?	———
8. Welche Ortschaft	———
9. Welcher Kanton (Bundesland, Departement)?	———
10. Welches Land?	———
11.)	———
12.) Sprechen Sie nach: "Zitrone, Schüssel, Ball" (im Rhythmus 1 pro sec. vorsagen). Jede richtige Antwort = X, bei Schwierigkeiten bis 5mal vorsagen	———
13.)	———
14.)	———
15.)	———
16.) Von 100 jeweils 7 subtrahieren / Jede richtige Subtraktion = X / Maximal 5 richtige Antworten	———
17.)	———
18.)	———
19.)	———
20.) Welche 3 Wörter haben Sie mir vorher nachgesprochen? Maximal 3 richtige Antworten	———
21.)	———

<table>
<tr><td></td><td>Kontrolle Nr.</td><td>Patient Nr.</td></tr>
<tr><td></td><td>1</td><td>Initialen</td></tr>
</table>

22.)
) Was ist das ? (Bleistift vorzeigen)
23.) Was ist das (Uhr vorzeigen)
) Sprechen Sie nach: "Bitte keine wenn und aber"
24.)

25.)
) Ausführen eines 3teiligen Befehls: Nehmen Sie das Blatt Papier,
26.) falten Sie es in der Mitte und legen Sie es auf den Boden
) (Max. 3 Punkte)
27.)

28. Lesen Sie (auf separatem Blatt) "Schliesse beide Augen zu",
    und führen Sie es aus

29. Schreiben Sie (auf separatem Blatt) irgendeinen Satz

30. Zeichnen Sie (auf separatem Blatt) folgende Figur ab:

Punktzahl ______

Auswertung der Testergebnisse:

	Punktzahl
Normaler Alterspatient	24−30
Seniler geistiger Abbau	18−23
Senile Demenz	0−17
Altersdepression mit kognitiver Störung	9−27
(Kombination mit GDS)	

1.6 Typische diagnostische Fehler

Uncharakteristische Symptomatik und unvorhersehbarer Verlauf bei Multidimensionalität der Krankheitsbilder im Alter bedingen besondere Schwierigkeiten in der Diagnostik bei älteren Patienten. Diese können im Einzelfall durch indolentes, inadäquates Patientenverhalten und inkompetente, desinteressierte Haltung beim ärztlichen Personal und beim Arzt veschärft werden.

Fallbeispiel

Ein 73jähriger Patient klagt über seit einem halben Jahr zunehmende multiple Beschwerden, wie Kribbeln, Einschlafen und Schwächegefühl in beiden Beinen, Atemnot bei Belastung, Schmerzen im Bereich des Lendenwirbelsäule und im mittleren Oberbauch sowie über Schluckstörungen. Er könne nur weiche Nahrung in kleinen Portionen schlucken. Aus der Vorgeschichte wird bekannt, daß er seit 40 Jahren an chronischen Durchfällen leidet, die sich seit einer Darmoperation vor 10 Jahren wegen Darmkrebs erheblich verstärkt hätten. Der Patient hatte wegen seiner Beschwerden bereits mehrere Ärzte konsultiert, z. B. die Hausärztin, einen Internisten und einen Orthopäden. Als Ursache der Beschwerden wurden degenerative Veränderungen der Wirbelsäule, koronare Herzkrankheit und Lungenemphysem verantwortlich gemacht. Die aufmerksame Hausärztin gab sich jedoch wegen der großen Zahl differentialdiagnostisch zu erwägender Erkrankungen mit den Diagnosen der Fachspezialisten nicht zufrieden und veranlaßte trotz des Alters des Patienten weitere Untersuchungen. Durch Zusatzuntersuchungen konnte die Diagnose einer funikulären Myelose bei Malabsorption und chronisch-atrophischer Gastritis gesichert und eine sofortige intensive Injektionsbehandlung mit Vitamin B 12 eingeleitet werden. Als Zusatzbefunde fanden sich chronische Refluxösophagitis mit kontrollbedürftiger Leukoplakie im Ösophagus bei Hiatusgleithernie, Jejunumdivertikulose und Osteoporose der Wirbelsäule ohne Anhalt für Knochenmetastasen. Die Befunde waren Kontroll- bzw. behandlungsbedürftig.

Das Beispiel zeigt, daß es auch im Alter notwendig ist, Beschwerden eines Patienten gewissenhaft organisch abzuklären. Die häufige Neigung, Symptome als degenerativ bedingte Altersleiden abzustempeln, bringt die Gefahr mit sich, daß folgenreiche behandlungsbedürftige Krankheiten übersehen werden. Chronisches Siechtum oder vorzeitiger Tod sind jedoch bei gewissenhafter Diagnostik und Therapie oft vermeidbar.

Typische diagnostische Fehler bei der Betreuung alter Menschen sind:
- Fehler beim ärztlichen Gespräch,
- Fehler bei der Untersuchung,

- Fehler bei der Zusatzdiagnostik
- Fehler bei Screening und Langzeitbetreuung,
- diagnostische Fehler beim Hausbesuch.

1.6.1 Fehler beim ärztlichen Gespräch

- Gestörtes Zuhören (Zeitmangel, Unkonzentriertheit, Desinteresse),
- Fehlen förderlicher therapeutischer Grundhaltungen,
- diagnostischer Irrtum durch mangelhafte Kenntnis der Erkrankungen im Alter, altersspezifischer Symptome und Verläufe,
- fehlende Anamnese psychosozialer Probleme.

Demonstrierte Unkonzentriertheit, Desinteresse und Zeitmangel beim Zuhören sowie Fehlen der förderlichen therapeutischen Grundhaltungen Echtheit, Wärme und annehmendes Verstehen sind die häufigsten Mängel im Gespräch mit dem alter Patienten. Das betrifft v. a. junge Kollegen, denen es oft schwer fällt, sich in die Erlebniswelt und in das Leiden eines alten Menschen einzufühlen. Jedoch sind auch ältere Kollegen betroffen, die ihre eigene Angst vor Leiden und Sterben abwehren müssen und deshalb den Umgang mit Leiden und Krankheit beim alten Menschen möglichst meiden. Der alte Mensch fühlt sich dann häufig abgestoßen und nicht ernst genommen. Er zieht sich zurück, traut sich nicht, ausführlich über seine Beschwerden und Probleme zu sprechen. Die Schwierigkeit eines alten Menschen, Wichtiges schnell zusammengefaßt darzustellen, wird verstärkt durch seine Vergeßlichkeit. Wenn der Arzt nicht die nötige Geduld hat, den Patienten in Ruhe ausreden zu lassen und selbst konzentriert zuzuhören und nachzufragen, entstehen wichtige Informationslücken. Eine resultierende Fehldiagnose kann besonders folgenreich bei depressiven Patienten oder bei Patienten in akuten Krisensituationen sein, die suizidgefährdet sind.

Ein weiterer Mangel im diagnostischen Gespräch ist die unzureichende Kenntnis der Krankheit im Alter, ihre Besonderheiten in Symptomatik und Verlauf. Sie führt zu mangelhafter Anamneseerhebung und lückenhaften differentialdiagnostischen Überlegungen mit Gefahr der Fehldiagnose. Reiche praktische Erfahrung in der Behandlung alter Menschen und praxisbegleitende Weiterbildung können hier Fehldiagnosen vermeiden helfen.

Fehlende Anamnese seelischer und sozialer Probleme führt zu einseitiger diagnostischer Festlegung im somatischen Bereich. Psychosomatische Diagnosen können nicht erkannt werden. Statt dessen wird der Patient (und das Gesundheitswesen) durch sinnlose Zusatzdiagnostik belastet. Falsche Behandlung und chronische Krankheitsverläufe überschatten das weitere Leben des Patienten.

1.6.2 Fehler bei der Untersuchung

- Unterlassen der Untersuchung,
- unvollkommene Untersuchung,
- fehlende Verlaufskontrolle.

Der häufigster Untersuchungsfehler ist, daß der Patient gar nicht untersucht wird. Diese Gefahr besteht besonders beim alten Patienten, den wir schon jahrelang kennen. Sie wird durch die Tatsache noch verstärkt, daß sich alte Patienten ohnehin nicht gern ausziehen und untersuchen lassen. Befundveränderungen werden dann leicht übersehen.

Das gilt auch für die unzureichende, flüchtige Untersuchung. Sie ergibt sich oft aus unaufmerksamer Anamneseerhebung. Wichtige Symptome werden überhört, resultierende differentialdiagnostische Überlegungen nicht gedacht und notwendige Befunde nicht erhoben.

Aus Unwissenheit über die mangelnde Vorhersehbarkeit von Krankheitsverläufen im Alter wird vermieden, kurzfristige Kontrollen des körperlichen Untersuchungsbefunds durchzuführen. Rasch progrediente Verläufe, z. B. im Abdomen, werden nicht erkannt und können zu vermeidbaren Todesfällen führen.

1.6.3 Fehler bei der Zusatzdiagnostik

- Unterlassung notwendiger Zusatzdiagnostik,
- diagnostische Überaktivität.

Unterlassung notwendiger Diagnostik ist für den Patienten ebenso schädlich wie diagnostische Überaktivität. Im ersten Fall werden wegen unterlassener diagnostischer Zusatzuntersuchungen, wie z. B. Labor, Röntgen oder Spiegelung, Diagnosen nicht gestellt, Erkrankungen können nicht adäquat behandelt werden. Die Krankheiten schreiten fort, wie in unserem Fallbeispiel deutlich wurde. So ist es z. B. unbedingt notwendig, einen gestürzten alten Patienten zum Frakturausschluß röntgen zu lassen. Fehlstellungen und Pflegebedürftigkeit können durch sofortige aktive Therapie in der Regel vermieden werden. Die Abstemplung von Beschwerden eines alten Menschen als „schicksalhafte Altersleiden, bei denen nichts zu machen ist", ist ein Kunstfehler! Auch ein alter Patient hat – wie jeder andere – ein Recht auf gewissenhafte diagnostische Klärung seiner Beschwerden als Voraussetzung sinnvoller Therapie. Begrenzende Faktoren sind Zumutbarkeit für den Patienten und therapeutische Konsequenzen.

Aber auch diagnostische Überaktivität trübt die Lebensfreude und Lebensqualität eines älteren Patienten. Sie schafft unnötige zusätzliche Leiden und Ängste. Dies gilt besonders für belastende und gefährliche invasive diagnostische Methoden. Diagnostische Überaktivität führt bei Patienten mit psychosomatischer Erkrankung zu fälschlichem Festhalten des Patienten und des Arztes an somatischer Genese und chronifiziert die Beschwerden. Beim Patienten mit inkurablem Leiden werden die letzten Tage und Wochen mit unsinniger, oft sogar stationärer Diagnostik vergeudet, statt Raum zu gewähren für die Bewältigung der Krankheit, die Regelung persönlicher Dinge und die Vorbereitung aufs Sterben. Hier wird apparative Diagnostik zum Mittel, direkten Umgang mit dem Kranken zu vermeiden, eine Beziehung nicht aufnehmen zu müssen und Distanz zu wahren.

1.6.4 Fehler bei Screening und Langzeitbetreuung

Regelmäßige prophylaktische und therapeutische Langzeitbetreuung gehört zu den Grundaufgaben des Hausarztes in der Betreuung älterer Patienten. Trotzdem fällt es schwer, sie gewissenhaft und lückenlos wahrzunehmen, besonders wenn der Patient nicht aktiv mitarbeitet. Die geringe Beteiligung älterer Patienten an der Krebsvorsorgeuntersuchung zeigt beispielhaft die großen Mängel und Lücken in der Organisation. Kenntnis notwendiger Maßnahmen, vorbildliche Dokumentation und aktive Mitwirkung des Praxispersonals bei regelmäßiger Patientenbestellung und Anwesenheitskontrolle sind Grundvoraussetzungen zur Vermeidung von Lücken und Fehlern in der regelmäßigen diagnostischen Langzeitüberwachung beim alten Patienten.

1.6.5 Diagnostische Fehler beim Hausbesuch

Die besonderen Bedingungen beim Hausbesuch erschweren die Diagnostik und das methodische Vorgehen (Meumann u. Kuminek 1987). Sie fördern das Risiko der Fehldiagnose. Beim Hausbesuch wegen akuter Erkrankung eines älteren Patienten finden wir folgende erschwerenden Bedingungen:

— Akutes, meist schweres Krankheitsbild fordert rasche Diagnostik und Linderung der Beschwerden.
— Der Arzt steht deshalb unter Zeitdruck, Leistungs- und Erfolgszwang.
— Symptomatik und Befund sind beim alten Menschen oft uncharakteristisch, zusätzlich durch Kombination mit Altersbeschwerden, anderen Erkrankungen, Angst und Medikamenteneinnahme verzerrt.
— Dem Arzt stehen wenig Hilfsmittel zur Verfügung, er muß in der Regel nach Anamnese und klinischem Untersuchungsbefund entscheiden.
— Arzthelferin oder andere versierte Hilfspersonen stehen nicht zur Verfügung.
— Konsultation anderer Fachkollegen ist nicht möglich.
— Die Untersuchungsbedingungen (Bett, Beleuchtung usw.) sind schlecht und behindern die Untersuchung.
— Anwesende Angehörige stören oder setzen den Arzt unter Druck.
— Schlechte Untersuchungsbedingungen und die Notwendigkeit in möglichst kurzer Zeit mit wenigen Befunden eine manchmal für den Patienten lebenswichtige Entscheidung über das weitere diagnostische und therapeutische Vorgehen zu treffen, erhöhen die Verantwortung des Arztes zur Vermeidung von Fehldiagnosen. Besonders belastend und schwer kann gerade beim älteren Patienten die Entscheidung darüber sein, ob er zu Hause bleiben kann und ein Wiederholungsbesuch des Arztes ausreicht oder ob sofortige stationäre Einweisung notwendig ist.
— Aus der Kenntnis der Multimorbidität des Patienten und früherer Erkrankung wird auf die Harmlosigkeit einer neu auftretenden Symptomatik geschlossen und notwendige Diagnostik unterlassen.

Die Beispiele zeigen, daß die Diagnostik, Differentialdiagnostik und Festlegung therapeutischer Maßnahmen beim Hausbesuch besondere Schwierigkeiten bereiten. Sie erfordern deshalb besondere Aufmerksamkeit und Erfahrung in der Anamneseerhebung und bei der Untersuchung des Patienten sowie ein breites differentialdiagnostisch orientiertes Wissensspektrum vom Arzt. Klinikeinweisung sollte auch beim alten Patienten grundsätzlich bei unklarem Krankheitsbild das Mittel der Wahl sein, insbesondere wenn Verdacht auf gefährlichen Verlauf oder unmittelbare Lebensgefahr besteht.

Literatur

Anschütz F (1975) Diagnose-Verzicht. Fortschr Med 93:1−4, 20

Bengel J (1988) Ärztliche Gesundheitsberatung im Rahmen der Präventivmedizin. In: Bengel J, Koch U, Brühne-Schorlan C (Hrsg) Gesundheitsberatung durch Ärzte. Deutscher Ärzteverlag, Köln

Berghof B, Robra BP (1988) Krankheitsfrüherkennung Krebs Frauen und Männer. Deutscher Ärzteverlag, Köln

Braun RN (1973) Indikation zur EKG-Untersuchung in der Allgemenpraxis. Z Allgemeinmed 5:222−225

Brüschke G, Doberauer W, Schmidt UJ (1975) Leitfaden der praktischen Geriatrie. Fischer, Jena

Dörrler J, Hoffmann G (1989) Das infrarenale abdominelle Aortenaneurysma. Dtsch. Ärztebl 86:1031−1037

Fischer GC (1986a) Psychische Probleme bei älteren Patienten. Allgemeinmed 25:122−127

Fischer GC (1986b) Abwartendes Offenlassen − Gedanken zur Analyse und Lehrbarkeit einer allgemeinärztlichen Arbeitsmethode. MMW 128:64−67

Folstein MF, Folstein SE, McHugh PR (1975) Mini mental state. A practical method for grading the cognitive state of patients for the clinicion. Z Psychiatr Res 12:189−198

Gerhardt G (1986) Psychosomatische Störungen. FdM-Tabellen für die Praxis 14:14−17

Göpel H (1976) Leistungsfähigkeit der Praxis als Alternative zum medizinischtechnischen Zentrum. Prakt Arzt 14:2858−2865

Gross R (1980) Abgestufte Diagnostik. Monatsk Ärztl Fortbild 30:597−602

Gross R, Schölmerich P (1977) Lehrbuch der inneren Medizin. Schattauer, Stuttgart

Große G, Guttmacher H, Freund E (1981) Untersuchungsstandard bei chirurgischen Erkrankungen unter besonderer Berücksichtigung der ambulanten Diagnostik als Empfehlung für Fachärzte für Allgemeinmedizin. Z Ärztl Fortbild 75:1120−1121

Harland A, Iben G, Jänner M, Pokahr A (1978) Diagnostik im Alter. Therapiewoche 21:1100−1104

Hegglin R (1969) Differentialdiagnose innerer Krankheiten. Thieme, Stuttgart

Höck K, Hess H (1975) Der Beschwerdenfragebogen (BFB). Deutscher Verlag der Wissenschaften, Berlin

Höck K, Hess H (1976) Der Verhaltensfragebogen (VFB). Deutscher Verlag der Wissenschaften, Berlin

Höck K, König W (1976) Neurosenlehre und Psychotherapie. Fischer, Jena

Keil K (1986) Sozialmedizinische Probleme der Krankheitsverhütung. In: Blohmke M (Hrsg) Sozialmedizin. Enke, Stuttgart

Kielholz P (1975) Symptomatik und Therapie der Altersdepression. In: Doberauer W (Hrsg) Srciptum Geriatricum. Urban & Schwarzenberg, München Berlin Wien

Kielholz P, Pöldinger W, Adams C (1981) Die larvierte Depression. Ein didaktisches Konzept zur Diagnostik und Therapie somatisierter Depressionen. Deutscher Ärzteverlag, Köln

Klimm HD (1980) Nichtapparative Diagnostik. Z Allgemeinmed 56:1507−1514

Knipps J, Göpel H (1976) Leistungsfähigkeit der Praxis als Alternative zum medizinisch-technischen Zentrum. Prakt Arzt 15/16:3027–3039

Kober G (1988) Die koronare Herzkrankheit. In: Lang E (Hrsg) Praktische Geriatrie. Enke, Stuttgart

Liehr H, Pusch HJ (1986) Gastroenterologie. In: Marcea JT (Hrsg) Das späte Alter und seine häufigsten Erkrankungen. Springer, Berlin Heidelberg New York Tokyo

Meumann M, Kuminek K (1987) Die besondere Problematik der Diagnostik beim Hausbesuch. Z Allgemeinmed 16:90–93

Robra BP (1987) Krankheitsfrüherkennung Krebs Frauen und Männer. Deutscher Ärzteverlag, Köln

Rogers CR (1981) Die klientzentrierte Gesprächspsychotherapie. Kindler, München

Schneider J (1988) Diagnostik im höheren Lebensalter. In: Lang E (Hrsg) Praktische Geriatrie. Enke, Stuttgart

Schölmerich J (1989) Wertigkeit der Sonographie. Z Allgemeinmed 65:352–362

Schoop W (1988) Altersdiagnostik und Alterstherapie. Dtsch Ärztebl 85:585–586

Schulz FH (1975) Besonderheiten der Symptomatik und Diagnostik beim alten Menschen. In: Doberauer W (Hrsg) Scriptum Geriatricum. Urban & Schwarzenberg, München Berlin Wien

Schuster HP (1982) Leitsymptome für die Sofortdiagnostik kardialer Notfälle. Therapiewoche 32:3039–3046

Six P (1988) Medizinische Beurteilung des älteren Menschen. Med Gen Helv 8:20–27

Smilkstein G (1978) The family APGAR: A proposal for a family function test and its use by physicians. J Fam Pract 6:1231–1239

Tausch R, Tausch AM (1981) Gesprächspsychotherapie. Hogrefe, Göttingen Toronto Zürich Stuttgart

Wesiack W (1984) Psychosomatische Medizin in der ärztlichen Praxis. Urban & Schwarzenberg, München Wien Baltimore

Wesiack W (1986) Psychosomatische Medizin in der Praxis des niedergelassenen Arztes. In: Uexküll T von (Hrsg) Psychosomatische Medizin. Urban & Schwarzenberg, München Wien Baltimore

Yesavage JA, Brink TL, Rose TL, Lum O, Hyong V, Adey M, Leirer VO (1983) Development and validation of a geriatric depression screening scale. J Psychiatr Res 17:37–49

2 Geriatrische Therapie

2.1 Bedingungen beim Patienten

H. Sandholzer

Fallbeispiel

Ein 72jähriger litt zu gleicher Zeit an folgenden Affektionen: Hypertonie, Herzfehler (Kardiosklerose) mit tachykardem Vorhofflimmern und kardiovaskulärer Dekompensation, Angina pectoris, infektiöse Bronchitis, chronische Zystitis bei Prostatahypertrophie II. Grades, mäßiger Diabetes mellitus mit Pruritis, Morbus Parkinson mit Neigung zu seelischen Depressionen und Schlaflosigkeit. Diese Leiden können nicht gleichzeitig mit etwa 10 Medikamenten pro Tag behandelt werden. Die das gesamte Krankheitsbild beherrschende Herzinsuffizienz besserte sich in wenigen Tagen nach oralen Gaben von Digitoxin, wobei auch die Schlaflosigkeit zurückging (1. Medikament). Von einer intensiven diuretischen Therapie, z. B. mit Furosemidpräparaten, haben wir wegen der Gefahr der Überlaufblase bei fortgeschrittener Prostatahypertrophie Abstand genommen. Die diätetisch nicht ganz einstellbare Zuckerkrankheit sprach auf kleine Dosen von Glibenclamid unter Beachtung des Hyperglykämien gut an (2. Medikament). Die gleichzeitig bestehende chronische Zystitis haben wir – entsprechend dem bakteriologischen Harnbefund – mit langfristigen Gaben eines Sulfonamidpräparats (Trimethoprim + Sulfamethoxazol) beherrscht (3. Medikament). Die Zystitistherapie mit Gentamycin ist wegen der Gefahr der Hörschädigung bei meist bestehender Altersschwerhörigkeit kontraindiziert. Da das Hautjucken, das sich auf die eingeleitete Diabetesbehandlung hin nur wenig besserte, wandten wir mit gewissem Erfolg antipruriginöse Salben (4. Medikament) an. Auf eine orale Behandlung mit Kortisonpräparaten sollte man in Anbetracht der damit verbundenen Osteoporosegefährdung bei Betagten verzichten: auch vermieden wir, den gleichzeitig bestehenden Morbus Parkinson mit den üblichen anticholinergischen Pharmaka wegen der Gefahr der Blasenatonie bei fortgeschrittener Prostatahypertrophie anzugehen. Erst Wochen später konnte die Parkinsonsymptomatik mit kleinen Dosen Bromocriptin (5. Medikament) beherrscht werden (Franke 1984).

2.1.1 Therapeutische Erwartungen

Wie obige Kasuistik lehrt, bringt die Multimorbidität geriatrischer Patienten Probleme mit sich und zwingt zur Beantwortung einiger Fragen, bevor man eine Behandlung einleitet.

Schlüsselfragen zur Bestimmung der therapeutischen Erwartungen

1) Habe ich etwas übersehen?
   Hat der Ältere wichtige Beschwerden nicht erwähnt?
   (Bestandsaufnahme aller Krankheiten)
2) Welche Prioritäten muß ich setzen?
   (Einschätzung des Schweregrades und der Behandlungsbedürftigkeit)
3) Welche Therapie ist die geeignetste?
   (Nebenwirkungen, Nutzen/Risiken abwägen!)
4) Was kann ich davon erwarten?
   (Realistische Einschätzung des Erfolgs)
5) Macht der Patient mit?
   (Motivation, Kooperation, Fähigkeiten)
6) Wie muß ich die Behandlung organisieren?
   (Wiedereinbestellung, Verlaufskontrolle, Über-/Einweisung)
7) Hat sich die eingeschlagene Therapie bewährt?
   (Auslaßversuch, Änderung der Strategie)

Dies gilt noch mehr für die Allgemeinpraxis, denn auch der „normale" Ältere ist nicht frei von pathologischen Veränderungen oder Beschwerden, wie man Abb. 1 entnehmen kann.

Bei entsprechend gründlicher Untersuchung haben Ältere im Schnitt etwa 7 verschiedene Beschwerden und genau so viele Diagnosen. Dieses „Überdiagnostizieren" rührt davon her, daß man eine klare Grenze zwischen leichten altersbedingten Funktionseinbußen und krankhaften Befunden (s. Teil I, Kap. 2.1) nicht immer ziehen kann. Zudem hat das Vorbringen von Beschwerden während der Konsultation häufig mehr eine kommunikative Funktion, als daß es einem gezielten Wunsch nach Behandlung entspricht (Fischer 1985). Eine Polypragmasie in bezug auf die Behandlung dieser Beschwerden führt daher zu einer höheren Medikamentenzahl (Lexchin 1989) mit entsprechend negativen Folgen, was die Therapietreue und das Risiko von Nebenwirkungen betrifft

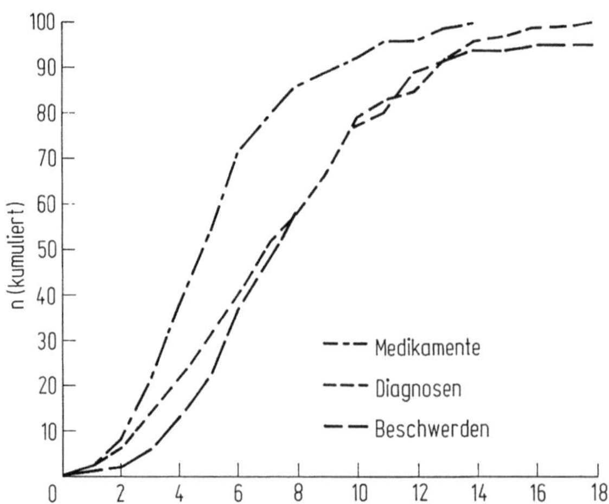

Abb. 1. Anzahl der Diagnosen, Beschwerden und eingenommenen Medikamente bei einer Stichprobe über 65jähriger Allgemeinpraxispatienten (n = 100)

(Venulet 1975). Hier wäre die Diuretika- und Digitalisverschreibung als ein Paradebeispiel zu nennen (Breckenbridge et al. 1978, Cupples et al. 1986, Wakefield 1988; Lohse et al. 1988), die bei den arzneimittelbedingten Krankenhauseinweisungen bei Älteren an der Spitze steht (Kruse et al. 1987). Tatsächlich sind Medikamente als Ursache von Krankenhauseinweisungen und lebensbedrohlichen Komplikationen so häufig beschrieben worden (Caranos et al. 1974; Levie et al. 1980; Kruse et al. 1983; Kruse et al. 1987; Lose et al. 1988), daß man sich fragen muß, ob wir Ärzte die Älteren „so oft vergiften müssen" (Anonymus 1988). Auch bei der Versorgung mit Hilfsmitteln, Krankenhauseinweisungen, und der Operationsindikationsstellung dürfen geringfügige Beschwerden nicht überbewertet werden.

Allerdings gibt es auch Ältere mit einem unangemessenen Gesundheitsoptimismus (Shanas et al. 1968). Das kann den Arzt dazu verleiten, wesentliche Befunde zu übersehen (Williamson et al. 1964). Zudem wächst dieses Risiko mit steigender Multimorbidität (Tulloch u. Moore 1979). Um dem Dilemma zwischen Überversorgung und Übersehen wichtiger Krankheiten zu entkommen, empfiehlt sich ein mehrstufiges Vorgehen. Zumindest beim ersten Kontakt ist eine *systematische* Bestandsaufnahme *aller Diagnosen* von eminenter Bedeutung (Teil II, Kap. 1.4). Dann schließt sich eine vorläufige Bewertung der Behandlungsbedürftigkeit jeder einzelnen Diagnose an, von der das weitere Vorgehen abhängt. Bei späteren Konsultationen liegt dann eine Basisdokumentation vor, so daß nur Veränderungen im Gesundheitszustand ergänzt werden müssen. Dies reduziert den Arbeitsaufwand beträchtlich, der bei Verwendung eines Praxiscomputers noch geringer wird (z. B. durch Auslagern von Normalbefunden, Erstellen aktueller Diagnoselisten, Kontrolle der Wiedereinbestelltermine).

Nachfolgende Übersicht (S. 192) gibt empirische Richtlinien zur Einschätzung des Schweregrades, der jeder Diagnose zugeordnet werden sollte. Danach sind zunächst Prioritäten zu setzen und die einzelnen Krankheitszustände vordringlich zu behandeln. Das Hauptaugenmerk ist dabei auf die Vermeidung typischer geriatrischer Komplikationen (Teil I, Kap. 2.1) zu richten. Die iatrogene Verschlimmerung einer Harninkontinenz durch überdosierte Diuretika oder das Auslösen eines Delirs durch anticholinerge Psychopharmaka ist gegen den Nutzen dieser Behandlungen abzuwägen. Dagegen ist häufig mit geeigneter psychischer und dosierter körperlicher Aktivierung viel zu erreichen, wobei die Risiken von Arzneimitteln wegfallen. Franke spricht sich dafür aus, nicht mehr als 3 Medikamente gleichzeitig zu verordnen und ggf. die Behandlung nachrangiger Probleme aufzuschieben (Franke 1984).

Die realistische Einschätzung der Kooperationsfähigkeit des Patienten hat eine große Bedeutung. Viele der über 65jährigen empfinden Gesundheit nicht mehr als Zukunftsgut, das es zu erhalten gilt. Beim Vorliegen mehrerer − und dazu chronischer − Krankheiten ist ein Teilerfolg bei der Behandlung einer Krankheit schlechter für die Motivation des Patients auszunutzen, wenn gleichzeitig durch Nebenerkrankungen das Wohlbefinden beeinträchtigt ist. Aber auch geänderte Verhaltensweisen − z. B. eine geringere Flexibilität bei der Umstellung der Lebensgewohnheiten sowie die Neigung, Medikamente zu

Bewertung einer Diagnose hinsichtlich ihres Schweregrades (nach Sandholzer 1989)

0: Keine Diagnose
- Eine Erkrankung ist unwahrscheinlich
- Keine überwachungsbedürftigen pathologischen Befunde
- Vorliegende Normalbefunde schließen die Diagnose aus
  (evtl. trotz darauf hinweisender Beschwerden des Patienten
- Keine Behandlung erforderlich
- Keine Notwendigkeit für weitere Diagnostik.

1: Überwachungsbedürftigkeit
- Ohne Dringlichkeit abzuklärende Beschwerden oder Befunde
  (einmalige oder mehrmalige Kontrolle pro Jahr erforderlich)
- Keine Therapie oder nur ein einfaches Therapieschema notwendig:
  zur Linderung von Beschwerden oder Behandlung von Risikofaktoren
- Positive Anamnese eines remittierten Leidens („Zustand nach")
- Keine schlechte Prognose quoad vitam oder quoad sanationem.

2: Betreuungsbedürftigkeit
- Alle mit einer haus- oder fachärztlichen Standarddiagnostik abklärbaren
  Befunde
  Eine abwartende Beobachtung über das Quartal hinaus ist nicht ratsam
  (ggf. Diagnose ex juvantibus)
- Alle behandlungsbedürftigen Krankheiten, die therapeutisch voll im Griff
  sind
- Erkrankungen aus der Gruppe 1, die jedoch aufgrund von Begleiterkran-
  kungen therapiert werden müssen.

3: Dringliche Betreuungsbedürftigkeit
- Ohne Behandlung Verschlechterung oder Komplikationen zu erwarten
- Aufwendige therapeutische, diagnostische Maßnahmen nötig
- Therapeutisches Defizit oder Problem, Hinzuziehen anderer erforderlich
  (Gemeindeschwester, Fachärzte)
- Eingeschränkte Prognose quoad vitam, schlechte quoad sanationem
- Gefahr der Behinderung und Pflegebedürftigkeit.

4: Höchste Betreuungsstufe
- Schwerste Funktionsbeeinträchtigungen (arterielle Verschlußkrankheiten
  Stadium 4, schwere Herzinsuffizienz)
- Eingreifende Maßnahmen sind erforderlich (invasive Diagnostik, Opera-
  tion)
- Fast tägliche medizinische Betreuung notwendig
- Notfälle oder lebensbedrohliche Krankheiten.

9: Eine Untersuchung wurde noch nicht vorgenommen und es ist daher unbekannt, ob die betreffende Krankheit vorliegt.

---

horten – können die korrekte Befolgung der Therapie beeinträchtigen. Man kann weitere Personen aus der Familie oder von den ambulanten Diensten mit in die Behandlung einbeziehen, um den Therapieerfolg zu sichern.

Zuletzt sei die Bedeutung einer Verlaufskontrolle hervorgehoben, die zeitlich an dem Schweregrad der Erkrankung (s. obenstehende Übersicht) orientiert sein sollte. In bezug auf viele Krankheiten kann man eine Heilung nicht mehr erreichen, und das Aufschieben bzw. das Verhindern einer Verschlechterung kann als realer Erfolg bewertet werden. Andererseits ist ein Auslaßversuch durchaus angezeigt, wenn vermutet werden kann, daß das eingeschlagene therapeutische Konzept erfolglos ist. Besonders wichtig ist es, das richtige Vorgehen in Krisensituationen zu ermessen, wenn ein kurativer Erfolg „offensive" Behandlungsstrategien (Reanimation, Karzinomchirurgie) voraussetzt und deren Risiken gegenüber dem Wunsch auf eine menschenwürdige letzte Lebensphase abgewogen werden muß. Diese diffizilen Entscheidungen verlangen Ärzte, „die in der Allgemeinmedizin gut ausgebildet und mit den geriatrischen Grundproblemen vertraut sind" (Franke 1984).

Literatur

Anonymus (1988) Need we poison the elderly so often? Lancet II:20–22

Breckenridge A, Orme M, Serlin MJ (1978) Use of digitalis in general practice. Br Med J 2:673–675

Caranasos GJ, Stewart RB, Leighton EC (1974) Drug induced illness leading to hospitalisation. JAMA 228:713–717

Cupples ME, Irwin WG, McDevitt DG (1986) An epidemiological study of digoxin prescribing in general practice. J Royal Coll Gen Prac 36:454–457

Fischer G (1985) Complianceprobleme älterer Patienten aus hausärztlicher Sicht. MMW 127:455

Franke H (1984) Wesen und Bedeutung der Polypathie und Multimorbidität in der Altersheilkunde. Internist 25:451–455

Kruse W, Köhler J, Oster P, Schlierf G (1987) Vermeidbare Risiken in der medikamentösen Behandlung hochbetagter Patienten. Dtsch Med Wochenschr 112:1486–1491

Levy M, Kewitz H, Altwein W, Hillebrand J, Eliakim M (1980) Hospital admissions due to drug reactions: A comparative study from Jerusalem and Berlin. Eur J Clin Pharmacol 17:25–31

Lexchin J (1989) Prescribing to the elderly: A review of the "English Language Canadian Literature". Can Fam Physician 35:1613–1617

Lohse AW, Lohse MJ, Schwabe U, Strauer BE (1988) Immer noch zuviel Digitalis. MMW 130:686–689

Martys CR (1979) Adverse reactions to drugs in general practice. Br Med J 2:1194–1197

Miller RR (1974) Hospital admissions due to adverse drug reactions. Arch Int Med 134:219–223

Murdoch JC (1980) The epidemiology of prescribing in an urban general practice. J R Coll Gen Pract 30:593–602

Sandholzer H (1989) Severity of disease, clinical course and referral in elderly patients. (Paper presented in Birmingham, 23rd–26th November 1989, EGPRW)

Shanas E, Townsend P, Wedderburn D, Friis H, Milhoj P, Stehouwer J (1968) Old people in three industrial societies. Atherton, New York

Tulloch AJ, Moore V (1979) A randomized controlled trial of geriatric screening and surveillance in general practice. J R Coll Gen Pract 29:733–742

Venulet J (1975) Increasing threat to man as a result of frequently uncontrolled and wide-
   spread use of various drugs. Int J Clin Pharmacol 12:387–394
Wakefield IR (1988) Digoxin prescribing in general practice. J R Coll Gen Pract 1:34
Williamson J, Stokoe IH, Gray S, Fisher M, McGee A, Stephenson E (1964) Old people at
home: their unreported needs. Lancet I:1117–1120

2.1.2 Complianceprobleme

Unter „Compliance" oder „Therapietreue" versteht man das korrekte Befolgen
ärztlicher Anweisungen durch den Patienten (Sackett u. Haynes 1976). Es handelt sich also um eine erwünschte Verhaltensweise, die sich aus dem Arzt-Pa-
tienten-Vertrag ergibt und letztlich die wichtigste Voraussetzung für ein wirksa-
mes medizinisches Handeln darstellt. Ein davon abweichendes Verhalten
(„Noncompliance") gefährdet somit die Heilung des Patienten. Viele Studien
(Übersicht bei Naumann 1977) beschäftigen sich mit dem Thema der Nichteinnahme von verschriebenen Medikamenten, weil es sich hierbei um eine für die
Gesellschaft (Kostenfaktor) wie für den Kranken besonders wichtigen Aspekt
von Patientenfehlverhalten handelt. Der Begriff Compliance bezieht sich jedoch umfassend auf das Befolgen aller ärztlichen Anordnungen wie z. B. das
Einhalten einer bestimmten Diät, die korrekte Wahrnehmung von Kontrolluntersuchungen oder präventive Maßnahmen wie Nichtrauchen.

Bestimmungsfaktoren von Compliance

Einige Faktoren, die die Compliance beeinflussen können (nach Graham u.
Suppree 1979; McKenney 1981; Sandholzer u. Reinhardt 1985; Griffith 1990)

- Soziodemographische Faktoren
- Einstellungen des Patienten, Gesundheitsbewußtsein
- Informationsgrad über Krankheit und Therapie
- Krankheitsbild und Krankheitsschweregrad
- Psychologische Faktoren (Ängste vor Abhängigkeit, Schuldgefühle, Hypo-
  chondrie etc.)
- Psychiatrische Krankheiten (Demenz, funktionelle psychische Störungen)
- Behinderung bei täglichen Verrichtungen
- Medikamentenzubereitung, Applikationsart, Dosierung
- Belastung durch die Therapie (Dauer, Anzahl und Einnahmefrequenz der
  Medikamente, Arbeitsaufwand, Nebenwirkungen, Kosten)
- Soziale Unterstützung (Familie, Bekannte, Hilfsdienste)
- Setting (Klinik, Arztpraxis, Ambulanz)
- Qualität und Quantität der Arzt-Patient-Beziehung
- Maßnahmen zur Sicherstellung der Therapie.

Das Befolgen der ärztlichen Anweisungen ist sicherlich davon abhängig, inwieweit die Beschwerden durch die Therapie gelindert werden. So ist die Behand-

lungsakzeptanz bei Patienten mit Angina pectoris erheblich höher als die bei Patienten mit einer symptomlosen oder schleichenden Erkrankung (Hypertoniker oder Diabetiker; Röhlig 1983).

Zweitens ist die Therapietreue umgekehrt abhängig vom persönlichen Betroffensein durch therapeutische Anforderungen. Es fällt im allgemeinen leichter, eine Tablette zu schlucken, als Lebensgewohnheiten umzustellen. Nichtmedikamentöse Therapieformen stehen daher häufig in einem recht aussichtslosen Wettbewerb mit der Arzneimitteltherapie (Nord 1984). Dies gilt insbesondere für ältere Patienten in bezug auf den diätetischen und Genußmittelbereich, da hier eine deutlich geringere Flexibilität bei der Umstellung von Lebensweisen vorliegt (Dan 1982).

Man hat herausgefunden, daß ein weniger akkurates Einnahmeverhalten bei niedrigem sozioökonomischem Status, bei weiblichem Geschlecht, sowie in extremen Altersgruppen (Kinder und Ältere) zu verzeichnen ist. Hypochondrische Patienten oder abnorme Persönlichkeiten weisen eine schlechtere Compliance auf. Schuldgefühle, Angst vor Medikamentennebenwirkungen oder Abhängigkeit sind weitere psychologisch bedeutsame Faktoren.

Besonders wichtig ist die Einstellung der Patienten zu ihrer Krankheit, die sich in der Motivation zur Befolgung der ärztlichen Anweisung niederschlägt. Dazu gehört die Überzeugung, daß man krank oder krankheitsgefährdet ist, sowie die Erwartung, daß die Krankheitsfolgen schädlich sind, und ferner, daß die Anweisungen des Arztes helfen (Becker u. Maiman 1975). Hierbei kommt der Qualität und Frequenz der Arzt-Patient-Beziehung, die sich in der Kontakthäufigkeit, der Bindung und dem Ausmaß des Informationsaustausches äußert, eine überragende Bedeutung zu. Glaubt der Arzt selbst an den Therapieerfolg (Rickels u. Brusko 1979) und kann er emotional wie rational diese Erwartung auf den Patienten übertragen, so schlägt sich das auch in der Compliance nieder (Becker u. Maiman 1975). Aber auch die sozialen Umgebungsbedingungen wie Einbindung in einen Familien- und Freundeskreis und die Verfügbarkeit von Hilfe scheinen die Therapietreue zu heben. Obwohl alle diese Faktoren bekannt sind, scheint es im Einzelfall unmöglich vorherzusagen, welcher Patient ein fehlerhaftes Einnahmeverhalten aufweist und welcher nicht (Porter 1969).

Noncompliance

Je mehr Krankheiten vorliegen, desto komplexer ist die Therapie und desto schwieriger ist Compliance zu erzielen. Durch die stärkere Verbreitung von psychischen Erkrankungen spielt die Vergeßlichkeit hinsichtlich der Zuverlässigkeit der Einnahme eine größere Rolle. Die Selbstadministration von Medikamenten kann ferner als ein typischer Aspekt der alltäglichen Verrichtungen aufgefaßt werden (Sandholzer 1985), und zahlreiche körperliche Funktionseinbußen (eingeschränkte Sehfähigkeit, arthritisch veränderte Hände oder Schluckstörungen) können die Einnahme behindern (WHO 1981). Manch guter Ratschlag während der Konsultation ist wegen Schwerhörigkeit des Patienten verlorengegangen! Spezielle Verhaltensweisen wie Drogensucht oder das Horten und die Benutzung alter Packungen können zu Intoxikationen mit bösem Ausgang führen und bleiben dem Arzt verborgen, wenn er die „Hausapotheke" nicht inspiziert. So kommen bei einigen Älteren extrem hohe Arzneimittelzahlen zusammen (vgl. Abb. 1 unter 2.1). Dabei sind geriatrische Patienten allein schon durch die geänderte Pharmakodynamik und -kinetik hinsichtlich unerwünschter Arzneimittelwirkung gefährdet, wobei diese ihrerseits Rückwirkungen auf die Compliance haben können (Sandholzer u. Reinhardt 1985).

Nach mehreren Untersuchungen kann man den Anteil der therapietreuen Patienten nur auf die Hälfte bis etwa zwei Drittel beziffern (Buck u. Hamm 1983; Fischer u. Oster 1985; Sandholzer u. Reinhardt 1985). Von dieser Gruppe von Älteren, die die Therapie korrekt einhalten, kann man eine mit Unregelmäßigkeiten in der Befolgung der Anweisungen unterscheiden, bei der jedoch der therapeutische Gesamterfolg nicht in Frage gestellt ist (teilweise therapieuntreues Verhalten, *„Noncompliance Typ 1"*). Eine weitere Gruppe ist nicht in der Lage, die Therapieanweisung selbständig zu befolgen, das Behandlungsziel wird jedoch von Angehörigen gesichert (*„Noncompliance Typ 2"*). Eine 3. Gruppe umfaßt die vollkommenen Therapieversager (*„Noncompliance Typ 3"*) und betrifft etwa 15% der über 65jährigen.

Diese Unterteilung berücksichtigt sowohl die therapeutische Relevanz des Patientenverhaltens, als auch die anzuwendenden Interventionsstrategien zur Sicherstellung des Behandlungsziels. Ferner spielen verschiedene Risikofaktoren – wie Behinderung, psychische Erkrankungen, Kenntnisse über die Medikation und soziale Unterstützung – eine wichtige Rolle für adäquates Patientenverhalten, die diese Klassifikation berücksichtigt. Hervorzuheben ist die größere Bedeutung von funktionell-psychischen Krankheitsbildern für Typ 1, während bei Typ 2 demente oder behinderte Ältere und bei Typ 3 solche mit schlechter sozialer Unterstützung häufiger angetroffen werden.

Diagnose und Noncompliance

Methoden zur Bestimmung von Compliance

- Einschätzen
- „Ex Juvantibus" (Eintreten des erwünschten Therapieerfolgs)
- Bestimmung des Verbrauchs („pill count")
- Blutspiegelmessungen (z. B. Digitalisspiegel)
- Messung einer beigegebenen Markiersubstanz im Urin (Riboflavin)
- Befragung des Patienten
- Beobachtung des Verhaltens
- Regelmäßige Kontrolle der Hausapotheke.

Das einfache Einschätzen der Compliance durch den Therapeuten selbst ist mit einer hohen Irrtumswahrscheinlichkeit behaftet. Besser ist es, objektive Ereignisse als Maß heranzuziehen, z. B. die Gewichtsabnahme bei Kalorienreduktion oder das Erreichen des therapeutisch angestrebten Blutdrucks bei antihypertensiver Medikation. Dabei ist zu beachten, daß Compliance jedoch ein dynamisches Verhalten ist und daß wiederholte Beurteilungen erforderlich sind. Die Bestimmung der Medikamente und die Messung des Verbrauchs ist insofern unzuverlässig, als Wiederholungsrezepte angefordert werden können, ohne daß der Patient die Tabletten auch einnimmt. Insbesondere beim Horten von Medikamenten ist hier eine beträchtliche Fehlerquelle gegeben. Eine neuere indirekte Methode, die auf dem gleichen Prinzip beruht, ist die Tablettendose mit eingebautem Mikroprozessor (Cramer et al. 1989), der exakt registriert, wie oft der Behälter geöffnet und verschlossen wird. Bei solchen wie zahlreichen anderen Hilfsmitteln bestehen jedoch gerade bei den Älteren häufig praktische Probleme, so daß die Compliance paradoxerweise noch schlechter werden kann (s. Graham u. Suppree 1979). Die Bestimmung des Plasmaspiegels bzw. der Konzentration von Metaboliten im Harn sind leider nur bei bestimmten Präparaten möglich, relativ aufwendig (Blutentnahme, Kosten) und für nichtmedikamentöse Therapieverfahren nicht anwendbar. Bei Medikamenten mit enger therapeutischer Breite (Digitalis) kommt diesem Verfahren jedoch eine wichtige Funktion zu. Je nachdem, wie lang der Zeitraum zwischen Einnahme und Probenabnahme bemessen ist, muß man identische Spiegel unterschiedlich bewerten (Weber 1988). Daraus ergeben sich dann ebenfalls Fehlerquellen bei falschen Angaben des Patienten.

Der Beigabe einer Testsubstanz (z. B. Riboflavin) mit der Bestimmung des Metaboliten im Urin (Gundert-Remy et al. 1978) kann aus praktischen Erwägungen kein Platz im Routinebetrieb zugemessen werden. Eine relativ einfache und doch nie voll ausgeschöpfte Maßnahme (Rychlik 1988) ist das Befragen des Patienten, erlaubt aber nur eine definitive Aussage, wenn der Patient offen zugibt, eine gewisse Therapiemaßnahme nicht zu befolgen. Direktes Beobachten des Einnahmeverhaltens ist unter ambulanten Bedingungen prinzipiell nicht möglich. Der Hausarzt kann sich aber mit zwei wesentlichen Maßnahmen behelfen: zum einen kann er die Angehörigen, die das Verhalten des Älteren beobachten können, befragen, zweitens kann er sich während eines Hausbesuchs die Medikamente zeigen lassen (Illy 1983). Hier gewinnt er auch einen Eindruck über von ihm selbst nicht verschriebene Medikamente, andere Aspekte des Gesundheitsverhaltens (wie z. B. des Rauchens) und über den Kenntnisstand des Patienten bezüglich der eingenommenen Medikamente.

Maßnahmen zur Sicherstellung der Compliance

Einige Interventionsstrategien werden in der folgenden Tabelle aufgeführt, wobei die unterschiedliche Wirksamkeit für die einzelnen Compliancetypen bewertet sind. Mit mehreren gleichzeitig angewandten Maßnahmen werden die besten Ergebnisse erzielt.

Nicht jede Beschwerde muß behandelt bzw. medikamentös angegangen werden. Für diätetische und andere nicht medikamentöse Maßnahmen muß der

Tabelle 1. Methoden zur Sicherstellung der Therapie

Methode	Compliance	Noncompliance		
		Typ I	II	III
1. Beratung und Aufklärung				
– mündlich	+ + +	+	–	+
– schriftliche Gebrauchsinformationen	–	–	–	– (1)
– Therapieplan	+ + +	+ + +	+ + +	+ + +
– Beipackzettel	–	–	–	– (1)
2. Reduzierung des Therapieaufwands				
– Tablettenzahl	+ + +	+ + +	+ + +	+ + +
– Einnahmefrequenz	+ + +	+ + +	+	+ + +
– Dauer	+	+	+ +	+ (2)
3. Hilfsmittel				
– Kalenderpackungen	+	+	–	–
– Medikamentenschachtel zum Herrichten der Tagesmedikation	+ + +	+ + +	+ +	+ +
– „pillcount" mit Hilfe eines Mikroprozessors („MEMS")	+ +	+ +	–	– (3)
4. Anpassung an den Tagesablauf	+ + +	+ + +	+ + +	+ + +
– z. B. Einnahme mit den Mahlzeiten				
– abendliches Herrichten				
5. Verhaltenstherapie				
– Überzeugen, überreden	+ + +	+ + +		+ +
– regelmäßiges Wiederholen der Anweisungen („prompting")	+ + +	+ + +	+	+ + +
– positive Verstärkung (z. B. Loben)	+ +	+ + +		+ +
– Selbstmonitoring (z. B. Wiegen, RR-Messen, BZ-Kontrolle)	+ + +	+ +	–	–
– Gruppensitzungen in der Praxis	+	+	–	+ (3)
6. Einbeziehung von Hilfspersonen (Familienangehörige, Sozialstation)			+ + +	+ + +
7. Parenterale Therapie				(4)
8. Auslaßversuch	+	+	+	+ (2)

(1) umstritten, (2) abhängig von der Indikation, (3) Wert für ältere Patienten noch nicht beurteilbar, (4) ggf. Ultima ratio.

Arzt sein ganzes Charisma in die Waagschale werfen und den Patienten über die Vorteile aufklären. Eine positive Verstärkung bei jedem Arztbesuch kann hier hilfreich sein. Dazu ist zu bemerken, daß Loben nur für erwünschtes Verhalten angebracht ist und nur „dosiert" eingesetzt werden sollte (McKenney 1981). Ob Gruppenveranstaltungen zur Verbesserung der Compliance (Riemann u. Troschke 1983; Roth et al. 1989) bei Älteren zu dauerhaften Erfolgen führen, muß noch geprüft werden. Als Sponsoren für diese Methode treten zunehmend Pharmafirmen auf, was nachdenklich stimmen sollte (Chen et al. 1989).

Wichtigste Maßnahme ist die Reduktion des „Arbeitsaufwands" für den Patienten (Graham u. Suppree 1979). Dementsprechend sollten Medikamente, deren Wirksamkeit nicht erwiesen ist, weggelassen werden. Man sollte nicht mehr als 2mal täglich (besser nur 1mal täglich) dosieren, und die Anzahl der Medikamente sollte 4 nicht übersteigen. Bei der Inspektion der Hausapotheke können alte Packungen entfernt werden. Verwechslungsmöglichkeiten durch gemeinsame Verschreibung ähnlich aussehender oder ähnlich heißender Präparate sind auszuschließen.

Die regelmäßige Information und Anweisung des Älteren beim Ausstellen von Wiederholungsrezepten sollte selbstverständlich sein. Beipackzettel können von ca. 50% der über 65jährigen nicht gelesen werden (Siegel et al. 1985). Generell sind vorgefertigte schriftliche Informationen kein Ersatz für die persönliche Zuwendung des Arztes und können die Compliance sogar noch verschlechtern (George et al. 1983; Drury 1984; Platt 1988). Einen schriftlichen Einnahmeplan als Erinnerungsstütze sollte trotzdem jeder Patient haben, den er im Notfall auch anderen Ärzten vorlegen kann; sonst kann es sehr schwierig sein, lediglich nach der Beschreibung der Präparate die Medikation herauszubekommen (Houston et al. 1985).

Die Einbindung der Medikamenteneinnahme in den Tagesablauf des Älteren hat sich als sehr nützlich erwiesen. Beispielsweise kann man dem Patienten empfehlen, abends die Tabletten in eine Medikamentenbox zu legen und sie morgens mit dem Frühstück einzunehmen. Einige Ältere benutzen schon von sich aus bestimmte Hilfsmittel, z. B. selbst angefertigte Schachteln, um sich das mehrmalige Öffnen der Packungen zu ersparen und eine Erinnerungsstütze zu haben. Bei Patienten mit körperlichen Behinderungen oder stark ausgeprägter Vergeßlichkeit müssen Angehörige die Tabletten verabreichen; wenn diese Möglichkeit entfällt, sollte die Gemeindeschwester entsprechende Hilfe leisten.

Literatur

Becker MH, Maiman LA (1975) Sociobehavioural determinants of compliance with health and medical care recommendations. Med Care 13:10–24

Buck M, Hamm H (1983) Compliance-Untersuchungen in der Allgemeinpraxis. Z Allgemeinmed 59:845–849 [Degam-Beilage]

Chen MM, Landefeld CS, Murray TH (1989) Doctors, drug companies and gifts. JAMA 262:3448–3451

Coper H, Schulze G (1980) Pharmakotherapie im Alter. Urban & Schwarzenberg, München

Cramer JA, Mattson RH, Prevey ML, Scheyer RD, Quellette VL (1989) How often is medication taken as prescribed – A novel assessment technique. JAMA 261:3273–3277

Dan J (1982) Patientencompliance in Abhängigkeit von der Betreuungsform und vom Alter. Z Altersforsch 37:273–276

Drury VWM (1984) Patient information leaflets. BMJ 288:128–222

George CF, Waters WE, Nicholas JA (1983) Prescription information leaflets: A pilot study in general practice BMJ 287:1193–1196

Graham JM, Suppree D (1979) Improving drug compliance in general practice. J Royal Coll Gen Pract 29:399–404

Griffith S (1990) A review of the factors associated with patient compliance and the taking of prescribed medicines. Br J Gen Pract 40:114–116

Gundert-Remy U, Möntmann V, Weber E (1978) Studien zur Regelmäßigkeit der Einnahme verordneter Medikamente bei stationären Patienten. Inn Med 2:78–83

Haehn K-D (1986): Information des Patienten über Arzneimittel. Internist 27:60–64

Haynes RB, Taylor DW, Sackett DC (1979) Compliance in health care. Johns Hopkins Univ Press, Baltimore

Houston M, Power T, Kelly P (1985) Tablet identification: A study of preparations marketed in Ireland. Fam Pract 2:46–53

Illy H (1983) Über Krankheitsverfahren und Selbsttherapie bei Rentnern in einer Allgemeinpraxis (Med Diss, Univ Frankfurt). Z Allgemeinmed 59:285–286 [Degam-Beilage]

McKenney JM (1981) Methods of modifying compliance behavior in hypertensive patients. Drug Intell Clin Pharm 15/1:8–14

Kruse W, Mander T, Merkel M, Oster P, Schlierf G (1983) Unerwünschte Arzneimittelwirkungen bei geriatrischen Patienten. Dtsch Ärztebl 80 (13):25–32

Naumann KD (1977) Die Nichteinnahme der vom Arzt verordneten Medikamente: Begriffe, Methoden und Umfang in den empirischen Studien. Med Diss, Univ Tübingen

Nord N (1984) Patientenfehlverhalten als medizinsoziologisches Problem. MMG 9:177–185

Platt D (1988) Wie informativ ist der Beipackzettel für ältere Patienten? Dtsch Ärztebl 85:2905–2908

Porter AM (1969) Drug defaulting in a general practice. BMJ 1:218–222

Rickels K, Brusko E (1970) Assessment of dosage deviation of outpatient drug research. J Clin Pharmacol 10:153–160

Riemann KV, Troschke J (1983) Verbesserung der Compliance durch Gruppenveranstaltungen in der Praxis. Dtsch Ärztebl 80 (20):65–70

Röhlig B (1983) Patienten-Compliance in einer ländlichen Allgemeinpraxis. Z Allgemeinmed 59:335–341

Roth K, Jeck TH, Edmonds S, Bachmann L, Vetter W (1989) Der Umgang mit Medikamenten: Erfahrungen mit einem Diätprogramm und Patientenbefragung. Schweiz Rundsch Med 78:1187–1191

Rychlik R (1988) Zum Thema Compliance aus Patienten- und Ärztesicht. MMG 13:29–34

Sackett DL, Haynes RB (1976) Compliance with therapeutic regiments. Johns Hopkins Univ Press, Baltimore London

Sandholzer H, Reinhardt W (1985) Therapietreue von älteren Patienten einer Allgemeinpraxis. Z Allgemeinmed 61:661–666

Siegel C, Grund R, Schrey A (1985) Beipackzettel der Pharmaindustrie: Hilfe oder Risiko der Medikation? Med Klin 80:634–642

Weber E (1988) Nicht Kontrolle, sondern mehr Sicherheit. MMW 130:56–57

WHO (1981) Health care in the elderly: Report of the "Technical group on use of medicaments by the elderly". Drugs 22:279–294

2.1.3 Selbstmedikation
I. Siegfried

Häufig wird ein Trend zur Selbstmedikation beobachtet, wobei oft die Vorstellung herrscht, daß möglichst natürliche und biologische Stoffe den positivsten Einfluß und die geringsten Nebenwirkungen aufweisen. Eine Selbstmedikation, die nicht nur eine Disziplinierung, sondern auch gesundes Verhalten und den Einsatz von überlieferten und v. a. subjektiv wirksamen Hausmitteln beinhaltet, kann dem alten Patienten nur empfohlen werden. Teezubereitungen werden hauptsächlich als Hausmittel eingesetzt. Das Spektrum reicht von harmloser Kamille und Pfefferminze bis zu gefährlichen Aufbereitungen wie Digitalisaufgüssen. Hier sollte mit allen Mitteln eine Aufklärung durch Ärzte einsetzen. Doch auch von Vitaminen verspicht man sich Erfolge. Fraglich ist, ob Vitamine eine Wirkung haben, wenn sie auch ohne das Vorliegen einer Vitaminmangelkrankheit eingesetzt werden. Vitaminpräparate werden oft als Geriatrika eingenommen, unter der Vorstellung, daß das Altern mit einem Vitaminmangel verbunden sei. Vitamine, die der Körper nicht benötigt, werden jedoch wieder ausgeschieden.

Bei wasserlöslichen Vitaminen kann aus der Einnahme auch in höheren Dosen keine Gefahr resultieren. Dazu gehören die Vitamine der B-Gruppe Thiamin, Riboflavin, Pyridoxin, Kobalamin, Nikotinsäure, Folsäure, Panthotensäure, Biotin, Inosit, Cholin, 4-Aminobezoesäure und Orotsäure. Auch Ascorbinsäure, Vitamin F (essentielle Fettsäuren), Vitamin P (Bioflavonide) gehören in diese Gruppe.

Die fettlöslichen Vitamine (A, D, E) können im Gegensatz dazu überdosiert werden. Hier besteht die Gefahr der gesundheitlichen Schädigung infolge einer Überdosierung.

Wissenschaftlichen Untersuchungen zufolge konnte Präparaten aus den genannten Vitaminen kein objektiver Nutzen nachgewiesen werden. Man kann von einem Plazeboeffekt ausgehen, denn viele alten Menschen setzen ihre Hoffnung auf diese Mittel, geben dafür viel Geld aus, nehmen sie in Eigenverantwortung ein und empfinden eine Besserung von Beschwerden. Die Rote Liste weist über 50 verschiedene Präparate dieser Zusammensetzung auf. Ihre Anwendung wird begründet mit der Annahme, daß das Altern pharmakologisch beeinflußbar sei.

Auch alternative Präparate wie Frischzellen aus Tierorganen, Serumtherapien und Stoffe aus mehreren tierischen Bestandteilen werden als Selbstmedikation angewandt. Auch für diese Präparate konnte durch wissenschaftliche Untersuchungen keine Wirkung nachgewiesen werden.

In der Hoffnung auf eine Verbesserung werden große Mengen dieser Präparate umgesetzt. Man verspricht sich davon:

1) Verhinderung von Altersvorgängen,
2) Regeneration und Revitalisierung,
3) Ausgleich altersbedingter Mangelzustände,
4) Linderung altersbedingter Beschwerden.

Für die hausärztliche Anamneseerhebung sind bezüglich Selbstmedikation vor allem folgende Fragen wichtig:

- Werden häufig/regelmäßig Abführmittel eingenommen?
- Liegt eine Einnahme von Analgetika (meist salicylhaltige Substanzen, wie Aspirin oder Togal) vor?
- Werden alkoholhaltige Tropfenzubereitungen eingenommen?
- Werden eventuell, ohne daß dies dem Hausarzt bekannt ist, noch vorrätige Medikamente aus früheren Verordnungen eingenommen (Kardiaka, Anti-

hypertonika, Antibiotika, steroidhaltige Medikamente, z. B. bei Patienten mit chronisch-asthmoider Emphysembronchitis etc.)?
- Werden (verordnete) Medikamente aus dem Bekanntenkreis genommen (Digitalispräparate, Diuretika, Antihypertonika, „Kreislaufmittel" (Korodintropfen), kodeinhaltige Hustensäfte, Abführ- und Schlafmittel)?

2.2 Besonderheiten der Pharmakotherapie bei älteren Patienten

I. Siegfried

Einführung

Die körperliche und geistige Leistungsfähigkeit gleichaltriger älterer Menschen unterliegt einer großen Variationsbreite. Deshalb ist das kalendarische Alter kein Maßstab des Alterns. Der Mensch möchte jung bleiben, doch kann er dem unerbittlichen Gesetz, nach welchem alles Lebendige altert, nicht entkommen. So alt wie die Menschheit, so alt sind auch die Versuche und Phantasien um das Aufhalten des Alterns. Die Zunahme der statistischen Lebenserwartung beweist, daß eine Verlängerung des Lebens möglich ist. Doch die Ursachen für die Lebensverlängerung sind mannigfaltig. Der Mensch selber hofft, daß trotz Zunahme der Jahre die Lebensqualität erhalten bleibt. Nicht immer ist der kranke oder nicht mehr leistungsfähige Patient mit einer Pharmakotherapie durch den Arzt einverstanden.

2.2.1 Allgemeine Gesichtspunkte

Für den älteren Kranken ist eine Beratung und eine individuelle Besprechung der Gesamtgesundheitssituation von besonderer Wichtigkeit. Dies kann hilfreicher sein als die schnelle Verordnung eines Arzneimittels. Gleichzeitig kann damit die Eigenverantwortung des Patienten gestärkt werden, ganz abgesehen von der Kostenersparnis, die sich daraus ergibt. Die Arzneiverordnung richtet sich auch für ältere Kranke nach den Regeln rationaler Therapie, um sicherzustellen, daß ihnen weder eine notwendige adäquate Therapie vorenthalten wird, noch daß sie unnötig potentiell toxischen Pharmaka ausgesetzt werden. Deshalb sollte man sich, bevor man einem älteren Kranken ein Arzneimittel verschreibt, folgende Fragen stellen (Judge u. Caird 1982):

1) Braucht der Patient ein Arzneimittel?
   Als Beispiel möchte ich an alte Patienten denken, die häufig ein Schlaf- oder Beruhigungsmittel wünschen; dabei wäre im Gespräch der Grund für die Schlaflosigkeit herauszufinden und durch Beratung auch eine entsprechende Verhaltensänderung zu erreichen, die den Schlaf fördert.

2) Welches ist das richtige Arzneimittel?
Um eine notwendige Pharmakotherapie bei älteren Patienten richtig einzusetzen, muß nicht nur eine entsprechende Anamneseerhebung und Diagnostik vorausgehen. In Kenntnis individueller herabgesetzter Arzneistoffver-
arbeitung beim älteren Kranken kann eine Therapiesicherheit nur dann
weitgehend gewährleistet werden, wenn eine exakte Indikationsstellung in
einer verantwortbaren und vorsichtig dosierten Pharmakotherapie endet.
Auch diagnoseunabhängige Faktoren wie Handhabbarkeit, Compliance,
Trinkgewohnheiten, Unterstützung durch Dritte müssen bewertet werden.
Für die Indikationsstellung ist es nützlich, sich die therapeutische Absicht
klarzumachen: Sie kann in Prävention (z. B. Hypertoniebehandlung), Beschwerdelinderung (z. B. Analgetika, z. T. Antirheumatika, Schlafmittel),
gezielter Kausaltherapie (z. B. Antibiotika), unterstützender Dauerbehandlung bei eingeschränkter Funktion eines Organs oder eines Organsystems
(z. B. Kardiaka, Diuretika, Antidiabetika) bestehen.

Ein weiterer Gesichtspunkt bei der Indikationsstellung ist die Sicherheit
der pharmakologischen Wirkung. In groborientierender Einteilung lassen
sich unterscheiden (Fischer 1986):

– *sichere Wirkung*, z. B. Herzglykoside, β-Blocker, Kalziumantagonisten,
  Nitropräparate, Antihypertonika, Diuretika, Antidiabetika, Antibiotika;
– *wahrscheinliche oder mögliche Wirkung*, z. B. Analgetika, Antirheumatika, z. T. Magen-Darm-Präparate, z. T. Dermatika;
– *angenommene Wirkung*, z. B. sog. durchblutungsfördernde Mittel, Ro-
  boranzien u. dgl., Medikamente einer nicht schulmedizinisch begründeten Therapie.

Ferner wäre zu fragen, ob die Behandlung
– unabdingbar bzw. lebensrettend,
– notwendig,
– sinnvoll bzw. wünschenswert,
– möglich bzw. denkbar ist (Fischer 1986).

Neben der Frage der unmittelbaren Nebenwirkungen ist auch stets die Frage
von Arzneimittelinteraktionen zu berücksichtigen, da in der Regel davon
ausgegangen werden kann, daß bereits eine Pharmakotherapie anderer Art
besteht.

Schließlich zwingt die Multimorbidität zu einer Prioritätenbildung der
Behandlung, wobei die oben genannten Gesichtspunkte hilfreich sein können. Die Veränderbarkeit der Behandlungsprioritäten ist dabei zu berücksichtigen, die Therapie ist anstelle einer starren Dauerbehandlung zeitlich
flexibel zu halten und den Gegebenheiten angepaßt kritisch zu überdenken.
3) Welches ist die richtige Dosis?
Dosierungsunterschiede ergeben sich nicht nur durch das Alter der Patienten, sondern auch Körpergewicht, parallel laufende Therapien und Er-
nährungsverhalten müssen berücksichtigt werden.

4) Welche Nebenwirkungen sind zu erwarten? (s. a. 2.2.3)
   Der Patient sollte immer vom Arzt auf Nebenwirkungen einer notwendigen
   Therapie aufmerksam gemacht werden, auch wenn der Beipackzettel des
   Medikaments gelesen wurde, denn dieser kann die individuelle Information
   nicht ersetzen.
5) Welche Anwendungsform ist zu wählen?
   Die häufigste Form der Anwendung ist die Tabletteneinnahme. Es gibt jedoch Patienten, die aus psychischen Gründen keine Tabletten schlucken
   können. Immer wieder werden ihnen Tabletten verordnet, und sie trauen
   sich kaum zu sagen, welche Schwierigkeiten sie damit haben. Zunächst werden die Tabletten vielleicht zerstoßen, doch dies wird meist bald aufgegeben. Die Therapie wird selbständig abgesetzt, wenn nicht eine andere Dar-
   reichungsform gefunden wird.
6) Wie stelle ich die zuverlässigste Einnahme des Medikaments sicher?
   Um gute „Compliance" zu erreichen, bedarf es nicht nur der Information,
   sondern auch des Zuspruchs und der Akzeptanz der eigenen Mitverantwortung des Patienten (s. Teil II, Kap. 2.1.2).
7) Wann setze ich das Medikament ab?
   Manche Patienten haben eine große Medikamentengläubigkeit und sind
   kaum zu überzeugen, eine einmal begonnene und wirksame Therapie wieder abzusetzen. Nur durch ausreichende Gespräche kann ein solcher Patient
   einsehen, daß ausheilbare Krankheiten auch im Alter keine Dauerbehandlung benötigen.

Voraussetzung für eine medikamentöse Therapie ist immer die Notwendigkeit,
die sich aus Befund, Diagnose und Leidensdruck ergibt.

2.2.2 Nahrungsaufnahme und Resorption

Nahrungsaufnahme und Resorption sind im Alter durch verschiedene Faktoren verändert. Physikalische Gründe sind die eingeschränkte Kaufunktion,
meist infolge Zahnersatz, mit verminderter Zerkleinerung und Einspeichelung
der Nahrung sowie eine insgesamt verlangsamte Transportfunktion und eine
individuell veränderte Resorption. Auch Arzneimittel werden beim alten Menschen in gleicher Weise verzögert transportiert und absorbiert (Platt 1985).
   Einige Arzneimittel können in besonderer Weise durch Nahrungsmittel in
der Resorption gestört werden, was in der Dosierungsverordnung berücksichtigt werden muß. Dies gilt für Penizilline und Tetrazykline, deren Resorption
besonders durch Milchprodukte reduziert wird. Auch Erythromycin, Captopril, Thyroxin, Methotrexat und Sotalol sollten aus diesem Grund 1 – 1 1/2 h
vor der Nahrungsaufnahme eingenommen werden. Weitere Pharmaka wie
Azetylsalizylsäure, Paracetamol, Digoxin, Furosemid und einige andere seltener verordnete Mittel werden durch die Nahrung verzögert resorbiert, ohne daß
die Gesamtresorption beeinflußt wird. In seltenen Fällen kann die Arzneiwir-
kung infolge vermehrter Resorption bei gleichzeitiger, hauptsächlich fettrei-

cher Nahrungszufuhr verstärkt werden. Griseofulvin, Nitrofurantoin, Spironolacton, Metoprolol, Propranonol und Labetolol sind hier zu nennen. Bei Re-
tardpräparaten wirkt sich die Nahrungsaufnahme weniger aus. Im allgemeinen
sollte beim älteren Menschen wie auch bei jungen Patienten ein Verdünnungs-
effekt durch Trinken bei gleichzeitiger Medikamenteneinnahme bedacht werden. Auch Müdigkeit nach Nahrungsaufnahme generell kann durch Pharmaka
aufgehoben oder auch potenziert werden. Die Fähigkeit, am Straßenverkehr
teilzunehmen, kann beeinflußt werden.

2.2.3 Pharmakokinetik und Pharmakodynamik

Das Problem von Nebenwirkungen der medikamentösen Therapie ist in der
Geriatrie von größter Bedeutung (Platt 1988).

   Die kritische Abwägung einer Indikation zur Pharmakotherapie muß immer
eine Analyse möglicher Nebenwirkungen, auch speziell im Hinblick auf die jeweilige Lebenssituation des Patienten, beinhalten. So sind z. B. alleinstehende
Betagte durch Stürze und Schwindel gefährdet. Patienten mit bereits vorhandenen − wenn auch geringen − Anzeichen eines hirnorganischen Psychosyndroms bedürfen einer besonders strengen Indikation. Kranke mit Depressions-
anamnese bzw. -neigung sind ebenfalls durch medikamenteninduzierte Rezidive gefährdet.

   Dabei muß sich der Hausarzt vor Augen halten, daß jede Störung im Alter
u. U. weitere pathologische Zustände nach sich zieht (Immobilität, Depression,
soziale Abhängigkeit, Ernährungsstörungen, Infekte usw.). Wegen der großen
praktischen Bedeutung und den weitreichenden Folgen für den Kranken sei −
wenn auch an anderer Stelle jeweils berücksichtigt − hier eine Zusammenstellung häufiger wesentlicher Krankheitszustände, bei denen auch an Medikamentennebenwirkungen zu denken ist, gegeben:

ZNS/Psychische Befunde:
− Müdigkeit,
− Verwirrtheit,
− Depression,
− extrapyramidal-motorische Störungen.

Herz-Kreislauf-System:
− Orthostatische Hypotonie,
− Herzrhythmusstörungen.

Gastrointestinaltrakt:
− Übelkeit,
− Brechreiz,
− Blutung,
− Leibschmerzen,
− Obstipation,
− Durchfall.

Hörorgan:
- Hörminderung,
- Schwindel,
- Tinnitus.

Urogenitalsystem:
- Inkontinenz,
- Nierenfunktionseinschränkung,
- Hauterscheinungen.

Die Verordnung von Medikamenten muß sich nach der im Alter veränderten Pharmakokinetik und Pharmakodynamik richten. Bisher bestehen keine eindeutig festgelegten Prinzipien über diesbezügliche Veränderungen im Alter (Beeley 1989).

Die Pharmakokinetik hängt ab von Resorption, Bioverfügbarkeit, Verteilung, Transport, Eiweißbindung, Stoffwechsel, Um- und Abbau sowie von der Ausscheidung. Pharmakokinetische Wechselwirkungen, d. h. Beeinflussung von Resorption, Verteilung oder Elimination eines Pharmakons durch ein anderes, kann bei vielen Medikamentenkombinationen auftreten, insbesondere jedoch dann, wenn mehrere Medikamente gleichzeitig eingenommen werden, was beim alten Patienten häufig der Fall ist. Chemisch spielt dabei die Verdrängung bestimmter Substanzen aus Plasmaeiweißbindungen durch andere chemische Stoffe die wichtigste Rolle. Die Folge sind Veränderungen der freien Wirkspiegel von Arzneimitteln und damit eine nicht definierbare Wirkung.

Auch über den Einfluß des Alterns auf die Pharmakodynamik eines Medikaments ist bisher wenig bekannt. Es liegt nahe, daß bei hohem Medikamentenkonsum auch eine vermehrte Wechselwirkung zwischen Arzneimitteln und somit individuell verschiedene Einwirkungen am Zielorgan anzunehmen sind. Von mehreren Medikamenten sind pharmakodynamische Wechselwirkungen durchaus bekannt, doch kann man bisher nur Vorausberechnungen anstellen bei Kenntnis der Nierenfunktion und Einnahme von Medikamenten, die durch die Niere ausgeschieden werden. Einheitliche Dosierungsvorschriften für den älteren Patienten sind pauschal nicht möglich. Nach Möglichkeit sollte mit geringer Dosierung begonnen werden, und individuelle Beobachtungen sollten zur wirksamen Dosierung führen.

2.2.4 Häufige Nebenwirkungen und Interaktionen

Trotz aller Vorsicht ist keine nebenwirkungsfreie Therapie möglich. Kein Pharmakon weist nur die Wirkung auf, die wir gerade wünschen. Immer müssen auch nicht gewollte, wenn auch z. T. geringe Nebenwirkungen in Kauf genommen werden (Küppers 1988). Eine große Zahl von nebenwirkungsreichen Medikamenten ist bereits bekannt. Wenn auch weitere Forschungen mögliche Nebenwirkungen und Interaktionen noch besser voraussagen und erkennen lassen, so bleibt doch die individuell unterschiedliche Reaktion weitgehend unklar, v. a. weil auch Schwankungen der individuellen körperlichen Adaptation schon normalerweise, besonders aber bei psychischer und körperlicher Beeinträchtigung von Körperfunktionen vorkommen. Einige Beispiele sollen dies deutlich machen.

Im Alter häufig auftretende Krankheiten lassen einen Überblick bezüglich der häufig verordneten Medikamente und deren möglichen Nebenwirkungen und Interaktionen zu.

Kardiovaskuläres System

Im Alter häufig verordnete Pharmaka sind *Digitalisglykoside.* Zu beachten ist die verringerte renale Ausscheidung. Das Toxitätsrisiko ist erhöht. Bei normalem oder verlangsamtem Herzrhythmus ist auf Herzglykoside zu verzichten.

Diuretika (Thiazide, Furosemid): Das Auftreten von Dehydration, Hypokaliämie und Hyponatriämie ist einzukalkulieren. Ferner besteht die Neigung zu Orthostase, besonders bei übermäßiger Diurese. Diese kann Inkontinenz und Harnverhalten begünstigen. Gleichzeitige mangelhafte Ernährung birgt die Gefahr der Elektrolytstörung in sich.

Diuretika wie Amilorid, Spironolacton, Triamteren und Kombinationen erhöhen das Risiko einer Hyperkaliämie.

β-Rezeptorenblocker: Resorptionsveränderungen können zu erhöhten Wirkspiegeln im Serum führen. Im Alter muß die Therapie mit allen β-Rezeptorenblockern mit niedrigen Dosen eingeleitet werden.

Antihypertonika: Orthostase kann leicht ausgelöst werden, wodurch Synkopen und Apoplexie eintreten können.

Guanethedin: Behandlung kann leicht zu Orthostase führen.

Captopril, Enalapril: Im Alter kann die renale Ausscheidung eingeschränkt sein. Es resultieren erhöhte Wirkspiegel im Serum.

Clonidin: Es besteht die Gefahr der verstärkten Hypertonie bei unkontrolliertem Absetzen.

Antikoagulanzien und Heparin: Längerwährende Anwendung führt zu erhöhter Blutungsgefahr.

Cumarine: Die Wirkung kann durch Rezeptorenveränderungen verstärkt sein.

Respiratorisches System

Sympathomimetische Bronchodilatatoren: Können u. U. wegen verminderter Rezeptorenansprechbarkeit weniger wirksam sein.

Ephedrin und ephedrinhaltige Hustenpräparate: Es besteht die Gefahr der Harnverhaltung und Obstipation.

Theophyllinpräparate: Niedrige Dosierungen können wegen im Alter erhöhten Blutspiegeln notwendig werden.

Gastrointestinales System

Cimetidin/Ranitidin: Häufig sind Dosisreduzierungen notwendig, da im Alter die renale Ausscheidung vermindert sein kann. Erhöhte Blutspiegel können Verwirrtheitszustände hervorrufen.

Analgetika/Antirheumatika: Alle Präparate wie Opiate, Opioide, nichtsteroidale Antiphlogistika, Phenylbutozon und Indometazin bergen die Gefahr in sich, daß besonders bei gleichzeitiger Medikation mit anderen Mitteln ZNS-Nebenwirkungen wie Nausea, Hypotonie, Tinnitus sowie Müdigkeit, Kopfschmerz und gastrointestinale Störungen auftreten können.

Nervensystem

Hypotonika und Sedativa: Der Einsatz solcher Präparate erfordert regelmäßige Kontrollen, da die Wirkung im Alter verstärkt und verlängert sein kann. Ataxie, Unruhe und Verwirrtheit kommen im Verlauf einer längerdauernden Behandlung vor.

Benzodiazepine: Im Alter sind niedrigere Dosierungen erforderlich. Präparate mit kurzer Halbwertzeit sollten bevorzugt werden, die muskelrelaxierende Wirkung ist einzukalkulieren. Diese führt zu Unsicherheit der körperlichen Bewegung durch Beeinflussung des Muskelspiels.

Phenothiazine, Haloperidol und Derivate: Es muß mit extrapyramidalen Reaktionen gerechnet werden. Anticholinerge Nebenwirkungen sind einzukalkulieren (Harnverhalten, Obstipation).

Trizyklische Antidepressiva: Die Elimination ist im Alter verzögert. Niedrigere Dosierung ist notwendig, da anticholinerge Nebenwirkung zu erwarten ist.

Parkinsonmittel (Levodopa, Bromocriptin, Anticholonergika, Amantadin): Bei einer Überdosierung dieser Mittel ist mit der bekannten anticholergischen Wirkung sowie mit Verwirrtheitszuständen, verlangsamter Ausscheidung und Orthostase zu rechnen. Es sollte deshalb mit einer niedrigen Dosierung begonnen werden. Mehrfacheinnahmen können nicht nur Nebenwirkungen, sondern auch Interaktionen verschiedener Art verursachen.

Die Verordnung *psychotroper Medikamente* bei alten Patienten ist eine Möglichkeit, dem Patienten eine Überreaktion auf unangenehme Situationen zu ersparen. Psychotropika sind jedoch keine Schlafmittel und keine Antidepressiva, sie wirken auch dann weiter, wenn ihre Wirkung nicht mehr erwünscht ist, und schädigen besonders bei alten Patienten durch Reaktionsverlangsamung. Sie sind für eine Dauerbehandlung nicht geeignet und setzen auf Dauer die Fähigkeit, das Alter zu bewältigen, deutlich herab.

Eine differenzierte Therapie mit Pharmaka erfordert Kontrollen der Wirksamkeit, um den Patienten nicht einer Gefährdung durch die medikamentöse Therapie auszusetzen. Jedoch sollten sich Kontrollen der entsprechenden Blutspiegel auf das Notwendige beschränken, um nicht unnötige Belastungen und Kosten zu erzeugen.

Literatur

Beeley L (1989) Probleme der Arzneibehandlung. Fischer, Stuttgart
Fischer GC (1986) Zur Pharmakotherapie älterer Patienten. MMW 128:587–591
Geriatrika im Test (1985) aus MMW 6:90–92
Judge TG, Caird FI (1982) Arzneibehandlung des älteren Kranken. Arzneimittel-Informationsdienst, Pitman Press, Bath
Küppers H (1988) Leitfaden der Arzneimittelprüfung am Menschen. Fischer, Stuttgart
Platt D (1985) Stoffwechsel und Ernährung im Alter. Kohlhammer, Stuttgart
Platt D (1988) Pharmakotherapie im Alter. Med Welt 39:849–850

2.3 Physiotherapie

K. Rosteck

Sie beinhaltet die Behandlung gestörter physiologischer Funktionen mit physikalischen, naturgegebenen Mitteln. Die hierunter ebenfalls einzuordnende *Krankengymnastik* wird in Teil II, Kap. 2.5 als wesentlicher Faktor der funktionellen Rehabilitation besprochen.

Der Einsatz der analgetischen Wirkung der *Massage* und die aus ihr hervorgegangene Nervenpunkt- und Tiefenmassage ergeben eine Reiztherapie, die nicht nur im Massagegebiet neuralreflektorische Wirkungen hervorruft, sondern zusätzlich segmentale, vegetative und allgemeine Fernwirkungen erzielt.

Die Segmentmassage, insbesondere die Bindegewebsmassage, behandelt Veränderungen in der Subkutis.

Bei der Periostmassage steht die schmerzhemmende Segmentbehandlung nach dem Prinzip des Gegenschmerzes im Vordergrund. Bei Vibrationsmassagen zur Schmerzbehandlung ist es unwesentlich, ob der Reiz manuell, durch Vibrationsgeräte oder durch elektrische Impulse ausgelöst wird.

Die *manuelle Lymphdrainage* hat sich in der Schmerztherapie bewährt, wenn die Beseitigung von Ödemen mit einer Verringerung entzündlicher Gewebsreaktionen verbunden ist.

Für die Reflexmassage des Fußes gibt es keine schlüssige Theorie, aber Erfahrungen wie Wassertreten und Wechselfußbad.

Die Dauer der Behandlung mit *Bädern, Packungen, Massagen, Inhalationen* und *Elektrotherapie* ist, abhängig vom Erfolg, für 4—6 Wochen zu planen und ggf. zu verlängern, wenn ihre Unterbrechung das Ergebnis in Frage stellen würde.

In Abhängigkeit von den persönlichen und örtlichen Umständen ist eine kurartige bzw. stationäre Durchführung angezeigt.

Nach mehrwöchiger Pause erfolgt eine erneute Verordnung, wenn die Fortsetzung der Therapie Aussicht auf weitere Beschwerdebesserung bzw. Funktionserweiterung verspricht und das Ziel der Selbständigkeit dadurch erreicht werden kann. Gleiches gilt in besonderem Maße für die krankengymnastische Behandlung.

Empfehlungen zur Physiotherapie bei häufigen Krankheiten älterer Menschen

(s. auch Teil II, Kap. 2.5)

Apoplexie

Nach Ausschluß hypertoner Blutdruckwerte, Herzinsuffizienz und rezidivierender transitorischer ischämischer Attacken oder wiederholter prolongierter reversibler ischämischer Defizitsituationen Bewegungsübungen im Süßwasser mit thermoindifferenten Temperaturen von 32−34 °C, ggf. wegen des stärkeren Auftriebs im Solbad. Zur Herabsetzung des peripheren Widerstands kühle Kohlensäurebäder (Zysno 1988).

Arterielle Verschlußkrankheit

Kühle CO_2-Teilbäder oder CO_2-Gasbäder, Bindegewebsmassagen am Rücken, ansteigende Armbäder (letztere gegen den Ruheschmerz effektiv).

Arthrosen der Hüft- und Kniegelenke

Alle Wärmeanwendungen aus der physikalischen Therapie mit Bevorzugung der feuchten Wärme; Wassergymnastik; Eisbehandlung.

Asthma bronchiale, asthmoide Emphysembronchitis, chronische Bronchitis

Kurformen bei chronischen Erkrankungen der Atemwege: Soleinhalationen, evtl. Solebäder, Atemgymnastik, Massagen, Terrainkuren.

Je nach Schwere und Grad der Erkrankung Kurbehandlung in einem heilklimatischen oder Kneippkurort, einem Seeheilbad oder einem Heilbad für Atemwegserkrankungen.

Chronisch venöse Insuffizienz

Kühle Halbbäder, waten in kaltem Wasser bis zu den Hüften (z. B. im Meer), manuelle Lymphdrainage, CO_2-Gasbäder oder Kohlensäureteilbäder.

Gicht, Chondrokalzinose und rheumatoide Arthritis

Passive Behandlungsmaßnahmen mit dem Ziel der Durchblutungssteigerung und Vorbereitung der Übungsbehandlung mit Ausnahme der akuten Stadien:
1) Thermalbäder, Schwefelbäder,
2) Fango-, Schlamm- und Moorpackungen,
3) aufsteigende Arm- und Fußbäder,
4) Muskel- und Bindegewebsmassagen.

HWS-Syndrom

Lockerungsmassagen in Verbindung mit milder Wärmeanwendung, Bindegewebsmassagen.

Myokardinfarkt

Periostbehandlungen im Herzsegment bei Stenokardien nach Stabilisierung der Kreislaufsituation.

Bindegewebsmassage als Segmenttherapie; ansteigende Unterarmbäder können wegen ihrer schonenden Wirkung frühzeitig eingesetzt werden (Camrath 1983).

Präsenile und senile Osteoporose, Osteomalazie

1) Passive und aktive Dehnung der verspannten Muskulatur durch Massage (postisometrische Dehnung) zur Tonisierung und Kräftigung übermäßig erschlaffter Muskulatur mit dem Ziel der Haltungskorrektur.
2) Massage sog. „myofaszialer Triggerpunkte", evtl. verbunden mit lokaler Wärmeanwendung oder in Kombination mit Kühl- und Kältesprays. Bei langdauernder Chronifizierung Abnahme der Wirksamkeit.
3) Thermotherapie mit Auflagen, Wickeln und Packungen; Hyperthermie der Muskulatur erhöht den Tonus und könnte phlogistische Prozesse anregen.
Tiefenhyperthermie im elektromagnetischen Feld weniger günstig.
4) Bei akuten Schmerzzuständen sog. Niederfrequenztherapie zur muskulären Relaxation, verbesserten Durchblutung und Analgesie.
Kurzdauernde Kälteanwendung als kontrairritatives Analgesieverfahren.
5) Bei schweren Schmerzsyndromen Einsatz der transdermalen elektrischen Nervenstimulation (TENS). Akupunktur, Elektroakupunktur, Iontophorese.
6) Zusätzliche Behandlung der osteomalazischen Komponente: UV-Exposition mit dafür konstruierten Lampen, nicht mit dem längerwelligen UV-A der Solarien (Bühring 1989).

Parkinson-Krankheit

Kohlensäure-, Thermal- und Schwefelbäder, soweit nicht ein Hypertonus sie als kontraindiziert verbietet.

Oberflächliche und tiefe Venenthrombose, postthrombotisches Syndrom

Kühle und CO_2-Bäder, Tragen von Stützstrümpfen oder richtiges Anlegen von elastischen Binden nicht überflüssig. Beim Ulcus cruris CO_2-Gasbäder und UV-Bestrahlung. Bei entzündlichen Prozessen nur lokale Kälteanwendungen.

Beim postthrombotischen Syndrom neben elastischen Binden oder Stützstrümpfen kühle Halbbäder, waten in kaltem Wasser, manuelle Lymphdrainage, CO_2-Gas oder Kohlensäureteilbäder (Jungmann 1988).

Literatur

Bühring M (1989) Physikalische Therapie und Krankengymnastik bei Osteoporose. Z Geriatrie 2:33–41
Camrath JE (1983) Physiotherapie. Thieme, Stuttgart New York
Jungmann H (1988) Herz- und Gefäßerkrankungen. Deutscher Bäderkalender, Flöttmann, Gütersloh
Zysno EA (1988) Erkrankungen des Nervensystems. Deutscher Bäderkalender, Flöttmann, Gütersloh

2.4 Psychotherapie

B. Rossa

Die psychische Betreuung des alten Menschen ist eine der wichtigsten und anspruchsvollsten Aufgaben des Hausarztes. Wenn auch die Psychotherapieforschung erst in den letzten 10−15 Jahren begonnen hat, sich den Besonderheiten der Psychotherapie im Alter zuzuwenden (Radebold 1986; Kruse 1988; Radebold 1989), füllt sie doch schon immer einen großen Teil des Praxisalltags aus (Barolin 1979; Fischer 1984; Wesiack 1984; Fischer 1986; Fischer et al. 1988). Die Indikation zur psychotherapeutischen Behandlung im weitesten Sinne ergibt sich aus dem umfassenden Behandlungskonzept des Allgemeinarztes (v. Uexhüll 1986). Umfang, Häufigkeit, Dauer und Methoden müssen jedoch bei jedem Patienten individuell festgelegt werden.

Psychotherapeutische Aufgaben bei der Betreuung alter Menschen in der Hausarztpraxis sind vielfältig:

1) Hilfe zur Bewältigung von Krankheit, insbesondere von chronischen und lebensbedrohlichen Zuständen oder unheilbaren Erkrankungen, wie z. B. die Krebskrankheit;
2) akute Krisenintervention, etwa bei schwerer Krankheit oder Verlust des Partners bzw. anderer wichtiger Bezugspersonen, Eintritt ins Rentenalter, Verlust der gewohnten Umwelt z. B. bei Umzug ins Altersheim;
3) Behandlung von psychosomatischen, neurotischen oder psychiatrischen Krankheitsbildern wie z. B. Depressionen, Ängste, Zwangshandlungen, Spannungszustände, Schlafstörungen;
4) therapeutischer Beistand bei akuten und chronischen Problem- oder Konfliktsituationen im psychosozialen Umfeld des Patienten, z. B. Partnerkonflikt, Konflikte mit Kindern, Einsamkeit, Berufsverlust;
5) Vorbereitung zum Sterben (vgl. Teil I, Kap. 4.6);
6) Familienberatung (vgl. Teil I, Kap. 4.7);
7) Beratung bei krankheitsfördernden Gewohnheiten, z. B. Rauchen, falschen Eß- und Trinkgewohnheiten, Tablettensucht, Alkoholismus, Bewegungsarmut.

Das *Ziel* der Psychotherapie des Hausarztes als Teil eines komplexen Therapieprogramms im Alter besteht darin, körperliches und seelisches Leiden zu lin-

dern, aber auch Gesundheit, Zufriedenheit, Aktivität und Lebensfreude zu fördern. Dieses Ziel kann auf verschiedenen Wegen erreicht werden. Je nach Persönlichkeit, Interessen und psychotherapeutischer Qualifikation wird der
Hausarzt aus der großen Zahl psychotherapeutischer Behandlungsmöglichkeiten im Einzelfall die Methode auswählen, die den älteren Patienten am wenig-
sten belastet, dabei aber einen größtmöglichen Erfolg verspricht. Sowohl Ein-
zel- als auch Gruppenbehandlungen sind in der psychotherapeutischen Basisversorgung des alten Patienten möglich, ebenso ergänzende Psychopharmakotherapie (vgl. Teil II, 4.6).

In der Praxis können bei alten Patienten Einzel-, aber auch gruppenthera-
peutische Verfahren angewandt werden.

2.4.1 Einzelpsychotherapie

Am häufigsten wird in der Allgemeinpraxis die psychotherapeutische Behandlung des einzelnen Patienten eingesetzt. An erster Stelle steht das psychotherapeutische Einzelgespräch. Aber auch andere Methoden, wie z. B. autogenes
Training, Hypnose, katathymes Bilderleben, Meditation und Verhaltenstherapie werden in geringerer Frequenz durchgeführt.

Das psychotherapeutische Einzelgespräch

Jede therapeutische Begegnung zwischen Arzt und Patienten dient der Förderung der Gesundheit. Balint nennt diese spezifische ärztliche Wirksamkeit
„Droge Arzt" (Balint 1984). Sie kann sich jedoch nur dann entwickeln, wenn
förderliche therapeutische Grundhaltungen (Rogers 1981; Tausch u. Tausch
1981) und fachliche Kompetenz vorhanden sind.

Die Art der Gesprächsführung muß bei jedem Patienten individuell festgelegt werden. Probleme und Beschwerden des Patienten sowie Diagnose und Fähigkeit sind in der Regel für die Wahl der Methode ausschlaggebend. Als Methoden stehen zur Auswahl:

1) einfaches therapeutisches Zuhören,
2) beratendes Gespräch,
3) konfliktzentriertes Einzelgespräch (Höck u. König 1976),
4) supportives Einzelgespräch (Freyberger et al. 1984),
5) klientzentriertes Einzelgespräch (Rogers 1981; Tausch u. Tausch 1981),
6) Kurzzeitpsychotherapie (Rechenberger 1976; Wolberg 1983),
7) analytisch orientiertes Gespräch (Schulz-Henke 1981).

Am häufigsten kommen die beiden ersten Methoden in der Allgemeinpraxis
zum Einsatz, jedoch sollten konfliktzentriertes, supportives oder klientzentriertes Gespräch möglichst bevorzugt werden. Das analytisch orientierte Gespräch ist in der Hausarztpraxis seltener indiziert. Es erfordert in der Regel
eine Überweisung zum Psychoanalytiker, da nur ein geringer Teil der Hausärzte psychoanalytisch ausgebildet ist.

Folgende allgemeine Verhaltensregeln und Behandlungsziele gelten für jedes Gespräch in mehr oder weniger starker Ausprägung:

Der Arzt

— ermutigt den Patienten zum Sprechen, signalisiert Zeit und Gesprächsbereitschaft, läßt ihn ausreden;
— übt aktives Zuhören, um mit den Ohren zu hören und mit dem Herzen wahrzunehmen, was der Patient mitteilen will — „mit dem Arzt teilen will";
— ermöglicht dem Patienten die Verbalisierung seines Konflikts oder Problems, um die auslösende Situation und chronifizierende Faktoren zu klären;
— versucht den Patienten und sein Problem ernst- und anzunehmen, verständnisvoll zuzuhören, ohne ihn zu bewerten, zu kritisieren, Schuldzuweisungen zu treffen oder Ratschläge zu erteilen;
— spiegelt dem Patienten sein Verständnis zurück, indem er versucht, dem Patienten mitzuteilen, wie er sein Problem verstanden hat. Dadurch kann dem Patienten zu besserem Verstehen und Erkennen seiner Situation verholfen werden;
— verdeutlicht Zusammenhänge zwischen körperlichem Symptom und seelischer Befindlichkeit;
— hilft bei der Wahrnehmung seelischer Probleme oder Konflikte, der Stabilisierung des Patienten und beim Finden eigener Lösungswege;
— bekräftigt aktive Versuche des Patienten, sein Problem zu lösen, selbst aktiv zu werden;
— fördert die Akzeptanz und Fähigkeit des Patienten zum Ertragen chronischer oder unheilbarer Krankheit;
— unterstützt die Daseinsgestaltung in der Gegenwart, hilft Isolation zu überwinden und zuversichtlicher in die Zukunft zu blicken;
— regt an, Partner und Familie möglichst in die Behandlung einzubeziehen.

Bei der Verwirklichung dieser Aufgaben kann die langjährig gewachsene Arzt-Patient-Beziehung hilfreich sein.

Autogenes Training (Schultz 1987)

Autogenes Training kann auch in Einzeltherapie erlernt und geübt werden. Im Interesse des Patienten ist jedoch, wenn möglich, Gruppenbehandlung zu bevorzugen, die für den Patienten wichtige zusätzliche Heilfaktoren integriert. Deshalb soll auf diese Methode im Rahmen der Gruppenverfahren näher eingegangen werden.

Spezielle Behandlungsmethoden

Zusätzliche bewährte Methoden psychotherapeutischer Einzelbehandlung durch den psychotherapeutisch ausgebildeten Hausarzt sind:

- Hypnose (Langen 1972; Binder 1973; Erickson u. Rossi 1981),
- katathymes Bilderleben (Leuner 1981),
- Meditation (Schwäbisch u. Siems 1976),
- Verhaltenstherapie (Kanfer u. Goldstein 1977).

Da diese Methoden eine spezielle Weiterbildung voraussetzen, somit nicht Basiswissen eines jeden Hausarztes darstellen, sollen sie hier nicht ausführlich behandelt werden.

2.4.2 Gruppentherapie

Aus dem großen Angebot psychotherapeutischer Methoden zur Behandlung älterer Patienten in Gruppen werden in der allgemeinärztlichen Sprechstunde vorwiegend 3 Verfahren verwendet:

- autogenes Training,
- verhaltenstherapeutisch orientierte Gruppenverfahren,
- themenorientierte Gesprächsgruppen.

Sie sollen kurz erläutert und dargestellt werden.

Autogenes Training (AT)

Die Methode des autogenen Trainings wurde von Johann Heinrich Schultz entwickelt und 1932 erstmals publiziert. Seitdem hat sie einen Siegeszug durch die ganze Welt angetreten und ist zu einer leicht praktikablen Standardtherapiemethode in der Hausarztpraxis geworden.

Das AT ist eine psychotherapeutische Methode, deren wirksame Elemente Autosuggestion und Übung sind. Durch konzentrative Selbstentspannung, die aktive innere Hingabe und Versenkung in die Übung, wird eine vegetative Umschaltung des gesamten Organismus erreicht. Diese erlaubt es, Gesundes zu stärken und Ungesundes zu mindern oder abzustellen.

Erreichbare Ziele des autogenen Trainings

1) Selbstentspannung, besonders der willkürlichen Körpermuskulatur,
2) Durchblutungsverbesserung durch Entspannung der Blutgefäße,
3) Selbstregulierung vegetativer Körperfunktionen im Sinne einer Funktionsnormalisierung (Herz-Kreislauf-, Atmungs-, Verdauungs-, Urogenitalsystem),
4) Selbstruhigstellung mit Entängstigung durch Resonanzdämpfung von Affekten, Muskelentspannung und Schlafförderung,
5) Konzentrationsverbesserung und Leistungssteigerung,
6) Schmerzlinderung,
7) Selbstbestimmung durch formelhafte Vorsatzbildungen.

Eine Vielzahl von wissenschaftlichen Publikationen schildert die Methode und belegt die Effektivität des autogenen Trainings (z. B. Schaeffer 1963; Luthe 1965; Binder 1973; Klumbies 1974; Hoffmann 1977; Kraft 1982; Lohmann 1986; Schultz 1987).

Zu der Frage, ob diese Ergebnisse auch für die Behandlung älterer Patienten gelten, liegen bisher nur wenige Veröffentlichungen vor. Auch besteht in der Praxis noch größere Zurückhaltung, ältere Patienten in AT-Gruppen einzubeziehen. Die bereits vorhandenen Ergebnisse bestätigen jedoch durchgängig die Durchführbarkeit und Effektivität des AT auch beim alten Menschen ohne einschränkende Altersgrenzen (Mayer 1982; Barolin u. Wöllersdorfer 1987; Hirsch 1987; Stetter u. Stuhlmann 1987). Ältere Patienten können in normale gemischte AT-Gruppen der allgemeinärztlichen Praxis integriert werden. Sie übernehmen durch ihre engagierte Mitarbeit dort oft Schrittmacherfunktion in der Gruppe. Erlernen des AT in gesonderten Seniorengruppen bringt den Vorteil, daß Kontaktmöglichkeiten mit Gleichaltrigen gebahnt werden und Kombination mit Gruppengesprächen zur Problematik des alten Menschen den Therapieeffekt steigern. Gruppengespräche können durch themenorientierte Arztvorträge initiiert werden. Kombination des AT mit Gesprächsgruppen nach der Methode themenzentrierter Interaktion (Cohn 1975) oder als problem- und konfliktzentrierte dynamische oder analytisch orientierte Interaktionsgruppe ist ebenfalls möglich (Barolin u. Wöllersdorfer 1987), erfordert aber vom Arzt spezielle Ausbildung.

Besonderheiten des AT mit älteren Patienten

1) Ältere Patienten erwarten vom AT v. a. Beruhigung, Entspannung, Besserung des körperlichen Allgemeinbefindens, Ausgeglichenheit, Hilfe bei Schlafstörungen und bei allgemeinen psychovegetativen Beschwerden.
2) Die Realisierung der Übungen gelingt wie in Gruppen Jüngerer, braucht jedoch trotz größerer Übungshäufigkeit bei älteren Patienten manchmal mehr Zeit. Im Gegensatz zu Jüngeren können sich Ältere in der Gruppe besser entspannen als zu Hause.
3) Regelmäßigere Teilnahme und geringere Abbruchquote als bei Jüngeren demonstrieren Interesse und Engagement.
4) Krankheiten und Medikamenteneinnahme sind in Gruppen Älterer häufiger als bei Jüngeren, besonders Schlaf- und Beruhigungsmittelabusus. Sie beeinflussen den Lerneffekt jedoch nicht.
5) AT wird häufiger ernster genommen, häufiger langfristig oder dauernd angewandt und als feste Gewohnheit in den Tagesablauf eingebaut.
6) Ältere wünschen häufiger Teilnahme an einer AT-Seniorengruppe. Sie befürchten, von Jüngeren nicht ernst genommen zu werden, und haben Hemmungen, sich vor Jüngeren zu äußern.
7) In AT-Seniorengruppen entstehen ein stärkeres Gruppengefühl sowie häufiger Nachgruppen als gemeinsame Aktivitäten außerhalb der Gruppe.
8) Erfahrungsaustausch über Probleme ist in Seniorengruppen häufiger, jedoch wird er vorsichtiger in Form eines konventionellen Gesprächs geführt.

Themen sind v. a. Probleme des Lebensalltags wie z. B. zunehmende Probleme bei der täglichen Arbeit mit der Pensionierung, Familienprobleme mit der jüngeren Generation, Vereinsamung, Partnerbeziehung und Multimorbidität.

Stellenwert und Nutzen des AT

– Einbaumöglichkeit in ein ganzheitliches Therapie- und Lebenskonzept,
– einfaches Erlernen für jedermann ohne obere Altersgrenze,
– hohe Effektivität ohne schädliche Nebenwirkungen oder Gefahren,
– große Anwendungsbreite für den Abbau von Beschwerden oder körperlichen Störungen,
– Hilfe zur Bewältigung der Involutions- und sozialen Kontaktproblematik älterer Menschen.

Das AT in Gruppen für ältere Patienten erweist sich somit als leicht zu erlernende, ungefährliche, einfach durchzuführende, Beschwerden und Probleme abbauende sowie Kontakte fördernde Methode.

Verhaltenstherapeutisch orientierte Gruppenverfahren

In zunehmende Maße werden verhaltenstherapeutisch orientierte Gruppen auf der Basis lerntheoretischer Konzepte auch in Hausarztpraxes eingesetzt. Zielgruppen sind dabei besonders Patienten mit koronarer Herzkrankheit, Hypertonie, Adipositas, Diabetes mellitus und Asthma bronchiale. Geeignete Gruppenprogramme und geschulte Ärzte stehen jedoch gerade für den älteren Patienten noch nicht in ausreichender Zahl zur Verfügung.

Themenoriente Gesprächsgruppen

Themenorientierte Seniorengesprächsgruppen sind eine Hilfe zur Bearbeitung spezifischer Probleme alter Menschen. Sie erhalten dadurch psychotherapeutische Wirksamkeit im weitesten Sinne. Sie können isoliert oder in Kombination mit anderen Methoden, z. B. AT oder Diätberatung in Gruppen durchgeführt werden.

Häufige Themen sind:

– körperliche Gesundheitsstörungen, z. B. Schlafstörungen, Kopfschmerz, Rückenschmerz;
– Fragen gesunder Lebensführung, z. B. Vermeidung von Zigaretten, Alkohol, Förderung von Bewegungstraining;
– Behandlungsmöglichkeiten bei bestimmten Krankheiten, z. B. Diät bei Diabetes mellitus, Übergewicht, Hypertonie; Gymnastik bei degenerativen Erkrankungen der Wirbelsäule und der Gelenke, Gefäßerkrankungen; Atemgymnastik bei chronisch-obstruktiver Bronchitis;
– Tablettenabusus, z. B. Schmerz- und Schlafmittel;

- psychische Beschwerden, z. B. Ängste, Depressionen, Nervosität, Unruhe;
- soziale Probleme, z. B. Berufsverlust, Partner- oder Familienprobleme, Verlust von Beziehungspersonen, Einsamkeit.

Themengebundener Arztvortrag mit anschließender Diskussion in der Gruppe sowie themengebundene oder freie Diskussion zwischen den Gruppenteilnehmern ohne vorherige ärztliche Einführung sind möglich. Angebote für themenorientierte Gesprächsgruppen für Senioren in Allgemeinpraxen sind noch selten. Eine Förderung, möglichst in Kombination mit AT, wäre im Interesse einer Unterstützung von Gesundheit und Lebensfreude im Alter wünschenswert.

Neben dem Ausschöpfen positiver Möglichkeiten durch psychotherapeutische Betreuung ist das *Vermeiden iatrogener Schäden* bei psychosomatischen Erkrankungen und Neurosen gleichermaßen wichtig.

Dies gilt besonders für:

- die Gefahr der Somatisierung,
- die Gefahr der Bagatellisierung,
- die Gefahr der Chronifizierung mit sekundärem Krankheitsgewinn,
- die Gefahr der Fixierung als Kranker mit der Schaffung neurotischer Arrangements in der Umgebung.

Bei älteren Patienten, die bereits feste neurotische Arrangements mit der Umgebung getroffen haben, wird es in der Regel nicht mehr möglich sein, diese aufzulösen. Hier wird der Hausarzt in stillschweigender Übereinkunft versuchen, Beschwerden zu lindern und den Patienten und seine Umgebung unterstützend zu beraten. Die wichtigsten Standardmethoden allgemeinärztlicher Basistherapie des älteren Patienten sind therapeutisches Einzelgespräch und AT mit Seniorengruppen.

Bei schweren seelischen Störungen, wie z. B. schweren Depressionen, Angst-, Zwangs-, Suchtsymptomatik oder Suizidgefahr, ist die Notwendigkeit der Überweisung zum Psychotherapeuten oder psychotherapeutisch erfahrenen Psychiater besonders gewissenhaft zu überprüfen.

Trotz dringender Notwendigkeit und erwiesener Effektivität von Psychotherapie im Alter wird sie in der Hausarztpraxis noch zu wenig genutzt. Als Argumente dagegen werden in Unkenntnis des zeitsparenden Effekts einer solchen Behandlung Zeitmangel und Fehlen einer fundierten Ausbildung angeführt (Mangold 1976). Eine Verbesserung der Situation in naher Zukunft durch intensivere Studentenausbildung sowie verstärkte Weiter- und Fortbildung in psychotherapeutischen und geriatrischen Fragen im Rahmen allgemeinärztlicher Betreuung ist zu erwarten. Besonders wichtig ist in diesem Zusammenhang die Arbeit in *Balint-Gruppen* als Methode der patientenzentrierten Selbsterfahrung für Studenten und Ärzte (Stucke 1977, 1982; Balint 1984; Heigl-Evers et al. 1988). Die Patient-Arzt-Beziehung wird hier am Beispiel der freien Vorstellung eines konkreten Patientenfalles in der Gruppe bearbeitet. Störungen in der Patient-Arzt-Beziehung und im diagnostischen Prozeß sollen im Gruppenprozeß der Balint-Gruppen verdeutlicht werden, um neue förderliche Impulse für die weitere Behandlung zu gewinnen. Gerade für die manchmal unbefriedigende, unpersönliche, festgefahrene Beziehung zum alten Patienten mit allen nachteiligen Folgen für dessen Behandlung eröffnen sich hier echte Chancen zur Verbesserung. Das gleiche gilt für die praxisbegleitende Weiterbildung des Allgemeinarztes zum Erwerb der Zusatzbezeichnung „Psychotherapie".

Literatur

Balint M (1984) Der Arzt, sein Patient und die Krankheit. Klett-Cotta, Stuttgart

Barolin GS (1979) Die Begleitdepression und ihre Behandlung unter besonderer Berücksichtigung des höheren Lebensalters. Wien Med. Wochenschr 21:614–620

Barolin GS, Wöllersdorfer E (1987) Gruppenpsychotherapie mit integriertem Autogenen Training bei Senioren. In: Pesendorfer F (Hrsg) Johann Heinrich Schultz zum 100. Geburtstag. Literas, Wien

Binder H (1973) Zwanzig Jahre praktische und klinische Psychotherapie. Lehmanns, München

Cohn R (1975) Von der Psychoanalyse zur themenzentrierten Interaktion. Von der Behandlung einzelner zu einer Pädagogik für alle. Klett, Stuttgart

Erickson MH, Rossi EL (1981) Hypnotherapie. Aufbau, Beispiele, Forschungen. Pfeiffer, München

Fischer GC (1984) Psychosomatische Zusammenhänge in der Bewertung von Patienten der Allgemeinpraxis. Allgemeinmed 60:227–232

Fischer GC (1986) Psychische Probleme bei älteren Patienten. Hausärztliche Überlegungen zur Frage der Altersspezifität. Z Allgemeinmed 15:122–127

Fischer GC, Kerek-Bodden HE, Schach E, Schach S, Schwartz FW, Wagner P (1988) Psychische Störungen älterer Patienten im Spiegel der ambulanten Krankenversorgung. MMW 13:438–440

Freyberger H, Künsebeck HW, Lempa W (1984) Modelle der ergänzenden klinisch-psychosomatischen Krankenversorgung. Therapiewoche 34:4975–4985

Heigl-Evers A et al. (1988) Die Balint-Gruppe in Klinik und Praxis. Springer, Berlin Heidelberg New York Tokyo

Hirsch RD (1987) Zur Problematik des Autogenen Trainings bei Älteren. Psychother Med Psychol 37:233–236

Höck K, König W (1976) Neurosenlehre und Psychotherapie. Fischer, Jena

Hoffmann B (1977) Handbuch des Autogenen Trainings. Grundlagen, Technik, Anwendung. Deutscher Taschenbuch Verlag, München

Kanfer FH, Goldstein AP (1977) Möglichkeiten der Verhaltensänderung. Urban & Schwarzenberg, München Wien Baltimore

Klumbies G (1974) Psychotherapie in der Inneren- und Allgemeinmedizin. Hirzel, Leipzig

Kraft H (1982) Autogenes Training: Methodik und Didaktik. Hippokrates, Stuttgart

Kruse A (1988) Aufgaben einer Psychotherapie im Alter. Allgemeinmed 33:1449–1454

Langen D (1972) Kompendium der medizinischen Hypnose. Karger, Basel München Paris London New York Sidney

Leuner H (1981) Katathymes Bilderleben – Grundstufe. Thieme, Stuttgart New York

Lohmann R (1986) Suggestive und übende Verfahren. In: Uexküll T von (Hrsg) Psychosomatische Medizin. Urban & Schwarzenberg, München Wien Baltimore

Luthe W (1965) Autogenes Training. Thieme, Stuttgart New York

Mangold B (1976) Der Praktiker und seine psychotherapeutischen Möglichkeiten. Österr Ärztez 21:1277–1291

Mayer G (1982) Psychotherapie mit alten Menschen – Vorteile und Möglichkeiten, dargestellt am Behandlungsverlauf einer 61jährigen Patientin. Psychother Med Psychol 32:118–121

Radehold H (1986) Die psychosomatische Sicht alternder Patienten. In: Uexküll T von (Hrsg) Psychosomatische Medizin. Urban & Schwarzenberg, München Wien Baltimore

Radebold H (1989) Psychotherapie. In: Kisker KP (Hrsg) Alterspsychiatrie. Springer, Berlin Heidelberg New York Tokyo

Rechenberger HG (1976) Kurzpsychotherapie in der Allgemeinpraxis. Prakt Arzt 4:670–676

Rogers CR (1981) Die klientzentrierte Gesprächspsychotherapie. Kindler, München

Schaeffer G (1963) Suggestive und übende Verfahren bei der Behandlung psychosomatischer Erkrankungen. Ein Sammelreferat über die Literatur der letzten 10 Jahre. Acta Psychother 11:113–127

Schultz JH (1987) Das Autogene Training. Thieme, Stuttgart New York

Schultz-Hencke H (1981) Lehrbuch der analytischen Psychotherapie. Thieme, Stuttgart New York

Schwäbisch L, Siems M (1976) Selbstentfaltung durch Meditation. Eine praktische Anleitung. Rowohlt, Reinbek

Stetter F, Stuhlmann W (1987) Autogenes Training bei gerontopsychiatrischen Patienten. Z Gerontol 20:236–241

Stucke W (1977) Psychotherapie in der Allgemeinpraxis. Prakt Arzt 21:3348–3354

Stucke W (1982) Die Balintgruppe. Deutscher Ärzteverlag, Köln

Tausch R, Tausch AM (1981) Gesprächspsychotherapie. Hogrefe, Göttingen Toronto Zürich

Uexküll T von (1986) Psychosomatische Medizin. Urban & Schwarzenberg, München Wien Baltimore

Wesiack W (1984) Psychosomatische Medizin in der ärztlichen Praxis. Urban & Schwarzenberg, München Wien Baltimore

Wolberg LR (1983) Kurzzeitpsychotherapie. Thieme, Stuttgart New York

2.5 Funktionelle Rehabilitation

K. Rosteck

Die Rehabilitation des alten Menschen gehört zu den vorrangigsten Aufgaben
der hausärztlichen Geriatrie. Sie beinhaltet die umfassende Zielsetzung einer
möglichst weitgehend selbständigen, von fremder Hilfe unabhängigen Lebensführung. Dies setzt die Einbeziehung physischer, aber auch psychologischer
und sozialer Gesichtpunkte sowie eine subtile Kenntnis von Lebenswelt und
mitmenschlichem Umfeld des Kranken voraus. Letzteres ist in der hausärztlichen Langzeitbetreuung in der Regel gegeben. In der folgenden Übersicht sind
schematisch 10 wesentliche Fragen aufgelistet, die sich der Arzt vor Einleitung
einer Rehabilitationsbehandlung bei geriatrischen Patienten stellen sollte (nach
Isaacs 1984).

1) Wer ist der Patient? Was waren seine Rollen und seine wichtigsten Funktionen im bisherigen Leben?
2) Welche funktionellen Veränderungen sind eingetreten? Über welchen Zeitraum?
3) Welche Anpassungen an seine funktionellen Veränderungen hat der Patient vorgenommen?
4) Wie hat sich seine Rolle in Familie und im übrigen sozialen Umfeld verändert?
5) Welche Krankheiten haben die funktionellen Veränderungen verursacht?
6) Welches ist der wahrscheinliche Verlauf dieser Krankheiten unter optima-
   ler medizinischer Therapie?
7) Welche funktionellen Veränderungen sind potentiell erreichbar?
8) Wenn die funktionellen Verbesserungen erreicht sind: Wie verändern diese
   die soziale Rolle des Patienten?
9) Wie wird die Veränderung der sozialen Rolle vom Patienten akzeptiert?
10) Welche sekundären Effekte werden die funktionellen Veränderungen bei
   seinen Helfern bewirken?

Der Hausarzt muß sich der Verantwortung bewußt sein, die sich aus der mehr
oder weniger weitreichenden Ausschöpfung ambulanter Rehabilitationsmöglichkeiten ergibt. Sie beginnt mit einer kritischen Reflexion der eigenen – oft
uneingestandenen – Erwartungen bezüglich Verbesserungsmöglichkeiten bei
einzelnen Patienten. Dabei gelten als Grenzen die Belastung bis zur maximalen

Anforderung einerseits und Schutz vor entmutigenden überhöhten Erwartungen und Überforderungen andererseits.

Wichtig ist es, sich selbst und dem Patienten nach einer sorgfältigen und differenzierten Befunderhebung noch vorhandene Fähigkeiten und deren praktische funktionelle Bedeutung im Alltagsleben klarzumachen. Die Festigung und der erweiterte kompensatorische Einsatz vorhandener Leistungen ist ebenso Bestandteil der Rehabilitationsaufgabe wie die Wiedererlangung verlorengegangener Funktionen.

Zu den Vorbedingungen einer erfolgreichen Rehabilitation gehört in vielen Fällen eine entsprechende Willensbildung des Patienten. Dem Hausarzt fällt dabei die wichtige Rolle zu, oft unter Einbeziehung Angehöriger, die persönlich relevanten Auswirkungen und praktischen Verbesserungen durch Rehabilitationserfolge mit dem Patienten zu besprechen, so daß auch ein entsprechender Anreiz entsteht. Auch im Verlauf der Übungsmaßnahmen ist es wichtig, sich und dem Kranken einzelne Erfolgsschritte immer wieder bewußt zu machen, was der Motivation, aber auch dem praktischen selbständigen Einsatz erworbener Fähigkeiten dient.

Unerläßlich ist eine konstruktive Zusammenarbeit des Hausarztes mit Vertretern anderer Berufsgruppen und Versorgungsformen wie geriatrische Tagesklinik, Orthopäden, Physio- und Ergotherapeuten, Logopäden und Gemeindeschwester bzw. Sozialstation. Von seiten aller mit der Rehabilitation eines Patienten befaßten Personen sollte ein einheitliches Konzept bezüglich Erwartungen und Anforderungen an den Patienten bestehen und vermittelt werden. Dies setzt eine echte Zusammenarbeit mit gemeinsamem Nachdenken und Festlegen der Rehabilitationsziele und -wege beim jeweiligen Patienten voraus, wie sie bisher noch zu wenig realisiert ist. Wegweisend dabei sind die in Tabelle 1 zusammengestellten Fragen.

Besondere Bedeutung kommt frühzeitigen rehabilitativen Ansätzen bei Einschränkungen der geistigen Leistungsfähigkeit wie Wortfindungsstörungen, Kurzzeitgedächtnislücken u. dgl. zu. Der Hausarzt muß wissen, in welch hohem Umfang durch gezieltes Ansprechen und kontinuierliches Fordern und Fördern auch hier Verbesserungen zu erzielen sind. Anleitungen zum „Gehirn-Jogging" nach Fischer u. Lehrl (erhältlich z. B. durch die Dr. Rentschler Arzneimittel-GmbH & Co.) können mit Angehörigen oder im Rahmen der Hauspflege, ggf. der Ergotherapie durchgeführt werden. Alles, was der geistigen Anstrengung des Kranken dient, ist zu fördern. Insbesondere sollten bereits funktionsgeminderte alte Menschen möglichst wenig allein sein. Jedes Gespräch, jede kommunikative Anforderung zeigt sofort einen verbessernden Effekt. Der Hausarzt kann hier selbstverständlich nur begrenzt „helfen". Er muß jedoch Angehörige und Pflegekräfte immer wieder auf die Notwendigkeit, möglichst viel mit dem Kranken zu kommunizieren, hinweisen. Soziale Hilfsmöglichkeiten wie Altenerholungskuren u. dgl. müssen ausgeschöpft werden.

In der Allgemeinpraxis besteht hier großer ärztlicher Handlungsspielraum von praktischer Null- bis Optimalinitiative. Kaum eine Routineaufgabe der Praxis zeigt und fordert in so starkem Maße nicht nur Wissen und Können, sondern v. a. Durchhaltevermögen, Idealismus, Phantasie und ärztliche Willensbildung wie geriatrische Rehabilitationsaufgaben.

Die präventive, erhaltende und kurative Rehabilitation ist Domäne des Hausarztes und als Langzeitprogramm, z. T. als Dauerprogramm für den behinderten Patienten anzusehen (Hemmer u. Barolin 1989). Bei den heute gegebenen interventionsgerontologischen Möglichkeiten bedeutet das Lebensalter keinen prognostisch ungünstigen Faktor. Untersuchungen haben keine geschlechtsspezifischen Unterschiede bezüglich des Erfolgs ergeben (Hemmer u. Barolin 1989).

Die weitgehende Altersunabhängigkeit des Rehabilitationsfortschritts belegt, daß systematische Rehabilitation auch bei den höheren Altersgruppen gute Effekte zu erbringen vermag.

Für den Erfolg sind wesentlich:

1) eine fachgerechte Anschlußrehabilitation nach der akuten Phase der chronischen Erkrankung,
2) ihre relativ langfristige Fortführung (Gadomski et al. 1986).

Der zerebrale Zustand muß eine aktive Kooperation mit dem therapeutischen Team erlauben. Die behandelten pathologischen Befunde müssen mit den tatsächlichen Ursachen von Behinderung und Leiden identisch sein (Huber 1987).

Das Zusammentreffen von Depressivität und organischem Psychosyndrom bedeuten eine schlechtere Prognose als isoliertes Vorliegen beider Faktoren (Hemmer u. Barolin 1989).

Bei Schlaganfallpatienten ist die Apraxie wahrscheinlich das stärkste Rehabilitationshindernis. Bei nicht wenigen Patienten wird eine gezielte vielschichtige Polypragmasie, die möglichst viele der erkannten ätiologisch mitwirkenden Faktoren erfassen soll, nicht zu umgehen sein. Die individuelle Belastbarkeitsgrenze sollte in allen Phasen der Betreuung nahezu erreicht werden.

Spezielle Aufgaben des Pflegepersonals in der akuten Phase von Erkrankung

— Lagerung schmerzentlastend, funktionsgerecht, sorgfältige Körperpflege, Dekubitus- und Spitzfußprophylaxe;
— Überwachung der Medikamenteneinnahme;
— enge Zusammenarbeit zwischen Pflegepersonal und Krankengymnastik, Einbeziehung der Anghörigen, die aus Unkenntnis der erforderlichen Behandlung zu übergroßer Fürsorge und Schonung neigen.

Da familiäre Überlastung häufig zur Heimeinweisung führt, ist dem Patienten zu erklären, daß persönlicher Einsatz vor der völligen Abhängigkeit bewahrt. Die Gruppentherapie in der Krankengymnastik hat die Aufgabe, den Patienten über lange Zeit zu begleiten, ihn immer wieder zu motivieren, Freude an der Bewegung zu vermitteln und von den eigenen Beschwerden abzulenken. Sie kann aber niemals eine gezielte Einzelbehandlung ersetzen.

Die unter den nachstehend aufgeführten therapeutischen Empfehlungen genannte *Kältetherapie* ist seit 2–3 Jahrzehnten integrierter Bestandteil der krankengymnastischen Behandlung, insbesondere bei Gelenkerkrankungen.

Zielsetzung: primär Schmerzlinderung, Wärmeentzug, Abschwellung, sekundär Verbesserung des Gelenkfunktion.

Um der Gefahr von Kälteschäden im Hautbereich zu begegnen, ist der Einsatz der Kälte stets mit der krankengymnastischen Behandlung zu verbinden.

Die zur konservativen Behandlung der kindlichen Zerebralparese entwickelte *Bobath-Methode* wird seit einigen Jahren erfolgreich auch als krankengymnastische Behandlungsmethode zur Verhinderung bzw. Abschwächung spastischer Lähmungserscheinungen bei Patienten mit Apoplexie erfolgreich angewandt.

Nach Bestimmung der individuellen Belastbarkeitsgrenze durch ärztliche Befunderhebung, ggf. mit Einbeziehung geeigneter Meßmethoden, sollte die Belastungsdauer mindestens 5 min und maximal 20 min betragen, der Einsatz 1- bis maximal 2mal täglich erfolgen. Rüstemeyer (1983) weist besonders darauf hin, daß rehabilitative Maßnahmen schon im Stadium der Dekompensation einsetzen sollten (mit Ausnahme der akuten Erkrankungen), um die Rehabilitierbarkeit nicht zu beeinträchtigen oder weitgehend unmöglich zu machen.

Schwimmen im warmen Wasser ist auch im Alter die ideale körperliche Übung.

Die *Krankengymnastik* steht im Rahmen moderner Rehabilitation an erster Stelle. Ihr Einsatz beginnt bei der Frühmobilisation, der die für den weiteren Verlauf entscheidende aufbauende Bewegungstherapie folgt, die zeitlich aufwendig ist und die durch die krankengymnastische Reintegrationshilfe abgeschlossen wird.

Im Hinblick auf die wachsende Bedeutung ambulant durchgeführter Rehabilitationsmaßnahmen, verkürzte stationäre Liegezeiten und verbesserte ambulante Behandlungsmöglichkeiten auch schwerer Krankheiten alter Patienten wie Apoplex und Myokardinfarkt soll im folgenden ein Einblick in die Rehabilitationsmöglichkeiten häufiger Erkrankungen gegeben werden.

2.5.1 Apoplexie

Mobilisierung nach Überwindung der akuten Krankheitsphase, Ausschluß von Kontraindikationen, z. B. eines frischen Myokardinfarkts, und ggf. medikamentöse Stabilisierung der Kreislaufsituation.

Vorsichtige schrittweise Belastung. Vor dem Aufsetzen Wickeln der Beine, evtl. zusätzlich Medikamente.

Bei Hemiplegie Balanceübungen mit Überkorrektion. Sitzen auf der Bettkante ohne fremde Hilfe, Übergang zum Stehen, sich auf einen neben das Bett gestellten Stuhl setzen und von dort die Toilette erreichen. Dann beginnt die Gehschule. Bei partieller Wiederkehr der Willkürmotorik genügt die Gehschulung, um wieder laufen zu lernen. Bei kompletter Hemiplegie und verzögerter Rückbildung Gehtraining zwischen Parallelstangen und im Gehwagen. Gehstock für die der Halbseitenlähmung gegenüberliegende Hand. Nach Wiedererlangung eines sicheren und automatisierten Ganges kann Treppensteigen geübt werden. Treppaufwärts ist das gesunde, treppabwärts das kranke Bein voranzustellen.

Bleibt trotz intensiver Anstrengung das Gehen unsicher oder ganz unmöglich, ist ständige Benutzung eines Rollstuhls angezeigt, der auf die besonderen Bedürfnisse abgestimmt sein sollte.

Wiedergewinnung der Selbständigkeit in Alltagsverrichtungen mit Hilfe der Familie. Bei persistierender Hemiplegie Hilfe durch einen Beschäftigungstherapeuten, um geeignete Geräte für den einhändigen Gebrauch zu finden. Bei ausgeprägter Spastizität medikamentös unterstützte Krankengymnastik nach Bobath oder mit der Kabat-Methode [Verbesserung funktioneller Bewegungsabläufe, propriozeptive neuromuskuläre Fazilitation (PNF)].

Bei Aphasie sachkundige Hilfe, Geduld und wenn möglich Gruppentherapie (Dorndorf 1983).

2.5.2 Arterielle Verschlußkrankheit

Krankengymnastische Behandlung entsprechend Schweregrad der Durchblutungsstörung (Domäne des Stadiums II nach Fontaine).

Beispiel für den Ablauf einer Behandlung:
1) Umlagerungstest, Ermittlung des 2/3-Wertes
2) 3- bis 4mal Umlagerungsübungen,
3) in den Pausen Schüttelübungen, Vibrationen, Walkungen und weiche Knetungen,
4) Fuß- und Beinmuskeltraining nach dem Intervallprinzip oder Beinmuskeltraining mit Mustern aus der PNF-Technik, deren Dosierung sich im Bereich des durch Umlagerung ermittelten 2/3-Wertes halten muß,
5) 3–4 Umlagerungsübungen,
6) Gehtraining.

Behandlung nach Verschlußtypen:
1) Beckentyp: Übungen für die Oberschenkel-, Unterschenkel- und Gesäßmuskulatur, z. B. Kniebeugen, Treppensteigen, Bergaufgehen, Fahrradfahren;
2) Oberschenkeltyp: systematische Belastung der Unterschenkelmuskulatur, z. B. Zehenstand, Federn, Fuß- und Beinmuskelübungen;
3) beim peripheren Typ Umlagerungsübungen nach Ratschow;
4) beim Schultergürteltyp neben Umlagerungsübungen mit Faustschluß auch Stemmübungen mit Gewichten, z. B. Hanteln, oder Übungen mit dem Baligerät.

Passive Maßnahmen im Stadium III:
- Tieflagerung,
- Watteverbände,
- Bindegewebsmassage im Segment,
- heiße Rolle im Segment.

2.5.3 Arthrosen der Hüft- und Kniegelenke

Behandlungsziele der krankengymnastischen Übungsbehandlung und Massage:
- Verbesserung der funktionellen Leistung,
- Verbesserung von Tonus und Trophik der Muskulatur, die das arthrotische Gelenk überzieht,
- Verhütung und Verbesserung von bestehenden Kontrakturen,
- Schmerzbeseitigung.

Übungsdauer täglich 2mal 15 min. Nach Möglichkeit soll die Aufgabe morgens nach dem Aufstehen einmal durchgeführt werden. Empfehlung: 2mal jährlich eine konzentrierte Behandlungsserie, evtl. während eines Kuraufenthalts oder im Rahmen einer stationären Behandlung. Schwimmen und Radfahren, wenn möglich (Rosner 1988).

2.5.4 Asthma bronchiale, asthmoide Emphysembronchitis, chronische Bronchitis

1) Krankengymnastische Atembefunderhebung: Beschwerden, Atemform, Vitalkapazität, Allgmeinbefund, Hautfarbe und Puls, Thoraxform und Beweglichkeit, Belastungsprobe (Gehen in ansteigenden Tempi und Treppensteigen).
2) Behandlung: verschiedene Techniken der Atemtherapie nach ihren Wirkungen.
3) Behandlung der chronischen Bronchitis abhängig vom Allgemeinzustand und kardialer Belastbarkeit.
4) Krankengymnastische Behandlung im Intervall:
   – Erlernen der Methode durch Herabsetzung erhöhter Strömungswiderstände,
   – Angstreduzierung zur Beeinflussung der Bronchospastik,
   – Thoraxmobilisation,
   – Spannungsregulation und Kräftigung der Inspirationsmuskeln,
   – Spannungsausgleich der Bauchmuskeln.

Die Thoraxgymnastik sollte nach genauer Instruktion täglich selbständig durchgeführt werden (Cotta 1984).

2.5.5 Chronisch venöse Insuffizienz

1) Aktives Beinmuskeltraining: zügige Spaziergänge in bequemem Schuhwerk, wenn möglich Radfahren, Wassertreten und Schwimmen.
2) Fußübungen unter Hochlagerung der Beine auf einer schrägen Ebene, z. B.:
   – Kreisen in den Fußgelenken,
   – Auf- und Abbewegen der Füße,
   – Kräftiges Anspannen der gesamten Beinmuskeln und anschließend bewußtes Entspannen (Rosner 1988).

2.5.6 Chronisches Cor pulmonale

Krankengymnastische Behandlungsziele:
1) Lernen von Atemtechniken,
2) Lernen von Hustentechniken,
3) Kopplung von Atmung und Bewegung, ökonomisieren des Sauerstoffverbrauchs,
4) Wahrnehmung der Atembewegungen,
5) Verbesserung von Haltung und Beweglichkeit.

2.5.7 Diabetes mellitus

Die krankengymnastische Behandlung orientiert sich an den typischen Spätfolgen (Angiopathie, Neuropathie) mit dem Ziel Erhaltung körperlicher Aktivität sowie Erhaltung und Förderung der Leistungsfähigkeit.

2.5.8 Ellenbogen- und Humerusfraktur

Nach ca. 3wöchiger Ruhigstellung und komplikationslosem Verlauf krankengymnastische Übungsbehandlung, deren Umfang und Dauer vom Allgemeinzustand und der Fähigkeit des

Patienten, zwischen den Behandlungen aktiv zu üben, und der Beteiligung der benachbarten Gelenke abhängig ist.

Bei Auftreten eines sekundären Sudeck-Syndroms ist mit einer mehrmonatigen Behandlungsdauer zu rechnen.

Zur Unterstützung der aktiven krankengymnastischen Behandlung im 2. und 3. Stadium Beschäftigungstherapie bis zur Schmerzgrenze. Operative Maßnahmen (Arthrolysen, Stellungskorrekturen, Arthrodesen) mit dem Ziel der schmerzfreien Belastungsstabilität.

2.5.9 Gicht, Chondrokalzinose und rheumatoide Arthritis

Krankengymnastische Behandlungsziele mit Ausnahme der akuten Stadien:

 1) Kontrakturenprophylaxe,
 2) Kontrakturenbehandlung, Erweiterung des Bewegungsausmaßes,
 3) Erhaltung der Gelenkfunktion,
 4) Erhaltung der Selbständigkeit des Patienten,
 5) Größtmögliche Schmerzfreiheit,
 6) Verbesserung des Gangbildes,
 7) Dehnung verkürzter Muskulatur,
 8) Mobilisation von Thorax und Wirbelsäule,
 9) Steigerung der Kondition,
10) evtl. Schulung von Ersatzfunktionen.

Behandlung im Wasser erweitert die Therapiemöglichkeiten. Behandlungsdauer maximal 20 min (35–38 °C). Hilfsmittel: Übungen in warmem Sand mit kleinen Steinen (Greiffunktion). Handtrainer, Knetmasse, Gummiband (Deuzer-Band) zum Training der Hüft-, Bein-, Arm- und Rumpfmuskulatur (Cotta 1984).

2.5.10 HWS-Syndrom

Im akuten Stadium Ruhigstellung mit einem Schanz-Watteverband oder angepaßter Schaumstoff- oder Plastikkrawatte. Bei nächtlichen Schmerzen Nackenrolle. Der Oberarm liegt in Abduktion auf einem Kissen, der Unterarm wird etwas erhöht gelagert.

2.5.11 Hypertonie

Krankengymnastische Behandlung.

Ziel: Entspannung, Motivationstraining, Ausdauertraining zur Senkung des Blutdrucks. Dosierung der Bewegungstherapie möglichst durch Fahrradergometrie: Werden 50 W erreicht, zusätzlich CO_2-Halbbäder und ansteigende Armbäder, werden 75 Watt erreicht, Beginn der vorsichtigen Übungstherapie. Bei größerer Belastbarkeit CO_2-Vollbäder, Schwimmen und andere Ausdauerübungen.

2.5.12 Hypotone Regulationsstörungen

Ziele einer krankengymnastischen Behandlung: Versuch der Tonisierung des Kreislaufs, Erlernen des Wechsels von Spannung und Entspannung; Versuch, dem Patienten aus seiner Adynamie herauszuhelfen. Günstig ist Üben in der Gruppe. Einzelbehandlung berücksichtigt und korrigiert die Unausgeglichenheit der Muskelkraft (Rosner 1988).

2.5.13 Koronare Herzkrankheit

Trainingsprogramme müssen altersbedingte Leistungseinbußen im Bereich des Nervensystems und der Sinnesorgane berücksichtigen. Alterungsprozesse im Bewegungsapparat führen zu erhöhter Überbelastungs- und Verletzungsgefahr, die altersbedingte Osteoporose zu erhöhter Frakturgefahr des Knochenapparates. Die Gymnastik besteht aus Dehnungs-, Koordinations-, Lockerungs-, Kräftigungs- und Entspannungsübungen und wird in der Gruppe durchgeführt.

2.5.14 Herzinsuffizienz

Zwei Mobilisationsphasen:
1) während „aufgelockerter Bettruhe",
2) nach Bettruhe.

Behandlungsziel: Vermeiden der ungünstigen Folgen von Bettruhe, Vorbereiten des Herzkranken auf die Alltagsbelastung, langsame Steigerung der Leistungsfähigkeit in Abhängigkeit von der Belastbarkeit.

2.5.15 Myokardinfarkt

Vier Phasen der Bewegungstherapie: Akutphase, Konvaleszenzphase, Rehabilitationsphase, Postkonvaleszenzphase.

Myokardinfarkt ohne Komplikationen:
1–3 Tage feste Bettruhe (Überwachungsraum);
4. Tag: passive Übungen, die an den unteren Extremitäten beginnen;
5.–10. Tag: aktive Übungen im Bett;
11. Tag: Strecksitz, Baumeln mit den Beinen, danach Hockergymnastik;
ab 15. Tag: Gangschule, freies Spazierengehen und Treppensteigen.

Myokardinfarkt mit Komplikationen:
1.—5. Tag: Überwachungsstation;
5.–9. Tag: Bettruhe mit passiven und aktiven Bewegungsübungen im Bett;
10.–15. Tag: Aufsetzen und Üben auf dem Hocker;
15.–21. Tag: Gehen auf der Ebene;
22.–27. Tag: Treppensteigen im Atemrhythmus (Camrath 1983).

2.5.16 Lungenemphysem

Das obstruktive und das senile nichtobstruktive Emphysem schreiten bei nicht sachgemäßer Behandlung weiter fort.
   Krankengymnastische Behandlungsziele: Erlernen von Atemtechniken, Erlernen von Hustentechniken, Kopplung von Atmung und Bewegung, Ökonomisieren des Sauerstoffverbrauchs, Wahrnehmung der Atembewegungen, Verbesserung von Haltung und Beweglichkeit (Rosner 1988).

2.5.17 Morbus Bechterew

Ziele der krankengymnastischen Behandlung: Linderung der Schmerzen, Detonisierung der hypertonen Muskelstränge, Erhaltung der Thoraxbeweglichkeit, Erhaltung der aufrechten Stellung der BWS, Dehnung verkürzter Muskulatur (nur bei Kortisonbehandlung).

Beginn der Behandlung im abklingenden entzündlichen Stadium.

Maßnahmen: Lagerung, weiche Muskelmassage, Wärme mit Vorbehalt, Wahrnehmung der Atembewegungen, statische Muskelkontraktionen, Dehnungen und Dehnlagerungen.

Maßnahmen im entzündungsfreien Stadium: Vorbereitend: Massage, Heißluft, Fango, Thermalbäder, Rotlicht, heiße Rolle, Einreibungen mit durchblutungsfördernden Mitteln. Aktiv: Kräftigung aufrichtender Muskulatur durch Üben gegen Widerstand, auch mit PNF-Technik, Dehnungen, Übungen mit Kopplung an die Atembewegungen, Übungen auf dem Pezzi-Ball, Übungen im Wasser (Cotta 1984).

2.5.18 Präsenile und senile Osteoporose, Osteomalazie (Typ-II-Osteoporose)

Krankengymnastik 2 mal wöchentlich 20–60 min: einfaches Gehen, Laufen, Übungen im Stehen, im Sitzen, im Liegen, im Kriechen und einfache Ballspiele.

Hockergymnastik: 10 min abendliche Selbstübung.

Bei frischen Frakturen „gelockerte Bettruhe".

2.5.19 Parkinson-Krankheit

Krankengymnastische Behandlung ist Dauertherapie.

Ziele der ausschließlich aktiven Behandlung: Erhalten der Gelenkbeweglichkeit, Rumpfmobilisation, Koordinierungsschulung, Übung von Bewegungsansätzen und -übergängen, Schulen der motorischen Reaktionsfähigkeiten, Gangschulung.

Geräte für selbständiges Üben: Ball, Stab, Keule, Gymnastikring und Seilchen (Rosner 1988).

Ergotherapeutische Hilfen: Bewegungsübungen für alltägliche Verrichtungen.

2.5.20 Periarthritis humeroscapularis

Im akuten Stadium ist medikamentöse analgetische and antiphlogistische Behandlung oft Voraussetzung für die krankengymnastische Übungsbehandlung.

Therapieaufbau: Eisbehandlung, Massage, Periostbehandlung, Bewegungsübungen unter Einschaltung von Wirbelsäulenbehandlungen (Schmerzschonhaltung: Adduktion, leichte Innenrotation, Arm im Ellenbogengelenk gebeugt).

Gefahr der Erkrankung: Verklebungen im Gelenk mit bleibenden Funktionseinschränkungen und Muskelatrophie.

Ballspiele in der Gruppe. Bei einem traumatisierten Schultergelenk an einen Reizzustand des Schultereck- und Sternoklavikulargelenks denken.

2.5.21 Oberflächliche und tiefe Venenthrombose, postthrombotisches Syndrom

Therapeutisches Grundkonzept: Entstauung, Förderung der Muskelpumpe, Kompression und Versuch der Tonisierung der Venenwand.

1) *Oberflächliche Phlebitis:*
   Am Tage Kompressionsverband, Gehen, lokale Eisbehandlung. Nachbehandlung: Kompressionsstrümpfe.

2) *Thrombose der tiefen Venen:*
Akute Phase: Kompressionsverband, Bettruhe, ärztliches Eingreifen. Krankengymnastische Behandlung an der anderen Extremität zur Förderung der venösen Hämodynamik, statische Kontraktionsübungen, Durchbewegen aller Gelenke.
3) *Postthrombotisches Syndrom:*
Passive Maßnahmen: Hochlagerung, Kompressionsverbände, Gummi- oder Stützstrumpf, Bürstungen im Stammgebiet, Bindegewebsmassage, kalte Güsse, passive große Gelenkbewegungen, pneumatische Wechseldruckbehandlung. Aktive Maßnahmen: statische Muskelaktivität, freies Bewegen der Füße, Beine (Arme) ohne oder gegen Widerstand im Liegen und Sitzen, Gangschulung, Übungen gegen Widerstand, PNF, venöses Gefäßtraining, Wassergymnastik.

Bei bestehendem Ulcus cruris: Bindegewebsmassage, Kompressionsverband, Schuheinlagen (Cotta 1984).

Literatur

Camrath JH (1983) Physiotherapie. Stuttgart New York
Cotta H (1984) Krankengymnastik, Bd 8. Thieme, Stuttgart New York
Dorndorf W (1983) Schlaganfälle. Klinik und Therapie, 2. Aufl. Thieme, Stuttgart New York
Lehrl S, Fischer B, Koch G, Loddenkemper H (1986) Gehirn-Jogging 1 und 3. MEDITEG-Verlag
Gadomski M, Werner GT, Harlass G (1986) Rehabilitation des älteren Menschen. MMW 128:543−544
Hemmer W, Barolin S (1989) Korrelation und Prognosen im Rehabilitationsverlauf. Z Geriatr 2:422−430
Huber F (1987) Altersgrenzen in der Therapie und Rehabilitation. Der Kassenarzt 11:39−46
Isaacs B (19849 Rehabilitation for the elderly. Inst Rehabil Med 6/2:V−VI
Rosner B (1988) Krankengymnastische Übungspläne. Thieme, Stuttgart New York
Rüstemeyer J (1983) Rehabilitative Maßnahmen. In: Platt D (Hrsg) Handbuch der Gerontologie. Fischer, Stuttgart New York, S 13 ff

2.6 Soziale Hilfen

O. Schottdorf

Als Handwerkszeug für die Beratung in sozialen Fragen in der Allgemeinpraxis benötigt der Hausarzt:

1) Kontakte zur Sozialstation bzw. den Sozialarbeitern, um gezielt „überweisen" zu können;
2) Kontakte zu den vor Ort tätigen Gemeindeschwestern, bzw. Pflegediensten;
3) eine Adressenkartei mit den wichtigsten Hilfediensten, um auch selbst tätig werden zu können (z. B. „Essen auf Rädern", Liste der möglichen Sitzwachen etc.);
4) Kenntnis über soziale Hilfen, die wir Ärzte verordnen können; Heil und Hilfsmittelkatalog (Effer et al. 1989) oder ähnliche Nachschlagwerke;
5) Grundkenntnisse über die Struktur und die Hilfen des „sozialen Netzes";
6) ein Handlungskonzept.

Exkurs über die Hilfen der Sozialversicherung

Die gesetzliche Krankenversicherung

Sie tritt zur Behandlung von Krankheiten (nach Definition in Teil I) ein und ist somit kein Leistungsträger für Pflege (Bundesarbeitsgemeinschaft Hilfe für Behinderte 1989; RVO 1988). Leistungen zur Pflege sind nur in Ausnahmefällen Leistungen der gesetzlichen Krankenversicherung, nämlich wenn Krankenhauspflege dadurch nicht erforderlich wird oder vermieden werden kann (§ 185 RVO). Dann werden die Kosten für Grundpflege oder auch für Nachtwachen übernommen. Gerade wenn solche Maßnahmen kurzfristig nötig sind, wirkt die notwendige Zustimmung des medizinischen Dienstes, die erst in 7–14 Tagen vorliegt, erschwerend.

Seit 1989 besteht zusätzlich Anspruch auf Übernahme der Pflegekosten bis zu einem maximalen Betrag von DM 1800, wenn eine Pflegeperson eines Schwerpflegebedürftigen, die mindestens 12 Monate gepflegt hat, ihren 4wöchigen Erholungsurlaub nimmt bzw. anderweitig verhindert ist (Gesundheitsreform 1989). Alternativ werden 750 DM pro Monat für Fremdpflege gezahlt, bzw. 400 DM pro Monat bei Pflege durch Angehörige.

Auch bei Pflegebedürftigen sind Leistungen der gesetzlichen Krankenversicherung

1) medizinisch notwendige Maßnahmen durch Krankenpflegepersonal bei häuslich Gepflegten wie Injektionen, Einläufe, Dekubitusversorgung (Behandlungspflege);
2) Heil- und Hilfsmittel wie Kommunikationshilfen, bestimmte Lagerungshilfen, Rollstuhl, Toilettenstuhl oder erhöhter Toilettensitz (Übersicht in Effer et al. 1989).

Weiterhin ist die gesetzliche Krankenversicherung Kostenträger der ambulanten und klinischen Rehabilitation (im Gegensatz zu jüngeren Patienten, wo LVA bzw. BfA in der Regel Kostenträger sind).

Für viele Leistungen der gesetzlichen Krankenversicherung ist Eigenbeteiligung der Patienten vorgesehen. Eine Befreiung von Eigenbeteiligung (außer Kostenanteil bei stationärer Therapie) wird auf Antrag bei den Krankenkassen genehmigt, wenn das Einkommen weniger als DM 1344 monatlich beträgt bzw. DM 1848 bei Verheirateten nicht übersteigt (Gesundheitsreform 1989). Patienten die vollständig von der Zuzahlung befreit sind, haben auch Anspruch auf Übernahme von Taxikosten etc. (Effer et al. 1990; Gesundheitsreform 1989).

Leistungen nach dem Schwerbehindertengesetz

Um Nachteile von Behinderten gegenüber Gesunden auszugleichen, sieht dieses Gesetz für alte Patienten vor (Bundesarbeitsgemeinschaft Hilfe für Behinderte 1989; SchbG BVG 1986):

- Erleichterung im Nahverkehr,
- Steuerersparnis,
- höheres Wohngeld,
- einen Ausweis, der weitere Hilfen, wie Rundfunkgeführenermäßigung oder verbilligtes Telefon erschließt,
- evtl. Vorteile für Angehörige.

Um Zugang zu den Hilfen nach dem Schwerbehindertengesetz zu haben, muß vom zuständigen Versorgungsamt der Grad der Behinderung auf Antrag festgestellt werden.

Der Grad der Behinderung (GdB) ist ein Maß dafür, in wieweit Behinderung in bezug auf den für des Lebensalter typischen Zustand vorliegt (Kriterien in Bundesminister für Arbeit- und Sozialordnung 1983). Dabei werden allgemeine pysiologische Einschränkungen des Alters nicht berücksichtigt. Alter an sich ist keine Behinderung.

Eine Antragstellung für ältere Patienten ist sinnvoll,

- wenn Steuern gezahlt werden, denn Rentner und Rentnerinnen mit steuerpflichtigem Einkommen halten je nach GdB jährliche Steuerfreibeträge zwischen 600 und 7200 DM;

- wenn Erleichterungen für dem Nahverkehr oder für die Kfz-Haltung nötig sind;
- wenn Wohngeld bezogen wird; bei GdB von mehr als 80% erhöht sich die Bemessensgrenze des Wohngeldes;
- als Nachweis, wenn andere Leistungen bezogen werden sollen (so Rundfunkgebühren bzw. Telefongebührenermäßigung).

Der Zugang zum kostenlosen bzw. ermäßigten öffentlichen Nahverkehr und zur Kfz-Steuerbefreiung wird in Abb. 1 dargestellt (Arbeitsgruppe Tu was 87, 88).

Die Kfz-Steuerbefreiung und auch eine 25%ige Ermäßigung in der Kfz-Haftpflichtversicherung werden dann gewährt, wenn das Kfz auf den Behinderten zugelassen ist.

Den Bescheid, in dem mitgeteilt wird, wegen welcher Krankheiten Behinderung festgestellt wurde und wegen welcher nicht, sollte der Arzt sich unbedingt vom Patienten zeigen lassen, da die Einschätzung meist nach Aktenlage aufgrund der Anfragen bei den behandelten Ärzten erfolgt ist.

Leistungen nach dem Bundessozialhilfegesetz (BSHG)

Sozialhilfe tritt immer dann ein, wenn alle anderen Maßnahmen und die Selbsthilfe ausgeschöpft sind (Nachrangigkeitsprinzip). Weil vor Bewilligung von Leistungen geprüft werden muß, ob alle sonstigen Hilfen ausgeschöpft sind, ist u. a. das Antragsverfahren für Sozialhilfe so kompliziert.

Die Leistungen richten sich nach dem Einzelfall und werden nur bei vorliegendem Bedarf gewährt. Sie müssen in der Regel nicht zurückgezahlt werden.

Sozialhilfe wird auch gewährt, wenn in einer Notlage der Leistungsträger noch nicht sicher bekannt ist (z. B. eine Dekubitusmatratze ist sofort notwendig, die Kostenübernahme der gesetzlichen Krankenversicherung läßt auf sich warten, und es sind keine Eigenmittel vorhanden).

Von den vielen Hilfen nach den BSHG sind für alte Menschen von Bedeutung:

1) Hilfe zum Lebensunterhalt (HLU),
2) Hilfen in besonderen Lebenslagen (HBL).

1) Hilfe zum Lebensunterhalt

Sie umfaßt die Sicherung des „Existenzminimums" eines Gesunden. Mit dem „Regelsatz" werden alle Lebenshaltungskosten außer Warmmiete abgedeckt. Zusätzlich zum Regelsatz werden die Kosten für Miete und Heizung übernommen. Für über 60jährige wird der Regelsatz um 20% höher angesetzt. Er beträgt in Hessen zur Zeit DM 538 für den Ledigen und DM 969 für ein Ehepaar über 60 Jahre. Zusätzlich zu diesen Leistungen können für Wohnungsrenovierung, Kauf von Winterbekleidung etc. Beihilfen beantragt werden.

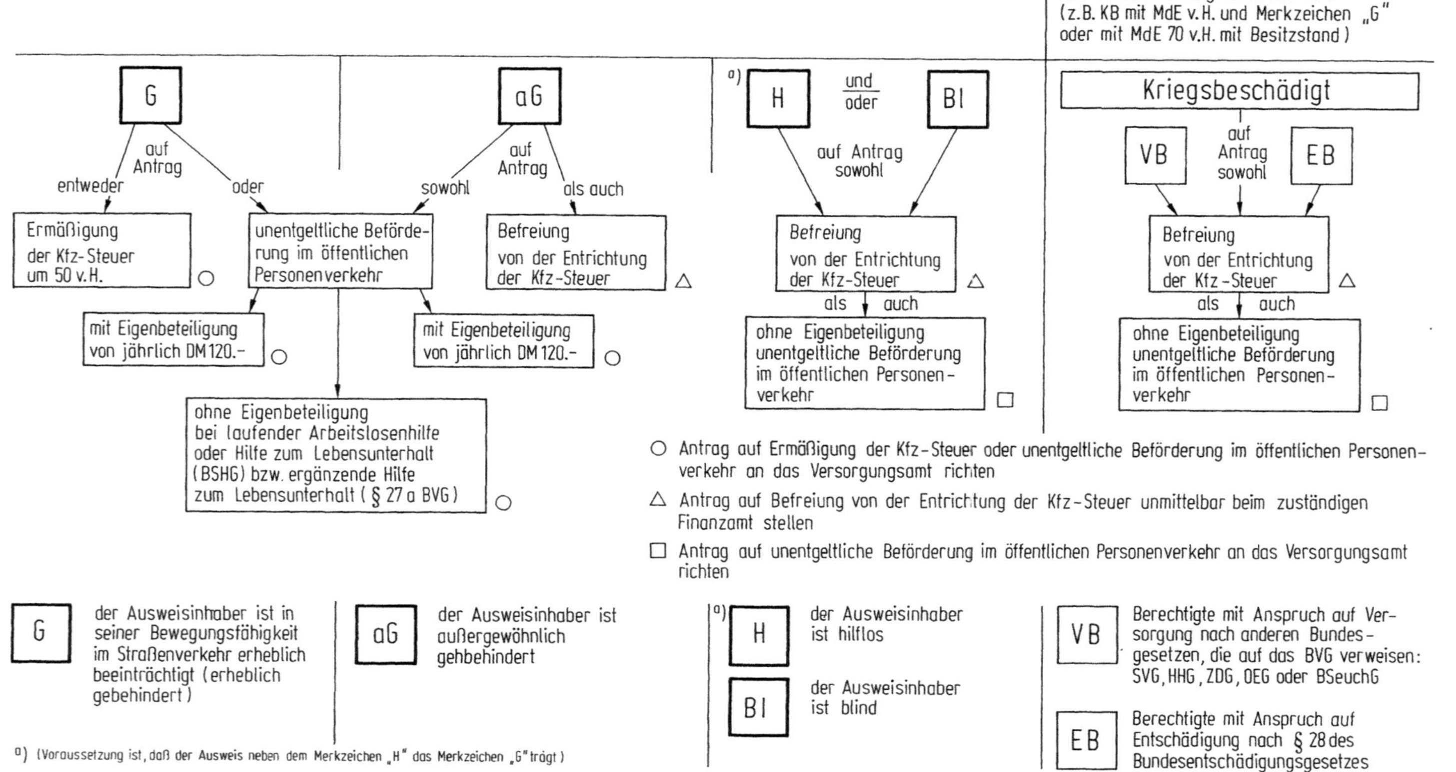

Abb. 1. Schwerbehinderte mit der MdE ab 50 v.H. und nachstehenden Merkzeichen. (Mod. nach Arbeitsgruppe Tu was 1987)

2) Hilfe in besonderen Lebenslagen

Sie wird gewährt, wenn es nicht möglich ist, aus eigenen Mitteln Notlagen-
situationen wie Krankheit, Behinderung und Pflegebedürftigkeit zu überwinden. Die für alte Menschen wichtigsten Hilfen sind:

- Altenhilfe (§ 75 BSHG),
- Hilfe zur Weiterführung des Haushalts (§ 70, 71 BSHG),
- Hilfe zur Pflege (§ 80, 69 BSHG),
- Krankenhilfe (§ 37 BSHG),
- Blindenhilfe (§ 67 BSHG),
- Eingliederungshilfe für Behinderte (§ 39 ff. BSHG).

Altenhilfe

Zu ihr gehören Hilfen, die einkommensunabhängig gewährt werden, wie Beratung und Hilfen bei Beschaffung und Erhaltung einer altengerechten Wohnung, bei Aufnahme in Altenheimen und bei der Inanspruchnahme altersge-
rechter Dienste wie Essen auf Rädern etc. sowie einkommensabhängige Hilfen
wie Zuschüsse zum Besuch von Veranstaltungen, Altenklubs oder auch Teilnahme an Altenurlauben.

Hilfe zur Weiterführung des Haushalts

Die Hilfe zur Weiterführung des Haushalts ist eine vorübergehende Hilfe, die
dann beantragt werden kann, wenn z. B. bei alten Ehepaaren der Ehepartner,
der sonst den Haushalt führt, nicht mehr dazu in der Lage ist, z. B. wegen eines
Krankenhausaufenthalts. Falls dies nicht durch nahe Angehörige möglich ist,
werden die Kosten vom Sozialamt übernommen.

Hilfen zur Pflege

Bei allgemeiner Pflegebedürftigkeit werden angemessene Aufwendungen erstattet.

Je nach Grad der Pflegebedürftigkeit wird ein Pflegegeld bezahlt (Tabelle 1).
Dieses Pflegegeld wird an den zu Pflegenden gezahlt, damit dieser die Mehr-
aufwendungen der pflegenden Angehörigen, die durch die Pflegebedürftigkeit
entstanden sind, abdecken kann. Es muß dem Sozialamt gegenüber nicht über
die Verwendung Rechenschaft abgelegt werden. Wenn die Ausgaben den Pau-
schalsatz übersteigen, können die effektiven Kosten gegenüber dem Sozialamt
geltend gemacht werden.

Die Kosten für eine Pflegekraft werden übernommen, wobei das pauschale
Pflegegeld ggf. bis auf die Hälfte gekürzt werden kann.

Weiterhin werden die notwendigen Hilfsmittel, die von den gesetzlichen
Krankenkassen nicht bezahlt werden, vom Sozialamt zur Verfügung gestellt
bzw. finanziert.

Die effektiven Kosten einer häuslichen Versorgung dürfen auch höher sein
als die Kosten einer Heimunterbringung, hier hat nach der höchstrichterlichen

Tabelle 1. Die Einkommensgrenzen nach dem Stand April 91 für Hessen, geringe Abweichungen. Sozialhilfe in and. Bundesländern

Soziale Hilfe	Anspruch bei		
	ledig	verheiratet	
Befreiung von der Verordnungsblattgebühr	< 1344 DM	< 1848 DM	Keine Zuzahlung und Eigenleistung bei Fahrtkosten (Taxi, Krankenwagen), Heil- und Hilfsmittel, Zahnersatz; Zuzahlung 10 DM pro Krankenhaustag (max. 14 Tage) bleibt
Hilfe zum Lebensunterhalt	Gesamteinkommen vermindert um Miete < 538 DM	< 969 DM	Sichert Existenzminimum, ggf. Zulagen für Diäten. Einmalige Leistungen für außergewöhnliche Belastungen (Renovierungen etc.)
Altenhilfe	Gesamteinkommen vermindert um Miete < 860 DM	< 1220 DM	Zuschüsse zu Reisen, Kulturveranstaltungen, Essen auf Rädern, Beratung in Altersfragen; keine Kostenübernahme für Reisen zu Verwandten etc., Freikarten für kommunale Einrichtungen
Haushaltshilfe	Wie Altenhilfe		Bei Erkrankungen des Haushaltsführenden wird Ersatzkraft bezahlt, um die Betreuung sicherzustellen (max. 6 Monate)
Allgemeine Pflegebedürftigkeit	Wie Altenhilfe		Wenn Hilfe bei einer der rechts aufgelisteten Verrichtungen nötig ist, werden effektive Kosten erstattet, z. B. Auslagen für Fahrtkosten etc. Hilfe nötig bei – Essen, Trinken, – Waschen, Rasieren, – An-/Auskleiden, – Gehen, – Notdürftigkeit
Qualifizierte Pflegebedürftigkeit	Gesamteinkommen vermindert um Miete < 1300 DM	< 1720 DM	Bei 3 der 5 aufgelisteten Verrichtungen muß Hilfe erforderlich sein. Leistungen: Pauschales Pflegegeld von 325 DM + effektive Kosten von Hilfsdiensten etc., ggf. wird Altersversorgung für pflegende Angehörige übernommen
Außergewöhnliche Pflegebedürftigkeit	Wie erhebliche Pflegebedürftigkeit		Kriterien wie erhebliche Pflegebedürftigkeit, zusätzlich Urin- und Stuhlinkontinenz. Pflegegeld 883 DM, sonst wie erhebliche Pflegebedürftigkeit
Schwerstpflegebedürftigkeit	Einkommen vermindert um Miete < 2550 DM	< 2950 DM	Z.B. ständige Aufsichtsbedürftigkeit, wie außergewöhnliche Pflegebedürftigkeit

Rechtsprechung familiäre Versorgung Vorrang, doch bleibt Wirtschaftlichkeit zu beachten. Für die einzelnen Leistungen nach dem Sozialhilfegesetz gibt es unterschiedliche Einkommensgrenzen (s. Tabelle 1). Bei Beantragung von Sozialhilfen werden auch die Einkommens- und Vermögensverhältnisse der unterhaltspflichtigen Angehörigen geprüft. Es sind nur Kinder gegenüber ihren Eltern unterhaltspflichtig, soweit es nach ihren Einkünften und sonstigen Unterhaltspflichten zumutbar ist. Enkelkinder oder Urenkel werden generall nicht zur Unterhaltspflicht herangezogen, ebenso nicht Geschwister oder Schwiegerkinder. Orientierend kann gesagt werden, daß bis einem Familieneinkommen von 3700 DM keine finanziellen Forderungen an die Kinder gestellt werden (verständliche Übersichten zur Sozialhilfe in Effer et al. 1990; Arbeitsgruppe Tu was 1987, 1988; Hahn 1988).

Befreiung von der Rundfunkgebühr

Sie kann gewährt werden für:
- Blinde,
- Schwerbehinderte mit GdB $>80\%$,
- Pflegegeldempfänger nach dem BSHG,
- Personen mit einem Einkommen bis ca. DM 300 über der Sozialhilfeschwelle,
- Personen mit Merkzeichen RF im Schwerbehindertenausweis (Bundesarbeitsgemeinschaft Hilfe für Behinderte 1989; Arbeitsgruppe Tu was 87, 89).

Telefongebührenermäßigung

Eine ermäßigte Telefengrundgebühr erhalten alle, die von der Rundfunkgebühr befreit sind, weiterhin alle alleinstehenden Rentnerinnen und Rentner, die Wohngeld beziehen und einen eigenen Haushalt führen (Bundesarbeitsgemeinschaft Hilfe für Behinderte 1989; Arbeitsgruppe Tu was 87, 88).

Zur Verordnung Sozialer Hilfen

Soziale Hilfen sind nicht von den anderen therapeutischen Maßnahmen losgelöst. Sie werden eingebunden in alle anderen therapeutischen Maßnahmen. Sie sind oft nicht einfach rezeptierbar, sondern verlangen komplizierte und vielfach auch peinliche Antragsverfahren.

Einfache Handlungsanweisungen oder Checklisten kann es nicht geben, oder sie sind unvollständig und verführen zum „Ratschlag", der den speziellen Bedürfnissen in der jeweiligen Situation nicht gerecht wird. Soziale Hilfen wirken im sozialen Umfeld des Patienten. Sie haben, in Analogie zur Pharmakotherapie, erwünschte und unerwünschte Wirkungen. Ein Pflegebett im Austausch für das zum Pflegen unpraktische Ehebett erleichtert fast alle pflegerischen Tätigkeiten, bedeutet aber für den Patienten auch, nicht mehr im eigenen Bett sterben zu können, bzw. macht die Verleugnung der Pflegebedürftigkeit schwieriger. Seine soziale Rolle ändert sich sichtbar in Richtung zur Abhängigkeit.

Eine spezielle ärztliche Technik ist nicht notwendig. Wir richten sozusagen unsere Antennen und die verschärfte Wahrnehmung unseres allgemeinmedizinischen Handelns auf den überindividuellen Bereich, das Beziehungsgefüge und die ökonomische Situation des Patienten. Alle Maßnahmen, auch die nur explorierenden Fragen, wirken im sozialen Netz des Patienten.

Fallbeispiel

Bei einem Hausbesuch verordnete ich einen Rollstuhl, als ein 80jähriger Patient mich darum bat. Die Indikation war gegeben, er konnte wegen Schwäche beider Beine bei einem Polioresidualbild und zerebralsklerotischem Schwindel nur noch an Krücken mit Unterstützung der Angehörigen bzw. einer Krankengymnastin laufen.

Der Patient wollte damit, so seine Angaben, im Garten des Anwesens umherfahren. Ich hatte den Patienten immer dazu gedrängt, öfter hinauszugehen, freute mich und rezeptierte den Stuhl. Ohne weiter mit der Tochter und dem Schwiegersohn zu sprechen, die im Haus in separater Wohnung wohnen, ging ich. Am Abend suchten mich, vor Wut schäumend, die beiden auf. Wenn der Alte nun mit dem Rollstuhl einen Verkehrsunfall verursache, sei ich schuld. Sie lehnten jede weitere Verantwortung ab, diese ganze Betreuung sei zuviel für sie. Sie würden jetzt ausziehen, und der auch sonst ungerechte Vater könne in ein Heim gehen. Viel Mühe und Bewältigungsarbeit waren nötig, das allerseits gestörte Beziehungsgefüge zu beruhigen. Letztlich war das weitere Hinzuziehen eines Zivildienstleistenden, der mit dem Patienten stundenweise Ausfahrten machte, die Lösung, da auch die Angehörigen entlastet wurden.

In Analogie zum somatischen Vorgehen kann bei der Verordnung sozialer Hilfen folgende Handlungsanweisung als Richtschnur dienen, die ich im folgenden weiter ausführen möchte:

1) Vorgehen dem Patienten erläutern,
2) subjektive Vorstellungen und Wünsche aller Beteiligten berücksichtigen,
3) objektive Fakten berücksichtigen,
4) Zusammentragen der Ergebnisse,
5) Erörterung der Erkenntnisse mit dem Patienten, ggf. auch mit dessen Angehörigen,
6) Realisation der Hilfen,
7) weitere Langzeitbetreuung der angerissenen Probleme.

1) Erläuterung des Vorgehens

Für Ärzte ist Schweigepflicht selbstverständlich. Patienten ist oft nicht klar, daß auch soziale Daten durch die Schweigepflicht geschützt sind. Wir reißen dem Patienten nicht das Hemd vom Leibe, um ihn abzuhören, sondern erläutern ihm unser Vorgehen. Eine Erläuterung der Schweigepflicht ist sinnvoll, verbunden mit dem Hinweis darauf, daß das Eruieren der sozialen Situation des Patienten nicht Selbstzweck ist, sondern Ausdruck ärztlichen Handelns mit dem Ziel, mögliche weitere Hilfen für seine Situation zu finden. Die Scham des Patienten ist größer als vermutet wird. Weiterhin ist eine Entbindung von der Schweigepflicht auch wichtig, um den anderen Helfern gegenüber Auskunft geben zu können.

2) Ergründen der subjektiven Vorstellungen aller Beteiligten

Um Erkenntnisse über die Lebensziele, Wünsche und Bedürfnisse, Neigungen und auch Ablehnungen des Patienten zu erhalten, spricht man, um Rücksichtnahmen zu vermeiden, auch alleine mit den Beteiligten. Eine Familienkonferenz zeigt viele Interaktionen, die sonst verborgen bleiben.

Gleiches gilt für die Angehörigen, für die Betreuer und für den behandelnden Arzt selbst.

Ziel dabei ist es, Antworten auf die Frage zu finden, welche Hilfen von wem gewünscht oder abgelehnt werden.

3) Parameter des Umfeldes und der Behinderung

Folgende Liste soll eine Hilfe sein, diese Angaben zu erheben

a) Sozialdaten:
- Gesamteinkommen des Patienten bzw. seiner Familie,
- Kaltmiete,
- Kosten für Heizung,
- Beschaffenheit von Wohnung, Treppenhaus etc.
- Ist ein Schwerbehindertenausweis vorhanden, und wenn ja, mit welchen Eintragungen?
- Werden aus dem Einkommen weitere Personen unterstützt?
- Werden bereits Leistungen bezogen?
- Sind Rücklagen oder Vermögen vorhanden?

b) Kriterien der Behinderung:
- Ist der Patient in der Lage, weiterhin seinen Haushalt zu versorgen? Worin bestehen Schwierigkeiten (Einkaufen, Essenzubereiten, Putzen, Wäscheflicken, Erledigung von Geldgeschäften)?
- Ist der Patient in der Lage, sich selber zu pflegen (konkret befragen nach Baden, Anziehen, Ausziehen, Zubettgehen, Nagelpflege, ganze Toilette, Essen und Trinken)?
- Können medizinische Maßnahmen durchgeführt werden, oder ist dabei Hilfe notwendig (Medikamenteneinnahme, Spritzenapplikation, Einreibungen, Verbände)?
- Bestehen besondere Erschwernisse wie Urin- oder Stuhlinkontinenz?
- Wie ist die Orientierung des Patienten? Liegen psychische Besonderheiten vor, oder ist Anleitung und Kontrolle bei allen Verrichtungen nötig?
- Sind besondere Hilfsmittel notwendig, wie Pflegebett, Toilettenstuhl, medizinische Hilfsmittel wie Anziehhilfe, Lesehilfe, Gehhilfe, bauliche Veränderungen in der Wohnung?

4) Zusammenfassung der Ergebnisse

Dieser Schritt des Innehaltens, der Reflexion vor einer „Diagnosestellung" hilft, klare Leitlinien für die nächsten Schritte zu finden, insbesondere, ob Rehabilitationsmaßnahmen sinnvoll erscheinen, ob eine ambulante Versorgung möglich ist oder ob doch ein Heim die bessere Alternative darstellt.

5) Erörterung der Ergebnisse

Die Erörterung dieser Ergebnisse mit den Angehörigen und dem übrigen Umfeld des Patienten sollte von empathischer Neutralität gekennzeichnet sein, die Widerstände sollten ernst genommen werden. Bei Klärung der Schwierigkeiten bzw. Widerstände gegen eine Beantwortung von Hilfen ist auch immer ein Verzicht darauf eine Möglichkeit. Die möglichen Hilfen sollten kurz erläutert werden.

6) Realisation der Hilfen

In Kenntnis der Grenzen des Patienten und seines Umfeldes und unter Förderung der Selbsthilfe erfolgt die Realisierung. Die Rezepte bzw. Verordnungen für die Heil- und Hilfsmittel werden ausgefertigt, die Kontaktpersonen für Hilfsdienste oder der Sozialstation werden benannt, evtl. wird ein kurzes Schreiben dazu verfaßt. Die ärztlichen Atteste sollten neben einer medizinischen Diagnose einen Hinweis auf die Prognose enthalten. Wichtig ist v. a. eine Zusammenfassung der Kriterien der Behinderung.

7) Langzeitbetreuung

Hierzu gehört das weitergehende Interesse am sozialen Umfeld. Wenn nicht immer wieder Fragen dazu gestellt werden, sondern der Arzt sich auf Blutdruck und Stuhlgang beschränkt, erfahren die unter viel Mühen eingeleiteten Maßnahmen der Hilfe eine Abwertung. Schwierigkeiten in der Realisation werden damit übersehen. Weiterhin müssen Sozialhilfe dem jeweiligen Verlauf angepaßt werden. Man sollte sozusagen einen Schritt weiter denken, sich darüber Gedanken machen, wie die Sterbebetreuung aussehen könnte, wenn die Pflege organisiert worden ist, oder im Rahmen der Sterbebegleitung zu bedenken, was aus den Pflegenden nach dem Tode des Patienten wird.

Um diese theoretischen Ausführungen anschaulicher zu machen, sollen alle Punkte noch einmal an einem Beispiel erläutert werden.

Fallbeispiel

Frau K., 77 Jahre alt, leidet an einem postthrombotischen Syndrom beidseits mit rezidivierenden Ulcera crurum, weiterhin besteht eine Herzinsuffizienz.

Herr K., 76 Jahre alt, leidet seit Jahren an einer langsam progredient aufsteigenden Paraparese der Beine bei einem muskelatrophischen Prozeß unklarer Genese. Sonstige Krankheiten bestehen nicht.

Bei einem Praxisbesuch von Frau K. wird ein Erysipel ausgehend von einem Ulcus-cruris-Rezidiv diagnostiziert. Auf den Rat, das Bein ruhigzustellen, meit die Patientin, dies sei nicht möglich, da sie den Mann pflege. Weiteren Fragen zur sozialen Situation steht sie ablehnend gegenüber. Bei allen bisherigen Arztkontakten wurde die Lebenssituation sowohl von den beiden Patienten als auch von ärztlicher Seite nicht angesprochen.

Bei einem Hausbesuch beim Ehepaar wird nach anfänglichem Zögern folgende soziale Situation geschildert:

Sozialhilfe, so meint das Ehepaar, käme für sie nicht in Betracht, außerdem würde sich das Sozialamt alles bei der Tochter wiederholen, so werde eisern gespart. Auf Wünsche angesprochen, meint Herr K., er habe außer dem Zahnarzt, wohin er mit dem Krankenwagen gebracht worden sei, seit 3 Jahren die Wohnung nicht verlassen, er wolle in kein Heim, da viele Bekannte aus der Nachbarschaft kämen, es wäre aber schön, wenn er auf den Fußballplatz könne. Frau K. möchte mit Hinweis auf ihr Alter Entlastung, verweist darauf, daß ihr das Ausdembettheben des Ehemannes schwerfalle.

Nach dem Auszug der Tochter vor 10 Jahren in den Nachbarort wegen Heirat leben sie allein in einer 90 qm großen 4-Zimmer-Wohnung mit Bad und WC. Dieses kann Herr K. jedoch nicht benutzen, da die Tür für den Rollstuhl zu schmal ist. Kleinere Einkäufe erledigt Frau K., sie kocht und hält auch im wesentlichen die Wohnung sauber, alle anderen Dinge werden von der Tochter, die fast jeden Abend kommt, erledigt.

Die Pflege des Herrn K. wird im wesentlichen von Frau K. geleistet. Sie hilft bei allen Verrichtungen, zu denen ein Paraplegiker nicht mehr in der Lage ist. Außer einer Urinflasche, einem Rollstuhl, einem Toilettenstuhl sind keine weiteren Hilfsmittel vorhanden.

Die Rente beträgt 1200 DM, 780 DM die Kaltmiete, Ersparnisse seien aufgebraucht, ein Schwerbehindertenausweis (100% GdB, Merkzeichen G, AG, H, RF) für Herrn K. ist seit einigen Jahren vorhanden; er sei jedoch zu nichts nütze, meint das Ehepaar. Rundfunkgebührenbefreiung wurde nicht beantragt. Keine Zeichen der Verwahrlosung, die Wohnung ist sauber. Zwei Räume der Hochparterrewohnung werden nicht genutzt.

Nach Erörterung und Abbau der Widerstände des Ehepaares, insbesondere des Mannes, der seine Behinderung als selbstverschuldet erlebt, wird der Einsatz der Gemeindeschwester zur Pflege des Beines der Patientin verordnet. Weiterhin wird zur Tochter der Patientin Kontakt aufgenommen. Diese hat bisher mit ca. 500 DM pro Monat neben allem persönlichen Einsatz die Eltern auch finanziell unterstützt. Sie wird über die möglichen Hilfen für ihre Eltern informiert und in die Grundzüge der Ulkus- und Kompressionstherapie eingewiesen. Der Antrag auf Befreiung von der Zuzahlungspflicht wird ihr mitgegeben. Sie vereinbart einen Besuchstermin des zuständigen Sozialarbeiters. Es werden beantragt und bewilligt:

1) Hilfe zum Lebensunterhalt (310 DM bei einer Unterhaltsleistung der Tochter von 145 DM),
2) Pflegegeld von 380 DM, da der Patient außergewöhnlich pflegebedürftig ist,
3) Kosten für den Einsatz des sozialen Hilfsdienstes, der Hilfe beim Aufstehen etc. leistet,
4) Essen auf Rädern,
5) Kostenübernahme für ein Pflegebett,
6) Befreiung von der Rundfunkgebühr und verbilligtes Telefon,
7) Teilnahme am Behindertentransportdienst.

Beantragt wird auch der Umzug in eine behindertengerechte Wohnung (im Stadtteil nicht vorhanden, lange Warteliste). Der Vermieter hat Zuschüsse zum behindertengerechten Umbau der Wohnung abgelehnt (ihre Annahme verpflichtet, die Wohnung 10 Jahre lang an Behinderte zu vermieten).

Nach 3 Monaten muß die Patienten wegen eines erneuten Erysipels und einer tiefen Beinvenenthrombose stationär behandelt werden. Bisher hatte die Patientin stationäre Behandlung immer abgelehnt. Nun fällt ihr die Zustimmung leicht. Den 4wöchigen Aufenthalt in der Universitätshautklinik genießt sie.

6 Wochen nach der Entlassung ist das 5 Jahre bestehende Ulkus verschlossen. Die orale Dauermedikation, vor allem „für Herz und Herzrhythmusstörungen" sowie Tranquilizer, kann abgesetzt werden.

Literatur

Arbeitsgruppe Tu was (1987) Leitfaden Sozialhilfe für Behinderte. Sozialarbeit der FH Frankfurt, Limeskorso 5, 6000 Frankfurt am Main 50
Arbeitsgruppe Tu was (1988) Leitfaden der Sozialhilfe. Sozialarbeit der FH Frankfurt, Limeskorso 5, 6000 Frankfurt am Main 50
Bundesarbeitsgemeinschaft Hilfe für Behinderte (1989) Die Rechte der behinderten Menschen und ihrer Angehörigen. Kirchfeldstraße 149, 4000 Düsseldorf 1

Bundesminister für Arbeit und Sozialordnung (1983) Anhaltspunkte für die ärztliche Gutachtertätigkeit im sozialen Entschädigungsrecht und nach dem Schwerbehindertengesetz. Köln, Bonn
Effer E, Engels A, Wenig M (Hrsg) (1990) Heil- und Hilfsmittel (Loseblattsammlung). Deutscher Ärzteverlag, Köln
Gerlach W (Hrsg) (1990) Therapien und technische Hilfen (Loseblattsammlung). Jüngling, 8047 Karlsfeld
Die Gesundheitsreform (1989) Der Bundesminister für Arbeit und Sozialordnung. Referat Öffentlichkeitsarbeit, Bonn
Hahn M (1988) Soziale Hilfen. In: König B (Hrsg) Die Allgemeinmedizin. Ein Lehrbuch, Bd 2
RVO-Reichsversicherungsordnung (1988) 14. Aufl. dtv, München (Beck-Texte)
SchwbG BVG Schwerbehindertengesetz (1986) 11. Aufl. dtv, München (Beck-Texte)

2.7 Grundzüge der häuslichen Krankenpflege

O. Schottdorf

Im Gegensatz zur Pflege im Krankenhaus, wo ausgebildete Fachkräfte die pflegerischen Maßnahmen selbständig und ohne weitere Anleitung durchführen, wird häusliche Krankenpflege zum allergrößten Teil von Laien durchgeführt, die über keine eigenen Erfahrungen oder Ausbildung zur Pflege verfügen. Das steigende Durchschnittsalter der pflegebedürftigen Menschen hat dazu geführt, daß die Pflegenden selbst im höheren Lebensalter stehen und durch die Pflege selbst nur noch gering belastbar sind. Hohe Mobilität in unserem Land, das geringe Ansehen von Pflege als solcher, die erheblichen Nachteile finanzieller Art und der Verlust an Lebensqualität bedingen, daß Pflegende aus der Enkelgeneration nur bedingt zur Verfügung stehen.

Ambulant arbeitende Pflegekräfte und soziale Hilfsdienste sind in der BRD in unterschiedlichsten Formen vorhanden, ihr Einsatz ist aber nur auf einen kleineren Teil der Pflegebedürftigen begrenzt. Untersuchungen schätzen, daß 80% der zu Hause Gepflegten ohne Hilfskräfte versorgt werden.

Mit Eintritt der Pflegesituation befinden sich nicht nur die zu Pflegenden selbst durch den Verlust ihrer körperlichen Unversehrtheit, die neu aufgetretenen Behinderungen und die mögliche Konfrontation mit dem Sterben in einer Krise, sondern auch die pflegenden Angehörigen, die für längere oder kürzere Zeit aus den gewohnten Lebensabläufen herausgerissen werden. Neben dieser familiären Krisensituation sind die Voraussetzungen für Pflege primär nicht günstig. Pflegebetten und Hilfsmittel sind nicht vorhanden. Bei der Planung von Wohnungen ist Pflegebedürftigkeit der Bewohner nicht berücksichtigt, wie z. B. hinsichtlich der Dimensionierung von Toiletten und Badezimmern. Ein „Umzug" auf die Pflegestation eines Altenheimes wäre dann nötig.

Dieses kurze Szenario mag genügen, um Teile der Problematik der häuslichen Krankenpflege aufzuzeigen.

Auch bei der häuslichen Krankenpflege sollte der Patient im Mittelpunkt stehen.

Poletti u. Beck (1986) haben es so formuliert:

Der kranke alte Mensch ist ein Erwachsener, welches auch immer sein physischer und psychischer Zustand sei. Er hat das Recht auf eine regelmäßige Information, Erhaltung seiner Eigenständigkeit und auf Beteiligung an der Pflege. Der kranke Betagte ist eine Person, dessen physische, affektive, intellektuelle und soziale Reserven momentan oder definitiv vermindert sind. Aus diesem Grund wird er sich in eine Situation der Abhängigkeit versetzt sehen, was geeignet ist, psychische und moralische Leiden herbeizuführen. Die vollständige und individualisierte Pflege regt das Mitmachen des Patienten an, nutzt seine Reserven, respektiert seine Würde und verleiht ihm ein Gefühl der Zugehörigkeit und des Selbstwertes, sie strebt die Anpassung des alten Patienten an seine komplexe Situation an oder begleitet ihn auf den Weg zum Sterben.

Den betagten Menschen in seiner Gesamtheit, seiner Ganzheit zu betrachten, ihn bei der Pflege und als Partner zu akzeptieren, ist schnell gefordert und kaum umstritten. Die Schwierigkeit liegt für die Angehörigen darin, dies täglich in der Praxis umzusetzen.

Die Pflegenden haben ihre eigenen Interessen, Probleme und Nöte, bei deren Bewältigung sie selbst nicht in ihrer Gesamtheit akzeptiert werden. Ärztinnen und Ärzte selbst sind durch viele innere und äußere Bedingungen auch nur begrenzt empathisch.

Realistischer sind die Ziele und Möglichkeiten der häuslichen Krankenpflege folgendermaßen umrissen: Der Eintritt des Pflegefalles führt zu einer Krisensituation nicht nur des Patienten, sondern auch seines sozialen Umfeldes. Die veränderte Situation verlangt ein Neustrukturieren des Zusammenlebens. Hierbei sind die Bedürfnisse und Möglichkeiten aller zu berücksichtigen, um so in einem Miteinander die Gesamtsituation positiv zu beeinflussen (s. Teil I, Kap. 4.7). Hier ist vom Arzt gefordert, Schwierigkeiten im Zusammenleben anzusprechen, tabuisierte Themen zu problematisieren, bei Lösungsmöglichkeiten zu helfen und nicht zu bevormunden.

Ärztliche Aufgaben im Bereich der häuslichen Krankenpflege

1) Information

Der Patient und auch die Pflegenden haben ein Recht darauf, vom Arzt zu erfahren, welche Ziele seine Maßnahmen verfolgen, da nur so eine Kooperation möglich ist. Ärztliche Verordnungen müssen für Patienten und Pflegende hinterfragbar sein. Einwände, Verweise auf Grenzen müssen berücksichtigt und ernstgenommen werden. Anordnungen, ärztliche Therapien sowie Kopien von Behandlungsunterlagen sollten in der Wohnung des Patienten verfügbar sein. In Krisen und Notfallsituationen, wenn einmal ein Notarzt gerufen werden muß, kann dieser umso besser im Gesamtkonzept der Hauskrankenpflege arbeiten, wenn er einen Arztbrief vorfindet, in dem Diagnose, Prognose und Vorschläge für Notfallsituationen niedergelegt sind.

2) Schutz vor weiterem Schaden

Im Krankenhaus- und Heimbereich sind Arbeitsschutzmaßnahmen durch die Berufsgenossenschaften etc. festgelegt. Trotzdem sind Verschleißerkrankungen des Bewegungsapparates die häufigste Ursache, warum Krankenschwestern und Altenpflegerinnen umgeschult werden.

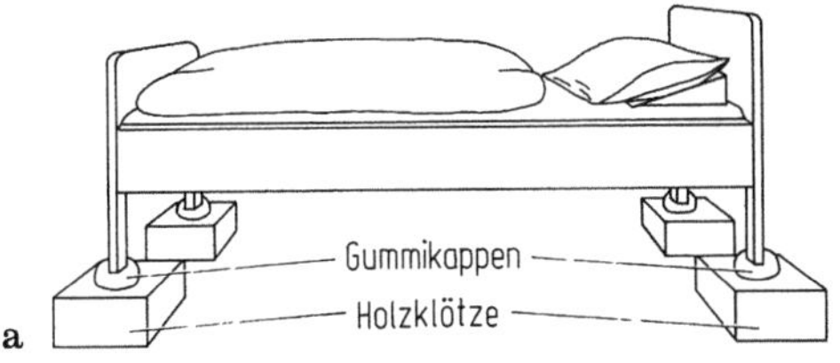

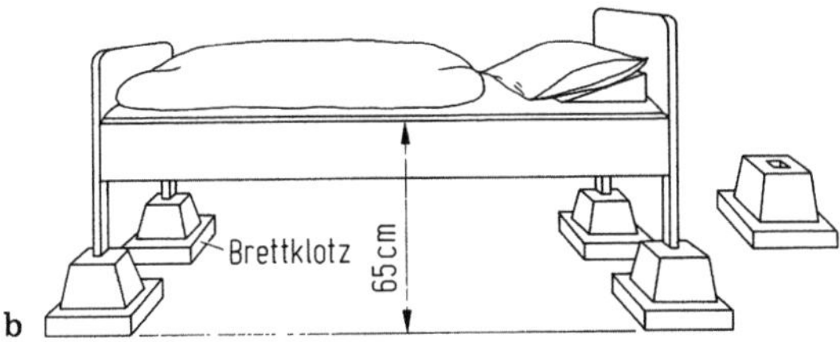

Abb. 1a, b. Erhöhung des Bettes. (Nach Vogel u. Wondtraschke 1985)

Untersuchungen haben gezeigt, daß pflegende Angehörige durch Pflege krank werden. Ein Schlafzimmer mit einem klassischen Doppelbett ist für Pflege denkbar ungeeignet.

Hier ist ärztliches Fingerspitzengefühl erforderlich, damit die oft seit Jahrzehnten bestehende Raumanordnung im Schlafzimmer aufgehoben werden kann. Neuanschaffungen sind nicht unbedingt notwendig. Die meisten Betten sind teilbar. Europaletten eigenen sich vorzüglich, um vorübergehend die Liegehöhe von ca. 35 auf 60 cm anzuheben (Abb. 1).

Weiterhin sollte daran gedacht werden, rechtzeitig Hilfsmittel wie Rückenstützen, Krankenaufrichter, Nackenrolle, Reifenbahren, Wasserkissen, Antidekubitusfell, Toilettenstuhl, Steckbecken und Urinflaschen zu verordnen, um so die Pflege für die Angehörigen und den Patienten angenehmer zu machen.

Falsche Pflegegriffe gefährden nicht nur den Pflegenden, sondern auch den Pflegebedürftigen.

Ein Hinzuziehen von Gemeindekrankenschwestern oder anderem ambulantem Fachpersonal kann einen Teil der Anleitung abnehmen. Das Lehrbuch *Hauskrankenpflege – Anleitung und Hilfen für Gruppenarbeit und Selbststudium*, herausgegeben von Alfred Vogler und Georg Wondtraschke (1985), eignet sich z. B. sehr gut für den Selbstunterricht der Angehörigen.

3) Vorbildfunktion

Wichtig ist, und dies sollte eigentlich selbstverständlich sein, daß sich der Arzt beim Untersuchen des Patienten – z. B. Abhören der dorsalen Lunge in Seitlagerung oder Aufrichten des Patienten – vorbildlich verhält. Sein Umgang mit den Kranken ist gutes oder schlechtes Vorbild für die anderen an der Pflege Beteiligten.

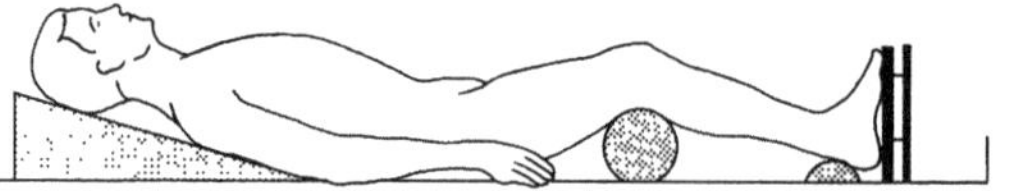

Abb. 2. Lagerung. (Nach Vogel u. Wondtraschke 1985)

4) Achten auf Prophylaxe

Bei akuten Krankheiten hat die – wohl gemerkt richtige – Bettruhe ihre therapeutische Berechtigung, jede längerdauernde Immobilisation macht sich in vielerlei Weise bemerkbar: Dekubitalulzera, Versteifungen, Kontrakturen, Thrombosen, Lungenembolien, Harnwegsinfekte, Exsikkose, Obstipation, rascher psychischer Verfall sind die Folgen. Doch sind die Furcht vor Stützen, vor einer „Erkältung durch einen Zug", der in der Laienmedizin Ursache für so viele Krankheiten ist, und die bessere Handhabbarkeit eines Bettlägerigen wichtige pathogene Faktoren.

Mobilisierung und rasches Verlassen des Lagers sind die beste Prophylaxe, wann immer sie medizinisch möglich sind. Alle Gelenke, insbesondere Hüft-, Knie- und Fußgelenke, sind von Kontrakturen bedroht. Hier wirken richtige Lagerung in Bewegungsmittelstellung (Abb. 2), unterstützende Hilfsmittel (Abb. 3) wie Schaumquader, Sandsäcke und eine Bettkiste als Gegenlager für die Füße sowie rechtzeitig begonnene passive und aktive Bewegungsübungen frühzeitig angewandt prophylaktisch. Bewegungsübungen müssen nicht unbedingt von Krankengymnasten/innen durchgeführt werden. Ihr zeitweiser Einsatz hat v. a. das Ziel, Angehörige und den Patienten in der Selbsthilfe anzuleiten. Genauso wichtig wie z. B. die Messung der Körpertemperatur und des Blutdrucks sind beim Hausbesuch die Kontrolle und das Sich-zeigen-lassen dieser prophylaktischen Maßnahmen.

Spezielle Prophylaxen

Dekubitusprophylaxe:

Alle Auflagestellen des Körpers, insbesondere am Kreuzbein, an den Fersen, Knöcheln und an den Hüften, sind durch Druckgeschwüre gefährdet.

Primäre Ursache ist die mangelnde Durchblutung der Haut und des darunterliegenden Bindegewebes durch die physikalische Noxe Druck. Irritationen der Hautoberfläche sind eher sekundär. Der Wunsch, die Haut durch Salben oder Sprays zu pflegen und dadurch einen Dekubitus zu vermeiden, ist verständlich, prophylaktisch wirkt jedoch primär die Druckentlastung. Darauf sind Patienten und Pflegende immer wieder hinzuweisen; natürlich sind auch die notwendigen Hilfsmittel zu verordnen. In Frage kommen hier Antidekubitusmatratzen, Wasserkissen, Luftsitzringe, Knierollen, Fersenmanschetten, auch Schwimmflügel und Synthetikfelle sind geeignet. Wichtig bleibt bei all

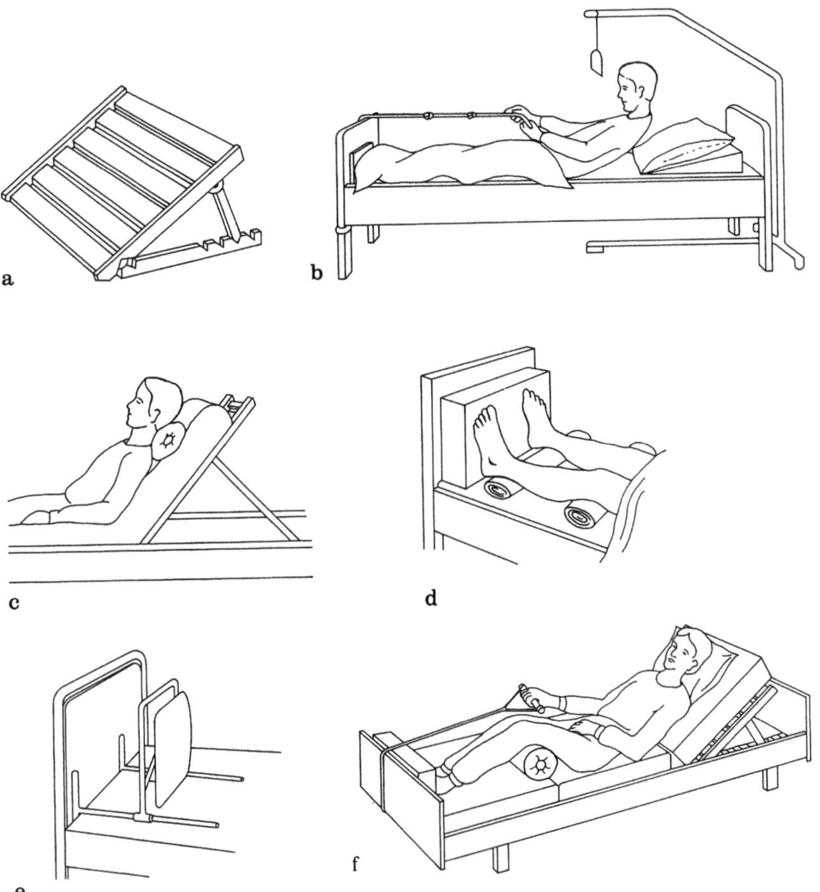

Abb. 3a–f. Hilfsmittel zur Lagerung. (Nach Vogel u. Wondtraschke 1985)

diesen Hilfsmitteln eine turnusmäßige Lagerung vom Rücken auf die Seite und zurück auf den Rücken und auf die andere Seite, ca. im Zweistundentakt. Das Waschen der Haut sollte vorsichtig geschehen, Abtrocknen kann durch Trockenföhnen erfolgen. Die Haut sollte nach dem Waschen leicht eingefettet werden.

Nekrosen und jauchige Geschwüre müssen abgetragen werden, langwierige Verbandswechsel mit Tamponade der Abszeßtaschen sind notwendig, Schwenklappenplastiken vermögen manchmal auch große Geschwüre wieder zu verschließen.

Thromboseprophylaxe:
Auch hier gilt, daß aktive Gymnastik und Bewegungsübungen die Strömungsverhältnisse in den unteren Extremitäten verbessern, als Hilfsmittel bieten sich z. B. Bettfahrräder an. Als passive Maßnahmen kommt die subkutane Hepa-

rintherapie in Frage, weiterhin das Tragen von Kompressionsstrümpfen und Kompressionsverbänden. Bei den Kompressionsverbänden muß darauf geachtet werden, daß das richtige Verbandsmaterial (nur Langzugbinden entwickeln in Ruhe den genügend hohen Arbeitsdruck) verwendet wird, daß eine richtige Wickeltechnik von den Angehörigen angewandt wird und der Verband bzw. Strumpf bis zur Leiste getragen wird.

Prophylaxe von Exsikkose und Obstipation:
Die Abnahme des Durstempfindens im Alter wird bei Pflegebedürftigkeit und Bettlägerigkeit noch dadurch verschärft, daß der freie Zugang zu Flüssigkeiten eingeschränkt ist und Urinieren zur Qual wird. Verordnen von Flüssigkeit oral, ggf. auch als Subkutaninfusion, hat nur begrenzten Erfolg, wenn nicht begleitende Maßnahmen das Urinieren bzw. den Windelwechsel einfacher machen.

Die landläufigen Vorstellungen einer Krankendiät sehen ballaststofffreie Ernährung vor. Diese Anordnung ist historisch verständlich und in Einzelfällen sinnvoll. Sie führt aber in Verbindung mit der Exsikkose zur Verstärkung der Obstipation. Bei neu aufgetretener Stuhlinkontinenz ist eine rektale Untersuchung unumgänglich, da eine häufige Ursache Kotsteine im Enddarm sind, die manuell oder instrumentell ausgeräumt werden müssen.

Notfallprophylaxe:
Bei dem meisten Pflegenden handelt es sich um Laien. Diese sind im Verlauf von Krankheiten bei der Bewertung von Krankheitssymptomen oder sonstigen Veränderungen am Patienten rasch verunsichert, so daß sie kompetenten Rat fordern. Dieser ist am Wochenende oder in Nachtstunden nicht immer sofort verfügbar. Hier sind Aufklärung über eventuelle Komplikationen, Therapieanordnungen für evtl. auftretende Schmerzen oder Erbrechen oder Anweisungen für den Fall des Ablebens des Patienten wichtig, um unnötigen Notfallalarm zu vermeiden. Jede falsche Notfallsituation führt zu einer Belastung des strapazierten Beziehungsgefüges. Diese Anweisungen sollten nach Möglichkeit schriftlich festgehalten sein, da die Betreuer wechseln.

5) Erkennen der Grenzen

Trotz aller Bemühungen, patienten- und familienzentriert unter Einsatz von Pflegekräften, Zivildienstleistenden und sonstigen sozialen Hilfen, kann die Situation auch bei gutem Willen aller Beteiligten an eine Grenze kommen, wo stationäre Pflege und Behandlung sinnvoller sind.

Dem Umgang mit Sterbenden ist ein eigenes Kapitel gewidmet (Teil I, Kap. 4.6). Jedes Krankenlager im Alter konfrontiert mit dem Problem Sterben. Bei der ärztlichen Betreuung von häuslicher Krankenpflege ist zu bedenken, daß die 5 Stufen nach Kübler-Ross (Nichtwahrhabenwollen, Auflehnung, Verhandeln, Depression und Hoffnung, Annahme und Abschied) auch bei den Pflegenden im Rahmen des Sterbeprozesses auftreten und die Aktivität und den Kontakt mit dem Patienten, mit dem Arzt oder Ärztin bestimmen.

Wir haben es bei den Pflegenden mit Laien zu tun, denen ärztliche Selbstverständlichkeiten nicht denkbar sind. Information und soviel Transparenz wie möglich sind der einzige Weg, den Pflegenden zu vermitteln, daß Tätigkeiten, die ärztlicherseits in einer anderen Phase der Erkrankung forciert worden sind, z. B. reichliches Trinken, in einer anderen Phase anderen Formen des Helfens (wie Lippenbefeuchten, Augen vor Austrocknung schützen) gewichen sind.

Viele Angehörige haben Angst davor, im Augenblick des Todes nicht dabei zu sein. Ein problemzentriertes Gespräch, in dem vermittelt wird, daß Sterben in der Regel ein Prozeß des schrittweisen Verlöschens von Lebensfunktionen ist, ist notwendig, um späteren Schuldgefühlen vorzubeugen.

Literatur

Poletti R, Beck A (1986) Die Krankenpflege in der Geriatrie. In: Mertin E, Junal JP (Hrsg) Lehrbuch der Geriatrie. 2. Aufl. Huber, Bern Stuttgart Toronto
Vogel A, Wondtraschke G (Hrsg) Hauskrankenpflege. Thieme, Stuttgart New York

2.8 Krankenhauseinweisung

H. Sandholzer

2.8.1 Die Bedeutung der Krankenhauseinweisung für den älteren Menschen

Aufgrund der zahlreichen diagnostischen und therapeutischen Möglichkeiten sowie der Gelegenheit, den Patienten rund um die Uhr zu betreuen, genießen die Krankenhäuser einen hohen Stellenwert bei der Versorgung des älteren Patienten. Insbesondere bei akuten Notfällen bevorzugen Hausärzte die Einweisung, obwohl zumindest ein Teil der Patienten genau so sicher zu Hause betreut werden könnte (Rowley et al. 1984). Von den über 65jährigen werden während eines Quartals etwa 4% der konsultierenden Allgemeinpraxispatienten eingewiesen. Hierbei können neben rein medizinischen Gesichtspunkten auch psychosoziale eine bedeutsame Rolle spielen: Pflegebedürftigkeit, psychische Erkrankungen (Kay et al. 1978), zu geringe soziale Unterstützung (Isaacs 1969), Entlastung eines überforderten Angehörigen (Sanford 1975).

Trotz aller dieser möglichen Gründe muß man sich vergegenwärtigen, daß einer Einweisung des Älteren in der Regel immer eine ernsthafte gesundheitliche Situation vorausgeht; wie Tabelle 1 verdeutlicht, unterscheiden sich Ältere, die während eines Quartals eingewiesen werden, von ambulant Betreuten vornehmlich durch einen stärker beeinträchtigten körperlichen und psychischen Gesundheitszustand als durch soziodemographische Charakteristika. Meistens hat auch der Hausarzt diese Patienten vor der Einweisung intensiver betreut. Entgegen manchen Erwartungen ist daher die sogenannte Fehlbelegungsquote bei über 60jährigen geringer als bei Jüngeren (Infratest 1989).

Trotzdem weisen ältere Patienten eine durchschnittlich höhere Verweildauer, größeren Medikamentenverbrauch und höhere Komplikationsraten auf (Weber et al. 1971; Schimmel 1964; Steel 1981). Tatsächlich ist die Mortalität während des Krankenhausaufenthalts für geriatrische Patienten deutlich höher (Südhof et al. 1970). In Follow-up-Studien verstarben innerhalb der ersten 2 Jahre nach Entlassung aus geriatrischen Kliniken 45% (Brocklehurst u. Shergold 1969) bzw. 65% (Silver u. Zuberi 1965); für Allgemeinkrankenhauspatienten schwankten die Sterblichkeitsziffern zwischen 36% (Schuckit et al. 1980) und 39% (Welten 1968). Wegen eines anderen Krankheitsspektrums und der damit verbundenen Multimorbidität und Chronizität steht eine Heilung seltener als

Tabelle 1. Charakteristiken von über 65jähriger Allgemeinpraxispatienten (n = 1972) vor ihrer Einweisung im Vergleich zu den ambulant behandelten Patienten

	Nicht stationär	Stationär
Weiblich	70,4%	67,1%
Verheitratet	42,4%	43,2%
Allein lebend	36,6%	35,3%
Heimbewohner	10,6%	11,8%
Körperlich beeinträchtigt*	25,3%	43,5%
Demenz*		
– mäßig schwere	5,1%	3,5%
– leichte	15,7%	34,1%
Eingeschränkter Gesamtzustand (Score)*	1,5	2,1
Mittleres Alter in Jahren	76	77
Zahl der Beratungen*	2,6	3,7
Zahl der Hausbesuchte*	1,5	4,6

*p < 0,01

bei Jüngeren als Kompensation für die Belastung durch die Hospitalisierung in Aussicht. Viele in dieser Altersgruppe haben sich bereits mit der Sterbeproblematik auseinandergesetzt und empfinden eine Einweisung nicht selten als unheilvolle Bedrohung. Vergegenwärtigt man sich im Geiste den Weg eines älteren Patienten von der Praxis in ein modernes Klinikum, so wird einem augenblicklich klar, daß der hohe Technisierungsgrad, der Verlust der Intimität und die passivere Patientenrolle zu einer erheblichen Entwurzelungssymptomatik führen können. Manche Ältere haben ja schon generell Schwierigkeiten, sich auf neue Situationen einzustellen. Die Trennung vom natürlichen Lebensraum, von den Angehörigen und der vertrauten Umgebung stellen besonders einschneidende soziale Veränderungen dar, auch für Jüngere. Daher ist es nicht verwunderlich, daß bei zwischen 30% und 60% der Krankenhauspatienten psychische Störungen auftreten (Lipowski 1967). Diese Größenordnungen werden auch bei geriatrischen Patienten beobachtet (Bergmann u. Eastham 1974; Copeland 1982), haben jedoch, insbesondere für solche mit präexistenten kognitiven Einschränkungen (s. Tabelle 1) prognostisch fatale Auswirkungen (Comargo u. Preston 1945).

2.8.2 Krankenhauseinweisung von älteren Menschen aus „sozialer Indikation": Nutzen und Risiko

Insgesamt handelt es sich also bei einer Krankenhauseinweisung um ein durchaus belastendes Ereignis per se; sie sollte daher unbedingt auf die notwendigen Fälle beschränkt werden, da sie eine Dekompensation des labilen Gesundheitszustands bewirken und zu einer der vielen typischen Einbahnstraßen in der Geriatrie werden kann (Amulree 1955; Isaacs 1969; Lindner 1975; Dan 1982; s. Abb. 1).

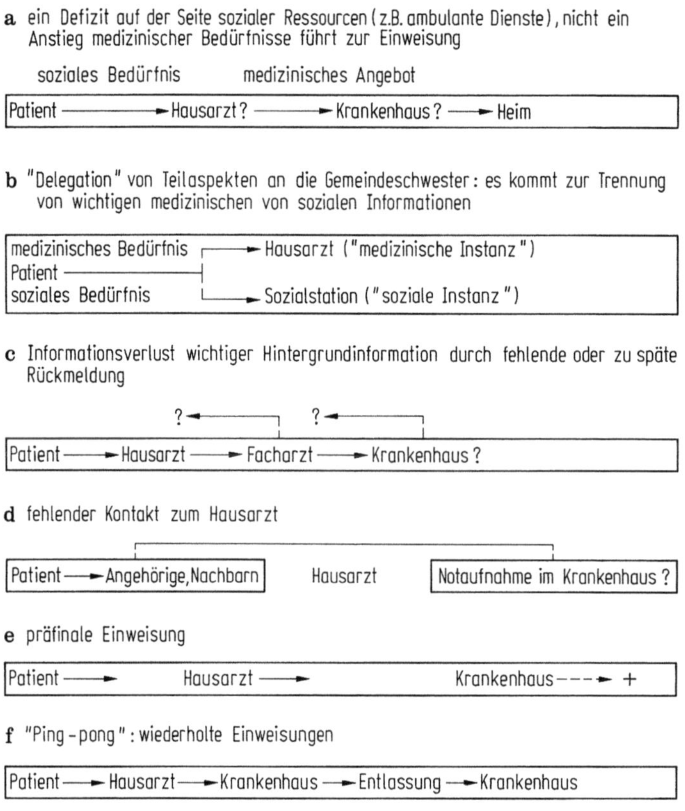

Abb. 1. Schwachstellen in der geriatrischen Versorgung

Der engagierte Hausarzt sollte daher einige Schwachstellen in der geriatrischen Versorgung vermeiden helfen, die in Abb. 1 dargestellt sind. Zum einen handelt es sich dabei um die Einweisung pflegebedürftiger Älterer aus „sozialer Indikation". Dies kann darauf zurückzuführen sein, daß man für den pflegebedürftigen Älteren keine geeigneten ambulanten Alternativen gefunden hat und als vorläufige Verlegenheitslösung zunächst eine Unterbringung im Krankenhaus in Betracht zieht. Ferner wird diese Maßnahme bevorzugt zur Krisenintervention bei überlasteten Pflegepersonen angewandt (Oliver 1986; McAlpine et al. 1986; Gill 1986; Lenton et al. 1986; Power et al. 1986; Burston 1986).

Beide Fälle sind jedoch nicht unproblematisch. Zum einen gibt es krankenhausspezifische Risiken, wie z. B. Beispiel Stürze (Schimmel 1964; Steel et al. 1981), Infektionen, Verwechslungen bei der Medikation (Reichel 1965) sowie Immobilisierung (Lindner 1975). Akute Verwirrtheitszustände bzw. das Delir werden in dieser Altersgruppe häufig ebenfalls dazugerechnet. Reichel entdeckte bei fast 40% von 500 hospitalisierten Älteren solche Komplikationen.

Eine hohe Anzahl von aufgenommenen Patienten sterben während eines Krankenhausaufenthalts (Amulree 1955; deLargy 1957; Isaacs u. Thompson 1960; Selley u. Campbell 1989). Mitgeteilte Sterblichkeitsziffern schwanken zwischen 2% und 13%. Rai et al. (1986a, b) berichten eine höhere Sterblichkeit bei jenen, die nicht aus einem medizinischen Grund („social" bzw. „holiday admission") eingewiesen wurden, als bei akut kranken Älteren. Obwohl diese Befunde starken Widerspruch ausgelöst haben (Oliver 1986; McAlpine et al. 1986; Murphy 1986; Gill 1986; Lenton et al. 1986; Power et al. 1986; Burston 1986), fand eine Studie, die dieses Ergebnis widerlegen wollte, immerhin ein um 1,5 erhöhtes relatives Mortalitätsrisiko für aus sozialen Gründen eingewiesene Patienten im Vergleich zu Patienten auf der Warteliste (Howarth et al. 1990). Bemerkenswerterweise wurden von den Krankenhausärzten deutlich seltener als von den Bezugspersonen Verschlechterungen bei den überlebenden Patienten bemerkt. Der in der Regel jüngere Stationsarzt kennt weder den Patienten noch die Versorgungsmöglichkeiten in der Gemeinde. Gerade der geistige Zustand und die psychosoziale Prognose werden häufig falsch beurteilt (Ehret 1982). Der Krankenhaussozialdienst, an den häufig „delegiert" wird, kann ärztliche und pflegerische Maßnahmen ergänzen und nicht ein sozialmedizinisches Defizit kompensieren (Mehs 1979, 1981; Neunkirchen u. Mehs 1980). Häufig werden so wichtige Hintergrundinformationen verloren, etwa über die Wohnverhältnisse bei etwa 30% der Patienten (Xander 1981). Dies führt letzlich zu einer großen Zahl von Patienten, deren Rückkehr in den Wohnbereich unsicher ist. So werden zwischen 8% und 20% der älteren Krankenhauspatienten in die geschlossene Altenhilfe übergeführt (Welten 1968; Schuckit et al. 1980).

Weitere wichtige Schwachpunkte betreffen die Delegation an die Sozialstation oder an Fachärzte, wenn keine gemeinsame Kommunikation und Betreuung zustande kommen. Die präfinale Einweisung eines sterbenden Patienten kann beim Fehlen von geeigneten Betreuungspersonen unumgänglich sein (Herd 1990). Allerdings fehlen häufig Standfestigkeit bei allen involvierten Personen und Spezialkenntnisse bei den Ärzten, z. B. in der Schmerztherapie, um einen Sterbenden bis zum Ende zu betreuen. Speziell in Deutschland ist die Situation aufgrund der Überbewertung medikolegaler Gesichtspunkte und erheblicher struktureller Mängel unerfreulich, während z. B. in England eine lange Tradition des Hospizbewegung besteht.

2.8.3 Verlauf nach der Entlassung

Eine besonders ernste Problematik ist die Wiederaufnahme nach Entlassung (Amulree 1955; Arnold u. Exton-Smith 1962; Brocklehurst 1969), die in manchen Studien fast jeden 5. geriatrischen Patienten betrifft: Amulree (1955) fand 17%, Brocklehurst 26%. Fast in allen westlichen Ländern stehen die Krankenhäuser unter dem Druck, die Verweildauer zu senken, so daß medizinische Gründe (Williams u. Filton 1989, 1990) die Hauptursachen für die Wiederaufnahme darstellen. Bei Älteren spielen bei über 80% eine zu hohe Bela-

stung der Pflegeperson, bei etwa 60% eine zu frühe Entlassung und bei 47%
eine unzureichende Information des Hausarztes eine Rolle.

Wesentlicher Schwachpunkt stellt hierbei der zu spät oder inhaltlich unzureichende ausgestellte Arztbrief dar (Bado u. Williams 1984; Heckl 1988; Huppmann et al. 1988). Ein Entlassungsbrief kann per Post verschickt oder dem Patienten mitgegeben werden, in beiden Fällen erreicht er den Hausarzt häufig
zu spät oder gar nicht (Dover u. Lew-Beer 1984). Man sollte sich fragen, ob
das Telefon keine geeignetere Kommunikationsmöglichkeit darstellt, den niedergelassenen Kollegen rechtzeitig über den Entlassungstag und den Gesamtzustand zu informieren. Insbesondere wenn der Patient freitags nachmittags
entlassen werden soll, sind Maßnahmen von seiten des Hausarztes und der
Sozialstation schwierig zu organisieren. Ferner finden sich sowohl ein Mangel
an gemeindenahen Nachsorgemöglichkeiten (Müller u. Wasem 1984) als auch
eine ungenügende Hausbesuchstätigkeit nach Entlassung (Williams u. Fitton
1990). Grundsätzlich sollte man sich vor Augen führen, daß jeder Krankenhausaufenthalt einen langfristig wirksamen Risikofaktor für den älteren Menschen darstellt.

2.8.4 Konsequenzen für bessere Versorgung des älteren Menschen

Die wenigen Interventionsstudien zeigen, daß Ansatzpunkte für eine verbesserte Versorgung sowohl im stationären wie auch im ambulanten Sektor zu suchen sind (s. Tabelle 2). Eine vorwiegend diagnostische Verbesserung mit nur
minimalem therapeutischem Angebot (Epstein et al. 1990; Rubinstein et al.
1989) hat keine durchgreifende Verbesserung gebracht. Am günstigsten sind
die Effekte praktischer Beratung und Versorgung mit Hilfsmöglichkeiten
(Hendriksen et al. 1984; Townsend et al. 1988). Obwohl teilstationäre Einrichtungen für gewisse Patientengruppen sicher von großem Wert sind, konnten
Tucker et al. (1984) weder eine über 5 Monate anhaltende klinische Verbesserung noch den gemeinhin postulierten Einsparungseffekt von Tageskliniken
bestätigen. Dies spricht neben den anderen skizzierten Schwachstellen für eine
engere Kooperation des Hausarztes mit anderen, bereits bestehenden Diensten.
Hierzu gehörten v. a. die Gemeindeschwester, die Beratungsstellen und der Kol-
lege im Krankenhaus. Er läßt sich somit ein Aufgabengebiet des Allgemeinarztes entwerfen, das in Abb. 2 dargestellt ist.

Idealerweise sollte hier der Hausarzt die Verzahnung von ambulantem und
stationärem Bereich gewährleisten. Dies muß einen intensiven Informations-
austausch, das Vermeiden potentiell schädlicher Maßnahmen und die gezielte
Auswahl bestimmter Patientengruppen für die einzelnen Angebote beinhalten.
Das Allgemeinkrankenhaus darf nicht als kurzfristige Verwahranstalt für anders nicht unterzubringende „geriatrische Fälle" angesehen werden und nicht
unter dem Zwand stehen, mit älteren Patienten je nach ökonomischen Maßga-
ben zu verfahren. Hier sollte vielmehr eine hervorragende Möglichkeit zur Verbesserung des körperlichen und funktionellen Zustands besonders rehabilita-
tionsbedürftiger Älterer geschaffen werden. Von allgemeinmedizinischer Seite

Tabelle 2. Geriatrische Interventionsstudien (randomisiertes, kontrolliertes Studiendesign; n.s., nicht signifikant)

Autor Jahr Land	n	Alter	Interventionstrategie			Outcome			
			Setting	Dauer (Jahre)	Maßnahme	Mortalität	Heim-aufnahme	Krankenhaus-aufenthalt	Behinderung (ADL)
Goldberg et al. (1970) London, Großbritannien	150	≥70	Klienten der Gesundheitsfürsorge	1	Betreuung durch Sozialarbeiter	n.s.	n.s.	n.s.	n.s.
Tulloch u. Moore (1979) Großbritannien	145	≥70	Allgemeinpraxis	2	Screening und Behandlung durch den Hausarzt	n.s.	n.s.	n.s.	n.s.
Vetter et al. (1984) Großbritannien	471	≥70	Allgemeinpraxis	2	Hausbesuche von Gemeindeschwestern	−28%	n.s.		n.s.
Hendriksen et al. (1984) Kopenhagen, Dänemark	285	≥75	Gebietsbezogene Feldstudie	3	Vermittlung ambulanter Dienste	−14%	n.s.	−24%	
Kennie et al. (1985) Großbritannien	54	≥65	Postoperative Patientinnen (Femurfraktur)		Geriatrische Rehabilitation im Belegkrankenhaus		−69%	−41%	+
Rubinstein et al. (1984) Los Angeles, USA	63	≥65	Geriatrische Assessmentklinik	1	Betreuung nach stationärer Einweisung	−50%	−42%	n.s. (−25%)	+
Tucker et al. (1984) Auckland, Neuseeland	62	≥55	Tagesklinik	1/2	Rehabilitation		n.s.	−50%	n.s.
Rubinstein et al. (1989) Kalifornien, USA	253		Internistische Fachpraxen	1	Ausbildung der Ärzte; Screening der Patienten	n.s.		n.s.	n.s.
Townsend et al. (1988)	464	≥75	Klinikpatienten vor Entlassung	1,5	Praktische Hilfe und Beratung durch speziellen Dienst	n.s.		−25%	n.s.
Epstein et al. (1990) Rhode Island, USA	181 208	≥70	Klienten der Gesundheitsfürsorge	1	Geriatrisches Assessment mit telephonischem Follow-up	n.s.	n.s.	n.s.	n.s.

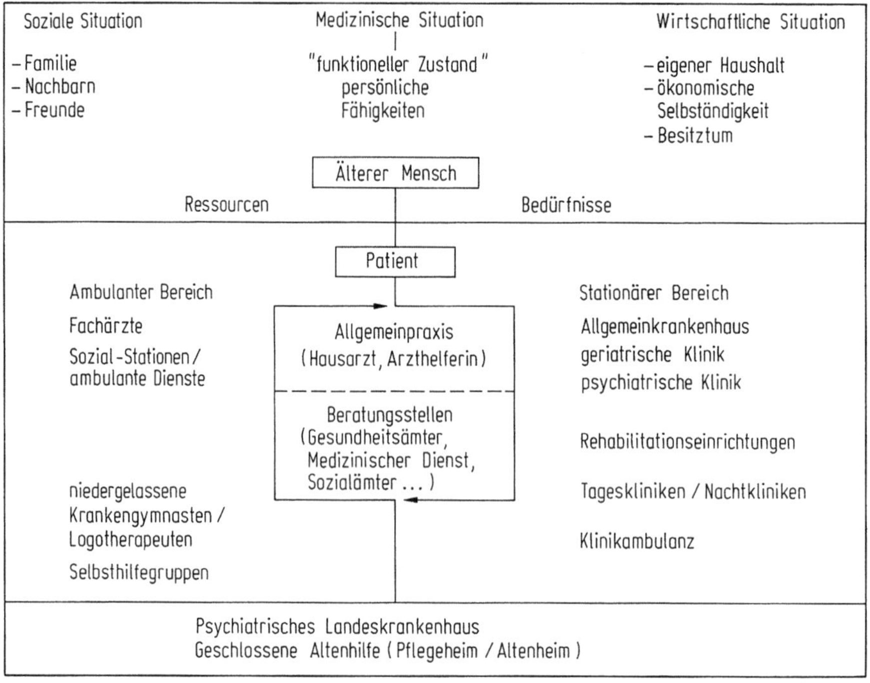

Abb. 2. Prinzip der gemeindenahen Versorgung mit dem Hausarzt als zentralen Koordinator

vermeidbare Einweisungsindikationen sind Medikamentennebenwirkungen, medikolegale Erwägungen bei infauster Prognose sowie Wochenendeinweisungen durch den mit dem Patienten nicht vertrauten Vertreter. Screeningprogramme in der Allgemeinpraxis haben in einigen Studien zu einer erhöhten Einweisungsrate geführt, die jedoch bei einer substantiellen Patientenzahl durch eine rechtzeitige Behandlung beeinflußbarer Krankheiten und eine kürzere Verweildauer kompensiert wurde. Noch wichtiger dürfte der Hausbesuch als erste sozialmedizinische Maßnahme sein, die in anderen Ländern auch von Fachärzten geschätzt wird (Mulley 1988). Noch während sich der Ältere im Krankenhaus befindet, sollte die Entlassung bzw. Einweisung in die geschlossene Altenhilfe *mit dem Hausarzt* besprochen werden. Eine rechtzeitige Information über den Entlassungszeitraum hilft bei der Koordinierung der ambulanten Nachsorge. Wo teilstationäre Nachsorgeeinrichtungen und geriatrische Abteilungen an Krankenhäusern fehlen, kann viel durch eine engagierte und partnerschaftliche Zusammenarbeit zwischen Sozialstationen und Hausärzten erreicht werden. Die Nachsorge des entlassenen Patienten beinhaltet auch die Bewertung der Diagnosen, der Medikation und des Erfolgs der Einweisung. Therapievorschläge, die manchmal leider noch eine große Zahl von Medikamenten umfassen, sollten nach einer kritischen Bewertung auf ambulante Durchführbarkeit weitergeführt werden. Beratung und Unterstützung sollten auch die Angehörigen einschließen. Frisch entlassene Ältere und ihre Angehörigen sind immer als Menschen zu betrachten, die eine umgehende Betreuung durch den Hausarzt brauchen.

Literatur

McAlpine CH, Lennox J, Roberts M (1986) Letter BR Med J 292:481−481

Amulree L (1955) Modern hospital treatment and the pensioner. Lancet II:571−575

Anderson WF, Cowan NR (1955) A consultative health centre for older people. Lancet II:239−241

Arnold J, Exton-Smith AN (1962) The geriatric department and the community. Lancet II:551−553

Bado W, Williams CJ (1984) Usefulness of letters from hospitals to general practitioners. Br Med J 288:1813−1816

Bergmann K, Eastham EJ (1974) Psychogeriatric ascertainment and assessment for treatment in an acute ward setting. Age Ageing 3:174−188

Brocklehurst JC, Shergold M (1968) What happens when geriatric patients leave hospital. Lancet II:1133−1135

Brocklehurst JC, Shergold M (1969) Old people leaving hospital Gerontol Clin 11:115−126

Burston GR (1986) Letter. Br Med J 292:483

Comargo O, Preston GH (1945) What happens to patients who are hospitalized for the first time when over sixty-five years of age. Am J Psychiatry 102:168−173

Copeland JRM (1982) Mental illness among the elderly in London. In: Magnussen G, Nielsen J, Buch J (eds) Epidemiology and prevention of mental illness in old age. Hellerup, Dänemark, pp 63−66

Dan J (1982) Über die Pflegebedürftigkeit von Altersrentnern auf dem Lande. Z Altersforsch (Dresden) 37:373−377

Dover SB, Low-Beer TS (1984) The initial hospital discharge note: send out with the patient or post? Health Trends 16:48

Ehret T (1982) Psychische Störungen und klinische Prognose bei älteren Allgemeinkrankenhauspatienten. Med. Dissertation, Heidelberg

Epstein AM, Hall JA, Fretwell M, Feldstein M, DeCiantis ML, Rowe J, McNeil BJ (1990) Consultative geriatric assessment for ambulatory patients: a randomized trial in a health maintenance organization. JAMA 26:538−544

Freedman GR, Charlewood JE, Dodds PA (1978) Screening the aged in general practice. J R Coll Gen Pract 28:421−425

Gill M (1986) Letter. Br Med J 292:482

Heckl RW (1988) Die Meinung niedergelassener Ärzte zum klinischen Arztbrief. ZFA 64:165−169

Hendriksen C, Lund E, Stromgard E (1984) Consequences of assessment and intervention among elderly people: a three year randomised controlled trial. Br Med J 289:1522−1524

Herd EB (1990) Terminal care in a semi-rural area. Br J Gen Pract 40:248−251

Howarth S, Clarke C, Bayliss R, Whitfield AGW, Semmence J, Healy MJR (1990) Mortality in elderly patients admitted for respite care. Br Med J 300:844−847

Huppmann G, Faust G, König B, Schmaltz B, Wünstel G (1988) Klinische Arztbriefe über konservativ behandelte Patienten. ZFA 64:157−164

Infrateststudie (1989) Jüngere Patienten blockieren häufiger Akutbetten. Dtsch Ärztebl 86:2219−2220

Isaacs B (1969) Some characteristics of geriatric patients. Scott Med J 14:243−251

Isaacs B, Thompson J (1960) Holiday admissions to a geriatric unit. Lancet I:969−971

Kennie DC, Reid J, Richardson JR, Kiamari AA, Kelt C (1988) Effectiveness of geriatric rehabilitative care after fractures of the proximal femur in elderly women: a randomized controlled trial. Br Med J 297:1083−1086

Kay DWK, Bergmann K, Foster EM, McKechnie AA, Roth M (1978) Mental illness and hospital usage in the elderly: A random sample followed up. Gerontology 24:293–298

Kisker KP, Lauter H, Meyer JE, Müller C, Strömgren E (1989) Psychiatrie der Gegenwart. Bd 6: Organische Psychosen. Springer, Berlin Heidelberg New York

Largy J de (1957) Six weeks in: six weeks out. A geriatric hospital scheme for rehabilitating the aged and relieving their relatives. Lancet I:418–419

Lenton RJ, Murdoch PS, Simpson A (1986) Letter. Br Med J 292:482

Liebermann MA (1961) Relationship of mortality rates to entrance at home for the aged. Geriatrics 16:515–519

Lindner O (1975) Zielvorstellungen bei der geriatrischen Rehabilitation. Aktuel Gerontol 4:107–109

Lipowsky ZJ (1967) Review of consultation psychiatry and psychosomatic medicine. II: Clinical aspects. Psychosom Med 29:201–224

Lowther CP, McLeod RDM, Williamson J (1970) Evaluation of early diagnostic services for the elderly. Br Med J 3:275–277

Mehs M (1979) Sozialdienst im Krankenhaus. MMG 4:229–235

Mehs M (1981) Sozialarbeit im Gesundheitswesen – Wandel eines Arbeitsfeldes. MMG 6:153–158

Mulley GP (1988) Home visiting by consultants. Br Med J 296:515–516

Müller J, Wasem J (1984) „Missing links" zwischen ambulanter und stationärer Versorgung im ärztlichen und pflegerischen Bereich. Arch Wiss Prax Soz Arbeit 15/2:94–115

Murphy E (1986) Letter. Br Med J 292:481–482

Neukirchen M, Mehs M (1980) Die Mittlerfunktion des Sozialdienstes im Krankenhaus. Dtsch Ärztebl 9:539–542

Oliver J (1986) Letter. Br Med J 292:481–481

Power MJP, Mc Connel G, Taylor I (1986) Letter. Br Med J 292:482

Rai GS, Murphy P, Pluck RA (1985) Who should provide hospital care of the elderly people? Lancet I:683–685

Rai GS, Bielawska C, Murphy PJ, Wright G (1986a) Hazards for elderly people admitted for respite ("holiday admissions") and social care ("social admissions"). Br Med J 292:240–240

Rai GS, Bielawska C, Murphy C, Wright G (1986b) Letter Br Med J 292:482

Reichel W (1965) Complications in the care of 500 elderly hospitalized patients. J Am Geriatr Soc 13:973–981

Rowley JM, Hampton JR, Mitchell JRA (1984) Home care for patiens with suspected myocardial infarction: use made by general practitioners of a hospital team for initial management. Br Med J 289:403–406

Roy CW, Arthurs Y, Hunter J, Parker S, McLaren A (1988) Work of a rehabilitation medicine service. Br Med J 297:601–604

Rubenstein LV, Calkins DR, Young RT, Cleary PD, Fink A, Kosecoff J, Jette AM, Davies AR, Delbanco TL, Brook RH (1989) Improving patient function: a randomized trial of functional disability screening. Ann Intern Med 11:836–842

Sanford JRA (1975) Tolerance of debility in elderly dependents by supporters at home: its significance for hospital practice. Br Med J III:471–473

Schimmel EM (1964) The hazards of hospitalization. Ann Intern Med 60:100–110

Schuckit MA, Miller PL, Berman J (1980) The three year-course of psychiatric problems in a geriatric population. J Clin Psychiatry 41:27–32

Selley C, Campbell W (1989) Relief care and risk of death in psychogeriatric patients. Ber Med J 298

Silver CP, Zuberi SJ (1965) Prognosis of patients admitted to a geriatric care unit. Gerontol Clin 7:348–357

Steel K, Gertman PM, Crescenzi C, Anderson J (1981) Iatrogenic illness on a general medical service at a university hospital. N Engl J Med 304:638–642

Südhof H, Müller A (1971) Das internistische Alterskrankengut eines mittleren Allgemeinkrankenhauses. Z Gerontol 5:117–125

Südhof H, Müller C, Reinke H, Stohlmann H (1970) Die Mortalität internistischer Krankenhauspatienten in Abhängigkeit von Lebensalter und Erkrankung. Lebensversicherungsmedizin 6:133–134

Thomson FJ, Cheshire GM, Bannister P (1990) Letter Br Med J 300:539–539

Townsend I, Piper M, Frank AO, Dyer S, North WRS, Meade TW (1989) Reduction in hospital readmission stay of elderly patients by a community based hospital discharge scheme: a randomized controlled trial. Br Med J 297:544–297

Tucker MA, Davison JG, Ogle SJ (1984) Day hospital rehabilitation – effectiveness and cost in the elderly: a randomised controlled trial: Br Med J 289:1209–1212

Tulloch AJ, Moore V (1979) A randomized controlled trial of geriatric screening and surveillance in general practice. JR Coll Gen Pract 29:733–742

Vetter NJ, Jones DA, Victor CR (1984) Effect of health visitors working with elderly patients in general practice: a randomised controlled trial. Br Med J 228:369–372

Weber E, Disep J, Jorke D (1971) Die Einwirkung des Altersfaktors auf Verweildauer, Medikamentenverbrauch und Komplikationsrate bei den Krankheitsbildern: Pneumonie, essentielle Hypertonie. Ulkuskrankheit und akute Cholezystitis. Dtsch Gesundheitswesen 26:492–496

Williams EJ, Bennett FM, Nixon JV, Nicholson MR, Gabert J (1972) Sociomedical study of patients over 75 in general practice. Br Med J 2:445–448

Welton JBV (1968) Old people in hospital. Vogt, Nijmegen

Williams EI, Fitton F (1989) Factors affecting early unplanned readmission of elderly patients to hospital. Br Med J 297:784–787

Williams EJ, Fitton F (1990) General practitioner response to elderly patients discharged from hospital. Br Med J 300:159–161

Williamson J, Stokoe IH, Gray S, Fisher M, Smith A, McGhee A, Stephenson E (1964) Old people at home – their unreported needs. Lancet I:1117–1120

Xander LU (1981) Die Rückkehr geriatrischer Patienten in den Wohnbereich – Ergebnisse einer Pilotstudie in Berliner Krankenanstalten. Z Gerontol 14/6:739–754

2.9 Vorbereitung des älteren Patienten vor operativen Eingriffen

H. Sandholzer

Die Zahl operativer Eingriffe bei älteren Patienten hat in diesem Jahrhundert so drastisch zugenommen, daß derzeit etwa jeder fünfte Eingriff bei einem über 65jährigen Patienten vorgenommen wird (Otteni et al. 1985; Mayrhofer et al. 1985). Nicht allein die Bevölkerungsentwicklung, sondern auch ein anderes Krankheitsspektrum und gestiegene therapeutische Möglichkeiten sind hierfür verantwortlich. Die häufigsten Operationen bei Älteren sind Kataraktextraktionen, transurethrale Prostataresektionen, Herinotomien, Cholezystektomien und Totalendoprothesen des Hüftgelenks. Zumindest 3 dieser Operationen kommt eine hohe Bedeutung für die tägliche Funktionskapazität zu, wobei die Operationsfrequenz der großen orthopädischen Eingriffe in Zukunft eher noch zunehmen dürfte. Der hohe Sicherheitsstandard, den Anästhesie, operative Technik und Nachsorge erreicht haben, hat somit seinerseits dazu geführt, die Indikation zu einem operativen Eingriff beim alten Menschen großzügiger zu stellen als früher. Dies wurde maßgeblich durch die Erkenntnis bewirkt, daß die − mit höherem Alter freilich häufiger anzutreffenden − Begleiterkrankungen das perioperative Risiko beeinflussen und weniger das chronologische Alter an sich (Osswald et al. 1987). Durch gezieltes präoperatives Management, intensive Überwachung und Einführung einer adäquaten Nachsorge haben sich negative Auswirkungen des Eingriffs und dieser Risikofaktoren deutlich reduzieren lassen. Während in den 60er Jahren nahezu jeder dritte über 90jährige operierte Patient starb, sank die Sterblichkeit in den 70er und 80er Jahren auf unter 10%. (Djokovic u. White 1979; Warner et al. 1988). Langjährige Nachbeobachtungen von operierten 90jährigen (Hosking et al. 1989) zeigten zwar eine frühe Erhöhung der Sterblichkeit in Folge der perioperativen Letalität, die jedoch in den darauffolgenden Jahren geringer als im Altersdurchschnitt ausfiel − wahrscheinlich durch den eigentlichen Nutzen der Operation bedingt. Hieraus ergibt sich die Schlußfolgerung, daß allein wegen seines Geburtsdatums keine indizierte Operation dem älteren Menschen vorenthalten werden darf (Lewis u. Khoury 1988), sondern eine differenzierte Abwägung von Nutzen und des Risiko erfolgen muß.

Aufgaben einer interdisziplinären Betreuung sowie einer kompetenten Beratung und Begleitung durch den Hausarzt

Aufgaben des Hausarztes bei der Vorbereitung und Nachsorge des älteren Patienten vor und nach Operationen

1) Notfälle
- Adäquate Primärversorgung (Verweilkanüle, Schmerztherapie),
- umgehende Einweisung (sonst ansteigende Letalität).

2) Beratung
- Indikation,
- Risiko,
- Nüchternheit,
- Alter (keine generelle Kontraindikation),
- Narkosetechnik:
  (kein genereller Vorzug rückenmarksnaher Anästhesien vor einer Vollnarkose; Entscheidung dem Anästhesisten vorbehalten),
- Aufklärung in Abstimmung mit allen beteiligten Kollegen.

3) Psychosoziale Betreuung
- Bei belastender präoperativer Diagnostik,
- bei schlechter Prognose (palliative Karzinomchirurgie),
- Patientenführung (Reduktion präoperativer Angst),

4) Präoperative Untersuchungen

5) Individuelle Riskikobewertung bzw. Maßnahmen zur Senkung des präoperativen Risikos
- Diagnostische Abklärung,
- Gewichtsreduktion, Atemgymnastik, Rehydratation, Diabetes- und Hypertonieeinstellung,
- evtl. spezielle Maßnahmen (z. B. Eigenblutspende, Umstellung einer oralen Antikoagulation auf Heparin, Sanierung eines schlechten Gebisses, Versorgung mit einem Hörgerät).

6) Informationsübermittlung an die Kollegen im Krankenhaus
- Soziale Anamnese und präoperativer funktioneller Zustand
- psychische Leistungseinschränkung,
- standardisierte Dokumentation, ausgewertete Befunde der Voruntersuchungen mitgeben.

7) Nachsorge bei Entlassung
- Spätkomplikationen,
- Schmerztherapie,
- ambulante Pflege,
- Rehabilitation (Amputation, Karzinomchirurgie).

Nach einer diagnostischen Abklärung stellt der Operateur die Indikation zu einem operativen Eingriff, wobei neben der „Operationsfähigkeit" auch das erwartete therapeutische Ergebnis mit einfließt (Heberer u. Schweiberer 1981). Der Anästhesist trägt die Verantwortung für die Aufrechterhaltung der vitalen Funktionen und die Durchführung der Narkose während des Eingriffs. Häufig werden andere Kollegen beratend mit hinzugezogen, um eine adäquate Vorbereitung zu gewährleisten. An dieser bewährten Arbeitsteilung sollte der Allgemeinmediziner nichts ändern. Trotzdem wachsen dem Hausarzt bei der Vorbereitung des Patienten wichtige Aufgaben zu, die sich gerade beim Älteren auf die langjährige Kenntnis und vertrauensvolle Beziehung gründen. Er muß seinen Älteren in den wesentlichen Gesichtspunkten der Operationsindikation beraten können und ihn während einer psychisch belastenden präoperativen Diagnostik stützen. Häufige Fragen wie: „Bin ich nicht zu alt zum Operieren?", „Wie geht es nach dem Eingriff weiter?", oder: „Werde ich die Narkose vertragen?" müssen sicher und qualifiziert beantwortet werden. Da eine erhöhte Angst vor einem Eingriff auch vermehrt Komplikationen nach sich zieht (Tolksdorf et al. 1984), ist der objektiven Information und stützenden Beratung ein hoher Stellenwert einzuräumen. Mendl et al. (1988) konnten nachweisen, daß sich durch eine präoperatives Aufklärungsgespräch das Angstniveau deutlich senken ließ.

Der Hausarzt sollte sich hüten, ein bestimmtes Narkoseverfahren vorzuschlagen, da die Auswahl des Verfahrens individuell den Gegebenheiten des Patienten und des Krankenhauses angepaßt sein muß. Ein genereller Vorteil von Leitungsanästhesien gegenüber der Vollnarkose hat sich bisher nicht zeigen lassen (Davies et al. 1987; Ungemach 1987; Mann u. Bisset 1983; Dierke u. Lauven 1989). Einige Berichte deuten zwar auf eine verringerte Thrombosehäufigkeit und frühe Mortalität (McKenzie et al. 1984) bei Spinalanästhesie hin, wahrscheinlich spielen aber spezielle operative Bedingungen und der Zustand des Patienten die größere prognostische Rolle (Melchior et al. 1974; Wickström et al. 1982). Lediglich ophtalmologische Eingriffe in Lokalanästhesie scheinen besonders risikoarm zu sein (Hosking et al. 1989). Einige Menschen befürchten eine Verlegung auf die Intensivstation. Hier kann man darauf hinweisen, daß es sich um eine normale Maßnahme handelt, die in den meisten Fällen der sicheren Überwachung des Patienten dient: Bei fast 40% der über 60jährigen ist insbesondere nach großen Eingriffen eine postoperative Intensivüberwachung angezeigt (Osswald et al. 1987).

Eine Abstimmung mit dem Operateur in bezug auf die Indikation und die Aufklärung ist grundsätzlich wünschenswert, weil der ältere Patient durch gegenteilige Auffassungen nur verunsichert wird. Besonders bei malignen Erkrankungen kann eine Nichtaufklärung zugunsten des Patienten angebracht sein. Dieses therapeutische Privileg des Arztes sollte nicht durch medikolegale Maßnahmen durchbrochen werden (Deutsch 1981). Selbstverständlich müssen alle Fragen über postoperative Rehabilitationsmaßnahmen beantwortet werden. Dies gilt v. a. für Unterschenkelamputationen. Hier sind nur 2/3 aller Patienten in der Lage, mit der Gehhilfe selbständig zurechtzukommen (Mann u. Bisset 1983).

Präoperative Untersuchungen

Bei den präoperativen Untersuchungen ist der Anamnese und körperliche Untersuchung ein wichtiger Stellenwert für weitere gezielte Diagnostik einzuräumen. Kognitive, kardiale und pulmonale Beeinträchtigungen, die zu den typischen Problemen vor oder nach dem Eingriff führen können, lassen sich so erfassen (Nunn et al 1989; Fritsche 1985; s. Tabelle 1).

Die nicht seltene Kombination einer ausgeprägten Anämie mit einer massiven Dehydratation kann zu normalen Laborwerten (z. B. Hb) führen, weswegen klinisch immer nach Zeichen einer Exsikkose und nach einem reduzierten Allgemein- und Ernährungszustand gesucht werden muß.

Routineuntersuchungen bei jüngeren Patienten sind häufig ineffektiv (Fowkes et al. 1986; Roizen et al. 1987; Turnbull u. Bude 1987) und verursachen unnötige Ausgaben (Robbins u. Mushlin 1979; Roizen 1989), weil die meisten pathologischen Ergebnisse zu selten (Roizen 1986) oder schon klinisch zu vermuten sind (Campell u. White 1989) bzw. keine therapeutischen Konsequenzen haben (Kaplan et al. 1985; Altemeyer et al. 1984). Beispielsweise konnte die

Tabelle 1. Einige Faktoren, die die perioperative Morbidität und Mortalität erhöhen

Autor	Präoperativer Risikofaktor	Morbidität	Mortalität
Goldmann et al. 1977	Hypertonie, Aortenstenose, S3-Gallopp, gestaute Jugularvenen, Zustand nach Infarkt, Herzrhythmusstörung, reduzierter AZ mit pulmonaler, renaler oder hepatischer Insuffizienz, Notfall	Kardiale Komplikationen erhöht	Erhöht
Baker et al. 1978	Kognitive Beeinträchtigung	Schlechteres operatives Ergebnis, geringere Selbstständigkeit	Erhöht
Harbrecht et al. 1983	Pulmonale Vorerkrankungen, reduzierter EZ, Infektionen	Erhöht	Erhöht Erhöht
Rao et al. 1983	Zustand nach Myokardinfarkt	Reinfarktrate erhöht	Erhöht
Bergren et al. 1987	Anticholinerg wirkende Medikamente, kognitive Beeinträchtigung	Postoperatives Delir, 4fach erhöhte Liegezeit, postoperative Komplikationen (Harnwegsinfekte, Inkontinenz	
Hosking et al. 1989	Nieren- oder biliäre Krankheiten, Notfall, schwere Krankheit (Asascore)	Erhöht	Kein Einfluß Erhöht

Röntgendiagnostik ohne negative Folgen hinsichtlich Verweildauer oder Mortalität gesenkt werden (Roberts et al. 1983). Die Durchführung eines standardisierten Untersuchungsprogramms ist beim betagten Menschen jedoch zu empfehlen (Schmucker et al. 1984). Zum einen können hier Probleme bei der klinischen Diagnose auftauchen (Davenport 1988): Verwirrtheitszustände, eine geänderte Schmerzempfindlichkeit und geringere körperliche Betätigung maskieren die kardiale Anamnese. Falsch positive Befunde wie Knöchelödeme bei Varikosis, Hepatomegalie bei Zwerchfelltiefstand durch Emphysemthorax oder gestaute Jugularvenen durch einen erweiterten Aortenknopf mindern das Diskriminanzvermögen der physikalischen Untersuchung. Dyspnoe kann auf Adipositas, schlechtem Trainingszustand oder pulmonalen Problemen beruhen. Ferner werden in dieser Altersgruppe wesentlich häufiger signifikante pathologische EKG-(Elston u. Taylor 1984; Seymour et al. 1983), Labor- (Campell u. Gosling 1988) und Thoraxröntgenbefunde (Osswald et al. 1987) gefunden, die klinische Konsequenzen haben (Carliner et al. 1986; Törnebrandt u. Fletcher 1982).

Präoperatives Untersuchungsprogramm

Anamnese:	Herz-Kreislauf-Erkrankungen: Zustand nach Herzinfarkt, Angina pectoris, Atemnot, Thrombose, arterielle Durchblutungsstörungen; Atemwegskrankheiten: Asthma, Bronchitis; Leber-, Nieren-, Stoffwechselerkrankungen: Diabetes; Sinnesorgane (Glaukom), Nerven- bzw. psychische Leiden: Epilepsie, Depression, Schlaganfälle; Skelett- und Muskelkrankheiten; Blut-, Blutgerinnungsstörungen.
Frühere Narkosen, Operationen:	Besonderheiten
Transfusionen:	Unverträglichkeiten
Allergien:	Atopie, Medikamente
Nikotin, Alkohol:	Risiko, Narkosebedarf
funktioneller Zustand:	Sozialanamnese, Risiko, Nachsorge
Erkrankungen:	Risiko, Auswahl Anästhesiemethode
Bisherige ärztliche Therapie:	Weiterführung, Interaktionen mit Narkotika Z. B. Digitalis, Diuretika, Gerinnungshemmung, Steroide (Elektrolyte, Blutzucker), Schlaf-, Beruhigungsmittel, Anticholinergika, Psychopharmaka, Monoaminoxidasehemmer, Augentropfen mit β-Rezeptoren-blockierender oder Anticholinesteraseaktivität (Timolol, Ecothiopathiodid).

Präoperatives Untersuchungsprogramm (Fortsetzung)

Klinische Untersuchung:	Zyanose, pulmonale Insuffizienz, kognitive Leistungseinbuße, Zahnstatus, Nakkenbeweglichkeit.
Bewegungsapparat:	Gelenksteifen als Lagerungs- bzw. Intubationshindernisse.
Körpergröße, Gewicht:	Übergewicht, Kachexie.
Hautturgor, Zunge (feucht?):	Exsikkose.
Jugularvenen (gestaut?) Ödeme?	Kardiales Risiko.
Blutdruck:	Hypertonie, Kreislaufinsuffizienz.
Puls:	Tachykardie, kein Sinusrhythmus.
Herzauskultation:	Aortenstenose, Gallopp, Vitium.
Lunge:	Bronchialerkrankung, Pneumonie.
Gefäße:	Arterielles Verschlußleiden.
EKG:	AV-, Schenkelblock, kein Sinusrhythmus, Extrasystolie, Innenschichtschaden, Myokardinfarkt.
Thoraxröntgen:	Lungenstauung, Herzverbreiterung, Pneumonie, Emphysem.
Labor (Hb, Hk):	Maligne oder renale Krankheiten, Fehlernährung, Rauchen, Blutungsanämie.
Blutgruppe:	ggf. müßen Konserven gekreuzt werden
Gerinnungswerte, subaquale Blutungszeit:	Hypo- bzw. Hyperkoagulabilität, Aspirin, Regionalanästhesie, Blutverlust bei Operation.
Kreatinin:	Niereninsuffizienz, Exsikkose
Urinbefund	Alter, Steroide, Diuretika, Nierenerkrankung, Exsikkose, Diabetes
Elektrolyte	Digitalis, Diuretika, Steroide, Nierenerkrankungen, Rhythmusstörungen, Malnutrition, Endokrine Krankheiten.

Zusatzuntersuchungen nach Eingriff und Zustand des Patienten:
Blutgasanalyse, Lungenfunktion, kardiologisches Konsil mit Belastungs-EKG, Herzkatheter (Lungenresektion, Kardiochirurgie, pulmonale oder kardiale Insuffizienz, frische Infarktanamnese, abdominale oder thorakale Operation).

In folgender Übersicht werden daher präoperative Routineuntersuchungen empfohlen (Kaplan et al. 1982; Schmucker et al. 1984; Shipton 1983; Desmeules 1985; Blery et al. 1986), wobei die meisten in der eigenen Praxis durchgeführt werden können. Besonderes Augenmerk ist dem Ausschluß eines Herzinfarkts im letzten halben Jahr vor dem Eingriff zu schenken, da hierbei die Letalität auf 40% ansteigt. Die klinische Untersuchung von Lunge und Bronchien bzw. ein „Bedside-Lungefunktionstest" ist für den älteren Menschen grundsätzlich wünschenswert, da respiratorische Vorerkrankungen ein erhöhtes perioperatives Risiko bedingen und sich durch intensive Atemgymnastik sowie Nikotinkarenz bessern lassen; vor abdominellen oder thorakalen Eingriffen ist eine Lungenfunktionsprüfung immer angezeigt, weil der Operationsimmobilisations- bzw. Folge der atemabhängigen Schmerzen die Ventilation zusätzlich beeinträchtigt wird. Vor Lungenresektionen hängt die Operationsindikation direkt vom präoperativen Funktionszustand ab (Konietzko 1988). Die durchgeführten Untersuchungen müssen selbstverständlich gut dokumentiert und an die weiterbehandelnden Kollegen weitergereicht werden. Der Medikamentenanamnese kommt eine besondere Bedeutung zu, weil Interaktionen mit Narkotika und insbesondere Notfallmedikamenten bestehen und andere pharmakodynamische und kinetische Bedingungen herrschen (Chung 1981; Miller 1986; Shaw u. Evans 1988). Die meisten Medikamente, insbesondere Antihypertonika oder Koronarmittel, sollen entgegen früherer Aufassungen nicht mehr abgesetzt werden (Hempelmann u. Biscoping 1985). Jedenfalls muß der Anästhesist über alle eingenommenen Präparate informiert sein, um seine Behandlungsmaßnahmen richtig abstimmen zu können. Nur bei wenigen Krankheiten ist eine Umstellung erforderlich, die in der Regel stationär durchgeführt wird. Dies betrifft vor allem orale Antikoagulantien (Umstellung auf Heparin) und Antidiabetika (ggf. iv. Insulingaben).

Bewertung des Risikos

Viele geriatrische Eingriffe haben einen hohen therapeutischen Wert, sind jedoch unter pathophysiologischem Aspekt sehr belastend (Melchior et al. 1974; Mayrhofer et al. 1985). Dies gilt v. a. bei Eingriffen, die zu starken Flüssigkeits- und Elektrolytverschiebungen (TUR Prostata, abdominelle Eingriffe) oder Blutverlusten (Gefäß und Karzinomchirurgie, Auswechseln einer Endoprothese) führen. Ferner können Immobilisierung, Anästhesie und Operation die allein schon durch physiologische Veränderungen beeinträchtigte Lungenfunktionen bis an die Grenze belasten (Finsterer 1983). Aortale, intrathorakale und/oder peritoneale Eingriffe gehen mit einem erhöhten Risiko einher (Goldman et al. 1977) und erfordern häufig intensive Behandlungsmaßnahmen (z. B. eine Nachbeatmung). Die meisten Komplikationen treten erst nach dem Eingriff auf (Hallen 1985; Osswald et al. 1983): einerseits, weil der Patient während der Narkose in sicheren Händen ist, andererseits weil gewisse pathophysiologische Bedingungen eine gewisse Latenzperiode aufweisen. Aspiration, Infektion, Hypoxie, Verwirrtheitszustände, Auskühlung, Narkoseüberhänge oder Nierenversagen werden durch die entsprechenden Organveränderungen in dieser Altersgruppe begünstigt (Harbrecht et al. 1983; Kronenberg u. Drage 1973; Hallen 1985; Manchikanti et al. 1985; Pontoppidan u. Beechar 1960; Scott u. Stanski 1985; McLachian 1978; Vaughan et al. 1981). Koronarstenosen können sich erst postoperativ bei der Mobilisierung bemerkbar machen und zum plötzlichen Herztod führen (Benchimol et al. 1972).

Präoperative Risiko-Checkliste

0	1	2	3	4	Punkte
geplante Operation ☐ ambulant ☐ stationär		☐ dringliche Operation		☐ Notoperation	
OP-Gebiet		☐ thorakale OP ☐ abdominelle OP	☐ OP-Aorta		
Anästhesiedauer ☐ < 120 min	Anästhesiedauer ☐ 120–180 min	Anästhesiedauer ☐ > 180 min			
Alter ☐ 1–39 Jahre	Alter ☐ 40–59 Jahre	Alter ☐ > 59 Jahre			
Allgemeinzustand ☐ gut	☐ chron. konsum. Erkrankung	☐ Immobilisierung		☐ ak. Vitalbedrohung ☐ z. B. Schock, ☐ Lungenversagen	
☐ Bewußtsein ungetrübt				☐ Bewußtlosigkeit	
Herzleistung ☐ normal ☐ keine koronare Herzerkrankung	☐ Belastungs- insuffizienz ☐ Akrozyanose ☐ Digitalismedikation ☐ Herzvitium	☐ Herzvergrößerung ☐ Beinödeme ☐ Jugularvenenstauung ☐ Angina pectoris ☐ Innenschicht- schaden i. EKG ☐ Infarkt vor > 6 Mo.	☐ Lungenstauung ☐ Infarkt vor < 6 Mo. ☐ > 1 abgelauf. Infarkt		
Herzrhythmus ☐ normal	☐ kein Sinusrhythmus ☐ AV-Block I, II ☐ kompl Rechts- schenkelblock	☐ Tachykardie ☐ supraventrikuläre ES ☐ ventrikuläre ES ☐ Linksschenkelblock			
Kreislauf u. Gefäßsyst. ☐ unauffällig	☐ Hypertonie (RR > 145/95)	☐ arterielles Verschluß- leiden			
Atmungsorgane ☐ unauffällig	☐ akute Bronchial- erkrankung ☐ chron. Bronchial- erkrankung ☐ Emphysem		☐ Pneumonie ☐ pulmonale Dyspnoe		
Stoffwechsel ☐ normal	☐ Übergewicht > 30 %	☐ Diabetes mellitus			
Serumkalium ☐ normal		Serumkalium ☐ < 3 mmol/l ☐ > 5 mmol/l			
Hämoglobingehalt ☐ normal		Hb ☐ < 12,5 g%			
Leberfunktion ☐ normal		☐ Transaminasen erhöht ☐ Gamma-GT erhöht ☐ Quick erniedrigt ☐ Lebercirrhose			
Nierenfunktion ☐ normal		Retentionswerte ☐ erhöht		Anzahl Punkte	
Risikogruppe	I geringes Risiko	II mittleres Risiko	III hohes Risiko		
Punkte	0–6	7–10	> 10		

Abb. 1. Bewertung der Befunde (Risikocheckliste) des Anaesthesiologischen Instituts der LMU München (Dir. Prof. K. Peter)

Jeder Eingriff setzt daher einige Vorsichtsmaßregeln voraus. Präoperativ muß die Belastbarkeit des Patienten geprüft werden. Hierbei wird man ggf. einen Internisten hinzuziehen mit der Fragestellung, ob durch Behandlungsmaßnahmen das präoperative Risiko noch zu senken ist. De Guerico u. Cohn (1980) führten bei 148 älteren Patienten ein erweitertes kardiorespiratorisches Screening vor größeren Eingriffen (z. B. Cholezystektomie) durch, das nur bei 13,5% normale Befunde erbrachte. Die meisten anderen Patienten hatten leichtere Beeinträchtigungen und konnten unter spezieller Vorbereitung und besonderen Kautelen operiert werden. Bei fast 20% wurden fortgeschrittene und nicht verbesserbare Funtionseinschränkungen entdeckt und daher von den ursprünglich geplanten Operation abgeraten. Alle 8 Patienten, die trotzdem operiert wurden, starben, während die 26 anderen, konservativ oder mit einem kleineren Eingriff versorgten Patienten überlebten. Dies macht deutlich, daß einer präoperativen Einschätzung des Risikos eine große präventive Bedeutung zukommt. Die mit zunehmendem Alter eingeschränkten physiologischen Leistungsreserven (s. Kap. 2) führen zu einer erhöhten Letalitätsrate, wenn erst einmal Komplikationen eingetreten sind.

Zur Dokumentation der Untersuchungen und Beurteilung des Gesamtrisikos hat sich eine Checkliste bewährt (Unertl et al. 1986), die in Abb. 1 dargestellt ist. Die ermittelte Gesamtpunktzahl wird in 3 Gruppen eingeteilt. Zwischen 0−6 Punkten treten bei 0,1% der Patienten Komplikationen auf, bei 7−10 Punkten bei 6,3%, bei über 10 Punkten sind 43,3% von schweren Störungen betroffen wie akute respiratorische Insuffizienz, Lungenödem, Myokardinfarkt, Nierenversagen oder eine schwere Enzephalopathie. Entsprechend der Komplikationsrate muß man mit einer postoperativen Intensivbehandlung und fatalem Ausgang des Eingriffs rechnen. Als Konsequenzen bieten sich mehrere Möglichkeiten an: die Aussetzung des operativen Eingriffs, die Durchführung eines „kleineren", d. h. risikoärmeren Eingriffs, intensive perioperative Überwachung und Behandlung oder − bei hohem kardialen Risiko − prophylaktischer koronarer Bypass (Fowkes et al. 1982; Craig et al. 1987). Hier stehen selbstverständlich intensive Teamarbeit und sorgsame Patientenführung an erster Stelle. Gerade bei geplanter postoperativer Intensivtherapie kann man als Hausarzt viel zur Bewältigung der Situation des Patienten beitragen.

Perioperatives Management

Bei Notfalleingriffen, wie z. B. Hüftgelenksfrakturen, muß man sich auf die nötigsten Maßnahmen beschränken (Racenberg u. Bach 1985), weil das Risiko mit zunehmender präoperativer Zeit steigt (Kenzoara et al. 1984). Bei geplanten Operationen mit ausgiebiger Diagnostik ist dem älteren Menschen das Gefühl zu vermitteln, daß alles deswegen getan worden ist, um ihm für den Eingriff die optimalen Startchancen zu geben. Dazu gehört auch die Veranlassung von präoperativen Untersuchungen, die am besten ambulant durchgeführt werden. Bei pathologischen Auffälligkeiten kann nämlich dann noch versucht werden, durch Behandlung eine Senkung des Risikos zu erreichen. Allerdings empfiehlt sich eine intensive Betreuung des Patienten, um die Befolgung der konsiliarisch ausgesprochenen Empfehlungen zu gewährleisten. Klein et al. (1983) fanden nämlich eine schlechtere Compliance der präoperativen Patienten als bei jenen aus einer normalen internistischen Sprechstunde.

Sinnvolle präoperative Maßnahmen umfassen z. B. die Einstellung eines Hypertonus (Hartung et al. 1983), Gewichtsreduktion bzw. Verbesserung des Ernährungszustands, Durchführung von Atemgymnastik und eine Mobilisierung des Patienten. Mit einer adäquaten Flüssigkeitszufuhr vor operativen Eingriffen läßt sich die hämodynamische Leistung bessern (Haldemann et al. 1976; Helms et al. 1978; Seitz et al. 1984; Bertrand et al. 1984). Eine prophylaktische Digitalisierung wird heutzutage nicht mehr empfohlen, eine Digitalismedikation sollte bei klarer kardiologischer Indikation aber auch nicht abgesetzt werden (Hempelmann u. Biscoping 1985). Bei der autologen Hämotransfusion ist eine intensive perioperative Zusammenarbeit mit den am Krankenhaus tätigen Ärzten erfor-

Tabelle 2. Postoperative Beschwerden: Ursachen

Symptome	Ursachen	Behandlung
Muskel bzw. Beinschmerz	Suxamethonium, Thrombose, Lagerung	Bettruhe, Analgetika, Abklärung, ggf. Heparinisierung
Kopfschmerzen Schwindelgefühl Nackensteifigkeit	Rückenmarksnahe Anästhesien mit Duraperforation	Analgetika Anästhesisten informieren (epiduraler Blutpatch)
	Infektion	Abklärung
Schulterschmerz	Laparaskopien mit CO_2-Insuflation, Lagerung	Spontane Besserung, symptomatisch
Heiserkeit	Reizung (Tubus), Stimmbandgranulom, Stimmbandlähmungen nach Strumaoperationen, HNO, Thoraxchirurgie	Symptomatisch, falls andauernd: HNO-Konsil
Ausfall des Radialispulses	Verschluß nach arterieller Messung	Rekanalisierung innerhalb von Wochen
Thrombophlebitis	i.v.-Verweilkanüle	Symptomatisch
Lähmungen	Nervenläsion durch Eingriff, Lagerung, Leitungsanästhesie, postoperativer Apoplex	Neurologisches Konsil, Rücksprache mit dem Krankenhaus, Einweisung
Augenbeschwerden	Hornhautverletzung oder Austrocknung	Augenkonsil, Rücksprache
Dyspnoe	Lungenembolie, Myokardinfarkt, Herzinsuffizienz	Abklärung, Einweisung
Verschlechterung des geistigen Zustands, Delir	Perioperative Hypoxie, ernste körperliche Erkrankung, präexistente Demenz, Medikamentennebenwirkung	Nervenärztliches Konsil
Ileus, akutes Abdomen	Mesenterialinfarkt, Karzinomatose, Ileus	Einweisung

derlich (Taborski u. Müller 1988). Hier wird dem Patienten mehrere Wochen vor dem Eingriff Blut abgenommen, konserviert und während der Operation retransfundiert. Wenn keine malignen Grunderkrankungen, Infektionen oder Insuffizienz der Hämatopoese vorliegen, ist dieses Verfahren gut geeignet, Risiken der Transfusion (Aids) bei blutreichen Eingriffen vermeiden zu helfen. Sofern ein Krankenhaus die Methode anbietet, empfiehlt es sich, den Patienten mindestens ein halbes Jahr vorher auf diese Möglichkeit aufmerksam zu machen.

Nach der Entlassung muß man immer mit spät auftretenden Komplikationen rechnen, die zum Tode führen können. Dazu zählen insbesondere Mesenterialinfarkte, Progredienz der (malignen) Grundkrankheit, Myokardinfarkte,

Schlaganfälle und Embolien (Mann u. Bisset 1983; Davies et al. 1987; Warner et al. 1988; s. Tabelle 2).

Man sollte auch über mögliche Folgen der Anästhesie Bescheid wissen (Hole et al. 1980; Shaw u. Evans 1988), um − insbesondere im Falle eines kurzen Krankenhausaufenthalts − den Patienten behandeln zu können. Ambulante Operationen werden wegen der verzögerten Elimination der meisten Anästhetika beim Betagten (Greenblatt et al. 1982) häufig nur in Lokalanästhesie durchgeführt. Manchmal wird diese durch kleine Dosen von Benzodiazepinen oder Analgetika ergänzt, besonders bei diagnostischen Eingriffen. Die Halbwertszeit von Diazepam beträgt beim 20jährigen ca. 20 h, beim 60jährigen etwa 60 h (Klotz et al. 1975), so daß man hier mit Nachwirkungen rechnen sollte.

Nach vielen Eingriffen ist eine intensive Rehabilitation angezeigt (Kennie et al. 1988), um den älteren Menschen an den Gebrauch von Hilfsmitteln zu gewöhnen und die drastischen Veränderungen der letzten Zeit zu bewältigen. Dies gilt insbesondere in der Onkologie sowie bei Gefäßkranken oder chronischen Schmerzpatienten. Hier kann eine anästhesiologische Weiterbetreuung mit Periduralkatheder oder andere Möglichkeiten der Schmerztherapie sehr zum Segen des Patienten dienen. Ebenfalls ist eine ambulante enterale Ernährung geeignet, Karzinompatienten das Leben in der häuslichen Umgebung zu ermöglichen.

Literatur

Altemeyer KH, Schultz M, Mehrkens HH, Heinz E, Dick W (1984) Präoperative Befunderhebung durch eine Anaesthesieambulanz-Auswertung der Ergebnisse bei 2500 Patienten. Anaesthesiol Intensivmed 1:1−7

Baker BR, Duckworth T, Wilkes EL (1978) Mental state and other prognostic factors in femoral fractures of the elderly. J R Coll Gen Pract 28:557−559

Benchimol A, Wang TF, Desser KB, Gartlan JL (1972) The Valsalva maneuver and coronary arterial blood flow velocity. Ann Intern Med 77:357−360

Berggren D, Gustafson Y, Erikson B, Bucht G, Hanson LI, Reiz S, Winblad B (1987) Postoperative confusion after anesthesia in elderly patients with femoral neck fractures. Anaesth Analg 66:497−504

Bertrand YM, Boelens D, Collin L, De Meulder A, Engelbienne P, Ferrant E, Philippe A, Reynaert M, Stainier M, Van Loo E (1984) Preoperative assessment in geriatric patients for elective surgery Acta Anaesth Belg 35[suppl]:155−165

Blery C, Charpak Y, Szatan M, Fourgeaux B, Charpak Y, Darne B, Chastang CL (1986) Evaluation of a protocol for selective odering of preoperative tests. Lancet I:139−141

Campell IT, Gosling P (1988) Perioperative biochemical screening Br Med J 297:803−804

Campell IT, White PF (1989) Preoperative assessment and screening. In: Nunn JF, Utting JE Brown BR (eds) General anaesthesia. Butterworths, London, pp 328−338

Carliner NH, Fisher ML, Plotnick GD, Moran GW, Keleman MH, Gadacz TR, Peters RW (1986) The preoperative electrocardiogram as an indicator of risk in major non-cardiac surgery. Can J Cardiol 2:134−137

Charpack Y, Blery C, Chastang C, Szatan M, Fourgeaux B (1988) Prospective assessment of a protocol for selective ordering of preoperative chest X-rays. Can J Anaesth 35:259−264

Chung DC (1981) Anaesthetic problems associated with the treatment of cardiovascular disease. II. Betaadrenergic antagonists. Canad Anaesth Soc J 28/2:105−113

Collins KJ, Dore C, Exton-Smith AN, Fox RH, MacDonald IC, Woodward PM (1977) Accidental hypothermia and impaired temperature homeostasis in the elderly. Br Med J I:353−356

Cote J, Lapointe P (1985) Anesthetic management for the elderly. Can Anaesth Soc J 32:188−191

Craig DB, McLeskey CH, Mitenko PA, Thomson IR, Janis KM (1987) Geriatric anaesthesia. Can J Anaesth 34:156−167

Davenport HT (1988) Anaesthesia and the aged patient. Blackwell, Oxford

Davies FM, Woolner DF, Frampton C, Wilkinson A, Grant A, Harrison RT, Roberts MTS, Thadaka R (1987) Prospective multi-centre trial of mortality following general or spinal anaesthesia for hip fracture surgery in the elderly. Br J Anaesth 59:1080−1088

Desmeules H, Fournier L, Trembley PR (1985) Systemic changes inthe elderly patients and their anaesthetic implications. Can Anaesth Soc J 32:184−187

Deutsch E (1981) Das therapeutische Privileg des Arztes: Nichtaufklärung zugunsten des Patienten. In: Heberer G, Schweiberer L (Hrsg) Indikation zur Operation. Springer, Berlin Heidelberg New York, S 17−22

Dierke C, Lauven PM (1989) Narkose versus Regionalanaesthesie. In: Lauven PM, Stoeckel H (Hrsg) Anaesthesie und der geriatrische Patient. Thieme, Stuttgart, S 148−151

Djokovic JL, Whyte J (1979) Prediction of surgery and anaesthesia in patients over 80. JAMA 242:2301−2306

Dodson ME (1987) Aspects of anaesthesia in the elderly. Br J Hosp Med 2:114−120

Elston RA, Taylor DJE (1984) The preoperative electrocardiogram. Lancet I:349

Epstein M (1979) Effects of aging on the kidney. Fed Proc 38:168−172

Finsterer U (1983) Lungenfunktion unter Narkose. Anaesthesiol Intensivmed 24:277−287

Fowkes FRG (1986) The value of routine preoperative chest X-rays. Br J Hosp Med 35:120−123

Fowkes FRG, Davies ER, Evans KT, Green G, Hartley G, Hugh AE et al. (1986) Multicentre trial of four strategies to reduce cost of radiological test. Lancet I:446−448

Fowkes FRG, Roberts CS (1984) Introducing guidelines into clinical practice. Effective Health Care 1:313−323

Fowkes FGR, Lunn JN, Farrow SC, Robertson IB, Samuel P (1982) Epidemiology in anaesthesia. III: Mortality risk in patients with physical disease. Br J Anaesth 54:819

Fritsche P (1985) Risikosteigerung durch pathologische Veränderungen im oberen Respirationstrakt. Anaest Intensivmed 1:7−12

Goldmann L, Caldera DL, Nussbaum SR, Southwick FS, Krogstad D (1977) Multifactorial index of cardiac risk in non cardiac surgical procedures. New Engl J Med 297:845−850

Greenblatt DJ, Sellers EM, Shader RI (1982) Drug disposition in old age. N Engl J Med 306:1081−1088

Griffin RM, Phipps JA, Evans JM (1985) Electrocardiographical changes in the perioperative period. A pilot study. Anaesthesia 40:193

Guerico LRM de, Cohn JD (1980) Monitoring operative risk in the elderly. JAMA 243:1350−1355

Haldemann G, Wüst HP, Hossli G, Schaer H (1976) Die Auswirkungen einer Volumenrestitution mit Dextran-Ringerlaktat auf den kreislaufdepressorischen Effekt von Ethrane bei geriatrischen Patienten. Anaesthesist 25:522−525

Hallen B (1985) Erfahrungen bei Anästhesien im höheren Lebensalter. Anaesthesiol Intensivmed 26:259−262

Harbrecht PJ, Garrison RN, Fry DE (1983) Role of infection in increased mortality associated with age in laparotomy. Am Surg 49:173−178

Hartung HJ, Osswald PM, Roller G, Lutz H (1983) Kreislaufkomplikationen bei Hypertonikern während der perioperativen Phase. Anesth Intensivther Notfallmed 18:196−198

Heberer G, Schweiberer L (1981) Indikation zur Operation. Springer, Berlin Heidelberg New York

Helms W, Weihrauch H, Jacobitz K (1978) Auswirkungen der raschen Volumensubstitution auf hämodynamische Parameter bei geriatrischen Patienten. Anaesthesist 27:298−301

Hempelmann G, Biscoping J (1985) Alter und Narkosefähigkeit. Med Welt 36:1180−1184

Hirsh IA, Tomlinson DL, Slogoff S, Keats AS (1988) The overstated risk of preoperative hypokalemia. Anesth Analg 67:131–136

Hole A, Terjesen T, Breivik H (1980) Epidural versus general anaesthesia for total hip arthroplasty in elderly patients. Acta Anaesthesiol Scand 24:279–287

Homer TD, Stanski DR (1985) The effect of increasing age on thiopental disposition and anaesthetic requirement. Anesthesiology 62:714–724

Hosking MP, Warner MA, Lobdell CM, Offord KP, Melton J (1989) Outcome in patients 90 years of age or older. JAMA 261:1909–1915

Jacobsen J, Bach AB, Dalsgaard PF (1987) Blood tests before elective surgery. Anaesthesia 42:78–9

Kaplan EB, Sheiner LB, Boeckmann AJ et al. (1985) The usefulness of preoperative laboratory screening. JAMA 253:3576–3581

Kaplan EB, Boeckmann AS, Roizen MF, Sheiner LB (1982) Elimination of unnecessary preoperative laboratory tests. Anesthesiology 57:445

Kennie DC, Reid J, Richardson IR, Kiamari AA, Kelt C (1988) Effectiveness of geriatric rehabilitative care after fractures of the proximal femur in elderly women: a randomized controlled trial. Br Med J 297:1083–1086

Kenzoara JE, McCarthy RE, Lowell JD, Sledge CB (1984) Hip fracture mortality. Relation to age, treatment, preoperative illness, time of surgery and complications. Clin Orthop 186:45–56

Klein LE, Levine DM, Moore RD (1983) The preoperative consultation. Arch Intern Med 143:743–744

Klotz U, Avant GR, Hoyumpa A, Schenker S, Wilkinson GR (1975) The effects of age and liver disease on the disposition and elimination of diazepam in adult man. J Clin Invest 55:347–359

Knorring J von, Lapalanto M (1986) Prediction of preoperative cardiac complications by electrocardiographic monitoring during treadmill exercise testing before peripheral vascular surgery. Surgery 99:610–613

Konietzko N (1988) Vorbereitung des Patienten zur Anästhesie und Operation: Art und Umfang der Diagnostik zur Erfassung des pulmonalen Risikos. In: Rügheimer E, Pasch T (Hrsg) Vorbereitung des Patienten zur Anästhesie und Operation. Springer, Berlin Heidelberg New York, S 55–63

Kronenberg RS, Drage CW (1973) Attenuation of the ventilatory and heart rate responses to hypoxia and hypercapnia with aging in normal men. J Clin Invest 52:1812–1819

Larsen R (1987) Anästhesie, 2. Aufl. Urban & Schwarzenberg, München, S 707–713

Leveseon SH (1988) Surgical deaths. Br Med J 296:3–4

Lewis AM, Khoury GA (1988) Resection for colorectal cancer in the very old: are the risks too high? Br Med J 296:459–461

Lutz H (1986) Der alte Patient. In: Lutz H (Hrsg) Anästhesiologische Praxis. Springer, Berlin Heidelberg New York Tokyo, S 382–399

Manchikanti L, Colliver JA, Marrero TC (1985) Assessment of age-related acid aspiration risk factors im pediatric, adult and geriatric patients. Anaesth Analg 64:11–17

Mann RAM, Bisset WIK (1983) Anaesthesia for lower limb amputation. A comparison of spinal analgesia and general anaesthesia in the elderly. Anaesthesia 38:1185–1191

Mayrhofer O, Schwarz S, Ulmer-Bata L (1985) Anästhesieprobleme bei der orthopädischen Alterschirurgie. Anaesthesiol Intensivmed 26:305–307

McKee RF, Scott EM (1987) The value of routine preoperative investigations. Ann R Coll Surg Engl 69:160–2

McLachian MSF (1978) The aging kidney. Lancet II:143–145

McKenzie PJ, Wishardt HY, Smith G (1984) Long-term outcome after repair of fractured neck of femur. Br J Anaesth 56:581–585

McKenzie PJ, Wishart HY, Gray I, Smith G (1984) Effects of anaesthetic technique on deep vein thrombosis. A comparison of subarachnoid and general anaesthesia. Br J Anaesth 57:853–857

Melchior J, Valk WL, Foret JD, Mebust WK (1974) Transurethral prostatectomy: computerized analysis of 2,223 consecutive cases. J Urol 112:634–642

Mendl G, Planck A, Madler C, Schwender D (1988) Der Einfluß des anästhesiologischen Aufklärungsgesprächs auf die präoperative Angst bei Patienten mit kleineren chirurgischen Eingriffen. In: Herbeck B, Pohlmeier H (Hrsg) Psychologie in der Medizin. Abt für Medizinische Psychologie, Göttingen

Miller RD (1986) Anesthesia for the Elderly, 2nd ed, chapter 50. Churchill Livingstone, New York Edinburgh London Melbourne, pp 1801–1818

Nunn JF, Milledge JS, Chen D, Dore C (1988) Respiratory criteria of fitness for surgery and anaesthesia. Anaesthesia 43:543–51

Osswald PM, Hartung HJ, Bender HJ, Becker P, Lutz H (1983) Zeitpunkt und Häufigkeit perioperativer Herz-Kreislaufkomplikationen bei geriatrischen Patienten. Anaesth Intensivther Notfallmed 18:193–195

Osswald PM, Meier C, Schmegg B, Hartung HJ (1987) Komplikationen der Anaesthesie bei Patienten im höheren Lebensalter. Anaesthesist 36:292–300

Otteni JC, Pottecher T, Galani M, Tiret L (1985) Komplikationen der Anaesthesie im höheren Lebensalter. Anaesthesiol Intensivmed 26:297–301

Pontoppidan H, Beecher HK (1960) Progressive loss of protective reflexes in the airway with the advance of age. JAMA 174:2209–2212

Rabkin SW, Horne JM (1983) Preoperative electrocardiography: effects of new abnormalities on clinical decision. Can Med Assoc J 128:146–147

Racenberg E, Bach A (1985) Präoperative Vorbereitung und Anästhesie bei geriatrischen Patienten mit hüftgelenksnaher Oberschenkelfraktur. Anaesthesiol Intensivmed 26:263–267

Rao TKD, Jacobs KH, El-Etr AA (1983) Reinfaction following anesthesia in patients with myocardial infarction. Anesthesiology 59:499–505

Robbins JA, Mushlin AI (1979) Preoperative evaluation of the healthy patient. Med Clin North Am 63:1145–1156

Roberts CJ (1984) The effective use of diagnostic radiology. J R Coll Physicians Lond 18:62–65

Roberts CJ, Fowkes FGR, Ennis WP, Mitchell M (1983) Possible impact of audit on chest x-ray requests from surgical wards. Lancet II:446–448

Roizen MF (1986) Routine preoperative evaluation. In: Miller RD (ed) Anesthesia, 2nd ed. Churchill Livingstone, New York, pp 225–253

Roizen MF (1989) Preoperative patient evaluation. Can J Anaesth 36:13–19

Roizen MF, Kaplan EB, Schreider BD, Lichtor JL, Orkin FK (1987) The relative roles of the history and physical examination and laboratory testing in preoperative evaluation for outpatient surgery: the „Starling Curve" of preoperative laboratory testing. Anesthesiol Clin North Am 5:15–34

Schmucker P, Unertl K, Schmitz E (1984) Das physiologische Profil des fortgeschrittenen Lebensalters. Anaesthesiol Intensivmed 25:173–179

Scott JC, Stanski DR (1985) Decreased Fentanyl/Alfentanil dose requirements with increasing age: a pharmacodynamic basis. Anesthesiology 63 (3A):A374

Seitz W, Choi B, Schaps D, Kirchner E (1983) Veränderungen ventrikeldynamischer Daten bei geriatrischen Patienten nach Spinalanesthesie. Regional-Anaesthesie 6:61–65

Seymour DG, Pringle R, MacLennan WJ (1983) The role of the routine preoperative electrocardiogram in the elderly patient. Age Ageing 12:97–104

Shaw IH, Evans JM (1988) Hospital anesthesia and general practice. Br Med J 297:1461–1464

Shipton EA (1983) The peri-operative care of the geriatric patient. S Afr Med J 63:855–860

Sourander L (1983) The kidney. In: Platt D (ed) Geriatrics, vol 2. Springer, Berlin Heidelberg New York, pp 202–205

Stark JE, Lipscomb DJ (1983) Physiological and pathological aspects of the respiratory system. In: Platt D (ed) Geriatrics, vol 2. Springer, Berlin Heidelberg New York, pp 294–314

Taborski U, Müller N (1988) Die präoperative Eigenblutspende: Der Allgemeinarzt als Mittler zwischen Patient und Klinik. Z Allg Med 64:742–746

Törnebrand K, Fletcher R (1982) Preoperative chest x-rays in elderly patients. Anaesthesia 37:901

Tolksdorf W, Berlin J, Rey ER, Schmidt R, Kollmeier W, Storz W, Ridder T, Schaetzle P (1984) Der präoperative Streß. Anaesthesist 33:212−217

Turnbull JM, Buck C (1987) The value of preoperative screening investigations in otherwise healthy individuals. Arch Intern Med 147:1101−1105

Unertl K, Wroblewski H, Glükher S, Rauch M, Peter K (1985) Das Risiko in der Anästhesie. Münch Med Wochenschr 127:609−612

Ungemach J (1987) Inhalationsanaesthesie oder „Balancierte Anaesthesie"? Anaesthesist 36:288−291

Vaughan MS, Vaughan RW, Cork RC (1981) Postoperative hypothermia in adults: relationship of age, anaesthesia, and shivering to rewarming. Anest Analg 60:746−751

Vestal RE, Wood AJJ, Shand DG (1979) Reduced β-adrenoceptor sensitivity in the elderly. Clin Pharmacol Ther 26:181−186

Wagner H, Hossdorf T, Hengst K (1989) Diabetes mellitus in advanced age. In: Platt D (ed) Geriatrics. Springer, Berlin Heidelberg New York, pp 143−152

Warner MA, Hosking MP, Lobdell CM, Offord KP, Melton J (1988) Surgical procedures among those >90 years of age. Ann Surg 207:380−386

Wickström I, Holmberg I, Stefansson T (1982) Survival of female geriatric patients after hip fracture surgery. A comparison of 5 anesthetic methods. Acta Anesthesiol Scand 26:607−614

3 Häufig geklagte Symptome älterer Patienten nach Differentialdiagnose und Therapie

3.1 Schwindel

G. C. Fischer

Fallbeispiel

Hedwig, eine 76jährige Patientin, sucht die Hausarztpraxis auf und klagt, es sei ihr in letzter Zeit immer schwindlig. Manchmal sei dieser Schwindel so schlimm, daß sie sich gar nicht aus dem Haus traue, aus Angst zu fallen.

Bei Durchsicht der Karteikarte fällt auf, daß die Patientin in den letzten 3 Jahren wiederholt über Schwindel geklagt hatte, der aber dann gegenüber anderen Erkrankungen mit größerem diagnostischem und therapeutischem Aufwand in den Hintergrund getreten war. Darauf angesprochen gibt Hedwig an, der Schwindel sei wohl immer ein bißchen vorhanden gewesen, hätte sich aber in letzter Zeit deutlich verschlimmert. Ein ausgeprägter Drehschwindel liegt wohl, wie die Befragung ergibt, nicht vor, mehr ein allgemeines, dauerndes Schwank- und leichtes Bewegungsgefühl mit Unsicherheit und Torkeligkeit beim Gehen. Sie habe immer gehofft, die Beschwerden würden sich von selbst wieder verlieren, sie seien aber in ungefähr gleicher Stärke jetzt schon seit fast einem Monat beinahe täglich vorhanden.

Schwindel stellt in der Bundesrepublik die häufigste Klage über 65jähriger Patienten des Allgemeinarztes dar. Etwa jeder 11. ältere Patient sucht den Hausarzt vorrangig wegen Schwindel auf (Kerek-Bodden et al. 1984). Erstaunlicherweise findet sich bei vergleichbaren Untersuchungen aus dem angelsächsischen Sprachraum bei weitem keine so große Häufigkeit für das Symptom Schwindel im Alter wie bei uns (US Vital und Health Statistics 1978).

Was kommt differentialdiagnostisch in Frage?

Differentialdiagnostisch ist zunächst zu unterscheiden zwischen einem „systematischen" oder Vestibularisschwindel, der als vestibuläres Symptom zu werten ist, und einem „unsystematischen" oder diffusen, meist vasomotorisch bedingten Hirnschwindel (Vogel 1985, Abb. 1). Während ersterer meist als Drehschwindel, Liftgefühl oder Schwankschwindel auftritt und von Nystagmus und einer gerichteten Fallneigung begleitet wird, findet sich beim diffusen Schwindel kein Nystagmus, sondern eine allgemeine ungerichtete Unsicherheit. Vegetative Symptome wie Übelkeit und Erbrechen können bei beiden Formen auftreten. Ursachen des Schwindels sind:

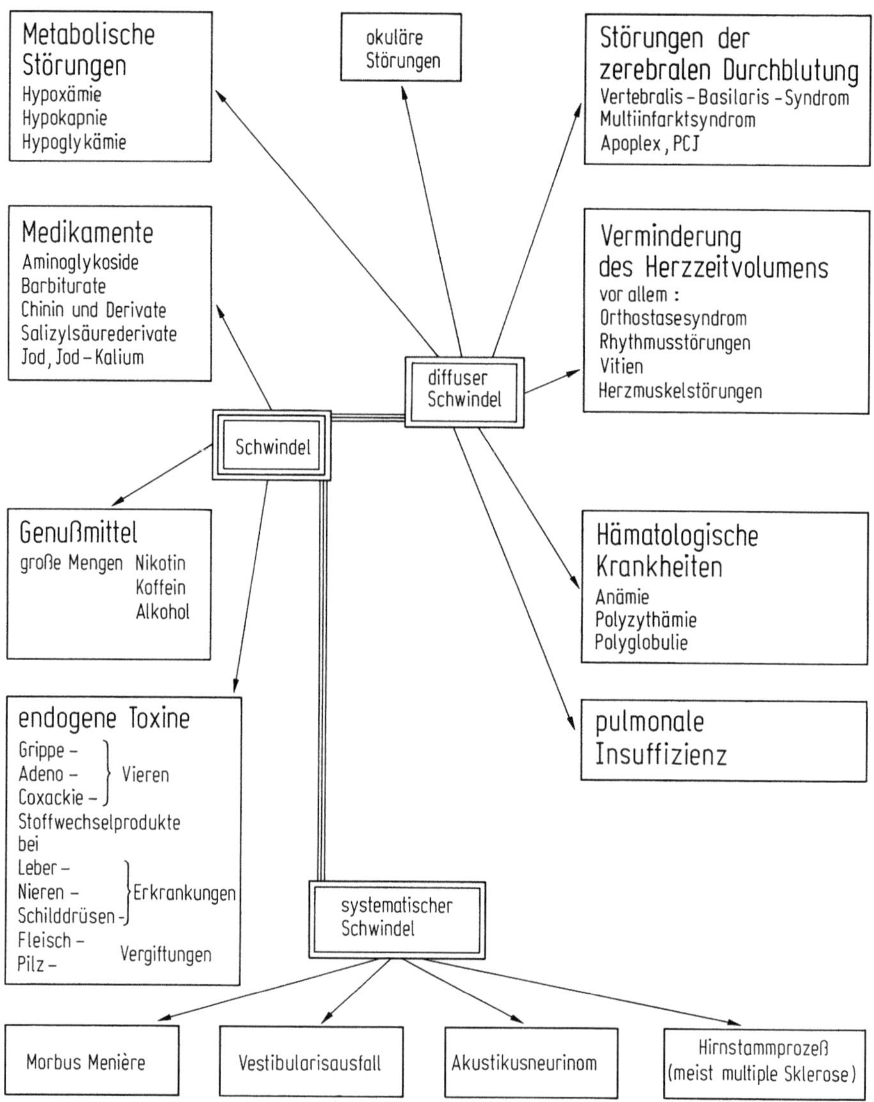

Abb. 1. Ursachen des Schwindels

Internistische Erkrankungen

Basilarisinsuffizienz: Es handelt sich um vorübergehende Mangeldurchblutung des Hirnstamms und der okzipitalen Großhirnrinde im Sinne einer transitorischen Ischämie in Folge eines stenosierenden Gefäßprozesses an den Hirnbasisarterien (Vogel 1985).

Als häufigster Auslöser eines solchen Vorgangs ist die *orthostatische Hypotonie* anzusehen (Fischer 1987). Als weitere Ursachen sind *Verminderung des*

Herzminutenvolumens durch Herzinsuffizienz, Herzrhythmusstörungen, seltener eine Aortenstenose oder auch ein Syndrom des Sinusknotens zu nennen (Fischer 1987). Mikroembolien aus thrombotischen Gefäßwandauflagerungen wird eine besondere Bedeutung zugeschrieben (Vogel 1985).

Pulmonale Erkrankungen sowie die *Anämie* führen ebenfalls durch hypoxämische Schädigungen zu Schwindel. Auch eine *Hyperviskosität des Blutes*, wie sie bei Polycythämia vera, Paraproteinämie oder Polyglobolie vorliegt, kann Schwindelerscheinungen hervorrufen. Bei einem Hämatokritwert über 46% scheint die Sauerstoffverfügbarkeit im Gehirn so weit abzufallen, daß metabolische Störungen auftreten (Fischer 1987).

Inwieweit degenerative *Veränderungen der Halswirbelsäule* oder auch Muskelverspannungen im Sinne eines HWS-Syndroms eine ursächliche Rolle für Schwindel im Alter spielen (sog. zervikaler Schwindel), ist umstritten (Weitbrecht 1987; Scherer 1988).

Unter den metabolischen Schwindelursachen ist in erster Linie die *Hypoglykämie* zu nennen, die auch ohne das Vorliegen eines Diabetes mellitus nutritiv bedingt vorliegen kann. Insbesondere in Kombination mit einer Orthostase scheint sie eine häufige und typische Schwindelursache zu sein, wobei die neuronale Schädigung durch die Hypoglykämie als Ursache einer möglichen Dauerschädigung angesehen werden muß (Fischer 1987). Weitere metabolische Schwindelursachen ergeben sich aus einer Niereninsuffizienz.

Auch *degenerative Hirnerkrankungen* mit Störungen der Hirnleistung, wie z. B. beim Parkinsonismus und der senilen Demenz vom Alzheimer-Typ, können Schwindelerscheinungen hervorrufen.

Otologische Ursachen des Schwindels

Im Bereich des äußeren Gehörgangs und des äußeren Ohres ist der *Herpes zoster oticus* erkennbar. Die Verursachung des Schwindels beruht auf einer durch das Zoster-Virus bedingten Schädigung des VII. und VIII. Hirnnerven.

Bei der epitympanalen Otitis media chronica kann es zur Ausbildung eines sog. *Cholesteatoms* kommen, das durch chronisch entzündliche Veränderungen zu einer Knochenarrosion und schließlich zur Schädigung des Labyrinths führen kann.

Traumatische Schädigungen des Mittelohres können ebenfalls mit einer Schwindelsymptomatik verbunden sein. Unsachgemäße Reinigungsversuche im Bereich des Gehörgangs können z. B. durch Manipulation mit Stäbchen, Streichhölzern, Haarnadels u. dgl. zu Verletzungen des Trommelfells führen. *Frakturen im Bereich des Felsenbeins* nach Schädeltrauma sind auch beim älteren Patienten im Hinblick auf die Häufigkeit von Stürzen (s. Teil II, Kap. 4.4) in Erwägung zu ziehen. Im Rahmen stumpfer Kopftraumen kann es zu einer direkten *Commotio labyrinthi* mit Nystagmus und Schwindel kommen.

Beim *Morbus Menière* handelt es sich um eine Erkrankung des Innenohres, die gekennzeichnet ist durch die Symptomtrias von Drehschwindel, Innenohrschwerhörigkeit und Tinnitus. Der Schwindel ist hierbei sehr stark ausgeprägt und hält meist längere Zeit (einige Stunden) an.

Beim akuten Vestibularisausfall durch die sog. *Neuronitis vestibularis* kommt es ebenfalls zu plötzlich einsetzendem Drehschwindel, der als Dauerschwindel mehrere Tage anhalten kann. Im Gegensatz zum Morbus Menière fehlen hier jedoch Hörstörung und Tinnitus. In der Regel liegt eine infektbedingte Schädigung des Labyrinths vor, z. B. durch Grippe-, Coxsackie- oder Adenoviren.

Beim *Akustikusneurinom* handelt es sich um einen langsam wachsenden gutartigen Tumor, der jedoch erst dann Schwindel verursacht, wenn er zentralvestibuläre Strukturen mit einbezogen hat (Neveling 1987).

Als weitere Ursache einer vestibulären Schädigung müssen beim älteren Patienten stets *Medikamente* in Betracht gezogen werden:

In der Gruppe der Aminoglykoside können außer Streptomycinsulfat auch Gentamycin, Topramycin und Viomycin vestibulotoxisch wirken. Dies ist u. a. insofern von praktischer Bedeutung, als ältere Patienten mitunter via Selbstmedikation längerfristig Ohrentropfen anwenden, die z. B. zu einem früheren Zeitpunkt verordnet worden waren und häufig vestibulotoxische Antibiotika enthalten.

Von praktischer Bedeutung sind ferner chininhaltige Medikamente sowie chininderivathaltige Präparate. Auch Salizylate und Barbitursäurederivate haben eine vestibulotoxische Wirkung. Eine sorgfältige Medikamentenanalyse und -anamnese ist deshalb bei der Differentialdiagnose von Schwindel im Alter stets erforderlich.

Endogene Toxine, die zu einer Schädigung des Vestibularorgans führen können, treten bei Fleisch- oder Pilzvergiftung auf. Aber auch Stoffwechselprodukte bei Leber-, Nieren- und Schilddrüsenerkrankungen sowie bei Erkrankungen des rheumatischen Formenkreises können über eine vestibuläre Schädigung Schwindel hervorrufen (Stoll 1986).

Neurologische Ursachen des Schwindels

Bei *Ausfall der Kleinhirnsteuerung*, z. B. bei einem Gefäßverschluß oder einer multiplen Sklerose, wird der Schwindel durch Augenkompensation, d. h. optische Kontrolle bei geöffneten Augen, nicht gebessert. Im Gegensatz dazu verstärken sich Schwindel und Fallneigung beim vestibulären Ausfall, sobald der Patient aufgefordert wird, die Augen zu schließen. Für die Unterscheidung zwischen einer peripheren und zentralen Schwindelursache ist das Symptom des Lageschwindels von Bedeutung: Bei peripheren Störungen ist der durch Lagerungswechsel ausgelöste Schwindel in der Regel sehr heftig, bei zentralen hingegen eher schwach. Auch kann im Gegensatz zum zentralen ein peripherer Lagerungsschwindel nicht immer reproduziert werden und schwankt in seiner Intensität (Weitbrecht 1987). Eine *Kleinhirnbrückenwinkelschädigung* zeigt sich in den Symptomen Schwindel, Hörminderung und Fazialisparese. Für die praktische Diagnostik spielt der Ausfall des Nervus trigeminus auf der befallenen Seite (Cornealreflex) noch eine Rolle. Zerebelläre Symptome werden im Finger-Nasen-Versuch erkennbar.

Okuläre Ursachen des Schwindels

Hier soll nur auf die wichtigsten okulären Schwindelursachen im Alter eingegangen werden.

Bei Patienten, bei denen noch nach älteren operativen Methoden eine einseitige *Kataraktoperation mit Linsenentfernung* vorgenommen wurde, kann bei Brillenausgleich durch die unterschiedliche Bildgröße Schwindel auftreten. Für den Hausarzt ist es wichtig, diese Möglichkeit überhaupt in Erwägung zu ziehen, um den Patienten ggf. einer augenärztlichen Konsultation und evtl. nachfolgender Einpflanzung einer künstlichen Linse zuzuführen. Eine im Alter ebenfalls relevante Schwindelursache kann sich aus dem Tragen einer *Bifokalbrille* ergeben. Zum einen kann der Wechsel zwischen Nah- und Fernbrille Schwindel auslösen, andererseits kann aber auch die Bifokalbrille selbst Schwindelprobleme verursachen, da mit zunehmend gesenktem Blick der Sehstrahl immer schräger auf das Brillenglas trifft und Abbildungsverzerrungen entstehen (Roggenkämper 1987). Ähnliche Bildverzerrungen können auch bei Gleitsichtgläsern als Schwindelursache in Frage kommen, wobei v. a. bei seitlichen Blickabweichungen die Abbildungsqualität so verschlechtert wird, daß Schwindel auftritt (Roggenkämper 1987). Dem Hausarzt fällt auch hier die Aufgabe zu, im Rahmen der Anamneseerhebung überhaupt an Schwindelursachen dieser Art zu denken, die sich dann im Rahmen der gezielten Anamnese bereits weitgehend abgrenzen lassen.

Für die Geriatrie bedeutsam ist noch der Zusammenhang zwischen Glaukomanfall und Schwindelerscheinungen.

Motilitätsstörungen der Augen sind als weitere Schwindelursache auch beim alten Patienten stets auszuschließen.

Welche anamnestischen Fragen sind wichtig?

Anamnestische Hinweise auf das Vorliegen eines „systematischen" Schwindels (vestibuläres Symptom) ergeben sich aus Angaben zur Qualität des Schwindels (vgl. Abb. 2): Er kann als Dreh- oder Schwankschwindel oder als Liftgefühl angegeben werden (vgl. S. 277).

Bezüglich der Dauer des Schwindels sprechen kurze Attacken (Sekunden bis wenige Minuten) z. B. für Durchblutungsstörungen im Bereich des Hirnstamms. Schwere Drehschwindelattacken von Minuten- bis Stundendauer geben Hinweise auf einen Morbus Menière. Ein langfristig persistierender Schwindel deutet auf Veränderungen im Bereich des Labyrinths, des N. vestibularis oder des Hirnstamms.

Wichtige Hinweise ergeben sich auch aus dem Schwindelverhalten bei Änderung der Körperlage: Tritt der Schwindel kurz nach Veränderung der Körperhaltung auf, klingt jedoch dann rasch wieder ab, deutet dies auf eine periphere labyrinthäre Störung. Ein Lageschwindel, der nach Veränderung der Körperlage anhält, ist typisch für einen retrolabyrinthären Prozeß (Vogel 1985).

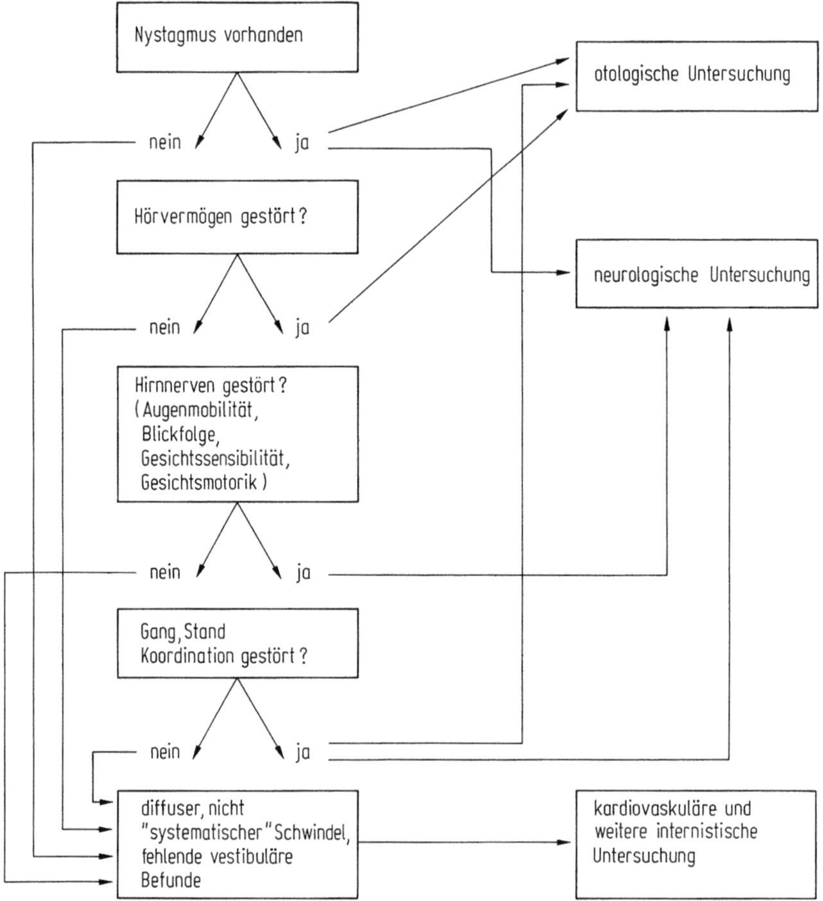

Abb. 2. Orientierungsschema zur weitergehenden Untersuchung bei Schwindel

Der Patient sollte ferner danach gefragt werden, ob Sehstörungen wie Doppelbilder, Verschwommensehen oder auch plötzlicher vorübergehender Sehausfall vorliegen. Tinnitus und Hörminderung sind weitere wichtige anamnestische Hinweise.

Vom eigentlichen Schwindel abgesehen, der als das Gefühl einer relativen Scheinbewegung des eigenen Körpers bzw. der Umgebung beschrieben werden kann (Vogel 1985), kann sich hinter der Klage „Schwindel" auch eine allgemeine Leere im Kopf, Benommenheit oder das Gefühl einer allgemeinen „Dusseligkeit" als eigentliches Symptom herausstellen. In solchen Fällen liegt die Vermutung eines „diffusen Hirnschwindels", meist auf der Basis kardiovaskulärer Ursachen, sehr viel näher. Abzugrenzen sind außerdem eine Gangunsicherheit bzw. überhaupt das Gefühl, sich im Stehen auf den Beinen unsicher zu fühlen, wohingegen das Gefühl von Scheinbewegungen fehlt und auch der Kopf klar bleibt. Solche Angaben bieten einen wichtigen Hinweis auf das Vorliegen einer Polyneuropathie (z. B. Diabetes mellitus oder Alkoholismus; Weitbrecht, 1985). Eßgewohnheiten (Hypoglykämie), Alkohol- und Koffeingenuß sind zu erfragen.

Fallbeispiel

Bei Helene gestaltete sich die Anamneseerhebung schwierig. Viele der erfragten Symptome wurden zunächst bejaht, dann aber im weiteren Gespräch wieder zurückgenommen – „eigentlich doch nicht". Fragen wurden immer wieder mit dem Hinweis beantwortet, so genau könne sie das auch nicht sagen. Allmählich kristallisierte sich ein Beschwerdebild heraus, das v. a. durch ein ständiges diffuses Benommenheitsgefühl und den Eindruck der Leere im Gehirn gekennzeichnet war, wenn auch in unterschiedlicher Ausprägung, so doch eigentlich „immer" vorhanden. Seh- und Hörstörungen ergaben sich nicht, zeitweise lag ein Tinnitus vor. Sicherzustellen war in der Anamnese, daß es sich nicht um anfallsartige schwere Drehschwindelattacken handelte, und daß überhaupt Schwindel im medizinischen Sinne eigentlich nur die eher seltene Randerscheinung des allgemeinen Mattigkeits- und Benommenheitsgefühls bildete.

Welche körperlichen Untersuchungen sollten durchgeführt werden?

Nystagmus

Ein horizontal ausgerichteter Nystagmus spricht für eine peripher-labyrinthäre Störung. Liegt ein vertikaler oder rotierender Nystagmus vor, ist die Störung im retrolabyrinthären Bereich zu suchen. Liegt ein Nystagmus vor und schwindet dieser beim Fixieren eines Objektes, kann von einer vestibulären Störung ausgegangen werden.

Hörstörung

Für beide Ohren getrennt ist das Hörvermögen für Flüstersprache zu untersuchen.

Prüfung der Hirnnerven (III–VII)

Geprüft werden die Augenmotilität in den 4 Hauptblickrichtungen, Schielstellung und Doppelbilder werden beachtet (N. III, IV, VI). Die Prüfung des Corneareflexes gibt Hinweise auf eine Schädigung des Nervus trigeminus. Der Fazialis wird mit Stirnrunzeln, Augenschließen und Zähezeigen geprüft. Ruckartige Bewegungen bei der Blickfolge deuten auf eine zentrale Störung.

Prüfung von Gang, Stand und Koordination

Gang und Stand werden mit offenen und geschlossenen Augen geprüft. Beim sog. Tretversuch wird beobachtet, ob der Patient, bei vorwärtsgehobenen Armen und geschlossenen Augen beim Treten auf der Stelle eine Abweichung bzw. Drehung nach einer Seite hin zeigt.

Prüfung möglicher zervikaler Schwindelursachen

Inwieweit ein sog. zervikaler Schwindel unter den Schwindelursachen wirklich eine Rolle spielt, ist umstritten. Dennoch scheint eine eindeutige Beziehung zwischen starker Kopfdrehung und dem Auftreten von Schwindel ein Hinweis für eine vorübergehende Einengung der Vertebralarterien zu sein (Vogel 1985). Zur Objektivierung kann versucht werden, den Schwindel folgendermaßen auszulösen: Der Patient wird, auf einem Drehstuhl sitzend, einmal nach rechts und einmal links gedreht, während der Untersucher den Kopf fixiert hält. Tritt dabei Schwindel auf, so ist die Ursache in der HWS zu suchen (Bahous 1987).

Herz-Kreislauf-System

Die Messung der Pulsfrequenz gibt bereits wichtige Hinweise, wobei vor allem bradykarde Rhythmusstörungen zu beachten sind. Eine Tachykardie von über 120 Schlägen pro Minute kann beim älteren Patienten u. a. für eine Schilddrüsenfunktionsstörung sprechen. Entscheidende Bedeutung kommt der Blutdruckmessung an allen 4 Extremitäten sowohl im Liegen als auch im Stehen und als Orthostasetest (nach Thulesius) zu. Die Auskultation betrifft nicht nur Herz und Lunge, sondern auch die Karotiden. Bei der Untersuchung, v. a. der unteren Extremitäten, ergeben sich Hinweise auf polyneuritische Erkrankungen oder eine arterielle Verschlußkrankheit und das Vorliegen einer chronisch venösen Insuffizienz.

Fallbeispiel

Die körperliche Untersuchung bei Hedwig ergab im wesentlichen normale Befunde. Der Blutdruck lag seitengleich bei 150/85 mmHg, kardiale Störungen waren klinisch nicht feststellbar. Die Patientin bot insbesondere auch keine Hinweise auf das Vorliegen einer peripheren Vestibularisstörung.

Wann sollte welche Zusatzdiagnostik erfolgen?

Im Hinblick auf die Vielfalt möglicher Ursachen des Symptoms Schwindel sollten stets weiterführende technische Untersuchungen erfolgen. Sofern sich aus Anamnese und Untersuchung nicht bereits Indikationen zur Überweisung zum Gebietsarzt ergeben haben, sollten folgende weiterführenden Untersuchungen durchgeführt werden.

EKG, evtl. Belastungs-EKG: Bei einer bereits bekannten KHK kann das Auftreten von Schwindel eine im EKG nachweisbare Verschlimmerung derselben bedeuten. Das EKG dient ferner der Aufdeckung von Herzrhythmusstörungen (AV-Block, Sinusknotensyndrom, Funktionsstörungen eines Schrittmachers etc.). Ferner ergeben sich Hinweise auf das Vorliegen einer Kardiomyopathie oder Aortenstenose. Laborchemische Untersuchungen richten sich auf die Bestimmung des roten Blutbilds, des Hämatokrits und der BKS, ferner sind die Elektrolytwerte (Magnesium, Natrium, Kalium, Kalzium) von Bedeutung. Eine Nierenfunktionsstörung sowie eine Diabeteserstmanifestation bzw. korrekturbedürftige Einstellung bei bekanntem Diabetes sind ebenfalls zu überprüfen.

Fallbeispiel

Bei Helene konnte auch die technische Zusatzdiagnostik, die im wesentlichen altersentsprechende Befunde ergab, keinen differentialdiagnostischen Hinweis für die Ursache der Symptomatik liefern. Bei einer nochmaligen sorgfältigen Anamneseerhebung ergaben sich jedoch Hinweise auf einen nicht unerheblichen Koffeinabusus. Die Patientin war nicht nur im Vorstand des örtlichen Seniorenvereins tätig, sondern auch Mitglied eines Bridgezirkels und zweier „Damenkränzchen". Es stellte sich heraus, daß bei der Häufigkeit entpsrechender Zusammenkünfte, wo jedes Mal in größerem Umfang Kaffee getrunken wurde, von der Patientin nicht unerhebliche Mengen Koffein (teilweise bis zu 8 Tassen starken Bohnenkaffee pro Tag) konsumiert wurden. Die Patientin erhielt dementsprechend den Rat, den Koffeingenuß zu reduzieren, nachdem ihr der Zusammenhang erläutert worden war. Ferner wurde mit ihr besprochen, daß zwar eine Reihe z. T. schwerwiegender Störungen für die geschilderte Symptomatik in Frage kämen, sich dafür aber bisher kein Anhalt gefunden habe. Am ehesten müsse wohl von einer Mangeldurchblutung in bestimmten Hirnbereichen ausgegangen werden.

Therapeutische Maßnahmen

Abgesehen von einer kausalen Therapie entsprechend der zugrundeliegenden Diagnose kann Schwindel symptomatisch wie folgt behandelt werden:

Auch bei älteren Patienten in insgesamt gutem Allgemeinzustand und guter Motivationsfähigkeit kann eine *Trainingsbehandlung* bei Schwindel zu einer Verbesserung der Beschwerden führen. Die Übungen basieren z. B. darauf, daß der Patient es lernt, unabhängig vom Drehen seiner Körperachse Blickziele im Gesichtsfeld beizubehalten, wobei der Synergismus zwischen visuellem und vestibulärem System trainiert wird (Hamann 1987). Ähnlich wirkt ein Kopf-Hals-Bewegungstraining nach Claussen (AIKHTC), das auch für ältere Schwindelpatienten empfohlen wird (Claussen 1987).

Pharmakologisch ist eine Unterdrückung der Schwindelsymptomatik meist gut möglich. Dabei ist jedoch zu bedenken, daß die besonders wirksamen Substanzen (s. Tabelle 1) sedierende Nebenwirkungen aufweisen. Diese Wirkung kann gerade bei älteren Patienten als solche schon schädlich sein (häufig bereits Anzeichen eines hirnorganischen Psychosyndroms, Sturzgefahr u. ä.); sie verhindert außerdem die physiologischen Kompensationsvorgänge zum Ausgleich des Schwindels. Als sehr gut wirksam haben sich Flunarizin und Cinnarizin sowie Demenhydrinat (Vomex A) erwiesen, die jedoch alle mit Sedierung

Tabelle 1. Pharmakotherapie bei Schwindel

Substanz	Präparatebeispiel	Wirkprinzip	Nebenwirkungen
Cinnarizin	Stutgeron, Stutgeron forte	Vasodilatator, Antihistaminikum	Sedierung, gastrointestinale Störungen, extrapyramidale Störungen
Dimenhydrinat	Vomex A	Antihistaminikum, Antiemetikum	Sedierung, Minderung des Reaktionsvermögens
Flunarizin	Sibelium	Antihistaminikum, Vasodilatator, Kalziumantagonist	Sedierung, bei höherer Dosierung evtl. depressive Verstimmung, extrapyramidale Störungen
Meclozin	Peremesin, Diligan	Anthistaminikum	Sedierung, Minderung des Reaktionsvermögens
Phenothiazine	Psyquil, Torecan	Neuroleptikum, Antihistaminikum, Antiemetikum	Sedierung, Dyskinesien, Parkinsonoid
Sulpirid	Dogmatil	Antidepressivum, Dopaminantagonist	Extrapyramidale Störungen; Vorsicht bei Herzinsuffizienz!
Piracetam	Nootrop Normabrain	Neutrotropikum	Gesteigerte Erregbarkeit, Blutdruckveränderungen; Vorsicht bei eingeschränkter Nierenfunktion!
Vincamin	Cetal retard	Durchblutungsförderung	Gastrointestinale Störungen
Ginkgopräparate	Ginkgo biloba Comp.	Durchblutungsförderung	–

und Minderung des Reaktionsvermögens einhergehen. Dies gilt auch für Meclozin (Peremesin, Diligan). Phenothiazine wie Psyquil, Torecan u. ä. haben ebenfalls eine schwindelunterdrückende Wirkung, der jedoch als Nebenwirkung Sedierung, Dyskinesien und Parkinsonoid gegenüberstehen.

Bei den Substanzen, die keine sedierenden Nebenwirkungen aufweisen, ist Sulpirid (Dogmatil) von Bedeutung, mit dem aufgrund seiner stimmungsaufhellenden Wirkung ein zusätzlicher therapeutischer Effekt erzielt werden kann. Von seiten der Nebenwirkungen sind extrapyramidale Störungen sowie vorsichtige Dosierung bei Herzinsuffizienz zu beachten. Gute Erfolge bei der Behandlung des Altersschwindels werden beschrieben mit Piracetam und Vincamin (Hamann 1987; Claussen 1987). Beide Präparate haben den Vorzug relativ seltener und im Alter relativ ungefährlicher Nebenwirkungen. Auch bei der

Verabreichung von Ginkgopräparaten wird eine gute schwindelunterdrückende Wirkung angegeben (Claussen 1987; Hamann 1987). Der Vorteil besteht im weitgehenden Fehlen bedeutender Nebenwirkungen. Es muß jedoch beachtet werden, daß einige Präparate (Ginkgo-biloba-Comp.-Tropfen) Äthanol (bei Tropfen 54 Vol.-%) enthalten.

Fallbeispiel

Bei Helene, die zusätzlich Symptome einer depressiven Verstimmung aufwies, wurde versucht, mit Sulpirid (Dogmatil) eine Besserung von Schwindel und depressiver Verstimmung herbeizuführen. Die Patientin erhielt jedoch die Anweisung, sich beim Auftreten entsprechender weiterer Symptome sofort wieder in der Praxis einzufinden. Ansonsten wurde ein weiterer Sprechstundentermin nach einer Woche vereinbart.

Literatur

Bahous I (1989) Der Schwindel aus rheumatologischer Sicht. Therapiewoche 39:3372–3380
Claussen CF (1987) Differentialdiagnose und Differentialtherapie von Schwindel und Ohrensausen beim alten Menschen. Notabene Med 7:417–419
Fischer B (1987) Internistische Ursachen des Schwindels. In: Hamann KF (Hrsg) Leitsymptom Schwindel. Schwabe Arzneimittel, Karlsruhe, S 35 ff.
Hamann KF (1987) Therapeutische Ansätze. In: Hamann KF (Hrsg) Leitsymptom Schwindel. Schwabe Arzneimittel, Karlsruhe, S 43 ff.
Kerek-Bodden HE, Schach E, Schach S, Schwartz FW, Wagner P (1984) Care for the elderly. In: Eimeren W von, Engelbrecht R, Flagle C (eds) System science in health care. Springer, Berlin Heidelberg New York Tokyo
Neveling R (1987) Otologische Ursachen des Schwindels. In: Hamann KF (Hrsg) Leitsymptom Schwindel. Schwabe Arzneimittel, Karlsruhe, S 15 ff.
Scherer H (1988) 40. Therapiekongreß Karlsruhe, zit. nach Med Tribune 45:16 (Kongreßbericht)
Stoll W (1986) Schwindel und Gleichgewichtsstörungen. Thieme, Stuttgart
Vital and Health Statistics (1978) Office visits by persons aged 65 and over
National Ambulatory Medical Care Survey, United States 1975. US Department of Health, Education and Welfare. (Publik Health Service Nr 22)
Vogel P (1985) Leitsymptom Schwindel. In: Heisig N (Hrsg) Innere Medizin der Praxis. Thieme, Stuttgart New York
Weitbrecht WU (1987) Neurologische Ursachen des Schwindels. In: Hamann KF (Hrsg) Leitsymptom Schwindel. Schwabe Arzneimittel, Karlsruhe, S 23 ff.

3.2 Luftnot

S. H. Schug

Fallbeispiel

Theo, ein 71jähriger Patient, war früher starker Raucher und leidet seit etwa 10 Jahren an chronischer Bronchitis. Jetzt ruft die Ehefrau des Patienten in der Praxis an und bittet um einen Hausbesuch. Am Telefon berichtet sie, daß ihr Mann seit einigen Tagen erkältet sei und jetzt an zunehmender Luftnot leide.

Bei Ankunft in der Wohnung sitzt der Patient − unterstützt von zahlreichen Kissen − fast aufrecht auf der Wohnzimmercouch und atmet mühsam keuchend. Er erscheint blasser als sonst, die Lippen wirken leicht zyanotisch.

Was kommt differentialdiagnostisch in Frage?

Dem Gefühl, nicht ausreichend Luft zu bekommen, entspricht klinisch ein weites Spektrum von leichter Belastungsdyspnoe bis hin zur schweren Orthopnoe. Leichtere Formen von Dyspnoe gehen meist nicht mit beobachtbaren klinischen Zeichen einher, wie sie im Fallbeispiel berichtet werden.

Bei der Bewertung und Einordnung der Symptomatik bei älteren Patienten ist zum einen zu berücksichtigen, daß die Leistungsfähigkeit von Herz-Kreislauf-System und Lunge mit zunehmendem Alter abnehmen (vgl. Reinert 1986; Zwirner 1986), zum anderen, daß Betagte auch bei objektiv bedrohlichen Zuständen oftmals nur wenige Symptome berichten.

Daraus ergibt sich für den behandelnden Arzt eine besondere Verantwortung, eine befriedigende Erklärung für die geäußerte Luftnot zu finden.

Das differentialdiagnostische Spektrum reicht von Krankheiten des Herz-Kreislauf-Systems und der Lunge über Stoffwechselstörungen, Erkrankungen des Bewegungsapparates bis hin zu seelischen Störungen.

In der Regel bilden jedoch kardiopulmonale Störungen die Grundlage der Luftnot, entsprechend konzentrieren sich die differentialdiagnostischen Überlegungen im wesentlichen auf die Frage:

- Liegt eine behandlungsbedürftige Herz- oder Gefäßerkrankung vor?
- Liegt eine behandlungsbedürftige Lungenerkrankung vor?

Daneben sollte auch stets an die Möglichkeit eines Tumorleidens (z. B. stenosierendes Bronchialkarzinom) gedacht werden. Obwohl hier die Luftnot meist

Tabelle 1. Differentialdiagnosen bei perakuter Luftnot (Auftreten innerhalb von Sekunden bis wenigen Stunden)

Perakute Atemnot	Mögliche Ursachen
Aspiration	Neurologische Störungen, Vigilanzminderung
Lungenödem	Dekompensierte Linksherzinsuffizienz, Myokardinfarkt, AV-Block III mit Kammerbradykardie, hypertensive Krise
Lungenembolie	Z. B. Erstsymptom einer Phlebothrombose
Pneumothorax	Rippenfrakturen, bullöses Emphysem
Sonstige	Zentrale Atemdepression, Intoxikation, Schlafapnoe

Tabelle 2. Differentialdiagnosen bei akuter Luftnot (Auftreten im Verlauf von Stunden und Tagen)

Akute Atemnotsyndrome	Mögliche Ursachen
(Prä-)Lungenödem	Weglassen der Medikation, aufgrund von Verwirrtheit/Noncomplicance, (ischämische) Kardiomyopathie Rhythmusstörungen (Vorhofflimmern, Tachyarrhythmia absoluta), Niereninsuffizienz
Cor pulmonale	Langjährige obstruktive Lungenerkrankung
Angina pectoris	Koronare Herzkrankheit
Stenosen	Trachealstenose durch Einblutung in große Struma oder instabile Trachea; Bronchialstenose (z. B. bei Bronchialkarzinom)
Pneumonie	Begünstigt durch obstruktive Lungenerkrankungen, alte Tuberkulose, Pneumokoniosen/Lungenfibrose
Obstruktion	Allergisches/intrinsiches Asthma bronchiale, infektgetriggertes Asthma bronchiale, exazerbierte chronisch obstruktive Bronchitis

ein zu spätes Warnzeichen ist, um noch eine kurative Therapie zu ermöglichen, kann doch in jedem Fall die Möglichkeit palliativer Maßnahmen geprüft werden.

Einen Überblick über häufige Erkrankungen und wesentliche Hinweise für deren Vorliegen geben die Tabellen 1–3. Hierbei wurden in Tabelle 1 und 2 akute, in Tabelle 3 allmählich auftretende Symptome berücksichtigt. Zur weite-

Tabelle 3. Differentialdiagnosen bei subakuter und chronischer Luftnot (Auftreten im Verlauf von Wochen bis Monaten)

Subakute und chronische Atemnotsyndrome	Mögliche Ursachen
Lungenstauung	Linksherzinsuffizienz: – koronare Herzkrankheit, – Kardiomyopathie (z. B. alkoholisch), – Rhythmusstörungen
Pulmonale Obstruktion	Emphysem: – chronische Bronchitis (z. B. Nikotinabusus), – langjähriges Asthma bronchiale; stenosierender Tumor (Bronchialkarzinom)
Pulmonale Restriktion	Lungenfibrose: – idiopathisch. – Pneumokoniosen, – Tuberkulose; Zustand nach Lungenteilresektion, diffuse Metastasierung eines Tumors, Lymphangiosis carcinomatosa, Pleuraerguß (Herzinsuffizienz, tuberkulös, maligne) Aszites (hochgradig, bei Leberzirrhose oder metastasierendem Tumor)
Anämie	Blutungs-/Eisenmangelanämie etc., aplastische Anämie (Hämoblastosen)
Myasthenia gravis	Atemmuskulatur beeinträchtigt
Hochgradige Adipositas	Belastungsdyspnoe

ren Diagnostik, Therapie und zum spezifischen Handlungsbedarf des Hausarztes bei einzelnen Krankheitsbildern sei auf Teil II, Kap. 6, verwiesen, für die Notfallversorgung auf Teil II, Kap. 5.

Hinsichtlich der Diagnosefindung ist zu berücksichtigen, daß sich bei betagten Patienten gerade im Bereich der Herz-Kreislauf-Organe und der Lunge häufig mehrere nebeneinander bestehende Erkrankungen finden. Hier liegt entweder eine reine Komorbidität (z. B. tumoröser Pleuraerguß und koronare Herzkrankheit) oder eine ätiopathogenetisch verknüpfte gemeinsame Schädigung von Herz, Gefäßen und Lunge und vice versa vor (Beispiele hierfür sind Herzvitien oder Cor pulmonale).

Welche anamnestischen Fragen sind wichtig?

Die folgenden beiden Übersichten geben eine Zusammenstellung von anamnestischen Hinweisen und differenzierenden Aspekten für häufigere Herz- und Lungenkrankheiten:

Bei der Erhebung der Anamnese des Hochbetagten wird nur eine Auswahl dieser Fragen heranzuziehen sein. Von entscheidender Bedeutung dabei ist es, mit Hilfe fremdanamnestischer Angaben die Dauer des bisherigen Verlaufs festzulegen. Nach Kenntnis der Akuität kann die Zahl der in Frage kommenden Diagnosen deutlich eingeengt werden.

Wichtige anamnestische Angaben bei Herz-Kreislauf-Erkrankungen

1) Allgemeine Angaben:
- Allgemeinsymptomatik (Schwäche, leichte Erschöpfbarkeit),
- langfristig eingeschränkte Leistungsbreite (z. B. Klappenvitium),
- Beschwerdedauer,
- Beschwerdeverlauf (kontinuierlich/diskontinuierlich).

2) Kardiale Risikofaktoren:
- Familienanamnese,
- Fettstoffwechselstörung,
- Zigarettenrauchen,
- Bluthochdruck,
- Diabetes,
- fehlende körperliche Aktivität.

3) Abgelaufene Herz- und Gefäßerkrankungen, kardiale Diagnostik und Therapie (z. B. Ergometrie, Linksherzkatheter, Bypassoperation).

4) Aktuelle Leistungsbreite:
- Wieviele Stockwerke können (zügig) erstiegen werden?
- Sind längere Spaziergänge, auch bergan, noch möglich?
- Fahrradfahren, Gartenarbeit etc.,
- Brustschmerzen bei Belastung, in Ruhe und/oder in der Nacht.

5) Symptome einer beginnenden/bereits manifesten Herzinsuffizienz:
- Nächtliche Episoden von Atemnot,
- erhöhte Lagerung des Oberkörpers beim Nachtschlaf,
- Knöchel- und Unterschenkelödeme (wann auftretend),
- nächtliches Wasserlassen (Frequenz; nur verwertbar, wenn nicht Ausdruck einer Harnwegsaffektion, z. B. Prostatahypertrophie).

6) Bei Rhythmusstörungen:
- Zeitpunkt erstmaliger Wahrnehmung unregelmäßigen Herzschlags,
- einzelne Extraschläge, insgesamt unregelmäßiger Puls,
- Auftreten von Synkopen/Bewußtseinsstörungen,
- Einnahme arrhythmogener Medikamente,
- Vorliegen gastrointestinaler Störungen mit Elektrolytverlusten.

Wichtige anamnestische Angaben bei Lungenerkrankungen

1) Allgemein:
- Ständiger/nächtlicher Hustenreiz,
- häufige Rhinitis/Sinusitis,
- häufige Halsentzündungen.

Wichtige anamnestische Angaben bei Lungenerkrankungen (Fortsetzung)

---

2) Vorliegen einer akuten Infektion des Respirationstraktes:
- Allgemeine Krankheitszeichen (Fieber etc.),
- Schwächung der Immunabwehr, Exposition zu Erregern,
- Vorhandensein, Menge und Beschaffenheit von Auswurf, eventuelle Blutbeimengungen.

3) Einordnung der Respirationsstörung:
- Anfallsweises Auftreten und Begleitumstände,
- reine Belastungsdyspnoe vs. Auftreten in Ruhe,
- Behinderung von Einatmung oder Ausatmung,
- nächtliche Verstärkung der Luftnot.

4) Hinweise auf irritables Bronchialsystem:
- Asthma in Kindheit und Jugend,
- Atopie (Heuschnupfen, Dermatitis atopica),
- positive Familienanamnese,
- häufige bronchopulmonale Infekte.

5) Exposition zu Noxen:
- Nikotin,
- Hausstaub, sonstige Allergene,
- Steinstäube, Asbest, Reizgase,
- Tbc-Exposition, bekannte Tuberkulose,
- Chemotherapie, Bestrahlung.

In der Notfallsituation (schwer dyspnoischer und/oder bewußtseinsgestörter Patient) sind Kenntnisse vorbestehender Grunderkrankungen und die Beobachtung der Angehörigen hilfreich (s. auch Teil II, Kap. 5):

- Nicht korrekte oder fehlende Medikamenteneinnahme (dekompensierte Herzinsuffizienz, Rhythmusstörungen),
- Anzeichen einer Infektion (z. B. Bronchopneumonie),
- Schmerzäußerungen (Myokardinfarkt, Lungenembolie, Pleuritis, Rippenfraktur),
- motorische Entäußerung (Insult, Adam-Stokes-Anfall, Anfallsleiden).

Welche klinischen Untersuchungen sollten durchgeführt werden?

Aufgrund der Vieldeutigkeit der Symptomatik ist bei anamnestisch nicht eindeutiger Zuordnung der Beschwerde in jedem Fall ein Ganzkörperstatus unter besonderer Berücksichtigung von Perkussion und Auskultation zu erheben.

Tabelle 4 gibt eine Übersicht über häufiger zu beobachtende klinische Zeichen und entsprechende Differentialdiagnosen.

Tabelle 4. Auswahl klinischer Zeichen bei kardiopulmonalen Erkrankungen

Klinisches Kriterium	Ausprägung	Mögliche Ursachen
Hautfarbe	Blässe	Anämie, Hypozirkulation
	Gesichtsrötung	Polyglobulie, Mitralfehler
	Zyanose	Kardiale Insuffizienz, respiratorische Insuffizienz
Thoraxform	Deformität	Herzfehler
	Faßform	Emphysem, Asthmaanfall
Uhrglasnägel		Allgemeiner Hinweis auf pulmonale Erkrankungen, auch familiär bei Lungengesunden vorkommend
Halsvenen und Zungengrundvenen	Vermehrte Füllung	Rechtsherzinsuffizienz, biventrikuläre Herzinsuffizienz
Herzspitzenstoß	Sichtbar	Herzhypertrophie
	Rippenbuckel	Vitium (seit Kindheit)
Ödeme	Knöchel- und Unterschenkel	Rechtsherzinsuffizienz, biventrikuläre Herzinsuffizienz
	– leicht eindrückbar	neu aufgetretene Ödeme
	– Haut induriert	ältere Ödeme (DD Myxödem)
	– Anasarka (häufig mit Skrotalödem)	schwerste (biventrikuläre) Herzinsuffizienz
Sputum	Purulent	Bronchitis, Bronchopneumonie
	Blutig	Lungenembolie, Tumor, hämorrhagische Bronchitis

Tabelle 5. Typische perkutorische Lungenbefunde

Perkussionsbefund	Mögliche Ursachen
Hypersonorer Klopfschall	Emphysem, Asthmaanfall
„Schachtelton"	Pneumothorax
Atembreite – eingeschränkt – seitendifferent	Pleuritis, Pleuraschwarte etc. z. B. indirektes Zeichen einer Lungenembolie
Dämpfung	Pleuraerguß, (pneumonisches) Infiltrat

Tabelle 5 gibt eine Übersicht über die mit der einfachen Perkussion zu erhebenden Befunde und die ihnen entsprechenden Erkrankungen. Bei der Interpretation ist zu berücksichtigen, daß beim betagten Patienten normale und pathologische sowie verschiedene gleichzeitig auftretende pathologische Befunde nicht so eindeutig wie bei Jüngeren zu unterscheiden sind.

Tabelle 6. Typische auskultatorische Lungenbefunde

Auskultationsbefunde	Mögliche Ursachen
1) Atemgeräusch	
Einseitig aufgehoben	Pneumothorax
Abgeschwächt	
– global	Emphysem, akute Bronchialobstruktion, Mantelpneumothorax
– punktuell	Pleuraerguß
Bronchialatem	(pneumonisches) Infiltrat
2) Atemnebengräusche (Rasselgeräusche)	
Trocken	
– grob (Pleurareiben, -knarren)	Akute Pleuritis, Zustand nach Pleuraexsudat
– Giemen, Brummen, Pfeifen	Bronchialobstruktion
Feucht	
– grob (mit Husten und Auswurf)	akute Bronchitis
– fein, klingend, ohrnah	(pneumonisches) Infiltrat
– fein, nicht klingend	Linksherzinsuffizienz
Feucht (fein, nicht klingend) und trocken (Giemen, Brummen, Pfeifen)	Dekompensierte Linksherzinsuffizienz
Brodeln	
– mit schwerster Dyspnoe	Lungenödem
– ohne stärkere Dyspnoe	Tracheitis, Bronchitis

Bei akuten Erkrankungen führen häufig schon die sog. Distanzgeräusche (Keuchen und Pfeifen bei Bronchialobstruktion, Brodeln und Kochen bei Lungenödem und grober Verschleimung) zur ersten diagnostischen Einordnung. Über die mit einzelnen Phänomenen bei der Auskultation verbundenen Differentialdiagnosen gibt Tabelle 6 Auskunft.

Bei entsprechenden Hinweisen sollte auch eine längere Zählung des Pulses (1 min oder länger) erfolgen: Hier werden mitunter Unregelmäßigkeiten entdeckt, die während der Ableitungsdauer eines Routine-EKG (20–30 s) unentdeckt bleiben.

Wann sollte welche Zusatzdiagnostik erfolgen?

Die der Luftnot zugrundeliegenden Erkrankungen sollten bei der Mehrzahl der Patienten durch Anamnese und Ganzkörperstatus soweit eingegrenzt werden können, daß sich zusätzliche apparative Diagnostik erübrigt oder auf einfache Labor-, Röntgen- und EKG-Untersuchungen beschränkt werden kann.

Die apparative Diagnostik dient der weiteren Einordnung der kardialen, pulmonalen oder sonstigen Störung und einer entsprechenden Verlaufsbeobachtung. Es gelten die für die einzelnen Krankheitsbilder aufgestellten Richtlinien (s. Teil II, Kap. 6).

Bei bronchopulmonalen Infekten ohne Komplikationen kann (einfache Bronchitis mit gelblich-grünlichem Auswurf) auch ohne Erregernachweis antibiotisch anbehandelt werden. Nach erfolglosem ersten Therapieversuch oder bei initial schwerem Infekt müssen Sputumkulturen für die mikrobiologische Untersuchung auf Bakterien und Pilze gewonnen werden.

Bei blutigem Auswurf und anderen Verdachtsmomenten, die auf ein malignes Geschehen hindeuten, sind u. a. Sputumzytologien anzufertigen.

Die Indikation zur Thoraxröntgenaufnahme kann bei noch ausreichend mobilen Patienten relativ weit gestellt werden. Bei akuten Krankheitsbildern können schwere Bronchitiden von Pneumonien abgegrenzt werden, bei chronischen Verläufen können Strukturveränderungen, intrapulmonale Rundherde und Hilusveränderungen differentialdiagnostische Anhaltspunkte geben.

Neben BSG und Blutbild (mit Differentialblutbild) sollten bei schweren Infektionen und entsprechenden Begleiterkrankungen auch harnpflichtige Substanzen, Elektrolyte etc. untersucht werden.

Bei Krankheitsbildern mit akuter oder chronischer Bronchialobstruktion empfehlen sich regelmäßige EKG-Kontrollen (Rechtsherzbelastung) und (seltener) Lungenfunktionsprüfungen (obstruktive und restriktive Lungenveränderungen). Kurzfristige Therapiekontrollen können mit handlichen Geräten zur Peak-flow-Messung durchgeführt werden.

Für die Beurteilung des kardiovaskulären Systems empfiehlt sich ebenfalls die Thoraxröntgenaufnahme (Herzgröße, -konfiguration, Lungenstauung etc.), daneben das Ruhe-EKG (am besten mit Rhythmusstreifen) und bei „jüngeren" Betagten das Belastungs-EKG unter Beachtung der Kontraindikationen (nur bei therapeutischen Konsequenzen sinnvoll, sorgfältige Abwägung von Nutzen und Risiko).

Therapeutische Maßnahmen

Für die vielen unterschiedlichen Krankheitsbilder, die u. a. mit Luftnot einhergehen, können nur wenige allgemeine Leitlinien vorgegeben werden (für spezielle Fragen s. Teil II, Kap. 6).

Bei der Durchführung einer medikamentösen Behandlung ist zu bedenken, daß sämtliche zur Besserung und Behebung kardiopulmonaler Störungen eingesetzten Medikamente z. T. gravierende, dosisabhängige Nebenwirkungen aufweisen. Die therapeutische Breite ist bei Betagten deutlich herabgesetzt.

Eine engmaschige Verlaufsbeobachtung ist daher zwingend. Diese hilft auch bei der Erkennung zusätzlicher Erkrankungen, deren Symptome zunächst maskiert waren, und trägt damit der Multimorbidität im Alter (insbesondere der Komorbidität von Herz- und Lungenerkrankungen) Rechnung.

Bei leichteren psychogenen Störungen sind auch ein beratendes Gespräch über die mit dem Älterwerden naturgemäß verbundenen Einschränkungen der kardiopulmonalen Leistungsbreite und Empfehlungen für angemessene Anforderungen — gerade beim „jüngeren" alten Patienten — hilfreich.

Aufgrund der langen Raucher- und Bronchitisanamnese war bei Theo in erster Linie an eine erneute Bronchitis mit obstruktiver Komponente zu denken. Tatsächlich bestand seit einigen Tagen ein leichter Erkältungsinfekt. Auch auf genaues Nachfragen hin wurde jedoch kein nennenswert produktiver Husten angegeben, der Auswurf entspräche in etwa der gewohnten Menge und sei weißlich.

Differentialdiagnostisch konnte jetzt u. a. an eine hypertensive Reaktion, eine stumme Myokardischämie oder eine Rhythmusstörung gedacht werden.

Die weitere Beobachtung zeigte eine deutliche Tachypnoe, neben der eingangs festgestellten mäßigen Lippenzyanose bestand ebenfalls eine leichte Zyanose der Akren. Ansonsten Zunahme der bekannten Knöchelödeme, neu hinzugetretene Unterschenkelödeme beidseits. Körpertemperatur noch normal (37,0 °C laut Ehefrau).

Herzfrequenz ca. 140/min mit Tachyarrhythmia absoluta, Blutdruck 155/90 mmHg.

Auskulataorisch leise Herztöne, kein Herzgeräusch; sehr leises Atemgeräusch, Exspirium verlängert und von diskretem Giemen und Brummen begleitet. Daneben feinblasige feuchte Rasselgeräusche über beiden Lungenunterfeldern.

Die Erklärung für das plötzliche Auftreten der Tachyarrhythmie, die zur Dekompensation der Herzinsuffizienz geführt hatte, bestand in einer später echokardiographisch gesicherten mäßigen Mitralstenose und in einer versehentlichen Überdosierung der Theophyllinmedikation: Beim Wechsel auf ein neues Präparat hatte Theo morgens statt bislang 2 Tabletten mit 125 mg 2 gleichfarbige Tabletten mit 300 mg Theophyllin eingenommen.

Da der Patient und seine Ehefrau eine vorübergehende Klinikeinweisung heftig ablehnten, wurde eine Digitalisierung mit 0,25 mg Digitoxin i.v. eingeleitet und die Theophyllineinnahme vorübergehend ausgesetzt.

Mit der Wiederherstellung des Sinusrhythmus bildete sich die Luftnot im Verlauf weniger Tage deutlich zurück.

Literatur

Reinert M (1986) Atmungsorgane. In: Marcea JT (Hrsg) Das späte Alter und seine häufigsten Erkrankungen. Springer, Berlin Heidelberg New York Tokyo

Zwirner K (1986) Kardiologische und angiologische Erkrankungen im Alter. In: Marcea JT (Hrsg) Das späte Alter und seine häufigsten Erkrankungen. Springer, Berlin Heidelberg New York Tokyo

3.3 Schmerzen

J.-J. Jochum

Schmerz ist eine unangenehme sensorische und emotionale Erfahrung, die mit
akuten oder drohenden Gewebsschäden verknüpft ist (Definition der International Association of Pain). Schmerz entsteht durch Reizung eines Rezeptors
und wird über markarme Aδ-asern oder langsamere, marklose C-Fasern oder
über viszerale Nozizeptoren übertragen. Die peripheren Fasern konvergieren im
Hinterhorn und bilden mit Interneuronen Synapsen. In diesen Synapsen ist
Leucin-Enkaphalin enthalten, das die Impulshemmung bei der Freisetzung des
Schmerzfaktors Substanz P auslöst. Das neokortikale Kontrollsystem wirkt
hemmend und bahnend auf die afferenten Impulse bis zum Rückenmark. Neben dieser rein physiologischen Dimension der Schmerzleitung und -wahrneh-
mung, neben dem somatosensorisch nachweisbaren Substrat des Schmerzes,
wird die Psychopathologie der Perzeption und Akzeptanz immer mehr in den
Mittelpunkt wissenschaftlichen Interesses gerückt. So postulierte Engel in seinem biopsychosozialen Modell bereits 1959 ein individuelles, determiniertes
Schmerzverhalten. Der Schmerz selber wird immer körperlich erlebt, als ob er
regelmäßig durch eine Gewebsschädigung verursacht wäre, egal ob die Verletzung real oder imaginär ist (Hoffmann u. Egle 1987). Das „Leitsymptom
Schmerz" wird zum „Leidsyndrom", das sich häufig auch in einer körper-
sprachlichen Ausdrucksform manifestiert (Jochum u. Kary 1989). So postulie-
ren Labhardt u. Müller (1977), daß an jeder Krankheit seelische und körperliche Strukturelemente beteiligt sind.

Insbesondere der Bewegungsapparat als Kommunikationsmittel (Tilscher et
al. 1984) und Ausdrucksorgan der Haltung des Menschen (Isermann 1979)
wird von der Psyche bestimmt, die zweifellos einer der wichtigsten bestimmen-
den Faktoren für die menschliche Haltung ist (Weintraub 1983). Angst, Spannung und Streß lösen funktionelle Beschwerden aus, die als Schmerzausdruck
durch die Fokussierung auf die körperlichen Beschwerden zum zentralen Erlebnis werden. Schmerz als körperliche Realisation eines Leidensdruckes findet
sich in einem sehr hohen Prozentsatz bei den 50% – 70% psychosomatischen
Fällen, die unsere Arztpraxen frequentieren (Radmayr 1974). Das Gefühls-
erlebnis Schmerz ist häufig symbolischer Ausdruck unterdrückter Regungen,
mit denen Wünsche, Affekte und Aggressionen sublimiert werden (Sahlender
1986).

Im mitmenschlichen Motivationsgeflecht bekommen organische Erkrankungen einen Ausdrucksgehalt, der zu einer sekundären Ausdruckserkrankung wird (Wesiack 1984). So kann der Schmerz zum Leitsymptom ausgestaltet werden, wenn sich der Patient des intrapsychischen Konflikte durch Verdrängung nicht bewußt wird und lediglich in der nonverbalen Körpersprache agiert und reagiert (Jochum u. Kary 1989). Schmerz als Emotion ist ein individuelles subjektives Erlebnis, das mit keinem Meßverfahren wie z. B. der Algometrie zu verifizieren oder zu reproduzieren ist.

Grundsätzlich gilt für alle Schmerzen im Bereich des Haltungs- und Bewegungsapparats sowohl degenerativer als auch entzündlicher Natur, daß eine ausreichende körperliche Aktivität für den Patienten erhalten bleiben muß. Dies ist zu erreichen durch die Vermeidung von Übergewicht, durch die Verbesserung der Lebenssituation, durch krankengymnastische Übungsbehandlungen und durch Wärmeanwendungen, elektrophysikalische Maßnahmen und nichtsteroidale Antirheumatika bzw. bei entzündlichen Reaktionen auch vorübergehenden Steroideinsatz.

3.3.1 Rückenschmerz

Im 5. Lebensjahrzehnt weisen bereits 70% der Population deutliche degenerative Veränderungen an der Wirbelsäule ohne entsprechendes Schmerzkorrelat auf (Flor 1987). Monokausale somatische Erklärungsmodelle wie das „Aufhängen einer Diagnose an einer spondylotischen Randzacke" werden zunehmend abgelehnt (Weintraub 1983). Die Haltung unseres Körpers wird uns über Propriozeptorn vermittelt, die auf jede Spannungsänderung in Kapseln, Bändern, Sehnen und Muskeln reagieren. So wird jede Änderung des Muskeltonus durch willkürliche Anspannung oder psychische Reaktionen über die mit einer höheren Reizschwelle belasteten Nozizeptoren über den Ramus dorsalis des Spinalnerven im Hinterhornkomplex eine Veränderung des Kapselmusters auslösen, die zu einem spondylogenen Störungsmuster und damit zu Schmerzen führt (Neumann 1986). Die Haltung unseres Körpers ändert sich mit zunehmenden Tonusverlust durch eine Einschränkung unserer Bewegungsmodalität und auch der Bewegungsmöglichkeiten. Überlastung, Fehlhaltung und Abnahme des Mobilitätsradius führen zu regressiven degenerativen Veränderungen auch der Bewegungssegmente der Wirbelsäule.

Fallbeispiel

Ein 67jähriger Patient stellt sich vor wegen rezidivierender Kreuzschmerzen mit zeitweiser Ausstrahlung über das Gesäß in die Oberschenkel. Frühberentung 59jährig als Bauarbeiter wegen schon seit etwa 10 Jahren bestehender rezidivierender Kreuzschmerzen. Normgewichtiger athletischer Patient, leicht inklinierter Rumpf, ansonsten gesund aussehend. Schmerzangabe mit zeitweiliger Hypästhesie in beiden Beinen, teilweise strumpfförmig auftretend, nicht segmental bedingt. Schmerzverstärkung bei längerem Stehen, bei langem Liegen und bei ausgedehnten Spaziergängen. Früher häufige Therapien mit Fangopackungen, Massagen, Spritzen, Antiphlogistika u.ä. Dreimalige Kurbehandlung ohne durchgreifenden Erfolg.

Befund: Schober 10/13,5 cm (etwas reduziert), Finger-Boden-Abstand 30 cm. Gering schraubiges Aufrichten aus der Rumpfbeuge mit Abstützen der Hände an den Oberschenkeln. Lasègue-Zeichen beidseits bei etwa 60° positiv mit Schmerzverstärkung im Bereich der Iliosakralgelenke. PSR und ASR seitengleich, keine Fußheber- oder -senkerschwäche. Keine Sensibilitätsstörungen im Bereich der unteren Gliedmaßen.

Röntgenologisch erhebliche Osteochondrose und Spondylochondrose der gesamten Lendenwirbelsäule. Degenerative Veränderungen im Bereich der Iliosakralgelenke. Verkalkungen im Bereich der Ligamente iliolumbale. Deutliche Höhenminderung des Intervertebralraums L4/L5 und L5/S1 mit spondylotischen Randzacken und Kantenausziehungen.

Bei dem Beschwerdebild handelt es sich um eine pseudoradikuläre, mit zeitweiligen Hypästhesien verbundene lumbale Schmerzhaftigkeit mit Ausstrahlungen in das Gesäß und die Oberschenkel.

Was kommt differentialdiagnostisch in Frage?

Zur Unterscheidung einer radikulären Symptomatik Überprüfung des Reflexverhaltens, der Sensibilität und der Motorik. Hierbei Prüfen der Gehfähigkeit im Zehenspitzen- und im Fersengang, die bei einer motorischen Läsion der Spinalwurzel Hinweise auf eine L5- oder S1-Schädigung geben würden. Bei der geklagten Hypästhesie bis zur subjektiven Gefühllosigkeit ist differentialdiagnostisch an eine Claudicatio intermittens zu denken. Bei normalem Palpationsbefund der A*a.* tibialis posterior und dorsalis pedis und dopplersonographisch unauffälligen Befunden kann man diese Erkrankung jedoch mit Sicherheit ausschließen.

Tumoröse Veränderungen im Unterbauch sind bei palpatorischem Normbefund und fehlenden anamnestischen Hinweisen und bei der Chronizität der lumbalen Beschwerden deutet auf eine segmentale Irritation hin, die mit Stufenbettlagerung gut kompensierbar ist.

Eine Irritation des N. cutaneus femoris lateralis mit ausstrahlenden Schmerzen in die Leiste und in beide Oberschenkel als sog. Meralgia paraesthetica läßt sich von der Lokalisation der Irradiation ausschließen.

Häufiger sind *lumbale Schmerzen mit radikulärer Symptomatik* ohne regelrechte diagnostische Hinweise auf einen Bandscheibenvorfall. Es kommt durch degenerative Prozesse zu Anbaureaktionen im Bereich der kleinen Wirbelgelenke mit spondylophytären Ausziehungen, die die Wurzeltasche von dorsal nach ventral eindellen können. Zusätzlich werden dabei Vasa spinalia und Vasa intervertebralia sowie das epidurale Fettgewebe eingeengt. Der epidurale Reserveraum ist aufgehoben, die Mikrozirkulation im Arachnoidalsäckchen unterbrochen (Barz u. Jochum 1986). Die Schmerzabhängigkeit und pseudoradikuläre Symptomatik ist hierbei abhängig von der Körperhaltung: In starker Streck- und Lordosehaltung treten Schmerzen auf, die sich beim Vorneigen oder im Liegen rasch wieder zurückbilden. Die Schmerzirradiation reicht bis in das Gesäß, evtl. zum Trochanter major und wird beim Husten, Niesen oder Pressen deutlich verstärkt. Neurologische Ausfälle wie beim Bandscheibenvorfall (Erlöschen des Achillessehnenreflexes bei S1-Symptomatik mit Hypästhesie des lateralen Unterschenkels und Fußrandes, ggf. auch motorische Störungen mit lateraler Fußheberschwäche oder L 5-Symptomatik mit Hypästhesie medialer Fuß- und Großzehenheberschwäche) sind ausgesprochen selten. Vielmehr ist der sog. „gekreuzte Lasègue" pathognomonisch (das Anheben des gestreckten linken Beines löst eine pseudoradikuläre Schmerzirradiation auf der rechten Seite aus).

Die *Spondylolyse* (bei 6% der Bevölkerung nachzuweisen) bleibt in den meisten Fällen asymptomatisch. Eventuell auftretende Beschwerden äußern sich als Lumbalgie durch die in pathologischer Ausgangsstellung befindlichen kleinen Wirbelgelenke, deren umfangreicher Rezeptorenbesatz nozizeptive Afferenzen über dem Ramus recurrens weiterleitet. Bei Reklination wird der laterale Rezessus eingeengt, die distale Facette nähert sich komprimierend dem Spinalnerv. Dadurch kommt es bei verstärkter Hyperlordose zu radikulären oder pseudoradikulären Wurzelreizerscheinungen.

Beim Fortschreiten des spondylolytischen Prozesses kann es zur Ausprägung einer *Spondylolisthesis* kommen (Wirbelkörpergleitprozeß, bei dem der kraniale Wirbelkörper auf dem kaudaler gelegenen nach ventral rutscht) und damit über eine mechanische Zerrung am Rückenmark oder an den Nervenwurzeln zu entsprechender radikulärer Ausstrahlung.

Ligamentäre Schmerzsyndrome sind die wahrscheinlich häufigste Ursache für Schmerzausstrahlungen mit Lumbalgien und pseudoradikulären Ischialgien. Hierbei kommt es über eine Fehlstellung der Wirbelgelenke zu einer mechanischen Irritation der am Gelenk beteiligten kapsulären Bänder, Sehnen und Ligamente mit ihren oben angesprochenen Rezeptor- bzw. Nozizeptorfunktionsstörungen.

Eine Überlastung dieser weichteiligen Strukturen am Bewegungssegment führt zu Fehlinformationen durch

1) mechanische Überlastung oder psychische Fehlhaltung.
2) Tonusverlust der Muskulatur, v. a. auch bei Frauen postpartal, mit deutlicher Muskelschwäche der geraden Bauchmuskulatur als Ausdruck einer Imbalance zwischen phasischer und tonischer Muskulatur und damit zu kombinierten schmerzinduzierten Ausweichbewegungen in der Wirbelsäule.

Es ist verständlich, daß es mit zunehmendem Verlust des Elan vital zu einer Disproportionierung zwischen der posturalen und phasischen Muskulatur kommt. Die phasische Aktivitätsmuskulatur läßt naturgegebenermaßen mit zunehmendem Alter nach und überfordert dann die tonische Muskulatur, die lediglich für die Aufrechterhaltung der Haltung vonnöten ist. Dadurch kommt es auch zu einer anderen Belastung der Gelenkfacetten, die auch wieder über das spondylogene Reflexmuster über nozizeptive Afferenzen zu einer Schmerzausstrahlung führen kann.

Therapeutisch kommen hier medikamentöse und v. a. physikalische Therapien in Frage.

Neben einer Vermeidung von Übergewicht sollte eine krankengymnastische entlordosierende Therapie zur Anwendung kommen, bei der über eine Kräftigung der Bauchdeckenmuskulatur die posturale Voraussetzung für eine Schmerzlinderung durch Entlastung der dorsalen Segmente erzielt werden soll.

Nichtsteriodale Antirheumatika lindern den Schmerz, und neurotrope Vitamine verbessern den gestörten Nervenstoffwechsel. Gegebenenfalls könnte vorübergehend eine Korsettversorgung in Frage kommen, unter der eine krankengymnastische Stabilisierungstherapie vonnöten erscheint. Da die degenerativen Prozesse immer mit spondylotischen und spondylophytären Anbaureaktionen verbunden sind, kommt es irgendwann zu einer Ausheilung durch Einsteifung des entsprechenden schmerzhaften Wirbelsegments.

Welche anamnestischen Fragen sind wichtig?

1) Schmerzauslösende Mechanismen (Lage, Stehen, Gehen, Ausweichbewegungen) und Schmerzlinderung;

2) Lokalisation des Schmerzes (Ausstrahlung in das Gesäß, in die Oberschenkel? Segmentale Ausstrahlung z. B. von Störungen im Bereich L 5: laterale Wade, medialer Fuß; S 1: dorsolaterale Wade, lateraler Fußrand. Gürtelförmiger Schmerz, Schmerz in der Leiste und in den ventralen Oberschenkel ausstrahlend);

3) Zeitdauer des Auftretens der Schmerzen und Verhalten zur Schmerzlinderung;

4) Beeinträchtigung anderer Funktionen (Koliken, Veränderungen des Stuhlverhaltens u. a.).

Welche körperlichen Untersuchungen sollten durchgeführt werden?

1) Inspektion der Wirbelsäule. Achten auf Seitabweichungen im Sinne einer Skoliose oder Veränderungen wie Hohlrundrücken. Asymmetrie der Taillendreiecke verdächtig auf Beckenschiefstand. Überprüfung des Beckengradstandes in Inklination. Schober-Zeichen: Entfaltung der Lendenwirbelsäule von der Unterkante des Dornfortsatzes L 5 im Gradstand 10 cm nach oben mit 2 Strichen markieren und dann bei Inklination die Distanz zwischen diesen beiden Strichen vermerken (Normalbefund 10/14 cm). Messung des Finger-Boden-Abstands in Inklination (normal 0 cm).

2) Prüfung des Lasègue- und Bragard-Phänomens. In Bauchlage Prüfung der Vailleix-Druckpunkte. Prüfung auf Iliosakralgelenksblockade (*Derbolowsky-Phänomen:* der Patient wird in Rückenlage aufgefordert, sich aufzurichten. Dabei werden die Innenknöchel mit den Daumen markiert. Bei einer Blockade im Iliosaberalgelenk kommt es durch mangelnden Vorschub zu einem relativen Hochstand des Innenknöchels und einer virtuellen Beinverkürzung der blockierten Seite.

3) Überprüfung der Motorik (Fußzehenheber und -senker, Kniebeuger und -strecker).

Überprüfung der Sensibilität und Suche nach entsprechenden segmentalen Ausfällen.

Häufig ist eine Hyperlordose im LWS-Bereich als Ausdruck einer fehlenden muskulären Zuggurtung der Bauchdeckenmuskulatur Ursache für diese

Schmerzen. Überprüfung in Rückenlage und bei maximaler Hüftbeugung eines Beines, wobei das andere Bein weiterhin gestreckt auf der Unterlage verbleiben muß. Ist dies nicht möglich und wird vielmehr das gestreckte Bein in der Hüfte von der Untersuchungsliege bei maximaler Beugung des anderen Hüftgelenkes abgehoben, ist schon eine konsekutive Hüftbeugekontraktur bei Hyperlordose vorhanden.

Wann sollte welche Zusatzdiagnostik erfolgen?

Klinischer Befund und Anamneseerhebung meist ausreichend. Zusätzlich a.-p.-Röntgen der Lendenwirbelsäule im Stand, um eine Skoliose diagnostizieren zu können. Zusätzlich hierbei Information über evtl. notwendigen Längenausgleich: Beurteilt wird nur die Stellung der präsakralen Bandscheibe. Ist diese parallel zur unteren bzw. oberen Bildebene, erfolgt kein Höhenausgleich, auch nicht bei Höherstehen eines Beckenkammes. Früher orientierte man sich an der Höhe der Beckenkämme und führte dann bei Differenz einen Höhenausgleich mit Fersenkeil oder Schuherhöhung durch, heute lediglich Bestimmung der Geradstellung der präsakralen Bandscheibe.

Daneben Röntgen der LWS seitlich im Stehen.

Hier sieht man dann die entsprechenden Spondylochondrosen und Spondylarthrosen und eventuelle Einengung des Rezessus und des epiduralen Reserveraumes. Bei zusätzlich angefertigten Schrägaufnahmen der LWS kann man die Stellung der kleinen Wirbelbogengelenke zueinander betrachten und Facettenarthrosen als Ursache der Schmerzen diagnostizieren. Gleichzeitig ermöglicht diese Aufnahmetechnik auch eine Beurteilung der Iliosakralfugen, wobei bei Usurenbildung, subchondralen Verdichtungen und einem partiellen Überbau als sog. „buntes Bild" ein Morbus Bechterew diagnostiziert werden kann.

Eine computertomographische Untersuchung ist nur bei strenger Indikationsstellung notwendig, z. B. bei dringendem Verdacht auf eine Nervenwurzelläsion zur Operationsplanung bzw. zur genaueren Feststellung der Höhenlokalisation. Im normalen seitlichen Strahlengang kann auch die Knochendichte der Wirbelsäule beurteilt werden, wobei bei einer vorliegenden Osteoporose die Knochenmasse als deutlich vermindert und transparenter und das Rahmengerüst des Wirbelkörpers wie mit einem Bleistift nachgezeichnet erscheint. Eventuelle Kompressionsfrakturen, die entweder keilförmig oder als Impressionen der Deck- und Grundplatten imponieren, lassen sich hier auch genauestens verifizieren.

Therapeutische Maßnahmen

Im Vordergrund steht eine allgemeine Wärmetherapie, die über externe topische Maßnahmen wie z. B. Bienengiftsalbe (Forapin, Finalgon o. ä.) erreicht werden kann. Daneben Heizkissen, warme Bäder wie Pernioninbad oder Fangomoorpackungen.

Supportiv Dezimeterwellenbehandlung und diadynamische Interferenzstrombehandlung mit Nemec o. ä. als tiefenwirksame Wärme- und Schmerztherapie, ggf. LWS-Extensionen auf dem Schrägbrett, Stufenbettlagerung und spätere krankengymnastische stabilisierende und meist entlordosierende Maßnahmen. *Medikamentös:* nichtsteroidale Antirheumatika, bei osteoporotischen Kompressionsfrakturen Kalzitonin (Karil, Calsynar) mit gutem analgetischen Effekt. Des weiteren entlastende Maßnahmen (Gewichtsreduktion besonders wichtig, ggf. vorübergehende Korsettversorgung; zugleich aber auch intensive krankengymnastische Übungsbehandlungen und Schwimmen nach Vorbereitung durch Therapie im Bewegungsbad; weiche Absätze, z. B. Moosgummi, allgemeine Rückenschule).

Bei dem pseudoradikulären Beschwerdebild des Patienten handelt es sich um ein kombiniertes Facettensyndrom der kleinen Wirbelgelenke durch dauerhafte Fehlbelastung und reaktiven arthrotischen Anbau. Daneben besteht eine relative reaktive Spinalstenose. Unter konsequenter Stufenbettlagerung mit Entlordosierung und krankengymnastischem isometrischem Bauchdeckentraining in Verbindung mit einer Extension der Lendenwirbelsäule kam es zu einer guten Rückbildung der Beschwerden.

Literatur

Barz B, Jochum J-J (1986) Die Differentialdiagnose des jugendlichen Rückenschmerzes.
    Storck, Bruchsal (Praktische Orthopädie Bd 17: Die Wirbelsäule des Jugendlichen
Engel G (1959) Psychogenic pain and the pain prone patient. Can J Med 26:899−918
Flor H (1987) Die Rolle psychologischer Faktoren bei der Entstehung und Behandlung des
    chronischen Wirbelsäulensyndroms. Psychotherapie/Psychosomatik. Med Psychol
    37:424−429
Hoffmann SO, Egle UT (1987) Psychosomatische Überlegungen und Untersuchungen zum
    Schmerz- und Rheumakranken. München
Isermann MH (1979) Das lumbosakrale Wurzelreizsyndrom als psychosomatisches Problem. Psychiatr Neurol Med Psychol (Leipzig) 17:153−159
Jochum J-J, Kary K (1989) Zur Psychosomatik des Schmerzes. Alternatives Therapiekonzept
    bei der Behandlung psychosomatischer Affektionen im HWS Bereich. Orthop Prax
    25/8:497−507
Labhardt F, Müller W (1977) Psychosomatische Aspekte rheumatischer, insbesondere weichteilrheumatischer Erkrankungen. Kassenarzt 17
Neumann H-B (1986) Manuelle Medizin. Springer, Berlin Heidelberg New York Tokyo
Radmayr CE (1974) Therapieprobleme der somatisierten Psychosen in der Praxis. Therapiewoche 24
Sahlender HM (1986) Psychosomatische Aspekte des Schmerzpatienten. Z Allgemeinmed
    32:1147−1149
Tilscher H et al. (1984) Klinik und Befunde des Bewegungsapparates bei Patienten mit gestörter Psyche. Z Orthop 122/4:344−393
Weintraub A (1983) Psychorheumatologie. Karger, Basel
Wesiack W (1984) Psychosomatische Medizin in der ärztlichen Praxis. Urban & Schwarzenberg, München Wien

3.3.2 Brustschmerz
H. Sandholzer

Fallbeispiel

Die Patientin ist seit ihrem 61. Lebensjahr in der Praxis bekannt. Bei starkem Übergewicht werden eine Lumboischialgie und Varizen symptomatisch mit Antirheumatika bzw. mit einem oralen „Venenmittel" behandelt. Mit 62 Jahren wird wegen uncharakteristischer Beschwerden im Thorax zunächst Nitroglycerin, Digitalis und ein Tranquilizer verschrieben. Die darauffolgenden Jahre wenden sich jedoch die hausärztlichen Anstrengungen der Oberbauchsymptomatik (s. Abb. 1) zu, die durch die Klage der Patientin über „Durchfall" wahrscheinlicher wird. Eine internistische Durchuntersuchung im 67. Lebensjahr erbringt als neuen Befund lediglich eine Hypercholesterinämie vom Typ II b sowie Hämorrhoiden 1.–2. Grades, ohne daß das therapeutische Konzept einer grundsätzlichen Überprüfung unterworfen wird. Es wird ballaststoffreiche Diät und die Einnahme eines Enzympräparates empfohlen. So ist die klare kardiologische Anamnese, die im Alter von 64 Jahren anläßlich einer Vorsorgeuntersuchung erhoben wurde und die eindeutig auf eine bestehende Angina pectoris als „Ursache" der „Oberbauchsymptomatik" hinwies, im medizinischen Handeln nicht berücksichtigt worden. Sehr viel später erfolgt bei der 69jährigen ein geriatrisches Screening, wobei eine typische Angina pectoris nachweisbar ist. Hier erinnert sich die Patientin, seit ca. 1 1/2 Jahren bei schnellerem Laufen ein Druckgefühl hinter dem Sternum zu empfinden, das nach links ausstrahle und nach dem Ausruhen sehr rasch abklinge. Diese Beschwerden sind jetzt allmählich schlimmer geworden und treten nun auch bei langsamem Gehen bzw. beim Bettenaufschütteln auf. Hierbei empfindet sie zusätzlich Atemnot. Nachts kommt schnelles

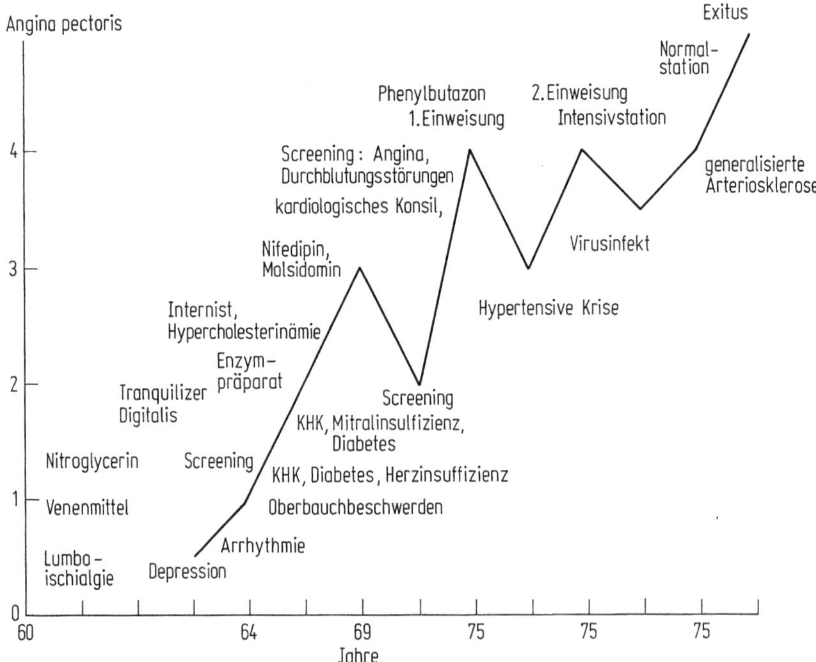

Abb. 1. Langzeitbetreuung einer Koronarkranken

Herzklopfen vor, das nach dem Aufsitzen besser wird. Der Druck hinter dem Sternum tritt besonders auch bei „rauher Luft" und gleichzeitiger Belastung auf. Bei genauerem Nachfragen werden auch als Symptome peripherer und zerebraler Durchblutungsstörungen Schwindelgefühle und ständig kalte Füße und Hände genannt. Bei der konsiliarischen Untersuchung durch den Kardiologen wird wegen eines systolischen Geräusches über die Herzspitze und im 4. ICR links parasternal ein Phonokardiogramm durchgeführt, das eine Mitralinsuffizienz nachweist. Röntgenologisch sieht man ein verbreitertes und nach links ausladendes Herz mit gleichzeitig verstrichener Taille sowie eine leicht dilatierte und verkalkte Aorta. Das EKG zeigt Sinusrhythmus sowie ST-Senkungen in V 5 und V 6. Beim Belastungs-EKG treten zunehmende Dyspnoe sowie Angina pectoris, gehäufte Kammerextrasystolen und deszendierende ST-Senkungen auf. Die konsequente Ausweitung des Therapiekonzepts mit Kalziumantagonisten und Molsidomin führt zu einer klinischen Besserung, die sich durch ein nach 2 Jahren vorgenommenes geriatrisches Assessment eine Verbesserung der Angina pectoris objektivieren ließ. Wiederum 2 Jahre später ergab sich eine über Monate hingehende Verschlimmerung der Beschwerden, so daß schon bei geringerer Belastung Kurzatmigkeit sowie Herzschmerzen auftreten. Im Rahmen einer Phenylbutazontherapie bei der gleichzeitig behandelten Lumboischialgie kam es zu stark hypertonen Werten (RR 210/110 mmHg), die sich jedoch nach einem 3wöchigen Krankenhausaufenthalt vollkommen normalisierten. Ein halbes Jahr später wird die 75jährige wegen einer Crescendoangina bzw. zum Ausschluß eines Myokardinfarktes erneut eingewiesen. Zunächst wird die Patientin nach einwöchiger Beobachtung und normalen EKG- und Laborbefunden wieder auf die Normalstation verlegt. Drei Tage danach findet sich ein Anstieg der CK- und 2 Tage später auch der LDH-Werte. Weitere 4 Tage später treten ein großes Q in Ableitung 3, AV1 und AVF sowie T-Negativierung in V1−V6 auf. Parallel zum Infarktgeschehen entwickelt sich ein neurologisches Bild mit Bewußtseinstrübung, Meningismus und Koma. Serologisch ist ein Anstieg des Antikörpertiters für Herpes- und Masernviren nachweisbar. Kurz darauf verstirbt die Patientin, wobei in der Obduktion als Todesursachen eine generalisierte Arteriosklerose sowie schwere koronare Herzerkrankung mit ausgedehntem Hinterwandinfarkt nachweisen lassen.

Differentialdiagnose

Die Differentialdiagnose des Thoraxschmerzes stellt eine Crux medicorum dar, wie in Stefan Heyms Roman *Colin* hervorragend beschrieben: Kurz nachdem die Ärzte der Hauptfigur glaubhaft versichert haben, daß seine Herzbeschwerden rein nervös verursacht seien, fällt dieser tot um. Tatsächlich lassen sich bei Klinikpatienten mit Thoraxschmerzen am häufigsten kardiale Diagnosen finden (Benett u. Atkinson 1966), bei einem substantiellen Teil jedoch bleibt die Ursache ungeklärt. Colling (1987) weist darauf hin, daß in der Allgemeinpraxis noch viel häufiger (s. Abb. 2a−c) prognostisch gutartigere (z. B. orthopädische) Diagnosen vorkommen, so daß der Hausarzt in den meisten Fällen seinen Patienten beruhigen muß, um unnütze Aufregung zu vermeiden.

Bei älteren Patienten wird diese Entscheidung jedoch durch 2 zusätzliche Faktoren kompliziert. Zum einen lassen sich aufgrund von epidemiologischen Befunden (Medalie et al. 1973; Rose et al. 1977, 1978; Rossouw et al. 1984), Mortalitätsstatistiken (Kohn 1963), Sektionsbefunden (Kohn 1983; Franke 1983) und klinischen Untersuchungen (Anschütz 1982; Timmis 1985) mit zunehmendem Alter häufiger organisch begündete Ursachen für den Brustschmerz erwarten. Bei Screeninguntersuchungen zeigt sich, daß eine Arteriosklerose eher zu selten diagnostiziert wird (Klimm 1988). Untersucht man ältere

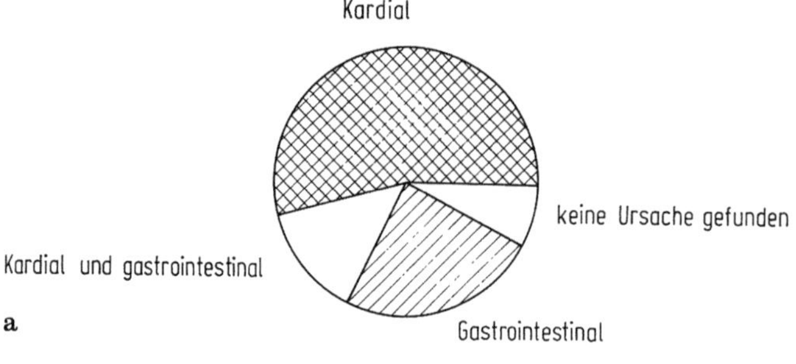

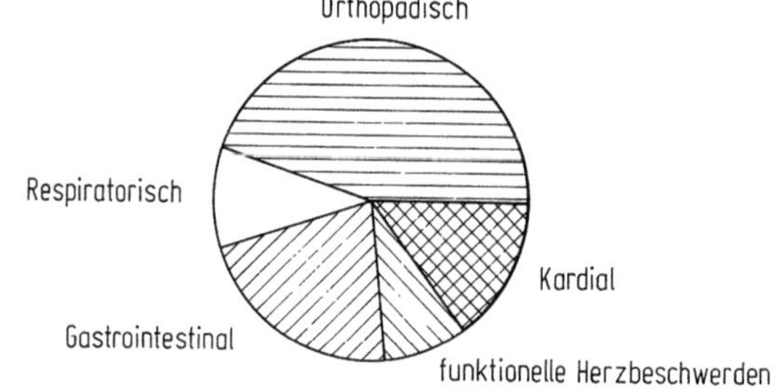

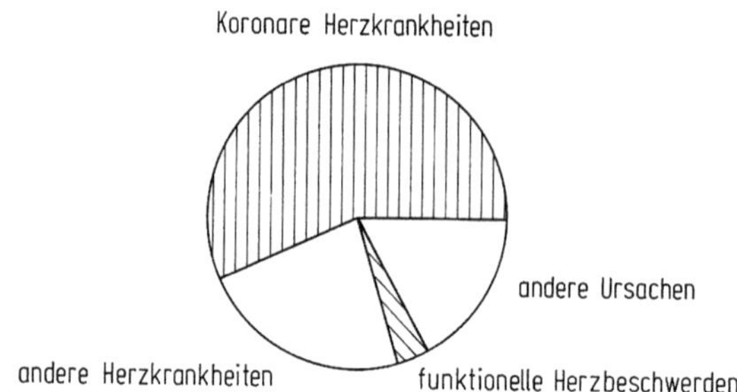

Abb. 2a–c. Das Problem der „Wahrscheinlichkeitsdiagnose" bei Thoraxschmerzen bei Klinikpatienten (**a**), Allgemeinpraxispatienten (**b**) bzw. älteren Menschen, die einen niedergelassenen Internisten oder Allgemeinarzt wegen Herzschmerzen aufsuchen (**c**)

Menschen, die momentan keinen Grund haben, den Hausarzt aufzusuchen, so geben die Hälfte aller Personen nach genauen Befragen Herzschmerzen an (Sandholzer 1987). Im Unterschied zu jüngeren Patienten, die beim niedergelassenen Arzt behandelt werden, findet man daher bei den über 65jährigen überwiegend kardiale Befunde, wenn Herzschmerzen der Anlaß für die Konsultation sind (Fischer et al. 1989). Die in Abb. 1 schematisch dargestellte Kasuistik verdeutlicht jedoch, daß Ältere typischerweise mit wechselnden und atypischen Begleitbeschwerden zum Arzt kommen und es gar nicht einfach ist, den „roten Faden" nicht zu verlieren. Bei der adipösen Frau hat sich die progrediente Koronarsklerose über Jahre hinweg in Form von Oberbauchbeschwerden oder uncharakteristischen Thoraxbeschwerden geäußert, obwohl sich bei ausführlicher gastroenterologischer Diagnostik inklusive Sonographie kein pathologisches Korrelat dafür finden ließ. Mit zunehmendem Alter werden typische Beschwerden bei koronarer Herzerkrankung seltener, und jenseits des 80. Lebensjahres läßt die Neigung zu Angina pectoris deutlich nach (Franke u. Schramm 1980). Neben der geringeren körperlichen Betätigung führen auch Begleiterkrankungen wie Diabetes sowie dementielle Erkrankungen (Sandholzer 1989) zu einer deutlichen Abnahme der Beschwerdesymptomatik. Auch Medikamente, die wegen anderer Krankheiten verschrieben werden (z. B. Theophyllin), können ebenfalls den adenosinvermittelten Thoraxschmerz inhibieren und so zu Verschleierung der Symptomatik führen (Sylven et al. 1986). Ferner muß anfallsweise Dyspnoe als ein charakteristisches Angina-pectoris-Äquivalent angesehen werden (Gerstenblith 1980; Michel 1984).

Michel hält dem entgegen, daß Beweise für eine Zunahme schmerzloser Ischämien mit dem Alter fehlen und diese Annahme wahrscheinlich auf der ungenügenden Analyse des Beschwerdebildes beruhen (Librach et al. 1976). Daher sollte man den älteren Menschen regelmäßig nach Herzschmerzen befragen: Bei genauer Anamnese, wie im obigen Fall bereits 5 Jahre vor dem wegweisenden kardiologischen Konsil geschehen, läßt sich in einigen Fällen die koronare Herzkrankheit nachweisen, was zu therapeutischen Konsequenzen führen sollte. Bei unsicheren Befunden ist eine konsequente Abklärung anzustreben, da eine Reihe von sekundärpräventiven Maßnahmen zur Verfügung stehen und die akute myokardiale Ischämie (Pollack et al. 1988) beim geriatrischen Patienten als prognostisch ernst einzuschätzen ist. „Falsch-positive" Befunde, die häufig durch psychische Störungen verursacht sind, gehen oft mit Orthostaseregulationsstörungen einher (Scheppokath et al. 1981). Wie in obiger Kasuistik (s. Abb. 1) kann jedoch eine depressive Verstimmung zu Beginn einer kardialen Anamnese stehen, oder sie muß aus verschiedenen Gründen berücksichtigt werden (Jungmann 1981; Siegrist 1984; Orme 1984). Die differentialdiagnostischen Erwägungen sind in der folgenden Übersicht (S. 308) dargestellt.

Bei akuten Thoraxschmerzen gehören neben dem koronaren Ereignis u. a. Pneumonien (Ruf u. Pohle 1988), Thromboembolien (Scheemann 1988), das Thoraxtrauma (Haupt u. Duspiva 1988) sowie die hypertensive Krise (Stumpe 1984) zu den mit Anamnese und klinischer Untersuchung relativ leicht feststellbaren Ursachen. Schwierig kann die klinische Verdachtsdiagnose bei dissezierenden Aortenaneurysma (ggf. flüchtige neurologische und abdominelle Symptomatik) und bei Pneumothorax (Hautemphysem, Schmerz und Atemnot) sein.

Anamnese

Im Vergleich zur körperlichen Untersuchung hat die Anamnese die höchste Aussagekraft bei den Herz-Kreislauf- und neurologischen Erkrankungen, die geringste bei den gastrointestinalen und endokrinologischen; die pulmonalen Erkrankungen nehmen eine Zwischenstellung ein (Sandler 1979). Da beim älteren Patienten eine typische Angina-pectoris-Anamnese eine koronare Herzerkrankung fast beweist (Timmis 1985), ist ein entsprechender Anamnese- oder

Schmerzen im Bereich des Thorax. (Nach Anschütz 1982; Scheu 1984; Fleg 1984; Parsons u. Anderson 1984; Memel 1985)

Kopf, Hals:
Zervikale Radikulitis, Zervikalsyndrom;
thorakale neurovaskuläre Syndrome (Halsrippe, Scalenus-anterior-Syndrom).

Thoraxwand:
Herpes zoster;
Sklerodermie, Dermatomyositis;
Mamma;
Tietze-Syndrom;
Myalgie, Neoplasmen der Rippen, Knorpel und Nervengewebe, Sternumxiphoidalgie, manubriosternale Arthralgie, Arthritis, Osteomyelitis, Neoplasma;
Mondor-Erkrankung.

Kardiovaskulär:
Akut: Trauma (Herzkontusion), Infarkt, (dissezierendes) Aortenaneurysma, Prinzmetal-Angina, Pulmonalarterienembolie, Rhythmusstörungen;
Myokarditis, Angina pectoris, Koronarinsuffizienz, Perikarditis, Tumor, Mitral- und Aortenfehler, Myokardinfarkt, Aneurysmen.

Pulmonal:
Akut: Trauma, (Spontan-)Pneumothorax, Lungenembolie;
Pleuraschmerzen bei Lungeninfarkt, Tumoren, Stauung, Pleuritis; tracheale und bronchiale Schmerzen (Aspiration, Entzündung).

Mediastinale Erkrankungen:
Emphysem, Mediastinitis, Tumoren.

Ösophagus, Ösophagitis, Hiatushernie, Achalasie, Tumoren.

Abdomen:
Akut: Mesenterialembolie, Perforation, Peritonitis;
Diaphragmatische Hernie, gastroduodenale Erkrankungen (Gastritis, Ulcus ventriculi und duodeni, Magenkarzinom);
Syndrom der Fluxura lienalis;
Cholezystitis, -lithiasis;
Pankreatitis, Milzinfarkt.

Orthopädische Erkrankungen
Periarthritis humeroskapularis; M. Bechterew, Spondylitis.

Nervensystem:
Radikulopathie, Tumoren des Nervensystems, Pancoast-Tumor, multiple Sklerose.

„Funktionelle" Beschwerden:
Präkardiale Migräne, neurozirkulatorische Asthenie;
Hyperventilationssyndrom, Psychoneurose, Pseudangina pectoris.

Hatten Sie je einen Herzinfarkt oder
einen bedrohlichen Schmerz von über einer |Nein|
halben Stunde Dauer in der Brust? |Ja: |

Haben Sie Schmerzen oder ein Engegefühl im Brustbereich
verspürt? Oder ein Druck-,Schweregefühl,
z.B. beim Bergaufgehen oder beim raschen Gehen?
                                 Keine Beschwerden: |0|
                                 Ja:weiterfragen

  Empfinden Sie diese Beschwerden in der Kälte
  oder bei Aufregung? Oder beim Gehen,Treppensteigen
   mit mäßigem Tempo?   Nein: |1|
                             Ja:weiterfragen:

  Auch wenn Sie nur eine Treppe hochgehen
  (beim langsamen Gehen auf ebenem Gelände)?   Nein: |2|
                             Ja:weiterfragen:

  Bei der kleinsten körperlichen Anstrengung?   Nein: |3|

                                               Ja: |4|

Häufigkeit der Beschwerden:

      selten |1| fast jeden Tag |4| tagsüber |T|

  jeden Monat |2| täglich |5| nachts |N|
                                           (liegend)
   jede Woche |3|

                    Wahrscheinlichkeit Angina pectoris

Nehmen Sie dagegen Herzmittel ein, z.B.Nitrospray oder
die roten Nitrokapseln?
    Schmerzen werden dann rasch besser..................... |5|
    Schmerzen werden dann nicht unmittelbar besser

Können Sie mir zeigen, wo der Schmerz auftritt?
    Anderswo.. |0|
    Brustbeinregion oder linke Brustseite ,linker Arm

Was machen Sie, wenn Sie beim Gehen diese Schmerzen bekommen?

    Unverändert weitergehen............................... |1|
    Stehenbleiben oder langsam gehen

Wie verändern sich diese Schmerzen, wenn Sie dann
tehenbleiben?
    Sie werden nicht leichter............................ |2|
    Sie werden leichter

Wie rasch?
    Nach über 10 Minuten................................. |3|

    Innerhalb von 10 Minuten............................. |4|

Abb. 3. Angina-pectoris-Anamnese

Bewertungsbogen in Abb. 3 dargestellt. Es handelt sich um einen modifizierten Fragebogen von Rose, der sowohl die Beurteilung nach der „Canadian Cardiovascular Society" (Campeau 1975) als auch die speziellen Besonderheiten bei der Befragung älterer Patienten berücksichtigt.

Zunächst wird nach einem früheren Herzinfarkt gefragt. Ein Patient mit früherem Myokardinfarkt kann als Risikopatient für weitere „stille" Ischämien angesehen werden, auch wenn er sonst vollkommen symptomlos ist (Campbell 1988). Schweregrad und Häufigkeit der Beschwerden werden auf einer Skala beurteilt, um Anhaltspunkte für weitere Verlaufsuntersuchungen zu haben (s. Abb. 1). Die ätiologische Zuordnung erfolgt erst im unteren Teil, wobei die Wahrscheinlichkeit für das Vorliegen einer typischen Angina pectoris beurteilt wird, der ihrerseits eine wichtige diagnostische und prognostische Bedeutung zukommt (Rose et al. 1977). Alle eingerückten Fragen sind fakultativ, da die Fragen hierarchisch angeordnet sind.

Bei atypischer Angina ist ein Belastungs-EKG durchzuführen, von dem das weitere diagnostische Procedere abhängt (Goldschlager 1982). Die Wahrscheinlichkeit für eine bestehende koronare Herzerkrankung steigt bei untypischer Symptomatik entsprechend dem Vorliegen weiterer Risikofaktoren wie z. B. Rauchen, Übergewicht, Fettstoffwechselstörung, Bluthochdruck oder Rhythmusanomalien, pulmonalen Beschwerden und dem Vorliegen von peripheren Durchblutungsstörungen (z. B. Claudicatio intermittens), die ebenfalls auf Bewertungsbögen dokumentiert werden können (Jones et al. 1988), Problematisch wird die Anamnese bei dementen Älteren, bei denen eine signifikante koronare Herzkrankheit leicht übersehen wird. So besteht eine negative Korrelation zwischen Angina pectoris und kognitiver Beeinträchtigung (Sandholzer 1989), die sowohl auf einer gestörten Schmerzempfindung, als auch auf eingeschränkter Kommunikationsfähigkeit beruhen könnte. Einige Ältere empfinden Angina-pectoris-Zustände nur in der Nacht: die Beschwerden treten beim flachen Liegen auf und bessern sich nach dem Aufsetzen. Diese Angina decubitus stellt eine Kombination von Lungenstauung bei Herzinsuffizienz als beginnendes Asthma cardiale mit Angina pectoris dar (Anschütz 1982).

Die Abgrenzung des cardialen Thoraxschmerzes zu einer Ösophagitis kann manchmal sehr schwierig sein. Eine Zunahme der Beschwerden im Liegen kommt auch bei Refluxkrankheit vor. Ebenfalls lassen sich belastungsabhängige Thoraxbeschwerden bei Ösophagitis nachweisen. Manchmal bringt der Hinweis des Patienten, einen sauren Geschmack im Mund zu haben, sowie Brennen oder Druckgefühle, Würgen und Dysphagie die Diagnostik weiter. Schmerzen beim tiefen Einatmen können auf einer Perikarditis oder aber auch auf einer Pleuritis beruhen. Akut auftretende Atemnot in Kombination im Thoraxschmerz kann sowohl eine Lungenembolie wie auch einen Spontanpneumothorax zur Ursache haben, wobei bei vorausgehender Bettlägerigkeit immer an eine Lungenembolie zu denken ist.

Nicht selten liegen mehrere Erkrankungen gleichzeitig vor, die alle für diese Thoraxbeschwerden verantwortlich sein könnten, wie z. B. chronisch obstruktive Bronchitis oder Krankheiten des oberen Verdauungstraktes in Kombination mit einer koronaren Herzkrankheit.

Klinische Untersuchungen

Obwohl die körperliche Untersuchung einen geringeren Stellenwert hat als die Anamnese, darf sie doch nie vernachlässigt werden. Fieber kann bei Myokarditis, Pneumonie, Lungenembolie und den entzündlichen gastrointestinalen Erkrankungen auftreten. Eine Osteoarthritis kann durch die Überprüfung des Schultergelenks, eine Interkostalneuralgie oder ein Zoster durch Beklopfen des Nerven mit dem Reflexhammer, eine Pneumonie oder ein Pneumothorax durch Perkussion und Auskultation erkannt werden. Ferner kann eine Angina pectoris durch potentiell behandelbare Ursachen wie Anämie, Bluthochdruck, Herzrhythmusstörungen, Vitien oder Schilddrüsenerkrankungen ausgelöst werden, die durch die körperliche Untersuchung entdeckt werden können. An den Beinen kann man gelegentlich eine tiefe Venenthrombose bzw. eine arteriovenöse Verschlußkrankheit nachweisen, so daß die Überprüfung des Druckschmerzes an der Fußsohle (Payr-Zeichen) sowie das Tasten der Fußpulse zu jeder Untersuchung gehören sollte.

Die klinische Untersuchung konzentriert sich ferner auf Symptome der Herzinsuffizienz, die durch Auskultation der Lunge, Tasten der Leber, dem klassischen prätibialen Daumendruck beim mobilen, dem präsakralen beim bettlägerigen Patienten zur Diagnose von Ödemen entdeckt werden.

Zusatzdiagnostik

Stufendiagnostik des Thoraxschmerzes (ergänzt nach Mehmel 1985; Riegger u. Kochsieck 1985)

Basisdiagnostik:
Anamnese (inklusive Risikofaktoren wie Nikotin- und Alkoholkonsum;
körperliche Untersuchung inklusive Blutdruckmessung, Körpergröße, Gewicht;
EKG;
Thoraxröntgen;
Labor (Blutbild, BKS, γ-Gt, Amylase, GOT, GPT, LDH, CK, Ck-mb, Kreatinin, Elektrolyte, Blutzucker).

Belastungs-EKG.

Weitere fachspezifische Diagnostik:
Echokardiographie,
Nuklearmedizinische Diagnostik (Lunge, Herz),
Einschwemmkatheter,
selektive Koronarangiographie mit Laevokardiographie,
Virusantikörper.

Endoskopie des oberen Verdauungstraktes,
abdominale Sonographie, Röntgenkontrastuntersuchungen,
andere Untersuchungen entsprechend der klinischen Verdachtsdiagnose.

Anschütz weist darauf hin, daß in seinem Krankengut rund 18% von 1100 Infarkten schmerzfrei verliefen, was bei Diabetes mellitus, Herzinsuffizienz und über 75jährigen gehäuft vorkam. Deswegen gehören das Ruhe-EKG, (Notfall-Labor sowie Thoraxröntgen zu den Routinemaßnahmen bei erstmals auftretender bzw. akuter Symptomatik oder unbekannten Patienten und müssen ggf. wiederholt werden. Die Hauptaussage der Thoraxröntgenaufnahme bezieht sich auf pulmonale Prozesse und die Vergrößerung der Herzsilhouette, die auf einer koronaren Herzkrankheit, einer Kardiomyopathie, Vitien, einem Perikarderguß oder Aortenaneurysma beruhen kann. Manchmal kann Koronar- oder Klappenkalk nachgewiesen werden. Halsrippen, Omarthrosen und intrathorakale Hernien können ebenfalls röntgenologisch beurteilt werden (s. Abb. 4).

Die Basislaborwerte sind zum Nachweis des Myokardinfarkts sowie entzündlicher Herzerkrankungen (Myokarditis) nützlich. Michel (1984) weist darauf hin, daß bakterielle Endokarditiden auf dem Boden präexistierender Klappenläsionen im höheren Alter nicht selten sind. Antikörpertiter gehören bereits zur Zusatzdiagnostik, um den Verdacht auf eine virale Myokarditis (Coxsackie, Rubeola, Herpes, Mumps, Influenza etc.) zu erhärten.

Der Wert der Echokardiographie in der Routinediagnostik bei thorakalen Schmerzen für den älteren Patienten als wichtigstes nichtinvasives und ambulant durchführbares Verfahren ist umstritten (Timmis 1985). Bei Älteren ist hier die Aussagefähigkeit des Echokardiogramms öfters eingeschränkt. Ein Screening von asymptomatischen Patienten ist derzeit kein Standard; die Untersuchung von symptomatischen Patienten ist deswegen unnötig, weil bei entsprechenden Beschwerden bereits eine hohe Wahrscheinlichkeit für eine koronare Herzkrankheit besteht.

Im Ruhe-EKG ist besonders auf Q-Zacken (Horan et al. 1971) und Veränderungen des ST-Segments zu achten. Ein deutliches Q_I ist beim Älteren nicht zwangsläufig infarktverdächtig, während ST-Veränderungen in jedem Lebensalter eine Ursache haben (Michel 1984). Dem Belastungs-EKG kommt ein hervorragender Stellenwert zur Diagnose asymptomatischer Stenosen oder bei für eine koronare Herzerkrankung untypischer Brustschmerzanamnese zu (Samek u. Roskamm 1980). Allerdings werden häufig auch Patienten mit Kontraindikationen wie instabiler Angina pectoris oder frischen Herzinfarkt zu dieser Untersuchung geschickt (Kress u. Wieshammer 1988). Nach einem asymptomatischen Hinterwandinfarkt vermag das Belastungs-EKG eine Entscheidungshilfe für die Indikationsstellung zu invasiver Diagnostik zu bieten (Sechtem u. van der Lohe 1987). Das Langzeit-EKG ist zur Abklärung anamnestisch erhobener Rhythmusstörungen erforderlich, wobei etwa die Hälfte der registrierten Arrhythmien wahrgenommen wird: Völker et al. (1986) weisen darauf hin, daß Patienten mit Myokardschädigung signifikant seltener Arrythmien bemerken als Patienten ohne organische Herzkrankheit. Eine Koronarangiographie dient im wesentlichen zur Abklärung invasiver therapeutischer Konsequenzen – insbesondere bei instabiler Angina, im Rahmen eines auftretenden Myokardinfarkts sowie bei dekompensierten Klappenfehlern, wobei hier in letzter Zeit eine offensivere Interventionsstrategie für geriatrische Patienten befürwortet wird (Pollak et al. 1988). Die therapeutischen Möglichkeiten haben

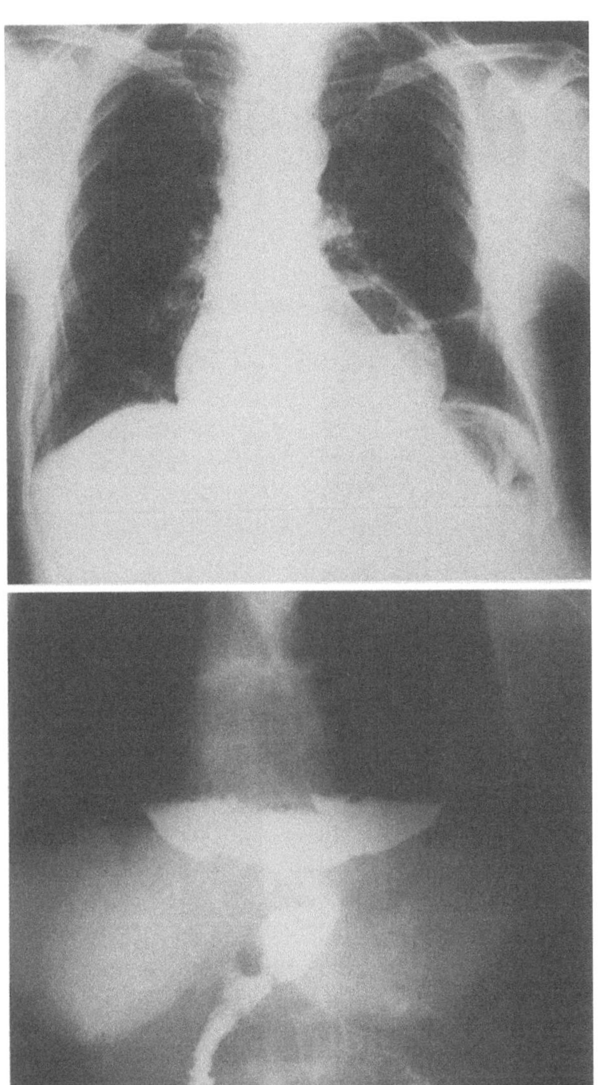

Abb. 4. „Upside-down-stomach" bei einer 76jährigen Patientin, die wegen zunehmender körperlicher Schwäche und gehäuft auftretender Stenokardien stationär aufgenommen werden mußte. (Für die freundliche Überlassung danke ich Herrn Dr. P. Reinhardt, St.-Antonius-Krankenhaus Wegsberg)

sich seit Einführung der transluminalen Angioplastie und der Thrombolyse und mit den dramatischen Fortschritten der Kardiochirurgie verbessert, so daß das „Alter" selbst keine Kontraindikation für diese Eingriffe mehr darstellt.

Hat die Symptomatik gastroenterologische, orthopädische oder andere Ursachen, so kommt die spezifische Stufendiagnostik zur Anwendung.

Therapeutische Maßnahmen

Entscheidungshilfen bei der Wahl antiischämischer Kombinationstherapie. (Nach Silber 1986)

Kontraindikationen:

Obstruktive Ventilationsstörung	Nitrat + Kalziumantagonist
Sinusbradycardie, AV-Block 1. Grades	Nitrat + Nifedipin
Herzinsuffizienz	Nitrat ohne β-Blocker, ohne Kalziumantagonist

Problemerkrankungen:

Schwere periphere arterielle Verschlußkrankheit	Nitrat + Kalziumantagonist
Schwerer Diabetes mellitus	Nitrat + Kalziumantagonist

Zusatzindikationen:

Deutliche Sinustachycardie	Nitrat + β-Blocker
Tachykardes Vorhofflimmern	Nitrat + Verapamil
Ventrikuläre Extrasystolie	Nitrat + β-Blocker
Zustand nach Myokardinfarkt mit erhöhtem Risiko	Nitrat + β-Blocker

---

Bei der Behandlung der akuten Ereignisse steht die Einweisung beim älteren Patienten sicherlich dann mit an erster Stelle, wenn es sich um einen Pneumothorax, ein Aortenaneurysma oder einen Infarkt handelt. Interessanterweise besteht eine auffällige Diskrepanz zwischen akzeptierten klinischen Standards, Überzeugungen der Allgemeinärzte und tatsächlichem Verhalten bei der Indikationsstellung zur Einweisung (Stephenson et al. 1985). Im englischen Sprachraum wird durchaus diskutiert, ob alle Patienten mit Myokardinfarkt eingewiesen werden sollten, wobei ein erster klinischer Versuch an jüngeren Patienten keine höhere Mortalität bei den zu Hause Behandelten erbrachte. Einzelheiten für die kausale Therapie der entsprechenden Krankheitsbilder finden sich in den folgenden Kapiteln.

Michel erinnert daran, daß durch eine Elimination oder Korrektur von Risikoindikatoren im Alter Häufigkeit und Verlauf einer koronaren Herzerkrankung nicht beeinflußt werden können bzw. eine Lebensverlängerung wahrscheinlich nicht erreicht werden kann. Ferner sei daran erinnert, daß eine zu starke Senkung des Blutdrucks beim Älteren mit einer erhöhten Mortalität sowie Anfälligkeit für Demenzerkrankungen einhergeht (Mattila et al. 1988). Ein älterer Koronarkranker muß daher vorsichtig medikamentös eingestellt werden. Für die symptomatische Therapie der Angina pectoris stehen Nitrate, Kalziumantagonisten, β-Blocker sowie als Ergänzung Nitrokapseln bzw. Sprays zur Verfügung. Auf sich verstärkende Nebenwirkungen bei Kombinationen muß geachtet werden (Silber 1986). Insbesondere die negative inotrope Wirkung der β-Sympathikolytika wie auch der Kalziumantagonisten sowie die negativ chronotrope der β-Blocker und von Digitalis sind zu beachten. Periphere Ödeme können unter Nifedipinmedikation auch ohne kardiale Insuffizienz auftreten.

Die Indikation zur Koronarchirurgie hat sich bislang nur bei kritischen Stenosen progredienter, also instabiler Angina pectoris ergeben, bei denen die konservative Therapie keinen Erfolg erbracht hat und koronarangiographisch die Operabilität positiv eingeschätzt wurde. Ein genereller Ausschluß von operativen Therapiemöglichkeiten nur des Alters wegen läßt sich nach Michel (1984) nicht mehr rechtfertigen. Auch die Indikation zur Korrektur von Klappenfehlern kann gestellt werden, sobald es die Befunde verlangen und keine anderen schweren Organerkrankungen bestehen. Da der Thrombusbildung bei instabiler Angina pectoris bzw. Myokardinfarkt eine entscheidende Rolle zukommt (Reinemer 1988), eröffnen sich in jüngster Zeit effektivere Therapiemethoden wie die Lysetherapie (Schwarz u. Kübler 1984; Rupp et al. 1988; Gross u. Schettler 1989), die im Krankenhaus begonnen werden sollten (Gotsmann 1988; Bodemann et al. 1988). Trotzdem wird der Thrombolyse in den Händen der Hausärzte unter speziellen Umständen eine Zukunft vorausgesagt (Fox 1990; Wilcox 1990). Derzeit ist die frühzeitige Einweisung der Patienten (Frohner et al. 1989) entscheidend, wobei häufig in den Morgenstunden, also während des normalen Praxisbetriebs, Ischämien auftreten (Willich et al. 1989). Häufigste Fehler in der Primärversorgung bestehen in der patientenseitigen Verzögerung der Einweisung und der Gabe von i.m. Injektionen (Weiß et al. 1988). Die Schmerzbekämpfung sollte daher vorzugsweise sublingual durch Nitroglycerin oder Buprenorphin bzw. durch intravenöse Morphingabe erfolgen (Blank 1988; Ritz 1990).

Zur Langzeitbetreuung des koronarkranken Älteren gehört die genaue Unterweisung über die Medikation (Bailie u. Kay 1988), die Aufklärung über das Risiko, die therapeutischen Möglichkeiten bei (Re-)Infarkt (Jehle u. Loogen 1984; Daly et al. 1986; Moss u. Benhorin 1990) und das richtige Verhalten in Notsituationen. Bei der Indikationsstellung zu Thrombozytenaggregationshemmung oder Langzeitantikoagulation zur Prophylaxe ischämischer Ereignisse und des Apoplexes (Manz u. Lüderit 1988) sollte man sich vom Facharzt beraten lassen, da eine umfassende Nutzen-Risiko-Abwägung gerade beim älteren Patienten erforderlich ist (Faulkner 1988; Haarman u. Smektala 1989). In den letzten 2 Jahrzehnten hat sich eine deutliche Verbesserung der Prognose beim Herzinfarkt erreichen lassen (Stewart et al. 1988). Es bleibt zu hoffen, daß in naher Zukunft die älteren Menschen noch mehr von einer verbesserten Sekundärprävention profitieren, wobei dem Primärarzt eine Schlüsselrolle zukommt.

Literatur

Anggard FE, Land JM, Leniham ChJ, Packard ChJ, Percy MJ, Ritchie LD, Shepherd J
(1986) Prevention of cardiovascular disease in general practice: a proposed model. Br Med
J 293:177–180

Anschütz F (1982) Diagnose und Therapie der Angina pectoris. Aesopus, Wiesbaden

Bailie GR, Kay EA (1988) Patient's knowledge of sublingual glyceryl trinitrate. Br Med J
297:32

Beasly JW, Davis JE, McBride P (1988) The cardiovascular system. In: Taylor RB (ed) Family medicine. Springer, Heidelberg Tokyo New York Berlin

Bennett JR, Atkinson M (1966) The differentiation between oesophagial and cardiac chest
pain. Lancet II:1123

Blank H-J (1988) Der akute Myocardinfarkt. Z Allg Med 64:967–969

Bleifeld W, Kupper W (1988) Betarezeptorenblocker bei Koronarinsuffizienz und akutem Infarkt. Dtsch Med Wochenschr 113:565–570

Bodemann T, Nunberger D, Hochrein H (1988) Mehrfache systemische Frühlyse bei akutem
Myokardinfarkt mit rezidivierendem Kammerflimmern. Dtsch Med Wochenschr
113:467–469

Bussmann WD, Goerke S, Schneider W, Kaltenbach M (1988) Angiotensin-Converting-En-
zyme-Hemmer bei Angina pectoris. Dtsch Med Wochenschr 14:551

Campbell S (1988) Silent myocardial ischaemia. Br Med J 297:751–752

Campeau L (1975) Grading of angina pectoris. Circulation 54:522

Colling A (1987) The patient complaining of chest pain. In: Cormack J, Marinker M, Morell
D (eds) Practice. Kluwer Medical, London

Daly E, Hickey N, Mulcahy R (1986) Course of angina pectoris after an acute coronary
event. Br Med J 293:653–656

Gross R, Schettler G (1989) Doppelstrategie zur Senkung der Letalität bei akutem Myokardinfarkt. Dtsch Ärztebl 86:1145

Faulkner G (1988) Aspirin and bleeding peptic ulcers in the elderly. Br Med J
297:1311–1313

Fischer G, Kerek-Bodden HE, Schach E, Schach S, Schwartz FW, Wagner P (1989) Herz-
Kreislauf-Erkrankungen bei älteren Patienten: Kontakte mit diesem Krankheitsbild beim
Allgemeinarzt. Allgemeinmed 18:59–66

Fox KA (1990) Thrombolysis and the general practitioner. Br Med J 300:867–868

Franke H (1969) Geriatrische Probleme in der internen Medizin. Z Gerontol 3:3–10

Franke H (1983) Wesen und Bedeutung der Polypathie und Multimorbidität in der Altersheilkunde. In: Platt D (Hrsg) Handbuch der Gerontologie, Bd 1: Innere Medizin. G. Fischer, Stuttgart New York

Franke H (1983) Wesen und Bedeutung der Polypathie und Multimorbidität in der Altersheilkunde. Internist 25:451–455

Franke H, Schramm A (1980) Herz- und Kreislaufbefunde im höchsten Lebensalter. Aktuelle Gerontologie 10:137

Frank PI (1987) Causes of chest pain in patients in general practice. In: Cormack J,
Marinker M, Morell D (eds) Practice. Kluwer Medical, London, p 349

Frohner K, Buchelt M, Hief CH Podczek A, Steinbach K (1989) Patientenverhalten und
Dauer der Prähospitalphase bei Myokardinfarkt. DMW 114:855–860

Gerstenblith G (1980) Noninvasive assessment of cardiac function, the elderly. In: Weisfeld
ML (ed) The aging heart. Raven, New York

Goldschlager N (1982) Use of the treadmill test in the diagnosis of coronary artery disease
in patients with chest pain. Ann Intern Med 97:383–388

Gross R, Schettler G (1989) Doppelstrategie zur Senkung der Letalität bei akutem Herzinfarkt. Deutsche Ärzteblatt 86:1145–1146

Haarman WH, Smektala R (1989) Mechanischer Dünndarmileus durch Dünndarminfarzie-
rung unter Antikoagulantientherapie. Z Allg Med 65:280–285

Haupt PR, Duspiva W (1988) Akute Atemnot bei Thoraxtrauma. Z Allg Med 64:823–827

Heyman A, Wilkinson WE, Hurwitz BJ, Haynes CS, Utley CM, Rosati RA, Burch JG, Gore TB (1984) Risk of ischemic heart disease in patients with TIA. Neurology 34:626–630

Higgins ITT, Kannel WB, Dawber TR (1965) The electrocardiogram in epidemiological studies: Reproducibility, validity, and international comparison. Br Prev Soc Med 19:53–68

Horan LG, Flowers NC, Johnson JC (1971) Significance of the diagnostic Q wave of myocardial infarction. Circulation 43:428–436

Hüdepohl M (1988) Der hypertensive Notfall in der Praxis. Z Allg Med 64:991–993

Jehle J, Loogen F (1984) Langzeitprognose nach operativer und konservativer Therapie bei Patienten mit koronarer Herzerkrankung. Internist 25:421–428

Jones A, Davies DH, Dove JR, Collinson MA, Brown PMR (1988) Identification and treatment of risk factors for coronary heart disease in general practice: a possible screening model. Br Med J 296:1711–1714

Jungmann H (1981) Psychogene Herzrhythmusstörungen bei Koronarkranken. Therapiewoche 31:907–910

Klimm H-D (1988) „Eine gute Anamnese ist schon fast die Diagnose..". Z Allg Med 64:524–527

Kohn RR (1963) Human aging and disease. J Chron Dis 16:5–21

Kohn RR (1983) Todesursache bei sehr alten Menschen. JAMA D2:47–52

Kress P, Wieshammer S (1988) Das Belastungs-EKG. Z Allg Med 16:502–512

Lang E, Diepgen T (1988) Altern und Krankheit. In: Lang E (Hrsg) Praktische Geriatrie. Enke, Stuttgart, S 78–84

Lang E (1988) Praktische Geriatrie. Enke, Stuttgart

Librach G, Schadel M, Seltzer M (1976) The initial manifestations of acute myocardial infarction. Geriatrics 31:41

Lipkin DP, Reid CJ (1988) Myocardial infarction: the first 24 hours. Br Med J 296:947–948

Mann JI, Lewis B, Shepard J, Winder AF, Fenster S, Rose L, Morgan M (1988) Blood lipid concentrations and other cardiovascular risk factors: distributions, prevalence, and detection in Britain. Br Med J 296:1702–1706

Manz M, Lüderitz B (1988) Kann die Primärprophylaxe allgemein empfohlen werden? Dtsch Ärztebl 85:1311–1314

Mather HG, Pearson NG, Read KL, Shaw DB, Steed GR, Thorne MG, Jones S, Guerrier CJ, Braut CD, McHugh PM, Chowdhury NR, Jafary MH (1971) Acute myocardial infarction: Home and hospital treatment. Br Med J 3:334–338

Mattila K, Haavisto M, Rajala S, Heikinheimo R (1988) Blood pressure and five year survival in the very old. Br Med J 296:887–889

Medalie JH, Kahn HA, Neufeld HN, Riss E, Goldbourt U, Perlstein T, Oron D (1973) Myocardial infarction over a five-year period – Prevalence and mortality experience. J Chronic Dis 26:63–84

Mehmel HC (1985) Stufendiagnostik der koronaren Herzkrankheit. Internist 26:129–140

Meier-Sydow J (1980) Diagnostik des Thoraxschmerzes aus pneumologischer Sicht. MMW 122/20:747

Michel D (1984) Zur Biorheuse des kardiovaskulären Systems und ihren therapeutischen Konsequenzen. Internist 25:478–484

Moss AJ, Benhorin J (1990) Prognosis and management after first myocardial infarction. N Engl J Med 322:739–751

Motz W, Strauer BE (1985) Was ist gesichert in der Therapie der hypertensiven Herzkrankheit? Internist 26:750–764

MRC Working Party (1988) Stroke and coronary heart disease in mild hypertension: risk factors and the value of treatment. Br Med J 296:1565–1570

Orme MLE (1984) Antidepressants and heart disease. Br Med J 289:1–2

Peto R, Gray R, Collins R, Wheatley K, Hennekens C, Jamrozik Ketal (1988) Randomized trial of prophylactic daily aspirin in British male doctors. Br Med J 296:313–316

Platt D (1983) Handbuch der Gerontologie, Bd 1: Innere Medizin. G. Fischer, Stuttgart New York

Pollak H, Arnoldner O, Prachar H, Enenkel W, Diez W (1988) Der akute Myokardinfarkt bei über 70jährigen. Dtsch Med Wochenschr 113:203–207

Preliminary report (1988) Findings from the Aspirin component of the ongoing physicians' health study. N Engl J Med 318:262–264

Raftery EB, Cocker P, Holland WW (1971) Value of electrocardiogram in population surveys. Br Heart J 33:837–840

Rawles JM, Haites NE (1988) Patient and general practitioner delays in acute myocardial infarction. Br Med J 296:882–884

Reinemer H (1988) Dynamische Koronarthrombose bei Patienten mit stabiler und instabiler Angina pectoris. Dtsch Med Wochenschr 24:1003

Riegger AJ, Hochsiek K (1985) Stufendiagnostik bei der Herzinsuffizienz. Internist 26:123–128

Ritz R (1990) Schmerzbekämpfung beim Herzinfarkt. Notfallmed 16:242–244

Rose G, Hamilton PJS, Keen H, Reid DD, McCartney P, Jarrett RJ (1977) Myocardial ischaemia, risk factors and death from coronary heart-disease. Lancet I:105–109

Rose G, Baxter PJ, Reid DD, McCartney P (1978) Prevalence and prognosis of electrocardiographic findings in middle-aged men. Br Heart J 40:636–643

Rose GE (1962) The diagnosis of ischaemic heart pain and intermittend claudication in field surveys. Bull WHO 27:645–645

Rossouw JE, Weich HFH, Steyn K, Kotze JP, Kotze W (1984) The prevalence of ischaemic heart disease in three rural South African communities. J Chronic Dis 27/2:97–106

Rowley JM, Hampton JR, Mitchell JRA (1984) Home care for patients with suspected myocardial infarction: use made by general practitioners of a hospital team for initial management. Br Med J 289:403–406

Ruf B, Pohle H-D (1988) Akute Pneumonien des Erwachsenenalters in der Praxis. Z Allg Med 64:781–786

Rupp W, Balbach J, Both A (1988) Die Thrombolyse des akuten Myokardinfarktes. Z Allg Med 32:1003–1008

Samek L, Roskamm H (1980) Das Belastungs-EKG (EKG bei chronischer Koronarinsuffizienz). In: Csapo G (Hrsg) Konventionelle und intracardiale Elektrokardiographie. Documenta Geigy, Ciba-Geigy, Basel, pp 142–165

Sandler G (1979) Costs of unnecessary tests. Br Med J 2:21

Sandholzer H (1987) Behinderung, Beeinträchtigung und Benachteiligung bei älteren Allgemeinpraxispatienten. Med Dis, Heidelberg

Sandholzer H (1989) Early recognition of dementia by the general practitioner: First findings of a survey in elderly patients of eight practices. (Paper presented at 40th International Congress on General Practice September 11–16th S.I.M.G., Klagenfurt)

Schanzenbächer P (1988) Ergometrintest. Dtsch Med Wochenschr 113:571–572

Scheemann R (1988) Thromboembolie der Lunge. Z Allg Med 64:973–975

Scheppokat KD, Christl HL, Mahler E, Scheppokat M (1981) Über kardiovaskuläre Funktionsbefunde, Anamnese- und Befunddaten von Patienten mit funktionell bedingten Beschwerden. Therapiewoche 31:913–925

Scheu H (1984) Schmerzen im Bereich des Thorax. In: Siegentaler W (Hrsg) Differentialdiagnose innerer Krankheiten. 15. Aufl. Thieme Stuttgart

Schwarz F, Kübler W (1984) Thrombolytische Therapie des akuten Herzinfarktes. Internist 25:713–720

Sechtem U, Lohe E von der (1987) Belastungselektrokardiogramm und Koronarangiographie nach Myokardinfarkt. Dtsch Med Wochenschr 112:867–872

Shapiro LM, Crake T, Poole-Wilson PA (1988) Is altered cardiac sensation responsible for chest pain in patients with normal coronary arteries? Clinical observation during cardiac catheterisation. Br Med J 296:170–171

Silber S (1986) Wann ist ein Patient mit koronarer Herzerkrankung optimal behandelt? Internist 27:525–540

Siegrist (1984) Der Einfluß sozialer Faktoren auf die Entstehung chronischer Herzerkrankungen am Beispiel ischämischer Herzkrankheiten. Internist 25:659–666

Stephenson AE, Fergusson DM, Hornblow AR, Beaven DW, Chetwynd SJ (1985) Theory and practice of decision making in coronary care in general practice. Br Med J 291:1163–1166

Stewart AW, Fraser J, Norris RM, Beaglehole R (1988) Changes in severity of myocardial infarction and three year survival rates after myocardial infarction in Auckland, 1966/67 and 1981/82. Br Med J 297:517−518
Stumpe KO (1984) Klinik und Therapie des hypertensiven Notfalls. Internist 25:359−366
Sylven C, Beermann B, Jonzon B, Brandt R (1986) Angina pectoris-like pain provoked by intravenous adenosine in healthy volunteers. Br Med J 293:227−230
Timmis AD (1985) Probability analysis in the diagnosis of coronary artery disease. Br Med J 291:1443−1444
Völker R, Alt E, Schmidt G, Wirtzfeld A (1986) Korrelation subjektiver Symptome und objektiver Befunde im Langzeit-EKG. Herz 18/7:323−327
Weiß B, Donat K, Bohde JP (1988) Wie viele Patienten mit akutem Herzinfarkt können mit Thrombolyse behandelt werden? Dtsch Med Wochenschr 49:1907−1912
Willich SN, Linderer T, Wegschneider K, Schröder R, Isam Study Group (1989) Zirkadiane Variation in der Inzidenz des Myokardinfarktes. Dtsch Med Wochenschr 114:613−617
Wilcox RG (1990) Thrombolysis and the general practitioner. Br Med J 300:869−870

3.3.3 Gelenkschmerzen

J.-J. Jochum

Quantitativ gesehen sind beim alten Patienten hier überwiegend arthrotische Veränderungen für die Beschwerden verantwortlich.

Der Begriff Arthrose wurde 1913 von dem deutschen Internisten Friedrich von Müller geprägt. Es handelt sich hierbei um primär nichtentzündliche Abnutzungserscheinungen der Bindegewebe und Gelenke. Eine röntgenologisch und morphologisch nachweisbare Arthrose stellt aber eo ipso noch nicht unbedingt eine Krankheit dar. Erst wenn Ruhesteifigkeit, Bewegungseinschränkung und Anlaufschmerzen auftreten, kann man von einer Arthrosekrankheit sprechen. Nur die Hälfte der röntgenologisch gesicherten Arthrosen führt zur Arthrosekrankheit, bei Polyarthrose nur etwa jede 10. (Hartmann 1984). Nach einer epidemiologischen Studie von Wagenhäuser (1969) weisen 50% der über 30jährigen bereits arthrotische Deformierungen auf. Begünstigende Faktoren sind angeborene Dysplasien, ererbte Disposition, kongenitale und erworbene Gelenkfehlstellungen ebenso wie sportliche und berufliche Fehlbelastungen und fehlende nervale Überwachung im Sinne einer neuromuskulären Imbalance mit Fehlsteuerung der Gelenkbelastung. Daneben gehören Stoffwechselstörungen (Diabetes mellitus, Chondrokalzinose, Hämochromatose und Hämophilie) zu den auslösenden Ursachen für Arthrosen. Wie jedes andere Gewebe dehydriert auch der Knorpel. Durch diesen Turgorverlust wird er dünner und härter.

Durch die Einbeziehung der parartikulären Strukturen wie Sehnen, Sehnenscheiden, Muskulatur und Kapsel wird aus den primär degenerativen Veränderungen eine Krankheit, die den Arthrotiker zum Arthrosekranken und damit zu unserem Patienten macht.

Wenn wir in Kap. 3.3 ein individuelles Schmerzerleben postulierten, wird verständlich, daß nur geringe objektive Gelenkveränderungen mit erheblichen schmerzhaften Bewegungsbehinderungen einhergehen können und daß im Gegensatz dazu schwerste Gelenkdestruktionen nicht automatisch Schmerzen und Bewegungseinschränkungen nach sich ziehen. So folgert Hartmann (1984), daß für die Auslösung eines arthrotischen Beschwerdebildes Depressionen und Dysphorien in jedem 2. Fall Ursache und auslösende Bedingung sind. So sinkt ja bekanntermaßen die Schmerzschwelle mit der Stimmung, der Muskeltonus steigt mit ängstlicher Spannung. Daraus ergibt sich, daß bei einem Beschwerdeschub des Arthrosekranken nicht nur röntgenologisch-biomechanisch-biochemische Faktoren zu berücksichtigen sind, sondern auch die Lebensumstände und „life events" des Patienten.

Fallbeispiel

Eine 65jährige Patienten kommt in die Praxis wegen belastungsabhängiger Schmerzen in beiden Kniegelenken. Anamnese bis auf Cholezystektomie vor 15 Jahren unauffällig; 3 Geburten ohne Besonderheiten.
    Befund: Adipöse Patientin (159 cm/75 kg). Varikosis beider Unterschenkel, Knick-Senk-Spreizfuß beidseits. Diskrete Varusfehlstellung der Beinachsen. Die Patientin klagt über Anlaufschmerzen, zunehmende Beschwerden beim Treppensteigen und beim Aufrichten aus der Hocke sowie über zunehmende Beschwerden bei längeren Wegstrecken von mehr als 30 min.
    Klinisch findet sich ein freier Bewegungsbefund der unteren Extremitäten mit deutlichen Reibegeräuschen retropatellar. Deutlicher Patellaverschiebeschmerz und Patelladruckschmerz. Verstrichene Kniegelenkskonturen mit Druckschmerzhaftigkeit über dem medialen Gelankspalt beidseits. Keine Ergußbildung. Stauungssymptomatik beider Unterschenkel mit Druckschmerzhaftigkeit über den Mündungsklappen.

Was kommt differentialdiagnostisch in Frage?

Der Arthrosekranke klagt im Gegensatz zum Rheumatiker über einen mechanischen Schmerz, der während oder nach körperlicher Belastung als Anlauf-, Ermüdungs- und Belastungsschmerz auftritt. Der entzündliche Schmerz z. B. bei der chronischen Polyarthritis unterscheidet sich davon durch eine anders gelagerte Trias mit Schmerzen, Steifigkeit und einer fluktuierenden Kapselschwellung.

    Einfache Unterscheidung möglich durch BSG (bei der Arthrose immer normal), Elektrophorese mit allgemeinen Entzündungszeichen und Serum-Eisen-Kupfer-Relation. Weitere Differenzierungsmöglichkeit durch Gelenksergußpunktion und Bestimmung der Zellzahl im Punktat (bis 200 Zellen/mm^3 Normbefund, bis 3000 Zellen arthrotischer Reizerguß, bis etwa 10000 Zellen z. B. PCP, über 15000 Zellen eitrige Arthritis). Punktatuntersuchung (Versand in heparinisiertem Röhrchen) kann in jedem Labor erfolgen.

Welche anamnestischen Fragen sind wichtig?

1) Zeitdauer der Beschwerden?
2) Belastungsabhängigkeit: Über eine Gelierung der Synovialflüssigkeit kommt es erst unter zunehmender Belastung zu einer Verflüssigung und damit zu einer besseren Schmierung und Lubrifikation des Knorpels. Sistieren

der Schmerzen in Ruhe und bei Hochlagerung der Beine. Beschwerdeverstärkung bei längerem Sitzen, z. B. im Theater oder bei Autofahrten.
3) Frage nach längerer Immobilisation durch Krankheit, nach Isolation oder Verstimmungszuständen.
4) Besserung bei sportlicher Betätigung (Radfahren, Schwimmen)?

Welche körperlichen Untersuchungen sollten durchgeführt werden?

Entsprechende Untersuchungen des jeweiligen Gelenkes s. Teil II, Kap. 6.7 und 6.8. Zusätzlich Prüfung auf Ödeme, Ausschluß einer Thrombophlebitis und Überprüfung der arteriellen Durchblutungssituation durch Palpation. Prüfung der Bewegungsausmaße (*Cave:* Beugekontrakturen durch Schonung).

Wann sollte welche Zusatzdiagnostik erfolgen?

Grundsätzlich Röntgen

1) im Hüftbereich: Beckenübersicht und Axialaufnahme beider Hüften;
2) im Kniegelenk Knie a.-p. und seitlich, zusätzlich Patella tangential.

Labor: Bei Ergußbildung Punktion mit Bestimmung der Zellzahl; Entzündungsparameter (BSG, CRP, Elektrophorese).

Therapeutische Maßnahmen

In den allermeisten Fällen Gewichtsreduktion notwendig. Bei Gonarthrose häufig vergesellschaftet mit venöser Insuffizienz im Sinne des phlebarthrotischen Symptomenkomplexes. Hierbei zur Entstauung und Schmerzlinderung Zinkleimverband mit oftmals erstaunlich guter Beschwerderemission. Später Versorgung mit Unterschenkelgummistrümpfen (Kompressionsklasse II). Im akuten Reizzustand immer Kältebehandlungen, v. a. bei Ergußbildung (Eiswürfel in Plastiktüte). Bei lang bestehendem Beschwerdebild Wärmeanwendungen (Heizkissen), elektrophysikalische Maßnahmen wie Deziwelle, Nemec.
Entlastende Maßnahmen mit Verbesserung der achsialen Stoßdämpfung (Weichgummiabsätze).
Im akuten Stadium bei Ergußbildung intraartikuläre Kortikoidgabe (z. B. 10 mg Predni H), daneben nichtsteroidale Antirheumatika.
Bei zunehmenden Beschwerden, insbesondere bei auftretendem Ruheschmerz, verbunden mit hochgradiger Bewegungseinschränkung, evtl. Versorgung mit alloplastischem Ersatz (Endoprothese) notwendig.

Bei der oben beschriebenen Patientin liegt ein kombinierter phleboarthrotischer Symptomkomplex mit Varusgonarthrose und aktivierter Femoropatellararthrose vor.

Literatur

Hartmann R (1984) Ätiologie und Pathogenese der Arthrosen. Werk-Verlag Dr. E. Banaschweski, München-Gräflingen (Collognia rheumatologica 21:9–20)
Wagenhäuser FJ (1960) Die Rheumamorbidität. Huber, Bern Stuttgart Wien

3.3.4 Abdominalschmerz
F. Krause

Fallbeispiel

Eine 70jährige Patientin kommt wegen rezidivierender abdominaler Beschwerden im rechten Hypogastrium in die Sprechstunde.

Sie berichtet, schon früher häufig wegen Eisenmangelanämien bei verschiedenen Ärzten in Behandlung gewesen zu sein. Eine Eisenresorptionsstörung sei ausgeschlossen worden, Hämoccultteste waren negativ. Eine Magenspiegelung hätte keinen krankhaften Befund ergeben, Röntgen-Kolonuntersuchung des Dickdarms hätte, bis auf eine Kolondivertikulose, keinen krankhaften Befund ergeben. Die körperliche Untersuchung ergibt folgenden Befund: blasses Hautkolorit, blasse Konjunktiven, Blutdruck 150/80, Cor und Pulmo unauffällig.

Die Palpation des Abdomens ergibt eine umschriebene Druckdolenz oberhalb des McBurney-Punktes. Der Tastbefund weist auf eine umschriebene Resistenz im Colon-ascendens-Bereich hin. Die Peristaltik findet sich regelrecht. Die blutchemische Untersuchung zeigt einen deutlichen Eisenmangel von 28 μg/dl (Normwert 50–140 μg/dl), Hb liegt im unteren Normbereich. Alle anderen Laborparameter einschließlich LDH sind unauffällig. Die BSG ist mit 15/25 altersentsprechend.

Umgehend Überweisung zu einem niedergelassenen Gastroenterologen zur Koloskopie.

Dortiger Befund: langstreckiger, zirkulär wachsender, für das Endoskop nicht zu überwindender tumoröser Bezirk im Zökum.

Histologie: mäßig differenziertes Adenokarzinom.

Die Patientin wird sofort stationär zur chirurgischen Behandlung eingewiesen.

Als chirurgische Behandlung wird eine Hemikolektomie rechts mit einer Iliotransversostomie durchgeführt. Die postoperative histologisch-pathologische Klassifikation lautet: Mäßig differenziertes Adenokarzinom, Dukes-Stadium B.

Postoperativer Verlauf: völlig komplikationslos.

Die sonographische Untersuchung der Leber ergab keinen Anhalt auf Metastasierung.

Das Infusionsurogramm ergab seitengleiche Ausscheidung. Als Tumorparameter werden CEA, CA 19-9, TPA und Gastrin im Normbereich gefunden.

Die Patientin wird mit oraler Ernährung in gutem AZ in die hausärztliche Betreuung entlassen.

Alle 3 Monate werden Kontrolluntersuchungen veranlaßt.

Was kommt differentialdiagnostisch in Frage?

Die Unterscheidung zwischen akuten und chronischen abdominalen Beschwerden ist zunächst das Wichtigste. Bei akuten Beschwerden muß sofort an den Symptomkomplex des „akuten Abdomens" gedacht werden.

Symptomkomplex des akuten Abdomens:

1) akute, sehr heftige Bauchschmerzen,
2) peritonitische Zeichen,

3) Kreislaufbeschwerden bis hin zum Schocksyndrom,
4) vegetative Zeichen (Übelkeit, Erbrechen, Schwitzen).

Alle Erscheinungen können mehr oder weniger stark ausgeprägt sein. Es müssen auch nicht alle beschriebenen bei einem Krankheitsbild zusammen auftreten. Die einzelnen Organerkrankungen werden in den Tabellen 1 und 2 aufgeführt.

Tabelle 1. Differentialdiagnose der aktuten Abdominalbeschwerden

Organerkrankungen	Symptomkonstellationen	Befund
Gallenkollik	Plötzlicher Beginn, Kolikschmerztyp, Patient unruhig, weist auf den Schmerz spontan hin, hält häufig die Hand auf den rechten Rippenbogen, manchmal Erbrechen	Spontanschmerz im rechten Oberbauch, häufig starke Druckempfindlichkeit unterhalb des rechten Rippenbogens
Cholezystitis	Schmerzbeginn nicht so abrupt, Entzündungsschmerztyp	Spontanschmerz am rechten Rippenbogen bzw. im Oberbauch; bei Durchwanderung des entzündlichen Gallenblasenprozesses kommt es zur lokalisierten peritonitischen Reizung
Nierenkollik	Plötzlicher Beginn, Kolikschmerztyp, einseitiger Flankenschmerz	Kolikartige Schmerzen, einseitig in der linken oder rechten Flanke, in typischer Weise in die ipsilaterale Leisten- oder Genitalgegend ausstrahlend; keine peritonitischen Zeichen, reflektorisches Erbrechen häufig; Druckschmerzempfindlichkeit des jeweiligen Nierenlagers; Urinstick: Erythrozyten, bei Infektion Leukozyten und Nitrit
Appendizitis	Entzündungsschmerztyp, meist diffuser Beginn mit mehr oder minder schneller Crescendosymptomatik	Spontanschmerz im rechten Unterbauch im Bereich des McBurney-Punktes; Palpation: lokalisierte Druckdolenz, Blumberg-Loslaßschmerz (bei Druck auf den linken Unterbauch und plötzlichem Loslassen: Schmerz am McBurney-Punkt), lokalisierte Abwehrspannung
Ileus	Je nach Ursache und Lokalisation plötzlicher Beginn mit Kolikschmerztyp oder Crescendosymptomatik	Obturation und Okklusion: Wind- und Stuhlverhaltung, Widerstandsperistaltik mit hochgestellten, spritzenden Darmgeräuschen, Darmsteifungen, Meteorismus, zunächst reflektorisches, später Überlauferbrechen, Strangulationsileus: mehr akuter Beginn, häufig schnellerer Übergang in paralytischen Ileus mit „Totenstille" über dem Abdomen

Tabelle 1 (Fortsetzung)

Organerkrankungen	Symptomkonstellationen	Befund
Mesenterialinfarkt	Relativ plötzlicher Beginn, kein kolikartiger Schmerztyp, manchmal schubweise verlaufend, manchmal Vernichtungsschmerz, evtl. Crescendosymptomatik	Diskrepanz zwischen starker Schmerzempfindung und geringem Befundbild, sich rapide verschlechternde AZ; Leukozyten; dann Bild des paralytischen Ileus, später palpable Resistanz des betroffenen Darmabschnitts. Temperaturabfall im weiteren Verlauf, Schockbild. Röntgen: vereinzelt Spiegelbildung
Perforiertes Ulcus ventriculi oder duodeni	Schlagartiger Beginn, kein kolikartiger Schmerztyp	Typische peritonitische Zeichen mit brettharten Bauchdecken, Schock, vegetative Symptomatik. Röntgen: Luftsichel unter den Zwerchfellkuppen, später paralytischer Ileus
Perforierte Divertikulitis	In der Anamnese häufig Bauchschmerzen im linken unteren Quadranten, dann aber plötzlich einsetzende Schmerzen vom Entzündungstyp	Im linken Unterbauch (Sigmoid, Colon ascendes) lokalisierte Spontan- und Druckdolenz, lokalisierte Peritonitis mit entsprechenden Symptomen; Luftsichel unter dem Zwerchfellkuppen
Inkarzerierte Schenkel- oder Femoralishernie	Akuter Beginn bei meist schon vorher bekannter Hernie	Typischer Lokalbefund, später Entstehung eines mechanischen Ileus

Bei den chronischen Beschwerden kommen verschiedene Verläufe vor. So können sie entweder Wochen oder Monate bestehen und gleichbleiben oder in periodischen Abständen auftreten. Wichtig ist die Änderung von einem als tief, dumpf und nicht genau lokalisierbar empfundenen sog. viszeralen Schmerz in einen als scharf, häufig brennend und ziemlich lokalisiert empfundenen somatischen Schmerz. Diese Änderung zeigt dann die Mitbeteiligung des parietalen Peritoneums. Das vorher „chronische" Beschwerdebild hat sich jetzt in eine „akute" Situation umgewandelt.

Die Erkrankung imponiert jetzt zunehmend wie der Symptomkomplex des akuten Abdomens.

Akute abdominelle Beschwerden können aber auch durch Stoffwechselerkrankungen hervorgerufen werden, unter denen das bekannteste Beispiel die diabetische Pseudoperitonitis ist.

Bei einigen Patienten kommt es schon bei einer präkomatösen Stoffwechsellage zu heftigen akuten abdominellen Beschwerden, denen ein peritonealer Reizzustand zugrunde liegt. Dieser wird wahrscheinlich durch die Exsikkation hervorgerufen. Es besteht eine Kontraindikation zur operativen Intervention. Sehr häufig klagt gerade der ältere Patient über Obstipationsbeschwerden wechselnden Ausmaßes. Solche Patienten verlangen häufig Rezepte über Laxantien. Obwohl in den meisten Fällen funktionelle Störungen oder Folgen

Tabelle 2. Differentialdiagnose chronischer Abdominalbeschwerden

Organerkrankungen	Symptomkonstellationen	Befund
Maligne Tumoren des Magens	Uncharakteristischer, schleichender Verlauf, diffuse epigastrische Beschwerden (Übelkeit, Erbrechen, Appetitlosigkeit, Gewichtsverlust)	Keine charakteristischen Befunde, hypochrome Anämie bei normalem bis erhöhtem Ferritin (kein sicherer Parameter)
Ulcus ventriculi oder duodeni	Schmerzen im Epigastrium, Nüchternschmerz, Besserung nach Nahrungsaufnahme	Evtl. leichte diffuse Druckdolenz im Epigastrium; Gastroskopie!
Cholelithiasis	Häufig diffuse unklare Beschwerden im rechten Oberbauch, charakteristische Beschwerden erst bei Koliken	Druckdolenz im rechten Oberbauch, evtl. Murphy-Zeichen positiv; Sonographie, Röntgen
Karzinom der Gallenblase	Schleichender Verlauf, Gewichtsabnahme, evtl. Leistungsknick, manchmal Cholelithiasis in der Anamnese	Enzymdiagnostik, Sonographie, Röntgen; bei verschleppten Fällen: Ikterus (Biliverdinikterus); Courvoisier-Zeichen bei einem Verschluß distal der Mündung des Ductus cysticus (durch die Bauchdecken palpable, pralle Gallenblase)
Pankreaskopfkarzinom	Sehr langsamer, schleichender Verlauf mit später auftretender Übelkeit und Erbrechen	Langsam zunehmender Biliverdinikterus, insgesamt Spätsymptomatik; Sonographie, Computertomographie, Röntgen!
Kolondivertikulose--diverticulitis	Intermittierender Schmerz, meist im linken Unter- bis Mittelbauch; Bei Divertikulitis deutlich stärkerer Schmerz	Bei Divertikulose kein klinischer Befund (weil bei 70 – 80% aller Menschen im Alter vorhanden). Bei Divertikulitis diffuser Entzündungsschmerz im linken Unterbauch; bei Perforation ein Divertikels akutes Krankheitsbild
Kolonkarzinom	Bei rechtsseitigem Sitz sehr späte Symptome, bei linksseitigem Sitz häufig schon früh Ileussymptome	Hämoccultteste konstant positiv; bei rechtsseitigem Sitz häufig erst spät tastbarer Tumor, bei linksseitigem Sitz schon früher Ileuszeichen; endoskopische Diagnostik wegweisen
Angina abdominalis, Bauchaortenaneurysma	Typisch: Schmerzen 15 – 30 min nach der Nahrungsaufnahme im Mittelbauch	Pulsynchrone Gefäßgeräusche, Sonographie, evtl. Angiographie; schwirrender tastbarer Tumor

eines Laxantienabusus dem Beschwerdebild zugrunde liegen, sollte doch bei begründetem Verdacht auf eine organische Ursache eine vollständige Abklärung erfolgen. Als am zweckmäßigsten, gerade für die älteren Patienten, haben sich die endoskopischen Untersuchungsmethoden wie Proktoskopie, Rektoskopie und Koloskopie erwiesen. In den wenigen Fällen können dabei Erkran-

kungen des Kontinenzorgans wie Hämorrhoiden und Analfissuren als Ursache
für die Obstipation entdeckt und entsprechend behandelt werden.

Welche anamnestischen Fragen sind wichtig?

Schlüsselfunktion für das weitere Vorgehen haben folgende Fragen:

1) Um welche Schmerzen handelt es sich (akute, chronische, gleichbleibende, periodische Schmerzen etc.)?
2) Wo empfindet der Patient diese Schmerzen (Lokalisation, diffuse Abdominalbeschwerden)?
3) Seit wann hat der Patient die Beschwerden (Zeitpunkt des Beginns)?
4) Bestehen vegetative Begleiterscheinungen wie Übelkeit, Schwitzen, Erbrechen, Nausea, Kreislaufbeschwerden, Schockzeichen?

Durch genaueres Befragen nach der Lokalisation (wie genau kann der Patient
den Schmerzort angeben?) und dem Schmerzcharakter (stechend, brennend,
dumpf in der Medianlinie des Bauches?) kann der somatische vom viszeralen
Schmerz unterschieden (Abgrenzung einer Akutsituation) und die topische Organdiagnose erleichtert werden.

Bei chronischen Abdominalbeschwerden sollte auch nach deren Abhängigkeit von der Nahrungsaufnahme gefragt werden (Ulcus duodeni bzw. ventriculi, Angina abdominalis?). Anamnestisch von großer Bedeutung ist die Kenntnis früherer abdomineller chirurgischer Eingriffe. So kann eine Bridenbildung
z. B. die Ursache eines Ileus darstellen. Wegweisend sind auch Fragen nach allmählicher oder auch plötzlicher Änderung des Stuhlverhaltens. So weisen unregelmäßiger Wechsel von Obstipation und Diarrhö auf einen stenosierenden
intestinalen Prozeß hin. Besonders in Senium ist dabei immer an ein Malignom
zu denken. Dem Patienten auffallende Erscheinungen werden dem Arzt meist
spontan berichtet. So fallen dem Patienten Hämatemesis, Blutbeimengungen
im Stuhl oder Teerstuhl meist selbst auf. Ein eher unsicheres Zeichen für maligne Prozesse, besonders des Magens, ist ein neu aufgetretener Widerwille gegen Fleisch und Wurst. Eine kontinuierliche Gewichtsabnahme ohne Veränderung der Eßgewohnheiten kann ebenso auf ein Malignom hindeuten.

Anamnestisch sehr wichtig sind auch Fragen nach passagerer Gelbfärbung,
bierbraunem Urin und acholischem Stuhl. Solche Symptome deuten auf einen
durchgemachten Ikterus hin, der v. a. durch Konkremente der ableitenden Gallenwege verursacht sein kann. Eine stetig zunehmende grünlich-gelbe Verfärbung der Haut (Biliverdinikterus) kann auch auf eine durch ein Pankraskopfkarzinom ausgelöste Cholestase hinweisen. Bei dieser Erkrankung wird aber
vom Patienten häufig ein Dauerschmerz im Epigastrium, im rechten oder linken Oberbauch angegeben, wobei dieser Schmerz sehr häufig in den Rücken
ausstrahlt. Bei Patienten im Greisenalter sollte man auch nach seit Wochen bestehenden Schmerzen im Mittelbauch, die auch in beide Flanken ausstrahlen
können, fragen.

Diese können Zeichen eines Bauchaortenaneurysmas sein, dessen Ruptur
evtl. nahe bevorstehen kann.

Zur Anamnese bei abdominellen Beschwerden sind auch Fragen nach Erbrechen obligat. Dieses kann chronisch auftreten (chronische Gallenwegserkrankungen, chronische Erkrankungen der Leber, besonders wenn mit Ikterus verbunden) oder reflektorisch bei akuten abdominellen Beschwerden. Fragen sollte man auch nach der Beschaffenheit des Erbrochenen. So lassen Beimengungen von Magensaft auf einen möglichen Verschluß des Pylorus schließen. Miserere spricht für Rückstau von Stuhl bei einer gleichzeitigen Insuffizienz der Bauhin-Klappe.

Anamnestisch ausgeschlossen werden sollten auch durch degenerative Wirbelsäulenveränderungen ausgelöste pseudoabdominelle Beschwerden.

Insgesamt muß darauf hingewiesen werden, daß bei Patienten im Senium die Anamnese manchmal weniger ergiebig ist als bei Patienten im jugendlichen oder im erwachsenen Alter. Häufig werden zwar Beschwerden geschildert, wobei diese Schilderungen aber manchmal nicht so charakteristisch auf ein bestimmtes Krankheitsbild hinweisen. Bei Patienten ohne erkennbare zerebrale Dysfunktionen kann dies am veränderten Schmerzempfindungsvermögen liegen; bei Patienten mit schon deutlich erkennbaren altersbedingten zerebralen Dysfunktionen kann aber auch das Verständnis für die anamnestischen Fragen bzw. das Vermögen, adäquat darauf zu antworten, eingeschränkt sein. In solchen Fällen müssen frühzeitig technische Untersuchungsmethoden eingesetzt werden, um einen Krankheitsprozeß nicht zu übersehen.

Welche klinischen Untersuchungen sollten durchgeführt werden?

Bei der zunächst durchgeführten Inspektion wird außer auf den Allgemeinzustand auf den äußeren Aspekt des Abdomens geachtet.

Auffällige Befunde sind dabei die sog. Facies abdominalis mit eingefallenen Wangen, hohlen Augen und spitzer Nase, die auf eine Erkrankung mit peritonealer Beteiligung hinweist. Sofort auffällig kann auch eine Kachexie sein, die dringend auf ein Malignom verdächtig ist. Auffallende Blässe der Haut, der Konjunktiven und der Mundschleimhaut, sowie der Lippen weisen auf anämische Zustände hin (s. Fallbeispiel S. 322).

Besonders bei der Ileuskrankheit sind Dehydratationszustände am verminderten Hautturgor (Faltenabhebbarkeit der Haut) und an der trockenen, häufig stark weißlich-grau belegten Zunge erkennbar.

Cholestatische Prozesse (auch fortgeschrittenes Pankreaskopfkarzinom mit Verlegung der Gallenwege) können an einer gelb-grünlichen Verfärbung der Haut (Biliverdinikterus) erkannt werden.

Lokal achtet man auf Meteorismus, Aszites, Versteifungen (bei Ileus), einen evtl. angelegten Anus preater sowie auf Narben nach Operationen. Inspektorisch erkennbar sind auch Hernien der Bauchwand und der Inguinalgegend, die bei Inkarzerationen ein akutes abdominelles Krankheitsbild hervorrufen können.

Anschließend sollte die Palpation des Abdomens schrittweise über die gesamte Oberfläche durchgeführt werden. Bei genügender Entspannung der

Bauchmuskulatur (beruhigende Ansprache, ausgiebige Exspiration) lassen sich so peritonitische reflektorische Abwehrspannungen besonders gut erkennen. Bei noch begrenzten entzündlichen Prozessen (Appendizitis, perityphlitischer Abszeß, gedeckte Organperforationen) ist eine solche Abwehrspannung („défense musculaire") noch umschrieben im Bereich des erkrankten Organs tastbar. Bei Verdacht auf Appendizitis (cave atypische Lage des Zökums: Wandern des Schmerzes von Epigastrium zum rechten Unterbauch) sollten der Blumberg-Loslaßschmerz, der Rovsing-Schiebeschmerz sowie die Schmerzerleichterung bei Lagerung auf die linke Körperseite geprüft und die rektale Untersuchung durchgeführt werden.

Palpatorisch können manchmal Tumoren als tastbare Resistenzen (druckdolent?) gefunden werden.

Wichtig ist die Palpation noch zur Erfassung eines möglichen Aneurysma dissecans der Bauchaorta. Man fühlt eine pralle pulsierende Geschwulst tief im Abdomen. Die Leistengegenden sollten beidseits zur Feststellung von direkten und indirekten Hernien palpatorisch untersucht werden. Zur Provokation der Hernien sollte man den Patienten husten lassen.

Leber, Milz und Nierenlager können durch die sog. „tiefe Palpation" beurteilt werden. Bei der Untersuchung der Gallenblasengegend sollte das Murphy-Zeichen geprüft werden: Beide Daumen werden unter den rechten Rippenbogen gedrückt, wobei der Patient tief einatmet. Bei Erkrankungen der Gallenblase werden Schmerzen empfunden. Bei Erkrankungen von beweglichen, am Mesenterium aufgehängten Darmabschnitten kann evtl. durch Schütteln des Abdomens ein Schmerz ausgelöst werden. Sehr wichtig ist die digitale rektale Untersuchung (Geschwülste im Enddarm, Appendizitisprozesse im Douglasraum).

Der Verdacht auf einen Aszites kann durch die Perkussion erhärtet werden (Verschiebung der Grenze der Flankendämpfung bei Lageänderung des Patienten).

Bei Meteorismus ergibt die Perkussion einen tympanitischen Klopfschall ohne eine deutliche Flankendämpfung. Zusätzliche Informationen können durch die Auskultation des Abdomens gewonnen werden.

Bei mechanischem Ileus sind die Darmgeräusche klingend und spritzend hörbar (Widerstandsperistaltik). Bei paralytischem Ileus hingegen herrscht „Totenstille" über dem Abdomen. Beim Bauchaortenaneurysma läßt sich ein pulssynchrones Geräusch hören.

Wann sollte welche Zusatzdiagnostik erfolgen?

Die modernen bildgebenden Verfahren sind bei den abdominellen Erkrankungen am aufschlußreichsten. Bei akuten abdominellen Beschwerden mit Verdacht auf Ileus oder Organperforationen wird meist innerhalb der notwendigen stationären Abklärung die Abdominalaufnahme im Stehen durchgeführt. Dabei weisen Spiegelbildung der Darmschlingen auf einen Ileus, Luftsichel unterhalb des Zwerchfellkuppen auf eine Hohlorganperforation hin. Eine nicht belastende Untersuchung ist die abdominelle Sonographie, die besonders bei Erkrankungen der Leber, der Gallenblase und auch des Pankreas häufig zuerst entscheidende diagnostische Hinweise gibt. Sonographisch lassen sich auch Bauchaortenaneurysmen sofort erkennen. Im Bereich der Nieren können sonographisch Zysten und Malignome, akute Harnstauungen und Hydronephrosen sowie Fehlanlagen der Nieren und der ableitenden Harnwege erkannt werden.

Computertomographische Untersuchungen sind bei unklaren Pankreasprozessen (Sonographie nicht aufschlußreich), zur Erkennung von retroperitonealen Erkrankungen sowie pathologischen Prozessen im Bereich des Beckens (Malignome und Malignommetastasen) hilfreich. Bei allen Beschwerden im oberen gastrointerstinalen Raum sollte nach 10- bis höchstens 14tägiger medikamentöser Behandlung, die nicht zum Erfolg führt, eine endoskopische Untersuchung von Ösophagus, Magen und Duodenum zum Ausschluß eines Malignoms durchgeführt werden.

Besonders die schmerzlose Dysphagie (Ösophaguskarzinom!) sollte zur sofortigen Untersuchung Anlaß geben. Bei einer malignen Erkrankung des Intestinums muß, besonders wenn der Hämocculttest positiv ist, eine endoskopische Untersuchung durchgeführt werden. Es ist schon vorgekommen, daß bei radiologischen Untersuchungen (z. B. Kolonkontrasteinlauf) tumoröse Erkrankungen des Darmes nicht erkannt wurden (s. Fallbeispiel S. 322), so daß bei vorheriger Röntgenuntersuchung bei weiterem klinischen Verdacht eine endoskopische Untersuchung dringend angezeigt ist.

Bei einer Sigmadivertikulose oder -divertikulitis ist aber oft die radiologische Kontrastmitteluntersuchung aufschlußreicher (eigene Beobachtung).

Laborchemisch weisen stark erhöhte BSG, deutlich erhöhte LDH und hypochrome Anämie (s. Fallbeispiel) auf bösartige Erkrankungen hin. Besonders verdächtig auf eine Tumoranämie sind dabei erniedrigte Serumferritinwerte (nicht beweisend; cave: Kombination mit Eisenmangel!). Typischerweise ist die totale Eisenbindungskapazität erniedrigt. Bei jeder Diagnostik intestinaler Erkrankungen sollte der Hämocculttest zum Feststellen okkulter Blutungen durchgeführt werden.

Bei malignen Prozessen, die vom weiblichen Genitaltrakt ausgehen (Uterusmalignome, verschleppte Zervixkarzinome) und bis zur Beckenwand reichen, kann es zu neuralgiformen Beschwerden einer unteren Extremität als zunächst einzigem Symptom kommen. Eine fachneurologische Untersuchung einschließlich Messung der Nervenleitgeschwindigkeit und Durchführung der Elektromyographie ist dann wegweisend (eigene Beobachtung).

Therapeutische Maßnahmen

Bei Koliken der Gallenblase und der ableitenden Harnwege können zunächst Spasmolytika und Analgetika intravenös verabreicht werden. Nach eintretender Besserung können solche Medikamente oral weitergegeben werden. In einigen Fällen ist auch schon die Gabe eines Nitroglyzerinsprays ausreichend.

Bei Verdacht auf ein akutes Abdomen, das durch eine Organperforation oder einen Ileus bedingt sein könnte, muß eine umgehende stationäre Einweisung zur chirurgischen Intervention erfolgen. Eine diabetische Pseudoperitonitis wird internistisch im Rahmen der stationären Intensivpflege mit Insulingaben und Flüssigkeitsersatz intravenös behandelt.

Eine Operation ist streng kontraindiziert. Ebenfalls stationär, aber unter chirurgischer Regie und konservativ, wird eine Perityphlitis behandelt. Dabei werden unter Bettruhe und Auflegen von Eisblase Temperatur- und Pulskontrollen durchgeführt. Es erfolgt eine antibiotische Abdeckung. Nach 6 Wochen wird meist eine Intervallappendektomie durchgeführt. Bei drohender Perforation wird natürlich sofort operiert. Zu den chirurgischen Notfällen gehören ebenfalls alle inkarzerierten Hernien, die ebenfalls einer sofortigen operativen Therapie zugeführt werden müssen. Ambulante manuelle Repositionsversuche sind kontrainidiziert. Ebenso werden natürlich alle Malignome des Abdomens sowie die intraabdominellen Gefäßerkrankungen, insbesondere des Aortenaneurysma, stationär fachchirurgisch adäquat behandelt.

Die im Senium sehr häufig vorkommende Obstipation ist meist funktioneller Natur. Häufig wurde auch jahrelang ein Laxantienabusus betrieben. Nachdem eine organische Ursache für die Beschwerden mit Sicherheit ausgeschlossen wurde, sollte eine Stuhlregulierung durch vorsichtigen Einsatz von Ballaststoffen, sog. Toilettentraining und evtl. Einsatz von Lactulose in Sirupform erfolgen. Durch häufige Gespräche mit dem Patienten kann dieser häufig zur Mitarbeit bewegt werden.

Literatur

Allgöwer M (1973) Allgemeine und spezielle Chirurgie, 2. Aufl. Springer, Berlin Heidelberg New York

Blum AC (Hrsg) (1985) Aktuelle gastroenterologische Diagnostik. Springer, Berlin Heidelberg New York Tokyo

Forell MM (Hrsg) (1979) Chronische Pankreatitis und Pankreaskarzinome. Thieme, Stuttgart New York

Hamm H, Augustin H-J, Haehn K-D, Schiffer K, Wedemeyer FW (1980) Allgemeinmedizin, Familienmedizin. Thieme, Stuttgart New York

Hegglin R (1972) Differentialdiagnose innerer Krankheiten, 12. Aufl. Thieme, Stuttgart New York

Hegglin J (1976) Chirurgische Untersuchung. Thieme, Stuttgart New York

Reifferscheid M (1972) Chirurgie, 2. Aufl. Thieme, Stuttgart New York

Schettler G (Hrsg) (1980) Innere Medizin, 5. Aufl. Thieme, Stuttgart New York

Schmidt-Matthiesen H (1979) Gynäkologie und Geburtshilfe. Schattauer, Stuttgart New York

Thomas L (Hrsg) (1988) Labor und Diagnose, 3. Aufl. Medizinische Verlagsgesellschaft, Marburg

Voßschulte K, Lasch HG, Heinrich E (Hrsg) (1979) Innere Medizin und Chirurgie. Thieme, Stuttgart New York

3.4 Nachlassen von Gedächtnis und Konzentrationsfähigkeit

H. Sandholzer

Fallbeispiele

1) Unbeeinträchtigtes Gedächtnis:

Eine ledige, knapp über 70 Jahre alte Dame klagt wiederholt über ihr schlechtes Namensgedächtnis; es falle ihr zunehmend schwerer, ihren normalen Tätigkeiten nachzugehen. Sie war immer beruflich sehr engagiert und zudem parteipolitisch aktiv. Im Gespräch berichtet sie von ihren früheren Tätigkeiten und Funktionen in aller Ausführlichkeit und kann sowohl vergangene Ereignisse aus dem Freundes- und Bekanntenkreis, aber auch Aktuelles aus der Lokalpolitik und dem gesellschaftlichen Leben bis ins Detail erzählen. In ihrer Selbstdarstellung schildert sie sich als eine kämpferische Natur, die nach dem Kriege keine Zeit zum Heiraten gefunden habe, weil es überall etwas zum Anpacken gab. Auch jetzt habe sie sich für ihre nährer Zukunft viel vorgenommen. Depressionen sind bei ihr schlichtweg nicht vorstellbar. Bei dem durchgeführten Konzentrationstest (von 100 fortlaufend 7 abziehen) verheddert sie sich 2mal, wahrscheinlich weil sie besonders gut und schnell diesen „Test" bestehen will. Es bestehen nämlich bei allen übrigen Untersuchungen (s. unten) keine Auffälligkeiten, so daß die Diskrepanz zwischen Selbsteinschätzung und klinischem Befund wahrscheinlich durch psychosoziale Umstände bedingt ist: An Beschwerden, die „altersverdächtig" sind, erinnert sie sich nur ungern. Erst auf gezieltes Befragen gibt sie an, daß sie sich vor einem halben Jahr wegen Schmerzen in der Hüfte kaum rühren konnte (Koxarthrose). Dann gesteht sie, daß sie ein Einkaufswägelchen benutze, eine Hilfe im Haushalt hat, weil es ihr zu anstrengend ist, den Großputz zu machen; sie hat sich eine Dusche einbauen lassen, da sie sich nur sehr schwer bücken kann. Langsam kommt heraus, daß ihre Umgebung weniger Anforderungen an sie stellt, als sie möchte, so daß ihr soziale Anerkennung und Gesellschaft zunehmend fehlen und sich manchmal Einsamkeitsgefühle einschleichen.

2) Minimale Einschränkungen:

Die Frau eines Bankdirektors wurde nach dem Tod ihres Mannes von ihrem Hausarzt vorübergehend wegen eines seelischen Zusammenbruchs ins Krankenhaus eingewiesen. Danach lebte sie im eigenen Haushalt und wurde jetzt in einem Altenwohnheim untergebracht, bis eine Tochter sie zu sich nach Hause holen kann. Diese kümmert sich seit damals um alle finanziellen Angelegenheiten der Mutter. Öffentliche Verkehrsmittel werden von der älteren Dame nur in Begleitung der Tochter benutzt, wofür — außer gelengentlichen Kreuzschmerzen — keinerlei körperliche Beeinträchtigungen verantwortlich gemacht werden können. Neuropsychologisch fallen leichte Konzentrationsstörungen auf: Sie verheddert sich mehrmals dabei, von 100 fortlaufend 7 abzuziehen, während eine einfachere Aufgabe (30 fortlaufend minus 3) gelöst werden kann. Von 5 Gegenständen (z. B. Knopf, Löffel, Schere), die sie sich merken soll, kann sie nach 5 Minuten noch 3 nennen (vermindertes Kurzzeitgedächtnis). Bei einfachen Fragen zum Allgemeinwissen (Namen von Prominenten wie z. B. des

Bundeskanzlers oder Bundespräsidenten, Beginn der Weltkriege etc.) kann sie von den 10 möglichen Details nur 3 nennen, was ihrem Bildungsniveau nicht entspricht. Andere Prüfungen sind unauffällig.

3) Deutliche Merkfähigkeitsstörung:

Eine 88jährige Dame lebt sehr zurückgezogen. Bevor sie ihre Türe öffnen kann, muß sie zahlreiche Verriegelungen aufmachen. Sie ist sehr adrett angezogen, wirkt freundlich zugewandt und berichtet ausgiebig und fesselnd über frühere Lebensereignisse. Es werden verschiedene klinische Tests durchgeführt, um ihren kognitiven Zustand beurteilen zu können. So fallen Wortfindungsstörungen während der Unterhaltung kaum auf; bei der Aufforderung, eine Bleistiftspitze zu benennen, gibt sie an: „Das weiß ich jetzt nicht". Von den 5 dargebotenen alltäglichen Gegenständen, die sie sich merken soll, fällt ihr nach 5 Minuten nur noch einer ein. Beim Zeichnen hat sie Schwierigkeiten mit der Perspektive des Würfels; beim Nennen des genauen Datums irrt sie sich um mehr als 10 Tage (Orientierung). Als sie zur Überprüfung des abstrakten Denkens einen Oberbegriff für „Katze" und „Schwein" finden soll, meint sie: „Die stehen im Stall". Bei einem längeren Gespräch wird sie sehr müde und nickt etwas ein. Beim Gehen ist sie etwas unsicher und berührt Wände und Möbelstücke, wobei sie sich aber nicht richtig an ihnen abstützt. Im Zimmer riecht es etwas nach Inkontinenz. Bei der Hausarbeit braucht sie Hilfe, ihr Bett kann sie selbst machen. Sie umschreibt ihre Situation folgendermaßen: „Es muß immer jemand da sein".

4) Schwere Demenz:

Es handelt sich um eine Kollegin, die mit dem 65. Lebensjahr ihre Praxis aufgeben mußte, nachdem sich in den vorausgegangenen Jahren zunehmend Schwierigkeiten eingestellt hatten. Es kam dann zu einem progressiven geistigen Verfall, wobei sie jetzt vollkommen pflegebedürftig ist. Sie sitzt mit einer Puppe in ihrem Sessel, die sie häufig küßt und dabei singt: „Mäuschen, dilidilidum". Besucher begrüßt sie mit den Worten: „Was die jungen Menschen so alles wollen, alle wollen sie das gleiche, alles abgeschnittene Menschen." Dabei ist sie unfähig, selbst einfache Gegenstände zu benennen oder verbale Anweisungen zu verstehen (Aphasie). Wenn man ihren Schuh auszieht, schaut sie hilflos auf ihren Fuß und ist unfähig, irgendetwas mit dem Schuh anzufangen. Sie kann auch mit einer Türklinke nicht umgehen (Apraxie). Obwohl sie weder zu schwach noch motorisch behindert ist, muß sie beim Gehen geführt werden. Der Muskeltonus ist deutlich erhöht, was sich bei passivem Bewegen des Unterarms erkennen läßt. Es läßt sich ein deutlicher Schnauzreflex auslösen, wenn man einen Kugelschreiber in Richtung des Mundes führt (Primitivreflex). Bei dieser Älteren steht eine Demenz außer Frage, wobei der typisch einschleichend beginnende und stetig fortschreitende Krankheitsverlauf an eine senile Demenz vom Alzheimer-Typ denken läßt.

Differentialdiagnose

Leichtere geistige Beeinträchtigungen kommen als Symptom oder Beschwerde bei älteren Allgemeinpraxispatienten häufig vor. In einer Untersuchung in 6 Praxen klagten von 1231 über 65jährigen fast 40% über ein nachlassendes Gedächtnis, weitere 17% wurden von ihren Hausärzten als leicht dement und rund 6% als mäßig bis schwer dement beurteilt (Sandholzer 1989 a). Damit wäre nur etwa jeder vierte Ältere, der in einem Quartal behandelt wird, völlig frei von subjektiven oder objektiven kognitiven Beeinträchtigungen. Nach genauerer neurologischer und psychiatrischer Untersuchung schrumpft jedoch der Anteil der echten dementiellen Syndrome bei den über 65jährigen auf etwa ein Achtel zusammen (Sandholzer 1989 b). Wie auch für andere Krankheitsbilder ergibt sich hier also die typische Schwierigkeit, dementielle Syndrome von alltäglichen Beschwerden geistig gesünderer Älterer abzutrennen bzw. nach anderen Ursachen zu suchen (s. folgende Übersicht).

Hier steht der Allgemeinarzt vor dem Dilemma, daß es für die Alzheimer-Erkrankung bzw. für die senile Demenz vom Alzheimer-Typ als häufigste Ursache eines dementiellen Syndroms keine klinische, biochemische oder radiologische Untersuchung gibt, mit der die Diagnose zweifelsfrei zu Lebzeiten gestellt werden kann. Darüber hinaus ist es zum gegenwärtigen Zeitpunkt noch nicht erwiesen, ob es sich in den meisten Fällen um eine Erkrankung oder nur um eine Form zu schnellen oder besonders ausgeprägten Alterns handelt (Berg 1985). Sowohl neuropathologische (Tomlinson u. Henderson 1976; Blessed et al. 1968; Perry et al. 1978), epidemiologische (Jorm et al. 1988) und Allge-

---

Differentialdiagnose der eingeschränkten geistigen Leistungsfähigkeit nach Anamnese, Fremdanamnese oder auffälligem „Demenzscreening" [a]

---

1) Psychosoziale Bedingungen:
   - Angst vor dem Altern, Mitteilungsbedürfnis,
   - Umweltfaktoren (z. B. zu hohe oder zu geringe Anforderungen, Pensionierung, Einsamkeit, „sympathische" Reaktion des Ehepartners u. ä.)
2) Varianten des „normalen Alterns":
   - benigne Altersvergeßlichkeit
3) Frühstadium eines fortschreitenden Demenzprozesses
4) Behandelbare psychiatrische Krankheitsbilder:
   - „Pseudodemenz", Depression, Persönlichkeitsstörungen,
   - pseudoneurasthenisches Syndrom, Schizophrenie.
5) Angeborene oder erworbene Intelligenzeinschränkung
6) Falsch-positiver „Demenztest" bei niedrigem Bildungsniveau
7) Beeinträchtigte Vigilanz
8) Arzneimittelnebenwirkung
9) Alkoholismus (chronischer oder akuter)
10) Behinderungen (Taubheit, Aphasie, Dysarthrie, Blindheit)
11) Behandelbare intrakranielle Raumforderungen:
    - chronisches subdurales Hämatom, gutartiger Hirntumor,
    - kommunizierender Hydrozephalus
12) Enzephalitiden (z. B. Neurosyphilis)
13) Vaskulopathien (Arteriitis temporalis, Autoimmunkrankheiten)
14) Rheologisch bedingte Hirndurchblutungsstörungen
15) Metabolische, endokrine oder nutritiv bedingte Stoffwechselstörungen (Hypothyreose, Vitamin-B-Mangel, Exsikkose, Elektrolytstörungen, Hypoglykämie etc.)

---

[a] Zusammengestellt nach Kral 1978; Sayetta 1986; Plotkin et al. 1985; Berg 1985; Reisberg et al. 1985; Kahn et al. 1975; Huppert 1984; Lauter u. Kurz 1989; Clarfield 1988; Steel u. Feldman 1979; Marsden 1978, sowie eigenen Untersuchungen

meinpraxisuntersuchungen (Brayne u. Calloway 1988; Sandholzer 1989b) weisen auf einen fließenden Übergang zwischen normalem Altern und schwerer Demenz hin. So können leichtere kognitive Einschränkungen als Korrelat „normaler" Involutionsprozesse des Zentralnervensystems aufgefaßt werden, die in Form eine Abnahme des Hirngewichts, Atrophie der kortikalen Nervenzellkörper, Neuronenverlust sowie Einlagerungen von Alzheimer-Fibrillen bzw. Plaques auch bei zu Lebzeiten klinisch unauffälligen Älteren nachgewiesen wurden (Talamo et al. 1989). In dieses Spektrum kann auch eine leichte Demenz bei Höchstaltrigen („benign senescent forgetfulness; Kral 1962) eingeordnet werden. Ob daher eine Frühdiagnose von Demenzprozessen unter Allgemeinpraxisbedingungen (Huppert 1984) möglich sein wird, muß derzeit noch offen bleiben. Es kommt hinzu, daß derzeit weder die physiologischen Alterungsprozesse des Gehirns noch die häufigsten Demenzformen kausal behandelt werden können, während potentiell behandelbare Ursachen in der Klientel von Primärärzten wahrscheinlich sehr selten sind (Clarfield 1988). Aus diesen Gründen wird also ein abwartendes Offenlassen der Diagnose mit einer Beurteilung des Verlaufs, d. h. der Änderung des Schweregrades der kognitiven Beeinträchtigung, für viele Patienten mit „objektiven" oder „subjektiven" Gedächtnisstörungen zu vertreten sein. Eine „falsch positive" Diagnose bzw. Diagnostik kann nicht nur teuer, sondern auch schädlich sein. Bei den Patienten, die Allgemeinärzte fälschlicherweise als dement einstufen, finden sich neben funktionell psychiatrischen Krankheitsbildern wie Depressionen, Persönlichkeitsstörungen, Neurosen und Schizophrenien typischerweise behinderte Ältere (O'Connor et al. 1988). Hier kann eine falsche diagnostische Einordnung gerade für dysarthrische, blinde oder hörbehinderte Ältere beträchtliches Leiden verursachen, besonders wenn eine rehabilitative Behandlung nicht eingeleitet wird. Andererseits kann eine frühzeitige Diagnose Familienangehörige entlasten und dazu beitragen, rechtzeitig eine stabile Pflegebeziehung aufzubauen und Folgeschäden zu vermeiden.

Zudem sind die häufigsten potentiell reversiblen Bedingungen ohne invasive Diagnostik zu entdecken, wobei neben behandelbaren Stoffwechselstörungen (z. B. Hypothyreose), Arzneimittelwirkungen sowie depressive Zustände (Mahendra 1985; Caine 1981; Knesevich et al. 1983; Qureshi u. Hodkinson 1974; Kral 1982; Wells 1983; Marsden 1978) zu den wichtigsten Differentialdiagnosen gehören. In Abb. 1 wurde ein differentialdiagnostisches Procedere entworfen, der den Bedingungen in der Allgemeinpraxis nach dem derzeitigen Wissensstand (Lauter u. Kurz 1989; Almind 1985; Cumming u. Benson 1983; Huber et al. 1986) gerecht wird.

Anamnese

Der Untersuchungsgang bei objektiv feststellbaren oder subjektiv geäußerten Gedächtnisstörungen läßt sich in 3 Stufen gliedern: Erstens muß festgestellt werden, wie schwer die Beeinträchtigung der geistigen Funktion ist, zweitens ob ein dementieller Zustand (s. Kap. 4.2) in Frage kommt, und falls dies nicht

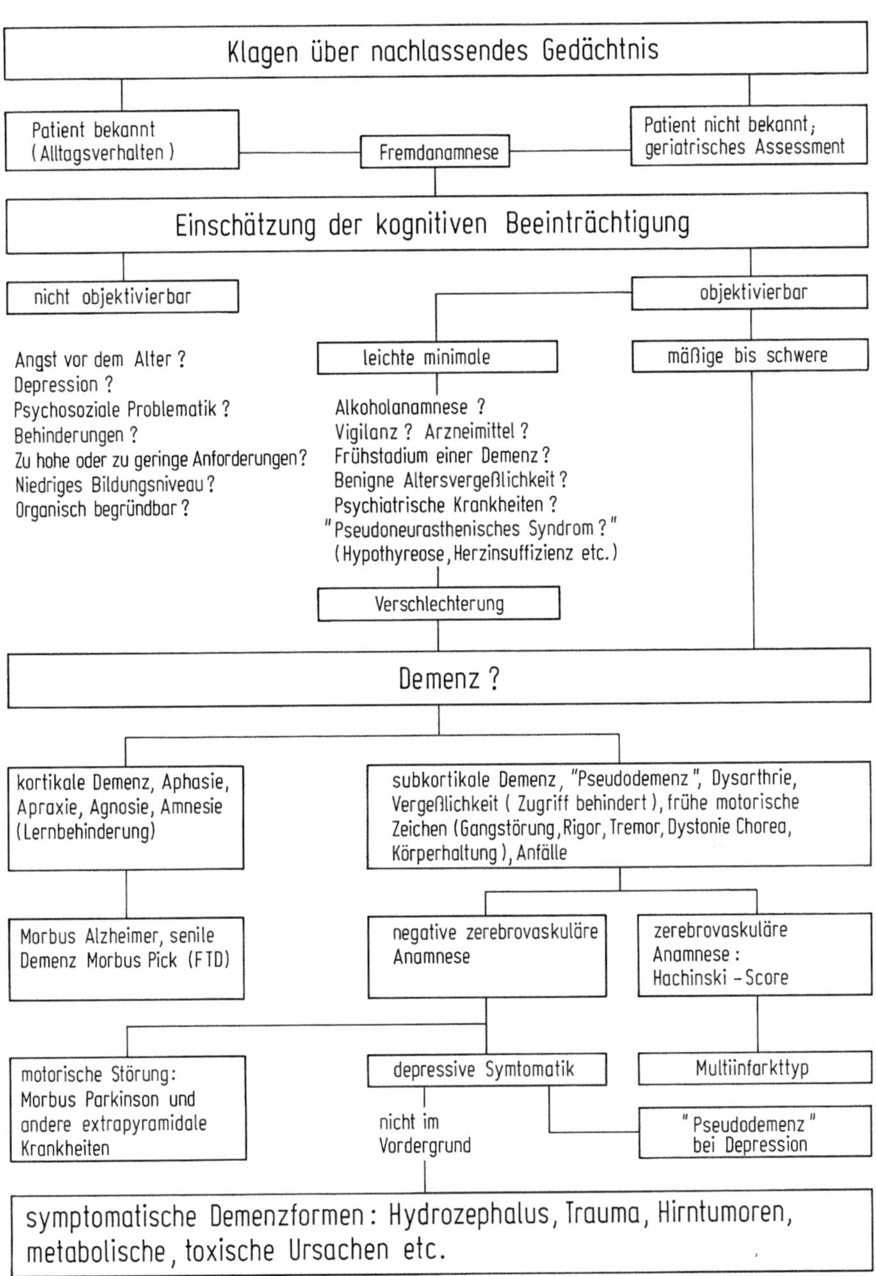

Abb. 1. Differentialdiagnostisches Procedere. (Zusammengestellt nach Caine 1981; Huppert 1984; Kral 1962; Kral 1982; Mahendra 1985; Cummings u. Benson 1986; Huber et al. 1986; Kohlmeyer 1982; Marsden 1978; Steel u. Feldman 1979b; Kahn et al. 1975; Almind 1985; Cumming u. Benson 1983; Huber et al. 1987)

der Fall ist, welche anderen Ursachen hinter den entsprechenden Klagen oder Befunden stehen. Die erlebte Anamnese kann dabei als das wichtigste diagnostische Instrument des Hausarztes gelten. Die meisten gegenwärtig bestehenden Kriterienkataloge (McKhann et al. 1984; Roth et al. 1986; Lauter u. Kurz 1989) setzen eine mindestens 6 Monate bestehende und objektiv nachweisbare Verschlechterung des Gedächtnisses voraus, die die Bewältigung von Alltagsaktivitäten beeinträchtigt. Es hat sich gezeigt, daß Allgemeinärzte mit hoher Präzision den Schweregrad der kognitiven Beeinträchtigungen beurteilen können (Sandholzer 1989b), sofern sie genügend Kontakt zu dem Patienten haben (O'Connor et al. 1988). Die Kenntnis der Vorbefunde sowie der Krankengeschichte des Älteren ist für eine gezielte diagnostische Abklärung wegweisend. Lebenslang bestehende Minderbegabungen, Persönlichkeitsstörungen, rezidivierende Episoden von Depressionen, lang bestehender Arznei- oder Drogenabusus oder eine berufliche Exposition gegenüber organischen Lösungsmitteln dürften dem Hausarzt bekannt sein. Die genaue Analyse des klinischen Verlaufs kann zur Differenzierung von dementiellen Krankheiten beitragen (s. Kap. 4.2). Ein einschleichend langsamer Verlauf kann allerdings auch bei Hirntumoren sowie chronischen metabolischen und endokrinen Störungen vorhanden sein. Insbesondere subklinische Schilddrüsenfunktionsstörungen werden in letzter Zeit zunehmend für kognitive Beeinträchtigungen verantwortlich gemacht, die auch ohne Myxödem, Kälteempfindlichkeit, Struma bzw. Tachykardie oder Tremor vorkommen können. Die Frage nach einem Trauma, das an ein subdurales Hämatom denken läßt, und nach weiter zurückliegenden fieberhaften Erkrankungen und Geschlechtskrankheiten darf nicht fehlen, um Hinweise für die Abklärung einer Meningitis, Meningoenzephalitis oder einer Syphilis im Tertiärstadium zu erhalten.

Unter gewissen Bedingungen kann die Anamnese fehlleiten, wenn man sie nicht richtig interpretiert. Zum einen ist bekannt, daß Klagen über eine gestörte Merkfähigkeit häufig schlecht mit dem objektiven Befund korrelieren (s. Fallbeispiel). Dies gilt in besonderem Maße für depressive Erkrankungen (Kahn et al. 1975), so daß diese Diskrepanz geradezu als pathognomonisches Zeichen angesehen werden kann (Caine 1981; Wells 1983). Hier sollte unbedingt eine Objektivierung durch geeignete neuropsychologische Tests bzw. das Erheben einer Fremdanamnese angestrebt werden. Gleiches gilt für den Fall, daß der Patient selbst so beeinträchtigt ist, daß eine vernünftige Anamnese nicht mehr zu erheben ist.

Ob in den Frühstadien einer Demenz eine Phase gesteigerter Klagsamkeit auftritt (Reisberg et al. 1985), wird derzeit kontrovers beurteilt (Kral 1982; Reding et al. 1985). Meist ist hier eher eine Tendenz zum „Nichtwahrnehmen" bzw. Herabspielen von Fehlleistungen deutlich.

Aus all den hier beschriebenen Gründen ergibt sich die Notwendigkeit, mehrfach den geistigen Zustand des Älteren im Verlauf zu dokumentieren, wobei eine einfache Einschätzung des Schweregrades (s. Übersicht, S. 337) hilfreich sein kann. Zur Beurteilung bei einem unbekannten Patienten sollten möglichst viele Informationsquellen ausgeschöpft werden; neben der Fremdanamnese kommen hier einfache klinische Untersuchungen in Frage.

Richtlinien zur Schwergradeinschätzung der Demenz (verändert nach Roth et al. 1986)

0: Völlig unbeeinträchtigt
Normales Gedächtnis,
wird mit allen Anforderungen selbständig fertig.

1: Leichte Vergeßlichkeit
Schwierigkeiten
– beim Erwerb neuer Informationen, Erinnern kürzliche Ereignisse,
– bei anspruchsvolleren Aufgaben (Schlußfolgern, Problemlösen).
Gelegentlich:
– Beurteilungsfehler bei schwierigen Entscheidungen,
– Orientierungsfehler,
– Neigung, nach verlegten Sachen zu suchen.

2: Deutliche Merkfähigkeitsstörung (leichte bzw. frühe Demenz)
– Erinnerungsstörung für neue Informationen (Tagesgeschehen, Termine
    werden vergessen, Habseligkeiten verlegt);
– begrenzete Eingeschränkung der Orientierung (Datum, Umgebung);
– Fehler und Irrtümer bei den täglichen Arbeitsaufgaben (Schriftverkehr,
    vernachlässigte Kleidung oder Haushalt).

3: Schwerer Gedächtnisverlust (mittelschwere Demenz)
– Erinnerung an neue Informationen praktisch aufgehoben, weiter zu-
    rückliegendes, z. B. Kindheitserinnerungen, noch erhalten;
– zeitlich und örtlich desorientiert;
– Sprache beeinträchtigt (Umschreibungen, Wortfindungsstörung);
– Einkaufen und Geldgeschäfte ohne Hilfe nicht möglich;
– starke Verminderung der Sauberkeit, zeitweise Inkontinenz.

4: Totaler Gedächtnisverlust (schwere Demenz)
– Gedächtnis bis auf einzelne Bruchstücke erloschen;
– findet sich in der Umgebung nicht zurecht, verirrt sich;
– sprachliche Kommunikation praktisch unmöglich;
– Pflegebedürftigkeit, Stuhl- und Urinkontinenz.

Klinische Untersuchungen

Zur Objektivierung der kognitiven Beeinträchtigung sind eine Reihe von sog.
Demenzskalen bzw. Screeningtests im Gebrauch (Übersicht bei Ritchie 1988),
die sich im wesentlichen aus den von Kahn et al. (1975) entwickelten „Mental
Status Questionnaire" entwickelt haben. Gewisse Vorzüge einzelner Tests wie
Korrelation mit klinischen oder hirnpathologischen Befunden, klinische Ver-
breitung etc. fallen weniger ins Gewicht, wenn man sich die ähnliche inhaltliche
Beschaffenheit und die damit zu erwartenden vergleichbaren Resultate verge-

EINLEITUNG : VIELE ÄLTERE LEUTE KLAGEN ÜBER EIN SCHLECHTES GEDÄCHTNIS .
DARF ICH IHNEN MAL EIN PAAR FRAGEN STELLEN , UM ES ZU PRÜFEN ?

WISSEN SIE BEISPIELSWEISE , WIE DER JETZIGE BUNDESKANZLER HEISST?	0		2	0 richtig
UND WER WAR SEIN VORGÄNGER?	0		2	2 falsch
WANN WAR DER BEGINN DES 2.WELTKRIEGES?	0	1	2	
(EIN JAHR FRÜHER ODER SPÄTER =1)				
UND WANN WURDE ER BEENDET?	0	1	2	
(EIN JAHR FRÜHER ODER SPÄTER =1)				

KÖNNEN SIE SCHÄTZEN (MIR SAGEN , OHNE AUF DIE UHR ZU SEHEN),	0		2
WIEVIEL UHR ES IST?			
WELCHEN WOCHENTAG HABEN WIR HEUTE?	0	1	2
KÖNNEN SIE MIR DAS HEUTIGE DATUM SAGEN?			
–DEN TAG	0	1	2
–DEN MONAT	0	1	2
–DAS JAHR	0	1	2
(BIS EIN TAG , WOCHE , JAHR FRÜHER ODER SPÄTER =1)			

WIE ALT SIND SIE? (1 JAHR =1)	0	1	2
IN WELCHEM JAHR SIND SIE GEBOREN? (1 JAHR=1)	0	1	2
WIE HEISST DIE STASSE , IN DER SIE WOHNEN?	0		2
ZU WELCHEM STADTTEIL GHÖRT DAS (IHRE WOHNUNG)	0		2
WISSEN SIE , ZU WELCHEM BUNDESLAND IHR WOHNORT GEHÖRT ?	0		2

(SEHEN SIE , IHR GEDÄCHTNIS IST JA WIKLICH GUT / GAR NICHT SO SCHLECHT)

GESAMTSCORE 'KOGNITIVE STÖRUNGEN' ☐ ☐

BEOBACHTUNGEN DES INTERVIEWERS :

IST DER PATIENT

	NEIN	TEIL-WEISE	JA
–SCHLÄFRIG ANSTATT WACH , BEWUSTSEINSGETRÜBT ?			
–VERWIRRT ?			
–AUSDRUCKLOS , TEILNAHMSLOS ?			
–ANTRIEBSLOS (VERLANGSAMT , LETHARGISCH)			
–BZW SEINE WOHNUNG VERWAHRLOST ?			
–DESORIENTIERT (ZEITLICH , ÖRTLICH , ZU SEINER PERSON)?			
HAT DER PATIENT KONZENTRATIONSSCHWIERGKEITEN ?			
GIBT ES HINWEISE AUF STUHL– ODER URININKONTINENZ?			

	JA	TEIL-WEISE	NEIN
REDET DER PATIENT SINNVOLL ?			
VERSTEHT ER DEN INTERVIEWER ?			
SPRICHT ER IN VERSTÄNDLICHER WEISE ?			
KANN ER DEM INTERVIEW FOLGEN ?			

Abb. 2. Demenzscreening

genwärtigt. Ein solcher Kurztest ist exemplarisch in Abb. 2 dargestellt, der sich ebenfalls indirekt auf den MSQ bezieht (Bergmann u. Eastham 1974; Bergmann et al. 1975).

Hierbei werden nur Orientierung in Zeit, Raum und zur Person sowie das allgemeine Wissen überprüft. Beobachtungen während des klinischen Interviews sollten im unteren Teil vermerkt werden, um zusätzliche Kriterien für die Gesamtbeurteilung zu haben. Der Gesamtscore ‚Kognitive Störungen‘ korreliert mäßig mit oben erwähnter Einschätzung, so daß zwischen 0–3 Punkte keine

Demenz vorliegt, zwischen 4 und 8 Punkten eine minimale oder leichte Demenz und über 8 eine mäßig schwere bzw. schwere Demenz. Ferner konnte eine signifikante Korrelation mit dem Alltagsverhalten (Sandholzer 1982) bzw. dem Risiko für das Entstehen einer manifesten Demenz nachgewiesen werden, das ab einem Punktwert von 4 um nahezu 250% ansteigt (Cooper u. Bickel 1989). Im Einzelfall kann jedoch jeder einfache Demenztest recht unsensitiv sein und auch falsch positive Befunde bei mangelnder Motivation oder niedrigem Bildungsniveau liefern (Anthony et al. 1982). Ferner werden gewisse Fähigkeiten, die mit Funktionen der rechten Hirnhälfte zusammenhängen, nicht geprüft. Man sollte daher den Patienten einige räumliche konstruktive Aufgaben vorlegen, wie z. B. geometrische Figuren nachzeichnen, Muster legen (Moore u. Wyke 1984; Sandholzer 1989b), ferner sprachliche Funktionen (Hart 1988; Storandt et al. 1984; Berg et al. 1984; Botwinick et al 1986; Weinstein u. Kahn 1952; Rosen 1983) und das Kurzzeitgedächtnis überprüfen (Corkin 1982; Rosen 1983; Storandt et al. 1984; Vitaliano et al. 1986; Vitaliano et al. 1984; Hart 1988).

Wenn man den Älteren bittet, einen Würfel zu zeichnen, stellt man fest, daß sehr viele dabei Schwierigkeiten mit der räumlichen Vorstellung haben. Aber fast alle selbständigen Älteren können ohne Schwierigkeiten zwei überlappende Rechtecke zeichnen, während es bei Beeinträchtigten nicht der Fall ist. Eine Nacherzählung, wie z. B. das „logische Gedächtnis" aus dem Wechsler-Gedächtnistest, scheint sehr sensitiv für leichtere Einbußen zu sein (Storandt et al. 1984; Botwinick et al. 1986; Böcher 1963; Wechsler 1945). Von den 22 Fakten, die hier vorkommen, konnten sich Gesunde im Schnitt 11, kognitiv leicht Beeinträchtigte ca. 8, Ältere mit wahrscheinlich leichter Demenz im Schnitt 7 und solche mit eindeutiger Demenz weniger als 5 merken.

Abbildung 4 faßt einige Befunde zusammen. Man sieht, daß typische neurologische Symptome wie Bewußtseinstrübung. Auftreten primitiver Reflexe, Apraxie und Agnosie erst für schwere Demenzformen typisch sind. Ebenfalls relativ spät sind Orientierungsvermögen sowie visuell-konstruktive Fähigkeiten betroffen. Zu den Kriterien, die leichte Demenzformen von den Gesunden unterscheiden, gehören insbesondere ein pathologisch erhöhter Muskeltonus sowie die eben erwähnten Störungen in Kurzzeitgedächtnis, allgemeinem Wissen und Abstraktionsvermögen.

Zusatzdiagnostik

Eine Zusatzdiagnostik ist angezeigt, wenn man eine reversible Ursache für eine entstehende geistige Einschränkung erwarten kann. Lauter u. Kurz (1989) nennen hierfür insbesondere ein jüngeres Alter, eine kurze Anamnese mit frühen neurologischen Symptomen (Ataxie, Gangstörungen, Bewußtseinstrübung, epileptische Anfälle oder Myoklonien) als Charakteristikum, die eine solche Störung vermuten lassen. Dies gilt natürlich auch für den Fall, daß sich bei gründlicher neurologischer Untersuchung eine Stauungspapille, fokale Zeichen wie Lähmungen, Gesichtsfeldausfälle oder eine deutlicher Meningismus finden, anamnestische Hinweise auf ein Schädel-Hirn-Trauma vorliegen oder gra-

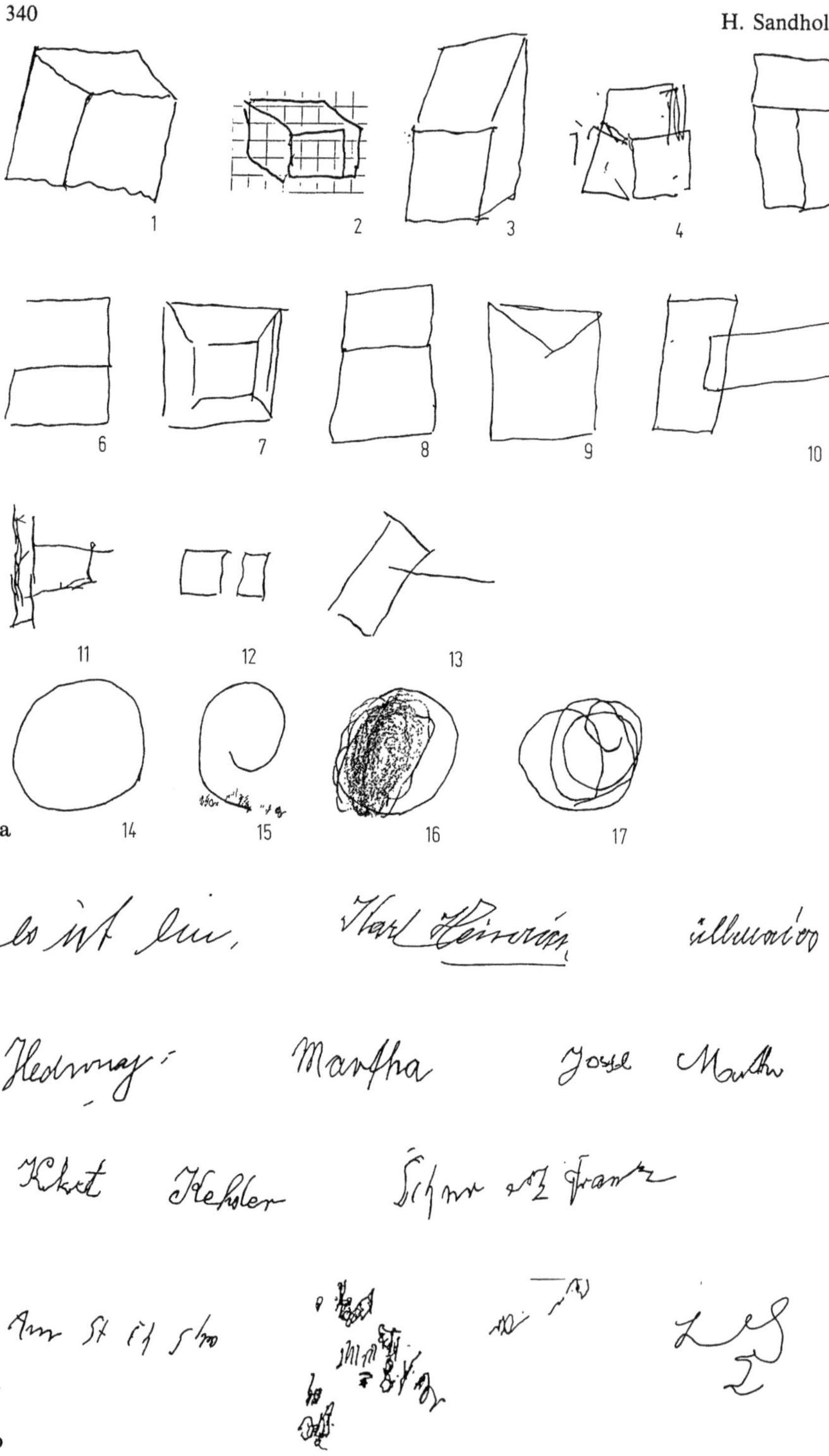

Abb. 3 a, b

<table>
<tr><td>

Vorlage:

Anne Schmidt / aus einem Hamburger / Vorort, / die als
Reinemachefrau/ in einem Geschäftshaus / arbeitet, / meldete/ auf dem
Polizei/ revier,/ daß man sie vergangene Nacht/ auf der Straße /
angegriffen / und ihr 100 DM / gestohlen habe. / Das Geld /war
bestimmt / für ihre vier / kleinen Kinder, /die seit zwei Tagen / nichts zu
essen hatten. / Die Polizeibeamten, / denen die Frau leid tat,/ machten
für sie eine Spende.

</td></tr>
<tr><td>

Anne Schmidt, die in einem Haushalt beschäftigt war, wurde bestohlen.
Sie ging zur Polizei und meldete es. Das Geld war für das Leben ihrer
Kinder bestimmt. Die Beamten sammelten und gaben ihr hundert Mark.

Anne Schmidt hatte viel Schwierigkeiten und zuwenig Geld. Dabei hatte
sie vier Kinder. Weil alle das möchten, hat man versucht Spenden zu
machen, um ihnen zu helfen. Und das ist auch geglückt.

Einer Frau wurden die Sachen abgenommen und hat Anzeige erstattet.

Da war was mit den Kindern

Das habe ich schon immer gewußt!

</td></tr>
</table>

Abb. 3 a–c. Beispiele für neuropsychologische Befunde. **a** Abzeichnen eines Würfels: (1–2) kognitiv unbeeinträchtigt, 3)–4) minimale kognitive Beeinträchtigung, es finden sich leichte Schwierigkeiten bei der Darstellung der Perspektive, 5)–9) Zeichnungen von dementen Älteren: der Würfel wird als Fläche dargestellt, 10) u. 11) Zeichnung von 2 überlappenden Rechtecken 10) geistig unbeeinträchtigter Älterer 11) minimale Beeinträchtigung, 12) die beiden Rechtecke wurden von einem dementen Älteren getrennt dargestellt bzw. 13) eine Bildhälfte wurde nicht wahrgenommen, 14) Zeichnung eines Kreises (geistig Unbeeinträchtigter), 15)–17) schwer demente Ältere: Spirale bzw Perseverationen; **b** Schreiben, 1. Reihe: Unbeeinträchtigte Ältere, 2. Reihe: minimale kognitive Beeinträchtigung, 3. Reihe: leichte Demenz, 4. Reihe: mäßig schwere Demenz, 5. Reihe: schwere Demenz (Gekritzel); man kann den nachlassenden Schreibfluß gut wärend des Schreibens beobachten bzw an den Lücken zwischen den Buchstaben erkennen, die dann zunehmend unregelmässiger werden oder teilweise fehlen (4. Reihe); **c** Nacherzählung einer Geschichte (aus der Wechsler-Memory-Scale, übersetzt von Böcher 1963) von Älteren mit zunehmender kognitiver Beeinträchtigung (Die Querstriche grenzen jeweils ein Detail ab, das mit jeweils einem Punkt bewertet wird)

vierende internistische Erkrankungen bestehen. In der Allgemeinpraxis wird
man bei älteren Patienten wesentlich seltener die behandelbaren intrakraniellen
Prozesse finden (Clarfield 1988) als es die am klinischen Patientengut orientierten Veröffentlichungen vermuten lassen. Aus diesen Gründen kann ein diagnostisches Standardprogramm nicht ohne Modifikationen auf Allgemeinpra-

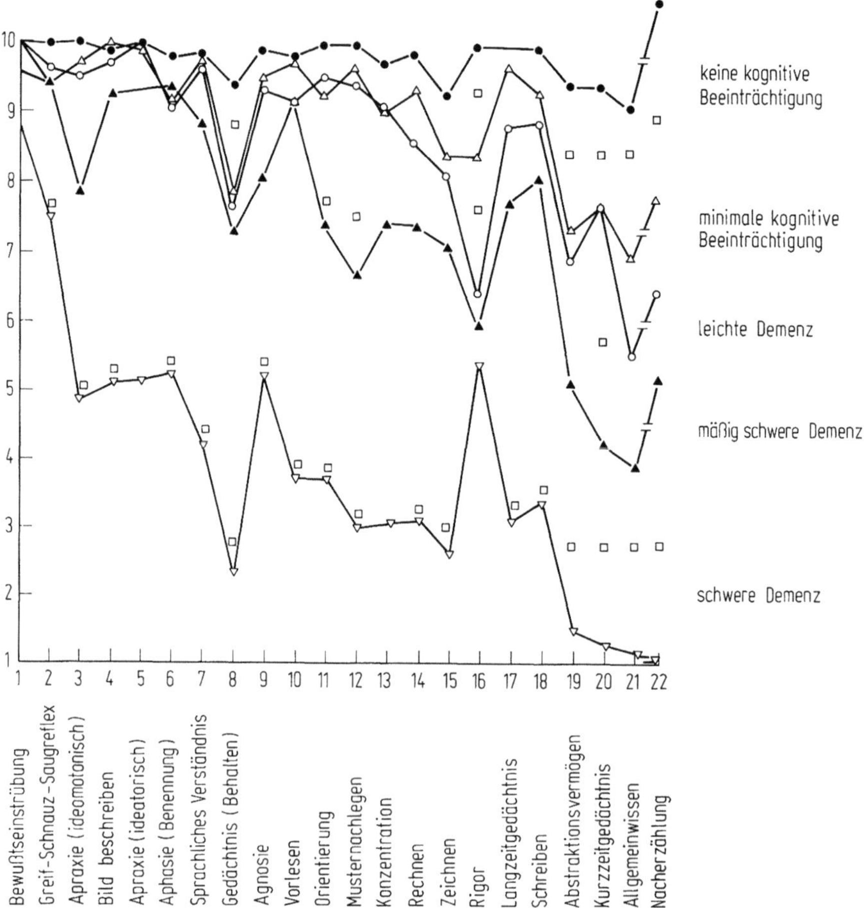

Abb. 4. Unterscheidung verschiedener Demenzschweregrade durch in der Praxis anwendbare neuropsychologische Tests (Cole u. Dastoor 1986; Böcher 1963; Roth et al. 1986). Einschätzung von Experten (Nervenärzte, geriatrisch orientierte Internisten, Gerontologen), die die Probanden mindestens ein halbes Jahr unter ihrer Beobachtung hatten, wurden mit den unabhängig erhobenen Testwerten verglichen. Die Kriteriengruppen wurden aus in der Gemeinde lebenden Älteren (z. B. aus dem Bekanntenkreis der Experten) sowie Bewohnern von Einrichtungen (z. B. Altenwohn-, Alten- bzw. Pflegeheimen, kardiovaskuläre Rehabilitationspatienten) zusammengestellt (n = 171). Diese Befunde haben sich ebenfalls an Allgemeinpraxispatienten bestätigen lassen

xisverhältnisse übertragen werden. Statt aufwendige Untersuchungen selbst zu veranlassen, ist daher die ambulante Vorstellung bei einem neurologischen oder psychiatrischen Kollegen vorzuziehen. Eine Vorstellung bei einem psychiatrischen Konsiliarius ist ebenfalls bei funktionellen psychischen Erkrankungen zu empfehlen, weil sich kognitive Defizite evtl. durch eine entsprechende Medikation ändern lassen. Die folgende Übersicht (S. 343) gibt einen Überblick über die wichtigsten Untersuchungen.

Diagnostische Maßnahmen[a]

---

1) Familienanamnese:
Familiäre Disposition?

2) Eigen- bzw. Fremdanamnese:
Entwicklung und Verlauf (z. B. akuter vs. einschleichender Beginn,
frühere Episoden psychischer Erkrankungen, Krampfanfälle), Medikamente, Trinkgewohnheiten (Korskoff-Syndrom?), Alltagsverhalten
(s. Kap. 4.1), Schlaganfälle, Risikofaktoren, Schädeltrauma (subdurales
Hämatom), berufliche Schadstoffexposition (Lösungsmittel?), Kälteempfindlichkeit, fieberhafte Erkrankung, frühere Geschlechtskrankheiten (Neurosyphilis?).

3) Allgemeinmedizinische Untersuchung:
Exsikkose, Fehlernährung, Myxödem, Struma, Tachykardie, Adynamie, Tremor, Rigor, Kayser-Fleischer-Ring, Lebererkrankung (M. Wilson?), Gangstörung mit Inkontinenz (Hydrozephalus?).

4) Gründlicher Neurologischer Befund:
Herdsymptome? Lähmungen, Reflexdifferenzen, pathologische Reflexe, Kopfschmerzen, Stauungspapille, Meningismus, Muskeltonus, Sinnesorgane einschließlich Geruchsempfinden.

5) Psychiatrischer Befund (z. B. Depression?)

6) Neuropsychologische Tests

7) Laborwerte:
Blutbild, Elektrolyte, Harnstoff, Kreatinin, Urinstatus, Leberwerte,
Fettstatus, Glukosespiegel;
spezifische Werte: TPHA (Syphilis), Vitamin B_{12}, Folsäure, Digital-
spiegel.

8) Röntgen-Thorax:
Pneumonie, Embolie, Herzgröße.

9) EKG
Vorhofflimmern, Adam-Stokes-Syndrom.

10) Fachärztliche Diagnostik:
EEG, CT, MRI und andere neuroradiologische Methoden.

---

[a] Zusammengestellt nach Huff et al. 1987; Talamo et al. 1989; Gossman u. Jacobs 1980;
Jacobs u. Gossman 1980; Rubin et al. 1988; Ladurner 1983; Koller et al. 1975; Wilson et
al. 1983; Knesevich et al. 1986; Butters 1984; Kirshner et al. 1984; Rosen 1983; Nissen et
al. 1985; Lauter u. Kurz 1989; Rae-Grant et al. 1987; Kohlmeyer 1982; Albert et al. 1984a;
Albert et al. 1984b; Huber et al. 1987.

Therapeutische Maßnahmen

Aus dem oben Genannten wird deutlich, daß sorgfältige Beobachtung, abwartendes Offenlassen der Diagnose und eine unschädliche Intervention eine gro-

ße Rolle spielen. Als ein Grundprinzip sollte stets die Überprüfung der verschriebenen Medikamente gelten. Verschlechterungen im geistigen Zustand können bei Benzodiazepinen, Barbituraten, anticholinerg wirkenden Psychopharmaka, Antihistaminika oder Magenmitteln (Metoclopramid) auftreten. Bei der Einleitung einer antidepressiven Medikation kann der fachärztliche Konsilarius zum Vorteil des Patienten hinzugezogen werden, weil sowohl Verbesserungen im kognitiven Zustand wie auch das genaue Gegenteil vorkommen können (Plotkin et al. 1985; Kral 1982). Auch einige der häufig als harmlos angesehenen Nootropika können schwerwiegende Nebenwirkungen haben (Capella et al. 1988), wobei für die meisten Präparate der therapeutische Nutzen nicht erwiesen bzw. sehr unwahrscheinlich ist (Müller 1988). Manche Autoren befürworten bei dringendem Wunsch des Patienten nach Medikation die Gabe von (Pseudo-)Placebos, weil diese unschädlich und zudem billiger sind. Die medikamentöse Behandlung von kognitiven Einschränkungen ist sicherlich sehr kritisch zu sehen (Ott 1988), so daß es derzeit kein allgemein akzeptiertes medikamentöses Therapiekonzept gibt (Coper 1989): trotz der nachgewiesenen Neurotransmitterdefizite und den verfügbaren Substanzen, die einen solchen Mangel beheben könnten (Robbins 1988)!

Für die Minderheit der zerebrovaskulär verursachten Demenzen ist dagegen ein präventiver Ansatz durch Elimination von Risikofaktoren (WHO 1986) denkbar, z. B. durch Behandlung der Hypertonie, eines Vorhofflimmerns als Ursache von Embolien oder Gerinnungsstörungen. Bei hypertensiven Dementen kann die Senkung des erhöhten Blutdrucks, bei normotensiven die Aufgabe des Rauchens den Verlauf beeinflussen (Meyer et al. 1986). Auch hier ist Vorsicht angezeigt, weil die zu starke Blutdrucksenkung langfristig das Demenz- und Mortalitätsrisiko erhöht (Meyer et al. 1986; Beevers 1988; Mattila et al. 1988). Viele der psychosozial bedingten Störungen sind der stützenden Führung und Beratung durch den Hausarzt zugänglich. Plotkin et al. (1985) fanden gleichwertige Verbesserungen durch Psychotherapie oder Pharmakotherapie bei subjektiven Klagen über Gedächtnisstörungen. Häufig erwartet der Patient von seinem Hausarzt nur einen vernünftigen Ratschlag, der ihn beruhigt und ihn in eine aktive Position gegenüber seinen Beschwerden versetzt. Hierbei kann eine nichtmedikamentöse Behandlung sicherlich eine günstigere Nutzen-Risiko-Relation erbringen. Man sollte an ein Gedächtnistraining (Fleischmann 1982; Beck et al. 1988; Kirshner 1988; Rigling 1988) denken, wobei keineswegs auf kommerzielle Angebote zurückgegriffen werden muß. Gemeinsame soziale Aktivitäten im Altenklub, das Lösen von Kreuzworträtseln, Dame oder Schach spielen, vielleicht sogar jede auf geistige und körperliche Aktivierung abzielende Maßnahme (Sport und Gymnastik) können zur Besserung beitragen. Ferner ist an die große Bedeutung externer Orientierungshilfen für den Älteren zu denken: regelmäßiger Tagesablauf, morgens in der Zeitung bewußt auf das Datum sehen, einfaches Aufschreiben wichtiger Dinge, Kalender, Verbesserung der Seh- und Hörfähigkeit etc. Das systematische Trainieren von Gedächtnisfunktionen durch den Lebenspartner stellt eine gute Möglichkeit dar, sofern die ärztlichen Erfahrungen in Form einer begleitenden Beratung mit einfließen. Ob daher in Zukunft die Einrichtung spezieller „Memorykliniken" (Bayer et al. 1987; Stähelin et al. 1989) notwendig ist, hängt weitgehend von dem ambulanten Angebot durch entsprechend engagierte und kompetente Haus- bzw. Nervenärzte ab.

Literatur

Albert M, Naeser MA, Levine HL, Garvey AJ (1984a) CT Density numbers in patients with senile dementia of the Alzheimer's type. Arch Neurol 41:1264

Albert M, Naeser MA, Levine HL, Garvey AJ (1984b) Ventricular size in patients with presenile dementia of the Alzheimer's type. Arch Neurol 41:1258–1263

Almind G (1985) The general practitioner and the dementia patient. Dan Med Bull 31/1:65–67

Anthony JC, LeResche L, Niaz U, Korff MR von, Folstein MF (1982) Limits of the mini-mental state as a screening test for dementia and delirium among hospital patients. Psychol Med 12:397–408

Bayer AJ, Pathy MSJ, Twining Ch (1987) The memory clinic – A new approach to the detection of early dementia. Drugs 33/2:84–89

Beck C, Heacock P, Mercer S, Thatcher R, Sparkman C (1988) The impact of cognitive skills remediation training on persons with Alzheimer's disease or mixed dementia. Geriatr Psychiatry 21:73–88

Becker J, Huff FJ, Nebes RD, Holland A, Boller F (1988) Neurological function in Alzheimer's disease. Pattern of impairment and rates of progression. Arch Neurol 45:263–268

Beevers DG (1988) Overtreating hypertension. Br Med J 296:1212–1213

Berg L, Danziger WL, Storandt M, Coben LA, Gado M, Hughes ChP, Knesevich JW, Botwinick J (1984) Predictive features in mild senile dementia of the Alzheimer type. Neurology 34:563–569

Berg L (1985) Does Alzheimer's disease represent an exaggeration of normal aging? Arch Neurol 42:737–739

Bergener M (1988) Klinik der präsenilen und senilen Demenzen. MMW 130/12:209–212

Bergmann K, Eastham EJ (1974) Psychogeriatric ascertainment and assessment for treatment in an acute medical ward setting. Age Aging 3:174–188

Bergmann K, Garber LB, Forster EM (1975) The development of an instrument for early ascertainment of psychiatric disorder in elderly community residence. A pilot study. In: Degkwitz R, Radebold P, Schulte PW (eds) Gerontopsychiatry 4, Janssen Symposium. Janssen, Düsseldorf, S 84–119

Birren JE, Sloane RB (1980) Handbook of mental health and aging. Prentice Hall, London

Blessed G, Tomlinson BE, Roth M (1968) The association between quantitative measures of dementia and of senile change in the cerebral gray matter of elderly subjects. Br J Psychiatry 114:797–811

Botwinick J, Storandt M, Berg L (1986) A longitudinal, behavioral study of senile dementia of the Alzheimer type. Arch Neurol 43:1124–1127

Brayne C, Calloway P (1988) Normal ageing, impaired cognitive functioning and senile dementia of the Alzheimer's type: a continuum? Lancet I:1265–1266

Butters N (1984) The clinical aspects of memory disorders: Contributions from experimental studies of amnesia and dementia. J Clin Neuropsychol 6/1:17–36

Böcher W (1963) Erfahrungen mit dem Wechslerschen Gedächtnistest (Wechsler Memory Scale) bei einer deutschen Versuchsgruppe von 200 normalen Vpn. Diagnostica 9:56–68

Caine ED (1981) Pseudodementia. Arch Gen Psychiatry 38:1359–1364

Capella D, Laporte J-R, Castel J-M, Tristan C, Cos A, Morales-Olivas FJ (1988) Parkinsonism, tremor, and depression induced by cinnarizine and flunarizine. Br Med J 297:722–723

Clarfield AM (1988) The reversible dementias: Do they reverse? Ann Intern Med 109/6:476–486

Cole MG, Dastoor DP, Koszycki D (1983) The Hierarchic Dementia Scale. J Clin Exp Gerontol 5/3:219–234

Cooper B, Bickel H (1989) Prävalenz und Inzidenz von Demenzerkrankungen in der Altenbevölkerung. Nervenarzt 60:472–482

Coper H (1989) Drug treatment of dementia. J Neural Transm [P-DSect]1:43

Corkin S (1982) Some relationships between global amnesias and the memory impairments in Alzheimer's disease. In: Corkin S (ed) Alzheimer's disease: A report of progress. Raven, New York, pp 149–164

Cumming J, Benson DF (1983) Dementia: definition, prevalence, classification, and approach to diagnosis. In: Cumming J, Benson DF (eds) „Dementia" – a clinical approach. Butterworth, London, pp 1–14

Cumming J, Benson DF (1986) Dementia of the Alzheimer Type – An inventory of diagnostic clinical features. JAGS 34:12–19

Fleischmann UM (1982) Gedächtnistraining im höheren Lebensalter – Ansatzpunkte und Möglichkeiten. Z Gerontol 15:53–62

Gossman MD, Jacobs L (1980) Three primitive reflexes in parkinsonism patients. Neurology 30:189–192

Hart S (1988) Language and dementia: A review. Psychol Med 18:99–112

Huber SJ, Shuttleworth EC, Paulson GW, Bellchambers MJG, Clapp LE (1986) Cortical vs subcortical dementia. Arch Neurol 43:392–394

Huber SJ, Paulson GW, Shuttleworth EC, Chakeres D, Clapp LE, Pakalnis A, Weiss K, Rammohan K (1987) Magnetic resonance imaging correlates of dementia in multiple sclerosis. Arch Neurol 44:732–736

Huff FJ, Boller F, Lucchelli F, Querriera R, Beyer J, Belle St (1987) The neurologic examination in patients with probable Alzheimer's disease. Arch Neurol 44:929–932

Huppert FA (1984) The problem of mild dementia. Psychol Med 14:5–11

Jacobs L, Gossman D (1980) The primitive reflexes in normal adults. Neurology 30:184–188

Jorm AF, Korten AE, Jacomb PA (1988) Projected increases in the number of dementia cases for 29 developed countries: application of a new method for making projections. Acta Psychiatr Scand 78:493–500

Kahn RL, Zarit SH, Hilbert NM, Niederehe G (1975) Memory complaint and impairment in the aged. Arch Gen Psychiatry 32:1569–1573

McKhann G, Drachman D, Folstein M, Katzman R, Price D, Stadlan EM (1984) Clinical diagnosis of Alzheimer's disease report of the NINCDS-ADRDA Work Group under the auspices of Department of Health and Human Services Task Force on Alzheimer's Disease. Neurology 34:939–944

Kirshner HS, Webb WG, Kelly MP (1984) The naming disorder of dementia Neuropsychologia 22:23–30

Kirshner LA (1988) A model of time-limited treatment for the older patient. Geriatr Psychiatry 21/2:155–168

Kisker KP, Lauter H, Meyer JE, Müller C, Strömgren E (1989) Psychiatrie der Gegenwart, Bd 6: Organische Psychosen. Springer, Berlin Heidelberg New York Tokyo

Knesevich JW, Martin RL, Berg L, Danziger W (1983) Preliminary report on affective symptoms in the early stages of senile dementia of the Alzheimer type. Am J Psychiatry 140/2:233–235

Knesevich JW, LaBarge E, Edwards D (1986) Predictive value of the Boston naming test in mild senile dementia of the Alzheimer type. Psychiatry Res 19:155–161

Kohlmeyer K (1982) Computertomographischer Beitrag zur Differentialdiagnose vaskulär bedingter Demenz (Multiinfarkt-Demenz) und primär degenerative Demenz (Alzheimer-Typ). Z Gerontol 15:321–324

Koller WC, Wilson RS, Glatt SL, Fox JH (1984) Motor signs are infrequent in dementia of the Alzheimer type. Ann Neurol 16/4:514–516

Kral VA (1962) Senescent forgetfulness: Benign and malignant. Canad Med Assoc J 86:257–260

Kral VA (1978) Benign senescent forgetfulness. In: Katzman R, Terry RD, Bick KL (eds) Aging, 7th ed. Raven, New York

Kral VA (1982) Depressive Pseudodemenz und senile Demenz von Alzheimer-Typ. Nervenarzt 53:284–286

Ladurner G (1983) Zur Bedeutung der apparativen Diagnostik bei der ätiologischen Zuordnung dementieller Prozesse. Nervenarzt 54:171–180

Lauter H, Kurz A (1989) Hirnalterung und Demenz. In: Psychiatrie der Gegenwart, Bd 8, 3. Aufl. Springer, Berlin Heidelberg New York Tokyo, S 138–200

Mahendra B (1985) Depression and dementia: The multi-faceted relationship. Psychol Med 15:227–236

Marsden CD (1978) The diagnosis of dementia. In: Isaacs AD, Post F (eds) Studies in geriatric psychiatry. Wiley, New York, pp 95–118

Mattila K, Haavisto M, Rajala S, Heikinheimo R (1988) Blood pressure and five year survival in the very old. Br Med J 296:887–889

Meyer JS, Judd BW, Takaklna T, Rogers RL, Mortel KF (1986) Improved cognition after control of risk factors for multi-infarct dementia. JAMA 256:2203–2209

Moore V, Wyke MA (1984) Drawing disability in patients with senile dementia. Psychol Med 14:97–105

Müller WE (1988) Nootropika. MMW 130:575–579

Nissen MJ, Corkin S, Buonanno FS, Growdon JH, Wray ShH, Bauer J (1985) Spatial vision in Alzheimer's disease. Arch Neurol 42:667–671

O'Connor DW, Pollitt PA, Hyde JB, Brook CPB, Reiss BB, Roth M (1988) Do general practitioners miss dementia in elderly patients? Br Med J 297:1107–1110

Ott E (1988) Kritische Bewertung der praktischen medikamentösen Behandlung dementieller Prozesse. In: Kanowski/Ladurner (Hrsg) Dementielle Erkrankungen im Alter. Thieme, Stuttgart

Perry EK, Tomlinson BE, Blessed G, Bergmann K, Gibson PH, Perry RH (1978) Correlation of cholinergic abnormalities with senile plaques and mental test scores in senile dementia. Br Med J 2:1457–1459

Platt D (1989) Handbuch der Gerontologie, Bd 5: Neurologie, Psychiatrie. G. Fischer, Stuttgart New York

Plotkin DA, Mintz J, Jarvik SF (1985) Subjective memory complaints in geriatric depression. Am J Psychiatry 142/9:1103–1105

Qureshi KN, Hodkinson HM (1974) Evaluation of an ten-question mental test in the institutionalized elderly. Age Aging 3:152–157

Rae-Grant A, Blume W, Lau C, Hachinski VC, Fisman M, Merskey H (1987) The electroencephalogram in Alzheimer-type dementia. Arch Neurol 44:50–54

Reisberg B, Ferris StH, deLeon MJ, Crook Th (1985) Age-associated cognitive decline and Alzheimer's disease: Implications for assessment and treatment. In: Bergner M, Ermini D, Stahelin HB (eds) Thresholds in aging. Academic Press, London, pp 255–292

Rigling P (1988) Hirnleistungstraining. Verlag Modernes Lernen, Dortmund

Ritchie K (1988) The screening of cognitive impairment in the elderly: A critical review of current methods. J Clin Epidemiol 41/7:635–643

Ritter G, Prange HW (1987) Klinik, Diagnose and Therapie der Neurosyphilis. Nervenarzt 58:265–271

Robbins TW (1988) Arresting memory decline. Nature 336:207–208

Rosen WG (19839 Neuropsychological investigation of memory, visuoconstructional, visuoperceptual, and language abilities in senile dementia of the Alzheimer type. In: Mayeux R, Rosen WG (eds) The dementias. Raven, New York, pp 65–73

Roth M, Tym E, Mountjoy CQ, Huppert FA, Hendrie H, Verma S, Goddard R (1986) A standardized instrument for the diagnosis of mental disorder in the elderly with special reference to the early detection of dementia. Br J Psychiatry 149:698–709

Rubin EH, Drevets WC, Burke WJ (1988) The nature of psychotic syndromes in senile dementia of the Alzheimer type. J Geriatr Psychiatry Neurol 1:16–20

Sandholzer H (1982) Measuring impairment and disability in the elderly: A study in general practice. Soc Psychiatry 17:189–198

Sandholzer H (1989a) Early recognition of dementia in the elderly: first findings of a survey in general practice. J Neural Transm [P-DSect] 1:124

Sandholzer H (1989b) Early recognition of dementia by the general practitioner: first findings of a survey in elderly patients. SIMG, Klagenfurt

Sayetta RB (1986) Rates of senile dementia-Alzheimer's type in the Baltimore longitudinal study. J Chronic Dis 39/4:271–286

Stähelin HB, Ermini-Fünfschilling D, Grunder B, Krebs-Roubicek E, Monsch A, Spiegel R (1989) Die Memory-Klinik. Therap Umschau 46:72–77

Steel K, Feldman RG (1979) Diagnosing dementia and its treatable causes. Geriatrics 34:79–83

Storandt M, Botwinick J, Danziger WL, Berg L, Hughes ChP (1984) Psychometric differentiation of mild senile dementia of the Alzheimer type. Arch Neurol 41:497–499

Storandt M, Hill RD (1989) Very mild senile dementia of the Alzheimer type II: Psychometric test performance. Arch Neurol 46:383–386

Talamo BR, Rudel RA, Kosik KS, Lee VM-Y, Neff S, Adelman L, Kauer JS (1989) Pathological changes in olfactory neurons in patients with Alzheimer's disease. Nature 337:736–739

Thompson LM (1987) Language in dementia. Part I: a review. Int J Geriatr Psychiatry 2:145–161

Tierney MC, Snow WG, Reid DW, Zorzitto ML, Fisher RH (1987) Psychometric differentiation of dementia. Replication and extension of the findings of Storandt and coworkers. Arch Neurol 44:720–722

Tomlinson BE, Henderson G (1976) Some quantitative cerebral findings in normal and demented old people. In: Terry RD, Gershon S (eds) Neurobiology of aging. Raven, New York, pp 183–204

Vitaliano PP, Breen AR, Albert MS, Russo J, Prinz PN (1984) Memory, attention, and functional status in community-residing Alzheimer type dementia patients and optimally health aged individuals. J Gerontol 39:58–64

Vitaliano PP, Russo J, Breen AR, Vitiello MV, Prinz PN (1986) Functional decline in the early stages of Alzheimer's disease. J Psychol Aging 1:41–46

Wechsler D (1945) A standardized memory scale for clinical use. Journal Psychol 19:87–95

Weinstein EA, Kahn RL (1952) Nonaphasic misnaming (paraphasia) in organic brain disease. Arch Neurol Psychiatry 67:72–79

Wells CE (1983) Differential diagnosis of Alzheimer's dementia. Affective disorder. In: Reisberg B (ed) Alzheimer's disease. Free Press, New York, pp 193–197

WHO (1986) Dementia in later life: research and action. WHO, Geneva

Wilson RS, Bacon LD, Fox JH, Kaszmiak AW (1983) Primary memory and secondary memory in dementia of the Alzheimer type. J Clin Neuropsychol 5/4:337–344

3.5 Sehstörungen

G. C. Fischer

Fallbeispiel

Herr Heinz S. ist seit seiner Jugend Brillenträger und leidet an einer höhergradigen Myopie (minus 9 Dioptrien). Unter anderem wegen der Kurzsichtigkeit hatte er bereits vor Jahren seine Berufstätigkeit vorzeitig aufgegeben, da er in seiner Eigenschaft als leitender Beamter nicht mehr in der Lage war, bei größeren Besprechungen Mimik und Ausdrucksverhalten seiner Mitarbeiter hinreichend zu erkennen. Anläßlich einer hausärztlichen Untersuchung im Rahmen eines fieberhaften Virusinfekts klagte er über Verschlechterung der Sehfähigkeit durch „Flackern und Verschwimmen" der Buchstaben beim Lesen, erhöhte Blendempfindlichkeit und die Notwendigkeit, künstliches Licht häufig auch schon am Tage zu benutzen.

Was kommt differentialdiagnostisch in Frage?

Häufige Ursachen für Sehstörungen im Alter

1) Katarakt:
Symptome sind konstante oder die Augenbewegungen träge nachvollziehende Trübungen und Schatten (Schneider 1982), erhöhte Blendempfindlichkeit (Autofahren!), Schwierigkeiten beim Erkennen kleiner Zeichen, v. a. enggedruckter Texte, und verschlechterte Dunkeladaptation.

2) Glaukom:
Während das Glaukom in seiner akuten Form meist ausgeprägte Symptome verursacht, verläuft das einfache chronische Glaukom in der Regel symptomarm. Bei der akuten Verlaufsform ist die Sehverschlechterung von Nebelsehen und der Bildung von Regenbogenfarben um Lichter gekennzeichnet. Ferner bestehen Lichtscheu, vermehrter Tränenfluß, Lidschwellung und Stauungshyperämie sowie allgemeine Symptome in Form von Kopfschmerzen, Übelkeit, Brechreiz, u. U. Fieber. Häufig findet sich ein typisches Aussehen des Auges mit schleierhafter Trübung und mißfarbener, verwaschen wirkender Iris. Die Pupille ist weit gestellt. Charakteristisch ist die fehlende Eindrückbarkeit des Augapfels auf Fingerdruck.

3) Presbyopie:
Sie äußert sich in der Unfähigkeit, in der Nähe scharf zu sehen. Nach Schneider (1982) ist dieses physiologische Phänomen „für viele Mitbürger die erste Mahnung, die eigene Zeit sinnvoller zu nützen".

4) Glaskörpertrübungen:
Typisches Kennzeichen sind die sog. „mouches volantes", schlieren-, faden- oder punktförmige bewegliche Trübungen im Gesichtsfeld. Bei akutem Einsetzen und starkem Ausmaß muß stets an das Vorliegen einer akuten Blutung gedacht werden.

5) Makulaaffektionen:
Bei der senilen Makuladegeneration kommt es allmählich und progredient zum Visusverlust. Als weitere Ursachen einer Makulaaffektion sind hypertoniebedingte oder diabetische Retinopathien zu nennen.

Welche anamnestischen Fragen sind wichtig?

Aus Anamnese und Untersuchung sollten sich folgende Störungsformen erkennen lassen:
- *Gesichtsfeldausfall:* Hierbei ist an partielle Gefäßverschlüsse, Aderhautabhebung und Glaukom zu denken (Schütz 1987).
- Ein *Flimmerskotom* weist auf zerebrale Mangeldruchblutung, Netzhautablösung oder Chorioretinitis hin (Schütz 1987).
- *Doppelbilder* müssen zu einer weitgefaßten differentialdiagnostischen Abklärung veranlassen. In Frage kommen ursächlich Schädeltrauma wie Orbitafraktur, Contusio cerebri, subdurales Hämatom. Tumore, v. a. im Bereich des Hirnstamms und der Nasennebenhöhlen, auch Metastasen müssen ausgeschlossen werden. Als vaskuläre Ursachen kommen Arteriosklerose, Hypertonie, Aneurysmen und Infarkt in Betracht. Unter den neurogenen Erkrankungen kommt v. a. der multiplen Sklerose große Bedeutung zu. Als entzündliche Ursache ist beim alten Patienten an Riesenzellarteriitis zu denken. Unter den toxisch-nutritiven Ursachen spielen Alkohol, Barbiturate, Blei, Nitrofurantoin und Vitamin-B1-Mangel praktisch eine Rolle.

Welche klinischen Untersuchungen sollten durchgeführt werden?

In jedem Fall sollte der Patient mit Sehstörungen dem Facharzt zugewiesen werden.

Das Ergebnis einer orientierenden Sehprüfung in der Praxis, die Gesichtsfeldausfälle, Doppelbilder und Kriterien wie akuten Beginn oder schleichenden Verlauf und Visusminderung aufdeckt, ist als Hinweis auf dem Überweisungsschein u. U. von großem Nutzen.

Die klinische Untersuchung sollte ferner einen orientierenden Gefäßstatus (Karotiden, A. temporalis, Blutdruck, Hinweise auf PCI) enthalten. Exophtalmus und entzündliche Veränderungen am Auge sowie ein Diabetes mellitus bzw. dessen unzureichende Einstellung sind auszuschließen.

Wann sollte welche Zusatzdiagnostik erfolgen?

Abgesehen von der stets fälligen Überweisung zum Facharzt sollte beim Vorliegen von Doppelbildern (auch) zum Neurologen überwiesen werden.

Therapeutische Maßnahmen

Therapeutische Maßnahmen werden von der zugrundeliegenden Störung bestimmt (s. hierzu auch Teil II, Kap. 5.1 und 5.12). Aus hausärztlicher Sicht ist es vor allem wichtig, den alten Patienten rechtzeitig den segensreichen Möglichkeiten der operativen Kataraktbehandlung zuzuführen. Ein nicht unwesentlicher Gesichtspunkt dabei kann es auch sein, einem schon hörgeschädigten Patienten durch verbesserte Sehfähigkeit das Verstehen seiner Mitmenschen durch Beobachtung der Wortbildung, durch „Ablesen vom Munde" zu erleichtern.

Bei Herrn Heinz S. ergab die augenärztliche Untersuchung das Vorliegen einer beidseitigen fortgeschrittenen Katarakt. Der Patient wurde der Operation zugeführt, womit gleichzeitig eine weitgehende Kompensation der hochgradigen Myopie erfolgte. Der Eingriff brachte für den Patienten eine nachhaltige Verbesserung der Lebensqualität. Er konnte als Pkw-Fahrer auch nachts wieder sicher am Straßenverkehr teilnehmen. Die Fähigkeit zur Kommunikation mit anderen Menschen war dardurch wesentlich verbessert, daß er wie kaum jemals zuvor in seinem Leben in der Lage war, Gesichtsausdruck und Mimik anderer auch auf größere Distanzen zu erkennen. Der Patient, der eine anspruchsvolle geistige Tätigkeit am Schreibtisch ausübte, fand sich wieder wesentlich besser in seinen vielfältigen Aufzeichnungen, Ablagen und Büchern seines Arbeitszimmers zurecht und hatte als häufiger Besucher von Kunstausstellungen durch die verbesserte Sehfähigkeit einen wesentlich höheren Gewinn davon.

Literatur

Schneider J (1982) Geriatrie für die Praxis. Schattauer, Stuttgart New York, S 250 ff
Schütz RM (Hrsg) (1987) Alter und Krankheit. Urban & Schwarzenberg, München Wien Baltimore, S 121 ff

3.6 Hörminderung

G. C. Fischer

Hörstörungen spielen in der hausärztlichen Geriatrie eine große Rolle. Sie gehören zu den epidemiologisch bedeutsamsten Erkrankungen des Alters. Nach internationalen Statistiken sind etwa 30–50% der über 65jährigen davon betroffen (Schneider 1982). Es wird angenommen, daß in der Bundesrepublik 1–2 Mio. über 60jähriger Menschen schwerhörig sind, wovon knapp 1 Mio. ein Hörgerät benötigen (Scheurer 1986). Das Phänomen der unaufgedeckten Krankheit ist für Hörstörungen besonders typisch: Aus repräsentativen Untersuchungen geht hervor, daß nur 1/5 der über 65jährigen Patienten mit mäßiger bis mittelgradiger Schwerhörigkeit im Besitz einer Hörhilfe ist und nur 1/3 sich deshalb in ärztlicher Behandlung befindet (Schneider 1982).

Für die hausärztliche Langzeitversorgung ergibt sich bei Hörstörungen der folgende präventive Aspekt:

Die Altersschwerhörigkeit stellt keine zwangsläufige Entwicklung des Gehörs im Alter dar, wie etwa die Presbyopie. Sie wird jedoch durch Risikofaktoren wie vaskuläre Erkrankungen, Lärmexposition und abgelaufene Mittelohrerkrankungen begünstigt (Schneider 1982). Für die hausärztliche Betreuung des alten Menschen ist v. a. auch die psychosoziale Bedeutung von Hörstörungen wichtig. Hörstörungen können, zumal sie so oft unerkannt bleiben, zu einer allmählichen Isolierung des Kranken, zu dem Gefühl, Angehörige und die Vorgänge der Umgebung auch im übertragenen Sinne nicht mehr zu „verstehen", führen. Im Gefolge solcher Rückzugstendenzen treten wiederum depressive Verstimmungszustände ein, u. a. droht die Gefahr mangelnder geistiger Inanspruchnahme und der Erstarrung bis hin zur Inkompetenz.

Offenbar bereitet das Eingeständnis einer Hörminderung dem älteren Patienten häufig Schwierigkeiten bzw. führt zu einer als schmerzlich erlebten Selbstbildkorrektur. Im Gegensatz etwa zu einer Brille wird das Tragen einer Hörhilfe mit intellektueller Einschränkung, allgemeiner Behinderung und vorgerücktem Altsein in Verbindung gebracht.

Aus den genannten Aspekten ergeben sich für den Hausarzt beim Umgang mit hörgeschädigten Patienten folgende wesentliche Funktionen:
- Die Aufdeckung einer Hörstörung wird überwiegend im Rahmen der hausärztlichen Versorgung erfolgen bzw. hier besonders gut möglich sein. Jede Sprechstundensituation, jeder Hausbesuch bietet hinreichend Gelegenheit,

sich orientierend über die Hörfähigkeit des alten Patienten einen Eindruck zu verschaffen. Die in der Regel im Langzeitkontakt gewonnene gute Vertrauensbasis zum Patienten schafft eine günstige Voraussetzung dafür, daß angesprochene Hörstörungen vom Patienten auch als solche akzeptiert werden können.

— Gleichermaßen wichtig ist es, daß der Hausarzt hörgeminderte ältere Patienten rechtzeitig einer entsprechenden Therapie zuführt. Die Anpassung einer Hörhilfe erfolgt wesentlich leichter, die positiven Auswirkungen können wesentlich vielfältiger erlebt werden, solange noch ausreichende Kompetenz und biographische Anreize bestehen.

— Eine weitere Funktion des Hausarztes besteht in der Motivation zur Durchführung der entsprechenden Therapie und auch zum Durchhalten derselben. Dies bedeutet z. B., daß im Rahmen der ärztlichen Beratung die konkreten Auswirkungen in der jeweiligen Lebenssituation des Patienten detailliert besprochen und ausgemalt werden. Es bedeutet ferner, daß der Arzt sich immer wieder auch nach Anschaffung eines Hörgeräts nach dem Therapieerfolg bzw. dem regelmäßigen Tragen des Geräts erkundigen sollte und den Patienten auch dauerhaft ermutigen muß.

— Familienmedizinische Aspekte ergeben sich dadurch, daß Angehörige über die Hörstörung selbst und die Verbesserungsmöglichkeiten durch ein Gerät aufgeklärt werden sollten. Die hauptsächlich mit dem Kranken befaßte Person sollte auch die Handhabung kennen. Den Angehörigen sollte ferner klargemacht werden, worauf es beim Umgang mit einem Hörgeschädigten ankommt. Sie sollten die seelischen Auswirkungen kennen, die sich aus dem Gefühl, nicht zu verstehen, ergeben. Sie sollten dazu angehalten werden, mit dem Patienten langsam und deutlich, jedoch keineswegs extrem laut zu sprechen. Wichtig ist auch, beim Sprechen möglichst im Blickfeld des Kranken zu bleiben, damit er das Ablesen der Wortbildung von den Lippen zu Hilfe nehmen kann. Schließlich sollte der Hausarzt Familienangehörige dazu anhalten, den Patienten zum Tragen des Hörgeräts zu ermuntern.

Fallbeispiel

Wilhelmine war, 88jährig, nachdem eine alleinige Haushaltsführung nicht mehr möglich war, in die Familie des Sohnes übergesiedelt. Dort wurde anläßlich des 1. Arztbesuchs in der neuen Umgebung bei ihr eine erhebliche Schwerhörigkeit festgestellt. Die Unterhaltung war nur mit stark erhobener Stimme und z. T. nur mit mehrmaligem Wiederholen der Fragen möglich. Auf die Frage, ob sie denn ein Hörgerät habe, wurde dies bejaht. Warum sie es denn dann nicht trage, konnte Wilhelmine nur schlecht beantworten. Schließlich brachte sie hervor, ach nein, das wolle sie nicht, und außerdem könnte sie damit auch nicht besser hören, und immer seien störende Geräusche mit dabei.

Was kommt differentialdiagnostisch in Frage?

1) Eine häufige Ursache für Schwerhörigkeit beim älteren Patienten in der Hausarztpraxis ist der *Zerumenpropf,* der nicht selten beidseits vorliegen kann.

2) Bei der *Otosklerose* handelt es sich um einen herdförmigen Erkrankungsprozeß der Labyrinthkapsel, wobei durch proliferativen Knochenumbau eine Fixierung des Stapes am ovalen Fenster und somit eine Schalleitungsschwerhörigkeit entsteht. Die Fehldiagnose Tubenkatarrh gilt als relativ häufig, so daß bei vermutetem Tubenkatarrh ohne Therapieerfolg eine Überweisung zum Facharzt erfolgen sollte (Neumann 1986).

3) Zu denken ist auch an toxische Schäden bei *Virusinfekten,* wobei praktische Bedeutung u. a. dem Herpes zoster oticus und der Grippe zukommt.

4) Eine ebenfalls toxische Schädigung des Gehörs kann durch *Medikamente* verursacht sein. Dies trifft z. B. zu für Aminoglykoside wie Kanamycin und Neomycin sowie für Zytostatika (Vincristin u. ä.). Von größerer praktischer Bedeutung sind jedoch Hörschäden durch Diuretika wie Furosemid und Etacrynsäure. Auch Chininpräparate und Salicylate können ototoxisch wirken (Nevelink 1987).

5) Hörstörungen können im Gefolge von *Schädeltraumen* mit und ohne Fraktur (Commotio) auftreten (Neumann 1986). Die praktische Bedeutung dieser Fragestellung für die Geriatrie ergibt sich aus der Häufigkeit von Stürzen älterer Menschen, (Teil II, Kap. 4.4), zumal diese auch keineswegs immer in die Anamnese eingehen.

6) Auch beim älteren Patienten muß an die Möglichkeit eines *Cholesteatoms* bzw. einer *Cholesteatomeiterung,* bei der es zu einer fortschreitenden Schädigung von Mittel- und Innenohr mit Zerstörung des Knochens kommt, gedacht werden.

7) Hörstörungen treten ferner im Gefolge anderer Erkrankungen auf: Morbus Ménière und Akustikusneurinom werden in der Regel an der ausgeprägten sonstigen Symptomatik (Schwindel, Nystagmus) erkannt. Vaskuläre Veränderungen bei Arteriosklerose oder Diabetes mellitus (Scheurer 1986) sowie eine Hypothyreose (Schmid 1989) kommen ebenfalls in Betracht.

8) *Altersschwerhörigkeit:* Die Diagnose Altersschwerhörigkeit stellt strenggenommen eine Ausschlußdiagnose dar (Schneider 1982). Ihr Vorliegen kann erst angenommen werden, wenn folgende Kriterien erfüllt sind (Schneider 1982): Bis auf die Hörstörung normaler HNO-Befund, keine Ohrenerkrankungen in der Anamnese, Alter des Patienten über 65 Jahre, Hörverlust v. a. höhere Frequenzbereiche betreffend, allmählich progressiver Verlauf, beide Ohren betroffen, wenig oder nicht gestörte Knochenleitung im Vergleich zur Luftleitung.

Die Erkrankung ist v. a. durch folgende Symptome gekennzeichnet:

Schwierigkeiten beim Verstehen von Sprache stehen im Vordergrund. Typischerweise treten sie v. a. dort auf, wo der Patient sich im Kreise mehrerer Personen befindet („Cocktailpartyeffekt"). Der Patient gibt an, daß er zwar hören, aber schlechter verstehen kann (Scheuret 1986). Konsonanten, v. a. Zischlaute werden schlechter wahrgenommen. Die Störung des Sprachverständnisses kann bei fortgeschrittenem Hörverlust auch durch größere Lautstärke nicht mehr kompensiert werden, da die Laute vom Gehör nicht mehr richtig analysiert werden können. Typisch ist eine Verschlechterung des Richtungshörens, so daß die Fähigkeit zum gerichteten Lauschen deutlich gestört ist (Scheurer 1986). Die Störung des Hochtonbereichs macht sich subjektiv dadurch bemerkbar, daß bestimmte Geräusche (Zirpen von Grillen, Musik) nicht mehr oder verändert wahrgenommen werden. Die verminderte Hörempfindlichkeit ist oft mit einer abnormen Geräuschempfindlichkeit oberhalb der Wahrnehmungsschwelle kombiniert. Die Erscheinung äußert sich darin, daß Altersschwerhörige leise gesprochene Worte nicht verstehen, aber verzerrte und störende Wahrnehmungen haben, wenn man sie besonders laut anspricht (Montandon 1986). Als häufige Begleitsymptome der Altersschwerhörigkeit werden Ohrensausen und Schwindel geklagt (Schneider 1982). Beide Störungen stellen häufig die einzigen vorgebrachten Symptome dar, und sollten die Suche nach einer Schwerhörigkeit veranlassen.

Welche anamnestischen Fragen sind wichtig?

Die anamnestischen Fragen richten sich auf die typischen Symptome (s. „Altersschwerhörigkeit"). Aus hausärztlicher Sicht ist dabei zu beachten, daß ältere Patienten häufig dazu neigen, die Schwerhörigkeit herunterzuspielen. Oft werden die Symptome nur nach eingehender gezielter und wiederholter Befragung für den Arzt erkennbar und für den Patienten bewußt. Die Hinzuziehung von Kontaktpersonen des Patienten stellt für die Anamnese von Hörstörungen u. U. eine unverzichtbare Bereicherung dar.

Welche klinischen Untersuchungen sollten durchgeführt werden?

Zur Abklärung einer Hörstörung im Alter ist die Untersuchung beim Spezialisten meist unerläßlich.

In der Praxis hat zunächst eine sorgsame Differentialdiagnose bezüglich auslösender Erkrankungen und evtl. schädigender Medikamente zu erfolgen.

Die Hals-Nasen-Ohren-Untersuchung des Hausarztes umfaßt den Ausschluß eines Zerumpropfes und den otoskopischen Befund (Herpes zoster, Grippe, Fremdkörper, Trommelfell, Verletzungen, äußeres Ohr). Ferner sollte ein einfacher Hörtest mit Testung der Flüster- bzw. Umfangssprache erfolgen. Dabei kann als grobe Richtlinie für die Indikation eines Hörgeräts gelten: Das Vorliegen einer zumindest mittelgradigen Schwerhörigkeit (Umgangssprache wird auf 4 m Distanz nicht mehr sicher verstanden; Schneider 1982), in jedem Fall jedoch der Befund, daß Umgangssprache aus 1−2 m Entfernung nicht mehr verstanden wird (Neumann 1986).

Eine grobe Unterscheidung der Art der Schwerhörigkeit ist durch die Untersuchung mit der Stimmgabel möglich: Bei einseitiger Schwerhörigkeit ist der Weber-Versuch angezeigt. Er dient hier der Unterscheidung zwischen Schalleitungsschwerhörigkeit und Schallempfindungsschwerhörigkeit eines erkrankten Ohres (Abb. 1).

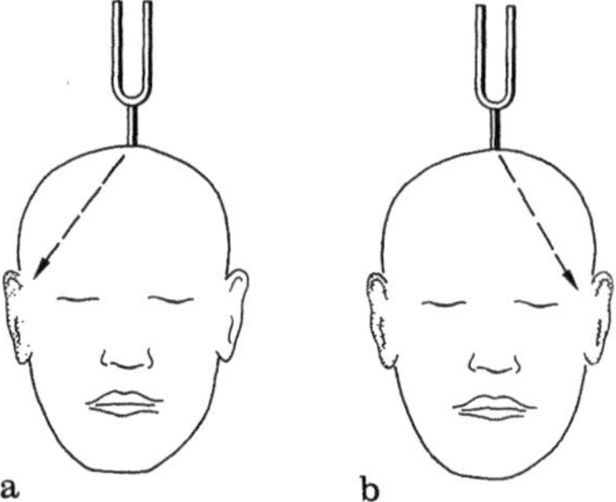

Abb. 1a, b. Weber-Versuch zur Diagnoseklärung bei einseitiger Schwerhörigkeit. Stimmgabel auf Kopfmitte setzen. **a** Schalleitungsschwerhörigkeit rechts. Der Stimmgabelton wird im kranken schwerhörigen Ohr lauter gehört. **b** Schallempfindungsschwerhörigkeit rechts. Der Ton wird im gesunden besser hörenden Ohr lauter wahrgenommen (aus: Meyer 1980)

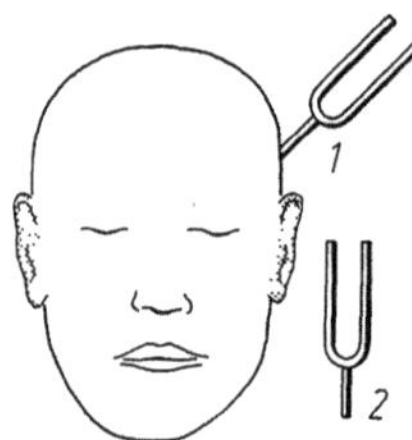

Abb. 2. Rinne-Versuch zur Diagnoseklärung bei beidseitiger Schwerhörigkeit. Es werden Knochenleitung (*1*) und Luftleitung (*2*) desselben Ohres miteinander verglichen. Die Stimmgabel wird zuerst auf den Warzenfortsatz (*1*) gesetzt und dann nach Abklingen dicht vor die Ohrmuschel (*2*) desselben Ohres gehalten. Schalleitungsschwerhörigkeit: *1* wird länger als *2* gehört (Rinne-negativ); Schallempfindungsschwerhörigkeit: *2* wird länger als *1* gehört (Rinne-positiv) (aus: Meyer 1980)

Bei beidseitiger Schwerhörigkeit werden Knochenleitung und Luftleitung jeweils eines Ohres miteinander verglichen (Abb. 2).

Wann sollte welche Zusatzdiagnostik erfolgen?

Der Patient sollte, sofern die Hörstörung nach hausärztlicher Therapie (z. B. Zerumenpropfentfernung) nicht eindeutig verschwindet, zum Facharzt überwiesen werden.

Bei Wilhelmine war die Erhebung einer differenzierten Anamnese schwierig. Die Hörstörung erwies sich als so ausgeprägt, daß normale Umgangssprache auch auf geringe Distanz nicht mehr ausreichend verstanden wurde. Eine Unterhaltung war fast nur noch mit erhöhter Lautstärke und auch dies nur aus einer Distanz von ca. 20–30 cm zum Ohr der Patientin möglich. Dabei fiel auf, daß sie jedes Mal, wenn eines der Familienmitglieder sehr laut in ihr Ohr redete, die Hand schützend davorhielt und angab, das „laute Schreien" täte ihr weh.

Im Bereich des äußeren Ohres sowie von seiten des otoskopischen Befunds lagen keine Auffälligkeiten vor.

Beim Facharzt wurde das Vorliegen einer schweren Altersschwerhörigkeit bestätigt und das Tragen des als gut geeignet befundenen Hörgeräts dringend empfohlen.

Therapeutische Maßnahmen

Neben der Ausschaltung (Medikamente) oder Behandlung vorliegender Noxen bzw. Grundkrankheiten gelangen folgende therapeutische Maßnahmen zur Anwendung:

- Unter Berücksichtigung des allgemeinen geistig-seelischen Gesamtzustands und internistischer (schwerwiegende Zusatzerkrankungen, Narkosefähigkeit u. ä.) Indikationen, bedürfen folgende Erkrankungen auch beim älteren Patienten einer *operativen Behandlung:* Cholesteatomeiterung und Mittelohrschwerhörigkeit (Luftleitungsschwerhörigkeit). Letztere umfassen ca. 1/5 aller Fälle an Schwerhörigkeit bei über 65jährigen (Schneider 1982) und sind durch rekonstruktive chirurgische Eingriffe nachhaltig zu bessern (z. B. Otosklerose).
- Mit *Hörgeräten* ist in der Regel bei der alterstypischen Innenohrschwerhörigkeit eine deutliche Verbesserung zu erzielen. Das Tragen eines Hörgeräts stellt jedoch relativ hohe Anforderungen an Kompetenz, Bereitwilligkeit und Motivation des Patienten. Der Hausarzt sollte den Patienten sorgsam und v. a. wiederholt über das Vorliegen der Hörstörung, besonders aber über die guten Möglichkeiten einer Hörverbesserung durch das Gerät informieren. Bei älteren Frauen kann der Hinweis, daß die modernen Geräte kaum sichtbar sind, u. U. motivationsfördernd wirken. Ferner sollte der Patient vorzeitig, jedoch im Sinne untergeordneter Bedeutung, auf die typischen Komplikationen des Hörgeräts wie Nebengeräusche, unangenehme Wahrnehmung lauter Raschel- und Reibegeräusche der unmittelbaren Umgebung, Verhallung bei schlechter Raumakustik etc. aufmerksam gemacht werden, da diese Nebenwirkungen erfahrungsgemäß oft dazu führen, daß das Hörgerät nicht getragen wird. Ferner sollte der Patient auf die Notwendigkeit des Einübens des Umgangs mit dem Gerät hingewiesen werden. Es ist darauf zu achten, ob der Patient in der Lage ist, das Gerät auch manuell zu bedienen (Feinmotorik) und ggf. die Notwendigkeit einer entsprechenden Hilfe durch die Angehörigen zu diskutieren.

Bei Wilhelmine waren viele Gespräche, v. a. unter Hinzuziehung der Gemeindeschwester erforderlich, bis sie sich dazu entschloß, das inzwischen überholte Hörgerät zumindest versuchsweise wieder zu tragen. Es bedurfte großer Mühe, ihr das ständige Herumdrehen an dem Einstellungsrädchen des Geräts abzugewöhnen. Mit Hilfe eines Kopfhörers, der eine zusätzliche Hörverbesserung brachte, war es schließlich gelungen, ihr das Fernsehprogramm akustisch wieder zugänglich zu machen. Während sie es noch immer vorzog, tagsüber auf das Tragen des Geräts zu verzichten, trug sie es regelmäßig in den Nachmittags- und Abendstunden, wo sie sich mit neuer Aufmerksamkeit und Freude dem Fernsehprogramm widmete.

Literatur

Meyer E (1980) Hals-, Nasen-, Ohrenkrankheiten in der allgemeinärztlichen Praxis. In: Hamm H (Hrsg) Allgemeinmedizin Familienmedizin. Thieme, Stuttgart New York, S 671
Montandon P (1986) Affektionen im Ohren-Hals-Nasen-Bereich. In: Martin E, Junod J (Hrsg) Lehrbuch der Geriatrie. Huber, Bern Stuttgart Toronto, S 573ff.
Neumann G (1986) Hals-Nasen-Ohren-Krankheiten in der allgemeinärztlichen Praxis. In: Hamm H (Hrsg) Allgemeinmedizin Familienmedizin. Thieme, Stuttgart New York, S 669ff.
Nevelink R (1987) Othologische Ursachen des Schwindels. In: Leitsymptom Schwindel. Fa. Schwabe-Arzneimittel (Hrsg), Karlsruhe
Scheurer W (1986) Das Gehörorgan im Alter. In: Marcea J (Hrsg) Das späte Alter und seine häufigsten Erkrankungen. Springer, Berlin Heidelberg New York Tokyo, S 572ff.
Schmid S (1989) Altersschwerhörigkeit. Med Gen Helv 9/2:2−14
Schneider J (1982) Geriatrie für die Praxis. Schattauer, Stuttgart New York, S 143ff.

3.7 Tinnitus

G. C. Fischer

Fallbeispiel

Hedwig, eine 81jährige Patientin in altersentsprechend recht gutem Allgemeinzustand, sucht die Praxis auf und klagt über einen ständigen Dauerton im rechten Ohr. Im Laufe der Anamnese ergibt sich, daß dies schon seit Wochen besteht, sie habe aber immer gehofft, der Ton ginge von selbst wieder weg. Auch habe sie schon mehrfach versucht, im Ohr mit einem Wattestäbchen den Gehörgang frei zu machen. Das Geräusch bleibe auch bestehen, wenn sie im Bett liege, und könne auch durch Veränderungen der Lage nicht gebessert werden. Sie sei jetzt „schon ganz verzweifelt".

Was kommt differentialdiagnostisch in Frage?

Die Ursachen für Tinnitus sind vielfältig. Dem Symptom kommt differentialdiagnostisch insofern eine Bedeutung zu, als es einen oft frühen Hinweis auf behandlungsfähige und medizinisch gesehen schwerwiegendere Erkrankungen darstellen kann.

- Peripher vestibuläre Ursachen können z. B. einen Tinnitus hervorrufen. Sie sind durch das gleichzeitige Vorhandensein von Drehschwindel, Nystagmus und Hörstörung zu erkennen.
- Auch Erkrankungen von Trommelfell und Mittelohr können Ohrensausen verursachen (Montandom 1986).
- Tinnitus stellt eine häufige Begleiterscheinung von Hörstörungen verschiedener Genese dar. Da er das erste geklagte Symptom einer solchen sein kann, sollte er immer zu einer Hörprüfung veranlassen.
- Tinnitus gehört ferner zusammen mit einer Hörminderung zu den Frühsymptomen des Akustikusneurinoms (Vogel 1985).
- Häufig ist der Tinnitus Ausdruck von Funktionsstörungen anderer Organsysteme.

Beim Herz-Kreislauf-System stehen hier die orthostatische Dysregulation, hypertone Zustände und die Herzinsuffizienz im Vordergrund.

Auch ein unzureichend eingestellter Diabetes mellitus kommt ursächlich in Frage (Claussen 1987).

Ferner ist an eine Niereninsuffizienz zu denken, da die Innenohrfunktion u. a. vom sekrotisch stabilen Endolymphhaushalt abhängt (Claussen 1987). Abzugrenzen ist das sog. Zervikalsyndrom, Oberbegriff für eine Vielzahl von Erkrankungen und Beschwerden im Bereich der Halswirbelsäule, in dessen Gefolge auch Ohrensausen auftreten kann. Als Ursachen kommen vaskuläre und neurale Veränderungen, degenerative Veränderungen der HWS, Muskelverspannungen sowie posttraumatische und psychogene Auslöser in Frage (Bahous 1989).

Welche anamnestischen Fragen sind wichtig?

Anamnestisch ist zunächst auf das Vorliegen der im vorhergehenden Abschnitt angeführten Grundkrankheiten abzustellen. Ferner sollte nach Hörstörung, Schwindel, Kopfschmerzen gefragt und auf eine zentrale Störung der Geräuschverarbeitung (Montandom 1986) geachtet werden.

Welche klinischen Untersuchungen sollten durchgeführt werden?

In jedem Fall sollte eine gründliche körperliche Untersuchung unter besonderer Berücksichtigung des Herz-Kreislauf-Systems erfolgen.

Sie wird ergänzt durch eine Prüfung der Hirnnerven, eine orientierende Hörprüfung und Feststellung eines eventuellen Nystagmus.

Wann sollte welche Zusatzdiagnostik erfolgen?

Entsprechend der Aufdeckung eventueller Grundkrankheiten ist diagnostisch weiter zu verfahren. Eine orientierende Laboruntersuchung sollte Blutbild, Nierenfunktion und Zuckerstoffwechsel umfassen. Eine Hörstörung muß fachärztlich abgeklärt werden.

Therapeutische Maßnahmen

Bei dem Symptom Tinnitus besteht ein krasser Gegensatz zwischen der subjektiven Belastung, die es für den Patienten darstellt, und den verschwindend geringen therapeutischen Möglichkeiten.

Die erhebliche psychosoziale Bedeutung der Erscheinung ist darin zu sehen, daß die Patienten sich in der Regel schwerwiegend beeinträchtigt fühlen. Dabei kann die Lebensqualität so hochgradig betroffen sein, daß die Gefahr von Depression oder Suizid besteht (Schneider 1982).

Versuche mit sog. durchblutungsfördernden Mitteln, Nootropika o. ä. werden zwar häufig empfohlen und durchgeführt, eine echte therapeutische Wirkung gilt jedoch keineswegs als bewiesen (Summa 1988).

Die Wirkung sog. Tinnitusmasker ist umstritten. Nach hausärztlicher Erfahrung besteht jedoch eine relativ hohe Wahrscheinlichkeit der Spontanremission, womit dem Patienten in der Beratung durchaus Mut gemacht werden kann. Darüberhinaus ist es wichtig, Isolierungstendenzen des Patienten vorzubeugen und möglichst vielseitige Höreindrücke zugänglich zu machen, da erfahrungsgemäß die Wahrnehmung des Tinnitus mit der Konzentration auf andere interessante Höreindrücke zurückgeht.

Hedwig lebt in einer kleinen Sozialwohnung allein. Wie die weitere Anamnese ergab, war sie in den letzten Wochen, fast ausschließlich auf das Symptom Tinnitus fixiert, in ihren normalen Aktivitäten eingeengt. Eigene Versuche, das Geräusch durch überhöhte Lautstärke beim Radiohören zu übertönen, scheiterten an der Geräuschempfindlichkeit der Nachbarn.
   Das therapeutische Ziel war von der Vorstellung geleitet, das Geräusch in seiner Bedeutung zu begrenzen, indem andere Höreindrücke wichtiger wurden. Nach eingehenden Gesprächen unter Einbeziehung der Gemeindeschwester, gelang es mit Hilfe des Sohnes und der Schwiegertochter, ein Fernsehgerät anzuschaffen, das die Patientin bisher nicht besessen hatte. Nach weiteren 2 Monaten fand sie Anschluß an einen Singkreis des Seniorenklubs und war seit dieser Zeit nicht mehr wegen Tinnitus behandlungsbedürftig.

Literatur

Bahous I (1989) Der Schwindel aus rheumatologischer Sicht. Therapiewoche 39:3372−3380
Claussen CF (1987) Differentialdiagnose und Differentialtherapie von Schwindel und Ohrensausen beim alten Menschen. Notabene Med 7:417−420
Montandom P (1986) Affektionen im Ohren-Nasen-Hals-Bereich. In: Martin E, Junod JP (Hrsg) Lehrbuch der Geriatrie. Huber, Bern Stuttgart Toronto, S 573 ff.
Schneider J (1982) Geriatrie für die Praxis. Schattauer, Stuttgart New York, S 245
Summa J-D (1988) Geriatrie in der Allgemeinmedizin. In: König B (Hrsg) Die Allgemeinmedizin, Bd 2. Perimed, Erlangen, S 1736 ff.
Vogler P (1985) Leitsymptom Schwindel. In: Heisig N (Hrsg) Innere Medizin in der ärztlichen Praxis. Thieme, Stuttgart New York

3.8 Obstipation

G. C. Fischer

Fallbeispiel

Bei Heinrich, einem 74jährigen Patienten in altersentsprechend gutem Allgemeinzustand, wurde anläßlich einer routinemäßigen Laborkontrolle eine Hypokaliämie festgestellt. Bei der Besprechung des Befundes ergab sich, daß Heinrich seit längerer Zeit, zumindest seit einigen Monaten, regelmäßig Abführmittel verschiedener Art einnimmt, die er frei in der Apotheke besorgt. Die weitere Anamnese zeigt, daß der Patient schon „immer" unter Verstopfung leidet, daß dieselbe aber innerhalb der letzten Jehre zugenommen habe, daß er ohne Abführmittel nicht mehr zur Toilette könne. Er habe die Einnahme der Abführmittel so eingestellt, daß zumindest einmal täglich ein Stuhlgang stattfindet.

Was kommt differentialdiagnostisch in Frage?

Zunächst sollte geklärt werden, *ob überhaupt* eine Obstipation vorliegt oder ob es sich, wie sehr häufig, lediglich um die Befürchtung einer Verstopfung handelt. Eine Obstipation ist dann anzunehmen, wenn seltener als alle 3 Tage bzw. weniger als 3mal pro Woche Stuhlgang erfolgt (Rösch 1986). Sinnvoll ist es, zwischen „funktionellen" und „organischen" Ursachen zu unterscheiden (Summa 1988).

Zu den organischen Ursachen gehören meist akut-reflektorisch auftretende Obstipationsformen im Gefolge *abdomineller Erkrankungen* wie Nierenkolik, Gallenkolik, Ulkus duodeni oder Pankreatitis. Unter den *neurogenen Ursachen* stehen Parkinsonismus, Zerebralsklerose oder multiple Sklerose im Vordergrund. Unter den *endokrin-metabolischen Ursachen* spielt die Hypothyreose beim alten Menschen insofern eine besondere Rolle, als sie zu den häufigsten übersehenen Erkrankungen gehört und nicht selten mit atypischer Symptomatik verläuft. Große praktische Bedeutung kommt Veränderungen des Kalium- und Kalziumspiegels im Blut zu (Thompson 1984; Loizeau 1986). Unter den *mechanisch bedingten Obstipationsformen* gehören Divertikel und Tumore zu den häufigsten, aber auch Briden und Fremdkörper sind zu nennen. *Entzündliche Ursachen* ergeben sich v. a. im Analbereich selbst, wobei Proktitis, Fissur, fistelbedingte Entzündungen sowie Ekzeme und Hämorrhoiden durch den Defäkationsschmerz eine Obstipation auslösen bzw. unterhalten können. Funktionelle Ursachen der Obstipation sind im Alter am häufigsten, v. a. durch ein Zusammentreffen von unzureichender Quell- und Ballaststoffzufuhr mit der *Nahrung*, mangelnder Flüssigkeitsaufnahme und *mangelnder körperlicher Bewegung*. Bettruhe ist in diesem Zusammenhang besonders bedeutungsvoll, da es gerade auch in der häuslichen Krankenpflege hierbei oft zu erheblichem Laxanzienabusus und der zu häufigen Anwendung von rektal zugeführten Abführmitteln und Einläufen kommt. Unter den *psychischen Einflüssen* spielen (endogene) Depressionen, aber auch belastende Lebensereignisse, wie Wechsel von Umgebung und Beziehungsperson, eine Rolle. Sehr viele, gerade beim älteren Patienten häufig verwendete *Medikamente* können, und dies gilt auch für den Laxanzienabusus, zur Obstipation führen. Hauptsächlich sind zu nennen: Analgetika, Antazida, Anticholenergika, Antiparkinsonmittel, Diuretika, Ganglienblocker, Eisenpräparate, Psychopharmaka, Antihypertonika und Opiate (Rösch 1986).

Die *habituelle Obstipation* gehört zu der häufigsten Form (Rösch 1986) und besteht in der Regel schon seit vielen Jahren.

Welche anamnestischen Fragen sind wichtig?

Eine möglichst genaue Anamnese ist für die Beurteilung einer Obstipation eine ganz wesentliche Informationsquelle. Entscheidende Hinweise ergeben sich bereits aus einer exakten Feststellung der tatsächlichen Häufigkeit des Stuhlgangs (liegt überhaupt Obstipation vor?), der Dauer der Obstipation (habituell?) sowie Form (z. B. Bleistiftstuhlgang) und Beschaffenheit (z. B. Wechsel mit Durchfall, Blut- oder Schleimauflagerungen). Schmerzen bei der Defäkation bilden einen Hinweis auf Prozesse im Anal- bzw. unteren Rektumbereich. Entscheidende Bedeutung kommt in der Anamnese den Ernährungs- und Lebensgewohnheiten zu. Ein Laxanzienabusus wird häufig nicht in vollem Umfang zugegeben, zumal es sich dabei oft um eine Selbstmedikation handelt. Die Frage der Trinkmenge ist ebenfalls wichtig, z. B. auch dort, wo zwar Balaststoffe wie Weizenkleie u. ä. zusätzlich zur Nahrung eingenommen werden, der abführende Effekt jedoch durch mangelndes Trinken nicht eintreten kann oder gar eine Verstärkung der Verstopfung erfolgt.

Eine sorgfältige Analyse ärztlich verordneter oder auf eigene Veranlassung eingenommener Medikamente ergänzt die Anamnese. Wegen der großen praktischen Bedeutung seien Analgetika und chronisch eingenommene Schlafmittel (Benzodiazepine) besonders erwähnt.

Die Anamnese richtet sich ferner auf Zusatzerkrankungen, wie im vorhergehenden Abschnitt aufgeführt.

Welche klinischen Untersuchungen sollten durchgeführt werden?

Die körperliche Untersuchung konzentriert sich neben einer orientierenden psychischen und neurologischen Befunderhebung (Morbus Parkinson, Multiple Sklerose, Demenz, Depression) auf den Abdominalbefund. Sie bezieht Druckschmerzhaftigkeiten und pathologische Resistenzen, aber auch eine Inspektion der Analregion, des Anus sowie eine rektale Untersuchung ein.

Wann sollte welche Zusatzdiagnostik erfolgen?

Laborchemisch sind Elektrolytstörungen, eine Funktionsstörung der Schilddrüse, Nieren- und Lebererkrankungen sowie Veränderung von BSG und Blutbild auszuschließen.

Entsprechend den aus Anamnese und körperlicher Untersuchung gewonnenen Hinweisen erfolgt die weitere Diagnostik. Bei jeder neu aufgetreten Obstipation sollte ein Dickdarmkarzinom ausgeschlossen werden (Kolonkontrasteinlauf, Rektosigmoidoskopie). Bei Frauen ist eine gynäkologische Untersuchung angezeigt.

Bei Heinrich ergaben körperliche und Laboruntersuchungen bis auf die Hypokaliämie keine gravierenden Befunde.

Da der Patient jedoch in letzter Zeit über eine Zunahme der Obstipation und gelegentlich über Tenesmen sowie Schleimabgang geklagt hatte, wurde zusätzlich eine Rektosigmoidoskopie durchgeführt, die jedoch ebenfalls keinen differentialdiagnostisch wesentlichen Befund ergab. Unter Vorbehalt weiterer Untersuchungen wurde zunächst von der Diagnose einer habituellen, durch Laxanzienabusus verstärkten Obstipation, ausgegangen.

Therapeutische Maßnahmen

Die Therapie des Symptoms Obstipation bei älteren Patienten beginnt in der Sprechstunde sehr häufig damit, die zugrundeliegende falsche Vorstellung des Kranken aufzudecken und durch wiederhole Information zu korrigieren. In der überwiegenden Mehrzahl aller Fälle spielt die Sorge um ausreichend häufige und ergiebige Stuhlentleerung eine wesentlich größere Rolle als die medizinische Bedeutung der oft vermeintlich vorliegenden Obstipation (Thompson 1984). Eine geregelte „Verdauung" wird vom alten Menschen als Ausdruck von körperlicher Intaktheit, Gesundheit und Vitalität gewertet, und die Angst vor innerer „Vergiftung" ist eine typische Folge verringerter Stuhlfrequenz. Die Obstipation wird folglich ursächlich mit vielfältigen Beschwerden wie Kopfschmerzen, Schlafstörungen, Müdigkeit, Völlegefühl u. a. in Verbindung gebracht.

Es bedarf meist umfangreicher und mühsamer Aufklärungsarbeit, um die Patienten von ihren Vorstellungen abzubringen, was auch keineswegs immer zufriedenstellend gelingt. Das Beratungsergebnis wird besser, wenn der Ehepartner einbezogen wird, wobei erfahrungsgemäß Männer einer sachlich-medizinischen Information eher aufeschlossen sind als Frauen.

Der zweite wesentliche Punkt neben der Beratung besteht in der meist fälligen Umstellung von Ernährungs- und Trinkgewohnheiten. Sehr häufig hört der Hausarzt vom Patienten, daß Obst, Gemüse und Salat ja durchaus von ihm gegessen würden. Nicht daß überhaupt Rohfasern aufgenommen werden, sondern daß dies auch in ausreichendem Maße geschieht, ist dabei entscheidend. Als Richtlinie kann gelten, daß ca. 20 g Rohfasern pro Tag mindestens aufgenommen werden sollten, was ca. 250 – 300 g Faserkost bzw. 30 g Weizenkleie (oder Leinsamen) entspricht (Summa 1988). Eine ausreichende Trinkmenge liegt etwa dann vor, wenn 1,5 l Urin pro Tag mindestens ausgeschieden werden (Summa 1988). Zur Entwöhnung vom Abführmittel kann die tägliche Zufuhr von 2 – 4 Eßl. Milchzucker hilfreich sein (Summa 1988).

Ausreichende körperliche Bewegung ist ebenfalls Therapieziel der Beratung älterer Kranker mit der Beschwerde Verstopfung.

Der Hausarzt, der in der Regel die häusliche Umgebung älterer Patienten kennt, sollte auch die Toilettenbedingungen in die Betrachtung einbeziehen. Der Aufenthalt auf der Toilette sollte kein Stuhlganghindernis bilden (genügend Platz zum An- und Ausziehen, hell, warm, hygienisch, abgeschlossen, mühelos erreichbar).

Die Behandlung insbesondere durch Umstellung der Ernährung ist in der Regel so erfolgreich, daß dies als diagnostischer Hinweis gewertet werden kann (Rösch 1986). Gelingt die Beseitigung einer wirklich vorliegenden Obstipation trotz Einhaltung der angesprochenen Maßnahmen nicht, so sollte dies zu einer erneuten bzw. weiterführenden Diagnostik Anlaß geben.

Ansonsten richtet sich die Therapie nach der vorliegenden Grundkrankheit.

Bei Heinrich gestaltete sich die Therapie anfangs mühsam. Es fiel ihm äußerst schwer, seinen hohen Verbrauch an leicht verdaulichen Kohlehydraten wie Weißbrot, Toastbrot, Brötchen, Kuchen etc. zugunsten faserreicher Nahrungsmittel zu reduzieren. Insbesondere wurden immer wieder – wenn auch andere – Abführmittel eingenommen. Schließlich gelang es unter Einbeziehung einer Diätassistentin, die einen täglichen Speiseplan für das Ehepaar zusammenstellte, eine Verbesserung der Symptomatik zu erreichen. Die Behandlung wurde jedoch in der Karteikarte nicht als abgeschlossen vermerkt, sondern die Diagnose der habituellen Obstipation zur ggf. weiteren Abklärung offengehalten.

Literatur

Loizeau E (1986) Gastroenterologie. In: Martin E, Junod J-P (Hrsg) Lehrbuch der Geriatrie. Huber, Bern Stuttgart Toronto, S 324 ff.
Rösch W (1986) Obstipation und Diarrhoe. In: Zöllner N, Hadorn W (Hrsg) Vom Symptom zur Diagnose. Karger, Basel, S 276 ff.
Summa J-D (1988) Geriatrie in der Allgemeinmedizin. In: König B (Hrsg) Die Allgemeinmedizin, Bd 2. Perimed, Erlangen, S 1736 ff.
Thompson MK (1984) The care of the elderly in general practice. Churchill, Livingsstone Edinburgh London Melbourne New York, p 176

3.9 Hauterscheinungen

G. C. Fischer

Zu Hauterkrankungen im Alter s. auch Teil II, Kap. 6: Basaliom, Herpes zoster, Pruritus senilis, Rosazea, Ulcus cruris.

Fallbeispiel

Der 72jährige Walter H. berichtet in der Sprechstunde, er habe im Fernsehen eine Sendung über Hautkrebs gesehen und sei nun in bezug auf Veränderungen an seiner Stirn doch etwas besorgt. Im Bereich der rechten Stirn befindet sich eine Gruppe unscheinbarer rötlich-bräunlicher, leicht schuppender Herde mit scharfer Begrenzung gegenüber der Umgebung.

Was kommt differentialdiagnostisch in Frage?

Im Rahmen der degenerativen Hautatrophie treten häufig *Pigmentverschiebungen* auf. Sie äußern sich z. B. in den häufigen multiplen Altersepheliden, andererseits in großflächigen braungelblichen Pigmentflecken.

Die *Purpura senilis*, eine Folge banaler Traumata, äußert sich in kleineren bis markstückgroßen rotvioletten, unregelmäßig begrenzten, Flecken. Bevorzugte Lokalisation sind Handrücken und Streckseiten der Vorderarme oder Unterschenkel. Oft ständiger Wechsel zwischen Rückbildung und Rezidiven.

Insbesondere im Bereich von Gesicht (Augenregion) und Rumpf treten senile Warzen, auch *seborrhoische Warzen* auf. Sie sind bräunlich-gelb, mit unregelmäßiger warziger oder schuppiger Oberfläche, linsen- bis münzengroß und treten häufig in größere Flächen bedeckenden Gruppen auf.

Neben diesen gutartigen Hauttumoren kommen auch Präkanzerosen oder Karzinome in Frage:

Die *senile* oder *aktinische Keratose* findet sich vorzugsweise an Kopf und Handrücken und gilt als Folge langjähriger UV-Belastung. Der Inspektionsbefund entspricht dem im Fallbeispiel beschriebenen. Mitunter entwickeln sich starke Keratosen, die hornähnliche Form (Cornu cutaneum) annehmen können.

Beim *Morbus Bowen* handelt es sich um ein Carcinoma in situ der Haut. Auch hier stellen sich Gesicht, Unterarme und Hals als bevorzugte Lokalisationsbereiche dar. Aus einem rötlichen, leicht juckenden Fleck entwickeln sich erhabene Herde mit Ausläufern von rötlich-bräunlicher Farbe und schuppender, häufig hyperkeratotischer Oberfläche. Im karzinomatösen Stadium Knotenbildung und Ulzeration (Altmeyer 1986).

Auch die *Melanosis circumscripta praeblastomatosa* (Dubreuilh), auch *Lentigo maligna*, tritt an lichtbelasteten Hautarealen wie Gesicht und Händen auf. Die Pigmentierung kann hellbraun bis schwarz sein, die Oberfläche ist glatt, der Fleck gegenüber der Umgebung gut abgegrenzt. Bei schnellerem Wachstum muß maligne Entwicklung befürchtet werden.

Basaliom (s. Teil II, Kap. 6.10)

Plattenepithelkarzinome entwickeln sich meist aus aktinischen Keratosen und sind daran zu erkennen, daß sich allmählich ein krustöser Tumor entwickelt, der nach Ablösung der Kruste mazerierte Hornstippchen aufweist (Haneke 1988).

Auch *maligne Melanome*, deren Zahl innerhalb der letzten Jahre auch bei Betagten zugenommen hat, müssen differentialdiagnostisch erwogen werden.

Welche anamnestischen Fragen sind wichtig?

Hinweise auf die Dauer des Befundes, äußere Einwirkungen (z. B. Traumata), bekannte Allergien sowie Veränderungen in Wachstum und Aussehen und weitere Lokalisationen können die Diagnose erleichtern.

Welche klinischen Untersuchungen sollten durchgeführt werden?

Die Notwendigkeit einer körperlichen Untersuchung ergibt sich bei Verdacht auf Malignität.

Wann sollte welche Zusatzdiagnostik erfolgen?

In Anbetracht der Möglichkeit, daß eine präkanzeröse oder kanzeromatöse Veränderung vorliegt, sollte beim kleinsten Verdacht die Überweisung zum Spezialisten erfolgen.

Therapeutische Maßnahmen

Die Behandlung beim Hautarzt besteht in der Regel in der erschöpfenden Entfernung des betreffenden Hautbefundes mit anschließender histologischer Klärung.

Bei Walter H. ergab der fachärztliche Befund das Vorliegen einer senilen bzw. aktinischen Keratose. Da in ca. 25% aller Fälle der Übergang in ein Karzinom angenommen wird (Altmeyer 1986), wurde eine Flachexzision vorgenommen.

Literatur

Altmeyer P (1986) Hautveränderungen im späten Alter. In: Marcea JT (Hrsg) Das späte Alter und seine häufigsten Erkrankungen. Springer, Berlin Heidelberg New York Tokyo, S 521 ff.

Haneke E (1988) Erkrankungen der Haut. In: Lang E (Hrsg) Praktische Geriatrie. Enke, Stuttgart, S 667 ff.

3.10 Schwächegefühl

G. C. Fischer

Fallbeispiel

Die 76jährige Maria V. war vor einigen Jahren aus der DDR übergesiedelt und lebt seitdem in der Familie der berufstätigen Tochter. Die Tochter bringt sie in die Sprechstunde und berichtet, die Mutter fühle sich in letzter Zeit „immer so schwach". Nur mit Mühe sei sie morgens aus dem Bett zu bringen, säße mehr als sonst auf der Couch, und die kleineren Arbeiten, die sie normalerweise im Haushalt übernimmt, benötigten mehr Zeit oder blieben liegen. Die Patientin selbst berichtet, sie „könne halt nicht mehr so wie früher", alles fiele ihr schwer, und sie fühle sich ständig schwach und müde.

Was kommt differentialdiagnostisch in Frage?

Das Gefühl, den Anforderungen des Alltags nicht mehr gewachsen zu sein, die Angabe: „Alles wird mir zuviel" oder ständiger Schwäche und Mattigkeit sind häufige Klagen v. a. älterer Frauen in der Allgemeinpraxis. Das komplexe Syndrom kann vom einfachen Trainingsmangel bis zur malignen Erkrankung Ausdruck eines breiten Spektrums unterschiedlichster Erkrankungen sein und unterliegt in starkem Maße dem Einfluß psychologischer, aber auch sozialer bzw. psychoreaktiver Faktoren.

- Erkrankungen des Herz-Kreislauf-Systems sind in der Regel aus der Anamnese bekannt und meist behandelt. Dennoch muß an kardiale Dekompensation, z. B. auch an Zustand nach „stummem" Myokardinfarkt, und neben Hypertonie an das Vorliegen einer oft unbeachteten Hypotonie gedacht werden. Selbstverständlich muß sich der Hausarzt fragen, ob sein Patient einen Schrittmacher trägt und dessen Funktion prüfen.
- Der Verdacht auf das Vorliegen einer malignen Erkrankung wird sich immer aufdrängen. Nicht selten ergeben sich in der Langzeitanamnese langvergessene Hinweise wie z. B. Zustand nach gynäkologischer Totaloperation, nach Operation eines Kolon- oder Prostatatumors oder auch u. U. wiederholte vergebliche Malignomsuchen bei differentialdiagnostischen Erwägungen zu anderem Zeitpunkt.

  Findet sich bei einer alten Frau ein palpabler Tumor der Mamma, so handelt es sich mit hoher Wahrscheinlichkeit um ein Malignom.

- Besondere Beachtung verdienen endokrinologische Erkrankungen und hier neben dem meist anamnestisch bekannten Diabetes mellitus v. a. das Myxödem.
- Psychische Faktoren, v. a. die meist reaktiven depressiven Verstimmungszustände, spielen eine erhebliche Rolle bei Auslösung und Wahrnehmung allgemeiner Schwäche und Leistungsunfähigkeit. Im weitesten Sinne sind hierzu auch Inaktivität durch mangelnde Forderung, fehlende Kontakte zu Mitmenschen oder resignative Rückzugstendenzen nach leidvollen Auseinandersetzungen oder Ereignissen zu rechnen.
- Stets müssen Ernährungsdefizite, z. B. bezüglich der Vitaminversorgung, Trinkmenge und Eiweiß, ausgeschlossen werden.
- Auch chronischer Alkohol- oder Medikamentenabusus sowie starker Nikotingenuß (Siegenthaler et al. 1975) können Schwäche und Müdigkeit verursachen.
- Wie bei vielen Symptomen alter Patienten ist auch hier an Medikamentennebenwirkungen zu denken. So können Neuroleptika (Arzneimittelkommission der Deutschen Ärzteschaft 1989), Antidepressiva, Antihistaminika, β-Blocker (Arzneimittelkommission der Deutschen Ärzteschaft 1977), Analgetika, Muskelrelaxanzien (Erkrankungen des rheumatischen Formenkreises!) und Antihypertonika (z. B. Clonidin) beispielsweise zu Müdigkeit und Schwächegefühl führen (zu Differentialdiagnose und anamnestischer Abklärung von „Schwächegefühl" s. auch Abb. 1).

Welche anamnestischen Fragen sind wichtig?

Von Bedeutung ist zunächst die Dauer des Zustands. Längerfristige schleichende Entwicklungen sprechen eher für eine vegetative (z. B. Hypotonie) oder psychische Ursache, während eine kurze Dauer mit deutlich als Einschnitt erlebtem Beginn eher einen Hinweis auf organische Schädigung darstellt (Siegenthaler et al. 1975). Tageszeitliche Schwankungen haben insofern Bedeutung, als morgendliches Schwächegefühl ein Hinweis auf Hypotonie oder Depression sein kann. Eine Zunahme der Beschwerden unter körperlicher Belastung findet sich bei Erkrankungen des Herz-Kreislauf-Systems, der Atmungsorgane und bei Anämien. Gleichzeitig bestehende Schlafstörungen können Ausdruck einer Hyperthyreose, einer Depression oder auch eines psychischen Überlastungssyndroms sein. Der Patient sollte nach dem Vorliegen gastrointestinaler Erscheinungen wie Übelkeit, Oberbauchbeschwerden, Brechreiz, Obstipation und Durchfall gefragt werden. Wichtig ist auch die Frage, inwieweit sich die geistige Leistungsfähigkeit geändert hat, welche Rolle eventuelle Verstimmungszustände spielen und inwieweit bewegende Lebensereignisse und Veränderungen mit den Beschwerden in Zusammenhang zu bringen sind.

Die Anamnese ergab bei Maria, daß die Beschwerden bereits seit mehreren Wochen bestehen. Sie wollte der Tochter „nicht zur Last fallen" und habe deshalb zunächst nichts gesagt. In den letzten 1 – 2 Wochen sei der Tochter jedoch aufgefallen, daß sie sich stark zurückgezogen habe und nicht mehr wie früher mitarbeitete. Im weiteren Gespräch stellte sich heraus,

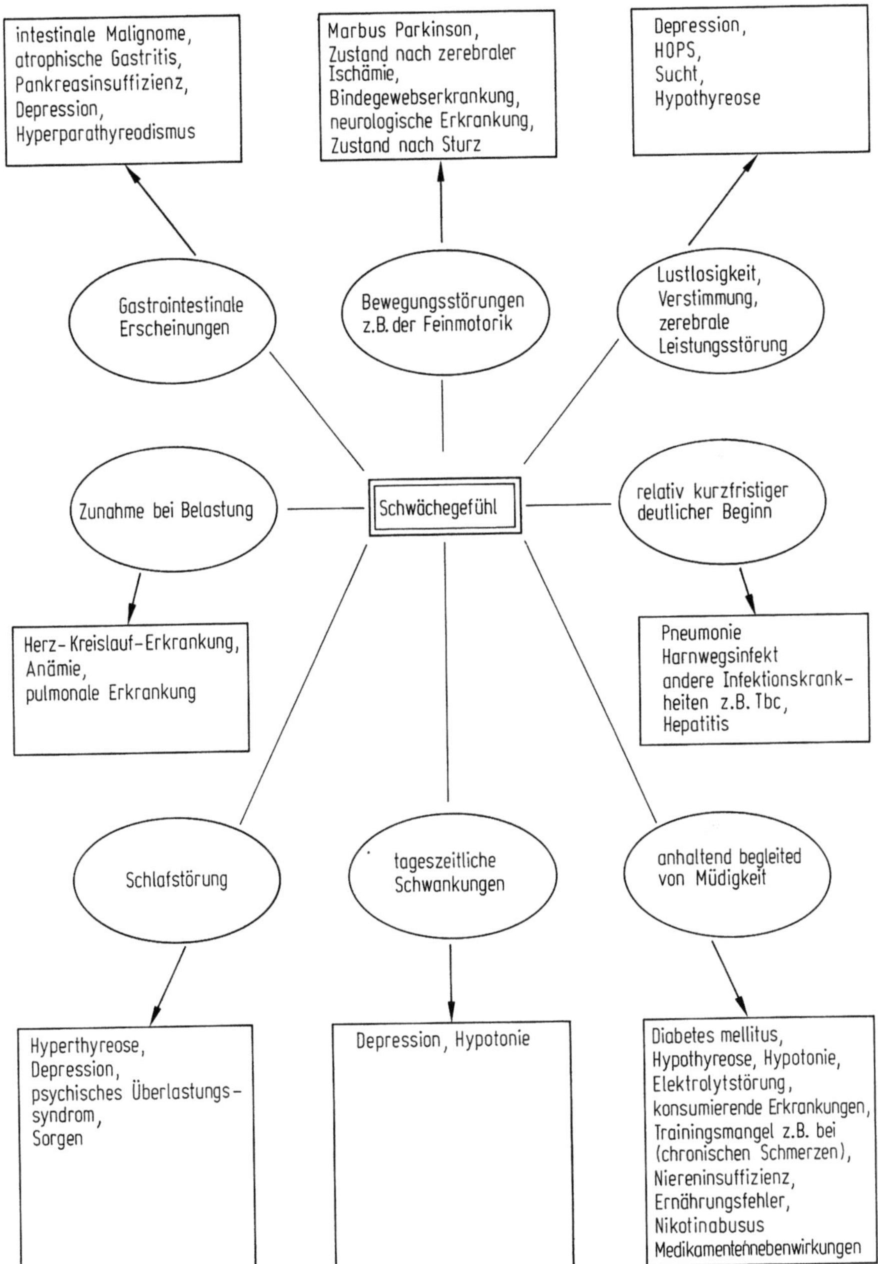

Abb. 1. Differentialdiagnosen und anamnestische Hinweise beim Symptom „Schwächegefühl"

daß eine mit ihr gut befreundete Nachbarin vor Wochen nach einem längeren Krankenhausaufenthalt in ein Altenheim übergesiedelt war. Seitdem fühle sich die Patientin besonders „nutzlos", und das Leben mache oft „keinen Spaß mehr". Die Anamnese ergab im übrigen bis auf eine Zunahme der Beschwerden bei körperlicher Belastung keine Auffälligkeiten.

Welche körperlichen Untersuchungen sollten durchgeführt werden?

Bei dem Patienten ist eine sorgfältige Ganzkörperuntersuchung durchzuführen. Sie schließt eine Beurteilung der Schilddrüse, eine orientierende neurologische Untersuchung sowie die Erhebung des klinischen Gefäßstatus ein.

Wann sollte welche Zusatzdiagnostik erfolgen?

Die körperliche Untersuchung wird bei dem Symptom Schwächegefühl in der Regel durch eine technische Zusatzdiagnostik unterstützt. Diese umfaßt in jedem Fall EKG, Lungenfunktionsprüfung sowie die labormäßige Erfassung von Schilddrüsen-, Nieren- und Leberfunktion, Urinstatus, Blutzucker, Blutbild, Elektrolyte, Gesamteiweiß und BSG.

Die weitere Zusatzdiagnostik folgt den jeweiligen diagnostischen Erwägungen aus der Befunderhebung.

Die körperliche Untersuchung bei Maria zeigte eine adipöse Patientin mit deutlich arthrotisch deformierten Kniegelenken und insgesamt altersentsprechend gut erhaltener körperlicher und geistiger Beweglichkeit. Die eingehende körperliche Untersuchung erbrachte kaum wesentliche pathologische Befunde. Lediglich beim An- und Auskleiden fiel eine mit der Belastung zunehmende Dyspnoe auf, und die Patientin war nach Abschluß der Untersuchung deutlich ermattet. Daraufhin wurde eine Thoraxröntgenaufnahme veranlaßt, die das Vorliegen einer Pneumonie ergab. Diese Erkrankung, die durch Auskultation und Perkussion nicht in Erscheinung getreten war, zeigte bei der Patientin auch keine typischen entzündungsbedingten Blutbildveränderungen, was bei Pneumonien im Alter keine Seltenheit ist (Ulmer 1983).

Therapeutische Maßnahmen

Die Therapie richtet sich nach der vorliegenden Grundkrankheit. Nach der Erfahrung des Praxisalltags kann häufig beim ersten Untersuchungsdurchgang bei dem Symptom allgemeine Schwäche keine eindeutige Diagnose gestellt werden. In solchen Fällen ist es wichtig, den Patienten engmaschig zu überwachen und dies unter einem klaren differentialdiagnostischen Konzept zu tun. Solches erfordert auch eine vollständige Dokumentation aller differentialdiagnostischen Möglichkeiten, die so zu erfolgen hat, daß sie bei späteren Konsultationen des Patienten verfügbar ist.

Gerade bei diagnostisch relativ unspezifischen Symptomen wie Schwächegefühl ist es nicht ausreichend, sich mit der Angabe des Patienten, es ginge ihm wieder gut, zu begnügen. Die Möglichkeit des Vorliegens einer ernsthaften

Erkrankung muß solange offengehalten werden, bis der Verlauf bzw. weitere Untersuchungsergebnisse dies mit hinreichender Wahrscheinlichkeit ausschließen.

Nach Rücksprache mit dem Internisten, den Angehörigen und der Sozialstation am Ort wurde beschlossen, Maria nicht in ein Krankenhaus einzuweisen, sondern, auch im Hinblick auf die depressive Verstimmung, eine ambulante Behandlung durchzuführen. Der durch die Krankheit bedingte Zuwendungsaufwand ließen die Patientin viel guten Willen von seiten der Tochter, der Enkelkinder, Nachbarn und Bekannten erkennen und machten ihr die persönliche Wertschätzung in ihrer mitmenschlichen Umgebung deutlich. Die Depression besserte sich rasch. Die Behandlung der Pneumonie erwies sich insofern als schwierig als die antibiotische Therapie wegen intestinaler Unverträglichkeit mehrfach umgesetzt werden mußte. Nach 8–10 Wochen hatte die Patientin ungefähr den alten Kräftezustand wieder erreicht.

Literatur

Arzneimittelkommission der Deutschen Ärzteschaft (Hrsg) (1977) Arzneiverordnung in der Praxis, Nr. 7. Köln
Arzneimittelkommission der Deutschen Ärzteschaft (Hrsg) (1989) Arzneiverordnung in der Praxis, Nr. 6. Köln
Rösch W (1983) Erkrankungen des Verdauungstrakts im Alter. In: Platt D (Hrsg) Handbuch der Gerontologie. Fischer, Stuttgart New York, S 209
Siegenthaler WU, Jenny S (1975) Anamnese und intuitive Einfühlung. In: Siegenthaler W (Hrsg) Differentialdiagnose innerer Krankheiten. Thieme, Stuttgart, S 29
Ullmer WT (1983) Pneumologie. In: Platt D (Hrsg) Handbuch der Gerontologie. Fischer, Stuttgart New York, S 76

3.11 Schlafstörungen

G. C. Fischer

Fallbeispiel

Anna, eine 86jährige Patientin, wird nach Entlassung aus dem Krankenhaus, wo sie wegen eines Myokardinfarkts gelegen hatte, im Haushalt von Sohn und Schwiegertochter aufgenommen und dort vom Hausarzt erstmals besucht. Die Patientin, kardial rekompensiert und in gutem Allgemeinzustand, klagt über „innere Unruhe" und Schlafstörungen. Die genauere Befragung ergibt, daß sie den Tag zur Zeit noch weitgehend im Bett verbringe, zumal sie ja auch in der Wohnung von Sohn und Schwiegertochter, die beide berufstätig sind, tagsüber alleine sei. Ob sie am Tag auch schlafe, kann sie nicht genau angeben. Sicher scheint jedoch, daß sie einen Mittagsschlaf hält. Unter den vom Krankenhaus zur Weiterführung empfohlenen Medikamenten befindet sich u. a. Diazepam (2 – 5 mg). Zur Art der Störung befragt, gibt die Patientin an, sie könne zwar meist einschlafen, werde jedoch in der Nacht mehrmals wach und wache vor allen Dingen morgens sehr früh, ca. um 6.00 Uhr schon auf und fände dann keinen Schlaf mehr.

Was kommt differentialdiagnostisch in Frage?

Zur Bewertung von Schlafstörungen Betagter gilt es zunächst, sich die Veränderungen des Schlafs mit dem Alter klarzumachen.

Altersschlaf kann charakterisiert sein durch

- intraindividuelle Schwankungen (den normalen Schlaf bzw. die normale Nacht gibt es nicht),
- kurze Schlafzeit,
- zunehmende Einschlaflatenz,
- relativ hohen Wachanteil,
- reduzierten Tiefschlaf,
- häufigen Stadienwechsel, d. h. durchbrochene Kontinuität,
- verminderte Schlafeffizienz (Quotient aus Nettoschlafzeit und Liegezeit); bei variabler Schlafzeit nimmt die Zeit im Bett zu, um die früher in der Regel höhere Nettoschlafzeit zu erreichen;
- quantitative Änderungen des Schlafes, veränderte Verteilung der Schlafstadien (nach Gündel u. Kummer 1988).

Insgesamt kann von einem Absinken des Schlafbedarfs ausgegangen werden (Herbert 1978; Jeker-Voser et al. 1979). Schlafverhalten und Schlafdauer weisen große interindividuelle Schwankungen auf (Urban 1979), die Grenzen zwischen Schlafveränderungen und Schlafstörungen sind fließend (Marcea 1986).

Ursachen von Schlafstörungen im engeren Sinne

1) Organische Krankheiten: Hierunter fallen Erkrankungen des Herz-Kreislauf-Systems wie Herzinsuffizienz, Hochdruck und u. U. störende Gefäßgeräusche. Ferner sind Schmerzzustände, am häufigsten bedingt durch rheumatische oder degenerative Erkrankungen des Bewegungsapparates, zu beachten. Hustenattacken bei chronischer Bronchitis, hypoglykämische Zustände im Rahmen eines Diabetes, Dys- und Pollakisurie können zu Schlafstörungen führen. Neurologische Erkrankungen einschließlich Hirnabbauprozesse spielen ferner quantitativ eine große Rolle. Sie werden v. a. auch für Angehörige besonders belastend, wenn es mit Unruhe und Verwirrtheitszuständen in der Nacht und allgemeiner Schläfrigkeit am Tag zur sog. „Tag-Nacht-Umkehr" kommt (Gündel 1988).

2) Exogene Faktoren gewinnen bei der ohnehin geringeren Schlaftiefe und leichteren Störanfälligkeit im Alter vermehrt an Bedeutung. Lärm- und Lichtwahrnehmungen, v. a. auch Kältereize sind hier zu nennen.

Eine wichtige Rolle spielen soziale Faktoren: Die Gestaltung des Tagesablaufs, insbesondere der Mangel an adäquater körperlicher und geistiger Anforderung ist hier zu bedenken. Einsamkeit mit mangelndem Angesprochenwerden und stundenlangem Vorsichhindösen, aber auch Ärger mit Angehörigen und negative Erlebnisse im Umgang mit Personen des sozialen Umfelds können Schlafstörungen auslösen.

An Medikamenten, die sich ungünstig auf den Schlaf auswirken, sind Antidepressiva, kortisonhaltige Präparate und Katecholamine (z. B. bei asthmoider Bronchitis) zu nennen (Marcea 1986).

3) Psychische Faktoren können auch im Alter in Form von Psychosen – Schizophrenien einschließlich residualer Defektzustände (Gündel u. Kummer 1988) und Depressionen – den Schlaf stören.

Häufiger fallen in diesen Bereich reaktive depressive Verstimmungszustände, wie sie v. a. durch leidvolle Auseinandersetzungen mit Angehörigen (s. oben), aber auch durch Veränderungen der äußeren Umgebung oder von Bezugspersonen ausgelöst werden.

Welche anamnestischen Fragen sind wichtig?

Für die Anamnese ist es wichtig, sich einen genauen Eindruck von dem tatsächlichen Schlafumfang zu verschaffen. Hierzu gehört nicht nur das Verhalten während der Nacht, sondern v. a. auch eine Befragung bezüglich der Gestaltung des Tagesablaufs: Wann etwa steht der Patient auf? Hat er ausreichend Bewegung? Womit beschäftigt er sich? Wie ist der Tag bezüglich Nahrungsaufnahme und Trinkgewohnheiten gestaltet? Wird ein Mittagsschlaf gehalten, und wenn, wie lange?

Im übrigen richtet sich die Anamnese auf das Vorliegen organischer Grundkrankheiten (s. oben). Eine wichtige Bedeutung kommt auch der Aufdeckung einschneidender Lebensereignisse, Verärgerungen, Auseinandersetzungen mit Angehörigen und als bedeutsam erlebten Veränderungen im Leben des Patienten zu. Alkohol- und Koffeinabusus (6 – 8 Tassen Kaffee pro Tag sind bei älteren Frauen keine Seltenheit) müssen erfragt werden, ebenso verordnete und evtl. durch Selbstmedikation eingenommene Arzneimittel.

Welche körperlichen Untersuchungen sollten durchgeführt werden?

Zum Ausschluß internistischer und neurologischer Grundkrankheiten erfolgt eine eingehende körperliche Untersuchung. Sie führt auch zur Feststellung von Schmerzzuständen im Bereich des Bewegungsapparates und sollte eine Untersuchung der Prostata einschließen. Die körperliche Untersuchung wird ergänzt durch eine orientierende psychiatrische Befunderhebung, die v. a. auf Hirnleistungsstörungen und depressive Verstimmung gerichtet ist.

Wann sollte welche Zusatzdiagnostik erfolgen?

Die technische Zusatzdiagnostik richtet sich bei entsprechendem Verdacht auf eventuelle Grundkrankheiten. Im übrigen werden Blutbild (Anämie, Polyzythämie, Polyglobulie), Schilddrüsenfunktion (T 3/T 4-Test), Bestimmung von Elektrolyten, Nierenfunktion, evtl. Leberwerten und Blutzucker sowie ein Urinstatus ausreichen.

Bei Anna ergab sich aus der Anamnese, daß über die tatsächliche Schlafzeit in der Nacht kaum klare Vorstellungen bestanden. Sie schilderte zwar, es „ginge ihr sehr viel durch den Kopf", konnte jedoch nicht sagen, wie lange sie wach liege. Es zeigte sich, daß sie offenbar auch während des Tages häufig schlief, wobei die Patientin außerdem noch einen ausgedehnten Mittagsschlaf von 2 – 3 Stunden hielt. Es wurde deutlich, daß offenbar ein erhebliches Defizit an Anregungen und Anreizen vorlag, sich während des Tages zu beschäftigen. Erschwerend kam hinzu, daß Anna sich erstmals in dieser fremden Umgebung befand und sich deshalb auch nicht traute, alleine spazieren zu gehen. Sie „flüchtete" ins Bett, da ihr auch die leere Wohnung tagsüber unheimlich war und sie sich davor fürchtete, die Verantwortung gegenüber eventuellen Einbrechern zu tragen.

Da die Krankenhausentlassung erst wenige Tage zurücklag und mit ausgeglichenen Laborwerten zu rechnen war, wurde, abgesehen von der körperlichen Untersuchung, zunächst auf eine weitere technische Befunderhebung verzichtet.

Therapeutische Maßnahmen

1) Aufklärendes Gespräch: Viele ältere Patienten haben eine falsche Vorstellung von ihrem tatsächlichen Schlafbedarf und verbinden mit dem ver-

meintlichen Schlafdefizit die Vorstellung einer u. U. gefährlichen Schädigung. Deshalb ist es wichtig zu erläutern, daß ältere Menschen weniger Schlaf brauchen, daß es typisch ist, länger im Bett wachzuliegen, bevor man einschlafen kann, und auch am Morgen schon sehr früh zu erwachen. Daß eine Schädigung nicht befürchtet werden muß, läßt sich oft mit dem Hinweis verdeutlichen, der Körper „hole" sich den Schlaf, den er „braucht". Der Frage nach der Gestaltung des Tagesablaufs kommt auch im Rahmen der Therapie große Bedeutung zu. Um überhaupt eine schlafauslösende Ermüdung zu erzeugen, muß für körperliche Bewegung, aber auch für geistige Anstrengung und Herausforderung im Umgang mit anderen und in der Erfüllung von Aufgaben gesorgt werden.

2) Eine adäquate Behandlung eventueller Grundkrankheiten, – v. a. auch die Erzielung von Schmerzfreiheit (nächtliche Stenokardien, Beachtung der Lagerung und Bettbeschaffenheit bei Erkrankung des Bewegungsapparats) sind oft schon ausreichend.

3) Die Alltagserfahrung der Praxis zeigt, daß zwar eingehende Beratung und Behandlung von Grundkrankheit wichtige Hilfen für Schlafstörungen im Alter darstellen, daß aber häufig auf eine speziell darauf gerichtete Medikation nicht verzichtet werden kann. Hierbei hat der Hausarzt auch familienmedizinische Aspekte zu berücksichtigen, die eine ungestörte Nachtruhe v. a. auch pflegender Angehöriger – betreffen. Die folgenden Übersichten zeigen eine Zusammenstellung entsprechender Präparate.

Schlafbahnende Medikamente (nach Gündel u. Kummer 1988)

---

1) Pflanzenstoffe (Baldrian, Hopfen);
   nur bedingt einsetzbar;
   cave: Tinktur (Alkohol!)

2) Benzodiazepine:
   Halcion (Triazolam)   0,25 – 0,5 mg
   Sonin (Loprazolam)   0,5 – 1(2) mg
   Planum, Remestan (Temazepam)   10 – 20 mg
   Noctamid (Lormetazepam)   0,5 – 1 mg
   Rohypnol (Flunitrazepam)   1 – 2 mg

3) Alkoholderivate:
   Chloraldural (Chloralhydrat)   500 – 1000 mg

4) Distraneurin (Chlomethiazol)   1 – 4 Kps./Nacht bzw. 5 – 20 ml
                                          Mixtur

5) L-Tryptophan   1 – 2 g
6) Neuroleptika
7) Antidepressiva

Barbiturate sind als obsolet zu betrachten.

Neuroleptika die bei Schlafstörungen empfohlen werden können (nach Gündel u. Kummer 1988)

Atosil (Promethazin)	25 – 75 (– 100) mg
Protactyl (Promazin)	25 – 75 (– 100) mg (Susp.: 10 mg ≙ 1 ml)
Neurocil (Levopromazin)	25 – 50 mg
Truxal (Chlorprothixen)	15 – 50 mg (Saft: 2,5 mg ≙ 1 ml)
Melleril (Thioridazin)	25 – 50 (– 100) mg
Eunerpan (Melperon)	25 – 100 mg (Saft: 5 mg ≙ 1 ml)
Dipiperon (Floropipamid)	40 – 80 (– 120) mg (Saft: 4 mg ≙ 1 ml)

Insbesondere bei nächtlichen Erregungs- und Unruhezuständen:

Sedanxol (Zuclopenthixol)	2 – 10 (– 20) mg
Haldol (Haloperidol)	0,5 – 2 mg
Glianimon (Benperidol)	0,3 – 1 mg.

Neuroleptika zeichnen sich v. a. durch fehlendes Suchtpotential und fehlende Sedierung am Folgetag aus. Diesen Vorteilen stehen jedoch Nebenwirkungen in Form von extrapyramidal-motorischen Störungen gegenüber (Hamm 1986). Bei der Verordnung von Benzodiazepinen gilt als Grundsatz, ein Präparat mit möglichst kurzer Halbwertszeit zu wählen und die Behandlung von vornherein auf einen relativ kurzen Zeitraum (2 – 3 Wochen) zu begrenzen. Der Verordnung von Antidepressiva kommt selbstverständlich vorzugsweise Bedeutung zu, v. a. bei gleichzeitigem Vorliegen einer depressiven Komponente, was häufig beobachtet wird.

Vor der Verordnung eines Schlafmittels sollte der Hausarzt sich die – übrigens auch durch Studien belegte – Erfahrung vor Augen führen, daß viele ältere Patienten, die langfristig Schlafmittel einnehmen, dennoch über Störungen des Schlafes klagen (43% der Befragten, die Schlafmittel nehmen, nach Jecker-Voser et al. 1979).

4) Ältere Patienten sind häufig sehr dankbar für die Empfehlung einfacher, selbst durchzuführender Maßnahmen im Sinne von Erfahrungswissen und Hausmitteln. Schlafstörungen, bei denen die medikamentöse Behandlung oft im Ergebnis fragwürdig und durch Nebenwirkungen belastet ist, stellen ein Feld für den sinnvollen Einsatz nicht schädigender und vernünftiger allgemeiner Maßnahmen dar. Hierzu gehört es z. B., ein bestimmtes Quantum an körperlicher Bewegung pro Tag möglichst genau mit detaillierten Angaben von Zeit und Umfang zu „verordnen". Häufig ist dem Patienten damit geholfen, wenn er nach dem Erwachen eine Kleinigkeit essen kann. So sollte der Hausarzt den nächtlichen Verzehr z. B. einer Banane, eines Apfels oder eines am Abend zubereiteten Brotes nach dem Erwachen empfehlen. Eine ähnliche Wirkung läßt sich durch das nächtliche Trinken eines heißen Getränks erreichen. Geistig aktiven älteren Menschen kann man empfehlen, sofern eine bestimmte Wachdauer überschritten ist, aufzustehen, sich aus-

reichend anzukleiden und so lange zu arbeiten, bis sich erneut eine ausreichende Müdigkeit einstellt. Abendliche Spaziergänge, v. a. bei kaltem Wetter, haben ebenfalls (am besten nach dem Fernsehen) eine schlafbahnende Wirkung. Die geläufige Empfehlung, abends eine Tasse Bohnenkaffee zu trinken, kann bei Patienten, die nicht sowieso bereits erhöhte Mengen Kaffee zu sich nehmen, sehr hilfreich sein. Kreislaufstabilen Menschen kann ein abendliches warmes Bad empfohlen werden.

Bei Anna wurde zunächst die Diazepammedikation erheblich reduziert und auf 2 mg am Abend begrenzt (cave: plötzliches Absetzen von Benzodiazepinen wegen u. U. gefährlicher Entzugssymptome). Außerdem wurde eine Mobilisierung durchgeführt, so daß die Patientin sich nach 3 Tagen tagsüber überwiegend außerhalb des Bettes aufhielt. Sie erhielt Kontakt mit einer alleine lebenden etwa gleichaltrigen Frau im Hause, die sie täglich einmal zu festgestezter Zeit aufsuchte. Schmerzhafte Muskelverspannungen im Bereich der BWS, die auch nachts Schmerzen verursacht hatten, wurden mit häuslicher Krankengymnastik und Massagen behandelt. Nach ca. einer Woche war sie bereit, täglich in Begleitung der Gemeindeschwester und später zusammen mit einer Nachbarin einen Spaziergang zu machen. Schlafstörungen wurden in der Folgezeit von der Patientin nicht mehr geklagt.

Literatur

Gündel L, Kummer J (1988) Therapie der Schlafstörungen im Alter. Z Geriatr 1:287−291
Hamm H (Hrsg) (1986) Allgemeinmedizin, Familienmedizin. Thieme, Stuttgart New York
Herbert N (1978) Studies of sleep in the elderly. Age Aging 7:41−49
Jecker-Voser C, Schlettwein-Gsell D, Klein M, Abelin T (1979) Erhebungen über die Schlafqualität im Alter. Z Gerontol 12:200−206
Marcea JT (1986) Psychische Leiden und psychische Erkrankungen im Alter. In: Marcea J (Hrsg) Das späte Alter und seine häufigsten Erkrankungen. Springer, Berlin Heidelberg New York Tokyo, S 371 ff
Speidel H (1986) Psychiatrische Patienten in der Allgemeinpraxis. In: Hamm H (Hrsg) Allgemeinmedizin − Familienmedizin. Thieme, Stuttgart New York, S 526 ff
Urban R (1979) Die Behandlung von Schlafstörungen aus der Sicht der Alterspsychiatrie. Z Gerontol 12:220−229

3.12 Tremor

G. C. Fischer

Fallbeispiel

Oskar, ein 81jähriger Patient, lebte nach dem Tod seiner Frau allein. Nachdem seine ehemalige Tätigkeit in einem kleinen Museum durch technische Innovationen überflüssig geworden war, hatte er, wie er sagte, viel Zeit, nun auch „an die Gesundheit" zu denken. Dabei sei ihm aufgefallen, daß die Hände in letzter Zeit zitterten.

Rechts stärker ausgeprägt als links fand sich ein regelmäßiger feinschlägiger Tremor der Finger, der im Laufe des Gesprächs und der Untersuchung an Intensität zunahm.

Was kommt differentialdiagnostisch in Frage?

Eine Zusammenstellung der wichtigsten Tremorformen findet sich in Tabelle 1.

Für die Praxis ist die Unterscheidung des Tremors nach folgenden Ursachen wichtig:

- *Tremor beim Parkinson-Syndrom:* Es handelt sich um ein grobschlägiges und langsames Ruhezittern mit einer Frequenz von 3 – 7 Schlägen pro Sekunde. Er zeigt häufig eine Seitenbetonung. Führt der Kranke eine Bewegung aus, so kann während des Bewegungsablaufs der Tremor zurücktreten oder federn, setzt jedoch am erreichten Ziel wieder ein, was nicht identisch mit einem Intentionstremor ist, bei dem während des Ablaufs der Bewegung eine v. a. kurz vor dem Ziel ausgeprägte Zunahme des Tremors vorliegt (Weber 1986). Der Parkinson-Tremor wird durch emotionale Anspannung verstärkt, er fehlt im Schlaf und kann bei weitgehender Entspannung verschwinden. Die eigentliche Tremorbewegung besteht in Beugen und Strecken des 2. – 5. Fingers, wodurch das klassische Symptom des „Pillendrehens" ausgelöst wird. Der Tremor kann auch auf Arme, Beine, Kopf oder Unterkiefer übergehen.
- *Essentieller Tremor:* Er tritt als erblicher Tremor familiär gehäuft auf, ist seitengleich ausgeprägt und durch eine höhere Frequenz (8 – 13 Schläge pro Sekunde) gekennzeichnet. Er verstärkt sich im Verlauf bestimmter feinmotorischer Verrichtungen wie Kaffeetasse halten u. dgl.
- *Zerebellärer Intentionstremor:* Charakteristischerweise nimmt dieser Tremor mit zunehmender Annäherung einer Gliedmaße an das Ziel, z. B. beim

Ergreifen eines Gegenstands, zu. Er führt zu einer oft erheblichen Behinderung, die von allen Tremorarten am stärksten ausgeprägt ist (Vogel 1985).

- *Tremor bei internistischen Grundkrankheiten:* Hier kommt dem „flapping tremor", der überwiegend als Folge eines chronischen Alkoholabusus durch Leberschädigung entsteht, auch im Alter Bedeutung zu. In Frühstadien ist der Tremor feinschlägig und wird im Laufe der Zeit zunehmend grobschlägiger (ca. 8 – 9 Schläge pro Sekunde).
- Der *Tremor im Rahmen einer Schilddrüsenüberfunktion* ist meist hochfrequent (16 – 20 Schläge pro Sekunde) und kann auch auf die Arme übergehen.
- Schließlich treten im Gefolge von *Hypoglykämien* oder einer *Hypotonie mit Kollapsneigung* u. U. Tremorzustände auf.
- Hinzuweisen ist noch auf die Möglichkeit einer *medikamentösen Verursachung* des Tremors (s. Tabelle 1).

Tabelle 1. Die wichtigsten Tremorformen. (Mod. nach Vogel 1985)

Tremortyp	Kennzeichen	Ursache	Sonstige neurologische Symptome
Haltungstremor	In Ruhe: fehlend, bei Halteinnervation: schwach bis mittel; Frequenz: 6 – 12/s; Amplitude: konstant klein	Physiologisch Essentieller Tremor (erblich) Endokrin: Hyperthyreose	Keine Keine
		Toxisch: z. B. Alkohol, Blei	Evtl. Polyneuropathie
		Medikamentös: Hydantoine, Neuroleptika, Thymoleptika, Brom, Lithium	Extrapyramidale Syndrome, Nystagmus
	Sonderform: „flapping tremor"	Leber-, Nierenerkrankung, Malabsorption	Zeichen einer Enzephalopathie
Ruhetremor	In Ruhe: schwach bis stark; Frequenz: 4 – 8/s; Amplitude: meist groß, bei Haltungsinnervation und Bewegung: keine Zunahme	Degeneration extrapyramidaler Kerngebiete	Oft: Hypokinese, Rigor
Intentionstremor	In Ruhe: meist fehlend, bei Halteinnervation: fehlend bis schwach; bei Bewegung: schwach bis stark; Frequenz und Amplitude: variabel	Läsion des zerebellaren Systems	Ataxie, Nystagmus

Welche anamnestischen Fragen sind wichtig?

Die Anamnese richtet sich auf den Ausschluß einer internistischen Grundkrankheit und einer Medikamentennebenwirkung sowie einer möglichen Alkoholsucht. Die Anamnese dient dann v. a. der Erhebung möglicher neurologischer Symptome wie Gang- oder Sehstörungen und Behinderungen der Motorik.

Welche körperlichen Untersuchungen sollten durchgeführt werden?

Das Vorliegen eines Tremors sollte stets neurologisch abgeklärt werden. Mindestens ist auf das Vorliegen von Rigor und Akinese sowie auf eine etwaige zerebelläre Symptomatik mit Ataxie und Nystagmus zu achten. Weiterführend ist eine sorgfältige Beobachtung des Tremors bei Entspannung, emotionaler Anspannung und beim Bewegungsablauf. Besonders deutlich zeigt eine Schriftprobe Hinweise auf das Vorliegen eines Morbus Parkinson. Im Rahmen der körperlichen Untersuchung werden internistische Krankheitsbilder orientierend ausgeschlossen.

Wann sollte welche Zusatzdiagnostik erfolgen?

Nicht immer gelingt die Abgrenzung verschiedener Tremorformen in der Praxis hinreichend sicher, so daß eine fachärztliche Kontrolluntersuchung bei neu aufgetretenem Tremor zu empfehlen ist, zumal sich für den Patienten hier u. U. weitreichende Konsequenzen der Behandlung ergeben (z. B. Abgrenzung zwischen Morbus Parkinson und multipler Sklerose).

Laboruntersuchungen betreffen Leberstatus, Blutzucker, Blutbild und Schilddrüsenfunktion.

Bei Oskar S. bestanden anamnestisch Zustand nach Myokardinfarkt und eine koronare Herzkrankheit. Der Patient litt außerdem an einem Diabetes mellitus Typ II. Anamnestisch ergaben sich keine Hinweise auf hypoglykämische Zustände, der Blutdruck war normal. Ein kürzlich wegen Schlafstörungen verordnetes Neuroleptikum wurde wieder abgesetzt. Neurologisch bot der Patient keine weiteren Befunde, insbesondere keinen Rigor, und eine weitgehend unauffällige Motorik und Mimik. Beim Schreiben jedoch zeigte sich ein deutlich durch den Tremor gestörtes und sehr kleines Schriftbild mit Verkümmerung gegen Ende der Worte. Der Patient wurde mit der Verdachtsdiagnose eines Morbus Parkinson dem Neurologen überwiesen.

Therapeutische Maßnahmen

Die Behandlung des Tremors richtet sich nach der vorliegenden Grundkrankheit (s. Teil II, Kap. 6, „Morbus Parkinson").

Der essentielle Tremor spricht gut auf eine Behandlung mit β-Rezeptorenblockern an.

Bei Oskar wurde die Diagnose eines Morbus Parkinson vom Neurologen bestätigt und eine entsprechende Therapie eingeleitet.

Literatur

Vogel P (1985) Leitsymptom: Tremor/Ataxien. In: Heisig N (Hrsg) Innere Medizin in der ärztlichen Praxis. Thieme, Stuttgart New York, S 741 ff
Weber G (1986) Bewegungsstörungen. In: Zöllner NU, Hadorn W (Hrsg) Vom Symptom zur Diagnose. Karger, Basel, S 444 ff

4 Typische häufige Krankheitssyndrome

4.1 Behinderung

H. Sandholzer

Fallbeispiel

Eine 75jährige Frau ist seit 3 Jahrzehnten wegen einer Querschnittslähmung an den Rollstuhl gefesselt. Obwohl sie mit viel Energie gegen diese Behinderung ankämpft, ist sie bei vielen Verrichtungen auf ihre Tochter angewiesen, z. B. beim Baden, beim Haarewaschen oder bei der Fußpflege. Da sie durch das Beklopfen der Blase selbständig eine regelmäßige Miktion erreichen kann, ist sie kontinent. Sie braucht jedoch wegen ihrer eingeschränkten Beweglichkeit beim Säubern auf der Toilette Hilfe. In ihrer Wohnung sind die Türen verbreitert und Rampen eingebaut, so daß sie hier voll mobil ist. In der Küche sind die Arbeitsflächen auf die Höhe einer Rollstuhlfahrerin eingerichtet, so daß sie sich trotz einer zusätzlich schlechten Sehfähigkeit ein Essen warm machen und das Geschirr spülen kann.

Im weiteren Verlauf wird diese stabile Situation durch einen zerebralen Insult zur Dekompensation gebracht. Nach der stationären Phase ist sie bettlägerig und muß vollkommen von ihren Kindern gepflegt werden. Der behandelnde Hausarzt hat große Anstrengungen unternommen, um seiner Patientin eine Heimeinweisung zu ersparen, u. a. mit einer steten Motivation der Angehörigen, Durchführung zahlreicher Hausbesuche und Vermittlung von Hilfsmitteln (Krankenbett, Dekubitusmatratze, Inkontinenzversorgung). Die Belastung der Familie hat sich durch die Einschaltung von ambulanten Diensten auf das bestmögliche Maß reduzieren lassen. Während die Tochter tagsüber arbeitet, kommen Gemeindeschwestern zur Pflege und Mitglieder der Nachbarschaftshilfe zum Füttern und Betten. Abends wird sie dann von ihrer Familie versorgt. Nach annähernd 4 Jahren hat sich die Situation nicht wesentlich verschlechtert, und die Frau hat nach wie vor ihren Mut nicht verloren. Neben der guten Versorgung tragen dazu maßgeblich ihre Enkelkinder bei, die eine gute Beziehung zu der Oma haben und ihr das Gefühl geben, geliebt und gebraucht zu werden.

Differentialdiagnose

Unter „Behinderung" ist im Grunde genommen ein Überbegriff für verschiedene Störungen auf unterschiedlichem Organisationsniveau zu verstehen (WHO 1980), die kausal miteinander verbunden sind. In der Folge von alters- oder krankheitsbedingten Veränderungen des Organismus (s. Teil I, Kap. 2.1) kommt es zu strukturellen oder funktionellen Organschäden. Diese *pathologischen Veränderungen* können zunächst nur durch systematische Untersuchungen („screening") festgestellt werden, da noch keine Beschwerden oder Symptome vorliegen. Man muß sich daher geeigneter Tests bedienen (z. B. Belastungs-EKG, Röntgen, Zervixzytologie, psychologische Tests, neuroradiologische Methoden etc.), um eine Krankheit auf dieser Stufe frühzeitig zu erkennen. Schreitet der Krankheitsprozeß fort, so kommt es zu Ausfallserscheinungen komplexer Organfunktionen, die dem Patienten häufig als *Beeinträchtigung* bewußt werden. Man unterscheidet zwischen einem unspezifischen „Krankheitsgefühl" („illness") und spezifischen, auf bestimmte Organsysteme hinweisenden Symptomen („impairment"). Obwohl diese Funktionseinbußen prinzipiell vom Patienten wahrgenommen werden könnten, kommt es häufig vor, daß er sie dem behandelnden Arzt nicht mitteilt, weil er sie falsch bewertet oder sie für normale Alterserscheinungen hält (Williamson et al. 1964). Oder es führt dann ein ganz anderer Grund zu einer Konsultation, so daß der Arzt nur durch systematisches Fahnden nach allen Funktionseinbußen diese entdecken kann („opportunistic case finding").

Mit zunehmenden Krankheitsschweregrad entwickeln sich dann *Einschränkungen bei alltäglichen Verrichtungen („Disability")* bzw. eine *Gefährdung des Patienten in bezug auf seine Selbständigkeit („handicap")*. Je nachdem, wie spät der Patient den Arzt aufsucht bzw. wie intensiv der Hausarzt ihn betreut, muß also eine Differentialdiagnose auf diesen unterschiedlichen Ebenen stattfinden.

Relativ häufig wird der Hausarzt erst in einem recht späten Stadium verständigt, z. B. wenn der Ältere bettlägerig ist und niemand genau weiß warum, oder wenn sich eine Beeinträchtigung der sozialen Integration in Form von schwereren Verhaltensstörungen entwickelt hat. Man muß dann gezielt nach den entsprechenden Funktionseinbußen suchen.

Nachfolgende Übersicht (S. 387) führt die wichtigsten krankheitsbedingten Ursachen für soziale Benachteiligungen auf. Sie beruht auf einer multivariaten Analyse des Behinderungsgrades von über 65jährigen Allgemeinpraxispatienten. Als wichtigste Konsequenz ist festzuhalten, daß organisch psychiatrische Störungen für fast alle Arten einer sozialen Benachteiligung von Bedeutung sind, weswegen ein dementieller Prozeß immer differentialdiagnostisch zu berücksichtigen ist. Häufig liegen mehrere, allerdings verschieden schwere Funktionseinbußen nebeneinander vor, und es spielen zusätzlich andere Faktoren (z. B. schlechte Wohnverhältnisse, Armut, geringe familiäre Unterstützung) eine Rolle.

Diagnostische Maßnahmen

Ein Blick auf Abb. 1 macht deutlich, daß ein apparativ aufwendiges Routineuntersuchungsprogramm für jeden kranken Älteren nicht in Frage kommen kann. Nach dieser Literaturübersicht hat etwa jeder zweite Ältere eine signifikante körperliche Beeinträchtigung, jeder Dritte Schwierigkeiten bei alltäglichen Verrichtungen und jeder Zehnte ist pflegebedürftig. Allein schon aus ökonomischen Gründen ist daher ein diagnostisches Routingeprogramm nicht zu empfehlen. Ebensowenig kommt eine schematische Versorgung mit Hilfsmitteln in Betracht. Man muß sich daher im wesentlichen auf die Anamnese und einfache Tests verlassen und entscheidende Probleme gezielt angeben.

Anamnese und Basisuntersuchung bei älteren Menschen (geriatrisches Assessment)

I. Anamnese
- Beschwerden (Art, Dauer, Verlauf, Hauptklage)
- Subjektiver Gesundheitszustand (Einschätzung, Schmerzen, Qual)
- Medizinische Vorgeschichte (einschließlich Krankenhausaufenthalten)
- Behandlungspflege
- Medikamenteneinnahme (Zahl, Art, Notwendigkeit, Compliance)

II a. Körperliche Beeinträchtigungen („physical impairment")
1. Sehvermögen
2. Hörvermögen
3. Sprachbeeinträchtigung
4. Motorik
5. Schwindelgefühle
6. Zittern (Tremor)
7. Atemnot
8. Angina pectoris
9. Periphere Durchblutungsstörungen
10. Diabetes mellitus
11. Harn- und Stuhlinkontinenz

II b. Psychische Beeinträchtigungen („psychiatric impairment")
1. Kognitiver Zustand
2. Affektiver Zustand

III. Behinderung bei alltäglichen Verrichtungen („disability")
1. Verkehrsmittelbenutzung
2. Fortbewegung
3. Selbstversorgung
4. Hausarbeiten
5. Andere Funktionen (Hobbies, Familienrolle...)
- Erfassung von Hilfeleistungen, Versorgungsdefizite
- Der Haupthelfer und seine Belastung

IV. Benachteiligung („handicap")
- Lebensverhältnisse: Familienstand, Wohnsituation usw.
- Ökonomischer Teil: Einkommen, behinderungsbedingte Ausgaben

1. Einschätzung der Mobilität
2. Einschätzung der Orientierung
3. Einschätzung der Selbständigkeit
4. Einschätzung der Beschäftigung
5. Einschätzung der sozialen Integration
6. Einschätzung der wirtschaftlichen Unabhängigkeit

V. Dokumentation der Krankheiten, deren Schweregrad und Behandlungsbedürftigkeit

---

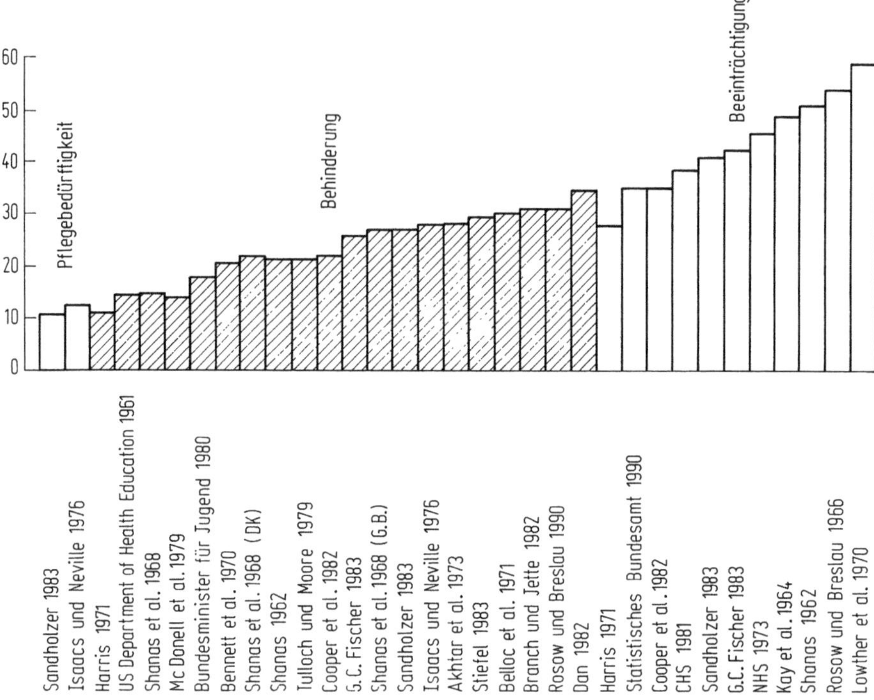

Abb. 1. Metaanalyse über „Behinderung" bei in der Gemeinde lebenden älteren Menschen; Prävalenz von Behinderung bei über 65jährigen

Nachfolgende Übersicht (S. 389) listet die wichtigsten Gesichtspunkte einer sorgfältigen klinischen Untersuchung des Älteren auf. Man kann sich dabei auf die eigene Erfahrung verlassen oder ein geriatrisches Screening-Instrument zu Hilfe nehmen.

Da diese Untersuchung als Basis für die einzuleitenden Maßnahmen und deren Erfolgskontrolle dient, ist auf jeden Fall auf eine genaue *Dokumentation* zu achten, wobei insbesondere der Schweregrad der Beeinträchtigungen bzw. Behinderung sowie die Behandlungsbedürftigkeit der zugrundeliegenden Krankheiten vermerkt werden muß. Ist erst einmal eine gründliche Untersuchung (*Assessment*) dokumentiert worden, bereitet es nur noch wenig Mühe, die entsprechenden Veränderungen systematisch zu ergänzen und festzustellen, ob sich durch die einzelnen therapeutischen Maßnahmen Verbesserungen ergeben haben.

Bei der Untersuchung wird dem Älteren zunächst die Gelegenheit gegeben, in freier Form und ohne Zeitdruck über seine Beschwerden zu sprechen. Die Reihenfolge der einzelnen Punkte sollte flexibel gehandhabt und somit dem natürlichen Gesprächsverlauf angepaßt werden. Der subjektiv empfundene Gesundheitszustand sollte erfragt werden, da er im Vergleich mit den objektiven Befunden erlaubt zu beurteilen, wie realistisch der Ältere seine Situation einschätzt.

Bedeutsame Runktionseinbußen für die Abklärung von sozialen Benachteiligungen

---

1. Mobilität: Fähigkeit, sich in der Umwelt zu bewegen

   1. Motorik
   2. Atmenot
   3. Kognitiver Zustand
   4. Hörvermögen

2. Orientierung: Fähigkeit, sich in der Umwelt zurechtzufinden

   1. Kognitiver Zustand
   2. Sehstörungen
   3. Diabestes
   4. Affektiver Zustand
   5. Hörvermögen

3. Selbständigkeit: sich selbst versorgen können

   1. Motorik
   2. Kognitiver Zustand
   3. Atemnot
   4. Diabetes
   5. Hörvermögen

4. Beschäftigung: sinnvolles und ausdauerndes Tätigsein

   1. Kognitiver Zustand
   2. Atemnot
   3. Motorik

5. Soziale Integration: mit anderen adäquate Kontakte aufzunehmen und zu erhalten

   1. Affektiver Zustand
   2. Kognitiver Zustand
   3. Hörvermögen

6. Wirtschaftliche Unabhängigkeit (behinderungsbedingte ökonomische Einschränkungen)

   1. Kognitiver Zustand

Frühere Krankenhausaufenthalte, Inanspruchnahme von medizinischer Pflege und eine genaue Medikamentenanamnese schließen sich an. Einschätzungen der Behinderung (z. B. bei den Hausarbeiten, der Selbstversorgung, der Verkehrsmittelbenutzung, der Fortbewegung) werden mit einer Beurteilung der bereits bestehenden Versorung verbunden. Gleichfalls wird die Belastung der Familie, die Identifikation der Hauptpflegekraft und eventueller Ersatzpfleger sowie ein entsprechendes Versorgungsdefizit notiert. Dies dient als Basis für die Vermittlung ambulanter Dienste.

Durch eine Kombination von gezielter Anamnese, Funktionstests und, wenn der Ältere sprachlich oder geistig schwer behindert ist, einer Fremdanamnese, werden die wichtigsten Beeinträchtigungen erfaßt: Seh-, Hör- und Sprachstörungen, Schwindelgefühle, Darm- und Blasenfunktion, Motorik, kardiale, vaskuläre oder respiratorische Beeinträchtigungen. Bei geringer Übung oder bei einer Erstuntersuchung empfiehlt sich die Verwendung eines standardisierten Untersuchungsbogens, um keine behandlungsbedürftigen Befunde zu übersehen. Gerade bei den einschleichend verlaufenden chronischen Erkrankungen kommt es zu Adaptationsreaktionen, so daß selbst schwere Funktionseinbußen

0: keine Beeinträchtigung	1: leichte, seltene Beeinträchtigung	2: mäßige, häufige Beeinträchtigung	3: schwere, dauernde Beeinträchtigung	4: Funktionsverlust
Motorik (Paresen, Arthrose Amputation…)	Gehstock, Schmerzen oder Bewegungseinschränkung	Krücken, eine Extremität schwer oder mehrere deutlich eingeschränkt	Rollstuhl, 2 Extremitäten gebrauchsunfähig (z.B. Para-, Hemiplegie)	Bett, Bettlift 4 Extremitäten gebrauchsunfähig
Sehvermögen	Lese- und Fernbrille, leichte Visusminderung	Zeitungslesen nur beschränkt möglich, einseitig schwere oder beidseits mäßige Beeinträchtigung	schwere Sehbeeinträchtigung (z.B. beidseitiger Katarakt), Großgedrucktes wird nicht erkannt	Blind oder nur Hell-Dunkel-Unterscheidung
Hörvermögen	Hörgerät, Flüstersprache wird nicht verstanden, einseitig schwerhörig	ohne Lauterreden und Anstrengung Verstehen unmöglich	Interview nur mit Schreien durchfürbar	Taub
Sprache (Aphasien, Dysarthrieen…)	Stottern, leichte Störungen	mäßig schwere Störung, Verständigung noch möglich ohne Zuhilfenahme nonverbaler Kommunikation	einzelne Wörter werden geäußert bzw. verstanden, Interview nur mit Hilfsperson und Testen möglich	stumm, keine verbale Verständigung möglich
Diabetes mellitus	mit Diät oder Tabletten eingestellt	insulinpflichtig, jedoch jedoch ohne Komplikationen	Folgeerkrankungen, instabile Stoffwechsellage	akute Entgleisung
Atemnot	Belastungsunabhängig oder nur	beim Gehen oder Treppensteigen	bei leichten Belastungen	Ruhedyspnoe
Herzschmerzen	bei schweren Belastungen	im mäßigen Tempo	beim langsamen Gehen	Ruheangina
Zittern	vorhanden	Schrift deutlich beeinträchtigt	Verschütten beim Kaffeetrinken	schwerer M. Parkinson
Inkontinenz	selten, bei Belastungen (Infekt, beim Heben schwerer Lasten), intermittierend	häufiger auch tagsüber, bei leichteren Belastungen	über 2mal pro Woche, jedoch nicht jeden Tag bzw. Nacht	Dauerkatheter, suprapubische Fistel tags und nachts
Durchblutungsstörungen	leichte (z.B. kalte Extremitäten), Gehen über 150 m möglich	Claudicatio beim Gehen ohne Pause bis 150 m	Ruheschmerzen	offene Beine oder Amputation

Abb. 2. Checkliste und Dokumentationsbogen für die Erfassung von körperlichen Beeinträchtigungen (nach dem „hierarchischen Meßinstrument für Behinderung")

dem Patienten geistig nicht präsent sind. Beispielsweise hat ein Patient auf Befragen nach Schmerzen oder Bewegungseinschränkungen in den Gelenken keine Auffälligkeit angegeben. Bei der Aufforderung, beide Arme hoch zu heben und dann zur Seite zu strecken (Abduktion, Anteversion), wurde dann eine schwere Omarthrose entdeckt.

Abbildung 2 zeigt einen Dokumentationsbogen für körperliche Beeinträchtigungen, der in wenigen Sekunden ausgefüllt ist. Ein kurzer Demenztest erleichtert die Einschätzung des kognitiven Zustands (s. Teil II, Kap. 3.4). Die Untersuchung wird durch eine genaue soziale Anamneseerhebung einschließlich der finanziellen Ressourcen) abgerundet. Unter Berücksichtigung der bereits vorliegenden Befunde können dann die Behandlungsbedürftigkeit der Krankheiten beurteilt und die Einschätzungen der Benachteiligung vorgenommen werden. Eine solche Untersuchung kann bis zu einer Stunde dauern, beträgt jedoch im Regelfall nur eine Viertelstunde, wenn man ein hierarchisches Screeninginstrument als Hilfsmittel verwendet.

Schweregrade und Gefahren

Die Reduktion der Lebenserwartung ist von der Grundkrankheit abhängig und kann z. B. bei malignen Erkrankungen erheblich höher sein als bei einer – wenn auch extrem behindernden – Arthrose. Interessanterweise scheint jedoch der Behinderung an sich ein eigener Effekt auf die Lebenserwartung zuzukommen. So fanden Abramson et al. (1982) neben dem Vorliegen einer schweren Erkrankung, niedrigem Blutdruck, Übergewicht, Hypercholesterinämie, Hinweis einer koronaren Herzerkrankung und Zeichen einer leichten Demenz auch Indikatoren der Behinderung bedeutsam für die Lebenserwartung älterer Männer. Der genaue Kausalzusammenhang ist noch nicht restlos aufgeklärt, aber es scheint so zu sein, daß sich der behinderte Ältere in einem labilen Gleichgewicht befindet, das durch zusätzlich Stressoren leicht zur Dekompensation gebracht werden kann. So ist eine vermehrte Anfälligkeit für Unfallverletzungen aufgrund von Hinstürzen beschrieben worden (Livesley 1984; H. Fischer 1969; Ralis 1986). Gerade im Winter gleiten sehr viele Ältere aus und ziehen sich eine Femurfraktur zu. Ein weiterer Faktor scheint eine erhöhte Mortalität durch Schwankungen der Umgebungstemperatur zu sein (Bull u. Morton 1978; Rowland 1977) sowie soziale Gründe wie Umzug, Tod des Ehepartners (McAvoy 1986), Krankenhauseinweisungen und andere belastende Ereignisse. Zuweilen wirkt auch die medizinische Therapie lebensverkürzend: Notaufnahmen und Todesfälle aufgrund unerwünschter Arzneimittelwirkungen sind beschrieben worden. Eine kürzlich erschienene Studie weist auf ein erhöhtes Demenzrisiko und eine höhere Sterblichkeitsrate bei niedrigen Blutdruckwerten hin und sollte zum Nachdenken zwingen.

Als zweites Risiko ist natürlich das Institutionalisierungsrisiko von Behinderten zu bedenken (McLennan et al. 1984), das insbesondere ab dem 75. Lebensjahr steil ansteigt. Im ersten Monat nach der Einweisung versterben 14% der Zugänge, im ersten Jahr 58%. Die mittlere Verweildauer beträgt daher im

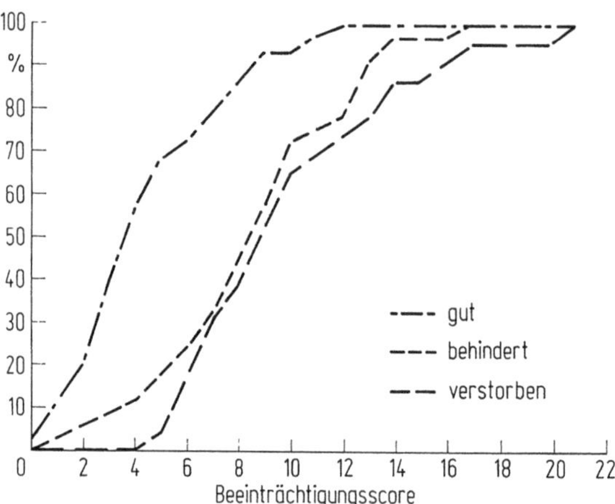

Abb. 3. Abhängigkeit der Zweijahresprognose vom Beeinträchtigungsscore (körperliche und organisch-psychiatrische Beeinträchtigung nach dem „hierarchischen Meßinstrument für Behinderung")

Schnitt nur 20 Monate. Fast 15% aller Älteren werden vor ihrem Tod ins Pflegeheim eingewiesen (Bickel 1989). Auch hier spielt der Schweregrad der Behinderung neben sozialen Faktoren wie Alleinleben eine Rolle (Branch u. Jette 1982).

Aus diesen Gründen ist es wichtig, die prognostische Bedeutung von Funktionseinbußen frühzeitig beurteilen zu können. Eine erste Untersuchung hierzu ist in Abb. 3 dargestellt. Addiert man zu den in Abb. 2 aufgeführten körperlichen Funktionsscores (jeweils 0−4 Punkte) noch den Wert der Schweregradeinschätzung der Demenz (0−4 Punkte, s. Teil II, Kap. 3.4), so erhält man eine einfache Schätzung der Zweijahresprognose.

Aus Abb. 3 kann man beispielsweise ablesen, daß bis zu einem Wert von 4 Punkten sich die Hälfte aller mit guter Zweijahresprognose und kein Verstorbener befand, während bei mehr als 12 Punkten nur noch Ältere mit schlechtem Outcome zu finden waren.

Typische Folgeprobleme für Patienten und Angehörige

Für den behinderten Älteren ergeben sich natürlich große Probleme psychischer und sozialer Art. Sie leiden wesentlich mehr leiden unter Angstgefühlen oder darunter, ein hartes Leben zu haben (Sandholzer 1987). Neben der Sorge über die Zukunft, evtl. den Lebensabend allein in einem Heim verbringen zu müssen, spielt hier natürlich die Erfahrung der Nützlichkeit innerhalb des Familienverbundes und die Aufgabe einer gewonnenen Freizeitbeschäftigung eine große Rolle. Die Wertschätzung durch die Umwelt ist deswegen so wichtig, weil sonst ein Teufelskreis von mangelnder Motivation (sich hängen lassen) und weiterer

Verschlechterung der Funktionsfähigkeit in Gang kommt. Der Arzt muß dem Behinderten das Gefühl vermitteln, daß er durchaus noch über viele Gestaltungsmöglichkeiten verfügt und sich nicht resignierend in die passive Rolle des Hilfsbedürftigen begibt. Dies gilt insbesondere für die essentiell bedeutsame (Pfaff 1982) Vermittlung finanzieller Hilfen, da diese vom „Sozialamt" kommen und viele Ältere diese als Beweis ihrer Nutzlosigkeit werten. Der Griff zum Telefonhörer, um mit einem Sachbearbeiter oder einer Beratungsstelle der Wohlfahrtsverbände zu sprechen, kann unüberwindliche Hürden abbauen.

Für die Angehörigen des Behinderten ist natürlich eine wesentliche psychische und körperliche Belastung durch die Pflege gegeben (Braun 1985), wobei zu bedenken ist, daß häufig der gleichaltrige Ehepartner die Hauptlast zu tragen hat. Auch die pflegenden Töchter bzw. Schwiegertöchter brauchen eine Betreuung durch den Hausarzt. Häufig stehen sie vor dem Dilemma, entweder die Pflege der Eltern oder die Erziehung ihrer Kinder vernachlässigen zu müssen. Der Hausarzt steht hier vor der schwierigen Aufgabe, eine Abwägung vorzunehmen. Die Pflege zu Hause darf man nicht um jeden Preis durchsetzen, da sich eine Grenze der Belastbarkeit bei der häufig rund um die Uhr erforderlichen Betreuung zeigt (Blosser-Reisen 1982). Auf der anderen Seite kann man als Hausarzt viele skeptische, ängstliche oder unsichere Familienmitglieder doch noch zur Übernahme der Pflege motivieren, wenn man sich als Stütze und kompetenten Ansprechpartner einbringt. Die Ausbildung von Angehörigen in Pflegemaßnahmen kann vom Roten Kreuz bzw. den Sozialstationen unterstützt werden und ihnen das notwendige Selbstvertrauen geben, aber auch Befriedigung in dieser neuen Lebensaufgabe finden helfen. Nach dem Tod der Pflegeperson, aber auch bei Heimeinweisung, tritt nicht für alle Hauptpfleger die anzunehmende Entlastung ein. Schuld und Trauergefühle mischen sich manchmal mit dem Verlust einer sinnvollen Aufgabe, Überarbeitung und innerer Leere, die von dem Hausarzt behandelt werden müssen. Hier ist auch an eine Einbeziehung des Pfarrers, der Gemeindeschwester oder eines psychotherapeutisch ausgebildeten Kollegen zu denken.

Therapeutische Intervention

Allgemein gilt die Regel, daß die Prophylaxe besser ist als die Therapie. Der Vermeidung von schädlichen Einflüssen kommt damit eine große Rolle zu. Medikamente, die zur Harnwegsobstruktion oder zu Schwindel- oder Verwirrtheitszuständen führen, sind beim Älteren nur sehr vorsichtig einzusetzen. Andererseits helfen sinnvoll eingesetzte Pharmaka bei der Beherrschung selbst schwerer Störungen wie Inkontinenz, Aggressivität oder Umherwandern. Medizinische Hilfsmittel können die Unabhängigkeit des Älteren enorm verbessern. Hörgeräte oder Rollstühle müssen aber optimal angepaßt und der Ältere in der Benutzung unterwiesen sein, sonst sind sie nutzlos (Engel et al. 1976; George et al. 1988; Simon 1985). In speziellen Fällen sind funktionsverbessernde Operationen (Steinbach 1989) wie Gelenkersatz, Kataraktenukleation, Tympanoplastik, Bypass etc. zu erwägen.

Behandlungsmöglichkeiten bei Behinderung*

1. Aufbau einer stützenden Beziehung
- „Arzt – Patient"
- „Arzt – Familienangehörige"
- Partnerschaftliche Einbeziehung anderer Personen aus der Gemeinde: Nachbarn, Seelsorger

2. Verbesserung der Funktionskapazität
- Medikation überprüfen, spezifische Schwerpunkte setzen
- Medizinische Hilfsmittel
- Funktionelle Rehabilitation
    - Inkontinenztraining
    - Gedächtnistraining
    - Krankengymnastik und körperliches Training
    - Logopädie, Ergotherapie u. v. a.
- Funktionsverbessernde Operationen

3. Vermittlung von Hilfe
- Aktivierung von möglichst vielen Helfern aus den Familien oder dem Freundeskreis (Entlastung der Hauptpflegeperson, Kompensationsmöglichkeit bei vorübergehender Abwesenheit, Vermeidung der Isolierung)
- Ambulante Dienste („Essen auf Rädern", Wäschedienst etc.)
- Freiwillige Helfer
- Telefonketten
- Angehörigen- bzw. Selbsthilfegruppen
- Sonstige Angebote der offenen Altenhilfe (Freizeit-, Begegnungs- und Beratungsangebote)
- Finanzielle Hilfen (Sozialarbeiter)

4. Adaptierung der Umwelt
- Im Haus: Küche, Dusche, Beleuchtung, Stolpermöglichkeiten u. a. m.
- Umzug in eine bessere Wohnung
    - In den Haushalt von Angehörigen
    - Angehörige in den Haushalt des Älteren
    - Altenwohnhäuser, Altenwohnheime

5. Kompetente Hauspflege
- In enger Zusammenarbeit mit der Gemeindeschwester bzw. Sozialstation
- Prophylaxe von Dekubitus, Pneumonie, Thrombose, Kontrakturen, Muskel- und Knochenschwund

6. Krisenintervention
- Bei interkurrierender Krankheit
- Vor bzw. nach Krankenhausaufenthalten
- Nach dem Tod des Partners
- Bei Überlastung bzw. Ausfall des Hauptpflegers
- Sterbebegleitung im häuslichen Milieu

7. Heimaufnahme (Altenheim, Altenpflegeheim)

Viele alleinlebende Behinderte brauchen das Gefühl von Sicherheit bzw. Hilfe in Notfallsituationen. In Städten helfen Laien oder Selbsthilfegruppen („Telefonkette") weiter, sonst sollten Nachbarn gebeten werden, nach dem älteren Menschen zu sehen. Das Hinterlassen der eigenen Telefonnummer (trotz bestehender ärztlicher Notdienste) vermittelt dem Patienten das Gefühl, im Arzt einen zuverlässigen Helfer in der Not zu haben. Gerade im Notdienst werden viele Ältere eingewiesen, weil die Vertreter die häusliche Situation nicht kennen (s. Teil I, Kap. 2.8). Sehr wichtig ist die stete Mobilisierung und Motivation. Ebenso bedeutsam ist der Hausbesuch (Mulley 1988; Stoffels 1985), bei dem viele kleine Hindernisse entdeckt und Ratschläge zur Adaptierung der Wohnbedingungen gegeben werden können. Eine Fülle von praktischen Hinweismöglichkeiten bezieht sich auf die Vermeidung von Stürzen. Feste Teppiche und rutschfeste Einlagen in Badewannen gehören dazu ebenso wie der Rat, sich bei Glatteis vom Taxi abholen zu lassen. Ausreichende Beleuchtung, ein Telefonapparat mit besonders großen Tasten, eine Leselupe mit einer geeigneten Lampe helfen bei Sehbehinderungen. Bei Gonarthrose sind tiefe Sessel für den Älteren nicht gut, weil er daraus zu schwer aufstehen kann. Der Nachtstuhl neben dem Bett verkürzt den häufig „eiligen" Weg zur Toilette und stellt auch eine kontinuierliche Erinnerung dar. Der Einbau einer Dusche ist gerade bei Beweglichkeitseinschränkungen sehr wichtig. Eine richtig ausgestattete Wohnung umfaßt eine Zentralheizung, einen Balkon, ist ebenerdig oder hat einen Aufzug, es muß ein Fernsprecher verfügbar sein (Drigenberg 1975). Sind Treppen vorhanden, so sollen sie keine steilen oder abgewendelten Stufen haben und Zwischenpodeste enthalten, damit der Ältere etwas ausruhen kann. Auch die nähere Umgebung der Wohnung, z. B. die Erreichbarkeit der Geschäfte, der Arztpraxis und der Post, spielen eine große Rolle (Lawton et al. 1980). In einem Hochhausviertel mit Zeichen von Vandalismus fühlt sich der Ältere unsicher und geht nicht mehr nach draußen. Lassen sich sehr ungünstige Wohnungsbedingungen nicht ändern, so ist evtl. ein Umzug in eine Altenwohnung angebracht. Es gibt eine Fülle von Hilfsdiensten, die zu der Versorgung von alleinwohnenden Älteren oder zur Entlastung von Pflegepersonen dienlich sein können. Sozialstationen, das Sozialreferat der Stadt oder Volkshochschulen geben bisweilen nützliche Broschüren mit den wichtigsten Telefonnummern für Beratungsstellen aus. Hier ist insbesondere auch an Selbsthilfe- und Angehörigengruppen zu denken: Ein Verzeichnis mit den wichtigsten Adressen kann beim Autor angefordert werden. In leider noch zu wenigen Regionen bieten Tages- und Nachtkliniken eine sinnvolle teilstationäre Ergänzung der ambulanten Versorgung an (May u. Gregory 1968). Gefährdet sich der Ältere selbst (Fortlaufen, Gas brennen lassen etc.), ist eine Unterbringung in einem Heim häufig nicht zu vermeiden.

Literatur

Abramson JH, Gofin R, Peritz E (1982) Risk markers for mortality among elderly men: a community survey in Jerusalem. J Chron Dis 35:565–572

Akhtar AJ, Broe GA, Crombie A, McLean WMR, Andrews GR, Caird FI (1973) Disability and dependence in the elderly at home. Age Aging 2:102–111

Belloc NB, Breslow L, Hochstim JR (1971) Measurement of physical health in a general population survey. Am J Epidemiol 93:328–336

Bennett AE, Garrad J, Halil T (1970) Chronic disease and disability in the community: A prevalence study. Br Med J 3:762–764

Bickel H (1989) Wahrscheinlichkeit und Dauer einer stationären Pflege im Alter. Öff Gesundhwes 51:667–673

Bielefeldt K, Enck P, Erckenbrecht F (1989) Gibt es eine medikamentöse Therapie der Stuhlinkontinenz? Z Allg Med 65:132–134

Blosser-Reisen L (1982) Handlungsspielräume und Grenzen der selbständigen Haushaltsführung im Alter – ein Beitrag zur Bestimmung des Hilfenbedarfs. Z Gerontol 15:142–149

Branch LG, Jette AM (1982) A prospective study of long-term care institutionalisation among the aged. Am J Public Health 72:1373–1379

Braun H (1985) Die Pflege hilfebedürftiger alter Menschen durch den Ehepartner. MMG 10:201–207

Bull GM, Morton J (1978) Environment, temperature and death rates. Age Aging 7:210–224

Bundesarbeitsgemeinschaft für Rehabilitation (1984) Die Rehabilitation Behinderter. Deutscher Ärzteverlag, Köln-Löwenich

Bundesminister für Jugend, Familie und Gesundheit (1980) Anzahl und Situation zu Hause lebender Pflegebedürftiger. Ermittlung von der Repräsentativdaten- und Situationsgruppenanalyse (Sozialdata München). Schriftenreihe des Bundesministers für Jugend, Familie und Gesundheit, Bd 80. Kohlhammer, Stuttgart

Chamberlaine MA (1988) Disabled living centres. Br Med J 296:1052–1053

CHS (Canadian Health Service): Minister of Supply and Services Canada (1981) Canada health survey: the health of Canadians. Report of the Canada health survey statistics, Canada, Catalogue 82–538 E, Ottawa

Cooper B, Glettler G, Abt HG (1982) Psychiatric disorder, physical impairment and disability among the elderly in an urban community. In: Magnussen G, Nielsen J, Buch J (eds) Epidemiology and prevention of mental illness in old age. EGV, Hellerup, pp 55–62

Dan J (1982) Über die Pflegebedürftigkeit von Altersrentnern auf dem Lande. ZFA 37:373–377

Dringenberg R (1975) Altenwohnungen – Konzeptionen, Realitäten und Befragtenmeinungen. Z Gerontol 8/6:400–412

Engel P, Neikes M, Bennedik K, Hildebrandt G, Rode FW (1976) Arbeitsphysiologische Untersuchungen zur Optimierung des Hebelantriebs und der Sitzanordnung beim handhebelbetriebenen Rollstuhl. Rehabilitation 15:217–228

Fischer GC (1983) Aspekte der Krankheitsbewertung bei älteren Patienten – Eine Untersuchung aus der Allgemeinpraxis. ZFA 59:1275–1280

Fischer H (1969) Unfallverletzungen alter Menschen. Z Gerontol 2:382–386

Garms-Homolova V, Huetter U, Leibing C (1982) Wohnbedingungen und Selbstversorgung im Alter. Z Gerontol 15:150–157

George J, Binns VE, Clayden AD, Mulley GP (1988) Aids and adaptations for the elderly at home: underprovided, underused, and untermaintained. Br Med J 296:1365–1366

Große-Ruyken FJ (1989) Die sozialmedizinische Kompetenz des Arztes. Ärzteblatt Baden-Württemberg 12:810–814

Gurland BJ (1981) The borderlands of dementia: The influence of sociocultural characteristics on rates of dementia occurring in the senium. In: Miller NE, Cohen GD (eds) Clinical aspects of Alzheimer's disease and senile dementia. Raven Press, New York (Aging, vol 15, pp 61–84

Harris HP (1971) Handicapped and impaired in Great Britain. Part I: Office of population census and survey. Social Survey Division, HMSO, London

Hatzmann W (1984) Die weibliche Harninkontinenz. ZFA 60:445–450

Isaacs B, Neville Y (1976) The needs of old people. The "interval" as a method of measurement. Br J Prev Soc Med 30:79–85

Kay DWK, Beamish P, Roth M (1964) Old age mental disorders in Newcastle Upon Tyne. Part 2: A study of possible social and medical causes. Br J Psychiatry 110:668–682

Lawton MP, Nahemow L, Min-Yeh T (1980) Neighborhood environment and the wellbeing of older tenants in planned housing. Int J Aging Hum Dev 11:211–228

Livesley B (1984) Falls in older age. Br Med J 289:568–569

Lowther CP, MacLeod RDM, Williamson J (1970) Evaluation of early diagnostic services for the elderly. Br Med J 3:275–277

May AR, Gregory E (1968) Participation of general practitioners in community psychiatry. Br Med J 2:168–171

McAvoy BR (1986) Death after bereavement. Br Med J 293:835

McDonnell H, Long AF, Harrison RJ, Oldmann C (1979) A study of persons aged 65 and over in Leeds metropolitan district. J Epidemiol Community Health 33:203–209

McLennan WJ, Isles FE, McDougall S, Keddie E (1984) Medical and social factors influencing admission to residential care. Br Med J 288:701–703

Minister of Supply and Services Canada (1981) Canada health survey: The health of canadians. Report of the canada health survey statistics, Canada, Catalogue 82–538 E, Ottawa

Mulley GP (1988) Home visiting by consultants. Br Med J 296:515–516

NHS (National Health Survey): US Department of Commerce Bureau of the Census (1973) National Health Interview Survey (NHIS). Government Printing Office, Washington

Paeslack V (1976) Technische Rehabilitationshilfen für den nachstationären Bereich bei Querschnittslähmungen. Rehabilitation 15:244–252

Payne M, Clayton S (1988) Voluntary organizations: an underused asset. J R Coll Gen Pract 37:339–340

Pfaff AB (1982) Einkommen als Voraussetzung der Selbstversorgung im Alter. Z Gerontol 15:158–167

Ralis ZA (1986) Epidemics of fractures during periods of snow and ice. Br Med J 293:484

Rosow I, Breslau N (1966) A Guttman health scale for the aged. J Gerontol 21:556–559

Rössler W, Häfner H, Heiden W an der, Jung E, Martini H (1988) Der Stellenwert der Sozialisation in der ambulanten gerontopsychiatrischen Versorgung. Psychiatr Prax 15:109–114

Rowland KF (1977) Environmental events predicting death for the elderly. Psychol Bull 84/2:349–372

Rustemeyer J (1984) Rehabilitationsmöglichkeiten bei geriatrischen Patienten. MMW 126/43:1243–1248

Rustemeyer J (1988) Rehabilitation im Alter. ZFA 64:429–434

Sandholzer H (1983) Behinderung und Beeinträchtigung bei älteren Patienten in der Allgemeinpraxis. Z Allg Med 59:349–354

Shanas E (1962) The health of older people. Cambridge/Ma

Shanas E, Townsend P, Wedderburn D, Friis H, Milhoj P, Stehouver J (1968) Old people in three industrial societies. Atherton, New York

Simon P (1985) Verordnung von Rollstühlen in der Allgemeinpraxis. Allgemeinarzt 2:84–90

Sökeland J, Platt D (1989) Harninkontinenz im Alter – kein Tabuthema. Dtsch Ärztebl 86:224–226

Statistisches Bundesamt (1990) Kranke und unfallverletzte Personen. Ergebnisse des Mikrocensus, Mai 1976. Kohlhammer, Stuttgart

Steinbach E (1989) Gehörverbessernde Maßnahmen beim alten Menschen. Therapiewoche 39:2798–2802

Stiefel ML (1983) Hilfsbedürfigkeit und Hilfenbedarf älterer Menschen im Privathaushalt. Deutsches Zentrum für Altersfragen, Berlin

Stoffels H (1985) Der Hausbesuch in der Sozialpsychiatrie. MMG 10:187–196

Summa JD, Schütte T, Koch-Weser K (1987) Geriatrische Rehabilitation im Rahmen eines Modellprojekts. Gerontologie 33:47–52
Tulloch AJ, Moore V (1979) A randomized controlled trial of geriatric screening and surveillance in general practice. J R Coll Gen Pract 29:733–742
US Department of Commerce Bureau of the Census (1973) National Health Interview Survey (NHIS), Government Printing Office, Washington
US Department of Health Education and Welfare (1961) US National Health Survey: Impairment by type, sex and age; United States, July 1957–June 1958. Public Health Serivce, Washington
Vetter NJ, Jones DA, Victor CR (1984) Effect of health visitors working with elderly patients in general practice: A randomised controlled trial. Br Med J 228:369–372
WHO (1980) International classification of impairments, disabilities and handicaps. A manual of classification relating to the consequences of disease. WHO, Genf
Wilhelm M (1988) Sozialmedizinische Beratung durch den Hausarzt. ZFA 64:446–449
Williamson J, Stokoe IH, Gray S, Fisher M, Smith A, McGhee A, Stephenson E (1964) Old people at home – their unreported needs. Lancet I:1117–1120

4.2 Verwirrtheit

H. Sandholzer

Fallbeispiel

Eine 87jährige Frau, die in der Praxis schon seit über 30 Jahren bekannt ist, nimmt 1980 erstmals an einem systematischen geriatrischen Screening teil. Bei der Befragung klagt sie über starke Schmerzen im Thoraxbereich, die bei Belastung auftreten und weniger als 20 Minuten anhalten, über dicke Beine, Atemnot bei Belastungen, gelegentliches Husten mit Auswurf, Kribbeln in den Beinen, Schwindelgefühle, Hörstörungen und Ohrensausen. Sie könnte vor lauter Sorgen kaum mehr schlafen und habe Angst um ihre Enkelkinder, die ja immer später heimkämen. Außerdem fürchte sie sich entsetzlich vor Gewittern. Diese Beschwerden werden im Sinne einer chronischen Bronchitis, einer koronaren Herzkrankheit sowie peripherer und zerebraler Durchblutungsstörungen auf dem Boden einer Arteriosklerose interpretiert. Für eine generalisierte Arteriosklerose sprechen auch der Untersuchungsbefund (Sklerosegeräusche über allen Auskultationspunkten), das EKG (ventrikuläre Extrasystolen, Erregungsrückbildungsstörungen) und der Thoraxröntgenbefund (verkalkte Gefäße, Kalksichel am Aortenknopf, Linksverbreiterung des Herzens). Der Blutdruck beträgt 190/90. Neurologisch fällt ein mäßiggradiger Tremor auf, der ihre Unterschrift sehr zittrig aussehen läßt. Das kognitive Screening deckt eine leichte zeitliche Orientierungsstörung und eine Einschränkung beim allgemeinen Wissen auf (vgl. Teil II, Kap. 3.4). Auffallend ist jedoch, wie selbstbewußt die ältere Dame bei der Befragung Defizite bei den alltäglichen Verrichtungen verdrängt. So vertritt sie die Meinung, daß sie ihrer „Pflege"tochter im Haushalt ja sehr helfen würde, wobei tatsächlich das Umgekehrte der Fall ist. Da ihre Hauptbeschwerden sich auf ihre niedergeschlagene Stimmung beziehen, diagnostiziert ihr Hausarzt eine depressive Erkrankung.

Ein Jahr später tritt erstmals ein akuter Verwirrtheitszustand auf, der von dem Vertreter im Notdienst mit Haloperidol erfolgreich behandelt wird. Im folgenden Jahr wird durch Wiederholung des geriatrischen Screenings und einer neurologischen Untersuchung eine fortgeschrittene Demenz bestätigt, wobei die Überschätzung der eigenen Fähigkeiten erheblich zugenommen hat. Sie wirkt jetzt deutlich konzentrationsgestört, ist zeitlich desorientiert und kann nur mit Mühe ein Gespräch aufrechterhalten. Der kognitive Score ist innerhalb von 2 Jahren von 4 (minimale kognitive Beeinträchtigung) auf 14 Punkte gestiegen (schwere Demenz, s. Kap. 3.4). Ihre zuvor eher depressive Stimmung hat sich nun in eine Reizbarkeit und Nörgelei gewandelt. Mit ihrer Tochter ist sie inzwischen unzufrieden; diese würde sie total vernachlässigen. Wegen der 4 Kinder sei keine Zeit mehr für sie da. Sie bekomme von ihr nichts, kein einziges Geschenk. Soviel Undankbarkeit sei ihr noch nie vorgekommen. Sie versorge sich vollkommen selbst, behauptet die Patientin. Auf die Frage, ob sie auch einkaufen ginge, weicht sie aus: sie „habe alles im Garten". Die Fremdanamnese mit der Pflegetochter ergibt dagegen ein ganz anderes Bild. Die ältere Dame sei richtig halsstarrig und eifersüchtig geworden. Deswegen hätte ihre Familie ein Haus gekauft, das sie im Dezember beziehen wollten. Die Patientin sei dann unversorgt allein, falls sie niemand finden würde, der zu ihr ins Haus ziehe und sie betreue. Bisher habe sie selbst die Patientin versorgt und ihr täglich das Essen gebracht. In den letzten Tagen habe sie jedoch Kot verschmiert und dies dann alles auf die Kinder geschoben. Sie habe auch behauptet, daß man ihr das Sparbuch weggenommen habe. Sie habe es jedoch selbst so gut versteckt, daß sie den Ort nicht mehr wußte. Der Hausarzt macht daraufhin einen Besuch, wobei er die Patientin vergeblich zu überzeugen sucht, in ein Altenheim zu ziehen. Daher veranlaßt er beim Sozialreferat der Stadt die Einrichtung einer Gebrechlichkeitspflegschaft mit Aufenthaltsbestimmungsrecht, damit notfalls eine Pflegeheimunterbringung auch gegen den Willen der Patientin in die Wege geleitet werden kann. Drei Monate wird sie ambulant von den Gemeindeschwestern und dem Hausarzt versorgt, dann muß sie in ein Heim eingewiesen werden, wo sie nach einem Monat verstirbt.

Definition

Unter „Verwirrtheit" ist ein der medizinischen Laiensprache vorbehaltener Ausdruck für längeranhaltende Symptome einer dementiellen Erkrankung zu verstehen (Oesterreich 1989). Der Begriff Demenz umfaßt ein ätiologisch unspezifisches Syndrom, welches durch Gedächtnisschwäche, Störungen höherkortikaler Funktionen, Störungen der Sprache und der Orientierung sowie, im weiteren Verlauf, durch ein fortschreitendes Versagen bei den alltäglichen Verrichtungen gekennzeichnet ist. Häufig wurden „organisches Psychosyndrom", „chronisches Psychosyndrom" bzw. „hirnorganisches Psychosyndrom" (HOPS), „zerebrale Insuffizienz", „chronischer Verwirrtheitszustand" oder „pseudoneurasthenisches Syndrom" als Synonyme für ein Frühstadium einer dementiellen Erkrankung („leichte" Demenz) verwendet, obwohl hier Gedächtnis- und Orientierungsstörungen ohne die demenztypischen neuropsychologischen Beeinträchtigungen vorliegen (Oesterreich u. Wagner 1982; Seltzer u. Sherwin 1978). Von der Demenz unterscheidet man das „Delir" bzw. als Synonyme: „akuter Verwirrtheitszustand", „Korsakow-Syndrom", „Durchgangssyndrom", „akuter exogener Reaktionstypus", „globale transitorische Amnesie", „anamnestisches Syndrom".

Häufigkeit

In verschiedenen Feld- und Allgemeinpraxisuntersuchungen stellten dementielle Zustandsbilder die zweithäufigste Gruppe unter den psychiatrischen Erkrankungen dar; je nach Einschluß von Frühformen schwankten die Zahlen zwischen 2,5 und 26,5% (Sandholzer 1987).

In Allgemeinpraxen werden in 4 Wochen je nach Praxisgröße zwischen einem und 25 Patienten mit ausgeprägter Demenz behandelt; die Zahl der in diesem Zeitraum betreuten Menschen mit Demenz kann auf über 60 ansteigen, wenn man leichtere Formen hinzuzählt (Sandholzer 1989a). Ärzte, die weder Hausbesuche machen, noch Altenheime betreuen, sind wenig mit dem Problem konfrontiert. In einer Durchschnittspraxis entspricht der Anteil der dementen Älteren an den über 65jährigen etwa dem der Wohnbevölkerung. Rechnet man die Beratung der oft überlasteten Angehörigen hinzu, so läßt sich leicht ersehen, daß dieses Krankheitsbild einen neuen Schwerpunkt in der Allgemeinmedizin darstellt; neu deswegen, weil sich das Altersspektrum der Patienten in höhere Jahrgänge verschoben hat und der wesentlichste Risikofaktor für die Entwicklung einer Demenz und der davon abzugrenzenden benignen kognitiven Beeinträchtigung das chronologische Altern darstellt. In einer Erhebung (Sandholzer 1989 b) in 8 Allgemeinpraxen nahm der Anteil der geistig vollkommen unbeeinträchtigten Patienten stetig von 65 % bei den 65- bis 69jährigen bis auf 4 % bei den über 90jährigen ab. Dementielle Krankheitsbilder kamen bei Patienten unter 75 Jahren selten vor: während der Anteil hier unter 1 % lag, betrug er bei den 75- bis 79jährigen schon 4,2 %, bei den über 90jährigen mehr als 45 %.

Obwohl pro Quartal nur wenige demente Patienten an Nervenärzte oder Fachkliniken überwiesen werden und die Betreuung vorwiegend von Allgemeinärzten sichergestellt wird (s. Tabelle 3), fehlten bislang sowohl praxisrelevante Forschungsergebnisse wie praktikable Standards für Diagnose und Therapie in der Primärversorgung.

Differentialdiagnose

Der diagnostische Entscheidungsprozeß ist in einzelne Schritte aufzugliedern. Er reicht von den festzustellenden Klagen über ein nachlassendes Gedächtnis zu dem Nachweis einer kognitiven Beeinträchtigung, der Beurteilung ihres Schweregrades (s. Kap. 3.4) zu der Abgrenzung einer Demenz von anderen Syndromen mit spezifischem Verlauf (Lauter u. Kurtz 1989). Nach der Bestätigung der Demenzdiagnose müssen die zugrundeliegenden Krankheiten differenziert werden, wobei für einige nach speziellen Ursachen (ätiologische Diagnose) gesucht werden muß. Trotz der im folgenden dargestellten Entscheidungshilfen muß klargestellt werden, daß es sich hier grundsätzlich um Wahrscheinlichkeitsaussagen handelt. Ferner kommen auf allen Stufen Mischtypen und Übergänge zwischen verschiedenen Syndromen vor.

Differentialdiagnostische Abgrenzung des dementiellen Syndroms aufgrund fortgeschrittener und globaler kognitiver Beeinträchtigung

In der Entwicklungsphase ist eine Demenz schwer von benignen oder symptomatischen Gedächtniseinbußen abzugrenzen. Die Vorgabe relativ strikter diagnostischer Kriterien, die in der internationalen Klassifikation von Krankheiten (ICD), oder von Veröffentlichungen von Fachgesellschaften oder Forschungsgruppen beschrieben sind (z. B. „DSM-R", „CAMDEX", „NINCDS-ADRDA"; American Psychiatric Association 1987; Roth et al. 1986; McKhann et al. 1984), dient daher in erster Linie der Abgrenzung von normalen Altersveränderungen. Sowohl das Kurzzeitgedächtnis (z. B. die Unfähigkeit, 3 gewöhnliche Gegenstände nach kurzem Vorzeigen in 5 Minuten wiederzugeben), wie das Langzeitgedächtnis muß bei einer Demenz beeinträchtigt sein. Letzteres zeigt sich als Erinnerungsverlust für eigene biographische (Geburtsdatum und -ort, Art des früher ausgeübten Berufs) oder von allgemein bekannten Daten (Namen Prominenter wie des Bundeskanzlers, Beginn/Ende der Weltkriege etc.). Zusätzlich sollte wenigstens eines der folgenden Kriterien zutreffen:

a) Beeinträchtigung des abstrakten Denkens (z. B. Unfähigkeit, Ähnlichkeiten oder Unterschiede zwischen verschiedenen Wörtern festzustellen);
b) beeinträchtigtes Planungs-, Gestaltungs- und Urteilsvermögen (nutzlose Anschaffungen, unrealisierbare Pläne für Reisen oder Wohnungsumbauten; Unfähigkeit, ein Familienfest wie Weihnachten zu gestalten);
c) Beeinträchtigung von höheren kortikalen Funktionen, wie z. B. Aphasie, Apraxie (gestörte Bewegungs- oder Handlungsmuster bei unbeeinträchtigtem Verständnis bzw. körperlicher motorischer Funktion), Agnosie (Unfähigkeit, trotz intakter Sinnesorgane Objekte zu erkennen), Schwierigkeiten bei konstruktiven Aufgaben (z. B. Unfähigkeit, einen Würfel zu zeichnen oder ein geometrisches Muster aus Bausteinen zusammenzusetzen);
d) Veränderungen oder Akzentuierung von prämorbiden Persönlichkeitszügen, zunehmender Rückgang von Interesse oder sozialer Anpassung, Gefühlsverflachung.

Die intellektuelle Beeinträchtigung sollte über eine Zeitdauer von sechs Monaten bei fehlender Bewußtseinstrübung nachweisbar sein und sich negativ auf die Arbeitsfähigkeit oder die üblichen Aktivitäten und soziale Beziehungen auswirken.

Differentialdiagnostisch kommen psychiatrische („Pseudodemenz"; Smith u. Kiloh 1981; Caine 1981) und neurologische Erkrankungen mit Demenz bzw. verzögerter geistiger Verarbeitungsgeschwindigkeit („subkortikale Demenz"; Moossy et al. 1987; Benson 1983; Cummings u. Benson 1984) sowie akute Verwirrtheitszustände in Betracht. Wegen der großen Häufigkeit von funktionellen psychischen Störungen bei älteren Allgemeinpraxispatienten sind depressive Erkrankungen die wichtigste Differentialdiagnose. Tabelle 1 listet die Kriterien auf, die bei der ersten differentialdiagnostischen Eingrenzung und der Beurteilung des unmittelbaren hausärztlichen Handlungsbedarfs von Bedeutung sind. Wegweisend ist v. a. der klinische Verlauf, der auch bei Mischformen hilfreich ist. Obige Fallgeschichte macht nämlich deutlich, daß die Grenzen zwischen Delir und Demenz fließend sein können. Man rechnet im hospitalisierten Kollektiv mit einem Anteil von etwa einem Drittel deliranter Verläufe bei dementiellen Erkrankungen; für das allgemeinmedizinische Patientengut fehlen entsprechende Zahlen. Weiterhin kommen depressive mit dementiellen Erkrankungen vergesellschaftet vor. Hierbei ist die Beobachtung von Kral (1982) und Reding et al. (1985) von Bedeutung, daß ein hoher Anteil von Patienten mit depressiver Pseudodemenz auch nach initial erfolgreicher antidepressiver Therapie im Verlauf von 3 – 18 Jahren tatsächlich eine Demenz entwickelten. Auch der umgekehrte Fall, nämlich Auftreten einer behandelbaren Depression bei Patienten mit Demenz ist beschrieben (Shraberg 1978), die sich ohne typische depressive Kardinalsymptome als Verhaltensstörung und Unruhezustand manifestieren kann (Demuth u. Rand 1980). Mit zunehmendem Schweregrad der Demenz werden allerdings Depressionen seltener (Reifler et al. 1982).

Tabelle 1. Differentialdiagnose zwischen Demenz, depressiver „Pseudodemenz" (Wells 1979) und Delir

Symptomatik	Demenz	Delir	Pseudodemenz
Beginn	Ungewiß	Akut	Abrupt, zeitlich definierbar
Verlauf	Allmählich progredient	Schnelle Progression	Schnelle Progression
Grundkrankheiten	Über 90% degenerative Hirnerkrankung (SDAT, MID, FTD)	Häufiger kausal behandelbare organische Ursachen	Behandelbare psychiatrische Erkrankung (Depression)
Psychiatrische Anamnese	Meist negativ		Positiv (frühere depressive Schübe)
Krankheitseinsicht	In Frühstadien: evtl. erhalten; später: Verleugnung der Defizite	In der Regel keine	Übertriebene Beschwerden, Selbstanklage
Bewußtseinstrübung	Keine	Vorhanden	Keine
Sprache	Wortfindungsstörungen	Inkohärente Konfabulation	Normal
Testleistungen: typische Antwort	„Raten"	Evtl. keine (Test undurchführbar)	„Ich weiß nicht"
	Altgedächtnis besser als Erinnerung an kürzliche Ereignisse; v. a. zeitliche Desorientierung	Globale Gedächtnisschwäche und Desorientierung	Objektiver Befund besser als von den Klagen her zu erwarten
Prognose: „funktionell"	Zunehmende Behinderung	Sowohl restitutio ad integrum wie Übergänge in Demenz beschrieben	
Mortalität	Erhöht, 80% in 8 Jahren	17–62% in 6 Monaten	Erhöht
Behandlung	Ambulante Abklärung, Verlaufsdiagnose, symptomatische Behandlung	Einweisung nach Entlassung, Verlaufskontrolle erforderlich	Überweisung an psychiatrischen Facharzt oder Einrichtung

Differentialdiagnose der Grunderkrankung bei nachgewiesenem dementiellem Syndrom

Wahrscheinlich sind degenerative Hirnerkrankungen bei den über 65jährigen für mehr als 90% aller dementieller Syndrome verantwortlich (Lauter u. Kurz 1989). Die Crux medicorum in bezug auf eine weitere Differenzierung liegt in der Unmöglichkeit einer exakten ätiologischen Diagnose der senilen Demenz vom Alzheimer-Typ („SDAT" bzw. Alzheimer-Erkrankung „AD"). Klinische Kriterien, laborchemische, radiologische oder neuropsychologische Methoden erlauben nur eine Ausschlußdiagnose der senilen Demenz (Sulkava et al. 1983; Small u. Greenberg 1988; Hachinski 1983; Hagberg u. Gustafson 1985; Khachaturian 1985). Positiv läßt sich eine SDAT nur durch eine histologische Un-

Tabelle 2. Differentialdiagnose zwischen Multiinfarktdemenz (*MID*), und seniler Demenz vom Alzheimer-Typ (*SDAT*) bzw. fronto-temporaler Rindendegeneration (*FTD*)

Ischämiescore (MID) (Hachinski et al. 1975)		SDAT-Skala (Gustafson u. Nilsson 1982)		FTD-Skala	
Plötzlicher Beginn	2				
Schrittweise Verschlechterung	1	Langsame Progression	1	Langsame Progression	1
Fluktuierender Verlauf	2	Früher Verlust der Krankheitseinsicht	1	Früher Verlust der Krankheitseinsicht	2
Nächtliche Verwirrtheit	1	Klüver-Bucy-Syndrom	1	Klüver-Bucy-Syndrom	1
Relativ erhaltene Persönlichkeit	1	Verlust der Spontansprache	1	Verlust der Spontansprache	1
Depression	1	Räumliche Desorientierung	2	Frühe Zeichen der Enthemmung	2
Somatische Beschwerden	1	Früh aufgetretene Störung des Langzeitgedächtnisses	2	Reizbarkeit, Dysphorie	1
Affektinkontinenz	1	Logorrhoe	1	Konfabulation	1
Hypertonie	1	Spätepilepsie	2	Logorrhoe	1
Z. N. Apoplex	2	Erhöhter Muskeltonus	1	Echolalie, Amimie, Mutismus	2
Arteriosklerose	1	Myoklonien	1		
Neurologische		Dyspraxie, Dysgnosie,			
– Herdsymptome	2	Dysphasie	2		
– Herdzeichen	2	Logoklonie	2		
Maximaler Punktwert	18		17		12
Mittlerer Score:					
SDAT	3,3		9,1		3,2
MID	10,6		2,2		1,6
FTD	1,8		3,6		7,6

tersuchung beweisen, wobei eine Hirnbiopsie mangels effektiver Behandlungsmöglichkeit ethisch nicht zu rechtfertigen ist. Deswegen sind Checklisten mit klinischen Kriterien in Gebrauch, die durch postmortale pathologisch-anatomische Untersuchungen bei kleinen Gruppen dementer Patienten validiert wurden (Rosen et al. 1980; Brun u. Gustafson 1988; s. Tabelle 2).

Senile Demenz vom Alzheimer-Typ (SDAT)

Nach Sektionsstatistiken (Mölsä et al. 1984), epidemiologischen (Sulkava et al. 1985) und klinischen Studien (Clarfield 1988) ist eine senile Demenz vom Alzheimer-Typ für etwa die Hälfte der Demenzfälle verantwortlich.

Trotz ähnlicher pathologisch-anatomischer Befunde ist es allerdings ungeklärt, ob es sich beim Morbus Alzheimer und der senilen Demenz um ein einheitliches Krankheitsbild handelt (Jorm 1985). Nach der derzeitigen Auffassung werden beide Diagnosen nur durch das Manifestationsalter abgegrenzt (Neumann u. Cohn 1978), obwohl Unterschiede in der genetischen Prägung (familiäre Form), in der Progressionsgeschwindigkeit und in klinischen Symptomen beschrieben wurden (Breitner 1984a; Breitner u. Folstein 1984b; Filley et al. 1986; Seltzer et al. 1984; Seltzer u. Sherwin 1983).

Die pathologisch-anatomischen Kennzeichen der Erkrankung sind kortikale Atrophie durch den Verlust von Nervenzellen, Auftreten von senilen Plaques, Alzheimerschen Fibrillenveränderungen und granulovakuoläre Zelldegenerationen. Sie werden jedoch auch bei geistig normalen Greisen gefunden, so daß sich die Frage erhebt, ob die senile Demenz vom Alzheimer-Typ eine Krankheit ist oder eine extreme Form nomalen Alterns darstellt (Berg 1985). Sowohl histologische (Blessed et al. 1968; Tomlinson u. Henderson 1976; Matsuyama 1983), biochemische und neuropsychologische Untersuchungen (McCarthy et al. 1981) zeigten die quantitative Natur dieses Unterschieds auf. Es bestand eine klare Korrelation zwischen Demenzschweregrad zu Lebzeiten und Anzahl der Plaques, wobei erst ab einem gewissen Schwellenwert das klinische Bild der Demenz aus der Kenntnis der Plaquezahl bestätigt werden kann. Pathobiochemisch finden sich Veränderungen im Stoffwechsel verschiedener Neurotransmitter wie z. B. der Monoamine, Serotonin, GABA, von Neuropeptiden, und insbesonders ein Acetylcholinmangel (Perry et al. 1978), wobei neuere Untersuchungen eine cholinerge Hyperreaktivität in erhaltenen Neuronen aufdeckten (Slotkin 1990).

Der neurologische Befund ist durch die Symptome einer Demenz mit anamnestischen (Wilson et al. 1983), aphasischen (Hart 1988; Kirshner et al. 1984), agnostischen (Wilson et al. 1982) und apraktischen (Moore u. Wyke 1984) Störungen gekennzeichnet (s. Kasuistik 3 in Kap. 3.4). Mehrere Autoren berichten von Geruchsstörungen, Tremor, pathologischem Kniehacken- oder Finger-Nasen-Versuch, von Enthemmungsphänomenen (Schnauz- und Greifreflexe) und gebücktem steifem Gang ohne Mitschwingen der Arme als auffälligsten neurologischen Zeichen (Huff et al. 1987; Bakchine et al. 1989). Mit Ausnahme der Geruchsstörungen dürften dies relativ spät auftretende Befunde sein. Krampfanfälle sind bei der senilen Demenz vom Alzheimer-Typ erst im späten Stadium zu erwarten und sprechen gegen die Richtigkeit der Diagnose bei frühem Auftreten. Zuletzt kommt es zum vollständigen Verlust der Sprache und vollständiger Immobilisierung bei erhöhtem Muskeltonus, ferner finden sich Kontrakturen an den Extremitäten und sogar Beeinträchtigungen der Bulbusbewegungen und der mimischen Muskulatur (Reisberg et al. 1984; Hutton et al. 1984).

Zerebrovaskuläre Demenzen

Pathologisch-anatomisch werden verschiedene Formen der zerebrovaskulären Demenzen unterschieden (Brun u. Gustafson 1988). Bei der wichtigsten Form, der Multiinfarktdemenz (MID), finden sich komplette Infarkte über alle Hirnregionen verteilt, die ätiologisch durch eine langjährig bestehende Hypertonie oder durch Embolien aus arteriosklerotischen Gefäßplaques oder aus dem linken Vorhof bei Vorhofflimmern ausgelöst werden. Andere Formen entstehen durch kritischen Blutdruckabfall bei bestehenden Gefäßstenosen (selektive, inkomplette Infarkte der weißen Substanz), durch intrazerebrale Blutungen aus Aneurysmen oder traumatisch bedingten subduralen Hämatomen oder hypertensiven oder arteriosklerotischer Angiopathien. Im Extremfall bestehen nur mikroskopisch erfaßbare, multiple subkortikale (M. Binswanger) oder einzelne, strategisch entscheidende Infarkte (Thalamusinfarkt).

Nach autoptischen Studien wird der Anteil der reinen zerebrovaskulären Demenzsyndrome auf ca. 20% beziffert (Tomlinson et al. 1970; Mölsä et al. 1984; Mölsä et al. 1985). Früher wurde die Bedeutung von „zerebralen Durchblutungsstörungen" überschätzt, weil es als Folge des Nervenzelluntergangs bei SDAT zu einer adaptiven Reduzierung der zerebralen Perfusion kommt. Nur bei den vaskulären Demenzen findet sich eine eingeschränkte zerebrale Perfusion rund 2 Jahre vor Auftreten von Symptomen (Meyer et al. 1984).

Wichtiges Kriterium zur Abgrenzung der zerebrovaskulären Demenz von der Alzheimer-Erkrankung ist der andersartige klinische Verlauf. Dieser ist durch einen plötzlichen Beginn und zeitlich abgrenzbare, „stufenförmig" verlaufende Verschlechterungen ausgezeichnet. Bei strategischen oder kleineren multiplen Infarkten können typische Herdsymptome fehlen bzw. der neurologischen Symptomatik der Alzheimer-Erkrankung ähneln. Die Diagnose wird durch Zeichen einer vaskulären oder kardialen Erkrankung bei der körperlichen Untersuchung gestützt, wie Hypertonie, Karotisstenosen (Amaurosis fugax), Rhythmusstörungen und koronare Herzerkrankung. Ein Schlaganfall oder eine transitorische ischämische Attacke in der Vorgeschichte weisen auf das Krankheitsbild hin. Im Idealfall liegen bei der neurologischen Untersuchung fokale Zeichen vor, die jedoch wie z.B. bei Gesichtsfelddefekten oder Reflexdifferenzen diskret sein können. Entsprechend finden sich uneinheitliche psychische Defizite, z. B. Bewahrung des abstrakten Denkens bei Versagen in einfachen Rechenaufgaben. Die Einsicht in den Intelligenzabbau ist eher erhalten, affektive Störungen wie Angst oder Depression sind ausgeprägter und wechselhafter (Affektinkontinenz). Kopfschmerzen und Hinstürzen sind ebenfalls für eine vaskuläre Demenzanamnese charakteristisch. Finden sich größere Gefäßverschlüsse, so entsprechen die Defizite dem entsprechenden Stromgebiet wie bei einem Schlaganfall. Hier kommen Hemiparesen, Hemihypästhesien, Schluckstörungen, Aphasie und Gesichtsfeldausfälle vor. Transitorische ischämische Attacken im Versorgungsgebiet der A. vertebralis machen sich als Schwindel oder durch Hinstürzen bemerkbar, ferner können Doppelbilder, Dysarthrien, Gesichtsfeldausfälle oder vorübergehende Amnesien auftreten.

Mischtypen

Die Kombination von Alzheimer- mit multiinfarkttypischer Pathologie findet sich in 10% der Demenzsyndrome und ist klinisch von einer einfachen senilen Demenz schwer zu trennen (Wade et al. 1987; Mölsä et al. 1985; Todorov et al. 1975). Bei den Checklisten ergibt sich eine durchschnittliche Punktezahl, die in der Mitte liegt (Hachinski-Score 7,4, Alzheimer-Skala 5,5 Punkte), und die Patienten sind älter als diejenigen mit reiner SDAT oder MID (Brun u. Gustafson 1988). Nach der Schwellenwerttheorie ergänzen sich mehrere leichtere Schädigungen bis zu einer kritischen Menge an untergegangenem Hirngewebe, bei der ein Demenzsyndrom auftritt (Lauter u. Kurz 1989). So können bei einer senilen Demenz auch äußere Ursachen gefunden werden, wie ein übermäßiger

Alkoholkonsum, Schädel-Hirn-Traumen (Dementia pugilistica, Boxerdemenz), frühere Infektionen, ohne die Diagnose zu widerlegen. Angehörige suchen häufig nach einem schicksalhaften Ereignis wie einem Trauma, um sich das Auftreten einer Demenz zu erklären (Kausalbedürfnis).

Andere Ursachen

Im Sektionsgut werden ca. 12% der Demenzsyndrome auf einen Morbus Pick bzw. auf die frontotemporale Degeneration zurückgeführt, bei denen die Belastungen der Pflegepersonen durch Verhaltensstörungen und die emotionale Symptomatik wesentlich ausgeprägter sein können (s. Tabelle 3).

Zuweilen ist die Alzheimer-Erkrankung schwierig von einer Demenz bei Morbus Parkinson abzugrenzen, weil bei einem Teil der Fälle Rigidität, Akinese und ein gesteigerter Muskeltonus auftreten und andererseits ca. 30% der an Parkinson-Krankheit leidenden Menschen eine Demenz entwickeln (Marttila u. Rinne 1976). Die sog. subkortikalen Demenzen (z. B. Morbus Parkinson

Tabelle 3. Charakteristiken über 65jähriger Allgemeinpraxispatienten mit leichter bzw. ausgeprägter Demenz (Quartalsstichprobe von 11 Praxen)

Patientencharakteristika	Mäßige bis schwere Demenz (n = 100)	Leichte Demenz (n = 325)	Vergleichsgruppe ohne Demenz (n = 1547)
Durchschnittliches Alter (Jahre)	84	81	75
Weiblich[a]	82,0%	71,4%	69,3%
Verheiratet[a]	21,6%	30,5%	46,3%
Hilfsperson vorhanden[a]	96,8%	83,4%	69,5%
Haushaltstyp[b]			
– allein lebend	9,1%	30,0%	39,7%
– nicht allein lebend	34,3%	47,0%	55,2%
– Heimbewohner	56,6%	23,0%	5,2%
Körperliche Beeinträchtigungen[a]			
– Sehschwäche	11,1%	6,5%	2,2%
– Hörschwäche	8,1%	8,3%	2,8%
– Gehbehinderung	58,6%	20,9%	4,1%
– andere chronische Erkrankungen	23,4%	24,5%	11,6%
Hilfebedarf[b]			
– nicht jeden Tag	8,1%	51,0%	89,0%
– täglich einmal	13,3%	22,8%	6,0%
– täglich mehrmals	19,4%	9,3	2,9%
– dauernde Aufsicht oder Hilfe erforderlich	59,2%	17,0%	2,1%
Zahl der Hausbesuche	5,4	3,1	1,1
Fachärztliche Überweisung[a] (Ambulanzen, niedergelassene Neurologen/Psychiater)	12,1%	12,1%	9,1%

[a] Prozentangaben sind durch die gegensätzliche Kategorie auf 100% zu ergänzen.
[b] Summe 100%.

und Chorea Huntington), bei denen pathologische Veränderungen primär im Bereich der Basalganglien und des Hirnstamms angesiedelt sind, lassen die ausgeprägten neuropsychologischen Schlüsselsyndrome der Alzheimer-Erkrankung wie Aphasie (Pillon et al. 1986), Agnosie, Apraxie (Huber et al. 1986) vermissen. Das Fehlen dieser Symptome betrifft auch das amnestische oder Korsakoff-Syndrom, das sich durch eine extreme Merkschwäche auszeichnet, die von Desorientiertheit und Konfabulation begleitet wird. Hier klärt die Fremdanamnese einen langjährigen Alkoholabusus auf. Selten trinken auch Alzheimer-Patienten größere Alkoholmengen, z. B. aus Hunger, wenn aprakti- sche Störungen die komplexere Zubereitung von Speisen verhindern, oder als Versuch der Problembewältigung im Initialstadium. In der Frühphase der senilen Demenz können so typische Symptome von der Umwelt als Trunksucht verkannt werden. Reifler et al. (1982) fanden bei jedem 10. als trunksüchtig bezeichneten Älteren eine Demenz. Rity Hayworth galt jahrelang als Alkoholikerin, weil sich in ihrer Umgebung leere Flaschen fanden, sie ihr äußerliches Erscheinungsbild vernachlässigte oder ratlos vor ihrem Hotel aufgefunden wurde, weil Apraxie und räumliche Desorientierung das Auffinden des Hoteleingangs verhinderten. Selbst bei positiver Alkoholanamnese ist daher eine gründliche neuro(psychologische) Erstuntersuchung durch den Allgemeinarzt erforderlich, weil die psychosoziale Betreuung und Prognose des Korsakoff-Syndroms sich von der senilen Demenz unterscheidet.

Reversible Demenzsyndrome werden bei Älteren wesentlich seltener als bei Jüngeren gefunden (etwa 11,5% bei 45- bis 64jährigen und 3,8% bei über 64jährigen; Smith u. Kiloh 1981). In einer Metaanalyse von 32 Studien mit insgesamt 2889 Patienten, die alle Altersgruppen und Patienten aus Kliniken einschloß, fanden sich 103 Patienten mit teilweise oder vollständig besserbarer Demenz. Arzneimittelnebenwirkungen machten 28,2%, Depressionen 26,2%, Schilddrüsenerkrankungen 6,8%, Vitamin-B_{12}-Mangel 1%, Kalziumstörungen 1,9%, hepatische Erkrankungen 1,9% (Clarfield 1988) aus. Ein Normaldruckhydrozephalus, klinisch durch das Vorliegen von Gangstörungen mit Inkontinenz gekennzeichnet, kam bei 10%, ein subdurales Hämatom bei 5,8% und ein Neoplasma bei 4% vor. Intrazerebrale Krankheiten machten insgesamt 9,8% der reversiblen Ursachen aus bzw. 0,7% aller neu aufgetretenen Demenzsyndrome.

Diagnostik

Die diagnostischen Erstmaßnahmen des Primärarztes können sich auf Anamnese, klinischen Befund unter Einschluß standardisierter Demenztests, EKG, Thoraxröntgen, einfache Laboruntersuchungen (Blutbild, BKS, Elektrolyte inkl. Kalzium, Glukose, Kreatinin, Harnstoff, GOT, GPT, γ-GT, Urinstatus, TSH, Luesserologie) bei neu aufgetretener Demenz beschränken, da diese mehr als 70% der insgesamt seltenen reversiblen Demenzsyndrome erfassen. Das Hauptaugenmerk gilt den Arzneimittelnebenwirkungen, einer behandelbaren Depression sowie einer Schilddrüsenfunktionsstörung. Gezielte Stufendiagnostik kommt in Frage bei auffälligen neurologischen (Meningismus, Krampfanfälle,

Somnolenz, extrapyramidale oder zerebelläre Symptomatik, Seitendifferenzen, Stauungspapille) oder internistischen Befunden (Stenosegeräusche, Lebervergrößerung, erhöhtes TSH, Anämie etc.). Eine fachspezifische Diagnostik wie das EEG (Rae-Grant et al. 1987) oder neuroradiologische Methoden (Kohlmeyer 1982; Albert et al. 1984a; Albert et al. 1984b; Huber et al. 1987) kann in speziellen Fällen der Diagnose dienen; sie sollte stets direkt von einem neurologischen oder psychiatrischen Kollegen veranlaßt werden.

Bewertung des Schweregrades und der Gefährdung

Als vor mehreren tausend Jahren die Sphinx Ödipus die berühmte Rätselfrage stellte („Wer geht morgens auf vier, mittags auf zwei und abends auf drei Beinen?"), beschrieb sie vielleicht als erste sowohl die Parallelen wie die Unterschiede im klinischen Verlauf der Alterserkrankungen zur kindlichen psychomotorischen Entwicklung. Der Grund dürfte in der hierarchischen Organisation des Zentralnervensystems liegen (Jackson 1958). Durch Anwendung der Piaget-Prüfungen auf ältere, linguistische Untersuchungen, Auftreten von Primitivreflexen (z. B. Saugreflex), Nachweis spezifischer Verhaltensmuster bei alltäglichen Verrichtungen und einer dem Säugling vergleichbaren Synapsendichte bei fortgeschrittener Demenz ist diese Theorie erhärtet worden (DeAjuriaguerra et al. 1964a; DeAjuriaguerra et al. 1964b; Sandholzer 1982; Constantinidis et al. 1978; Mayer 1979). Zur stadiengerechten Erfassung der geistigen Leistungsfähigkeit und der Alltagskompetenz bieten sich daher hierarchische Beurteilungsskalen an (Dastoor u. Cole 1988; Cole u. Dastoor 1987; Sandholzer 1982), die auf diesem Konzept fußen (s. Teil II, Kap. 3.4 und 4.1; vgl. Tabelle 3).

Behinderung im Alltagsverhalten und kognitive Beeinträchtigung korrelieren hoch miteinander (Sandholzer 1989a). Schon bei leichter Demenz ist der Hilfebedarf im Vergleich zu geistig gesunden Älteren erhöht. Hilfen sind erforderlich: im Straßenverkehr, bei der Selbstversorgung, der Hausarbeit und dem Einkaufen, der Fortbewegung, sowie bei der Tabletteneinnahme oder bei anderen täglichen Verrichtungen. Die ökonomische Selbständigkeit wird durch das beeinträchtigte Urteilsvermögen sowie die kognitiven Defizite (Rechnen, Merkfähigkeit, Schreiben, Erkennen und Unterscheiden von Geldmünzen) eingeschränkt. Gefährdungen bestehen in dem Suizidrisiko im Frühstadium der Erkrankung und in der Hilflosigkeit gegenüber Mißbrauch und Überfällen, der Unfallgefahr im Straßenverkehr oder zu Hause (Sturz, Brandgefahr), der Neigung zum Weglaufen und Verirren (Erfrieren, Verhungern) und Verschlucken von Gegenständen (Tabletten, Spülmittel). Apnoephasen im Schlaf und erhöhte Aspirationsgefahr bei bettlägerigen Älteren sind ebenfalls zu beachten.

Die eingeschränkte Leistungsfähigkeit ist allerdings selten allein auf den geistigen Zustand zurückzuführen. Nur ca. 25% der Dementen sind von zusätzlichen körperlichen Beeinträchtigungen frei. Motorische Störungen (Rigor, Tremor, Gangstörungen oder Paresen) und Inkontinenz führen zu Folgeschäden, wie z.B. Kontrakturen, Dekubitus oder Harnwegsinfekten, wenn nicht eine sorgfältige Pflege und körperliche Aktivierung dies verhindern. Schwindelgefühle, Gangunsicherheit und sensorische Störungen bewirken eine Neigung zu Stürzen mit dem Risiko von Schenkelhalsfrakturen. Kommunikationsstörungen (Dysarthrie, Aphasie, Sehschwäche und Taubheit) können direkte Folge der Erkrankung sein und zu signifikant schlechterem klinischen Verlauf prädisponieren (Uhlmann et al. 1986; Knesevich et al. 1985; Hinton et al. 1986). Die geistigen Reserven bei Patienten mit Demenz sind so eingeschränkt, daß nahezu jede andere Krankheit den geistigen Zustand weiter einschränken kann. Die plötzliche Verschlechterung bei bekannter seniler Demenz sollte beim Fehlen belastender Umweltstressoren daher immer an ein akutes medizinisches Problem oder eine überlagerte Depression denken lassen. Vitale Gefährdungen ergeben sich aus dem symptomlosen Verlauf schwerer Erkrankungen. Dieser Verlauf resultiert sowohl aus einer behinderten Schmerzempfindung, wenn die entsprechenden Hirngebiete geschädigt sind, als auch auf einer eingeschränkten Kommunikationsfähigkeit. Beispielsweise meinte ein dementer Mann zu seiner Pflegeperson: „Alles kaputt" und hielt sich dabei den Bauch, wobei sich keinerlei Zeichen der Qual auf seinem Gesicht widerspiegelten. Tatsächlich lag aber schon eine massive Peritonitis bei perforierter Appendizitis vor, ohne daß der Patient eine typische Abwehrspannung entwickelt hatte. Ebenso wird Angina pectoris mit zunehmendem Demenzschweregrad signifikant seltener bemerkt (Sandholzer 1989a).

Demente haben eine deutlich reduzierte Lebenserwartung (Eagles et al. 1990; Stuart et al. 1990; Bickel 1989; Barclay et al. 1986), wobei die Mortalität beim Multiinfarktdemenztyp besonders hoch ist (Martin et al. 1987). Terminale Bronchopneumonien, Venenthrombosen, Lungenembolien oder schwere, aber zu Lebzeiten unentdeckte Begleiterkrankungen wie TBC oder Krebs sind als finale Todesursachen beschrieben worden (Sulkava et al. 1983).

Typische Folgeprobleme für den Patienten und seine Angehörigen

Die Probleme der Patienten und ihrer Angehörigen sind sowohl von der Grundkrankheit und ihrem zeitlichen Fortschreiten als auch von der familiären Konstellation und von Umweltbedingungen abhängig (Braun 1985). Der schleichende Beginn bei einer Alzheimer-Erkrankung im Gegensatz zum Apoplex bringt eine lange Unsicherheit mit sich, ob es sich um eine Erkrankung handelt. Der Verlust der sozialem Kompetenz und der unsicheren Verfügbarkeit von intellektuellen Fähigkeiten bringt einen Mangel an Selbstvertrauen und ggf. Identitätsverlust mit sich. Überforderung durch zu hohe Ansprüche der Angehörigen kann zu gefühlsmäßigen Katastrophenreaktionen führen. Die Machtposition innerhalb der Familie und die Verfügung über den Besitz geht verloren, im Extremfall kann der Demente von seinen Angehörigen mißbraucht werden. Andererseits kommen auch sehr harmonische Pflegebeziehungen vor, in dem der Gewinn für den Dementen im Betreut-und-Bemuttertwerden, Wieder-in-den-Tag-leben-Können, Verantwortung-abgeben-Dürfen sowie im Vergessen der Sterbeproblematik liegt.

Die sozialen Folgeprobleme spiegeln sich in einer hohen Institutionalisierungsrate von dementen Menschen wider (Preston 1986). In ländlichen Gebieten sind Haus- und Gartenbesitz, geringere soziale Mobilität mit entsprechend mehr verfügbaren potentiellen Hilfspersonen als günstigere Voraussetzungen für ein langes Verbleiben in der gewohnten sozialen Umgebung vorhanden. Allerdings ist hier die Pflege und medizinische Versorgung von den recht verstreut wohnenden Pflegebedürftigen schwerer zu organisieren. Angehörige und freiwillige Helfer können vom Arzt und von der Gemeindeschwester in kompetenter Pflege unterwiesen werden, um eine Versorgung zu gewährleisten. In gewachsenen städtischen Wohnvierteln mit engeren sozialen Beziehungen (Netzwerk) kann ein dementer Mensch wesentlich selbständiger leben als in Innenstadtbereichen, in denen Hektik (z. B. beim Bezahlen an der Kasse beim Einkaufen), Lärm, Straßenverkehr und Anonymisierung in der Hausgemeinschaft zu einer zusätzlichen Behinderung führen. Daher kommt es häufig entweder zur Verwahrlosung oder zur Heimeinweisung. In der Allgemeinpraxisstudie (s. Tabelle 3) wurden mehr als 50% aller Patienten mit einer mäßig schweren Demenz bereits in Heimen angetroffen, von den leicht dementen Älteren waren es ca. 25%. Obwohl die meisten dementen Älteren eine Pflegeperson hatten oder eine zuverlässige Hilfsperson nennen konnten, fehlte bei der Hälfte der allein lebenden Patienten mit leichter Demenz ein Angehöriger, der sich um die Versorgung hätte kümmern können. Solche Ältere stellen eine Risikogruppe dar und bedürfen einer besonderen hausärztlichen Fürsorge unter Einbeziehung der Sozialstation (Rössler et al. 1988a; Rössler u. Riecher 1987).

Die Wahrscheinlichkeit einer Heimeinweisung hängt neben der Verfügbarkeit ambulanter Hilfen von der Belastung des Haupthelfers ab (Zarit et al. 1986; Morris et al. 1988). Faktoren wie Alter, Geschlecht (Kutner et al. 1956), Verwandtschaftsgrad (Gilhooly 1984) und Berufstätigkeit des Helfers spielen ebenfalls eine Rolle. Das Vorhandensein von schweren psychiatrischen Verhaltensstörungen und Stuhlinkontinenz ist für Angehörige besonders schwer zu ertragen; daraus ergeben sich Prioritäten für gezielte hausärztliche Interventionen. Gewalttätigkeiten und sexuelle Verhaltensstörungen können ebenfalls vorkommen (Tardiff 1983; Petrie et al. 1983). Sanford (1975) untersuchte Pflegepersonen von 50 neu in ein Heim aufgenommenen Patienten und fragte sie, welche Symptome erfolgreich behandelt werden müssen, daß der Patient wieder nach Hause kommen könnte. Nur 8% wollten ihre Angehörigen bei gebessertem Zustand nicht wieder bei sich aufnehmen. Schlaflosigkeit des Haupthelfers durch nächtliches Umherwandern, Inkontinenz und lautes Schreien des dementen Angehörigen waren die häufigsten Gründe für die Einweisung in ein Heim. Die Belastung des Haupthelfers ist bei Verteilung der Pflege und intensiven Kontakt mit anderen Angehörigen deutlich geringer (Zarit et al. 1980). Die lebenslange Qualität der Beziehung spielt eine bedeutende Rolle (Morris et al. 1988; Pagel et al. 1985), ebenso die psychischen Bewältigungsmechanismen (Zarit u. Zarit 1982). Diese sollte der Arzt kennen, um die Probleme psychotherapeutisch aufarbeiten zu können. Gilleard et al. (1984) bezifferten die Häufigkeit psychiatrischer Störungen auf bis zu 73% unter den Schlüsselhelfern von Dementen (Gilleard et al. 1984; s. nachfolgende Übersicht).

Ängste und chronische Streßsituationen von Angehörigen

Ängste:

- vor Hilflosigkeit des Dementen bei Abwesenheit der Bezugsperson (Hinfallen, Inkontinenz, Fremden-die-Tür-Öffnen und Überwältigtwerden, Zündeln, Auf-die-Straße-Laufen, Sichverirren);
- daß er mit anderen Pflegepersonen unglücklich, verzweifelt ist;
- daß er sich vor anderen blamiert (z. B. sexuelle Verhaltensstörungen, Unsauberkeit, Unsinnreden);
- daß man an seinem Tod schuld sein kann (z. B. durch unzureichende Versorgung);
- Sorge vor eigener Krankheit oder Tod;
- vor dem Alleinsein nach dem Tode des Gatten;
- vor dem Verlust einer neuen Familienrolle, vor der Pflege, Überlastung.

Streßsituationen:

- Ausschließlichkeit der Beziehung (der Demente ist auf die Bezugsperson fixiert oder total auf sie angewiesen);
- ständiges Präsentsein ohne Abmeldemöglichkeit, da Demente keine Zeitvorstellung haben;
- Oszillieren von Verhaltensauffälligkeiten, Zeitdynamik;
- Mißtrauen, Gewalttätigkeit und Wutausbrüche des dementen Angehörigen (z. B. wenn dieser Sachen selbst verlegt hat und dann den Angehörigen beschuldigt, ihn bestohlen zu haben);
- Isolierung von Kontakten zu Freunden, Familienangehörigen wegen der Verpflichtungen, aus Scham, aus Enttäuschung über mangelnde Hilfsbereitschaft der anderen Verwandtschaft;
- Vereinsamung in der Rolle des Hauptverantwortlichen;
- Verlust des Älteren als Partner (Gatte, Elternteil);
- erotische Beziehung (zum dementen Gatten);
- Überforderung durch die Pflege (Schlaflosigkeit, psychisch, finanziell, Rolle als Berufstätiger, kindererziehende Mutter, Gatte oder Kind);
- Zwang, für einen anderen die Verantwortung zu übernehmen („Rollenumkehr" bei pflegenden Kindern).

Positive und negative Bewältigungsstrategien:

- Macht- und Rachegefühle befriedigen (z. B. früher unterdrückter Partner);
- Übernahme des Vermögens des dementen Älteren (z. B. Haus, Verwaltung der Rente);
- Isolierung (man traut sich nicht mehr mit dem Angehörigen unter die Leute);
- Verdrängen (das ist normal im Alter...);
- aggressive Wendung gegen „die anderen" (z. B. Arzt, Nachbarn);
- Regression der Beziehung auf Babyebene (z. B. beim Saubermachen);
- Psychopharmaka, Alkoholismus;

Positive und negative Bewältigungsstrategien (Fortsetzung)

- Gebrauchtwerden, eine Lebensaufgabe haben;
- Anerkennung und kindliches Vertrauen genießen (affektive Ansprechbarkeit bei SDAT lange erhalten);
- Psychotherapie;
- Gewißheit und Akzeptieren der Diagnose (intellektuelle Einschränkung, krankheitsbedingte, nicht persönlich gemeinte Verhaltensstörungen);
- Hilfe annehmen, Teilbereiche delegieren (z. B. Putzfrau);
- Erhaltung des bisherigen Lebensbezugs (Hobbys, Kontakte);
- Verteilung der Last, Verantwortung auf mehrere Angehörige (z. B. Ablösen „zum Urlaub")
- Vermeiden von Überversorgung des Älteren (perfekte Pflege, Sauberkeitsstandard);
- Erlernen kompetenter Pflege;
- Sichaustauschen mit anderen Familienangehörigen oder Betroffenen (Selbsthilfegruppe).

Bei längerer Pflege kann es offenbar zu einer Anpassung an die Belastung kommen (Gilhooly 1984), wenn keine Überlastungserscheinungen vorliegen. Am Beginn einer Demenzerkrankung, wenn noch keine Diagnose gestellt ist, werden Persönlichkeitsveränderungen von Angehörigen persönlich genommen oder auf Bösartigkeit zurückgeführt. Die ärztliche Diagnose hat hier eine entlastende Funktion. Der Angehörige kann sich bewußt machen, daß es sich um eine Krankheit handelt und so ein Überreagieren und persönliche Betroffenheit vermeiden. Bei vaskulärer Demenz wirkt sich häufig eine Affektinkontinenz belastend aus, aber auch Reizbarkeit und Aggressivität führen zu Spannungen. Gekränktsein oder eine depressive Symptomatik löst bei der Pflegeperson Schuldgefühle aus. An Morbus Alzheimer Erkrankte können anhänglich wie kleine Kinder werden; sie laufen der Pflegeperson ständig nach oder reagieren enttäuscht oder mit katastrophaler Ängstlichkeit auf eine Abwesenheit der Bezugsperson. Diese totale Abhängigkeit von einer vertrauten Person macht vielen Pflegepersonen das Leben schwer, und sie trauen sich nicht mehr, unter die Leute zu gehen. Manchmal bildet sich eine so enge Pflegebeziehung aus, daß Versuche von anderen Angehörigen oder von Hilfsdiensten nicht angenommen werden. Es kann zu ausgesprochenen Rivalitäten kommen, so daß der Hauptpfleger an allen anderen Helfern herumnörgelt. Hier kann eine führende und stützende hausärztliche Betreuung schon zu Beginn der Erkrankung Fehlentwicklungen vermeiden helfen.

Therapeutische Maßnahmen

Behandlung der kognitiven Defizite

Zu kausalen Therapiemaßnahmen zählen das Absetzen von Medikamenten mit negativen Wirkungen auf die geistige Leistungsfähigkeit, die Hormonsubstitution bei Schilddrüsenerkrankungen, die Anlage eines ventrikuloatrialen Shunts bei einem Hydrozephalus, die effektive Behandlung einer Depression. Bei nachgewiesener (insbesondere rechtsseitiger) Karotisstenose mit zerebraler Minderperfusion (60% Lumeneinengung) kann ein gefäßchirurgischer Eingriff die kognitive Leistungsfähigkeit verbessern (Marschall 1988).

Bei Hypertonikern kann die Einstellung der Blutdruckwerte in den oberen Normbereich von 135–150 mmHg, bei normotonen Patienten mit Multiinfarktdemenz eine Einstellung des Rauchens die zerebrovaskuläre Situation bessern (Meyer et al. 1986). Kein Effekt auf den geistigen Zustand hatten in dieser Studie Alkoholreduktion oder die Behandlung von Risikofaktoren wie Diabetes und Hyperlipidämie; Meyer et al. versprechen sich Erfolg vom Einsatz von Thrombozytenaggregationshemmern bei Multiinfarktdemenz. Wegen der großen Gefahr von gastrointestinalen Blutungen bei Älteren wird diese Maßnahme von anderen Autoren zurückhaltend beurteilt (Lowe 1990; Scott 1988; Faulkner et al. 1988). Davon unberührt bleibt der Einsatz von Medikamenten zur Prophylaxe des Schlaganfalls und der Thromboembolie (Lowe 1990; Mitglieder der Arzneimittelkommission der deutschen Ärzteschaft 1988). Hier kommen physikalische Maßnahmen, Stützstrümpfe und Low-dose-Heparin bei Bettlägerigkeit und tiefer Venenthrombose (Lowe 1988) in Betracht, ferner Acetylsalicylsäure (150–300 mg/Tag) bei asymptomatischen Stenosen, TIA und zur Rückfallprophylaxe nach Apoplex (Consensus Conference 1988; Meinck 1989) und orale Antikoagulanzien bei kardialen Embolien (Vorhofflimmern, Klappenfehler, murale Thromben nach Myokardinfarkt).

Für die senile Demenz vom Alzheimer-Typ ist derzeit keine kausale Therapiemöglichkeit für die Praxis verfügbar (Byrne u. Arie 1985; Coper 1989; Levy 1990; Byrne u. Arie 1990). Nahezu alle von experimentellen Befunden geleiteten Therapiekonzepte (z. B. reduzierte Hirndurchblutung, Stoffwechselstörung, Acetylcholinmangel, Benzodiazepinantagonisten, Histaminrezeptorenstimulation u. v. a.) haben bislang nicht den erwünschten Durchbruch erbracht (Robbins 1988; Coper 1988; Ott 1988). Dies kann durch den ausgeprägten strukturellen Schaden bei üblicher Diagnosestellung (Vielzahl defizitärer Transmittersysteme bei der senilen Demenz und globale neuropsychologische Defizite) erklärt werden (Kopelman 1985; Robbins 1988). Der experimentell bevorzugte Therapieansatz zielt auf eine Beseitigung des nachgewiesenen Acetylcholinmangels (Perry et al. 1978) durch Gabe von Acetylcholinvorstufen oder Cholinesterasehemmern. Der therapeutische Nutzen von „THA" (Thornton u. Gershon 1988), zunächst sehr optimistisch beurteilt (Summers et al. 1986; Anonymus 1987), ist kürzlich durch eine multizentrische Studie in Frage gestellt worden (Chatellier u. Lacomblez 1990). Orale Physostigmingaben – hoch dosiert – können zwar einzelne Gedächtnisleistungen verbessern, lassen aber keine Wirkung auf die übrigen Behinderungen erkennen (Thal et al. 1989).

Von den Nootropika werden 3 Präparate – Co-dergocrinmesilat, Piracetam und Pyritinol – als therapeutisch wirksam betrachtet (Müller 1988). Dies gilt nicht für Bencyclan, Flunarizin, Gingko Biloba-Extrakte, Meclofenoxat, Naftidrofuryl, Pentoxifyllin, Vincamin, Cinnarizin, Papaverin und Xantinolnicotinat, die nur als wahrscheinlich wirksam bzw. unwirksam beurteilt werden. Insgesamt existieren widersprüchliche Ergebnisse in bezug auf die Art der Wirkung (Yesavage et al. 1979; Hicks et al. 1980). Das Ausmaß und das Ansprechen beim individuellen Patienten läßt sich ebenfalls nicht vorhersagen (Müller 1988). „Eine generelle Wirksamkeit bei... (Hirnleistungsstörungen, Anm. d. Autors) wird nicht angenommen" (Mitglieder der Arzneimittelkommission der deutschen Ärzteschaft 1988). Manche Autoren verweisen darauf, daß es sich bei den Nootropika nicht um unwirksame Substanzen („Pseudoplacebos") handelt, sondern, daß die Nebenwirkungen den Nutzen im Einzelfall erheblich übertreffen können, z. B. durch Auslösen eines Parkinson-Syndroms. Daher empfiehlt sich die genaue und objektive Erfassung der individuellen Wirksamkeit durch entsprechende Tests, wenn Angehörige oder der Erkrankte eine derartige Medikation wünschen. Der vorher zeitlich begrenzte Therapieversuch sollte bei zweifelhaftem Nutzen abgebrochen werden, ggf. sollte bei dringendem Verordnungswunsch des Patienten oder Angehörigen ein homöopathisches, garantiert nebenwirkungsfreies, kostengünstiges Präparat der Fortsetzung einer unwirksamen nootropen Therapie vorgezogen werden (vgl. Tabelle 4).

Bei der Indikation und Dosierung von Psychopharmaka wird man sich von dem Neurologen bzw. Psychiater beraten lassen, der schon bei der initialen Diagnostik den Patienten kennengelernt hat. Zur Behandlung von Depressionen, aggressiven Phasen, Verhaltensstörungen und nächtlicher Unruhe sind Psychopharmaka hilfreich, sollten aber prinzipiell zurückhaltend eingesetzt werden (WHO 1986; Oesterreich 1989; Barnes et al. 1982; Risse u. Barnes 1986; Bunse u. Zeit 1988; Mitglieder der Arzneimittelkommission der deutschen Ärzteschaft 1988; Kanowski 1989). Spezielle Indikationen bestehen für Carbamazepin bei agitierten Patienten mit pathologischem EEG (Risse u. Barnes 1986). Grundsätzlich besteht ein Vorrang nichtmedikamentöser therapeutischer Konzepte über die Pharmakotherapie, da erstere selbst schwere Symptome ohne erhöhtes Risiko beeinflussen können und da im Einzelfall beträchtliche Schwierigkeiten bei dem Ausschluß von Arzneimittelnebenwirkungen als Ursache für eine vermeintliche Verschlechterung der Grundkrankheit möglich sind. Daher empfiehlt sich die Definition der Zielsymptome (z. B. Gedächtnis-, Schlafstörung, Agitation, Apathie, Depression), Berücksichtigung des Risikoprofils und der Vorerkrankungen des Patienten, einschleichende Behandlung (über Wochen) mit niedrigen Dosen von Psychopharmaka (Faustregel ca. ein Drittel bis zur Hälfte der üblichen Dosis), Monitoring von unerwünschten Wirkungen und konsequente Änderung des Therapieregimes bei Erfolglosigkeit über einen definierten Zeitraum (z. B. 3 Monate). Die Überprüfung des Therapieregimes ist selbst bei nachgewiesenem Erfolg erforderlich, da eine Remission von schweren Verhaltensstörungen unter Placebotherapie mehrfach beobachtet wurde (Barnes et al. 1982). In der terminalen Phase sollte dagegen die Indikation für Psychopharmaka und Opiate (z. B. Morphin) weiter gestellt werden, um eine Beseitigung von qualvollen Symptomen zu erreichen (Black u. Jolley 1990).

Tabelle 4. Symptomatische Pharmakotherapie der dementiellen Erkrankungen*

Indikationen Beispiele	Markenname (ggf. Generika)	Empirische Anhaltspunkte für die orale Dosierung initial (Wirkungsbereich)
Kognitive Defizite: Nootropika		
Co-dergocrinmesilat	(Hydergin)	5 mg/die
Piracetam	(Nootrop, Normabrain)	2400 mg/die
Pyritinol	(Encephabol)	600 mg/die
Nimodipin	(Nimotop)	90 mg/die
Verwirrtheitszustand	(Delir)	
Haloperidol	(Haldol)	0,5 – 1 (0,5 – 9 mg/die)
Clomethiazol	(Distraneurin)	3mal 1 – 2 Kps/die oder 5 – 10 ml Mixtur
Akuter Erregungszustand mit paranoider oder aggressiver Symptomatik:		
Haloperidol	(Haldol)	1 – 4 mg als Einzeldosis ggf. 5 mg i.v. oder i.m. dann 0,5 – 9 mg/die
Melperon	(Eunerpan)	25 – 100 mg Einzeldosis (50 – 200 mg/die)
Pipamperon	(Dipiperon)	20 – 80 mg Einzeldosis (40 – 180 mg/die)
Angstzustände, Erregungszustände mit angstbetonter Symptomatik:		
Oxazepam	(Adumbran und Generika)	5 (10 – 30) mg/die
Trazodon	(Thrombran mite)	25 (25 – 75) mg/die
Thioridazin	(Melleril)	10 – 25 (30 – 75) mg/die
Melperon	(Eunerpan)	10 – 25 (25 – 75) mg/die
Depressive Symptomatik: Sedierung unerwünscht:		
Nortryptilin	(Nortrilen)	10 (20 – 100) mg/die
Sedierung erwünscht:		
Doxepin	(Aponal)	10 mg (20 – 75 – [150]) mg/die
Trazodon	(Thrombran mite)	25 – 50 (100 – 200) mg/die
Schlafstörungen: Baldrian-/Hopfenpräparate bei geringer Beeinträchtigung ohne psychotische Symptome; keine fortgeschrittene Demenz:		
Oxazepam	(Adumbran und Generika)	5 (– 20) mg/die
Chloralhydrat	(Chloraldurat)	250 – 1000 mg
Prometazin	(Atosil)	10 – 75 mg/die
mit Depression:		
Doxepin	(Aponal)	20 mg initial (– 50 mg)
Trazodon	(Thrombran mite)	25 (50 – 100) mg/die
mit psychotischen Symptomen (nächtliche Verwirrtheit, Weglaufen, Schreien):		
Melperon	(Eunerpan)	10 (10 – 75 mg/die)
Pipamperon	(Dipiperon)	20 (60 – 120 mg/die)
Thioridazin	(Melleril)	10 (10 – 75 mg/die)
Haloperidol	(Haldol)	0,5 – 1 (0,5 – 9 mg/die)
Clomethiazol	(Distraneurin)	1 (2 – 4) Kps, 10 (+ 10) ml Mixtur
Stuhlinkontinenz:	Loperamid (Imodium)	1 mg (4 mg) als Tropfen

* Zusammenstellung nach Literatur und Erfahrungen des Autors, ohne Anspruch auf Vollständigkeit. Kontraindikationen sind nach *Roter Liste* zu überprüfen. Im individuellen Behandlungsfall können durchaus höhere Dosierungen oder andere Präparate nützlicher sein.

Verlaufsuntersuchungen

Unter stabilen Bedingungen wird eine hausärztliche Verlaufsuntersuchung mit einer Beurteilung des Allgemein- und Ernährungszustands und des Schweregrades von körperlichen, psychischen, und sozialen Beeinträchtigungen (s. Teil II, Kap. 4.1) alle 3–6 Monate empfohlen. Die körperliche Untersuchung, Fremdanamnese und erweiterte Diagnostik, z. B. Laborwerte und EKG, besitzen in Abhängigkeit zu den Kommunikationsproblemen und dem Stadium der Demenz einen höheren Stellenwert als die Anamnese. Tagesablauf und Unternehmungen des Patienten, Familienbeziehungen, Kontakte zu ambulanten Diensten sind dementsprechend vom Betroffenen und von der Hauptpflegeperson zu erfragen. Bei der Fremdanamnese sollte die Situation des Angehörigen mit zur Sprache kommen, da dessen Beratung (z. B. zum Psychopharmaka- und Alkoholgebrauch) und Behandlung (Rückenschmerz, akute oder dauerhafte psychische Überlastung) nicht vernachlässigt werden sollte. Die psychiatrische Untersuchung des Patienten sollte folgende Symptome besonders würdigen: depressive Stimmungslage, Agitation, nächtliche Ruhelosigkeit, Weglaufen, Reizbarkeit, Affektinkontinenz, argwöhnische oder paranoide Gedanken, Feindseligkeit, aggressives Verhalten und Gewalttätigkeiten gegenüber den Angehörigen.

Der Erfolg medikamentöser Einstellungen muß beurteilt werden. Bei Unwirksamkeit ist auch an eine fehlerhafte Einnahme (Non-compliance Typ I oder III), Arzneimittelnebenwirkungen, Auftreten einer interkurrierenden Krankheit oder Fortschreiten der Demenz zu denken. Bei der Einnahme von Glukokortikoiden, nichtsteroidalen Antirheumatika, H_2-Antagonisten (Cimetidin, Ranitidin), klassischen Antihistaminika, Anticholinergika (Metoclopramid) und Antihypertensiva kommen unerwartete ZNS-Nebenwirkungen vor. Indirekt kann der geistige Zustand durch metabolische (Hypoglykämie, Elektrolytentgleisungen) oder kardiovaskuläre Defekte (Orthostase, Herzinsuffizienz, AV-Block, Bradykardie) beeinträchtigt werden, was bei der Verordnung von Antihypertensiva, Neuroleptika, Antidepressiva, Insulin, Sulfonylharnstoffen und Diuretika zu einem regelmäßigen Monitoring verpflichtet. Neuroleptika, Antidepressiva und Benzodiazepine mit langer Halbwertszeit bergen bei dementen Patienten das spezielle Risiko der Femurfraktur und Verschlechterung des kognitiven Zustands durch Amnesie, Orthostase, übermäßige Sedierung und „Hang-over" (Thompson et al. 1983; Ray et al. 1987; Buchner u. Larson 1987). Erforderliche Kontrolluntersuchungen bei der Einnahme von Psychopharmaka dürfen nicht vergessen werden. Dazu gehören: Anamnese, körperliche und neurologische Untersuchung, Puls, Blutdruck, Schellong-Test, EKG (wegen Reizleitungs- und Rhythmusstörungen), Harnstoff, Leberwerte (cholestatischer Ikterus) vor Beginn der Therapie und dann alle 3 Monate (Bunse u. Zeit 1988). Das Blutbild ist bei einer Neuroleptikatherapie zunächst wöchentlich, danach einmal im Quartal zu bestimmen. Seltene lebensgefährliche Risiken bestehen in einer Agranulozytose (Risiko 1:1000; Mitglieder der Arzneimittelkommission der deutschen Ärzteschaft; 1988) und im malignen neuroleptischen Syndrom. Neben medikamentös bedingten Parkinson-Syndromen, eines pharmakogenen Delirs oder Depressionen ist bei Neuroleptikagabe an motorische Bewegungsstörungen zu denken (Matussek u. Hippius 1984). Frühdyskinesien treten bei Beginn der Behandlung oder bei abrupten Dosissteigerungen auf und äußern sich in Form von krampfartigen Bewegungen der Zunge, der mimischen Muskulatur und der Extremitäten. Biperiden (Akineton) i. v. führt zu rascher Beseitigung. Ein starker Bewegungsdrang, zwanghaftes Aufstehen und Herumlaufen (Akanthisien) sollte nicht als krankheitsbedingte Unruhe verkannt werden. Spätdyskinesien („Züngeln", Mümmeln", Grimassieren, wurmförmige Bewegungen der Hände) sind schwerwiegende irreversible Folgen und sollten durch die Zungenprobe frühzeitig erkannt werden. Hochpotente weisen im Vergleich zu niederpotenten Neuroleptika eine hohe Rate an extrapyramidalen Nebenwirkungen auf, zeichnen sich dafür durch ein geringeres Risiko einer Leberschädigung, Sedierung und hypotensive Effekte aus. Anticholinerge Nebenwirkungen werden v. a. bei der Therapie mit mittelstarken bis schwachen Neuroleptika und mit Antidepressiva beobachtet: als Stuhlinkontinenz durch paradoxe Obstipation mit fäkaler Impaktion, als Erbrechen bei Ileus, Harnretention, Exsikkose durch eine gestörte Thermoregulation, Schwindel und Hinstürzen, verschwommenes Sehen, Glaukomanfall. Bei Clomethiazol muß man mit einer bronchialen Hypersekretion rechnen (i.v.-Gabe oder Überdosierung: Atem und Kreislaufdepression). Chloralhydrat gilt im Vergleich zu Benzodiazepinen als gutes Schlafmittel für Ältere wegen selteneren Auftretens deliranter Zustände und eines physiologischeren Schlafverhaltens (Thompson et al. 1983), es sind jedoch Arzneimittelinteraktionen zu fürchten (Alkohol, Antikoagulanzien). Treten Nebenwirkungen auf, so sollte ein fachärztliches Konsil über das weitere Procedere entscheiden, das von der Notwendigkeit der Therapie, den Alternativen und der Besserung durch Dosierungsänderungen und Begleitmedikation abhängt.

Beratung

Wie bereits oben erwähnt, weisen senile Demenz vom Alzheimer-Typ und Multiinfarktdemenz zunächst unterschiedliche Verlaufscharakteristika auf, münden aber schließlich in eine gemeinsame Endstrecke. Dieser Vorgang ist in vielen Aspekten einer umgekehrten kindlichen Entwicklung ähnlich. Der Praxisbezug des Piagetschen Konzepts ergibt sich durch die Nützlichkeit gewisser pädiatrischer Prinzipien: Wirksamkeit bestimmter Hilfsmittel (Puppe, Nachtlampe, Kindersicherungen, Inkontinenzbehandlung), Beschränkung der medikamentösen Therapie auf das Notwendigste, Erhebung der Fremdanamnese, Wichtigkeit einer liebevollen Behandlung und der non-verbalen Kommunikation, Eingehen auf das stadiengerechte Verständnis, Übernahme bestimmter Verantwortlichkeiten und Fürsorge durch Dritte u. v. a. Für eine „entwicklungsgerechte" Förderung muß daher der Krankheitsschweregrad ständig beobachtet werden. Andernfalls kommt es entweder zu einer Überforderung mit einer Zunahme der Symptomatik, oder zur Unterforderung, die den älteren Menschen kränkt und in eine passive, unselbständige Rolle drängt. Diese Vorgänge den Angehörigen deutlich zu machen, sie zu stützen und durch eine Reihe von praktischen Ratschlägen manche Probleme lösen zu helfen, dürfte den Schwerpunkt der ärztlichen Betreuung darstellen (s. Übersicht).

Nichtmedikamentöse Behandlungsmaßnahmen bei Demenz

Beratung:
- Konstanter und leicht aufzufindender, gut zugänglicher Ort für alle Dinge (jedes Ding auf seinen Platz);
- konstanter und einfach strukturierter Tagesablauf (jedes Ding zu seiner Zeit);
- regelmäßige externe Stimuli (Besuch/Anruf/Erinnerung/Rat), ohne die Tätigkeiten dem Patienten aus der Hand zu nehmen (Überpflege): z. B. Kleider herrichten, Dabeistehen;
- Ausschöpfung aller verfügbaren Mittel zur externen Orientierungshilfe;
- Information der Angehörigen über sensorische, neurologische (z. B. Agnosie) Einbußen;
- Wechselwirkung zwischen Stimmungslage und kognitivem Zustand beachten;
- Bedeutung von Geduld im täglichen Umgang (Antrieb, geistige Verarbeitungsgeschwindigkeit);
- Bedeutung non-verbaler Kommunikation, engem Körperkontakt (Führen), geringem Signal-to-noise-Verhältnis (Stimmengewirr, „Hintergrundfernsehen"); einfache kurze Sätze, keine Verbote;
- Beratung über die physische Sicherheit: Stolper- und Sturzgefahr (postprandialer Blutdruckabfall), Brandgefahr (Haftpflicht), Medikamente, Autofahren, Straßenverkehr, Verirren, Straßenraub;
- Einweisen von Nachbarn/Freunden/Gemeindeschwester in den Haushalt (Ersatzschlüssel), Aufsicht von Nachbarn (Einbruch/Weglaufen/Vertreterbesuche/Hinstürzen);
- Information über gesetzliche Aspekte (Pflegschaft, Haftpflicht, Testament, Einverständnis zu Operation) und finanzielle Hilfen in Verbindung mit Sozialarbeitern (sozialpsychiatrischen Dienst, Gesundheitsamt).

Hilfsmittel für Gedächtnis/Orientierung:
- Küchenuhr (nach dem Aufsetzen eines Topfes auf den Herd Uhr anstellen);
- Notizblock (neben Telefon);
- Checklisten mit großgeschriebenen Buchstaben am Ort des Gebrauchs anbringen:
  - wichtige Telefonnummern am Telefon anbringen,
  - Verordnungsplan an der Tablettenbox, leicht identifizierbare Medikamente, Herrichten der Tabletten,
  - Checkliste an der Haustüre mit vor dem Verlassen durchzuführende Tätigkeiten (Schlüssel einstecken, Herd/Aschenbecher kontrollieren, Abschließen etc);

Nichtmedikamentöse Behandlungsmaßnahmen bei Demenz (Fortsetzung)

- Tagesplan, Terminkalender, Telefonanrufe zu festen Zeiten;
- Schilder, Piktogramme, einfache Zeichnungen als Orientierungshilfe (z. B. an der Toilettentür).

Kommunikationshilfen:
- Hörgerat, Brille (mit Kette), Spezialtelefon mit großen Tasten, einprogrammierten Nummern (Hausarzt, Angehörige, Ersatzhelfer), Namensschild bei Weglauftendenzen;
- ausreichende Beleuchtung (Leuchtröhren), Treppenstufen hell anstreichen, Farbbänder in Gängen zum Auffinden des Wegs (in Altenheimen).

Hilfen gegen Schlaflosigkeit, Weglaufen, Hinterherlaufen, übertriebene Anhänglichkeit:
- Steckdosenleuchte, Nachttischlampe, kleine Mahlzeit vor dem Schlafengehen, Fernseher mit gemütlichem Sessel, Puppe, Ersatzperson einführen, Tageskliniken.

Sicherheit:
- Haus-Notruf-Systeme (DRK), Schild oder Armband mit Name und Adresse;
- Ersatzschlüssel bei Nachbarn, ggf. schwer zu öffnende Schlösser an Fenstern und Außentüren;
- abschließbare Aufbewahrungsmöglichkeit (für Dinge, die der Patient sonst verlegen kann);
- „Kindersicherungen" für potentiell gefährliche Gegenstände (Steckdosen, Gas- und Elektroinstallationen, verschluckbare Gegenstände, WC-Reiniger, Spülmittel);
- Gehstock, rutschfeste Böden (auch in der Dusche);
- Tageskliniken, Altenwohnung, Altenheim/Altenpflegeheim (abgeschlossene Station bei Weglauftendenz).

Pflege:
- Krankenbett mit „Galgen" und Fußbrett;
- Dusche und Toilette mit Griffen, ggf. Bett-Badewannenlift;
- Antidekubitusmatraze/Schaffell/Polyfell/wasserdichte Unterlage;
- Lagerungshilfen (Gel- oder Silikonkissen/Hirsesäckchen/Schaumgummi/Pflegeschaum/Flüssigseife/Franzbranntwein);
- Nachtstuhl (evtl. Nachttopf/Urinflasche);
- Einmalhandschuhe (für Angehörige!), Windeln;
- Verhaltensmodifikation/Training/Beckenbodentraining (passiv), Elektrostimulation, regelmäßiges Auf-die-Toilette-Führen (insbesondere vor Mahlzeiten), suprapubische Fistel statt Blasenkatheter;
- Stuhlinkontinenz: initial Einläufe zur vollständigen Entleerung, Regulation der Darmtätigkeit bei Obstipation oder Diarrhoe (Flüssigkeit/Milch/Ballaststoffe/Weizenkleie).

Manchmal müssen Ärzte und Pflegekräfte die Rolle des Angehörigen ersetzen, solange es möglich ist. Für alle Beteiligten ist der Verlust der Autonomie eines erwachsenen Menschen mit der notwendigen Fürsorge sicher ein schwer zu akzeptierendes Problem. Bei den meisten Tätigkeiten braucht der Kranke Führung und ständige Unterweisung. Beispielsweise sind viele in der Lage, sich anzuziehen, wenn man daneben steht und ihnen sagt, wie man es tun muß. Bei Katastrophenreaktionen helfen keine Diskussionen oder Verbote weiter, sondern nur, die Ruhe zu bewahren, den Dementen abzulenken oder an die Hand zu nehmen und aus dem Zimmer zu führen. Auf größere soziale Ereignisse außer Haus kann sich ein Dementer meistens nicht einstellen. Häufig ist das visuelle und aurale Verständnis beeinträchtigt, so daß dies besonders verwirrend wirkt. Es ist daher besser, eine kleine Zahl von Freunden nach Hause einzuladen. Auf keinen Fall sollten alle Kontakte aufgegeben werden.

Ein regelmäßiger Tagesablauf und der Einsatz von Gedächtnisstützen helfen gerade bei Beginn der Erkrankung weiter. Whitehead analysierte die Studien über Milieu- und Beschäftigungstherapie, Aktivierung und körperliches Training, systematisches Hirnleistungstraining und Verhaltenstherapie, wobei trotz der Schwere und Progressivität dementieller Prozesse Erfolge zu verzeichnen waren. Durch geeignete Angehörige oder freiwillige Helfer können Trainingsmaßnahmen durchgeführt werden (Whitehead 1984), wobei sich die Anleitung durch den Arzt anbietet. Gegebenenfalls kann auch eine zeitlich begrenzte Psychotherapie Erfolge bringen, jedoch dürfte diese Methode oft eher für die Behandlung der Hauptpflegeperson in Frage kommen.

Die Beratung über Hilfsmittel und Umgang mit täglichen Problemen spielt sicher die größte Rolle. Hausnotrufsysteme, Telefonketten und die Organisation eines dichten sozialen Netzes sind in kritischen Stadtteilen überlebenswichtig. Das Schloß zur Außentür muß so sicher sein, daß niemand eindringen kann, aber es sollte auch vermieden werden, daß der Demente sich einschließen kann. Bei Weglauftendenzen empfiehlt sich zusätzlich ein Armband mit Namen, Adresse und Telefonnummer. Bei entstehender Inkontinenz sind entsprechende Hilfen (Nachtstuhl, Windeln, Plastikunterlagen) zu besorgen bzw. zu verschreiben. Häufig kann aber schon eine Flüssigkeitsrestriktion am Abend sowie die Verlegung der Diuretikagabe von dem Abend auf den Morgen die Situation deutlich bessern. Wenn der Ältere häufig auf die Toilette geführt wird, läßt sich die Zahl der Inkontinenzereignisse reduzieren. Die Dauerkatheterisierung sollte wegen der Infektionsgefahr vermieden werden, im Zweifelsfall ist einer Blasenfistel der Vorzug zu geben. Eine Fragmentation des natürlichen Rhythmus von Schlaf und Wachzustand ist bei Dementen sehr häufig. Chloralhydrat und Clomethiazol können bei geriatrischen Patienten Benzodiazepinen überlegen sein. Übergewichtige Patienten können eine Schlafapnoe aufweisen, so daß der Einsatz von Sedativa gefährlich sein kann und sich statt dessen eine Gewichtsreduktion empfiehlt (Smith et al. 1985; Müller-Oerlinghausen u. Pietzker 1989). Ungenügende körperliche Aktivität während des Tages, Hunger, Schmerz, Genuß- und Arzneimittel (Nootropika, Theophyllin, Diuretika), Myoklonien und Nykturie können ebenfalls zur Schlaflosigkeit führen und sollten vermieden werden (Berlin 1984). Southwell et al. (1990) empfehlen eine

Tasse heißer Milch vor dem Schlafengehen. Durch die Dunkelheit fehlen regelmäßige optische Informationen, die eine räumliche Orientierung ermöglichen, was zu einem Gefühl von Unsicherheit, Ängstlichkeit und Umherwandern führen kann. Mäßiges Licht im Zimmer und der Toilette und eine zu den Angehörigenschlafzimmern offene Tür verhilft dem Dementen zu dem notwendigen Gefühl der Geborgenheit.

Einweisung und Unterbringung

Die Vermittlung von Diensten zur Sicherstellung der ärztlichen Therapie und Verabreichung von Medikamenten, Pflege und hauswirtschaftlicher Versorgung bzw. die Entlastungspflege nach dem GRG dienen dazu, Krankenhauseinweisungen und -unterbringung zu vermeiden bzw. einen möglichst langen Aufenthalt in der Gemeinde sicherzustellen. Nicht selten werden den Gemeindeschwestern und Ärzten kämpferische Qualitäten im Umgang mit Kostenträgern abverlangt, so daß das aufmerksame Verfolgen der Rechtsprechung in bezug auf die Erstattung von Hilfsmitteln und Übernahme von Pflegeleistungen ausgesprochen nützlich ist. Der Erfolg hängt ferner von dem örtlichen Angebot an ambulanten und teilstationären Möglichkeiten ab. Andererseits werden der ambulanten Betreuungsmöglichkeit von schwer dementen Menschen durch die Notwendigkeit einer permanenten Beaufsichtigung Grenzen gesetzt. Man muß die notwendige Zeit für Pflegebedürfnisse und Aufsicht in Relation setzen zu der durch alle Kräfte zur Verfügung stehenden Stunden und die Belastbarkeit der Angehörigen abwägen. Diese Kriterien, wie in Abb. 1 dargestellt, ermöglichen eine erste Eingrenzung zur längerfristigen Betreuung des dementen Älteren.

In Einzelfällen kann die frühe Unterbringung in einem Altenheim, wenn der demente Ältere noch über eine bessere Anpassungsfähigkeit verfügt, günstiger sein als die zu späte. Bei fortgeschrittener Demenz kann jede Umweltveränderung zur Dekompensation führen, ferner ist der Aufbau sozialer Beziehungen im Heim dann nicht mehr erfolgversprechend. Mehrgliedrige Einrichtungen bestehen aus einem reinen Wohnheim, einem Altenheim für die hauswirtschaftliche Versorgung und einem Pflegeheim bei intensiverer Betreuungsbedürftigkeit. Krankengymnastische, verhaltenstherapeutische und soziale Fördermöglichkeiten sind hier mit Erfolg durchführbar, wenn sich die Einrichtung als Stätte der Rehabilitation begreift (Klausing 1988).

Ein Teil der psychogeriatrischen Patienten ist derzeit auf eine stationäre Therapie zur Verringerung des Leidens angewiesen (Black u. Jolley 1990). Der Hospizgedanke propagiert die effektive Behandlung aller Symptome, die einem sterbenden Patienten Leiden verursachen, unter Verzicht von Maßnahmen, die nur auf eine Lebensverlängerung hinauslaufen. Die Schwierigkeit in der terminalen Phase von dementen Menschen besteht in der eingeschränkten Möglichkeit des Patienten, sich zur medizinischen Therapie zu äußern. Volcer et al. (1986) versuchten eine Problemlösung durch einen Konsensus des Behandlungsteams und der Angehörigen zu erreichen, was allerdings nicht gelang. Im

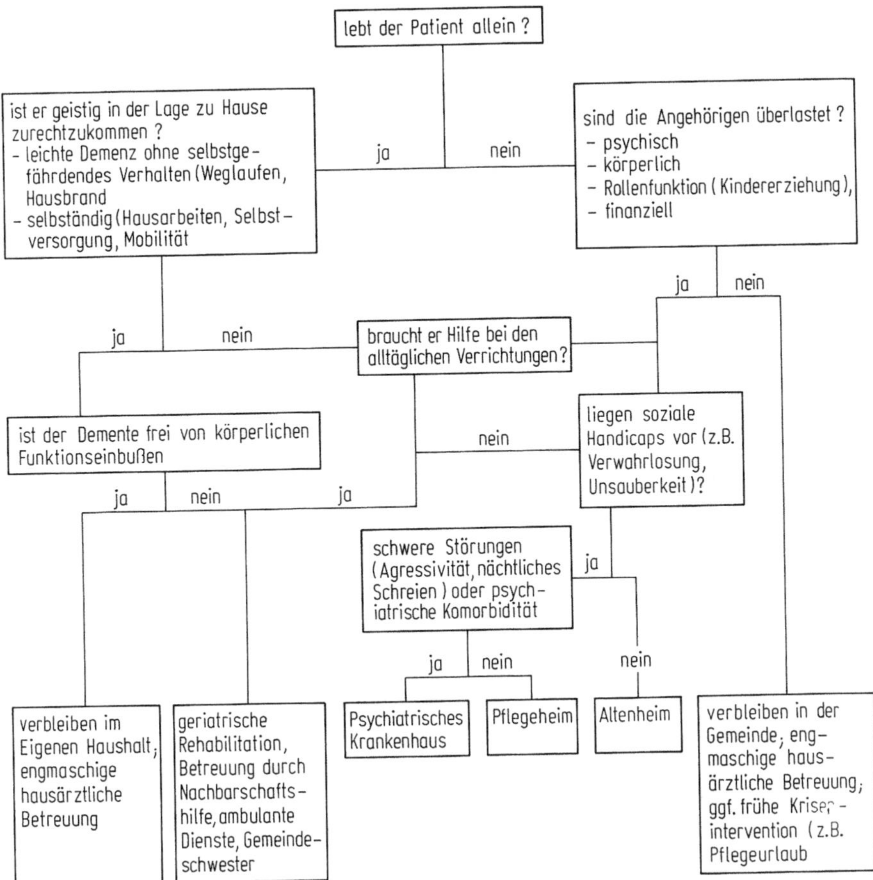

Abb. 1. Entscheidungsmodell zur ambulanten oder stationären Versorgung dementer Patienten

Einzelfall können Angehörige durchaus egoistische Interessen an einer Lebensverlängerung oder -verkürzung haben. Trotzdem sollte mit ihnen besprochen werden, wie sie zu der Durchführung erweiterter Diagnostik, künstlicher Ernährung, Einweisung in ein Akutkrankenhaus bei lebensbedrohlichen interkurrenten Krankheitsbildern (Pneumonie, Urosepsis) Operationen und Reanimation stehen. Krankenhauskollegen, Mitarbeiter in Altenheimen sowie vertretende Kollegen im Notdienst sind über die Gesamtsituation und den Zustand des Patienten zu informieren. Die Betreuung von Menschen mit fortgeschrittener Demenz sollte trotz der notwendigen Planung von Versorgungsstrukturen eine individuelle, zwischenmenschliche Aufgabe bleiben, für die Ärzte und Pflegekräfte auch in Zukunft eintreten müssen.

Anhang: Selbsthilfe- und Angehörigengruppen

Aktion psychisch Kranke e. V., Kaiser-Karl-Ring 20, Postfach 292, 5300 Bonn 1, Tel. 0228-63154

Bund Deutscher Hirnbeschädigter, Humboldtstr. 32, Postfach 1327, 5300 Bonn, Tel. 0228-651012

Bund Deutscher Kriegsopfer, Körperbehinderter und Sozialrentner (BDKK) e. V., Bonner Talweg 88, Postfach 190117, 5300 Bonn 1, Tel. 0228-216116

Bundesverband für die Rehabilitation der Aphasiker e. V., Beethovenstr. 35, 5303 Bornheim 3, Tel. 02227-2578

Dachverband Psychosozialer Hilfsvereinigungen e. V., Thomas-Mann-Str. 49a, 5300 Bonn, Tel. 0228-632646

Deutsche Alzheimer-Gesellschaft, Mauerkircherstr. 21, 8000 München 80, Tel. 089-986623

Deutsche Parkinson-Vereinigung – Bundesverband e. V., Hüttenstr. 7, 4040 Neuß, Tel. 02101-470441

Familienhilfe e. V. – Huntington-Gruppen (Erbchorea), Bahnhofstr. 7a, 3550 Marburg, Tel. 06421-282212

OMEGA: Mit dem Sterben leben e. V., Frau Dr. Petra Muschawek-Kürten, Kasseler Schlagd 19, 3510 Hann.-Münden, Tel. 05541-7113 oder 5356

Reichsbund der Kriegsopfer, Behinderten, Sozialrentner und Hinterbliebenen e. V., Beethovenallee 56–58, 5300 Bonn 2, Tel. 0228-363071-73

Verband der Kriegs- und Wehrdienstopfer, Behinderten und Sozialrentner Deutschlands e. V. (VdK9) Wurzerstr. 2–4, 5300 Bonn 2, Tel. 0228-364061

Literatur

Albert M, Naeser MA, Levine HL, Garvey AJ (1984a) CT density numbers in patients with senile dementia of the Alzheimer's type. Arch Neurol 41:1264

Albert M, Naeser MA, Levine HL, Garvey AJ (1984b) Ventricular size in patients with presenile dementia of the Alzheimer's type. Arch Neurol 41:1258–1263

American Psychiatric Association (1987) Diagnostic and statistical manual of mental disorders, 3rd edn, revised (DSM-III-R) American Psychiatric Association, Washington, DC

Anonymus (1987) Cholinergic treatment in Alzheimer's disease. Lancet I:139–141

Bakchine S, Lacomblez L, Palisson E, Laurent M, Derouesne C (1989) Relationship between primitive reflexes, extra-pyramidal signs, reflecti e apraxia and severity of cognitive impairment in dementia of the Alzheimer type. Acta Neurol Scand 79:38–46

Baker B, Duckworth T, Wilkes E (1978) Mental state and other prognostic factors in femoral fractures of the elderly. J Coll Gen Pract 28:557–559

Barclay LL, Zemcov A, Blass JP, Sansone J (1986) Survivors-only bias in estimating survival in Alzheimer's disease and vascular dementias. Neurology 36:1009–1010

Barnes R, Veith R, Okimoto J, Raskind M, Gumbrecht G (1982) Efficacy of antipsychotic medications in behaviourally disturbed dementia patients. Am J Psychiatry 139:1170–1174

Benson DF (1983) Subcortical dementia: A clinical approach. In: Mayeux R, Rosen WG (eds) The dementias. Raven, New York, pp 185–194

Berg L (1985) Does Alzheimer's disease represent an exaggeration of normal aging? Arch Neurol 42:737–739

Berlin RM (1984) Management of insomnia in hospitalized patients. Ann Intern Med 100:398–404

Berman S, Rappaport MB (1984) Social work and Alzheimer's disease: psychosocial management in the absence of medical cure. In: Berman S, Rappaport MB (eds) Social work in health care. Haworth, New York, pp 53–70

Bickel H (1989) Psychogeriatrische Störungen und Mortalität. Soz Praeventivmed 34:265–271

Black D, Jolley DJ (1990) Slow euthanasia? The deaths of psychogeriatric patients. Br Med J 300:1321–1323

Blessed G, Tomlinson BE, Roth M (1968) The association between quantitative measures of dementia and of senile change in the cerebral grey matter of elderly subjects. Br J Psychiatry 114:797–811

Braun H (1985) Die Pflege hilfebedürftiger alter Menschen durch den Ehepartner. MMG 10:201–207

Breitner JCS (1984) Aphasia/apraxia and familial aggregation in Alzheimer's disease. Ann Neurol 15/6:614–615

Breitner JCS, Folstein MF (1984) Familial Alzheimer dementia: a prevalent disorder with specific clinical features. Psychol Med 14:63–80

Brun A, Gustafson L (1988) Zerebrovaskuläre Erkrankungen. In: Kisker KP, Lauter H, Meyer J-E, Müller C, Strömgren E (Hrsg) Psychiatrie der Gegenwart, Bd 6: Organische Psychosen. Springer, Berlin Heidelberg New York Tokyo, S 252–295

Buchner DM, Larson EB (1987) Falls and fractures in patients with Alzheimer-type dementia. JAMA 257:1492–1495

Bunse J, Zeit T (1988) Differenzierte Behandlung des Alterspatienten mit Neuroleptika. Z Allg Med 64:358–361

Byrne EJ, Arie T (1985) Rational drug treatment of dementia. Br Med J 290:1845–1846

Byrne EJ, Arie T (1990) Insufficient evidence of worthwhile benefit. Br Med J 300:1132–1133

Caine ED (1981) Pseudodementia. Arch Gen Psychiatry 38:1359–1364

Chatellier G, Lacomblez L (1990) Tacrine (tetrahydroaminoacridinine; THA) and lecithin in senile dementia of the Alzheimer type: a multicentre trial. Br Med J 300:495–499

Clarfield AM (1988) The reversible dementias: Do they reverse? Ann Intern Med 109/6:476–486

Cole MG, Dastoor DP (1987) A new hierarchic approach to the measurement of dementia. Psychosomatics 28/6:298–304

Consensus Conference (1988) Treatment of stroke. Br Med J 297:126–128

Constantinidis J, Richard J, DeAjuriaguerra J (1978) Dementias with senile plaques and neurofibrillary changes. In: Isaacs AD, Post F (eds) Studies in geriatric psychiatry. Wiley, New York, pp 119–152

Coper H (1988) Medikamentöse Beeinflussung von Leistungsstörungen. In: Lang E (Hrsg) Praktische Geriatrie. Enke, Stuttgart, S 61–65

Coper H (1989) Drug treatment of dementia. J Neural Transm [P-DSect] 1:43

Cummings JL, Benson DF (1984) Subcortical dementias. Arch Neurol 41:874–879

Dastoor DP, Cole MG (1988) Age related patterns of decline in dementia as measured by the hierarchic dementia scale (HDS). Am J Alzheimers Care Related Dis Res Nov/Dec:29–35

DeAjuriaguerra J, Bellet-Muller MR, Tissot R (1964a) A propos de quelques problèmes poses par le déficit opératoire de vieillards atteints de démence dégenerative en début d'evolution. Cortex 1:103–132

DeAjuriaguerra J, Bellet-Muller MR, Tissot R (1964b) A propos de quelques problèmes poses par le déficit opératoire de vieillards atteints de démence dégenerative en début d'évolution. Cortex 1:232–256

Demuth GW, Rand BS (1980) Atypical major depression in a patient with severe primary degenerative dementia. AM J Psychiatry 137:1609–1610

Eagles JM, Beattie JAG, Restall DB, Rawlinson F, Hagen S, Ashcroft GW (1990) Relation between cognitive impairment and early death in the elderly. Br Med J 300:239–721

Fairburn CG, Hope RA (1988) Change in behaviour in dementia: A neglected research area. Br J Psychiatry 152:406–407

Faulkner G, Pritchard P, Somerville K, Langman MJS (1988) Aspirin and bleeding ulcers in the elderly. Br Med J 297:1311–1313

Filley CM, Kelly J, Heaton RK (1986) Neuropsychologic features of early- and late-onset Alzheimer's disease. Arch Neurol 43:574–576

Finucane P, Price C, Ghose K (1988) Neuroleptic malignant syndrome in an elderly patient. Br Med J 296:18–19

Fisch RZ, Alexandrowitz A (1988) Delirium in a patient treated with mianserin. Br Med J 296:137

Gilhooly MLM (1984) The impact of care-giving on care-givers: Factors associated with the psychological well-being of people supporting a dementing relative in the community. Br J Med Psychol 57:35–44

Gilleard CJ, Belford H, Gilleard E, Whittick JE, Gledhill K (1984) Emotional distress amongst the supporters of the elderly mentally infirm. Br J Psychiatry 145:172–177

Hachinski VC (1983) Differential diagnosis of Alzheimer's dementia: multi-infarct dementia. In: Reisberg B (ed) Alzheimer's disease. Free Press, New York, pp 188–192

Hagberg B, Gustafson L (1985) On diagnosis of dementia: psychometric investigation and clinical psychiatric evaluation in relation to verified diagnosis. Arch Gerontol Geriatr 4:321–332

Hart S (1988) Language and dementia: A review. Psychol Med 18:99–112

Hicks R, Funkenstein HH, Dysken MW, Davis JM (1980) Geriatric psychopharmacology. In: Birren JE, Sloane RB (eds) Handbook of mental health and aging. Prentice-Hall, Englewood Cliffo/NJ, pp 745–774

Hinton DR, Sadun AA, Blanks JC, Miller CA (1986) Optic-nerve degeneration in Alzheimer's disease. N Engl J Med 315/8:485–487

Huber SJ, Shuttleworth EC, Paulson GW, Bellchambers MJG, Clapp LE (1986) Cortical vs subcortical dementia. Arch Neurol 43:392–394

Huber SJ, Paulson GW, Shuttleworth EC et al. (1987) Magnetic resonance imaging correlates of dementia in multiple sclerosis. Arch Neurol 44:732–736

Huff FJ, Boller F, Lucchelli F, Querriera R, Beyer J, Belle S (1987) The neurologic examination in patients with probable Alzheimer's disease. Arch Neurol 44:929–932

Hutton JT, Nagel JA, Loewenson RB (1984) Eye-tracking dysfunction in Alzheimer-type dementia. Neurology 34:99–102

Jackson H (1958) Remarks on evolution and dissolution. In: Taylor J (ed) Selected writtings of John Hughlings Jackson. Basic, New York, pp 92–421

Jorm AF (1985) Subtypes of Alzheimer's dementia: A conceptual analysis and critical review. Psychol Med 15:543–553

Kachel G, Ruppin H (1982) Altersbedingte Malabsorptionserscheinungen. Z Gerontol 15:107–112

Kalton G (1968) The contribution of research in general practice to the study of morbidity. J R Coll Gen Pract 15:81–95

Kanowski S (1989) Somatotherapie. In: Kisker KP, Lauter H, Meyer J-E, Müller C, Strömgren E (Hrsg) Psychiatrie der Gegenwart, Bd 8: Alterspsychiatrie, 3. Aufl. Springer, Berlin Heidelberg New York Tokyo, S 271–312

Kay DWK, Beamish P, Roth M (1964) Old age mental disorders in Newcastle Upon Tyne, part 2: A study of possible social and medical causes. Br J Psychiatry 110:668–682

Kay DWK, Bergmann K, Foster EM, McKechnie AA, Roth M (1978) Mental illness and hospital usage in the elderly: A random sample followed up. Gerontology 24:293–298

Khachaturian ZS (1985) Diagnosis of Alzheimer's disease. Arch Neurol 42:1097–1105

Kirshner HS, Webb WG, Kelly MP (1984) The naming disorder of dementia. Neuropsychologia 22/1:23–30

Klausing G (1988) Demenz und Therapie. Kasseler gerontologische Schriften, Bd 4. Gesamthochschulbibliothek, Kassel

Knesevich JW, Toro FR, Morris JC, LaBarge E (1985) Aphasia, family history and the longitudinal course of senile dementia of the Alzheimer type. Psychiatry Res 14:255–263

Kohlmeyer K (1982) Computertomographischer Beitrag zur Differentialdiagnose vaskulär bedingter Demenz (Multiinfarkt-Demenz) und primär degenerative Demenz (Alzheimer-Typ). Z Gerontol 15:321–324

Kopelman MD (1985) Multiple memory deficits in Alzheimer-type dementia: implications for pharmacotherapy. Psychol Med 15:527–541

Kral VA (1982) Depressive Pseudodemenz und senile Demenz vom Alzheimer-Typ. Nervenarzt 53:284–286

Kutner B, Faushel D, Togo AM, Langner TS (1956) 500 over 60: A community survey on aging. Russell Sage Foundation, New York

Lauter H, Kurz A (1989) Demenzerkrankungen im mittleren und höheren Lebensalter. In: Kisker KP, Lauter H, Meyer J-E, Müller C, Strömgren E (Hrsg) Psychiatrie der Gegenwart, Bd 8: Alterspsychiatrie, 3. Aufl. Springer, Berlin Heidelberg New York Tokyo, S 135–200

Levy R (1990) Are drugs targeted at Alzheimer's disease useful. Br Med J 300:1131–1132

Lowe GDO (1988) Anticoagulant drugs in the elderly: valuable in selected patients. Br Med J 297:1260–1261

Lowe GDO (1990) Drugs in cerebral and peripheral arterial disease. Br Med J 300:524–527

Marschall R (1988) Bessere Lebensqualität durch Carotis-Stenose-Operationen? Eine Literaturübersicht. Z Gerontopsychol Psychiatr 4:305–312

Martin DC, Miller JK, Kapoor W, Arena VC, Boller F (1987) A controlled study of survival with dementia. Arch Neurol 44:1122–1126

Marttila RJ, Rinne UK (1976) Dementia in Parkinsons disease. Acta Neurol Scand 54:431–441

Matsuyama H (1983) Incidence of neurofibrillary change, senile plaques, and granulovacuolar degeneration in aged individuals. In: Reisberg B (ed) Alzheimer's disease. Free Press, New York, pp 149–154

Mayer RE (1979) Kognitive Entwicklung: Denken und Wachstum. In: Mayer RE (Hrsg) Denken und Problemlösen. Springer, Berlin Heidelberg New York, S 205–245

McCarthy M, Ferris SH, Clark E, Crook T (1981) Acquisition and retention of categorized material in normal aging and senile dementia. Exp Aging Res 7/2:127–135

McKhann G, Drachman D, Folstein M, Katzman R, Price D, Stadlan EM (1984) Clinical diagnosis of Alzheimer's disease. Neurology 34:939–944

Meinck H-M (1989) Konservative Therapie der akuten und chronischen zerebrovaskulären Insuffizienz. Therapiewoche 39:2558–2566

Meyer JS, Rogers RL, Mortel KF (1984) Progressive cerebral ischemia antedates cerebrovascular symptoms by two years. Ann Neurol 16:314–320

Meyer JS, Judd BW, Takaklna T, Rogers RL, Mortel KF (1986) Improved cognition after control of risk factors for multi-infarct dementia. JAMA 256:2203–2209

Mitglieder der Arzneimittelkommission der deutschen Ärzteschaft (1988) Arzneiverordnungen, 16. Aufl. Deutscher Ärzteverlag, Köln

Monk A (1981) Social work with the aged: principles of practice. Soc Work Jan:61–68

Moore V, Wyke MA (1984) Drawing disability in patients with senile dementia. Psychol Med 14:97–105

Moossy J, Martinez J, Hanin I, Rao G, Yonas H, Boller F (1987) Thalamic and subcortical gliosis with dementia. Arch Neurol 44:510–513

Morris LW, Morris RG, Britton PG (1988) The relationship between marital intimacy, perceived strain and depression in spouse caregivers of dementia sufferers. Br J Med Psychol 61:231–236

Morris RG, Morris LW, Britton PG (1988) Factors affecting the emotional wellbeing of the caregivers of dementia sufferers. Br J Psychiatry 153:147–156

Möllhoff G (1981) Die „Unterbringung" alternder und alter psychisch Kranker. Z Gerontol 14:416–429

Mölsä PK, Paljärvi L, Rinne UK, Säkö E (1984) Accuracy of clinical diagnosis in dementia. Acta Neurol Scand 98:232–233

Mölsä PK, Paljärvi L, Rinne JO, Rinne UK, Säkö E (1985) Validity of clinical diagnosis in dementia: a prospective clinicopathological study. J Neurol Neurosurg Psychiatry 48:1085–1090

Müller WE (1988) Nootropika. MMW 130:575–579

Müller-Oerlinghausen B, Pietzker A (1989) Arzneimittel und Zentralnervensystem. In: Rahn KH, Meyer zum Büschenfelde KH (Hrsg) Arzneimitteltherapie in Klinik und Praxis. Thieme, Stuttgart, S 89–99

Nelson GM (1982) Support for the aged: public and private responsibility. Soc Work 3:137–143

Neukirchen M, Mehs M (1980) Die Mittlerfunktion des Sozialdienstes im Krankenhaus. Dtsch Ärztebl 9:539–542

Neumann MA, Cohn R (1978) Epidemiological approach to questions of identity of Alzheimer's and senile brain disease: a proposal. In: Katzman R, Terry RD, Bick KL (eds) Alzheimer's disease: senile dementia and related disorders. Raven, New York (Aging, vol 7, pp 27–34)

Nolen NR (1988) Functional skill regression in late-stage dementias. Am J Occup Ther 42:666–669

Oesterreich K (1989) Verwirrtheiszustände. In: Kisker KP, Lauter H, Meyer J-E, Müller D, Strömgren E (Hrsg) Psychiatrie der Gegenwart, Bd 8: Alterspsychiatrie, 3. Aufl. Springer, Berlin Heidelberg New York Tokyo, S 201–224

Oesterreich K, Stetter G (1981) Interventionsmaßnahmen der Sozialarbeit in einer stationären Gerontopsychiatrie. Z Gerontol 14:69–74

Oesterreich K, Wagner O (1982) Psychopathologie des Alterns und der Voralterung – Historische Entwicklung der Begriffsbildung. Z Gerontol 15:314–320

Ott E (1988) Kritische Bewertung der praktischen medikamentösen Behandlung dementieller Prozesse. In: Kanowski S, Ladurner G (Hrsg) Dementielle Erkrankungen im Alter. Thieme, Stuttgart

Pagel MD, Becker J, Coppel DB (1985) Loss of control, self-blame, and depression: An investigation of spouse caregivers of Alzheimer's disease patients. J Abnorm Psychol 94/2:169–182

Perry EK, Tomlinson BE, Blessed G, Bergmann K, Gibson PH, Perry RH (1978) Correlation of cholinergic abnormalities with senile plaques and mental test scores in senile dementia. Br Med J 2:1457–1459

Petrie WM, Lawson EC, Hollender MH (1983) Gewalttätigkeit bei geriatrischen Patienten. JAMA-D 2:57–59

Pillon B, Dubois B, Lhermitte F, Agid Y (1986) Heterogeneity of cognitive impairment in progressive supranuclear palsy, Parkinson's disease, and Alzheimer's disease. Neurology 36:1179–1185

Preston GAN (1986) Dementia in elderly adults: prevalence and institutionalization. J Gerontol 41/2:261–267

Rae-Grant A, Blume W, Lau C, Hachinski VC, Fisman M, Merskey H (1987) The electroencephalogram in Alzheimer-type dementia. Arch Neurol 44:50–54

Ray WA, Griffin MR, Schaffner W, Baugh DK, Melton LJ (1987) Psychotropic drug use and the risk of hip fracture. N Engl J Med 316:363–369

Reding M, Haycox J, Blass J (1985) Depression in patients referred to a dementia clinic. Arch Neurol 42:894–896

Reifler B, Raskind M, Kethley A (1982a) Psychiatric diagnoses among geriatric patients seen in an outreach program. J Am Geriatr Soc 30:530–533

Reifler BV, Larson EB, Hanley R (1982b) Coexistence of cognitive impairment and depression in geriatric outpatients. Am J Psychiatry 139:623–626

Reisberg B, Ferris SH, deLeon MJ, Crook T, Haynes N (1984) Senile dementia of the Alzheimer's type. In: Kay DWK, Burrows GD (eds) Handbook of studies on psychiatry and old age. Elsevier, Amsterdam, pp 306–334

Risse ST, Barnes R (1986) Pharmacologic treatment of agitation associated with dementia. J Am Geriatr Soc 34:368–376

Robbins TW (1988) Arresting memory decline. Nature 336:207–208

Rosen WG, Terry RD, Fuld PA, Katzman R, Peck A (1980) Pathological verification of ischemic score in differentiation of dementias. Ann Neurol 7:486–488

Rössler W (1988) Sozialpsychiatrische Dienste. Nachrichtendienst des Deutschen Vereins für öffentliche und private Fürsorge 3/68:73–74

Rössler W, Riecher A (1987) Ambulance Hilfen für psychisch kranke alte Menschen-Entwicklungsmöglichkeiten der offenen Altenhilfe. Sozial April:25–28

Rössler W, Häfner H, an der Heiden W, Jung E, Martini H (1988) Der Stellenwert der Sozialstation in der ambulanten gerontopsychiatrischen Versorgung. Psychiatr Prax 15:109–114

Roth M, Mountjoy CQ, Huppert FA, Hendrie H, Verma S, Goddard R, Tym E (1986) CAMDEX: A standardized instrument for the diagnosis of mental disorder in the elderly with special reference to the early detection of dementia. Br J Psychiatry 149:698–709

Rustemeyer J (1984) Rehabilitationsmöglichkeiten bei geriatrischen Patienten. MMW 126/43:1243–1248

Sandholzer H (1982) Measuring impairment and disability in the elderly: A study in general practice. Soc Psychiatry 17:189–198

Sandholzer H (1987) Behinderung, Beeinträchtigung und Benachteiligung bei über 65jährigen Allgemeinpraxispatienten. Med Dis, Heidelberg

Sandholzer H (1989a) Early recognition of dementia by the general practitioner: first findings of a survey in elderly patients of eight practices. SIMG, Klagenfurt

Sandholzer H (1989b) Early recognition of dementia in the elderly. J Neural Transm [P-DSect]1:124

Sanford JRA (1975) Tolerance of debility in elderly dependants by supporters at home: its significance for hospital practice. Br Med J Aug:471–473

Scott PJW (1988) Anticoagulant drugs in the elderly: the risks usually outweigh the benefits. Br Med J 297:1261–1263

Seltzer B, Sherwin I (1978) "Organic-brain-syndromes": an empirical study and critical review. Am J Psychiatry 135:13–21

Seltzer B, Sherwin I (1983) A comparison of clinical features in early- and late-onset primary degenerative dementia. Arch Neurol 40:143–146

Seltzer B, Burres MJK, Sherwin I (1984) Left-handedness in early and late onset dementia. Neurology 34:367–369

Shraberg D (1978) The myth of pseudodementia: Depression and the aging brain. Am J Psychiatry 135:601–603

Sloan MA (1987) Thrombolysis and stroke. Arch Neurol 44:748–767

Smith JS, Kiloh LG (1981) The investigation of dementia: results in 200 consecutive admissions. Lancet I:824–827

Smith PL, Gold AR, Meyers DA, Haponick EF, Bleeker ER (1985) Weight loss in moderately obese patients with obstructive sleep apnoea. Ann Intern Med 103:850–855

Southwell PR, Evans CR, Hunt JNW (1990) Effect of a hot milk drink on movements during sleep. Br Med J 2:429–431

Stuart JM, Stewart-Brown SL, Harvey J, Morgan K (1990) Deaths from asthma in the mentally handicapped. Br Med J 300:720–721

Sulkava R, Haltia M, Paetau A, Wikström J, Palo J (1983) Accuracy of clinical diagnosis in primary degenerative dementia: correlation with neuropathological findings. J Neurol Neurosurg Psychiatry 46:9–13

Sulkava R, Wikström J, Aromaa A, Raitasalo R, Lehtinen V, Lahtela K, Palo J (1985) Prevalence of severe dementia in Finland. Neurology 35:1025–1029

Summers WK, Majovsky LV, Marsh GM, Tachiki K, Kling A (1986) Oral THA in long-term treatment of senile dementia, Alzheimer type. N Engl J Med 315:1241–1245

Tardiff K (1983) Gewalttätigkeit bei geriatrischen Patienten. JAMA-D 2:75

Thal LJ, Masur DM, Blau AD, Fuld PA, Klauber MR (1989) Chronic oral physostigmine without lecithin improves memory in Alzheimer's disease. J Am Geriatr Soc 37:42–48

Thompson TL, Moran MG, Nies AS (1983) Psychotropic drug use in the elderly. N Engl J Med 308:134–138

Thornton JE, Gershon S (1988) The history of THA. In: Giaconini E, Becker R (eds) Current research in Alzheimer therapy. Taylor & Francis, New York/NY, pp 267–278

Todorov AB, Constantinidis J, Elston RC (1975) Specificity of the clinical diagnosis of dementia. J Neurol Sci 26:81–98

Tomlinson BE, Henderson G (1976) Some quantitative cerebral findings in normal and demented old people. In: Terry RD, Gershon S (eds) Neurobiology of aging. Raven, New York, pp 183–204

Tomlinson BE, Blessed G, Roth M (1970) Observations on the brains of demented old people. J Neurol Sci 11:205–224

Uhlmann RF, Larson EB, Koepsell TD (1986) Hearing impairment and cognitive decline in senile dementia of the Alzheimer's type. JAGS 34:207–210

Wade JPH, Mirsen TR, Hachinski VC, Fisman M, Lau C, Merskey H (1987) The clinical diagnosis of Alzheimer's disease. Arch Neurol 44:24–29

Whitehead A (1984) Psychological intervention in dementia. In: Kay DWK, Burrows GD (eds) Handbook of studies on psychiatry and old age. Elsevier, Amsterdam

WHO (1986) Dementia in later life: research and action. WHO, Geneva

Will RG, Matthews WB, Smith PG, Hudson C (1986) A retrospective study of Creutzfeldt-Jakob in England and Wales 1970–1979 II: epidemiology. J Neurol Neurosurg Psychiatry 49:749–755

Wilson RS, Kaszniak AW, Bacon LD, Fox JH, Kelly MP (1982) Facial recognition memory in dementia. Cortex 18:329–336

Wilson RS, Bacon LD, Fox JH, Kaszniak AW (1983) Primary memory and secondary memory in dementia of the Alzheimer type. J Clin Neuropsychol 5/4:337–344

Yesavage JA, Tinklenberg JR, Hollister LE, Berger PA (1979) Vasodilatators in senile dementias. Arch Gen Psychiatry 36:220–223

Zarit SH, Zarit JM (1982) Families under stress: Interventions for caregivers of senile dementia patients. Psychotherapy 19/4:461–471

Zarit SH, Reever KE, Bach-Peterson J (1980) Relatives of the impaired elderly: Correlates of feelings of burden. Gerontologist 20/6:649–655

Zarit SH, Todd PA, Zarit JM (1986) Subjective burden of husbands and wives as caregivers: A longitudinal study. Gerontologist 26/3:260–266

4.3 Verwahrlosung

G. C. Fischer

Fallbeispiel

Auf Veranlassung von Mitbewohnern und der Gemeindeschwester wurde bei Alfred, einem 85jährigen Patienten, ein Hausbesuch durchgeführt. Den Mitbewohnern des Hauses war aufgefallen, daß Alfred innerhalb der letzten Wochen kaum noch gesehen worden war, daß es aus der Wohnung „stinke" und daß meist nur nachts Geräusche vernehmbar waren. Die Gemeindeschwester schließlich hatte nach langem Klingeln und Klopfen Zugang zur Wohnung erhalten und den Hausarzt verständigt. Der Patient lebte in einer kleinen Sozialwohnung, in der es beim Betreten massiv nach Urin und Rauch roch. Alfred selbst fand sich halb bekleidet in einem zerwühlten Bett im abgedunkelten Schlafzimmer. Die Wohnung machte einen erheblich verwahrlosten und verschmutzten Eindruck. Auf dem Küchentisch befanden sich Unterwäsche, Strümpfe, Zigarrenstumpen und überwiegend verdorbene Essensreste.

Der Patient erwies sich nach energischem Zuspruch als ansprechbar, verhielt sich jedoch abweisend und mürrisch und wiederholte stereotyp, man sollte ihn „in Ruhe lassen".

Differentialdiagnose

- Ein hirnorganisches Psychosyndrom mit zeitweiliger oder dauernder Verwirrtheit, Störungen des Kurzzeitgedächtnisses u. U. paranoiden Vorstellungen wird vorrangig auszuschließen sein.
- Vor allem bei Patienten mit entsprechender Vorgeschichte muß auch an eine Psychose (Schizophrenie) gedacht werden.
- Von besonderer Bedeutung sind Depressionen, meist im weitesten Sinne reaktiver Art, die wiederum über die zunehmende Isolierung Hirnleistungsstörungen wie Verwirrtheit und Gedächtniseinschränkungen auslösen können (s. hierzu Teil II, Kap. 2.4 und 4.6).
- Bei Erwägung eines Suchtverhaltens ist neben Alkohol auch ein chronischer Medikamentenabusus (Benzodiazepine, Analgetika) in Betracht zu ziehen.
- Sinnesphysiologische Einschränkungen, v. a. Hörstörungen, die zu zunehmenden Kontaktstörungen und Isolierung mit folgender Depressivität führen können, sind auszuschließen.
- Als ursprünglich auslösende Faktoren muß auch an verschiedene Erkrankungen gedacht werden, die durch Immobilität zu abgebrochenem Umwelt-

kontakt und nachfolgend z. T. weiteren oben angeführten Krankheitszuständen führen. Hierzu gehören z. B. akute kardiale Erkrankungen (Zustand nach stummem Infarkt), aber auch chronische Schmerzzustände im Gefolge von Erkrankungen des rheumatischen Formenkreises sowie Immobilität durch akute Schmerzen, v. a. nach Sturz.

Diagnostische Maßnahmen

Bei hochgradig verwirrten Patienten und völligem Mangel an häuslichen Pflegemöglichkeiten wird sich der Hausarzt zur Krankenhauseinweisung entschließen müssen.

Gelingt es jedoch, einen ausreichenden Kontakt zum Kranken herzustellen, die hygienischen Verhältnisse zu sanieren und durch Hinzuziehung einer Pflegeperson für geregelte Nahrungsaufnahme und Tagesablauf zu sorgen, kann die Diagnose auch unter ambulanten Bedingungen erfolgen.

Um die zerebrale Situation zu beurteilen, ist es hilfreich, den Patienten mehrmals zu sprechen und dafür zu sorgen, daß er zwischenzeitig nicht allein bleibt, sondern am besten kontinuierlich in Kontakt zu anderen Personen steht. Mit dieser einfachen Maßnahme ist häufig innerhalb weniger Tage eine deutliche Verbesserung der zerebralen Leistungsfähigkeit zu erzielen.

Neben einer sorgfältigen Anamneseerhebung (Stürze, Bewußtlosigkeit, Alkohol- oder Tablettenabusus, suizidale Absichten, enttäuschende Erlebnisse) muß eine gründliche körperliche Untersuchung erfolgen. Sie schließt eine orientierende neurologische (z. B. Zustand nach Apoplex?) und auf Hör- und Sehstörungen gerichtete Befunderhebung ein. Ergänzende Laboruntersuchungen betreffen Blutbild, BSG, Elektrolyte, Nierenfunktion, Gesamteiweiß, T 3/T 4-Test und Urinstatus. Bei Männern ist auch eine Untersuchung der Prostata angezeigt. EKG und Lungenfunktionsprüfung ergänzen die Basisdiagnostik.

Nachdem Angehörige verständigt und eingetroffen waren, gelang bei einem späteren Hausbesuch am gleichen Tage mit Alfred eine Kontaktaufnahme. Der Patient erwies sich als gehfähig und zeigte bei der orientierenden körperlichen Untersuchung keine bedrohlichen Befunde. Die in der Nähe lebende berufstätige Tochter konnte es ermöglichen, nachts bei ihrem Vater zu bleiben. Eine kontinuierliche Betreuung tagsüber war jedoch nicht möglich. Der Patient wurde daraufhin zur weiteren diagnostischen Abklärung und zum Zwecke der Unterbrechung seiner Isolierungssituation in eine geriatrische Tagesklinik gebracht.

Inzwischen hatte die Anamnese ergeben, daß der Patient, dessen Ehefrau vor 6 Monaten verstorben war, sich nach einem Zerwürfnis mit der Tochter wegen Erbschaftsstreitigkeiten mehr und mehr zurückgezogen hatte, jede Hilfe durch Gemeindeschwester oder Hausbewohner abgelehnt hatte und allmählich, von allen unbemerkt, vergessen, in eine Isolierungssituation geraten war. Die Diagnose einer Verwahrlosung auf der Basis einer reaktiven Depression wurde durch das Fehlen weiterer gravierender Befunde von seiten der Tagesklinik bestätigt.

Bewertung von Schweregrad und Gefahr

Sie richtet sich v. a. nach der zugrundeliegenden Erkrankung. Der Hausarzt muß sich die guten Rehabilitationsmöglichkeiten vor Augen führen, die sich durch Behandlung etwa einer Herz-Kreislauf-Erkrankung oder auch höhergradige Störungen des Bewegungsapparats und der grundsätzlichen Reversibilität eines hirnorganischen Psychosyndroms ergeben.

Bewertung der Vorrangigkeit typischer Folgeprobleme für den Patienten

Die entscheidende Frage, die sich für den Patienten, für Angehörige und Hausarzt stellt, richtet sich darauf, inwieweit der Patient noch in der Lage ist, alleine in einer eigenen Wohnung außerhalb des Schutzes einer Organisation zu leben. Die Vorstellungen der Beteiligten zu diesem wesentlichen Punkt können durchaus verschieden sein. Daß Angehörige aus Sorge um den Kranken die Unterbringung in einem Heim wünschen, der Patient selbst jedoch fest auf der Vorstellung noch ausreichender eigener Kompetenz beharrt, ist eine in der Hausarztpraxis überaus häufige Problematik. Sie wird dadurch erschwert, daß niemand sicher voraussehen kann, ob die gegen den Willen des Kranken erfolgte Unterbringung in einem Heim mit nachfolgender Depression, Psychosyndrom o. ä. dem Patienten u. U. mehr schadet als die Alltagsgefährdungen einer nur auf eigene Kraft gestellten Lebensführung.

Therapeutische Interventionen

Neben der Behandlung vorliegender Grundkrankheiten steht eine umfangreiche, v. a. auch sozial orientierte Rehabilitation im Vordergrund. Hierzu benötigt der Hausarzt die engmaschige Zusammenarbeit mit ambulanten Hilfsdiensten wie Gemeindeschwester, Essen auf Rädern, Bewegungstherapeut, Ergotherapeut etc. Er benötigt ferner die Zusammenarbeit mit den Angehörigen sowie Hilfsmöglichkeiten durch Freunde und Nachbarn. Entscheidend ist, daß alle Maßnahmen engmaschig, regelmäßig und kontinuierlich durchgeführt werden. Sie müssen so sinnvoll aufeinander abgestimmt werden, daß sich für den Patienten eine klare, überschaubare und verläßliche Strukturierung des Alltags und der Woche ergibt. Im einzelnen ist z. B. darauf zu achten, daß die Wohnung keine Gefahrenpotentiale technischer oder ausstattungsmäßiger Art (Stolperschwellen, Dunkelheit us.w) birgt. Der Umgang mit den technischen Geräten sollte noch einmal gezeigt und geprobt werden. Der Patient muß wissen, wie er sich rasch und zuverlässig Hilfe durch Dritte verschaffen kann.

Alfred war während des Aufenthalts in der Tagesklinik bezüglich der intelektuellen Leistungsfähigkeit weitgehend unauffällig. Allgemeinzustand und körperliche Leistungsfähigkeit entsprachen in etwa dem Altersdurchschnitt. Die Versorgung mit einem Hörgerät konnte erfolgreich durchgeführt werden. Eine Kataraktoperation war mit dem Patienten diskutiert worden. Nach ca. 3 Wochen erklärte er energisch, er wolle nun wieder ausschließlich in seiner Wohnung bleiben und lehnte alle Vorschläge einer eventuellen Heimunterbringung kategorisch ab. Die örtlichen Gegebenheiten ermöglichten täglich 2 Besuche durch die Gemeindeschwestern. Dem Patienten wurde ferner häusliche Krankengymnastik verordnet. Nach langen Bemühungen konnte er dazu überredet werden, Essen auf Rädern zu akzeptieren. Die Angehörigen übernahmen die Neuanschaffung eines Fernsehgeräts und vereinbarten mit dem Vater, ihn jeweils einmal pro Woche zu besuchen.

Die Situation erwies sich über den bisher beobachteten Zeitraum von einem halben Jahr als stabil und zufriedenstellend.

4.4 Stürze

G. C. Fischer

Fallbeispiel

Auguste ist eine 84jährige alte Dame, die vom Hausarzt seit ca. 6 Jahren betreut wird und mit ihrer Tochter bei gemeinsamer Haushaltsführung in einem kleinen Einfamilienhaus zusammenlebt.

In die frühe Nachmittagssprechstunde kommt der Anruf, Auguste sei soeben in der Wohnung gestürzt, läge nun weinend am Boden und könne sich nicht mehr aus eigener Kraft aufrichten. Von der Praxis aus wird die Gemeindeschwester verständigt und ein sofortiger Hausbesuch angesetzt.

Differentialdiagnose

Dem Sturz eines alten Patienten hat stets eine sorgfältige differentialdiagnostische Abklärung zu folgen (Abb. 1).

Dabei konzentriert sich die Aufmerksamkeit des Hausarztes auf 2 Fragen:

1) Welche Folgen sind eingetreten?
2) Welche Ursachen haben den Sturz ausgelöst?

Der Sturz ist somit stets als Symptom einer dahinterliegenden Krankheitssituation zu bewerten, nicht als zufälliges Ereignis.

Sowohl hinsichtlich der Folgen als auch der Ursachen gilt, daß mit dem Sturz verbundene Krankheiten gezielt gesucht werden müssen. Eine nur auf Ausschlußdiagnostik gerichtete Anamnese reicht hier häufig nicht aus.

Die große Bedeutung, die dem Sturz im Alter zukommt, ist daraus zu ersehen, daß nach der Todesursachenstatistik für Berlin im Jahre 1978 der Tod durch Sturz an 6. Stelle der Todesursachen stand. Bei den Herz-Kreislauf-bedingten Sturzursachen kann die Uhrzeit des Sturzes weitere wichtige Hinweise geben: so treten durch Blutdruckabfall bedingte Stürze besonders nachts um 23.00 Uhr oder um 3.00 Uhr sowie am frühen Nachmittag ca. um 14.00 Uhr auf. Hypertone Entgleisungen hingegen werden häufiger um 12.00 oder um 18.00 Uhr beobachtet (Falck 1983).

Ein Suchtverhalten des älteren Patienten ist auch dem Hausarzt keineswegs immer bekannt. Insbesondere bleibt ein Alkoholabusus oft langfristig uner-

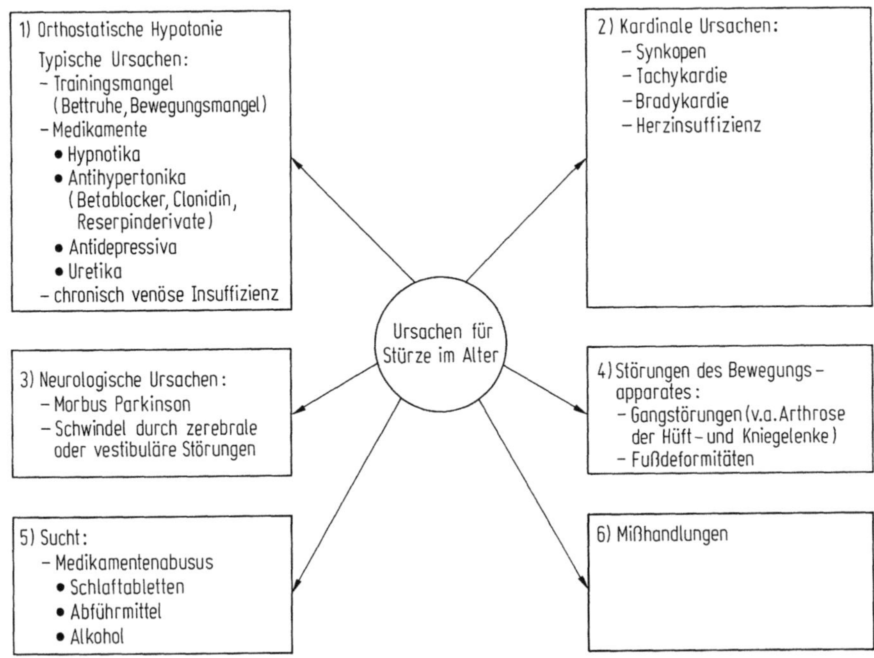

Abb. 1. Ursachen für Stürze im Alter

kannt. Nach Schätzungen sind 10–15% der Betagten von Alkoholproblemen betroffen (Blose 1978). Frauen sind häufiger betroffen, was für den Hausarzt wichtig ist, da er viele alleinstehende alte Frauen betreut (Glatt 1978).

Mißhandlungen älterer Menschen werden v. a. in Amerika beschrieben (Greenhouse 1982). Sie müssen auch bei uns vom Hausarzt als eine Möglichkeit erwogen werden, besonders da, wo psychosoziale Spannungen mit Angehörigen der gleichen Wohngemeinschaft oder dem Ehepartner ein Dauerproblem bilden.

Fußdeformitäten können beim älteren Patienten erhebliche Ausmaße annehmen (Hammerzehen) und stellen einen typischen Befund dar, der erst nach gezielter Suche offenkundig wird.

Diagnostische Maßnahmen

Anamnese

Die Bedeutung der Frage, wann sich der Sturz ereignet hat, geht schon aus den häufig zeitkorrelierten Kreislaufkomplikationen (s. oben) hervor. Hypoglykämische Zustände des Diabetikers können in den frühen Morgenstunden (Gang zur Toilette) oder am späteren Nachmittag eine Rolle spielen.

Wichtig sind auch Hinweise, die sich aus der Frage, wo der Sturz sich ereignet hat, ergeben: Stürze beim Treppaufsteigen können z. B. auf eine Überforderung der Herz-Lungen-Kapazität hinweisen, Stürze auf der Toilette hängen oft mit Herzerkrankungen zusammen (z. B. stenokardischer Anfall). Stürze unmittelbar vor dem Bett sprechen für ein Orthostasesyndrom.

Es ist sinnvoll, auch äußere Auslöser wie Stolperanlässe u. ä. in die Frage einzubeziehen, wozu auch psychosoziale Faktoren zu zählen sind.

Die bisher bekannte Anamnese gibt im Zusammenhang mit dem Sturz weitere Erklärungsmöglichkeiten (Herzerkrankung, Diabetes millitus, zerebrale Ausfallerscheinungen, Störungen von seiten des Bewegungsapparates und Medikamenteinnahme).

Klinische Untersuchung

Sie umfaßt eine sorgfältige Herz-Kreislauf-Diagnostik (Herzfunktion, Frequenz, Arrhythmien, Blutdruck, Stenosegeräusche, Venenstatus) sowie den Lungenbefund (Bronchopneumonie?). Die Untersuchung des Abdomens deckt u. U. bisher unbekannte Befunde (Hernien, Appendizitis, prallgefüllte Blase mit Miktionsstörungen als Ursache für das Aufstehen, Exsikkose) auf.

Am Bewegungsapparat hat eine sorgfältige Prüfung der aktiven und passiven Beweglichkeit sowie der Druckschmerzhaftigkeit der Gliedmaßen zu erfolgen. Zu den hauptsächlich von Frakturen betroffenen Regionen gehören: Oberschenkelhals, Rippen, Schultergürtel (subkapitale Humerusfraktur, Schlüsselbeinfraktur) und Unterarm (distale Radiusfraktur).

Laboruntersuchungen

Die Einstellungskontrolle eines Diabetes mellitus sowie die Aufdeckung eines Harnwegsinfekts, einer Anämie, von Eiweißmangelzuständen, Niereninsuffizienz und Elektrolytverschiebungen können von Bedeutung sein.

Fallbeispiel

Auguste war, wie die Anamnese ergab, durch lästigen Harndrang veranlaßt, aus ihrem gewohnten Sessel im Wohnzimmer aufgestanden und dann beim Versuch, die Toilette möglichst schnell zu erreichen, über eine an ungewohnter Stelle abgestellte Einkaufstasche gestolpert und gestürzt.

Bei der klinischen Untersuchung weinte sie und äußerte wiederholt die Sorge, daß sie nun bei der Nachbarin „abgegeben" werde, wenn die Tochter aus dem Haus ginge.

Außer der bekannten absoluten Arrhythmie und den hochgradigen Deformierungen beider Kniegelenke durch Arthrose bot die normalerweise normotone Patientin jetzt einen Blutdruck von nur 105/70 mmHg. Labormäßig ergab sich ein Harnwegsinfekt.

Bewertung von Schweregrad und Gefährdung

Bei der Bewertung des Schweregrades spielen neben den unmittelbaren Folgen (Frakturen?) v. a. die Ursachen eine wichtige Rolle. In jedem Falle sollten bei einer Krankenhauseinweisung, die aus chirurgischer Indikation erfolgen muß, anamnestische Daten, etwa über die Herz-Kreislauf-Situation und sonstige Grunderkrankungen, mitgegeben werden. Die Einschätzung des Operationsrisikos kann dadurch u. U. besser, v. a. rascher erfolgen.

Stürze hinterlassen beim älteren Menschen nicht selten psychische Folgen in Form von Irritation, Depression oder auch Verwirrtheit, was ebenfalls in die Bewertung des Schweregrades eingehen muß.

Die sozialen Folgen können erheblich sein, wenn z. B. die Selbstversorgung oder die eines noch gepflegten Ehepartners gefährdet wird oder im Extremfall sogar eine Heimunterbringung droht.

Vorrangigkeit typischer Folgeprobleme für den Patienten

Letztere ist wesentlich von den sozialen Auswirkungen möglicher Sturzfolgen zu sehen, wie im vorhergehenden Abschnitt angesprochen.

So kann die sofortige Hilfe von Angehörigen und/oder die Einbeziehung sozialer Hilfsdienste erforderlich werden. Als vorrangiges Ziel gilt die Erhaltung bzw. Wiedererlangung der bisherigen Kompetenz und der eigenen Versorgungsmöglichkeiten.

Auch die Gefahr eines psychischen Abgleitens ist zu beachten (s. oben). Mögliche, für den Patienten schädliche Auswirkungen des Sturzes auf Angehörige, z. B. durch die Bildung zu negativen Zukunftsperspektiven, durch Überprotektion oder durch voreilig getroffene Entscheidungen zu Umzug, Heimunterbringung u. ä. aus Angst um den Kranken, können zu einer vorrangigen „Gefahr" werden.

Therapeutische Interventionen

Sofern wegen der Unfallfolgen eine Krankenhauseinweisung erwogen wird, gilt, diese so schnell wie möglich vorzunehmen, da die Operationsmöglichkeiten sich mit Zuwarten verschlechtern.

Selbstverständlich ist die Behandlung auslösender Krankheiten und ggf. eine Änderung vorhandener Medikation.

Ebenso wichtig sind allgemeine prophylaktische Maßnahmen. Dazu gehören:

- Verhinderung bzw. Behebung einer Exsikkose;
- Verhinderung und Behebung einer Immobilisation, insbesondere Vermeidung von Bettlägerigkeit, evtl. Krankengymnastik durch Hausbehandlung;
- Überprüfung, ggf. Korrektur der Hör- und Sehfähigkeit;
- evtl. Stützverbände der Beine bei hochgradiger Gonarthrose oder Kompressionsstrümpfe bei Varikosis (beides setzt meist regelmäßige Hilfe beim Anlegen voraus).
- Eine wichtige hausärztliche Funktion ist es, beim Hausbesuch darauf zu achten, daß Gefahrenquellen wie lockere Teppiche, schwer erkennbare

Schwellen, im Weg stehende Gegenstände, ungünstig erreichbare Gebrauchsgegenstände, auch schlechtes Schuhwerk, v. a. unzureichende Beleuchtung (Flure, Treppenhäuser) ausgeräumt werden.

— Im Behandlungsplan nach dem Sturzereignis sollten mehrfache kurzfristige Kontrollen vorgesehen werden, um evtl. negative psychologische Auswirkungen abzufangen, die noch Wochen später auftreten können und sogar bis zur Verwirrtheit reichen können. Intensive wiederholte Gespräche mit positiver Unterstützung vorhandener Fähigkeiten sollten in jedem Fall erfolgen. Auf diese Weise läßt sich ein enger lückenloser Anschluß an das tatsächliche und erlebte Funktionieren der eigenen bisherigen Kompetenz erhalten.

Fallbeispiel

Auguste wurde innerhalb der nächsten Tage und Wochen mehrfach vom Hausarzt und von der Gemeindeschwester besucht. Sie war in dieser Zeit sehr klagsam, weinte viel und beklagte immer wieder ihre zunehmende Unfähigkeit, sich selbst zu versorgen. Der Harnwegsinfekt war behandelt worden. Um den schwer zu beeinflussenden Passivitäts- und Immobilisierungstendenzen der Patienten entgegenzuwirken, wurde eine häusliche Krankengymnastik verordnet, die 3mal wöchentlich stattfand. Mit Hilfe der ebenso energischen wie herzlich zugewandten Physiotherapeutin gewann Auguste allmählich wieder an Vertrauen in die eigenen Kräfte und Fähigkeiten, unterstützt vom Zuspruch durch Hausarzt und Gemeindeschwester. Auch nach Abschluß der Krankengymnastik wurde ihr ein tägliches Übungsprogramm verordnet, das sich als geeignet erwies, ihren Immobilisierungstendenzen vorzubeugen und gleichzeitig ihr Selbstvertrauen zu erhalten.

Literatur

Blose IL (1978) The relationship of alcohol to aging and the elderly. Alcohol Clin Exp Res 1:17−21

Falck I (1983) Die Bedeutung von Stürzen in der Geriatrie. Z Gerontol 16:254−259

Glatt MM (1978) Experiences with elderly alcoholics in England. Alcohol Clin Exp Res 1:23−26

Greengross S (1982) Priorités en matière d'information et d'education. WHO Groupe d'étude sur les aspects médicaux-sociaux des accidents chez les personnes âgées. Bordeaux

4.5 Inkontinenz

G. C. Fischer

4.5.1 Harninkontinenz

Fallbeispiel

Ottilie kommt seit Jahren in die Praxis und wird wegen rezidivierender Phlebitiden, einem Hypertonus und gelegentlicher depressiver Verstimmung behandelt. Im Rahmen einer Bronchitis schildert sie, beim Husten käme es zu Urinabgang. Bei eingehender Anamnese stellt sich heraus, daß die Beschwerden „schon länger" bestehen, sie sich aber immer geschämt habe, davon zu sprechen.

Differentialdiagnose (Tabelle 1)

Bei der Harninkontinenz werden folgende Formen unterschieden:

1) *Streßinkontinenz:* Hierunter wird Harnverlust bei insuffizientem Harnröhrenverschluß unter Belastung verstanden. Der Urinabgang tritt bei abdomineller Druckerhöhung auf und wird v. a. ausgelöst durch Husten, Niesen, Lachen, Pressen oder Bücken.

2) *Drang- oder Urgeinkontinenz:* Bei einem nicht zu unterdrückenden Harndrang kommt es zum unkontrollierbaren Urinabgang. Typisch hierfür ist, daß Betroffene die Toilette bei Einsetzen des Harndrangs nicht mehr rechtzeitig erreichen können.

3) *Reflexinkontinenz:* Durch Wegfall der zentralen Hemmung und dadurch bedingte erhöhte spinale Reflexaktivität kommt es zum unwillkürlichen Urinverlust ohne Harndrang.

4) *Überlaufinkontinenz:* Bei Urinabflußbehinderungen, etwa durch Prostatavergrößerung, entsteht eine passive Überdehnung der Blasenwand. Der intravesikale Druck übersteigt den Druck der Harnröhre, und es kommt zum Urinabgang, meist als Träufeln.

5) *Extraurethrale Inkontinenz:* Sie gehört zu den selteneren Formen und bedeutet einen Urinabgang aus der Blase, jedoch nicht über die Harnröhre, was z. B. bei Fisteln vorkommt (Füsgen u. Barth 1987).

Tabelle 1. Anamnese und Überlegungen bei Harninkontinenz

Anamnestische Frage	Art der Inkontinenz	Mögliche Ursachen	Allgemeine anamnestische Gesichtspunkte
Kommt es zum Abgang von Urin beim Bücken, Heben, Lachen, Husten oder Niesen?	Streßinkontinenz	*Männer:* Zustand nach Prostata- oder Beckenoperation (Heidler 1979) *Frauen:* Beckenbodenschwäche (Geburten, gynäkologische Operationen)	Nach Inkontinenz fragen! (Diabetiker mit Polineuritis, Frauen ohne Östrogensubstitution, Isolierungstendenzen, Depressivität);
Spüren Sie einen plötzlichen starken Harndrang, so daß Sie die Toilette nicht mehr rechtzeitig erreichen? (Sölkeland u. Platt 1981)	Drang-(Urge-)inkontinenz	Zystitis, Blasenstein, Blasentumoren, HOPS, Medikamente: Antihypertensiva, Schlaf- und Beruhigungsmittel, Anticholenergika, Diuretika; senile Atrophie der Schleimhaut (Frauen), Reizblase	psychosoziale Änderungen: Umgebungswechsel, Widerstand in Familie (Anlehnungsbedarf, Protesthaltung); Mehrfache Verursachung, z. B. Zystitis + Diuretika;
Bemerken Sie urinbeschmutzte Wäsche ohne steuerbares Wasserlassen?	Reflexinkontinenz	Trauma oder Tumoren oberhalb S2–4, multiple Sklerose, Morbus Parkinson, vaskuläre Prozesse (z. B. bei Diabetes mellitus)	*Beachte ferner:* Antihypertensiva können aufgrund der unterschiedlichen Angriffspunkte alle Formen einer Inkontinenz auslösen.
Beobachten Sie, daß dauernd tropfenweise Urin abgeht?	Überlaufinkontinenz	Prostatahyperplasie, Diabetes mellitus (Neuropathie), multiple Sklerose, Syringomyelie, perniziöse Anämie (Weißmüller 1989)	

Folgende Erkrankungen sind differentialdiagnostisch zu beachten:

1) Neurogene Ursachen (nach Füsgen 1989):

- die autonome neurogene Blase (Metastasen, Spinalarterienthrombose; s. auch diabetische Gefäßschäden [Sölkeland u. Platt 1989], Tumoren im Cauda-equina-Bereich);
- die atonisch-neurogene Blase (diabetische Neuropathie, Tabes dorsalis);
- die reflektorisch-neurogene Blase (totales Querschnittssyndrom bei Trauma oder Tumor);
- die nicht inhibierte neurogene Blase (Morbus Alzheimer, Multiinfarktdemenz, Frontallappentumor).

2) Veränderungen im Blasenbeckenbereich:

- Prostatahyperplasie,
- Steine,
- Tumoren in der Blase oder deren Umgebung, v. a. auch bei gynäkologischen Erkrankungen,
- Zystitis und Harnwegsinfekt.

3) Herz-Kreislauf-Erkrankungen (Sölkeland u. Platt 1989)

- Herzrhythmusstörungen,
- Herzinsuffizienz.

4) Medikamentennebenwirkung (Sölkeland u. Platt 1989; Weißmüller 1989):

- Anticholinergika (Morbus-Parkinson-Behandlung!),
- Antidepressiva (Inkontinenz besonders bei gleichzeitiger Prostatahyperplasie),
- α-Rezeptorenblocker (Prazosin, Fenoxybenzamin),
- zentral angreifende Muskelrelaxanzien (Diazepam),
- Skelettmuskelrelaxanzien (Dantrolen).

5) Psychische Faktoren:

Vielfältige psychische und psychosoziale Faktoren wie Wechsel von Umgebung und Beziehungspersonen, leidvolle Auseinandersetzung mit Angehörigen und ungünstige äußere Umstände können v. a. im Zusammenwirken mir organischen Faktoren ebenfalls das Auftreten einer Inkontinenz auslösen (s. unten).

Diagnostische Maßnahmen

Aufgrund der meist vorliegenden Multimorbidität ist bei der Harninkontinenz eine Mehrfachverursachung (z. B. Diabetes mellitus, Harnwegsinfekt, antihypertensive Medikation, Prostatahyperplasie) häufig, und die Diagnostik ist dementsprechend mehrgleisig zu gestalten.

Die Lasten-Nutzen-Relation ist dennoch sorgfältig zu prüfen (Füsgen 1989) und v. a. bei pflegebedürftigen bettlägerigen älteren Menschen, die häufig mit starken Schmerzklagen bei Manipulationen im Urogenitalbereich reagieren, in Abhängigkeit von den realen therapeutischen Möglichkeiten zu bewerten. Andererseits sind gerade hier, auch angesichts der psychologischen Auswirkungen der Inkontinenz, Behandlungs- und, soweit erforderlich, Klärungsmöglichkeiten zu nutzen. Für die Beratung in der Sprechstunde ist eine eingehende verständliche Erklärung möglicher Ursachen und v. a. der Verbesserungs- bzw. Behandlungsmöglichkeiten sehr wichtig. Oft empfinden ältere Patienten es als hilfreich zu erfahren, daß ihr Leiden kein Einzelfall, sondern ein unter Gleichaltrigen recht verbreitetes Problem darstellt, was gerade bei der Inkontinenz die Tabuisierung abbauen und einen Erfahrungsaustausch zwischen Betroffenen fördern könnte. Wichtig ist auch, daß vor der Abklärung eine ausreichende Motivation mit angstmindernder Erläuterung möglicher Eingriffe erfolgt, da sonst die Gefahr besteht, daß die Diagnostik abgebrochen und die Symptomatik dem Arzt gegenüber aus Angst vor Maßnahmen nivelliert oder verschwiegen wird.

Der Untersuchungsweg sollte nach Füsgen (1989) folgendermaßen gestaltet werden:

1) Genaue und erschöpfende Inkontinenzanamnese (s. Tabelle 1),
2) Sensibilitätsprüfung in den Dermatomen S2−S5 und Prüfung des Sphinktertonus (bei Auffälligkeiten ausführlicher neurologischer Status),
3) rektale Untersuchung (Prostatahyperplasie, Tumor, Koprostase),
4) gynäkologischer Status,
5) Harnausscheidung (Urinstatus einschließlich Bakteriologie, Restharnbestimmung, Miktionsart),
6) Sonographie,
7) Zystometrie,
8) psychosoziale Aspekte.

Aus hausärztlicher Sicht verdient der letzte Punkt besondere Beachtung: Wie viele Krankheitserscheinungen im Alter ist auch die Inkontinenz in differentialdiagnostischer Hinsicht von psychosozialen Faktoren nicht zu trennen.

Änderungen der Lebensverhältnisse, z. B. Umgebungswechsel durch Umzug, Umräumen der Wohnung, Urlaubs- bzw. Kuraufenthalte, können z. T. schon durch mangelndes Zurechtfinden in der neuen Umgebung zum Auftreten einer Inkontinenz führen. Besonders beim Zusammentreffen mit bereits vorhandenen inkontinenzfördernden Schäden wie Diabetes millitus, Prostatahyperplasie, Medikamentenwirkung u. ä., die in der gewohnten Umgebung noch gerade kompensiert werden konnten, ist die Gefahr des Auftretens einer Inkontinenz gegeben. Auch ein Wechsel der Bezugsperson im Rahmen der häuslichen Pflege kann eine Inkontinenz auslösen, aber ebenso auch dramatisch verbessern. Jeder Hausarzt kennt die Probleme, die sich aus der irrigen Vorstellung mancher alten Patienten, Inkontinenz fördere und erzwinge Beachtung, ergeben, und die leidvollen, sich gegenseitig verstärkenden Einflüsse von Inkontinenz und Zurückweisung durch die Pflegeperson.

Diagnostisch ist ferner zu beachten, daß die Inkontinenz vom älteren Menschen als überaus belastend und beschämend erlebt wird. Sie führt oft zu einer erheblichen Beeinträchtigung des Selbstwertgefühls und wird sowohl den Familienangehörigen als auch dem Arzt verschwiegen. Nach Boeckmann (1989, zit. nach Thüroff 1989) gehen etwa 40% der Betroffenen erst nach 3jährigem, weitere 30% erst nach 5jährigem Bestehen der Inkontinenz zum Arzt. Für den Hausarzt ergibt sich hieraus für die Diagnosefindung, nicht auf geklagte Beschwerden zu warten, sondern den alten Patienten gezielt und wiederholt nach dem Vorliegen einer Harninkontinenz zu fragen. Hilfreich ist gleich mit der Frage der Hinweis auf die gute Behandelbarkeit der Störung, die den Patienten ermutigen soll, im Falle des Auftretens einer Inkontinenz diese auch vorzubringen.

Im Rahmen der Hausbesuchstätigkeit lassen sich Faktoren, die eine Inkontinenz begünstigen und unterhalten können, erkennen und beseitigen. Dazu gehören z. B. lange, evtl. kalte Wege zu einer unbequemen Toilette, Fehlen von Nachtstuhl bzw. Bettpfanne, unhandliche Kleidung, mangelnde Betreuung und das Fehlen jeglicher Anreize zur Verbesserung der Lage.

Da die Inkontinenz ihrerseits zu sozialer Isolierung und Depressivität führen kann, ist v. a. bei älteren Patienten mit depressiver Symptomatik und Rückzugstendenzen am besten wiederholt nach dem Vorliegen einer Inkontinenz zu fragen.

Bewertung des Schweregrads und der Gefahr

Die Bewertung des Schweregrads bezieht sich

- auf das Ausmaß der Inkontinenz, die vom gelegentlichen Abgang kleiner Urinmengen beim Lachen, Niesen oder Bücken bis zum ständigen, unbemerkten und unkontrollierbaren Harnverlust reichen kann;
- auf die Behandelbarkeit: Diese ist sehr unterschiedlich und hängt nicht nur von der Grundkrankheit, sondern auch von der Vielfalt zusammentreffender ursächlicher Faktoren ab, was v. a. eine medikamentöse Behandlung durch z. T. antagonistische Wirkweisen auf verschiedene gleichzeitig gestörte Blasenfunktionen erschwert;
- auf die Grundkrankheit: Die Inkontinenz bildet mitunter das Leitsymptom zur Erkennung einer ursächlichen Grunderkrankung. Dies trifft besonders für neurogen bedingte Inkontinenzformen zu, die zur Aufdeckung von Tumoren, Metastasen oder Gefäßverschlüssen im Cauda-equina-Bereich führen können. Die Inkontinenz auf der Basis einer diabetisch bedingten Angio- oder Neuropathie gibt Hinweise auf den Schweregrad bereits eingetretener diabetischer Komplikationen;
- auf die Multimorbidität: Für den Hausarzt, der in der Regel mehrere Krankheiten des meist multimorbiden älteren Patienten behandelt, stehen andere Krankheitsbilder, z. B. solche des Herz-Kreislauf-Systems oder des Bewegungsapparats, oft ganz im Vordergrund der Beachtung. Die Inkontinenz läuft mitunter Gefahr, aus ärztlicher Sicht nachrangig bewertet zu

werden. Schon die psychosoziale Bedeutung der Inkontinenz für den Kranken, aber auch die Fülle differentialdiagnostischer Aspekte und die keineswegs schlechten Behandlungsmöglichkeiten sollten der Inkontinenz einen
hohen, oft vorrangigen Stellenwert im Rahmen der Multimorbidität geben;
– auf die Haltung des Patienten: Sie kann therapeutische Möglichkeiten v. a.
da, wo eine aktive Mitarbeit gefordert wird, wie z. B. beim Becken-Bo-
den-Training und in der häuslichen Pflege, nachhaltig beeinflussen. Sie
muß als ungünstig eingeschätzt werden, wenn der Patient die Inkontinenz
beharrlich verdrängt, leugnet oder „nicht wahrhaben" will (Lehr 1989).

Bewertung der Vorrangigkeit typischer Folgeprobleme für den Patienten

Die große Bedeutung des subjektiv eingeschätzten Gesundheitszustands für
das Wohlbefinden älterer Menschen (Lehr 1979) bildet ein wichtiges Kriterium
für die Bewertung der Inkontinenz als Probleme für den Patienten.

Fallbeispiel

Bei Ottilie erbrachte die differentialdiagnostische Abklärung das Vorliegen einer Inkontinenz vom Mischtyp der Drang-(Urge-)inkontinenz, überlagert durch Streßinkontinenz und
einen Harnwegsinfekt bei einer senil-atrophischen Vaginitis und Urethritis. Die größte Gefahr bestand zweifellos in der bereits eingetretenen Isolierung. In mehreren eingehenden Gesprächen stellte sich heraus, daß Ottilie schon seit ca. 2 Jahren unter den geschilderten Beschwerden zu leiden hatte, daß sie deshalb von der Tätigkeit im Vorstand des Seniorenklubs
zurückgetreten sei und sich auch kaum noch „traute", die Familie der Tochter mit dem ohnehin kritischen Schwiegersohn und 2 jugendlichen Enkeln zu besuchen.

Therapeutische Interventionen

Aus der Vielfalt möglicher Ursachen einer Inkontinenz und deren Zusammenwirken ergibt sich auch für die Therapie die Forderung, eine mehrgleisige Ausschöpfung verschiedener Möglichkeiten anzustreben.

Neben der Behandlung von Grundleiden (z. B. Prostatektomie), der Ausschaltung bzw. Minimierung von Arzneimittelnebenwirkungen (z. B. Diuretika
morgens verabreichen, Schlaf- und Beruhigungsmittelmedikation überprüfen)
sollte die Therapie parallel zur Nutzung medikamentöser, operativer und apparativer Möglichkeiten immer auch psychologische und psychosoziale Aspekte
einbeziehen und Verbesserungsmöglichkeiten der häuslichen Umgebung hinsichtlich Inkontinenz beachten.

Im einzelnen stehen folgende Möglichkeiten zur Verfügung, wobei die ge-
wählte Reihenfolge keiner Rangfolge entspricht:

1) Medikamentöse Therapie

Bei der meist vorliegenden Multimorbidität älterer Patienten muß jede Pharmakotherapie der Inkontinenz eine strenge Beachtung der Nebenwirkungen
einschließen. Oft ist bei Abwägen möglicher Gefahren eher Verzicht bzw. die

Suche nach Behandlungsalternativen geboten. Als Beispiele strenger Indikationsstellung seien das Vorliegen von Hyper- und Hypotonie, Asthma bronchiale, Gefahren einer Thyreotoxikose, Herininsuffizienz, Glaukom, thromboembolisches Risiko sowie die Möglichkeit von Arzneimittelinteraktionen mit bereits laufenden Behandlungen angeführt.

Medikamentöse Therapie:

- Weibliche Streßinkontinenz leichteren Grades:
  Das Ziel, den Urethraldruck zu steigern, läßt sich durch α-Sympathikomimetika erreichen, wozu sich eine Medikation von *Midodrinhydrochlorid*, z. B. als Gutron (2mal 1 Tbl.), oder Ephedrin, z. B. als Ornatos (2mal 1 Kps.), eignen (Weißmüller 1989).
  Eine Druckverbesserung in der Harnröhre ist auch durch Epithelpolsteraufbau unter dem Einfluß einer Östrogenbehandlung, wie für die Postmenopause empfohlen, zu erreichen (Weißmüller 1989).
- Nichtinhibierte Blasenfunktionsstörungen (nach Füsgen 1989):
  Eine Verminderung des Blasentonus gelingt mit *Anticholinergika* wie Oxybutynin-haltigen Substanzen. Als besonders wirksam gilt Dridase (2- bis 3mal) 1 Tbl. à 5 mg; (Weißmüller 1989) oder Emepronium [Uro-Ripiren und Propanthelinpromid (Corigast)]. Wegen der Gefahr unvollständiger Blasenentleerung als Nebenwirkung sollten Restharnkontrollen durchgeführt werden. Eine *Kombination mit β*-Sympathikomimetika (z. B. Alopent, Bricanyl, Dilatol) zur Anhebung der Miktionsreizschwelle ist sinnvoll.
  Thymoleptika wie Imipramin (Tophranil, initial 25–75 mg, dann im Laufe einer Woche Einstellung auf 170–200 mg) führen sowohl zur Spasmolyse als auch zur Harnröhrenkontraktion (Füsgen 1989). Die Verordnung scheint besonders sinnvoll bei gleichzeitigem Vorliegen einer Depression (Füsgen 1989) und nutzt die gegenseitige positive Wirkung von Verbesserung der Inkontinenz und Motivation des Patienten zu Übungsbehandlung und Aufgabe der sozialen Verzichthaltung.
- Überlaufinkontinenz (nach Weißmüller 1989):
  Eine Erhöhung des Detrusortonus (*Parasympathikomimetika*, z. B. Doryl) und gleichzeitige Relaxierung der übertonisierten Ausgangslage (*α-Sympathikolyse*, z. B. Dibenzyran, Minipress) kann dazu führen, daß die Blasenentleerung auch durch Betätigung der Bauchpresse möglich bzw. verbessert wird.

2) Übungsbehandlung

Inzwischen wurden erfolgversprechende Programme für ein Kontinenztraining entwickelt. Sie eignen sich in Form eines Beckenbodentrainings bei der Streßinkontinenz, aber auch bei Blasenfunktionsstörungen vom nichtinhibierten Typ. Entsprechende Aufmerksamkeit, Vermeidung von Bettlägerigkeit, allgemeine Aktivierung mit gezieltem Blasen- und Toilettentraining stehen im Vordergrund.

3) Operative Maßnahmen

Das Ziel operativer Eingriffe besteht in einer Stärkung des Beckenbodens durch Raffung des hinteren Scheidengewölbes und des Diaphragma pelvis (Petri 1989). Die Erfolgsraten werden bei abdomineller Eingriffsform mit 85% angegeben (Petri 1989). Wichtig ist, daß vor der Operation neurogene Störungen ausgeschlossen werden (Thüroff 1989).

4) Hilfsmittel

Hilfsmittel zur Absorption stehen in Form von Windeln bzw. Einlagen, Slips und Krankenunterlagen sowie zur Ableitung für mobile und bettlägerige Patienten zur Verfügung. Eine sorgfältige Hautpflege und regelmäßige Kontrolle in der Sprechstunde mit Erhebung des Hautbefunds sollten zusätzlich stets erfolgen.

In der Fachliteratur wird auf die Probleme hingewiesen, die sich für inkontinente Patienten aus der Kostenbeteiligung (GRG) an den teuren Hilfsmitteln

Übersicht von Heil- und Hilfsmittel bei Inkontinenz (nach Thüroff 1989):

1) Absorbierende Hilfsmittel	2) Ableitende Hilfsmittel
a) Einmalprodukte	– Beinbeutel für externe und invasive Harnableitungen
– Herrenvolage für leichte Inkontinenz (Hersteller/Produkt):	sive Harnableitungen
Kalff/Inclina	Bard/Uriplan
Mölnlycke/Tenador	Boehringer Ingelheim/Urocare
Pfrimmer/Licodrop	Coloplast/Conveen
– Vorlagen/Einlagen für leichte/	Holister/In Care
mittlere Inkontinenz:	In Care Rapid
Celatose/Celanorm	In Cogyn-System
Celanet	Pfrimmer/Tribag
Hartmann/Moliform	– Bettbeutel für externe und invasive Harnableitungen
Molinea	ve Harnableitungen
Kimberley Clark/Depend	Bard/Uriplan
Mölnlycke/Tenaform	Baxter/Cystoflo
Tenette	Pharmaseal
Pfrimmer/Daisy	Beiersdorf/Norta Urobag
Procter & Gamble/Attends	Boehringer Ingelheim/inbeds
Temca/Certina	Cysto-Care
Vital Disposables/Comforta	Pfrimmer/Urimed
– Erwachsenenslips für mittlere/	Medi-Care-Pfrimmer
schwere Inkontinenz:	– Urostomiebeutel
Hartmann/Molicare	Coloplast/Uro 2002
Kimberley Clark/Depend	Coloplast
Seidel/Tranquility	Squibb von Heyden/Conva Tec
Temca/Certina	– Bettbeutel für Stuhlableitungen
	Hollister/In Care

Übersicht von Heil- und Hilfsmittel bei Inkontinenz (Fortsetzung)

– Krankenunterlagen:
   Hartmann/Molinea N
      Molinea plus D
b) Wiederverwendbare Produkte
– Fixiersysteme:
   Mölnycke/Tenafix
   Temca/Sanitas
   Vital Disposables/Comforta
– Erwachsenenslips:
   Ege & Lang/Schwedenformhose
– Krankenunterlagen:
   Ege & Lang/Lieglind
   Pfrimmer/Uriplus
	– Transuretherale intermittierende
	   Katheter
	   Astra meditec/LocFric
	   Pfrimmer/Self-Cath
	   Rolltrichter/Kondome
	   Hollister/In Care
	3) Pflegemittel
	– Waschhandschuhe
	   Hartmann/Valaclean soft
	– Waschlotion/Waschemulsion
	   Hartmann/Menalind
	– Medizinische Hautfluid/Lotion
	   Hartmann/Menalind

Diese Übersicht soll Hausärzten und dem Praxispersonal Hilfestellung für die Praxis geb. (Für die Vollständigkeit der Angaben wird keine Gewähr übernommen.) Weitere Informationen können bei der *Hilfe für Inkontinente Personen e.V.*, Blanckertzstraße 12, 4000 Düsseldorf 12, Telefon 0211/592164 oder den Herstellerfirmen (z. B. Paul Hartmann AG, 7920 Heidenheim, Inkontinenz-Beratungstelefon: 07321/345204 oder Hollister Incorporated, Arabellstr. 30, 8000 München 81, Telefon: 089/928000-00) angefordert werden.

ergeben (Sölkeland u. Platt 1989). In welchen Fällen Hilfsmittel erstattet werden, ist der folgenden Auflistung zu entnehmen:

– Komplette oder inkomplette Querschnittslähmung mit unkontrollierbarem Harn- und Stuhlabgang,
– entzündliche, degenrative oder neoplastische Erkrankungen des Rückenmarks mit und ohne Querschnittssymptomatik,
– angeborene Fehlbildungen des Rückenmarks,
– kongenitale Fehlbildungen der ableitenden Harnwege und des Enddarms,
– Hirnleistungsstörungen,
– Apoplexie,
– Morbus Parkinson,
– Harninkontinenz nach Prostataoperation,
– Tumoren der Beckenorgane,
– neurogene Blasenfunktionsstörungen bei Stoffwechselerkrankungen,
– Harn- oder Stuhlfistel.

Hausärztliche Beratung

Der Hausarzt bietet Gelegenheit, für äußere Bedingungen zu sorgen, die dem Kranken den Umgang mit der Inkontinenz und eine Verbesserung durch Übung erleichtern. Hierzu gehören leichte Erreichbarkeit der Toilette, helle, warme, bequeme Toilettenräume (Thompson 1984), in denen der Kranke das

Gefühl des Ungestört- und Unbeobachtetseins hat (Willington 1969) und wo ferner eine bequeme Möglichkeit zum Waschen (warmes Wasser) und zur Körperpflege besteht. Der Aufenthalt auf der Toilette sollte angenehm, „gemütlich" sein. Familienmitglieder empfinden es häufig als äußerst belastend, wenn der inkontinente Kranke das gleiche Bad/Toilette benutzt, was gar nicht selten zum Verbleib des Patienten im Bett beitragen kann. Wenn auch die wünschenswerte Bereitstellung eines eigenen Badezimmers für den Kranken nur in seltenen Fällen möglich sein dürfte, kann doch eine zeitliche Einteilung der Benutzung, die dem Kranken verläßliche Ruhe gewährt, ohne andere zu stören, evtl. helfen.

Die Inkontinenz kann auch eine Protesthaltung, einen Ausweg darstellen gegen lieblose Behandlung und v. a. das Gefühl mangelnder Geltung. Der alte Mensch fühlt sich überfordert von den Erwartungen und Wünschen an sein „unkompliziertes", möglichst unauffälliges, hilfsbereites Sicheinfügen in den Familienrahmen, ohne daß ihm hier eine echte Funktion und Anerkennung zukommt. Vor allem als einzelner in einer Familie der jüngeren Generation lebend, spürt er, daß man im Grunde von ihm nur erwartet, so wenig wie möglich in Erscheinung zu treten und aufzufallen. Während er erlebt, wie alle übrigen Familienmitglieder ständig ihren eigenen vielfältigen Pflichten und Interessen nachgehen, kann er selbst sich kaum einbringen. Besonders Männer mit einstmals hohen Prestigeansprüchen leiden unter der reduzierten bzw. veränderten sozialen Resonanz.

Kommt evtl. noch eine durch gespannte Beziehung zwischen den jüngeren Ehepartnern bedingte mißmutige Grundhaltung dem/der Schwiegervater/-mutter gegenüber hinzu, so leidet der alte Mensch am Gefühl des ausweglosen Ausgeliefertseins an eine als lieblos empfundene Umgebung.

Ein weiteres Problem stellt sich u. U. dadurch, daß die Anforderungen an Selbstständigkeit und Eigenverantwortlichkeit vom alten Menschen nicht mehr erfüllt werden, obwohl die körperlich-geistigen Voraussetzungen dazu noch vorhanden sind. Offenbar liegen hier Abgrenzungstendenzen vor, der Wunsch sich einem als Bevormundung empfundenen Einfluß zu entziehen. Inkontinenz kann signalisieren, daß der alte Mensch „keine Lust mehr hat", Erwartungen anderer zu genügen, daß er ein Recht spürt, sich so zu verhalten, wie er es wünscht. Gerade bei dem bewußten Erlebnis, am Lebensende zu sein, läßt sich hier oft ein erhöhtes Autonomiebestreben beobachten. Der Wunsch nach Ruhe, einer gewissen Abgeschiedenheit, u. a. nach Befreiung von jedweder Art von Pflichten und Erwartungen tritt in den Vordergrund und gerät in Kontrast mit den fordernden Ansprüchen der Umgebung, die sich aus der Notwendigkeit rationaler Arbeitsteilung und der Übertragung eigener Vitalitätsvorstellungen auf den alten Patienten ergeben.

Für ihn, der auch ein ganz anderes Zeiterleben entwickelt, zerfällt der Tag in viele Augenblicke unterschiedlicher Qualität und sehr unterschiedlicher Erlebnisinhalte, wobei auch dem wohlig träumerischen Verdämmern ein hoher subjektiver Wert zukommen kann, zusammengehalten durch den festgefügten Rahmen der vertrauten unmittelbaren äußeren Umgebung, die der Kranke wahrnehmen kann. Unter dem gutgemeinten Zugriff einer energischen Gemeindeschwester kann z. B. das Umräumen der Möbel im Zimmer des alten Menschen, etwa unter der Vorstellung, er brauche mehr „frische Luft" oder dergleichen die Zerstörung einer kostbaren, objektiv vielleicht kleinen, jedoch für den Kranken sehr viel bedeutenden „ganzen" Welt bedeuten.

Angehörige müssen hier Einfühlung aufbringen, die ihnen häufig um so schwerer fällt, je näher sie dem Kranken persönlich stehen. Der Hausarzt, der hier vermittelt, findet oft Unterstützung bei den jugendlichen Enkeln, die − ebenfalls vom Ideal ihrer Selbstbestimmung und Unabhängigkeit geprägt − in der Regel dazu raten, dem/der Großvater/-mutter doch seine/ihre eigenen Bedürfnisse zu erfüllen bzw. zu belassen.

Wird dieses letzte Stück „Freiheit" nicht ausreichend gewährt, kann Inkontinenz eine Form des Protests bedeuten. Obwohl meist als „Regression" gedeutet (z. B. Lehr 1989), geht es in solchen Fällen nicht um Abhängigkeit, sondern im Grunde um das Gegenteil, nämlich den Erhalt von Autonomie. Es gehört zweifellos zu den schwierigsten Aufgaben der hausärztlichen familienmedizinischen Betreuung des alten Menschen zu erkennen, wo Aktivierung in seinem Verständnis am besten hilft, aber auch zu erkennen, wo Aktivitäts- und Erwartungsdruck als leidvoll erlebt werden und u. U. kostbare Erfahrungsquellen anderer Art verschließen.

Viele dieser dem Hausarzt geläufigen Probleme finden Bestätigung in der psychologischen Literatur (Kruse 1984).

Aufgabe des Hausarztes sollte es sein, eine Darstellung dieser Probleme aus der Sicht aller Betroffenen zu ermöglichen und auch Pflegende vor Überforderung zu schützen (siehe Teil I, Kap. 4.7). Psychologische Studien zum Selbstbild im Alter belegen (Thomae 1986), daß v. a. Erfahrungen des mittleren Erwachsenenalters hierzu beitragen, was insbesondere bei negativem Selbstbild im Alter gilt. Die schützende und unterstützende Beratung pflegender Töchter/Schwiegertöchter hat so auch einen Vorbeugewert hinsichtlich des eigenen späteren Alterserlebens. Nach verhaltenstherapeutischen Grundsätzen wird im Umgang mit dem Kranken empfohlen (Lehr 1989), die Inkontinenz unbeachtet zu lassen, dafür aber die Kontinenz z. B. durch Zuwendung oder „Geschenke" zu belohnen.

Der Kranke sollte ferner soweit irgendmöglich aktiviert werden. Ein festgefügtes Tagesprogramm mit der Einbeziehung des Patienten in die Planungen, Vorgänge und Verrichtungen mit der Übernahme eigener Pflichten kann dies erleichtern. Insbesondere ist Bettlägrigkeit zu vermeiden. Anleitungen für ein konsequentes Kontinenztraining sollten erteilt und dessen Durchführung am besten von einem Außenstehenden (Gemeindeschwester o. ä.) begleitet werden.

Die Vermittlung technischer, personeller, und ideeller Hilfen, z. B. über Sozialstationen, Familienpflege, vorübergehende wochenweise Unterbringung des Kranken in einem Pflegeheim, beratende Gesprächsgruppen und Organisationen, die auch Pflegende beraten, gehört ebenfalls zu den hausärztlichen Aufgaben.

Psychosomatische Behandlungsmöglichkeiten

In einer holländischen Studie (sie betrifft zwar nicht ausschließlich ältere Frauen, sei aber wegen ihrer grundsätzlichen Bedeutung referiert) werden die sexuellen Aspekte der Harninkontinenz untersucht und mit dem Körperbild inkontinenter Frauen in Beziehung gebracht (Demyttenaere 1988). Anamnestische Daten und die Ergebnisse einer Exploration zeigen, daß bei den Kranken nur undifferenzierte Vorstellungen über den Urogeniatalbereich verinnerlicht sind, der häufig als eine nur für Exkretion und Retention zuständige Öffnung im Sinne einer „Kloake" ins Körperbild integriert ist. Anorgasmie und sexuelles Desinteresse korrelieren mit diesem Befund. Mit der Integration einer psychotherapeutisch erfahrenden Physiotherapeutin in die Beckenbodentrainingsbehandlung wird nicht nur eine Verbesserung der Inkontinenz, sondern oft auch der sexuellen Erlebnisfähigkeit erreicht.

Fallbeispiel

Ottilies Inkontinenz wurde mehrgleisig behandelt. Sie erhielt ein Antibiotikum gegen den Harnwegsinfekt sowie eine Östrogensubstitutin und wurde mit 2 anderen Patientinnen zusammen einer vorgebildeten Krankengymnastin zugeführt, wo sie Anleitung zur Durchführung eines Beckenbodentrainings erhalten sollte. Die Möglichkeit einer Operation und das Operationsprinzip wurden eingehend erörtert und für den Fall, daß andere Maßnahmen nicht ausreichten, in Aussicht genommen. Ottilie erhielt ferner gutsitzende Spezialslips mit leicht auswechselbaren Wegwerfeinlagen. Schon bald konnte sie sich damit wieder einigermaßen unbefangen zwischen anderen bewegen, was bereits einen wertvollen Zwischenerfolg darstellt.

4.5.2 Stuhlinkontinenz

In der häuslischen Krankenpflege alter Kranker ist Stuhlinkontinenz für Patienten und Angehörige eine besonders belastende Situation. Sie wird als demütigender Einbruch ins körperliche Vermögen erlebt und fördert das Gefühl der Abhängigkeit. Bei Pflegenden stößt sie an Grenzen der Zumutbarkeit und Belastbarkeit, was wiederum die Beziehung zum Patienten beeinträchtigen kann.

Die Stuhlinkontinenz sollte medizinisch keine Enddiagnose, sondern Anlaß zur diagnostischen Abklärung und entsprechenden therapeutischen Maßnahmen darstellen.

Nach Brocklehurst et al. (1979) werden als Ursachen unterschieden:

1) Obstipation.
2) Verschiedene Medikamente und den unteren Darm betreffende Krankheiten, wobei u. a. zu nennen sind:
   - Abführmittel,
   - Eisenpräparate, Methyldopa,
   - Divertikulose,
   - Proktitis,
   - Karzinom,

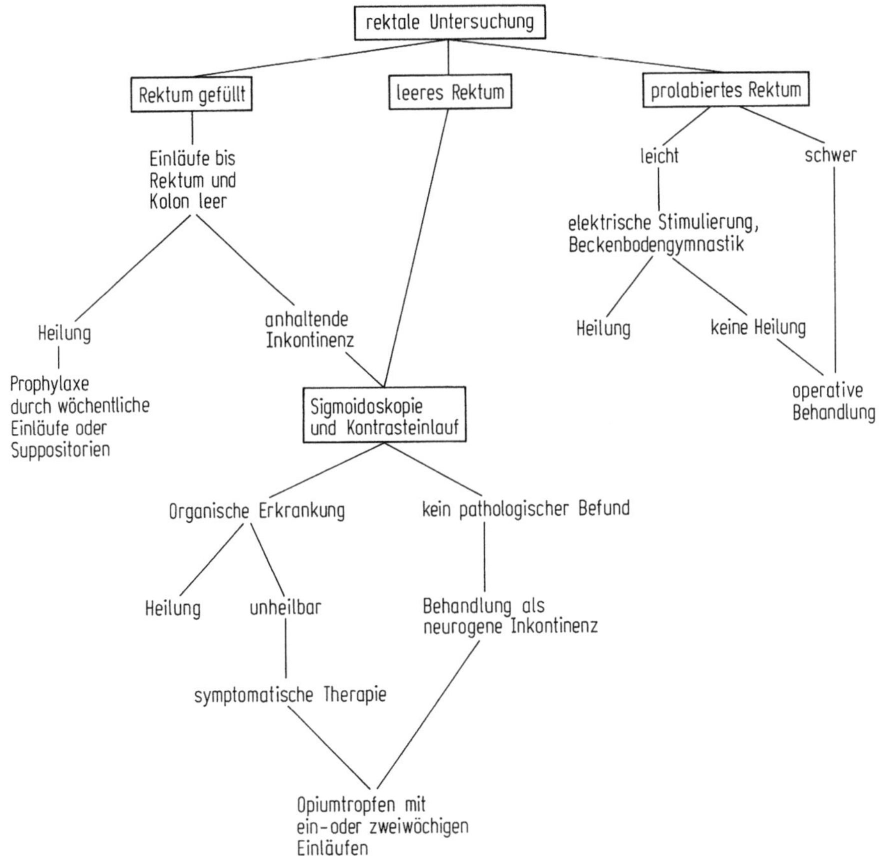

Abb. 1. Differentialdiagnose bei Stuhlinkontinenz. (Nach Brocklehurst et al. 1979)

  - Rektumprolaps,
  - Diabetes.
3) Neurologische Ursachen

Die symptomatische Stuhlinkontinenz ergibt sich aus Ursachen, die zur Diarrhö führen können, und erzwingt dementsprechend den Abgang dünnen Stuhls.

Bei der neurogenen Stuhlinkontinenz ist die Fähigkeit, den Defäkationsreflex willentlich zu unterdrücken, gestört. Klinisch resultiert normaler Stuhl 1- bis 2mal täglich, der unkontrolliert abgeht.

Pflegerische Hilfen können hier schon dadurch sehr wirksam werden, daß die Auslöser des Stuhlgangs (z. B. unmittelbar nach dem Frühstück oder nach Trinken warmer Getränke usw.) bekannt sind und der Kranke dann in bequemer Haltung rechtzeitig auf den Nachtstuhl gebracht wird (Brocklehurst et al. 1979).

Das Schema von Brocklehurst et al. (1979) verdeutlicht die differentialdiagnostischen Schritte und weist entsprechende Behandlungsmöglichkeiten bei Stuhlinkontinenz auf (Abb. 1).

Sofern bei symptomatischen Formen wegen der Grunderkrankung keine Therapie erfolgen kann, wird folgendes Schema zur Unterdrückung der Stuhlinkontinenz bzw. der kontrollierten Darmentleerung empfohhlen (Brucklehurst et al. 1979; Füsgen u. Naurath 1989): 2- bis 3mal täglich werden Opiumtropfen verabreicht, die Darmentleerung wird 1 − bis 2mal pro Woche durch Klysma oder Suppositorien herbeigeführt.

Literatur

Brocklehurst JC, Hanley T, Martin M (1979) Geriatrie für Studenten. Steinkopff, Darmstadt
Demyttenaere K (1988) Neues Körperbild für inkontinente Frauen. Sexualmedizin 6:352−360
Füsgen I (1989) Die Harninkontinenz − eine verdrängte Erkrankung. Ursachen, Formen und Therapie. Forsch Prax Ärztez 8 64:IV-VI
Füsgen I, Barth W (1987) Inkontinenz − manual. Springer, Berlin Heidelberg New York Tokyo
Füsgen I, Naurath HJ (1989) Stuhlinkontinenz. MMW 131/11:209−212
Heidler H, Köck H (1979) Streßinkontinenz: Indikationen und Ergebnisse der konservativen Therapie mit dem Alpha-Sympathiekomimetikum Midodrin. Aktuel Urol 10:163−168
Kruse A (1984) Der Schlaganfallpatient und seine Familie. Z Gerontol 17/6:359−366
Lachmit KS (1982) Geriatrische Aspekte in der Praxis. Deutscher Ärzteverlag, Köln
Lehr U (1979) Psychologie des Alterns. Quelle u. Meyer, Heidelberg
Lehr U (1989) Inkontinenz im Alter − psychologische Aspekte. Z Geriatr 2:180−186
Petri E (1989) Harninkontinenz, Forsch Prax Ärztez 8/64:I
Sälkeland J, Platt D (1989) Harninkontinenz im Alter − kein Tabuthema. Dtsch Ärztebl 86/6:A320−A322
Thomae H (1986) Selbstbild. In: Osswald WD, Herrmann WM, Kanowski S, Lehr UM, Thomae H (Hrsg) Gerontology. Kohlhammer, Stuttgart
Thompson K (1984) The care of the elderly in general practice. Churchill Livingstone, Edinburgh
Thüroff JW (1989) Harninkontinenz: Soziale Isolation muß nicht sein. Prakt Arzt 4:24−33
Weißmüller J (1989) Medikamentöse Therapie der Harninkontinenz aus urologischer Sicht. Z Geriatr 2:187−192
Willington FL (1969) Problems in urinary incontinence in the aged. Gerontol Clin 2:330−356

4.6 Depressivität

G. C. Fischer

Fallbeispiel

Frau Anna A. hatte im Alter von 74 Jahren ihren Ehemann verloren, der plötzlich und unerwartet an den Folgen eines Apoplex verstorben war. Während sie vorher, selbst in guter gesundheitlicher Verfassung, v. a. als Begleitung des Ehemannes die Praxis häufig aufgesucht
hatte, war sie zunächst während ca. einem 3/4 Jahr nicht mehr gekommen. Nach Aussagen
von Nachbarn ging es ihr gut, und sie habe sich schnell mit der neuen Situation abgefunden.
Als sie die Praxis wieder aufsuchte, geschah dies wegen Schmerzen in der rechten Schulter.
Sofort fiel ihr stumpfes ausdrucksloses Verhalten und die ungewohnt wehleidige Beschwer-
dedarstellung auf. Näher gefragt, wie es ihr im ganzen ginge, weinte sie und beklagte den
Tod des Mannes und ihre Situation als „verloren" und „alleingelassen".

Differentialdiagnose

Depressive Erkrankungen alter Patienten werden eingeteilt in endogene, neuro-
tisch-reaktive und organisch bedingte Formen. Der Unterscheidung kommt
hinsichtlich therapeutischer Ansätze große praktische Bedeutung zu.

- Endogene Depressionen werden im Alter häufig nicht erkannt und somit
  auch nicht adäquat behandelt (Haupt et al. 1989). Die Anamnese mit dem
  Hinweis auf ähnliche Phasen in früheren Lebensabschnitten ist differentialdiagnostisch wegweisend. Dabei ist zu bedenken, daß endogen depressive
  Zustände sehr wohl durch äußere Faktoren wie Verlusterlebnisse oder
  Krankheit ausgelöst werden können, sich dennoch aber durch den „vital-en-
  dogenen Kern" (Lauter u. Zimmer 1984) von reaktiven Formen unterscheiden.
- Die Abgrenzung von endogenen gegenüber reaktiven Depressionsformen
  wird auch dadurch erschwert, daß die Wahrscheinlichkeit eines mutmaßlich
  schwerwiegenden Ereignisses, auf das depressiv reagiert werden könnte, im
  Alter stark zunimmt. Die Gefahr einer kausalen Zusammenführung an sich
  unabhängiger, wenn auch gleichzeitig auftretender Zustände entsteht deshalb leicht.
- Die Symptomatik kann sich in Richtung körpernahen Mißbefindens ver-
  schieben und die Diagnose dadurch im Sinne der „larvierten" Depression

hinter vielfältigen, durchaus angebrachten, organbezogenen differentialdiagnostischen Erwägungen zurückstehen. Es gilt, sich offenzuhalten für
das Vorliegen mehrerer gleichzeitig ablaufender Krankheitsprozesse. So
schließt die Aufdeckung einer Organstörung das Vorliegen einer endogenen
Depression keineswegs aus.

— In besonderem Maße gilt dies für den Nachweis hirnorganischer Funktionsstörungen. Sie sollten nicht vorschnell zur Ursache einer evtl. nicht genau explorierten Verhaltensauffälligkeit herangezogen werden, sondern
sind sorgfältig gegenüber einer endogenen Depression abzugrenzen. Typischer für die Diagnose einer Depression ist ein allgemein als verschlechtert
erlebtes Befinden, wie es sich z. B. in allgemeiner Schwäche, Müdigkeit und
Erschöpfung sowie diffusen körperlichen Beschwerden mit entsprechenden
Befürchtungen und mangelndem Ansprechen auf symptomatische Therapie äußert. Die klassische Depressionssymptomatik fehlt häufig (Lauter u.
Zimmer 1984). Werden jedoch Schlafstörungen, Tagesschwankungen,
Schuld- und Angstgefühle, Grübelneigung oder gar innere Leere und suizidale Ideen deutlich, so ist die endogene Depression dadurch gegenüber anderen Depressionsformen gut abzugrenzen (Wächtler u. Lauter 1981).
Demenz und depressive Prozesse überschneiden sich im Bereich eingeschränkter oder so erlebter Störungen hinsichtlich kognitiver Leistungen,
affektiver Auffälligkeiten und Konzentrationsfähigkeit sowie Aufmerksamkeit. Zur Abgrenzung (Tabelle 1; Wells 1979) findet sich beim Dementen
eher eine Neigung zur Überschätzung der realen Leistungsfähigkeit, während der Depressive sich typischerweise abwertet und unterschätzt. Auch

Tabelle 1. Differentialdiagnostische Abgrenzung zwischen Depressionen mit sog. Pseudodemenz und Demenz

Depression (bzw. sog. Pseudodemenz)	Demenz
Anamnestisch evtl. ähnliche Phasen	Anamnese meist leer
Stimmung gedrückt, keine Freude möglich, positive Zukunftsaussichten werden nicht gesehen	Stimmung nicht gedrückt evtl. munter, keine negative Zukunftsperspektive
Affektänderung konstant	Affektivität labil und flach
Selbstwertgefühl vermindert	Selbstwertgefühl unverändert u. U. Selbstüberschätzung
Klagen über verminderte Konzentrationsfähigkeit und Aufmerksamkeit. Beides objektiv erhalten, keine eigene Leistungsanstrengung	Konzentrations und Aufmerksamkeit oft vermindert, Tendenz, Leistungsminderung zu vertuschen oder mit Anstrengung zu kompensieren
Typisch: „Ich-weiß-nicht"-Antworten Sinnverständnis erhalten	Typisch: Beinahe-richtig-Antworten Sinnverständnis u. U. gestört
Fehlende Spontanität, Entschlußlosigkeit	Spontane Handlungs- und Entschlußfähigkeit erhalten
Tendenz sozialer Abkapselung	Soziale Kontaktbereitschaft unverändert

fehlt u. a. die bei Demenz häufige Zunahme der Störungen während der
Nacht (Bruder 1987).
- Bei Vorliegen stark ausgeprägter hypochondrischer oder paranoider Vorstellungen kann sich der Verdacht einer Schizophrenie aufdrängen. Hierbei
  ist jedoch zu bedenken, daß schizophrene Episoden, im Vergleich zu jüngeren Altersgruppen, im Alter äußerst seltene Ereignisse darstellen (Bergener
  1988).
- Depressionen können im Alter durch vielfältige körperliche Erkrankungen
  vorgetäuscht sein oder verstärkt werden. Hierzu gehören, vor allem, wenn
  körperliche Schwäche, Erschöpfbarkeit, und mangelnde Belastbarkeit im
  Vordergrund stehen, etwa Erkrankungen des Herz-Kreislauf-Systems (z. B.
  „stummer" Infarkt), der Lunge (z. B. Pneumonie), Niereninsuffizienz, Anämie und Funktionsstörungen der Schilddrüse.
- Medikamentös verursachte depressive Reaktionen sind nicht selten. Als
  auslösende Arzneimittel kommen z. B. Antihypertonika, β-Blocker, u. U.
  auch Tranquillanzien in Frage.
- Schließlich können auch Lebensgewohnheiten wie Fehl- und Mangelernährung, Medikamenten- (Analgetika, Schlafmittel) oder Alkoholabusus Symptome einer Depression verursachen.

Diagnostische Maßnahmen

Eine deutliche Wesensänderung wird dem Hausarzt bei Patienten, die er lange
kennt und häufig sieht, in der Regel auffallen. Andererseits führt die im Alter
oft wenig „klassische" Symptomatik mit vielfältigen körperlichen Störungen
leicht dazu, sie den bereits bekannten, meist multiplen Organkrankheiten zuzuordnen. Um so wichtiger ist eine sorgsame Anamnese, deren wichtigste Fragen von Wächtler u. Lauter (19819 wie folgt angegeben werden:

- Können Sie sich noch freuen?
- Fällt es Ihnen schwer, Entscheidungen zu treffen?
- Haben Sie noch Interesse an früheren Steckenpferden?
- Neigen Sie in letzter Zeit vermehrt zum Grübeln? Worüber?
- Plagt Sie das Gefühl, Ihr Leben sei sinnlos geworden?
- Fühlen Sie sich müde, schwunglos?
- Wie steht es mit Ihrem Schlaf?
- Spüren sie irgendwelche Schmerzen, einen Druck auf der Brust, haben Sie
  andere körperliche Beschwerden?
- Haben Sie weniger Appetit, an Gewicht verloren?
- Haben Sie Schwierigkeiten in sexueller Hinsicht?

Weiterführend ist häufig ein eingehendes Gespräch über die Ereignisse der letzten Zeit. Aus der Sicht Jüngerer scheinbar banale Ereignisse oder Gegebenheiten, z. B. Auseinandersetzungen mit Angehörigen, finanzielle Einbußen, Verlieren oder Nichtauffinden von Gegenständen u. ä., können bei Betagten be-

reits erhebliche reaktiv-depressive Verstimmungen auslösen oder eine endogen depressive Phase einleiten.

Auch der Einfluß chronischer Krankheit, v. a. anhaltender Schmerzzustände, in Aussicht stehende Operationen (z. B. Staroperation) und die Selbsteinschätzung des Gesundheitszustands sollten in die Beurteilung einfließen.

Beurteilung von Schweregrad und Gefahr

Beim alten Menschen gilt das suizidale Risiko gegenüber jüngeren Altersgruppen als deutlich erhöht. Dabei steigt diese Gefahr mit zunehmendem Alter bis über das 80. Lebensjahr hinaus an (Böcker 1975).

Es sollte deshalb versucht werden, das suizidale Risiko abzuschätzen und mit dem Kranken darüber in ein ausführliches Gespräch zu kommen. Als Risikofaktoren hinsichtlich suizidaler Gefährdung im Alter gelten:

- Hohes Alter,
- männliches Geschlecht,
- als schwerwiegend erlebte Krankheit,
- Gefühl der Vereinsamung,
- Alleinleben,
- soziale Isolierung,
- Suizidversuche in der Vergangenheit,
- kürzlicher materieller Verlust, Diebstahl, Beraubung (Mead u. Patterson 1986).

Die Bewertung des Schweregrades hängt auch von der familiären Situation des Patienten, von seinen Kontaktmöglichkeiten und dem Grad einer eventuellen Behinderung ab. Reaktive Verstimmungszustände mit erkennbarer Beziehung zu einem auslösenden Ereignis sind gegenüber einer endogenen Depression als günstiger zu bewerten.

Bewertung der Vorrangigkeit typischer Folgeprobleme für den Patienten

Folgeprobleme können abgesehen von dem suizidalen Risiko die Beziehung zu Ehepartner und Angehörigen betreffen und Sozialkontakte gefährden. Sie tragen ferner zu einer u. U. nicht unerheblichen Verschlechterung des Gesundheitszustands bei, die sich z. B. in Schwindel (damit auch Sturzgefahr), Schmerzen, Stoffwechselentgleisungen (z. B. bei Diabetes mellitus), Verschlechterung einer Herzinsuffizienz, zerebralen Ausfallserscheinungen mit Verwirrtheit oder in ängstlich-ausdrucksloser Erstarrung äußern kann.

Bei Frau Anna S. ergaben mehrere Gespräche, auch unter Einbeziehung des Sohnes, daß schon früher gelegentlich Verstimmungszustände aufgetreten waren, die vor Jahren bereits einmal mit Tabletten behandelt worden seien. Ihr Leben erschien ihr, wie sie sagte, so alleine nach dem Tod des Mannes sinnlos. Am besten wäre es, sie wäre „nicht mehr da". Die Patientin hatte sich ganz in ihrem kleinen Eigenheim zurückgezogen, und die Kontakte zu Seniorenklub und Bekannten waren weitgehend versiegt. Es ergab sich die Vermutungsdiagnose einer reaktivierten endogenen Depression, wobei eine gewisse suizidale Gefährdung nicht auszuschließen war, die Hauptgefahr jedoch eher in Isolation und psychischer Erstarrung gesehen wurde.

Therapeutische Interventionen

Endogene Depressionen stellen eine Indikation zur Pharmakotherapie dar. Bei der Auswahl des geeigneten Medikaments kann das Kielholz-Schema hilfreich sein. Zu beachten ist jedoch, daß bei antriebssteigernder Medikation v. a. in der Anfangsphase der Behandlung bei noch unverändert depressiver Stimmung eine erhöhte Suizidgefährdung eintreten kann. Selbst bei äußerlich ruhigen depressiven Patienten ist eine ausgeprägte innere Unruhe anzunehmen (Kanzow 1987). Deshalb kann eine sedierende Komponente (z. B. bei Amitriptylin, Maprotylin) durchaus erwünscht sein. Wird von Anfang an eine stärker antriebssteigernde (z. B. Dipenzipin) oder stimmungsaufhellende (z. B. Clopramin) Wirkung angestrebt, sollte bis zum Eintritt der Stimmungsverbesserung (ca. 14 Tage) eine Zusatzmedikation mit einem schwachprotenten Neuroleptikum oder Tranquilizer erwogen werden.

Grundsätzlich gilt, daß die Dosis um so niedriger zu wählen ist, je älter der Patient ist. Als grobe Orientierung kann von 1/3 der Erwachsenendosis ausgegangen werden (Bergener 1988). Vor allem anfangs sollte eine engmaschige (z. B. jeden 2. Tag) Kontrolle hinsichtlich Nebenwirkungen und zur Gesprächsdurchführung erfolgen. An Nebenwirkungen sind Verschlechterung bestehender Grundkrankheiten, z. B. einer Herzinsuffizienz, einer Hirnleistungsschwäche u. U. mit nächtlichen Delirien, einer Parkinsonsymptomatik, und Blasenentleerungsstörungen in Betracht zu ziehen.

Nach erfolgter Remission sollte auch im Alter eine Lithiumprophylaxe erwogen werden (Bergener 1988).

Angesichts der Schwierigkeiten einer Psychopharmakotherapie depressiver Zustände im Alter sollte der Hausarzt kritisch die Hinzuziehung des Experten, evtl. sogar eine Einweisung in eine geriatrische Fachklinik erwägen.

Reaktiv depressive Zustände werden vorrangig mit Gesprächstherapie (s. Teil II, Kap. 2.4) behandelt.

Als allgemeine Maßnahmen dienen sorgsame Behandlung vorliegender anderweitiger Erkrankungen, eventueller Schmerzzustände, Vermittlung von Hilfe bei Behinderung sowie Überprüfung bestehender Medikationen hinsichtlich depressiver Nebenwirkungen.

Unter Nutzung familienmedizinischer bzw. umweltbezogener Kenntnisse sollte der Hausarzt dafür sorgen, daß der Kranke möglichst wenig allein ist und daß Angehörige sein Verhalten richtig bewerten. Im Falle sozialer Isolierung kann die u. U. auch durch andersartige Erkrankungen begründete engmaschige häusliche Betreuung durch Schwester oder Physio- bzw. Ergotherapeutin sinnvoll sein.

Dem Hausarzt kommt bei der Behandlung depressiver alter Patienten eine besondere Verantwortung zu. Sie ergibt sich aus seiner meist langzeitigen Kenntnis des Kranken einschließlich seiner Lebenswelt, einer gewachsenen Vertrauensbasis, seiner Funktion als erster naheliegender und häufiger Ansprechpartner sowie aus der Kenntnis der Gesamtmorbidität. Daraus folgt ein kritisches Abwägen der eigenen Kompetenzen und die Notwendigkeit einer umfassende Nutzung aller zur Verfügung stehenden Ressourcen. Der engmaschigen Durchführung von Gesprächen, auch allgemeiner Natur, in denen dem Patienten das Gefühl intensiver ärztlicher Zuwendung und positiver Anerkennung seiner Persönlichkeit mit ihren spezifischen Eigenarten vermittelt wird, kommt ein hoher Stellenwert zu.

Literatur

Bergener M (1988) Psychiatrische Erkrankungen. In: Lang E (Hrsg) Praktische Geriatrie. Enke, Stuttgart, S 584 ff
Böcker F (1975) Suizidhandlungen alter Menschen. MMW 117:201−214
Bruder J (1987) Zur Differentialdiagnose von seniler Demenz und Depression. Sandorama 4:34−36
Haupt M, Kurz A, Lauter H (1989) Gerontopsychiatrie II: Depressive Verstimmungszustände, paranoide Syndrome. MMW 131:137−140
Kanzow WT (1987) Depressionen in der zweiten Lebenshälfte II. Prakt Arzt 5:30−34
Lauter H, Zimmer R (1984) Erkennung endogener Depressionen im Alter. MMW 126:73−75
Mead M, Patterson H (1986) Praxistraining in der Allgemeinmedizin. Hippokrates, Stuttgart, S 68
Wells CH (1979) Pseudodementia, Am J Psychiatr 136:7
Wächtler C, Lauter H (1981) Die Erkennung von Depressionen und Demenzprozessen bei Patienten der zweiten Lebenshälfte. (Praktische Geriatrie, Fortbildungstage in Hamburg anläßlich der XII. Internationalen Konferenz für Gerontologie)

4.7 Suchtformen im Alter

B. Rossa

Ältere Menschen gelten hinsichtlich der Suchtgefährdung als besondere Risikogruppe (Glantz 1981). Die Ursachen dafür sind vielfältig. Sie liegen neben psychosozialen Belastungsfaktoren (Botwinick 1978; Brody 1982; Bron u. Lowack 1988; Glantz 1981) und Somatisierungstendenzen seelischer Probleme (Müller 1981; Pfeiffer 1977) auch in der häufig geübten großzügigen ärztlichen Medikamentenverordnungspraxis beim älteren Patienten. Die Häufigkeit süchtigen Verhaltens Älterer ist wegen einer hohen Dunkelziffer durch Verleugnungstendenzen der Betroffenen und ihrer Umgebung schwer zu bestimmen. Verschiedene Untersucher stimmen in der Vermutung überein, daß die Suchtgefährdung älterer Menschen unterschätzt wird (Brody 1982; Bron u. Lowak 1988; Bailey et al. 1965; Schmitz-Moormann 1985; Schuckit u. Miller 1976). Diese Vermutung gilt umso mehr, wenn Sucht oder Abhängigkeit in umfassendem Sinn definiert wird: als Zustand von dauerndem Geneigtsein bis zum übermäßigen Drang, bestimmte schädliche Handlungen zu vollziehen, wobei ein „geordneter Selbstwert- und Umweltbezug verloren" geht (Labhard u. Ladewig 1973). Gewöhnung, Toleranzsteigerung, körperliche Abhängigkeit mit entsprechenden Abstinenzsymptomen fördern den chronischen Gebrauch des Suchtmittels. Schwerwiegende persönliche und familiäre Probleme bis hin zu totaler Vereinsamung und sozialem Abstieg können die Folge sein. Das gilt besonders für den gleichzeitigen Gebrauch mehrerer Suchtmittel oder süchtiges Verhalten von psychiatrisch Kranken. Die häufigsten Suchtmittel mit einschneidender Bedeutung für den Betroffenen, die Familie und die Gesellschaft sind im Alter *Alkohol und Medikamente.*

Die Anzahl der Alkoholkranken wird für die Bundesrepublik Deutschland auf 2,5–3% der Gesamtbevölkerung geschätzt. Tägliche Alkoholkonsumenten sind etwa die Hälfte der Männer und 1/5 der Frauen über 60 Jahre (Borgers et al. 1988). In der allgemeinärztlichen Praxis werden etwa 2–6% Patienten mit Alkoholproblemen gefunden (Dilling 1985; Dilling et al. 1978; Zintl-Wiegand et al. 1980). Dabei muß jedoch davon ausgegangen werden, daß ein erheblicher Prozentsatz Alkoholabhängiger unerkannt und damit unbehandelt bleibt (Faillace 1979; Shropshire 1975; Zimberg 1974). Erste Hinweiszeichen können Verletzungen durch Stürze, Verwirrtheitszustände unklarer Genese, Verwahrlosungserscheinungen, Zittern, Verlangsamung der Reaktionsfähig-

Tabelle 1. Medikamentenverbrauch bei über 60jährigen
(Angaben in %)

Medikamente	Frauen	Männer
Herz-Kreislauf-Mittel	66	57
Schmerzmittel	64	49
Rheumaeinreibungen	39	32
Verdauungs- und Abführmittel	35	18
Schlafmittel	33	24
Leichte Beruhigungsmittel	28	23
Rheumamittel (Tabletten)	25	19
Antidepressiva	10	6
Starke Beruhigungsmittel	6	4

keit, chronische gastrointestinale Beschwerden, Depressionen oder Suizidversuche sein.

Das gilt auch für Medikamentenabhängigkeit. Mit zunehmendem Alter und gehäuftem Auftreten von Krankheiten steigt die Anzahl ärztlich verordneter Medikamente, insbesondere von suchterzeugenden Psychopharmaka (Geiselmann 1988; Kemper et al. 1980; Parry et al. 1973). Hier wird häufig der Weg zum Mißbrauch gebahnt (Fleischhacker et al. 1987; Harrer u. Georgen 1987; Laux u. König 1985). Bei über 65jährigen läßt sich ein starker Medikamentenmißbrauch, d. h. eine Einnahme zu nicht therapeutischen Zwecken beobachten (Lech et al. 1975; Schwabe u. Paffrath 1987). Tranquilizer, Mischanalgetika, Bromharnstoffpräparate, Barbiturate, Opioide und Mischpräparate mit Antihistaminika werden bevorzugt (Lech et al. 1975; Bron u. Lowack 1988). Frauen jeden Alters sind häufiger betroffen als Männer. Die Literaturangaben reichen von 2:1 bis 9:1 (Knopp 1988). Die Ergebnisse einer Repräsentativbefragung über 60jähriger Männer und Frauen der Bundeszentrale für gesundheitliche Aufklärung (BZgA 1984) über den Medikamentenverbrauch in den letzten 3 Monaten vor der Befragung zeigt Tabelle 1.

Die Befragung zeigt, daß fast 2/3 der Frauen und knapp die Hälfte der Männer über 60 Jahre Schmerzmittel sowie 1/3 der Frauen und ein knappes Viertel der Männer Schlafmittel verwenden.

Der Gebrauch von Schmerz- und Schlafmitteln nimmt mit dem Alter zu, wie Abb. 1 und 2 zeigen (aus Ellinger 1988).

Forschungsergebnisse haben gezeigt, daß es v. a. geschlechtsspezifische Belastungen sind, die Frauen zu psychotropen und schmerzlindernden Medikamenten greifen lassen. Das gilt besonders für die emotionalen Aufgaben in Familie und Beruf, wie z. B. das Aufrechterhalten von Beziehungen, Regulierung von Spannungen und das Eingehen auf die Bedürfnisse, Gefühle und Probleme der Umgebung sowie die Pflege kranker Familienangehöriger. Die Folgen langfristigen Gebrauchs wirken sich besonders im Alter neben einer psychischen auch in einer physischen Abhängigkeit von dem Suchtmittel aus. Sie sind zumeist gravierend für den Betroffenen und seine Umgebung. Oft ist beim älteren Patienten bereits die regelmäßige Einnahme einer geringen Dosis wirksam.

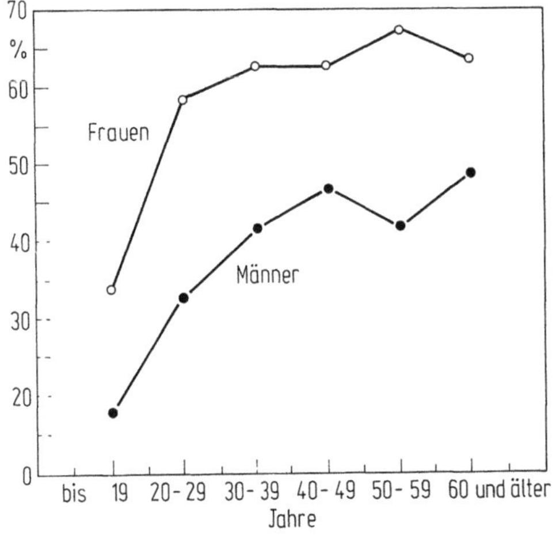

Abb. 1. Zunahme des Schmerzmittel-
verbrauchs mit dem Alter

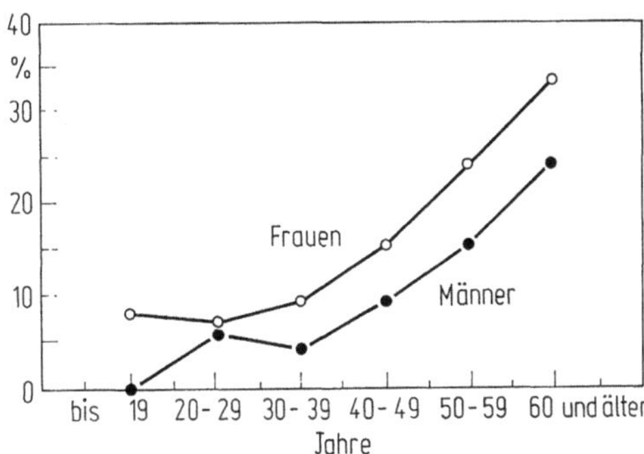

Abb. 2. Zunahme des Schlafmittel-
verbrauchs mit dem Alter

Eine Abhängigkeit bei Niedrigdosis finden wir häufig bei Benzodiazepinen mit langer Halbwertzeit (z. B. Valium – $t_{1/2}$ von 72 h). Hier kommt es auch bei Tabletteneinnahme in größeren zeitlichen Abständen z. B. abends 1 Tbl.) zu anhaltend erhöhtem Medikamentenspiegel im Blut. Therapeutische Möglichkeiten bei bereits vorhandener Abhängigkeit sind aufwendig und erfordern immer aktive Mitarbeit des Patienten. Da wegen häufigen Mangels an Compliance die Heilungschancen gering sind, muß der Vermeidung der Entwicklung süchtigen Verhaltens durch den Hausarzt mehr Aufmerksamkeit geschenkt werden. Prävention bedeutet hausärztliche Betreuung mit Gesprächsbereitschaft zur Aufarbeitung auslösender Konflikte und Probleme sowie mehr Angebot nichtmedikamentöser, aktiver Behandlungsmaßnahmen statt kritikloser, nichtindizierter Langzeitverordnung von Schmerz- und Beruhigungsmitteln. Die Schilderung eines konkreten Patientenbeispiels soll die Problematik und Schwere der Diagnostik, Differentialdiagnostik und Therapie, die Folgen für den Patienten und seine Umgebung sowie Behandlungsmöglichkeiten veranschaulichen.

Fallbeispiel

Frau M., 65 Jahre alt, Rentnerin, seit 30 Jahren verheiratet, eine erwachsene, verheiratete
Tochter; seit ihrer Kindheit leide sie an migräneartigen Kopfschmerzen, die im Laufe der
Jahre an Frequenz und Häufigkeit zugenommen haben. Allgemeine Unruhe- und Schlafstörungen seien später schleichend hinzugetreten. Um diese unerträglichen Beschwerden zu lindern, nehme sie seit mindestens 20 Jahren Schmerz-, Migräne- und Beruhigungsmittel. Sie
habe viele verschiedene Tablettensorten, Akupunktur sowie Behandlung beim Heilpraktiker
versucht, aber nichts habe ihr wirklich dauerhaft geholfen. Jetzt habe sie trotz täglicher Einnahme von Migräne-, allgemeinen Schmerz- und Beruhigungstabletten (Tranquilizer) „nach
Bedarf" (insgesamt ca. 10 Tabl. täglich) jeden Tag Kopfschmerzen und Angstzustände, so
daß sie oft ganz verzweifelt sei und nicht mehr wisse, was sie noch tun sollte. Die Beschwerden hätten sich seit dem Eintritt ins Rentenalter noch verstärkt. Besonders an den Wochen-
enden, wenn der Ehemann zu Hause sei, käme es dann zu richtigen Migräneanfällen, so daß
sie sich ins Bett legen müsse. Von den Tabletten möchte sie gern wieder loskommen, aber
sie schaffe es nicht.

Differentialdiagnose

Verdachtsdiagnose zum Fallbeispiel:
Medikamentenabhängigkeit bei chronischer Migräne (Migränetabletten, Analgetika, Tranquilizer).

Differentialdiagnostische Möglichkeiten

Zum Fallbeispiel:

- Chronische Migräne wird durch hinzutretende organische Erkrankung im
  Bereich des Kopfes oder Herzkreislaufsystems verstärkt und löst erhöhten
  Medikamentenbedarf aus;
- chronischer Kopfschmerz bei neurotischer Fehlentwicklung mit verstärk-
  tem Tablettenmißbrauch;
- Verstärkung des Kopfschmerzes und Medikamentenabusus durch hinzugetretene psychische Erkrankung z. B. Depression.

Allgemein:

- Symptomverstärkung durch Veränderungen im psychosozialen Bereich
  bzw. Auftreten und Fixierung eines psychosozialen Dauerkonfliktes mit
  entstehendem und chronischem Medikamenten- oder Suchtmittelabusus;
- Kombination mit sonstigen Suchtmitteln (Alkohol, sonstige Drogen);
- larvierte Depression;
- nicht diagnostizierte organische Erkrankung, v. a. mit chronischen Schmerzen;
- neurologische bzw. sonstige psychiatrische Erkrankung.

Diagnostische Maßnahmen

1) Anamneseerhebung

Zum Fallbeispiel:

Lebensgeschichte von Kindheit an: Die Patientin ist das älteste von vier Kindern, der Vater ist früh verstorben. Sie hatte als Kind ständig Angst vor der gefühlsarmen, strengen Mutter, die schon frühzeitig das Kind mit schwerer Arbeit überforderte. Partnerschaft und Ehe waren erst nach dem Tod der Mutter möglich, als die Patientin bereits 34 Jahre alt war. Sie ist verheiratet mit einem ruhigen, frundlichen, fürsorglichen Partner, der vorwiegend Vaterfunktionen übernimmt. Seit 3 Jahren bestehen keine sexuellen Beziehungen mehr. Soziales Engagement und berufliche Tätigkeit erfolgten in einer Wäscherei bis zum Eintritt ins Rentenalter mit guten sozialen Kontakten, seitdem Isolierung, da der Ehemann noch berufstätig ist.

Allgemein:

- Frühere Krankheiten (besonders Krankenhausaufenthalte, psychiatrische Behandlungen und Unfälle in der Vorgeschichte). [*Fallbeispiel:* Nicht eruierbar.]
- Jetzige Erkrankung, Symptomatik (Dauer, Häufigkeit, Stärke und Symptomveränderungen). [*Fallbeispiel:* Zunehmende Kopfschmerzen, anfangs anfallartig, zuletzt als Dauerkopfschmerz mit Schmerzattacken am Wochenende, fordern regelmäßige Tabletteneinnahme.]
- Erhebung symptomauslösender Situationen (Kindheitserleben, Beruf, Partnerschaft). [*Fallbeispiel:* Verstärkung der Symptomatik bei persönlichen und beruflichen Belastungs- und Überforderungssituationen seit Kindheit, regelmäßig am Sonntag, wenn der Ehemann, der die Patientin liebevoll pflegt, zu Hause ist (Partnerproblematik?).]
- Symptomfreie Situationen? [*Fallbeispiel:* Wenn der Ehemann abends eingeschlafen ist.]
- Medikamenteneinnahme (Substanz, Dosis, Häufigkeit, Dosissteigerung). [*Fallbeispiel:* Tägliche Einnahme von Migränemitteln, Mischanalgetika und Tranquilizern nach Bedarf bis zu 10 Tbl. täglich.]
- Sonstige Suchtgewohnheiten (Alkohol, Bohnenkaffee, Zigarettenrauchen, Drogen, süchtiges Eßverhalten). [*Fallbeispiel:* Werden negiert.]
- Befragung der Angehörigen. [*Fallbeispiel:* Nicht möglich, weil die Patientin allein in die Sprechstunde kommt.]

2) Körperliche Untersuchung

- Grob orientierender körperlicher Status. [*Fallbeispiel:* Besondere Berücksichtigung der Gefäße und des Blutdrucks, der Halswirbelsäule, der Nasennebenhöhlen, der Sinnesorgane und des neurologischen Status: ohne krankhaften Befund.]

- Fragebogen Soziopsychodiagnostik (Depressionsfragebogen nach Kielholz, Beschwerden- und Verhaltensfragebogen nach Höck u. Hess, Family-Apgar nach Smilkstein). [*Fallbeispiel:* Verdacht auf primäre neurotische Fehlentwicklung mit larviert depressiver Symptomatik geringen Grades bei übergewissenhafter, leistungsorientierter, frustationsintoleranter, schizoid-zwanghafter Persönlichkeit ohne erkennbare Störungen in der Familiensituation.]
- Laborchemische Untersuchungen (Blutbild, Kreatinin, Urinstatus, ggf. Medikamentennachweis im Urin).
- Eventuell neurologisch-psychiatrische Konsultation zum Ausschluß neurologisch-psychiatrischer Erkrankung und zur Suchtdiagnostik.

Bewertung von Schweregrad und Gefahr

Schweregrad

Es handelt sich bei der Patientin um eine Medikamentenabhängigkeit durch chronischen kombinierten Medikamentenmißbrauch, der iatrogen sowie durch unkontrollierbare Eigenmedikation gefördert und chronifiziert wurde. Die anfangs zur Vermeidung von Kopfschmerzen eingenommenen Migränemittel und Mischanalgetika in Kombination mit Tranquilizern induzierten starke Kopfschmerzen beim Absetzen der Tabletten. Die Folge war Dauermedikamenteneinnahme, die ihrerseits später Dauerkopfschmerz, Unruhe und Angst sowie Schlafstörungen herbeiführte und aufrechterhielt. Der weitere Verlauf war durch die Unfähigkeit der Patientin gekennzeichnet, wegen auftretender Entzugssymptomatik die Tabletten wieder abzusetzen. Neigung zu Frequenz- und Dosissteigerung der Medikamente sowie zu prophylaktischer Tabletteneinnahme vor kleinsten alltäglichen Belastungen („um nicht schlappzumachen") prägen das gegenwärtige Krankheitsbild.

Die Patientin erlebt ihre Krankheit schicksalhaft. Das Präsentiersymptom ist der Kopfschmerz, „für" den sie Tabletten braucht, die zwar nicht helfen, ohne die sie aber auch nicht leben kann. Ursachen in ihrer Lebensgeschichte sowie seelische Belastungs- und Konfliktsituationen als Auslöser hat sie bisher nicht wahrgenommen.

Gefahr

Suchtgefahren (z. B. bei Abusus von Alkohol, Medikamenten, Drogen, allgemein süchtigem Verhalten) können sein:

- Entwicklung körperlicher Schäden, wie allgemeine Unterernährung, Vitamin- und Eiweißmangelzustände, Brandwunden, Frakturen durch Unfälle, Gefäß- und Parenchymschäden an Leber und Nieren, Blutbildveränderungen (Alkohol, Analgetika, Hypnotika, Tranquilizer); Obstipation bei chronischem Laxanzienabusus; Ödemneigung bei chronischer Diuretikaeinnahme;
- Polyneuropathie (besonders bei Alkoholabusus);
- Symptomverstärkung durch Medikamenten- oder Alkoholabusus mit Chronifizierung;
- Entzugssymptomatik (Angst- und Unruhezustände, Kopfschmerzen, Schlafstörungen, Krampfanfälle, Schweißausbrüche, Zittern), oft uncha-

rakteristisch durch kombinierten Gebrauch verschiedener Suchtmittel, wie z. B. Mischanalgetika, Hypnotika, Barbiturate und Alkohol; führt zu chronischer Abhängigkeit;

- Dosissteigerung, Verkürzung der Einnahmeabstände und Kombination verschiedener Suchtmittel (besonders Alkohol und Medikamente);
- Vergiftungen als akut-intermittierende oder chronische Zustände; Abgrenzung von Entzugssymptomatik, paradoxen Reaktionen oder unerwünschten Medikamenteninteraktionen sowie Symptomüberschneidungen mit anderen körperlichen oder seelischen Erkrankungen bei Multimorbidität ist oft schwierig und verhindert adäquate Therapie;
- psychische Störungen (Angst, Unruhe, Verwirrtheit, chronische Persönlichkeitsveränderungen wie Verheimlichungstendenzen, schwindendes Selbstvertrauen, Interesseneinengung auf das Suchtmittel, wachsende Inaktivität, Stimmungslabilität, Leugnung der Suchtproblematik, Kontrollverlust und Unfähigkeit zu längerer Abstinenz);
- psychiatrische Symptome: Depressionen, Suizidtendenzen, Schlafstörungen, psychoseähnliche Zustände (besonders bei Abhängigkeit von Barbituraten, Bromharnstoffverbindungen, Opiaten, Opioiden, Stimulanzien, Ephedrin und Kortikosteroiden);
- psychosoziale Folgen (bei Medikamentenabhängigkeit häufig in milder oder verschleierter Form): Unzuverlässigkeit, Versagen in Familie und Beruf, sozialer Abstieg, zunehmende Isolierung, Vereinsamung; Beschaffungskriminalität ist beim älteren Patienten selten, da Alkohol relativ billig erhältlich ist und Medikamente beim alten Patienten wegen „chronischer Altersmultimorbidität" z. T. reichlich und unkritisch vom Arzt verordnet werden. Auf diese Weise ist es möglich, daß die Abhängigkeit oft erstaunlich lange unerkannt bleibt; mit zunehmender Abhängigkeitsdauer und Kombination von Suchtmitteln verschlechtert sich allerdings die Prognose.

Bewertung der Vorrangigkeit typischer Folgeprobleme für die Patienten

Vorrangig zu berücksichtigen ist im vorliegenden Fall die vorhandene starke Schmerzsymptomatik mit Unruhe, Angst, Deprimiertheit, Hoffnungslosigkeit und Schlafstörung, die einerseits die Tablettenabhängigkeit mit ihren Folgeschäden fixiert, andererseits soziale Isolierung und latente Suizidgefahr provoziert. Für die Patientin besteht deshalb sowohl eine akute als auch eine chronische körperliche, seelische und soziale Gefährdung. Therapie ist deshalb dringend erforderlich.

Therapeutische Interventionen

- Aufklärendes Gespräch mit der Patientin;
- Hilfe zu Krankheitseinsicht und Motivation zur Entzugsbehandlung;
- Kontaktaufnahme mit einer psychosozialen Beratungsstelle zwecks Teilnahme an anbulanten Gruppen zur Vorbereitung auf die stationäre Behand-

lung und zur Führung von therapeutischen Einzelgesprächen unter Einbeziehung der Familienangehörigen (sind meist Symptomverstärker, bagatellisieren und verleugnen die Problematik);
- bei akuter Intoxikation sofortige Einweisung in ein Fachkrankenhaus zur Entgiftung und zu anschließender Entwöhnungsbehandlung;
- nach stationärer Entlassung Nachsorge in der psychosozialen Beratungsstelle in Zusammenarbeit mit dem Hausarzt; Teilnahme an einer Selbsthilfeabstinenzgruppe zur Bearbeitung persönlicher Problematik und evtl. familienmedizinische Intervention.

Ziel der Betreuung und Nachsorge ist es, die körperlichen Beschwerden zu verringern, die psychosoziale Situation zu stabilisieren und Kontrolle über die Einnahme von Tabletten bzw. Alkohol bis hin zur Abstinenz zu erlangen. Förderung von Eigeninitiative, Selbthilfe, Lebensbewältigung und soziale Einbindung in eine geeignete Seniorengruppe ist unbedingt wünschenswert, wenn Rückfälle oder Suchtverlagerung vermieden werden und die Wiedereingliederung des Kranken in die gewohnten sozialen Bezüge, Sinngebung und Befriedigung im Alltag gelingen sollen.

Dem Hausarzt fallen hier als ständigem Partner und Berater für den Patienten und seine Familie stabilisierende, vermittelnde Funktionen zu. Insbesondere wacht er über die medikamentöse Behandlung und vermeidet die Ordination suchtauslösender Medikamente.

Die Prognose ist umso günstiger, je eher die Sucht erkannt wird, je weniger Suchtmittel verwendet werden, je besser die sozialen Beziehungen der Kranken sind, je befriedigender es gelingt, mit verursachenden Lebenssituationen fertig zu werden, und je lückenloser die Nachsorge in die Gesamtbehandlung integriert ist.

Literatur

Bailey M, Haberman P, Alksne H (1965) The epidemiology of alcoholism in an urban residential area. J Stud Alcohol 26:19–40
Borgers D, Schräder WF, Laaser U (1988) Pilotkapitel Landesgesundheitsbericht Nordrhein-Westfalen. IDIS Gesundheitsberichterstattung 2, Bielefeld
Botwinick J (1978) Aging and behavior. A comprehensive intergration of research and findings, 2nd edn. Springer, New York
Brody JA (1982) Aging and alcohol abuse. J Am Geriatr Soc 30:123–126
Bron B, Lowack A (1988) Sucht und Alter. Z Allg Med 64:423–428
Bundeszentrale für gesundheitliche Aufklärung (BZgA) (1984). Aktionsgrundlagen der BZgA. Ergebnisse einer Repräsentativbefragung der Bevölkerung ab 14 Jahre der BRD einschließlich Berlin (West). Teilband Medikamentenkonsum. Berlin, S 17
Dilling H (1985) Psychiatrische Epidemiologie. Therapiewoche 35:1043–1058
Dilling H, Weyerer S, Enders I (1978) Epidemiologie psychischer Störungen und psychiatrischer Versorgung. Urban & Schwarzenberg, München Wien Baltimore
Ellinger S (1988) Der Medikamentenkonsum älterer Frauen. In: Döhner H, Freese H, Schröder U (Hrsg) Im Alter leben. Krise, Ängste, Perspektiven. Ergebnisse Verlag, Hamburg, S 129–137
Faillace LA (1979) Alcoholism in the elderly. Aging 9:225–232

Fleischhacker WW, Barnas C, Hinterhuber H (1987) Benzodiazepin-Verordnungen an einer Universitätsklinik. Nervenarzt 58:754−758
Geiselmann B (1988) Psychopharmaka und Multimorbidität. MMW 130:701−703
Glantz M (1981) Predictions of elderly drug abuse. J Psychoactive Drugs 12:117−126
Harrer G, Georgen K (1987) Sachgerechte Therapie mit Benzodiazepin-Tranquillantien. Psycho 13:153−160
Kemper N, Poser W, Poser S (1980) Benzodiazepin-Abhängigkeit. Dtsch Med Wochenschr 105:1707−1712
Knopp A (1988) Sucht − ein Problem von Frauen? Niedersächs Ärztebl 23:35−39
Labhardt F, Ladewig D (1973) Sucht. In: Müller C (Hrsg) Lexikon der Psychiatrie. Springer, Berlin Heidelberg New York
Laux G, König W (1985) Benzodiazepine, Langzeiteinnahme oder Abusus? Ergebnisse einer epidemiologischen Studie. Dtsch Med Wochenschr 110:1285−1290
Lech SV, Friedman GD, Ury HK (1975) Characteristics of heavy users of outpatient prescription drugs. Clin Toxicol 8:599−610
Müller C (1981) Psychische Erkrankungen und ihr Verlauf sowie ihre Beeinflussung durch das Alter. Huber, Bern
Parry HT, Balter MB, Mellinger GD, Cisin IA, Manheimer D (1973) National patterns of psychotherapeutic drug use. Arch Gen Psychiatry 28:769−783
Pfeiffer E (1977) Psychology and social pathology. In: Birren J, Schaie KW (eds) Handbook of the psychology of aging. Van Nostrand Reinold, New York, pp 650−671
Schmitz-Moormann K (1985) Sucht und Alter. Hoheneck, Hamm
Schuckit MA, Miller PL (1976) Alcoholism in elderly men: a survey of a general medical ward. Ann NY Acad Sci 273:558−571
Schwabe K, Paffrath D (1987) Arzneiverordnungsrezept 1987. Fischer, Stuttgart
Shropshire RW (1975) The hidden face of alcoholism. Geriatrics 30:99−102
Zimberg S (1974) The elderly alcoholic. Gerontologist 14:221−224
Zintl-Wiegand A, Cooper B, Krumm B (1980) Psychisch Kranke in der ärztlichen Allgemeinpraxis. Beltz, Weinheim Basel

4.8 Suizid

B. Rossa

Schopenhauer bezeichnet den Suizid als eine Tat, zu der man sich entschließt, „wenn es dahin gekommen ist, daß die Schrecknisse des Lebens die Schrecknisse des Todes überwiegen" (Schopenhauer 1892). In der Bundesrepublik Deutschland sind es pro Jahr ca. 1–2‰ der Bevölkerung, die einen Suizid versuchen, davon ein Zehntel mit tödlichem Ausgang (Abb. 1).

Da die Suizidraten mit dem Lebensalter in allen westlichen Ländern kontinuierlich ansteigen, (Kreitmann 1980; WHO 1968), muß auf das Vorliegen altersspezifischer Ursachen geschlossen werden. Die genaue Erfassung der Häufigkeit von Suizidversuchen und Suizid ist noch lückenhaft (Übersicht bei Radeboldt u. Schlesinger 1982). Sic wird durch eine hohe Dunkelziffer sowie unterschiedliche Definitionen und Methodik der Erhebung erschwert. Das betrifft besonders den internationalen Vergleich (Heinrich 1980). In der Bundesrepublik Deutschland ist ein steigender Trend der Suizidraten seit den 50er Jahren zu beobachten, sowohl bei Männern als auch bei Frauen. 1980 lag sie bei 20,8 pro 100 000 Einwohner (Statistisches Jahrbuch 1982). Da das Selbstmordrisiko mit wachsendem Alter ständig steigt, ist die Rate der 65- bis 75jährigen doppelt so hoch wie die der 15- bis 45jährigen. Männer sind stärker betroffen als Frauen, wie Abb. 2 zeigt (Borgers et al. 1988).

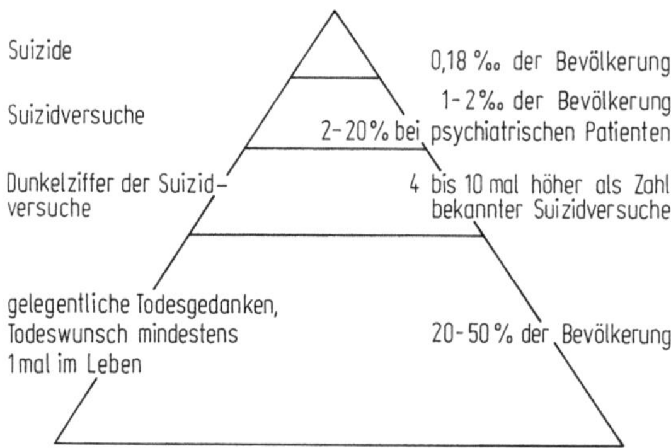

Abb. 1. Suizidalität in der Bevölkerung. (Nach Ott u. Demling 1988)

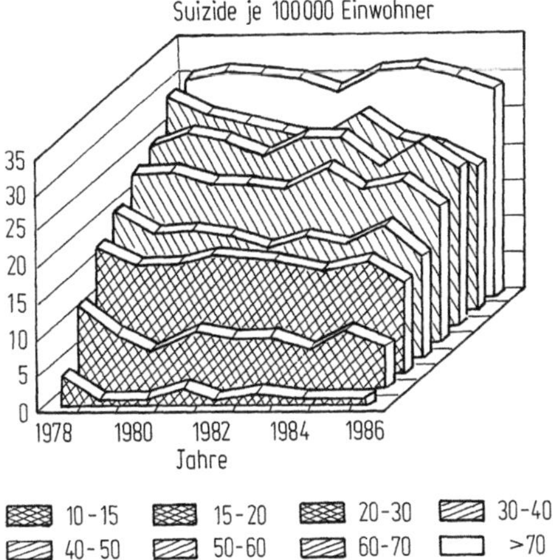

Abb. 2. Suizidraten in Nordrhein-Westfalen 1978–1986. (Nach Bargers et al. 1988)

Die Suizidversuche Älterer sind meist ernsthafter Natur. Jeder zweite weist bei den 60- bis 70jährigen einen tödlichen Ausgang auf (Borgers 1988; Stengel 1969).

Ursachen für die zunehmende Selbstmordtendenz mit steigendem Alter sind meist komplexer Natur. Allein oder in Kombination können folgende Faktoren wirksam werden (Summa 1986; Wächtler 1984):

— Psychische Erkrankungen und neurotische Persönlichkeitsentwicklungen, besonders Depressionen und Suchtkrankheiten;
— zwischenmenschliche Konflikte und Verluste Nahestehender, insbesondere Partnerverlust durch Scheidung oder Tod;
— körperliche Gesundheitsstörungen, besonders Leiden mit chronischen Schmerzzuständen und Bewegungseinschränkungen bei degenerativen schmerzhaften Gelenkerkrankungen und Karzinomen sowie verschiedenste Krankheitsbilder im Zusammenhang mit Arteriosklerose und hypochondrisch-ängstliche Krankheitsverarbeitung;
— soziale Bedingungen wie z. B. Austritt aus dem Berufsleben, Rollenverlust, Isolation, Vereinsamung, Zusammenbruch materieller oder ideeller Lebensstützen.

Krankheiten, insbesondere schmerzhafte degenerative Gelenkerkrankungen und Depressionen, scheinen aus Suizidmotiv bei älteren Menschen eine wichtige Rolle zu spielen. Die Ausführung des Suizids wird jedoch offensichtlich wesentlich von anderen Motiven gesteuert, wie z. B. vom Gefühl der Nutzlosigkeit, von Vereinsamung, seelischem Leid, Ehe- und familiären Problemen (Summa 1986).

Wenn auch epidemiologische Untersuchungen und Ursachenkatalog allgemeine Hinweise auf Suizidalität im Alter geben, so steht im Zentrum ärztlichen

Erlebens und Handelns in der Praxis doch immer der betroffene einzelne Patient mit seinem Krankheits- und Lebensschicksal. Suizidprophylaxe basiert hier v. a. auf einer tragfähigen, verständnisvollen Patient-Arzt-Beziehung und kontinuierlicher zuverlässiger Betreuung und Begleitung des alten Patienten, auch durch Hausbesuche. Bei regelmäßigem Kontakt werden dem Hausarzt Veränderungen in Stimmung und Verhalten des Patienten früher auffallen. Wenn der Verdacht auf Suizidgedanken oder Suizidabsichten entsteht, ist ein ruhiges Gespräch in störungsfreier Atmosphäre unbedingt erforderlich. Vermutete Suizidgedanken müssen offen angesprochen und der Betroffene zu einer entlastenden Aussprache ermutigt werden. Sofortige Klinikeinweisung in der akuten Situation ist nur dann indiziert, wenn eine lückenlose, gute familiäre Betreuung und engmaschige ärztliche Begleitung nicht gewährleistet sind. Bei annehmender Betreuung und Behandlung wird es für den älteren Patienten meist besser sein, in der gewohnten häuslichen Umgebung bleiben zu können. Daß der Suizidversuch des alten Menschen im Einzelfall nicht immer verhindert werden kann, soll ein Fallbeispiel verdeutlichen.

Fallbeispiel

Frau S., 74 Jahre alt, Rentnerin, allein lebend, da der Ehemann vor 10 Jahren an Darmkrebs verstorben ist; erwachsene Kinder leben in Australien. Die Patientin wird beim Hausbesuch bewußtlos vor ihrem Bett aufgefunden. Die Nachbarn hatten den Hausarzt alarmiert, da sie Frau S. morgens noch nicht gehört hatten. Neben dem Bett findet sich auf dem Nachttisch ein leeres Glas und je eine halbvolle Packung eines Herzglykosids und barbiturathaltiger Schlaftabletten. Im Papierkorb des Wohnzimmers liegen mehrere leere Medikamentenpackungen, auf dem Tisch steht eine leere Flasche Kirschlikör, Zeitpunkt und Menge der Tabletteneinnahme und des Alkoholgenusses sind nicht festzustellen.

Differentialdiagnose

Verdachtsdiagnose: Barbituratintoxikation in suizidaler Absicht bei auswegsloser psychosozialer Situation mit Vereinsamung (psychische oder körperliche Krankheit als Ursache sind weniger wahrscheinlich).

Differentialdiagnostische Überlegungen:

- Bewußtlosigkeit bei Stoffwechselstörungen und endogener Intoxikation (diabetisches Koma, hypo- oder hyperglykämisch, hepatisches, urämisches, Myxödem- oder Basedow-Koma),
- Bewußtlosigkeit durch zerebrale Affektionen (Blutung, Malazie, Entzündung, Tumor),
- Alkoholismus,
- Epilepsie,
- sonstige exogene Intoxikation (Alkohol, andere Medikamente, z. B. Herzglykoside, Analgetika, Antidepressiva, Neuroleptika, Opiate; Kohlenmonoxyd, Chemikalien),
- Herzkrankheiten, z. B. Myokardinfarkt,
- Koma nach traumatischer Hirnschädigung durch Sturz.

Diagnostische Maßnahmen

- *Anamnese:* Befragung der Umgebung über Besonderheiten und Auffälligkeiten im Zusammenhang mit der Patientin sowie über frühere Erkrankungen, wenn die Patientin nicht bekannt ist.

- *Groborientierende Untersuchung:* Charakteristisch für Schlafmittelvergiftung durch Barbiturate ist: komatöser Zustand ohne motorische Unruhe, Hyporeflexie oder erloschene Reflexe, verlangsamte Atmung, langsamer Puls, Blutdruckabfall, Pupillen eher erweitert, fehlende Lichtreaktion (differentialdiagnostisch bei Alkoholintoxikation Foetor alcoholicus, Unruhe, Erbrechen, schneller Puls; Kombination von Tabletteneinnahme mit Alkoholgenuß erschweren die Einschätzung).

Bewertung des Schweregrades

Bei der Patientin liegt eine schwere, akut lebensbedrohliche Erkrankung vor. Der Grad der offenbar zusätzlich bestehenden chronisch ausweglosen psychosozialen Situation, die zum Suizid geführt hat, muß später abgeklärt werden.

Bewertung der Gefahr

Für die Patientin besteht höchste Lebensgefahr. Die Prognose ist abhängig von eingenommener Tablettendosis, Tablettenart, Kombination mit anderen Medikamenten oder Alkohol, sonstigen Erkrankungen der Patientin, Zeitdauer zwischen Tabletteneinnahme und Auffinden der Patientin sowie von der psychosozialen Nachsorge zur Rezidivprophylaxe. Die Letalität klinisch behandelter Patienten mit Schlafmittelintoxikation liegt bei 1%. Allerdings sind Suizide im Alter sehr häufig letal angelegt. Wegen ihrer isolierten Lebenssituation werden diese Patienten oft zu spät aufgefunden.

Bewertung der Vorrangigkeit typischer Folgeprobleme für die Patientin

- Tod ist von der Patientin gewünscht, Umgebung und ärztliche Behandlung versucht diesen jedoch abzuwenden.
- Wiederherstellung der Gesundheit erfolgt gegen den Willen der Patientin. Sie muß weiterleben, sich mit ihren persönlichen Problemen auseinandersetzen und die Lebenssituation verändern. Dazu braucht sie dringend Hilfe der Umgebung und des Hausarztes, evtl. zusätzliche psychiatrisch-psychotherapeutische Betreuung. Wenn dies nicht gelingt, muß mit erneutem Suizidversuch gerechnet werden.
- Defektzustände durch zerebrale Schädigung können zur Unfähigkeit führen, selbständig weiterzuleben. Die Patientin wird dann zum Pflegefall und bedarf dauernder institutioneller Hilfe.

Therapeutische Interventionen

1) Veranlassung sofortiger Klinikeinweisung mit Notfallwagen unter ärztlicher Begleitung (vorhandene Tablettenschachteln und Bericht über veranlaßte Maßnahmen in die Klinik mitgeben!);
2) Aufrechterhaltung der Vitalfunktionen am Ort des Auffindens und während des Transportes:
   - Freimachen und Freihalten der Atemwege, wenn möglich Intubation, sonst Guedel-Tubus und stabile Seitenlage,
   - Sauerstoff- oder Frischluftzufuhr,
   - Kanüle legen, bei Schocksymptomatik Infusion von Elektrolytlösungen oder Plasmaexpandern, erst dann Gabe von Kreislaufmitteln, z. B. Akrinor,
   - 250 mg Methylprednison, z. B. Solu Decortin H bei schwerem Schock,
   - Atropin 0,5 mg i. v. zur Blockierung gefährlicher Vagusreflexe,
   - bei epileptischen Anfällen 10–20 mg Valium i. v.,
   - Atemanaleptika nur in Ausnahmefällen bei weitem Transport ohne Beatmungsmöglichkeit;
3) Magenspülung und weitere Maßnahmen erfolgen im Krankenhaus;
4) Psychotherapeutische Nachbetreuung nach Entgiftungsphase muß veranlaßt werden;
5) Intensive hausärztliche Langzeitbetreuung und Gesprächsbegleitung sowie gute Einbindung in ein funktionierendes soziales Umfeld mit aktiven, erfüllbaren Aufgaben für die Patientin müssen sichergestellt werden (in Familie, Nachbarschaft, Seniorengruppen, Kirchengemeinde), um Rezidiven vorzubeugen und das Leben für die Patientin mit Freude und Sinn zu erfüllen.

Literatur

Borgers D, Schräder WF, Laaser U (1988) Suizid. Gesundheitsberichterstattung NRW, Bd 2. Bielefeld

Classen C (1977) Das Problem der erhöhten Alterssuizidalität. Ursachen und Möglichkeiten einer Therapie durch den Arzt für Allgemeinmedizin. Med Dissertation, Universität Münster

Heinrich K (1980) Epidemiologische Faktoren der Suizidalität. Dtsch Med Wochenschr 105:900–902

Kreitmann N (1980) Die Epidemiologie von Suizid und Parasuizid. Nervenarzt 51:131–138

Ott C, Demling J (1988) Der suizidale Patient in der Sprechstunde. Fortschr Med 13:275–278

Radeboldt H, Schlesinger G (1982) Zur Alterssuizidalität. Literaturergebnisse und psychotherapeutische Behandlungsansätze. In: Reimer C (Hrsg) Suizid. Ergebnisse und Therapie. Springer, Berlin Heidelberg New York

Schopenhauer A (1892) Parorga und Paralipomena (Kap. „Über den Selbstmord"). Halle/Saale

Statistisches Jahrbuch für die Bundesrepublik Deutschland (1982) Kohlhammer, Stuttgart Mainz

Stengel E (1969) Grundsätzliches zum Selbstmordproblem. In: Ringel E (Hrsg) Selbstmord-
   verhütung. Huber, Bern Stuttgart Wien
Summa JD (1986) Krankheit und Alter beim Suizid älterer Menschen. MMW 128:545–547
Wächtler C (1984) Suizidalität. In: Oswald W et al. (Hrsg) Gerontologie. Kohlhammer,
   Stuttgart
World Health Organisation (1968) Mortality statistics: Suicide world health statistics. WHO
   Tech Rep Ser 21:368–445

4.9 Vereinsamung

H. Pillau

Fallbeispiel

Herr Kaspar B., 74 Jahre alt, wurde von mir über Jahre betreut, zuletzt nur noch in seiner Wohnung. Er hatte eine renale Hypertonie durch pyelonephritische Schrumpfnieren, eine Polyarthrose (die ihn allerdings nicht daran hinderte, noch täglich Klavier zu spielen), ein Glaukom und war schwerhörig. Er lebte mit seiner fast gleichaltrigen Frau zusammen. Sie brauchte keine ärztliche Hilfe.

Nach einem längeren Klinikaufenthalt starb der Patient an einer Urämie.

Etwa einen Monat nach seinem Tod bat mich die Frau um einen Hausbesuch. Sie habe so starke Schmerzen in der Hüfte, daß sie nicht in die Praxis kommen könne.

Als Ursache fand sich eine Koxarthrose, zusätzlich eine Hypertonie, ein milder Diabetes mellitus und eine Bauchwandhernie nach Cholezystektomie.

Die Patientin mußte nun regelmäßig besucht werden.

Differentialdiagnose

Die Krankheiten der Patientin boten keine differentialdiagnostischen Probleme.

Interessant waren in dem Zusammenhang lediglich Überlegungen, warum die Patientin gerade zu diesem Zeitpunkt in ärztliche Obhut kam, obwohl alle ihre Krankheiten nicht akut waren, sondern mit Sicherheit schon länger bestanden haben mußten. Beim Vorliegen einer Vereinsamung ist differentialdiagnostisch an folgende Krankheitszustände zu denken:

- Jede Verschlechterung oder Komplikation einer chronischen Erkrankung kann zu weitreichender Behinderung und so hochgradigen funktionellen Einbußen führen, daß Vereinsamung resultiert. Dies trifft z. B. zu für Hörstörungen, Sehminderung, motorische Behinderung, chronische Schmerzzustände u. ä.
- Depressive Verstimmungen (s. Kap. 4.6), resignative oder fatalistische Grundhaltung, zwanghafte oder schizoide Neurosenstrukturen oder eine Psychose.
- Hirnorganisches Psychosyndrom (HOPS) mit höhergradiger Einschränkung von Merkfähigkeit und Kompetenz; Verwirrtheitszustände und Wahnideen sind ebenfalls differentialdiagnostisch zu bedenken.

Diagnostische Maßnahmen

Die Behinderung älterer Patienten sowie ihre dadurch eingeschränkte Mobilität stellen den Hausarzt häufig vor technische Probleme. Einige diagnostische Maßnahmen können nicht im Hause des Patienten durchgeführt werden, in diesem Beispiel etwa eine Röntgenuntersuchung der Hüftgelenke. Hier ist es Aufgabe des Arztes, zu koordinieren und zu organisieren. In diesem Falle wurden ein Termin in der eigenen Praxis zur Blutentnahme und EKG und ein Termin beim Röntgenologen vereinbart sowie ein Taxi für den Transport der Patientin bestellt. Bei schwerer behinderten Kranken muß ein Krankentransportfahrzeug angefordert werden.

Bewertung des Schweregrades

Die Patientin war eine für den Hausarzt typische Kranke: Mitte Siebzig, multimorbid mit eingeschränkter Mobilität und verschiedenen Krankheiten, die bislang als „verborgene Morbidität" hingenommen wurden. Der Schritt der Patientin über die „Behandlungsschwelle" wurde offensichtlich durch die abrupte Änderung ihrer Lebenssituation, ihr Alleinsein und ihre Einsamkeit möglich und notwendig.

Bewertung der Gefahr

Der Tod des Lebenspartners gehört für alte Menschen zu den typischen Risikofaktoren für Krankheit im Alter. Im Bewertungskatalog streßauslösender Ereignisse, der „life events", steht der Tod des Ehepartners mit großem Abstand an erster Stelle.

Die zunehmende Vereinsamung und die Einsamkeit schließlich bedeuten die größte Gefahr für den Patienten.

Einsamkeit ist weniger als die Hälfte der Zweisamkeit, einsam ist weniger als allein.

Viele Menschen sind einsam. Sei es weil sie sich selber aufgrund ihrer Persönlichkeitsstruktur in eine Einsamkeit hineinmanövriert haben, sei es weil sie, schicksalhaft in eine Einsamkeit getrieben, sich nicht mehr aus eigener Kraft daraus befreien können.

Einsamkeit kann, besonders für kurze Zeit, hilfreich und heilsam sein. Der Rückzug in eine vorübergehend bewußt eingegangene Einsamkeit ermöglicht Besinnung. Exerzitien und Meditationen setzen Einsamkeit voraus, sie werden durch Einsamkeit ermöglicht oder begünstigt.

Nicht gesuchte oder zu lange dauernde Einsamkeit scheint „unphysiologisch" und endlich krankmachend.

„Es ist nicht gut, daß der Mensch allein sei", heißt es an kompetenter Stelle.

In unserer Zeit ist Einsamkeit für viel zu viele Menschen krankmachendes Schicksal. Der Ersatz der Großfamilie durch die Kleinfamilie, die Wohnraumnot, die berufliche Fluktuation trennen Generationen schnell. Ein alterndes

Paar lebt allein. Stirbt ein Partner, bleibt der andere in der Regel einsam. Mangelnde Initiative, Behinderung, chronische Krankheit und Immobilität besiegeln das Schicksal in der Einsamkeit.

Vereinsamung als Folge von Krankheit, besonders von Depression, von altersbedingten „Eigenarten" oder körperlichen Behinderungen oder Defekten unterscheidet sich in der Entstehung, nicht in den Folgen.

Die Folgen sollte jeder Arzt kennen, besonders jeder Hausarzt.

Folgen sind nicht nur, wie in unserem Beispiel, ein Bedeutungswandel bestehender Krankheiten, sondern auch die Entstehung von Krankheiten.

Für den Arzt besonders wichtig sind v. a. Folgeprobleme wie Verwahrlosung, Gefährdung, Abbau der seelischen und geistigen Leistungsfähigkeit bis hin zur Verwirrtheit und der Verlust der körperlichen Rüstigkeit.

Bewertung der Vorrangigkeit typischer Folgeprobleme für den Patienten

Die Einsamkeit als Ursache von Krankheiten ist bisher nicht wesentlich untersucht worden. Kein Zweifel dürfte aber an der Annahme bestehen, daß Krankheiten durch Einsamkeit begünstigt werden und vor allem daß die Bedeutung der Krankheit für den Patienten zunimmt. Es findet sicher in der Einsamkeit eine Fokussierung auf Krankheit statt, die Beschäftigung des Patienten mit der Krankheit nimmt zu, und das Erleben der Krankheit nimmt großen Raum ein.

Der Gewinn aus der Krankheit kann für den einsamen Patienten sogar erheblich sein. Die Krankheit kann genutzt werden, um Einsamkeit zu mindern. Sie ist das Mittel, einen Menschen − hier den Arzt − ins Haus zu holen, Kontakte zu ermöglichen mit Menschen aus der Apotheke und der Sozialstation.

Stirbt der Ehepartner, wird plötzlich die Krankheit, ohne sich zu verschlechtern, bewußt und behandlungsbedürftig. Der Kranke hat nun mehr Zeit, sich mit seiner Krankheit zu beschäftigen und sie als Anlaß für Arztkontakte zu nutzen.

Therapeutische Interventionen

Die Aufgabe des Arztes geht bei einsamen Menschen weit über die Erkennung und Behandlung von Krankheiten hinaus. Im Vordergrund steht hier der Versuch, dem alten Menschen in einer dramatischen Lebenssituation beizustehen und den Versuch zu unternehmen, durch engmaschige empathische Gespräche die neue Situation annehmbar zu machen.

Ergänzt werden müssen diese Gespräche durch reale Hilfen: Verordnung und Organisation häuslicher Krankenpflege, wenn es die Krankheit erfordert, Reaktivierung abgebrochener Beziehungen zu Angehörigen und Freunden, Belebung vergessener Interessen (Musik, Literatur etc.).

Bei den demographischen Erwartungen und den sozialen Gegebenheiten wird die Einsamkeit mit zunehmenden Alter eine immer größere Rolle spielen, mit erheblichen Auswirkungen auf das Gesundheitswesen.

4.10 Psychosomatische Syndrome

G. C. Fischer

Fallbeispiel

Herrmann und Therese hatten ca. 40 Jahre eine zufriedenstellende Ehe geführt und waren besonders in den letzten Jahren, in denen der Ehemann sich wegen dreier Myokardinfarkte und pektanginöser Anfälle mehrfach im Krankenhaus und in Rehakliniken befand, enger zusammengewachsen. Das Mortalitätsrisiko war von den behandelnden Ärzten immer wieder angesprochen worden und hatte bei dem Ehepaar ein verstärktes Bewußtsein für den Wert der noch verbliebenen gemeinsamen Zeit geweckt. Der Tod des Ehemanns, wenn auch längerfristig absehbar, war dennoch für Therese überaus schwer. Sie zog sich zunächst sehr zurück und hatte auch zum Hausarzt kaum Kontakt. Erst Wochen später erschien sie in der Sprechstunde und klagte über „Herzschmerz" mit dem Hinweis auf Ähnlichkeit der Beschwerden mit denen des verstorbenen Mannes.

Differentialdiagnose

In der Regel finden sich bei älteren Patienten organische Störungen, die hinreichen, um das psychosomatische Beschwerdebild zu klären. Die pathogene psychosomatische Komponente manifestiert sich somit weniger im Auftreten von Symptomen ohne somatisches Korrelat. Typischer sind folgende Situationen:

- Aktualisierung und Verstärkung bereits vorhandener leichter oder sporadisch aufgetretener Beschwerden;
- Chronifizierung bestehender Beschwerden;
- unter psychischem Druck Manifestation von Beschwerden bei bereits vorhandenen pathologischen Bedingungen.
- Ferner kann sich, gemessen an üblichen klinischen Erfahrungen, ein Mißverhältnis zwischen objektivem Befund und Ausprägungsgrad der Beschwerden zeigen.
- Schließlich können chronische, schwere und beschwerliche Erkrankungen zu psychischen Auswirkungen führen.

Obwohl psychosomatische Krankheiten im Alter als seltener im Vergleich zu jüngeren Patienten angegeben werden (Munnichs 1985), bilden psychosomatische Beziehungen einen der wesentlichen Faktoren der Krankheitsgestaltung Betagter.

Die Differentialdiagnose richtet sich immer auch auf die körperliche Symptomatik mit allen dafür einschlägigen differentialdiagnostischen Erwägungen und strebt ein Verständnis der psychologischen Krankheitsdynamik unter dem Leitgedanken therapeutischer Ansatzmöglichkeiten an.

Erscheinungsformen psychosomatischer Syndrome

1) Krankheit kann der *Wiederbelebung eines verlorenen Objekts* dienen (Haag 1985). Es kommt zu einer Übernahme von Krankheitssymptomen, die beim nahestehenden Verstorbenen besonders deutlich hervortraten und miterlebt wurden. Der psychodynamische Hintergrund dieser Erscheinung wird darin gesehen, daß der Hinterbliebene, überfordert von der Realität eines endgültigen Verlustes, eine Verbindung mit dem Verstorbenen durch Identifikation und einer Art von „Einleibung", „Internalisierung" wesentlicher Bereiche seiner Person sucht (Abraham 1924).

2) Eine identifikatorische Symptomübernahme kann sich auch als *Ausdruck unbewältigter Schuldgefühle* gegenüber der verstorbenen Person äußern (Haag 1985). Der Hausarzt erlebt diese Konstellation nicht selten, wenn sich bei noch relativ vitalen Frauen durch die langwährende Pflege eines kranken und schließlich sterbenden Ehemannes, Überforderung, schwerwiegende Einschränkung eigener Entfaltungsmöglichkeiten und der oft uneingestandene Wunsch nach Befreiung von dieser Bürde und dem Tod des anderen einstellen. Das konflikthafte Mißverhältnis zwischen den als Schuld erlebten eigenen Bedürfnissen und dem Wunsch nach Verbundenheit mit dem Partner drängt noch nach dessen Tod zu einer Auseinandersetzung, die sich auf dem Wege der als „Sühne" oder „Strafe" miterlittenen körperlichen Beschwerden vollzieht.

3) Auf die Rolle der *Krankheit als Möglichkeit zur Selbstdarstellung* wurde bereits hingewiesen (Teil I, Kap. 3.2). In solchen Fällen schafft die Krankheit den Zugang zu einem anerkannten System, in dem der Patient via Symptomatik eine Wertschätzung genießt und ernst genommen wird. Er erhält Gelegenheit, von sich selbst zu berichten, sich darzustellen, und erfährt so jenes Maß an sozialer Resonanz, das zur Aufrechterhaltung seines psychischen Wohlbefindens erforderlich ist und auf anderem Wege, sei es durch Umstände oder persönliches Unvermögen, nicht erlangt werden kann.

Der Vorgang wird vom Kranken in der Regel nicht erkannt, und es tritt sehr rasch eine zunehmende Überzeugung vom Krankheitswert der geklagten Symptome ein, die durch gegenteilige Erläuterungen des Arztes eher verstärkt wird.

4) Der Wahrnehmung von Körperbeschwerden kann psychodynamisch auch die Rolle zukommen, innere Leere und daraus erwachsende *Ängste vor Unvermögen und Bedeutungslosigkeit* zu blockieren. Die Krankheit schützt somit vor Erstarrung; sie dient über Selbstwahrnehmung der Bildung und Festlegung eines Selbstbildes, in dem der Patient sich quasi über seine Leiden definiert.

5) Im Zusammenleben mit Angehörigen leiden Ältere oft unter dem Gefühl *mangelnder Anerkennung und Geltung.* Die Krankheit, meist in Form einer bereits bekannten Symptomatik, dient der Beachtung und nicht zuletzt da-

durch, daß Arzt und Schwester sich damit befassen, der Anerkennung, sei es auch nur der Anerkennung als Kranker. Mit dem alten Familienangehörigen ist plötzlich „etwas los", und die Krankheit kann auch hier paradoxerweise zu einem Vitalitätsbeweis werden, der dem Patienten wieder Aufmerksamkeit und Zuwendung bringt.

6)Bleiben das Bedürfnis nach Geborgenheit und Nestwärme (Irniger 1986) unerfüllt und andere Ausdrucksmöglichkeiten verschlossen, kann Krankheit *Anklage- und Appellfunktionen* erfüllen. Von allen Außenstehenden wie Besuchern, Schwester, Arzt und betroffenen Angehörigen wird die erpresserische Tendenz meist voll überblickt, wenn auch nicht immer der dahinterstehende psychische Bedarf. Im krassen Gegensatz zur offenkundigen „Absicht" des Kranken steht jedoch dessen eigenes Verständnis seines Verhaltens, von dessen Notwendigkeit er zutiefst überzeugt ist; er glaubt einen Anspruch zu haben auf das von den andern als unzumutbar erlebte Maß an Zuwendung. Die Gefahr dieser Situation liegt zunächst in ihrem psychologischen Mißerfolg mit einer verstärkten Verweigerungshaltung der Umgebung und der Gefahr resignativer Verbitterung oder depressiver Erstarrung des Patienten. Sie ergibt sich ferner daraus, daß eine scheinbar nur demonstrierte Körpersymptomatik vom Patienten als solche erlebt bzw. erlitten und schließlich auch nachweisbar wird, was z. B. bei asthmoiden Zuständen oder kardialer Dekompensation schnell gefährlich werden kann.

7) Der Ausfall sinnesphysiologischer oder hirnorganischer Leistungen kann auf psychosomatischer Basis als *Abwehrreaktion* gegen Bedrohung und Konflikte entstehen (Radebold 1979). Um Auseinandersetzungen zu vermeiden, können Gedächtnisstörungen oder Ausfälle des Sehens und Hörens auftreten, deren besondere Gefahr u. a. in ihrer Verkennung als irreversible organische Dauerschäden liegt (Radebold 1979).

8) Schwerwiegende Folgeerscheinungen können sich als Folge eines allgemeinen *psychophysischen Überforderungssyndroms* einstellen. Mehrfacher unerwarteter Wechsel der äußeren Umgebung durch erzwungene Umzüge, Krankenhausaufenthalte o. ä., wiederholte Schicksalsschläge wie Verlust naher Angehöriger, häufiger Wechsel der pflegenden Bezugspersonen, chronische Schmerzen, wirtschaftliche Verschlechterung oder Vereinsamungen können zu Kompetenzverlust, Verwirrtheitszuständen, zunehmender innerer Erstarrung und schließlich sogar zum Tode führen (Radebold 1979).

9) Depressive Verstimmung (s. dazu Teil II, Kap. 4.6).

Fallbeispiel

Bei Therese ergab die eingehende körperliche Untersuchung mit Belastungs-EKG dezente Hinweise auf die Möglichkeit einer KHK bei bekannten Hypertonus, zeigte im übrigen jedoch einen altersentsprechenden guten Gesamtbefund. Augenärztlicherseits wurde der Verdacht auf eine beidseitige Kataraktbildung mit Operationsindikation bestätigt. In mehrfachen Gesprächen, teilweise unter Einbeziehung des in unmittelbarer Nachbarschaft lebenden Sohnes und der Schwiegertochter, wurde deutlich, daß Therese, die seit Jahren in Angst vor dem Tod ihres Mannes lebte, sich nunmehr völlig zurückziehe, alle Kontakte meide und sich nutzlos und alleingelassen vorkomme. Erst die Beschwerden hatten sie wieder etwas aktiviert und mehrfach klagen lassen, es ginge mit ihr „wie mit dem Vater", und schließlich auch den

Arztbesuch ausgelöst. Die Symptomatik war als Trauerreaktion, als Versuch, Nähe zum Verstorbenen zu erhalten bei gleichzeitiger Unfähigkeit, die Trennung zu akzeptieren, zu verstehen.

Diagnostische Maßnahmen

Bei Verdacht auf psychosomatische Störungen älterer Patienten ist es ratsam, bei neu aufgetretenen Beschwerden von der ersten Konsultation an die Möglichkeit eines psychosomatischen Zusammenhangs anzusprechen. Es entspricht der Vorstellung älterer Patienten, biographische Faktoren, belastende Ereignisse und Situationen als quasi „normale" auslösende und unterhaltende Faktoren für körperliche Beschwerden anzusehen. Das Verfahren der Einführung einer Psychogenese bei der Erstkonsultation hat ferner folgende Vorteile: Es verhindert das Problem, einen „Wechsel" von der somatischen auf die psychische Ebene vornehmen zu müssen, bahnt von Anfang an Verständnis und Akzeptanz für eine psychische Komponente beim Patienten, beugt der Somatisierung und Chronifizierung vor und führt zur Einsparung medizinischer Maßnahmen sowie von Zeit und Kosten. Hand in Hand mit der Aufdeckung körperlicher Störungen kann eine Klärung psychologischer Zusammenhänge erfolgen. Im Gegensatz etwa zu sog. funktionellen Syndromen jüngerer Patienten, bei denen ein körperliches Korrelat der geklagten Beschwerden typischerweise vermißt wird, ist auch bei offenkundig psychogener Krankheitssituation im Alter stets mit Entgleisung oder Gefährdung bereits manifester Organkrankheiten zu rechnen.

Anamnestisch sind neben der körpersymptombezogenen medizinischen Anamnese Hinweise auf psychosoziale Veränderungen/Belastungen, auf hirnorganisches Psychosyndrom, Medikamente, Selbstmedikation und Informationen von Angehörigen über das Verhalten des Kranken zu beachten.

Die immer erforderliche Abklärung der Körpersymptomatik erfolgt nach den in Teil II, Kap. 1 beschriebenen Kriterien. Für die Bewertung der psychischen Komponente sind die in Teil II, Kap. 1.5 angegebenen Gesprächsmethoden und ggf. Tests weiterführend.

Bei bisher unbekannten oder länger nicht gesehenen Patienten kann der Mini-Mental-Status (Folstein et al. 1975) zur Abgrenzung einer hirnorganischen Störung hilfreich sein. Wichtig ist auch die Erfassung einer depressiven Komponente sowie deren Wechselwirkung mit der hirnorganischen Leistungsfähigkeit.

Bewertung von Schweregrad und Gefahr

Hierfür können folgende Kriterien herangezogen werden:

- Welche „hilfreiche" Bedeutung kommt der Symptomatik zu? Der psychosomatische Zusammenhang entspricht im Alter keineswegs immer einer Steigerung von Krankheitsschwere oder persönlicher Belastung des Patien-

ten. Häufig wird die Körpersymptomatik zu einem für den Kranken hilfreichen und von der Umgebung anerkannten Feld zur Austragung eigentlich im weitesten Sinne seelischer Bedürfnisse wie etwa nach Zuwendung und dgl. Sie kann eine stützende Funktion für die Balance der Persönlichkeit haben und reparative Funktionen übernehmen (Haag 1985).
— Besteht Tendenz zu resignativ-depressiver Haltung?
— Zeigen sich zerebrale Ausfallserscheinungen als Folge der psychischen Überforderung?
— Besteht Gefahr der Zurückgezogenheit, Isolierung, evtl. sogar eine suizidale Gefährdung?

Eine neuaufgetretene Tendenz zu Passivität, allgemeinem Leistungs- und Kräfterückgang, zunehmender Anspruch- und Ausdruckslosigkeit sollten immer als mögliche Folgen einer psychologisch unbefriedigenden Grundsituation durchdacht und als prognostich ungünstig bewertet werden. Gerade hier eröffnen sich dann dringend gebotene Ansätze einer oft nachhaltigen Verbesserung.

Bewertung der Vorrangigkeit typischer Folgeprobleme

Wegen der Gefahr rascher und weitreichender Dekompensation müssen körperliche Symptome im Vergleich zu jüngeren Patienten ernsthafter bewertet werden und im Behandlungsplan eine hohe Priorität erhalten.

Schwerwiegende Folgen ergeben sich dort, wo die Symptomatik, etwa als Appell für mehr Zuwendung, bei der überforderten Umgebung den gegenteiligen Effekt auslöst und der Kranke in seiner Vorstellung „trotz" seines zunehmenden Leidens immer stärkere Zurückweisung und Frustration erfährt.

Erscheinungen der Selbstaufgabe sind schwerwiegende Folgeprobleme, die meist einem nachhaltigen Vitalitätsverlust mit allen psychophysischen Folgen von Krankheit bis zum Tod entsprechen.

In Ergänzung zu den Ausfürungen im vorhergehenden Abschnitt sind all jene psychosomatischen Syndrome, die den Patienten in Auseinandersetzung mit der Umgebung führen, auch wenn hierbei leidvolle Streitereien und Ärger auftreten, für ihn günstiger zu bewerten als Störungen, in deren Gefolge Rückzug, Isolation und Regression auftreten.

Therapeutische Interventionen

Hierbei spielt die Frage einer möglichen Hilfsfunktion der Symptomatik (s. oben) eine besondere Rolle.

Von psychologischer Seite wird z. T. die Auffassung vertreten, körperliche Symptome können im Alter „... das dritte Bein, die Stütze darstellen, die der Mensch im Alter braucht, um seine Homöostase aufrechtzuerhalten" (Haag 1985). Daraus wäre im Einzelfall, sofern medizinisch vertretbar, für den Hausarzt evtl. therapeutische Abstinenz bzw. ausschließlich präventive Überwachung als möglicher Behandlungsweg abzuleiten.

Grundsätzlich hat auch bei psychosomatischen Störungen im Alter eine kritische *Kompetenzabschätzung des Hausarztes* und klare Entscheidung für bzw. gegen eine Überweisung an andere Versorgungsbereiche zu erfolgen. Als solche kommen in Betracht:

- niedergelassener Spezialist,
- geriatrische Tageskliniken, in denen z. T. auch psychotherapeutische Behandlungsmöglichkeiten bestehen,
- Kurklinik mit psychotherapeutischen Behandlungsangeboten, wo neben der meist physikalisch-ergotherapeutisch orientierten Behandlung der körperlichen Leiden eine Verbesserung der psychischen Symptomatik, z. B. in Gruppentherapie o. ä., besteht,
- psychosomatische Klinik.

Die *hausärztliche Gesprächstherapie* richtet sich nach den in Teil I, Kap. 3.3 und 4.3 angeführten Regeln.

Inhaltlich kann es hilfreich sein, den Kranken ein möglichst genaues und plastisches Bild seiner positiven Wunschvorstellung entwerfen zu lassen. Hierdurch entsteht v. a. bei Wiederholung bereits eine gewisse Realisierungstendenz. Ferner werden die wirklichen Bedürfnisse und damit Ursachen der Störung sowie therapeutische Zugangsmöglichkeiten deutlich.

Weiter ist es wichtig bei aktuellen Situationen mit ihren überfordernden Problemen anzuknüpfen und einzusetzen und weniger eine „Aufarbeitung" allgemeiner, womöglich bereits in der Kindheit begründeter Verhaltensweisen des Patienten anzustreben.

Durch das Gespräch sollte grundsätzlich eine „Psychologisierung" des Krankheitsbildes erreicht werden, d. h. die Aufmerksamkeit sollte sich unter Berücksichtigung medizinischer Belange dem Kranken gegenüber auf die psychologische Komponente konzentrieren, um eine Auseinandersetzung hiermit in Gang zu bringen bzw. zu erhalten. Dazu gehört es u. a., einfaches Klagen auch bei wiederholt gleichem Inhalt über unbefriedigende Aspekte der Lebenssituation zuzulassen.

Diese Klagen stellen bereits einen im weitesten Sinne noch aktiven Vorgang der Auseinandersetzung dar. Ferner liegt in der ärztlichen Anerkennung des Sachverhalts als Problem für den Patienten eine gewisse Bestätigung und Veränderungsansätze (s. Teil I, Kap. 4.2).

Vielfach gelingt es dem Hausarzt, eine Erweiterung und Änderung allgemeiner Lebensinhalte zu erreichen. Die Beachtung anderer als der ursprünglich geklagten Beschwerden und deren − ebenfalls indizierte − Behandlung, wobei v. a. eine personenintensive Therapie angestrebt werden sollte, kann hilfreich sein. Hierzu gehören alle in der Gruppe durchgeführten Übungsverfahren z. B. zerebrale Leistungssteigerung oder Krankengymnastik und Sport. Besonders günstig kann sich die Verordnung und Vermittlung einer Ergotherapie auswirken, die in einer individuell abgestimmtenn, intensiven psychophysischen überwiegenden Einzelbehandlung rehabilitative Ziele anstrebt [Informationen über: Verband der Beschäftigungs- und Arbeitstherapeuten (Ergotherapeuten) e. V., Mittelweg 8, 7516 Karlsbad 2, Telefon 07248/6328].

Zu den therapeutischen Maßnahmen gehören auch familienmedizinische Belange. Gespräche mit Angehörigen und die Anhörung ihrer Probleme mit dem Patienten (am besten in dessen Gegenwart), tragen zur Klärung und gegenseitigem Verständnis bei.

Vielfach müssen Angehörige über die realen Möglichkeiten des Kranken sowohl im Hinblick auf Kompetenz und Vermögen als auch bezüglich krankheitsbedingter Einschränkungen aufgeklärt werden, so daß Über- oder Unterforderung vermieden werden.

Es gehört zu den schwierigsten Unterfangen, die meist gut erkennbaren komplexen Einflüsse und Wechselwirkungen von Aggressionen und Schuldgefühlen, Mitleid und Haß, liebevollem Wohlwollen und Sadismus, Aufopferung und Egoismus, die beim Zusammenleben eines alten Kranken mit Angehörigen auftreten können, zur Sprache zu bringen und eine Verbesserung für den Patienten zu bewirken. Eine Entlastung der Umgebung ist v. a. bei häuslicher Pflege ein wichtiges Ziel.

Spezielle psychotherapeutische Verfahren

1) Obwohl es dazu in der Literatur kaum Hinweise gibt, eignen sich nach eigener Erfahrung bestimmte, aus systemtheoretischen Denkansätzen (Guntern 1980) abgeleitete Prinzipien der *Familientherapie* in ihren als Einzelbehandlung modifizierten Formen (Weiss 1988) besonders gut bei psychosomatischen Störungen älterer Patienten. Elemente dieser Therapie sind

— therapeutisch beabsichtigte und immer wieder vorgenommene Unterstellung, der Patient verfüge über ausreichende psychische Resonanzen zur Verbesserung seiner Lage. Dies geschieht durch eine Fragetechnik, bei der die Unterstellung nur nebenbei erfolgt, der eigentliche Inhalt jedoch eine Sachfrage darstellt, z. B. „Wann können Sie Ihre Selbstständigkeit am besten unter Beweis stellen?", „Wem gegenüber gelingt es Ihnen am ehesten sich durchzusetzen?",
„Wann fühlen Sie sich am wohlsten?", „Wo finden Sie Ihre eigenen Vorstellungen am besten angesprochen?" usw.
— Ein weiteres Prinzip dieser Therapie besteht darin, dem Patienten seine Situation aus dem Blickwinkel der Umgebung, so wie diese sich ihm darstellt, erleben zu lassen. Hierzu ist die Befragung der Angehörigen nicht erforderlich, sondern der Patient wird aufgefordert, die Reaktionen der Umgebung zu beschreiben. Beispielhafte Fragen hierzu sind: „Wer leidet wohl am meisten unter Ihrer Behinderung?", „Was macht die Tochter/Schwiegertochter/Ehefrau, wenn Sie keine Luft bekommen?", „Wie reagiert die Tochter/Ehefrau, wenn Sie bestimmte Dinge selbst machen wollen?", „Für wen wäre eine Besserung Ihrer Beschwerden wohl am wichtigsten?", „Was würde Ihre Frau tun, wenn Sie plötzlich beschwerdefrei wären?" Dadurch wird der Patient nach Weiss (1988) mit den Auswirkungen seiner Krankheit auf an-

dere konfrontiert und begreift, daß sein eigenes Verhalten hierbei eine wesentliche Rolle spielt. Für Patient und Arzt werden Beziehungsmuster deutlich, die viel zur Klärung der Situation beitragen können.
- Stets wird eine positive Verbesserung der Situation vorgestellt. Neben der allgemein orientierenden Frage nach Wunschvorstellungen des Kranken (s. oben), kann es hilfreich sein, detaillierte Schilderungen von Verbesserungen, die in der konkreten Situation des Patienten möglich wären, herbeizuführen. Fragen hierzu könnten beispielsweise lauten: „Wenn Sie nicht mehr bettlägrig wären, wie würde dann Ihr Vormittag/Nachmittag aussehen?", „Was wäre dadurch die wichtigste Verbesserung?", „Wohin würden Sie am liebsten gehen, wenn Sie das Haus wieder verlassen könnten?", „Welchen Teil des Gartens würden Sie sich als ersten vornehmen, wenn die Schulterschmerzen besser sind?" usw.

2) Als psychotherapeutische Verfahren werden für ältere Patienten v. a. bei Angstsyndromen z. B. im Rahmen einer nichtendogenen Depression *verhaltenstherapeutische Maßnahmen* empfohlen (Freedman 1986).

Die Therapie umfaßt im wesentlichen die Stufen: Herausfinden typischer angstauslösender Situationen, Herstellen eines psycho-physischen Entspannungszustands und allmähliche Desensibilisierung gegenüber vorgestellten und erlebten Angstzuständen (Wolpe u. Wolpe 1981).

3) Die *kognitive Therapie* geht davon aus, daß der Kranke, bestimmt durch falsche Vorstellungen und Gedanken über sich selbst, ein für ihn schädliches Verhalten entwickelt, das durch Änderung jener Vorstellungen ebenfalls positiv beeinflußt wird (Freedman 1986). Dies geschieht auf dem Wege einer Analyse negativer Gedanken, die einer rationalen Prüfung nicht standhalten und so korrigiert werden können.

Bei reaktiven Depressionen wird z. B. eine zunehmende Aktivierung dazu führen, die Fehlmeinung, nichts mehr zu können, zu korrigieren. Für die Praxis werden die Verordnung sicher erfüllbarer „Hausaufgaben" von steigendem Schweregrad als Möglichkeit positiver Rückkopplung empfohlen (Emery 1981). Auch das Erstellen einer Liste der angefallenen Probleme bzw. belastenden Gedanken und die Gegenüberstellung realer Lösungswege (Zweikolonnentechnik) gilt für den Hausarzt als praktikabel und erfolgreich (Freedman 1986).

Abschließend muß festgestellt werden, daß bisher kaum übertragbare Ergebnisse und Erfahrungen einer psychotherapeutischen Behandlung älterer Patienten mit psychosomatischen Syndromen vorliegen (Radebold 1985), so daß der Hausarzt hier weitgehend auf eigene Beobachtung und Erfahrung angewiesen ist.

Fallbeispiel

Therese wurde in kurzen Abständen in die Praxis einbestellt, wobei jeweils ein Gespräch über den traurigen Verlust des Mannes, ihren Tagesablauf, aktuelle organisatorische Probleme und mögliche Hilfen geführt wurde. Die Beschwerden wurden „beobachtet" und nicht gezielt behandelt, dagegen aber eine Operation der Katarakt empfohlen und die dadurch eingetretenen Verbesserungen lebensbezogen ausgemalt. Nachdem es gelungen war, sie einer Übungsgruppe für autogenes Training mit älteren Patienten zuzuführen, wurde ihr in neuer Weise bewußt, daß fast alle Frauen, mit denen sie nun zusammen kam, Witwen waren und diese Situation sozusagen als typischer Einschnitt des Legenswegs im Alter auftritt.

Der weitere Verlauf gestaltete sich günstig. Die ärztlichen Beratungen hatten Gespräche über das seelische Befinden zum Gegenstand und wurden zugleich für ohnehin fällige, jedoch nicht oder nicht erkennbar auf das Herz bezogene Vorsorgeuntersuchungen verwendet. Von den „Herzschmerzen" war bald nicht mehr die Rede, und einige Monate später war die Patientin weitgehend gefestigt und kam selbständig mit ihrem neuen Leben zurecht.

Literatur

Abraham K (1924) Versuch einer Entwicklungsgeschichte der Libido aufgrund der Psychoanalyse seelischer Störungen. In: Psychoanalytische Studien zur Charakterbildung, Bd 1. Frankfurt am Main, S 130

Emery G (1981) A new beginning: how you can change your life through cognitive therapy. Simon & Schuster, New York

Folstein MF, Folstein SE, McHugh PR 81975) Mini mental state. A practical method for grading the cognitive state of patients for the clinician. J psychiatr Res 12:189–198

Freedman AM (1986) Psychosoziale und psychotherapeutische Maßnahmen bei älteren depressiven Patienten. In: Kielholz P, Adams C (Hrsg) Der alte Mensch als Patient. Deutscher Ärzteverlag, Köln

Guntern G (1980) Die Kopernikanische Revolution in der Psychotherapie – der Wandel vom psychoanalytischen zum systemischen Paradigma. Familientherapie 1:2–41

Haag A (1985) Psychosomatische Aspekte funktioneller Störungen bei der Bewältigung von Verlusten im Alter. In: Bergener M, Kark B (Hrsg) Psychosomatik in der Geriatrie. Steinkopff, Darmstadt

Irniger W (1986) Probleme im Umgang mit betagten Patienten in der täglichen Praxis. In: Kielholz P, Adams C (Hrsg) Der alte Mensch als Patient. Deutscher Ärzteverlag, Köln

Munnichs J (1985) Psychosomatische Probleme in der Geriatrie aus der Sicht des Psychologen, Psychiaters und Psychotherapeuten. In: Bergener M, Kark B (Hrsg) Psychosomatik in der Geriatrie. Steinkopff, Darmstadt

Radebold H (1979) Psychosomatische Probleme in der Geriatrie. In: Uexküll T von (Hrsg) Lehrbuch der psychosomatischen Medizin. Urban & Schwarzenberg, München Wien Baltimore

Radebold H, Rassek M (1985) Zur Psychotherapie psychosomatischer Syndrome bei alten Menschen. In: Bergener M, Kark B (Hrsg) Psychosomatik in der Geriatrie. Steinkopff, Darmstadt

Weiss T (1988) Familientherapie ohne Familie. Kösel, München

Wolpe J, Wolpe D (1981) Our useless tears. Houghten Mifflin, Boston MA

Sturm E (Hrsg) (in Vorbereitung) Langzeitversorgung chronisch Kranker durch den Hausarzt. Springer, Berlin Heidelberg New York Tokyo

4.11 Fußbeschwerden

G. C. Fischer

Fallbeispiel

Wegen der Erkrankung eines 73jährigen Patienten wird der Arzt ins Haus gerufen und findet einen bettlägerigen Kranken mit akuter Bronchitis und Verdacht auf Bronchopneumonie. Die Erkrankung macht mehrere Hausbesuche erforderlich und wird zunehmend auch für die Behandlung von Beschwerden der 70jährigen Ehefrau des Patienten genutzt. Immer wieder drängt der Patient darauf, seine Frau möge doch endlich dem Arzt ihre kranken Füße zeigen, worauf sie jedoch mit ärgerlicher Abwehr reagiert. Von dem Ehemann ist zu erfahren, daß die Patientin seit Monaten über zunehmende Schmerzen in beiden Füßen klagt und sich innerhalb der letzten Wochen kaum noch aus dem Hause bewegt habe. Selbst beim Laufen in der Wohnung klage sie immer wieder über Schmerzen und könne den Haushalt kaum noch bewältigen, so daß es deshalb wiederholt zu unerquicklichen Auseinandersetzungen zwischen den Ehepartnern gekommen sei.

Nach wiederholtem intensiven Zureden ist die Ehefrau schließlich bereit, ihre Füße untersuchen zu lassen.

Bei der erheblich adipösen Patientin zeigt sich bei der Inspektion bereits das Bild hochgradig deformierter Füße beidseits mit ausgeprägter Hammerzehenbildung beider Großzehen. Über den deformierten Großzehengrundgelenken sowie den Mittelgelenken der 3. und 4. Zehen zeigen sich Klavi, in den Interdigitalräumen juckende Ekzeme; ferner finden sich Nagelveränderungen und ein insgesamt nur sehr mäßiger Pflegezustand der Füße. Die Patientin trägt jetzt auch bereits deutlich formveränderte Schuhe, in denen sich die Fußdeformitäten z.T. durchdrücken, die an einigen Stellen defekt sind und keine gerade Grundfläche mehr aufweisen.

Differentialdiagnose

Fußbeschwerden älterer Patienten verdienen in besonderem Maße hausärztliche Aufmerksamkeit. Sie können nicht nur erhebliche Beschwerden mit nachfolgender Immobilität und deren negativen Folgen verursachen, sondern auch Ausdruck vielfältiger, z.T. schwerwiegender Erkrankungen sein.

- Statisch bedingte Veränderungen im Sinne des Senk-, Spreizfußes sind zwar überaus häufig, führen jedoch nicht zwangsläufig zu Beschwerden. Erst Folgeerscheinungen wie Schwielen und Klavusbildung, insbesondere über Hallux valgus, Hallux rigidus sowie Hammer- und Krallenzehen, können ganz erhebliche Schmerzen hervorrufen. Sehr zu Recht weist Lang (1981) darauf hin, daß diese medizinisch z.T. unerheblichen Befunde aufgrund ihrer häufig starken Schmerzen ernstzunehmen sind und nur sehr bedingt durch fußpflegerische Maßnahmen allein ohne ärztlichen Rat behandelt werden sollen.

— Schwerwiegende Ursachen für Schmerzen im Fußbereich ergeben sich durch arterielle Durchblutungsstörungen, wie sie im Rahmen des Diabetes mellitus oder einer arteriellen Verschlußkrankheit auftreten können. Kälte, Blässe, Hautveränderungen, fehlende Fußpulse und die typische Anamnese weisen den Weg.

— Eine (häufig diabetische) Neuropathie führt ebenfalls zu Veränderungen und Beschwerden am Fuß. Es können Schmerzen im Sinne von Parästhesien und Allästhesien auftreten, ferner in schweren Fällen motorische Störungen mit Gangstörungen und Fußdeformierungen. Durch Sensibilitätsstörungen entstehen unbemerkte Hautläsionen mit trophischen Störungen bis hin zur Ausbildung des Malum perforans, das v. a. bei der diabetischen Neuropathie auftreten kann. Atrophien und Paresen können Ausdruck eines chronischen lumbalen Wurzelreizsyndroms (Peroneusparese) sein.

— Arthropathien auf der Basis rheumatischer, arthrotischer oder durch Gicht bedingter Veränderungen sind ebenfalls in Betracht zu ziehen.

— Besondere Beachtung verdient die Beschaffenheit der Haut am Fuß älterer Patienten. Sie bildet zunächst einen gewissen Hinweis auf den Pflegezustand des Patienten und läßt damit in Grenzen Rückschlüsse auf die soziale Situation und Kompetenz des Kranken erkennen. Sorgfältig muß auf infektiöse Veränderungen, besonders auch Druckulzera zwischen den Zehen, oder Verletzungen mit Sekundärinfektion im Nagelbereich sowie im Bereich typischer Druckstellen geachtet werden. Pilzinfektionen betreffen häufig nicht nur die Haut, sondern können zu erheblichen Verhärtungen und Auftreibungen der Zehennägel führen, was wiederum zu oft starken Schmerzen beim Gehen, v. a. bei zu eng sitzenden Schuhen führt.

— Differentialdiagnostisch aufschlußreich ist eine Inspektion der Nägel: Dünne, brüchige oder platte Nägel können Ausdruck einer Eisenmangelanämie sein. Querfurchen im Sinne weißer breiter Querbänder deuten auf schwere Allgemeinstörungen, aber auch Ernährungsstörungen, Gicht, Hypoparathyreoidismus und starke seelische Belastung (Heisig 1985). Transversal verlaufende weiße Bänder können speziell auch chronische Hypalbuminämie anzeigen (Heisig 1985).

— Gesonderte Beachtung verdient das Schuhwerk. Hier ist auf zu engen Sitz, einschnürende Riemen oder Zierlöcher, zu hohe oder auch flache Absätze sowie Einschnürungen im Knöchelbereich zu achten.

Diagnostische Maßnahmen

Wesentliche Gesichtspunkte ergeben sich bereits aus der Inspektion des Fußes. Sie sollte ergänzt werden durch eine Prüfung von Motorik und Sensibilität und des Gangbildes. Das Tasten der Fußpulse gibt orientierende Hinweise auf die Durchblutungslage. Die Funktion des venösen Systems mit der Frage nach

Stauungsdermatitis bis hin zum Ulcus cruris ist ebenfalls von Belang. Die lokale Diagnose wird unterstützt durch die Erfassung übergreifender Krankheitsbilder wie Adipositas, arterielle Verschlußkrankheit v. a. bei Diabetes mellitus, neurologische, rheumatische und degenerative Skeletterkrankungen. Bei letzteren ist daran zu denken, daß meist arthrotische Veränderungen an Hüft- und Kniegelenken zu entsprechenden Fehlstellungen führen können, die sich durch statische Fehlbelastung oder Schonhaltung auf den Fuß auswirken können.

Laboruntersuchungen dienen dem Ausschluß eines Diabetes mellitus, einer Gicht und rheumatischen Erkrankungen.

Bei der Patientin zeigte die Inspektion des Fußes hochgradige Deformierungen und Schwielenbildungen. Das Gangbild war dadurch im Sinne eines schlurfenden Watschelganges mit Schmerzen verändert. Neurologische Ausfälle oder Hinweise auf arterielle Durchblutungsstörungen fanden sich nicht. Die Patientin war erheblich adipös, an den Kniegelenken fanden sich deutliche arthrotische Veränderungen, ansonsten wirkte sie ängstlich, leicht weinerlich und im Vergleich zu Befunden von einem Jahr zuvor in Wortwahl, Wortfindungsdauer, Wortschatz und seelisch-geistiger Beweglichkeit deutlich eingeschränkt.

Bewertung von Schweregrad und Gefahr

Die Gefährdung quoad vitam bzw. sanationem des Patienten wird im wesentlichen von der Prognose der Grundkrankheit, z. B. einer arteriellen Verschlußkrankheit, eines fortgeschrittenen Diabetes mellitus (diabetische Fußgangrän) oder einer neurologischen Erkrankung abhängen. Besondere Aufmerksamkeit verdient der Fuß des Diabetikers. Das Vorliegen einer diabetischen Gangrän, die eine Mischform verschiedener diabetischer Komplikationen (periphere Arteriosklerose, Mikroangiopathie, Neuropathie und Osteoarthropathie) darstellt, ist prognostisch ungünstig. Bei jedem 10. Diabetiker muß wegen Gangrän amputiert werden (Heisig u. Nassauer 1985).

Bei alten Patienten ist auch die Gefahr eines durch schmerzhafte Gehbehinderung bedingten Sturzes (s. Teil II, Kap. 4.4) in Betracht zu ziehen und ggf. entsprechende Vorkehrungen im Wohnbereich zu treffen.

Bewertung der Vorrangigkeit typischer Folgeprobleme für den Patienten

Abgesehen von der medizinischen Prognose steht für den Patienten der Schmerz im Vordergrund. Das Gefühl, nicht mehr richtig gehen zu können, wird als schwerwiegende Beeinträchtigung erlebt und hindert an vielerlei außerhäuslichen Initiativen. Die Tendenz zu mangelnder körperlicher Bewegung wird noch dadurch unterstützt, daß die Ruhigstellung des Fußes meist Schmerzfreiheit, zumindest Verbesserung bringt.

Auch bei der Patientin war es unter dem Druck von Beschwerden, Schmerzen und Gangunsicherheit zu einer nur noch erheblich eingeschränkten Erfüllung täglicher Aufgaben gekommen. Daraus wiederum hatte sich eine ständige Streitquelle zwischen den Ehepartnern gebildet, so daß dringende Abhilfe erforderlich war.

Therapeutische Interventionen

Im einzelnen richtet sich die Behandlung nach dem Vorliegen der jeweiligen Grundkrankheit.

Als allgemeine Richtlinien für Pflege und Behandlung des Fußes alter Patienten gelten (Thompson 1984):

- Gehen ist das beste Fußtraining.
- Zu vermeiden sind Druck, Kälte, Rauchen, langanhaltendes Sitzen, v. a. mit übereinandergeschlagenen Beinen, das Tragen von Strümpfen aus überwiegend synthetischem bzw. elastischem Material.
- Warme Fußbäder sollten nur nach sorgfältiger Prüfung der Wassertemperatur (Körperwärmebereich) erfolgen.
- Hyperkeratosen, Klavi, Schwielen u. ä. sollten nur von einer sachkundigen Kraft, niemals selbst mit dem Taschenmesser oder einer Schere bearbeitet werden.
- Hautverletzungen und Infektionen sind zu verhindern bzw. sorgsam zu behandeln.
- Die Füße sollen täglich gewaschen und stets saubere Strümpfe getragen werden.
- Zweimal in der Woche sollten die Füße sorgsam angesehen und auf Hautverletzungen, Veränderungen der Färbung sowie auf Bildung von Blasen und Ekzemen v. a. zwischen den Zehen untersucht werden
- Der Schuhkauf sollte eher spät am Tag erfolgen, da der Fuß dann den größten Umfang hat. Auf weiten Sitz v. a. im Vorfußbereich ist besonders zu achten, ebenso auf ausreichende Wärme- und Nässeisolierung.

Die Patientin wurde zum Orthopäden überwiesen. Nach Ausschluß schwerwiegender Grundkrankheiten wurde auf operativem Wege eine Begleichung des Hallux valgus beidseits vorgenommen. Der Eingriff wurde gut toleriert und dank intensiver Anleitung während des stationären Aufenthalts hatte die Patientin eine ausreichende Motivation zur anschließenden Übungsbehandlung. Für das Ehepaar ergab sich eine weitreichende Verbesserung ihrer Lebenssituation.

Literatur

Heisig N (1985) Leitsymptom: Nagel- und Haarveränderungen. In: Heisig N (Hrsg) Innere Medizin in der ärztlichen Praxis. Thieme, Stuttgart New York, S 824
Heisig N, Nassauer L (1985) Leitsymptom: Diabetes mellitus. In: Heisig N (Hrsg) Innere Medizin in der ärztlichen Praxis. Thieme, Stuttgart New York, S 398
Lang E (1981) Geriatrie. Fischer, Stuttgart, S 202
Thompson K (1984) The care of the elderly in general practice. Churchill Livingstone, Edinburgh London Melbourne New York

5 Der geriatrische Notfall

B. König

Wenn es auch den altersspezifischen Notfall im eigentlichen Sinne nicht gibt, so treten doch lebensbedrohliche Notfallsituationen im Alter häufiger auf und haben auch oft eine weniger ausgeprägte oder gegenüber dem mittleren Lebensalter variierte Symptomatik, was das Erkennen einer für den Patienten gefährlichen Situation erschwert.

Die Komplikationsrate ist im Alter erhöht, was die Prognose solcher Notfallsituationen a priori belastet.

Gründe für diese Besonderheiten sind die physiologischen Altersveränderungen, die verminderte Adaptationsfähigkeit des gealterten Organismus und die im Alter häufige Multimorbidität.

Dennoch wäre es unärztlich und objektiv falsch, Notfälle geriatrischer Patienten nur mit geringem Engagement anzugehen oder in nihilistischer Haltung vorschnell zu resignieren.

Einschlägige Erfahrungen belegen, daß z. B. die Überlebenschancen bei einer Reanimation für einen älteren Menschen gleichgroß wie bei Jugendlichen sind.

Dennoch muß gerade im Extremfall der Reanimation der Hausarzt, der den betreffenden Patienten über lange Zeit kennt und weiß, welche ggf. quälenden Grundleiden mit infauster Prognose bestehen, stets zu einer Entscheidung im Sinne der Humanität bereit sein.

Das kann bedeuten, Abstand zu nehmen von Reanimationsversuchen.

Alter allein aber – dies sei nachdrücklich betont – ist kein Grund, Wiederbelebungsmaßnahmen zu unterlassen.

Im folgenden werden – ohne Anspruch auf Vollständigkeit – wesentliche Notfallsituationen, die in der Geriatrie besonders gefahrvoll sein können und deren Erkennen unter Umständen schwierig ist, dargestellt.

5.1 Ablatio retinae (Amotio retinae)

Definition:

Teilweise oder totale Abhebung der Retina, z. B. durch Flüssigkeitsansamm-
lung unter der Netzhaut, Tumor, Trauma, aber auch idiopathisch.

Symptome:

Bei der hier zu besprechenden idiopathischen Amotio retinae gehen der Ablösung
meist warnende Symptome voraus: Wahrnehmung heller Lichtblitze bei geschlossenem Auge und/oder das plötzliche Erscheinen von „Rußflecken" im Auge.

Bei einsetzender Ablösung der Netzhaut kommt es zu einer peripheren Ge-
sichtsfeldeinschränkung, meist von unten kommend.

Diagnostik:

Berichtet ein Patient mittleren oder höheren Alters, daß sich eine „dunkle
Wand vors Auge schiebt" und er vorher plötzlich „Blitze im Auge" empfunden
hat und „Rauchwolken" im Auge sah, muß auch schon beim alleinigen Auftreten der Vorboten (Blitzen, Rauchwolken, Ruß) der Hausarzt den Patienten unverzüglich dem Augenarzt zur Abklärung überweisen.

Therapie:

Es muß vermieden werden, daß es zur Ablösung der Netzhaut kommt.

Netzhautlöcher und Netzhautrisse können prophylaktisch durch Laserung
behandelt werden, bevor eine Netzhautablösung einsetzt.

Hat die Amotio bereits begonnen (dunkle Wand, die sich von oben oder unten ins Blickfeld schiebt), muß der Patient unverzüglich, am besten liegend, zu
einem Augenarzt oder in eine Augenklinik transportiert werden.

Die nichtbehandelte Netzhautablösung führt fast immer zur Erblindung.

Es ist in jedem Falle besser, einen Verdachtsfall einmal „unnötigerweise" einem
Augenarzt zuzuweisen, als einen einzigen Netzhautriß unbehandelt zu lassen.

Literatur

Axenfeld T, Pau H (1973) Lehrbuch und Atlas der Augenheilkunde. Fischer, Stuttgart
Brückner R (1982) Der Augenkranke in der Allgemeinpraxis, 2. neu bearb. u. erw. Aufl.
Thieme, Stuttgart New York

5.2 Akutes Abdomen (akute Schmerzzustände im Bauch)

Definition und Symptomatik:

Eine innerhalb von wenigen Stunden entstehende Erkrankung mit den Kardinalsymptomen Bauchschmerz, Abwehrspannung, Störung der Peristaltik, Beeinträchtigung der Vitalfunktionen.

Begleitsymptome sind Übelkeit, Erbrechen, Blässe, Schweißausbruch, Facies abdominalis.

Die Symptomatik kann beim alten Menschen u. U. sehr diskret sein!

Ursachen:

Im Alter sind folgende Erkrankungen häufig Ursache eines akuten Abdomens: Divertikulitis, Appendizitis, Perforation von Gastrointestinaltumoren, Ileus, Diabetes mellitus (Pseudoperitonitis diabetica), Mesenterialvenenthrombose, Mesenterialarterienverschluß, Pankreatitis, Aneurysma, Harnverhaltung, inkarzerierte Hernie, akute Rechtsherzinsuffizienz mit konsekutiver Stauungsleber.

Diagnostik:

Im Hinblick auf die meist dringliche Situation müssen sich die diagnostischen Maßnahmen auf wesentliches beschränken:

Palpatorische und auskultatorische Untersuchung des Abdomens einschließlich rektaler und vaginaler Untersuchung.

Labor: Harnstatus, Leukozytenzählung, Hämatokrit, α-Amylase, Blutzucker. Temperaturmessung rektal und axillar.

Differentialdiagnose:

Extraabdominelle Erkrankungen, die ein akutes Abdomen vortäuschen können, bieten meist einen diffusen Bauchschmerz (endokrine Erkrankungen, Stoffwechselerkrankungen, Intoxikationen, neurologische und psychiatrische Erkrankungen). Herz- und Lungenerkrankungen verursachen meist umschriebene Bauchschmerzen.

Therapie:

Ein mehr als 6 h anhaltendes akutes Abdomen bei vorher Gesunden ist meist durch eine chirurgische Baucherkrankung hervorgerufen und bedarf einer einschlägigen Intervention.

Die chirurgischen Baucherkrankungen bedürfen insbesondere beim alten Menschen einer frühzeitigen Diagnose und Intervention. Die Prognose verschlechtert sich rasch, wenn hier Zeit verloren wird.

5.3 Akute Harnverhaltung (Harnretention)

Harnverhaltungen können entstehen durch intravesikalen Verschluß der Harnröhre, durch Prostataadenom, Prostatakarzinom, Urethrasteine, Urethrafremdkörper, Urethrastriktur, Urethraruptur.

Ursachen:

- *Neurogen* (diabetische Neuropathie, Tabes dorsalis, multiple Sklerose, Lues, Trauma).
- *Medikamentös* (Ganglienblocker, Parasympathikolytika).
  Die akute Harnverhaltung ist eine Notfallsituation.

Therapie:

Bei der notwendigen Katheterisierung der Harnblase muß eine konsequente Asepsis (Reinigung des Glans penis bzw. des Orificium urethrae mit Oxycyanat, Verwendung steriler Handschuhe, Pinzette) eingehalten werden.

Ist eine Katheterisierung über die Harnröhre wegen Striktur oder Urethrastein nicht möglich, ist die suprapubische (suprasymphysäre) Blasenpunktion indiziert: Nach Feststellen des Höhenstandes der überfüllten Blase durch Palpation und Perkussion wird 1−2 cm über dem oberen Symphysenrand in der Linea alba eine 12−15 cm lange mittelstarke Punktionskanüle senkrecht zur Bauchwand eingestochen.

Die Ursache der Harnverhaltung muß abgeklärt werden, die Nierenfunktion ist zu überprüfen.

5.4 Akuter peripherer Arterienverschluß

Synonyme:

Akuter Gliedmaßenarterienverschluß, akute arterielle Verschlußkrankheit, akutes Ischämiesyndrom.

Definition:

Akuter, in den allermeisten Fällen endovasaler Gefäßverschluß, der zur kompletten oder partiellen Ischämie führt.

Ursachen:

Ursache des akuten peripheren Arterienverschlusses ist in über 90% der Fälle arterielle Embolie und arterielle Thrombose, wobei die Relation Embolie : Thrombose ca. 4:1 beträgt.

Die Embolie ist im jüngeren Alter meist durch Mitralvitium, Vorhofflimmern oder Herzklappenersatz verursacht.

Im vorgerückten Alter können wandständige Thromben in Herzwandaneurysmen oder Gefäßwandaneurysmen kausal in Frage kommen. Die akute Thrombose entsteht meist in bereits degenerativ veränderten arteriellen Gefäßen, d. h. bei vorbestehender arterieller Verschlußkrankheit.

Seltenere Ursachen eines akuten peripheren Arterienverschlusses (zusammen 10%) sind:

- Dissektion der Arterienwand (Trauma, Aneurysmaruptur),
- Kompression von Arterien (Blutergüsse, Frakturfragmente, Kompartmentsyndrom),
- Hyperkoagulabilität (Polyglobulie, Polycythaemia vera, Thrombozytose),
- neurovaskuläre Reaktion durch Trauma (Anritzung oder Kontusion der Arterienwand),
- Pseudoembolie als Folge einer versehentlichen intraarteriellen Injektion von Medikamenten, die eine Irritation der Intima bewirken.
- Ergotismus (Angiospasmen als Folge einer Ergotamintherapie).

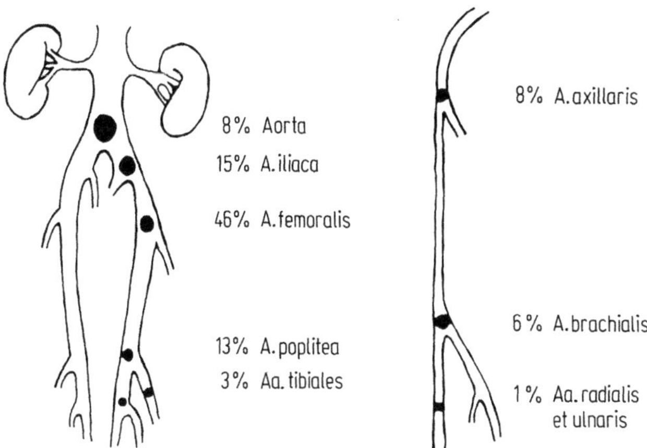

Abb. 1. Häufigkeitsverteilung peripherer Embolien, Bevorzugung der Gefäßaufzweigungen [Nach Kappert A (1985) Lehrbuch und Atlas der Angiologie. Huber, Bern Stuttgart Toronto]

Akute arterielle Gefäßverschlüsse sind an den unteren Extremitäten am häufigsten, gefolgt von Beckenarterienverschlüssen und den Verschlüssen der oberen Extremitäten (Abb. 1).

Symptome:

1) Bei *vollständigem* akutem Ischämiesyndrom einer Extremität:
   Heftiger, plötzlich auftretender Schmerz, Kälte der Haut, die zu Beginn blaßmarmoriert, später zyanotisch wird; Sensibilitäts- und Reflexerregbarkeit gestört; Bewegungsfähigkeit der Extremität schmerzhaft eingeschränkt, die peripheren Pulse fehlen. In der Hälfte der Fälle sind die oberflächlichen Venen kollabiert.
2) Bei *unvollständigem* akutem Ischämiesyndrom (ca. 50%): Schmerzen und Muskelschwäche, manchmal sogar nur Parästhesien in der befallenen Extremität.

   Mnemotechnisch kennzeichnen die „6 P" aus dem Angelsächsischen treffend die allgemeinen Symptome des akuten Arterienverschlusses:

Der Patient klagt:	*Der Arzt diagnostiziert:*
„pain" (Schmerz),	„palor" (Blässe),
„paresthesia" (Kältegefühl),	„pulsemissing" (Pulslosigkeit),
Sensibilitätsstörungen),	
„paresis" (Parese,	„prostration" (Schock).
Bewegungseinschränkung).	

Die Symptome sind umso ausgeprägter, je weiter proximal der Verschluß lokalisiert ist. Distale Verschlüsse einer einzelnen Arterie zeigen dagegen oft nur das Bild der unvollständigen Imschämie, die nicht selten als Thrombophlebitis, Muskelriß, Hämatom oder Neuralgie fehlgedeutet und fehlbehandelt wird.

Diagnostik:

Entscheidend ist die Zeitspanne zwischen Erkennen des Krankheitsbildes und Therapiebeginn. Innerhalb weniger Stunden können bei Nichterkennen des Gefäßverschlusses irreversible Schäden auftreten.

Nach der Anamnese sollte die Untersuchung mit der Palpation der peripheren Pulse und der Arterienauskultation im Unterbauch und in der Leiste begonnen werden. Bei arteriellem Verschluß in den oberen Extremitäten müssen die Pulse der Karotiden, der Aa. subclaviae, Aa. axillares, brachiales und radiales palpiert werden.

Pulslosigkeit und Kälte der Haut, Blässe, Parästhesien und Lähmungen weisen auf vitale Gefährdung hin. Zeitraubende weitere diagnostische Maßnahmen sollten unterlassen werden.

Therapie:

Anlage einer intravenösen Infusion mit 5%iger Glukose, Gabe eines zentralwirksamen Analgetikums (z. B. Dolantin, Fortral) und 10000 E Heparin (z. B. Liquemin 10000). Keine intramuskuläre Injektion, um fibrinolytische Maßnahmen in der Klinik zu ermöglichen.

Keine Vasodilatanzien, die einen Stealeffekt verursachen würden.

Schnellstens Einweisung in eine Klinik, in der angiologische Diagnostik und Therapie einschließlich der Gefäßchirurgie möglich sind.

Beim Transport dorthin betroffene Extremität tief lagern, vor Wärmeverlust schützen (Abdecken), aber keine zusätzliche Wärmeanwendung.

Literatur

Kappert A (1985) Lehrbuch und Atlas der Angiologie. Huber, Bern Stuttgart Toronto

5.5 Apoplexie (Schlaganfall)

Definition:

Sammelbegriff für eine Vielzahl von neurologischen Krankheitsbildern, die akut oder subakut auf dem Boden einer zerebralen Gefäßerkrankung entstehen können.

Ursachen:

Ursachen umschriebener zerebraler Ischämien können Gefäßveränderungen, embolische Verschlüsse, eine Änderung der Blutviskosität und systemische Veränderungen der Kreislaufverhältnisse (z. B. medikamentös induzierter Blutdruckabfall oder Herzinsuffizienz) sein.

Klinik:

Nach ihrem zeitlichen Verlauf und ihrer Rückbildungsneigung werden transitorisch-ischämische Attacken (TIA), reversible ischämisch-neurologische Defizite (RIND), progrediente Infarkte und komplette Infarkte unterschieden.

Der betroffene Gefäßbezirk prägt das klinische Erscheinungsbild: Vor der leichten, flüchtigen Hemiparese bis zur kompletten Halbseitenlähmung mit zerebralem Koma sind alle Schweregrade möglich.

Diagnostik:

Vor den schweren kompletten Hirninfarkten empfindet etwa ein Drittel der Patienten kurzdauernde neurologische Funktionsstörungen, die innerhalb von Minuten bis Stunden spontan wieder verschwinden.

Solche transitorisch-ischämischen Attacken können also Vorboten eines kompletten Schlaganfalles sein und sollten auf alle Fälle ernst genommen werden.

Folgende Funktionsstörungen werden bei transitorisch-ischämischen Attacken häufig beobachtet:

Bei Durchblutungsstörungen im Bereich der A. carotis externa: plötzlicher einseitiger Visusverlust, flüchtige Hemi- oder Monoparese, flüchtige Hemi- oder Monoanästhesie, flüchtige Hemianopsie, flüchtige Aphasie.

Bei Ischämie im Versorgungsgebiet der A. vertebralis: Schwindelzustände, Tinnitus, Synkopen, Dysarthrie, Doppelbilder, „drop-attacks" (plötzliches Einknicken und Hinfallen ohne Bewußtlosigkeit).
Viele Stürze alter Menschen sind hierdurch verursacht (s. Teil II, Kap. 4.4).

Differentialdiagnose:

Hirntumor, Metastasen, Enzephalitis, subdurales Hämatom, Hypoglykämie, Migraine accompagnée, Ménière-Krankheit, Sinusthrombose.

Therapie in der Praxis:

Venösen Zugang schaffen, HAES-Infusion anlegen.
   Cave: rasche RR-Senkung!
   Bei Verdacht auf ausgedehnten raumfordernden Infarkt mit Hirnödem evtl. hochdosiert Dexamethason (z. B. 50 mg Decadron i. v.).
   Nach Ablauf der Akutphase des ischämischen Insults wird eine Rezidivprophylaxe mit Thrombozytenaggregationshemmern oder, wenn es die Indikation fordert, nach 2–3 Wochen mit Antikoagulanzien begonnen.
   Bei allen Patienten mit fortbestehenden neurologischen Ausfallerscheinungen müssen frühzeitig krankengymnastische und logopädische Übungen eingeleitet werden. Bei jedem kompletten Infarkt ist Krankenhauseinweisung zur differentialdiagnostischen Abklärung erforderlich. Aber auch bei Patienten mit transitorisch-ischämischen Attacken sollte eine Krankenhauseinweisung erfolgen, da – wie bereits beschrieben – eine komplette Apoplexie folgen kann.

5.6 Arteriitis temporalis (Arteriitis cranialis, Arteriitis Horton, Riesenzellenarteriitis)

Definition:

Generalisierter Befall mittlerer und größerer Arterien im Schädelbereich.

Durch Verschluß eines dieser Gefäße kann es zu einem sehr starken scharfen und bohrenden Schmerz in der Schläfenregion kommen, der meist nachts beginnt. Visusreduktion, Doppelbilder, Klaudikation der Kau- und Zungenmuskulatur, leichte Temperaturerhöhung, Geruchs- und Geschmacksstörungen sind mit dem Kopfschmerz verbunden. Die Diagnose muß durch Arterienbiopsie gesichert werden.

Oft ist die Arteriitis temporalis mit einer Polymyalgia rheumatica verbunden.

Therapie:

Zunächst hochdosiert Kortikosteroide (40–60 mg Prednison). Diese Therapie ist bei Mitbefall der Augengefäße für den Erhalt der Sehfähigkeit unumgänglich. Ohne diese Therapie tritt Erblindung ein.

Als Dauertherapie ist eine Kortikosteroidgabe für ein Jahr mit einer Dosis von 10 mg täglich nötig.

5.7 Dämmerzustand

Definition:

Der Dämmerzustand ist eine qualitative Bewußtseinsstörung mit einer Einengung des Bewußtseins.

Oft können aber, obwohl das Denken verwirrt ist, noch komplexe Handlungen ausgeführt werden.

Ein Dämmerzustand kann durch eine außerordentliche Vielfalt hirnorganischer Störungen ausgelöst sein, z. B. Epilepsie, Intoxikationen (z. B. pathologischer Alkoholrausch), Hirntrauma und Durchblutungsstörungen des Gehirns. Auch psychogene Ätiopathogenese ist möglich (psychogener Dämmerzustand, z. B. Panik).

Klinik:

Das Bewußtsein ist mehr oder minder auf inneres Erleben eingeengt. Umweltreize werden dadurch aufgehoben oder vermindert, eine illusionäre Verkennung der Umwelt ist möglich. Affektiv besteht meist Ängstlichkeit, auch aggressive Gereiztheit. Halluzinationen sind häufig.

Daneben gibt es auch den „besonnenen Dämmerzustand": Das Handeln des Patienten erscheint geordnet, Denken, Urteil und Aufmerksamkeit sind jedoch eingeengt. Es besteht für diesen Zustand meist eine totale Amnesie, gelegentlich mit wenigen Erinnerungslücken.

Differentialdiagnose:

Verwirrtheitszustand, delirantes Syndrom.

Therapie:

Klinikeinweisung, falls erforderlich Benzodiazepin (z. B. Valium) zur Sedierung.

5.8 Dehydratationssyndrom

Im Alter nimmt der Wassergehalt des Gewebes ab. Durch eine altersbedingte Beeinträchtigung der zentralen Regulation wird darüber hinaus das Durstgefühl vermindert. Eine reduzierte Konzentrationsfähigkeit der Nieren im höheren Lebensalter kann zu einer vermehrten Wasserausscheidung führen.

Bei Fieber, Schwitzen, Diarrhö, Erbrechen und auch durch eine diuretische Therapie verliert der Körper mehrere Liter Wasser, und es kann beim alten Menschen in wenigen Tagen zum Dehydratationssyndrom kommen.

Klinik:

Trockene Zunge, stehenbleibende Hautfalten, Schwindelzustände, Schwäche, Verwirrtheitszustände, Desorientiertheit, Apathie, Krämpfe, Koma.

Das Dehydratationssyndrom ist bei geriatrischen Patienten wesentlich häufiger als im allg. geglaubt wird. Es muß angenommen werden, daß manche alte Patienten im Zusammenhang mit einer schweren Erkrankung regelrecht „verdursten" (hypertone Dehydratation).

Laborparameter bei Dehydratation:

Hämatokrit ↑,
Gesamteiweiß ↑,
Serumharnstoff ↑,
Kreatinin.
Bei hypertoner Dehydratation zusätzlich:
Natrium ↑,
Serumosmolarität ↑,
spezifisches Gewicht des Urins ↑.

Therapie:

Wenn möglich, geringere Störungen des Wasser- und Elektrolythaushaltes durch orale Therapie beheben. Ist dies in schwereren Fällen nicht möglich, kann als Erstgabe vor der Krankenhauseinweisung eine 5%ige Glukoselösung oder Jonosteril SAL infundiert werden. Der weitere Mineral- und Flüssigkeitsbedarf muß sich nach den labormäßig zu erfassenden Daten und den Ergebnissen täglicher Bilanzierungen richten.

5.9 Delirantes Syndrom/Verwirrtheitszustände

Beim Delir besteht − ebenso wie beim Dämmerzustand − eine qualitative Bewußtseinsstörung. Es ist gekennzeichnet durch eine Störung der Kontinuität des Bewußtseins im Sinne eines Bewußtseinszerfalls.

Die Patienten sind desorientiert, ängstlich, unruhig und haben Reizhalluzinationen, sie erleben illusionäre Verkennungen ihrer Umwelt.

Beim Greis können 2 ätiologisch verschiedene Verwirrtheitszustände auftreten:

1) anamnestische Verwirrtheit,
2) delirante Verwirrtheit.

Bei der *anamnestischen Verwirrtheit* ist das Kurzzeitgedächtnis betroffen. Als Folge einer diffusen Hirnschädigung besteht eine ausgeprägte Merkschwäche, die eine örtliche und zeitliche Desorientiertheit verursacht.

Tagsüber können sich diese Kranken noch an der Umwelt orientieren, in der Nacht, wenn eine fortlaufende optische Kontrolle nicht oder nur teilweise möglich ist, verlieren sie die Orientierung. Der Orientierungsverlust führt zu Angst und motorischer Unruhe, es entsteht das Bild der ängstlich-agitierten Desorientiertheit. Nächtliches Herumgeistern, Flucht aus Wohnung oder Heim, sogar Suizid, können die Folge sein.

Die *deliranten Verwirrtheitszustände* sind Folge von Bewußtseinsstörungen. Das Bewußtsein ist eingeengt oder zerfällt. Eine Orientierung ist nicht mehr möglich. Diese Verwirrtheit ist nicht durch eine Kurzzeitgedächtnisstörung verursacht, sondern durch Bewußtseinsstörungen infolge einer Funktionsstörung des Gehirns durch Arteriosklerose der Hirngefäße, Hypotonie bei nächtlicher Vagotonie, Herzinsuffizienz, Herzrhythmusstörungen (insbesondere mit Bradykardie), Fieberzustände, Störungen im Mineralhaushalt, Dehydratationssyndrom, Anämie, paradoxe Reaktion auf Barbiturate und/oder Haloperidol, Antihistaminika, Antiparkinsonmittel.

Therapie:

Diese hat sich an den Ursachen zu orientieren. Es muß versucht werden, einen normalen Tag-Nacht-Rhythmus wieder herzustellen. Eventuell zusätzlich Gaben von Neuroleptika wie Melleril, Largactil, Taractan, Noziman am Abend.

5.10 Epileptische Krämpfe/zerebrale Krampfanfälle

Definition:

Epileptische Krämpfe sind stets eine Reaktion des Gehirns auf verschiedene Reizauslöser.

Klinik:

Es werden fokale von generalisierten Anfällen unterschieden.

Diagnostik:

Bei bekanntem Anfallsleiden sind ungenügende antikonvulsive Behandlung, Schlafentzug oder Alkoholkonsum die häufigsten anfallauslösenden Ursachen.

Tritt ein Krampfanfall bei einem alten Menschen mit bisher leerer einschlägiger Anamnese erstmalig auf, muß der Grund für diesen symptomatischen epileptischen Anfall gefunden werden. Es sind zu nennen:

- Hirntumoren,
- Hirnblutung, Hirninfarkt,
- Enezphalitis, Hirnabszeß,
- Hirnvenen- bzw. Sinusthrombosen,
- Stoffwechselstörungen (Hypoglykämie, Hypoparathyreoidismus, Urämie, Porphyrie),
- Medikamenten- und Alkoholentzug,
- Intoxikationen,
- Schädel-Hirn-Traumen,
- degenerative ZNS-Prozesse.

Therapie:

Im Anfall meist nicht problematisch, weil er innerhalb kurzer Zeit spontan endet. Wenn der Arzt während eines Anfalls eintrifft, kann Diazepam (z. B. Valium 1 Amp. i. v.) injiziert werden.

Ist die Ursache für den Anfall unklar, muß Einweisung in eine neurologische Klinik erfolgen.

5.11 Erregungszustände

Erregungszustände gehören zu den häufigsten Notfallsituationen älterer Menschen in der Allgemeinpraxis.

Sie können endogen-psychotisch bedingt sein im Rahmen einer agitierten endogenen Depression, bei Intoxikationen, als Folge der Einwirkung zentral stimulierender Substanzen, beim epileptischen Dämmerzustand und als psychoreaktive Erregungszustände beim akuten Angstsyndrom auftreten.

In diesem Beitrag soll nur auf die hirnorganisch bedingten Erregungs- und Verwirrtheitszustände im Senium eingegangen werden (s. auch Beitrag „Delirantes Syndrom").

Vorkommen:

Nicht selten kommt es bei älteren Menschen, bei denen eine zerebrovaskuläre Insuffizienz oder degenerative Hirnprozesse bestehen, zu Erregungszuständen.

Differentialdiagnose:

Wenn eine organische Grunderkrankung im Vordergrund steht, wie z. B. Herzinsuffizienz, Exsikkose, Hypoglykämie, muß diese selbstverständlich primär behandelt werden.

Therapie:

Ist die Situation sehr dringlich, ist neben der Behandlung der organischen Grunderkrankung die i. v. Gabe einer Amp. Haloperidol (z. B. 5 mg Haldol) indiziert.

Bei weniger gravierenden Erregungszuständen genügen auch 1 – 2 Kps. Clomethiazol (Distraneurin) oder 1 Eßl. Pipamperon (z. B. Dipiperon) oder Prothipendyl (z. B. Dominal).

5.12 Glaukomanfall

Definition:

Eine sich unter heftigen Schmerzen innerhalb von Stunden entwickelnde Augeninnendruckerhöhung auf das 3- bis 5fache der Norm (Normwerte liegen unter 20 mmHg).

Der akute primäre, schwere Glaukomanfall kommt besonders häufig bei Menschen im Alter zwischen 60 und 90 Jahren ohne Vorboten plötzlich wie ein Blitz aus heiterem Himmel vor.

Im mittleren Erwachsenenalter weisen meist weniger starke prodromale Anfälle auf das Krankheitsgeschehen hin und ermöglichen deshalb eine einschlägige prophylaktische Therapie. Im klassischen Falle klagt der Patient über eine akute Sehstörung, Schmerz und Rötung des Auges, Kopfschmerz, Übelkeit, Brechreiz, Erbrechen und Schwindelzustände.

Die Symptome Brechreiz, Erbrechen und Kopfschmerzen können manchmal so im Vordergrund stehen, daß Gefahr besteht, nicht die richtige Diagnose zu stellen.

Nausea und Brechreiz können verbunden mit einseitigem Kopfschmerz primär an Migräne oder eine Gastritis denken lassen. Das Erkennen des akuten Glaukomanfalls ist jedoch enorm wichtig. Fehldiagnosen sind folgenschwer: Verschleppte akute Glaukome (Winkelblockglaukom) führen unbehandelt zur teilweisen oder völligen Erblindung des betroffenen Auges.

Leider geschieht es immer wieder, daß gerade ältere Menschen erst nach Stunden oder Tagen – teils aus eigener Indolenz, teils aus Verkennung des bedrohlichen Geschehens durch Familie oder Pflegepersonal – ärztliche Hilfe bekommen.

Symptome:

Bei charakteristischer Ausprägung des Krankheitsbildes imponiert das Auge bläulichrot, verursacht durch viele erweiterte episklerale Venolen; weitere Zeichen sind graugetrübte Hornhaut, durch die nur unscharf eine mittelstark erweiterte, auf Licht kaum reagierende Pupille zu erkennen ist, flache vordere Kammer („Winkelblock"), evtl. glasiges Hervorquellen der Konjunktiva, Lidödem, herabgesetztes Sehvermögen, Farbringsehen bei Blick in Lampenlicht, steinharter Bulbus, meist einseitiger Kopfschmerz usw.

Die Kopfschmerzen können vom Auge in benachbarte Kopfpartien (Stirn, Nase, Schläfe, Oberkiefer, Zähne) ausstrahlen.

Diagnostik:

1) Beachtung der beschriebenen Symptome;
2) Finger des Untersuchers zählen lassen;
3) Palpieren der Bulbi: beide Zeigefinger werden bei geschlossenem Auge des Patienten bei Blick nach unten auf das Oberlid gelegt und mit beiden Fingern abwechselnd der Bulbus leicht eingedrückt. Im Anfall ist der Bulbus steinhart. Das andere meist unbeteiligte Auge des Patienten kann zum Vergleich dienen.

Differentialdiagnose:

– Iritis,
– glaukomatozyklische Krisen (Drucksteigerung ohne Winkelblock),
– Episkleritis,
– Skleritis,
– katarrhalische Randinfiltrate der Kornea,
– infektiöse Konjunktivitis.

Therapie:

Sie besteht für den Nichtophthalmologen in einer Notfallbehandlung, an die sich immer eine sofortige Einweisung in eine Augenklinik anschließen muß:

1) Eintropfen von 2%igem Pilocarpin (z. B. Pilocarpol 2%ig Mann), jeweils 1 Trpf. in 10minütigen Abständen 3mal hintereinander, danach halbstündlich.
2) Intravenöse Gabe von Diamox (Acetazolamid) 500 mg in 5 ml. Ist i. v. Injektion nicht möglich, Gabe von 2 Tbl. Diamox.

5.13 Hochdruckkrise

Definition:

Eine Hochdruckkrise ist charakterisiert durch eine plötzlich auftretende erhebliche Drucksteigerung des arteriellen systolischen und fast immer auch des diastolischen Blutdrucks. Systolisch werden dabei oft Werte bis 300 mmHg und diastolisch über 150 mmHg gemessen.

Für den alten Menschen liegt die Gefahr nicht nur in der absoluten Höhe der Blutdruckwerte, sondern auch in der Geschwindigkeit ihres Anstiegs und der Dauer der Krisensituation.

Beim multimorbiden älteren Menschen bestehen insbesondere seitens des Herzens (akute Linksherzdekompensation, Myokardinfarkt) und des Gehirns (hämorrhagischer Insult, Enzephalopathie) erhöhte Komplikationsraten.

Erforderlich ist deshalb eine rasch einsetzende medikamentöse Therapie (s. unten) und eine unmittelbar anzuschließende Behandlung und Überwachung in der Klinik.

Die als Folge einer Hochdruckkrise häufig auftretende Enzephalopathie ist meist durch ein generalisiertes Hirnödem verursacht, weniger durch Hämorrhagien oder Mikrothromben.

Symptome:

Angstgefühl, Unruhe, Blässe, Schweißausbrüche, Ohrensausen, Schwindel, Kopfschmerz, Sehstörungen, Übelkeit, Erbrechen, Stenokardie, Tachykardie.

Therapie:

Blutdrucksenkung muß schonend erfolgen. Ein zu rasches und zu intensives Absenken des Blutdrucks birgt die Gefahr einer zerebralen Ischämie.

Um irreversible Schäden an Gehirn, Herz und Nieren zu verhindern, ist eine zügige (d. h. innerhalb von etwa 10–15 min) Blutdrucksenkung nicht in den Normbereich, sondern in eine ungefährlichere Höhe (etwa auf 160–180/ 100 mmHg anzustreben.

Therapie der ersten Wahl: Nifedipin (z. B. Adalat-Kapseln à 10 mg); 1–2 Kps. (10–20 mg) sollten erst zerbissen, dann heruntergeschluckt werden.

Anlegen eines venösen Zugangs (physiologische NaCl-Lösung, HAES steril 6%).

1 Kps. Nitroglyzerin (z. B. Nitrolingual) 0,2 mg (mite) oder 0,8 mg.

Weitere medikamentöse Therapie bei Hochdruckkrise:

- Clonidin (z. B. Catapresan) 1 Amp. à 0,15 mg.
  Bei hypertensiver Enezphalopathie sollte Clonidin wegen seiner zentral sedierenden Wirkung nicht gegeben werden.
- Uropidil (z. B. Ebrantil 25 mg) langsam i. v. Wiederholung je nach Erfolg nach 10–15 min möglich.
- Dihydralazin (z. B. Nepresol) in Dosen von 12,5–25 mg i. v.
- Furosemid (z. B. Lasix) 20–40 mg. i. v.

Die Blutdrucksenkung muß *vor* dem Krankenhaustransport erfolgen. Eine nicht ausreichende Blutdrucksenkung vor dem Transport bedeutet unterwegs eine vitale Gefährdung.

5.14 Hörsturz

Definition:

Akut einsetzende, meist einseitige erhebliche Hörminderung oder Taubheit.
Der idiopathische Hörsturz (Maximum zwischen 3. und 6. Dezennium mit Bevorzugung des männlichen Geschlechts) muß von akuten symptomatischen Hörverlusten unterschieden werden. Beim idiopathischen Hörsturz liegt ein Symptomenkomplex bisher unbekannter, wahrscheinlich multifaktorieller Genese vor.

Symptome:

Beim idiopathischen Hörsturz kommt es akut in Minuten oder wenigen Stunden aus vollem Wohlbefinden heraus zu einem einseitigen Funktionsverlust des Innenohres.
Tinnitus verschiedener Frequenzen kann als Initial- oder Begleitsymptom auftreten. Ein Drittel der Patienten klagt über Schwindelgefühle, die meist als Schwankschwindel angegeben werden.

Diagnostik:

1) *Inspektion* des Gehörgangs, Ausschluß eines Ohrschmalzpfropfes als Ursache für eine Hörminderung (die sich in diesem Fall allerdings als Schalleitungsschwerhörigkeit darstellen würde).
2) *Stimmgabelversuche* nach Weber und Rinne lassen zwischen Schalleitungs- und Schallempfindungsstörung unterscheiden.
   - *Weber-Versuch:*
     Der Ton einer auf die Schädelmitte aufgesetzten Stimmgabel wird in das gesunde Ohr lateralisiert.
   - *Rinne-Versuch:*
     Positiv, d. h. die Luftleitung ist besser als die Knochenleitung. Der Stimmgabelton wird an der Ohrmuschel besser gehört als auf dem Warzenfortsatz. Der Hörsturz ist eine Schallempfindungsstörung (Innenohrschwerhörigkeit).
3) *Audiometrie:* Hier ist ein einheitlicher Verlauf der Hörschwellenkurve nicht erkennbar.

Die überschwellige Audiometrie wie SISI-Test, Langenbeck-Test, Cahart-Test
und Stapediusreflextest sowie ein Sprachaudiogramm, eine Vestibularisprü-
fung und radiologische Untersuchungen dienen der differentialdiagnostischen Abklärung. Sie gehen im Regelfalle über die Möglichkeiten des Allgemeinarztes hinaus.

Differentialdiagnose:

Akute symptomatische Hörverluste kommen vor bei Morbus Ménière, multipler Sklerose, Akustikusneurinon, Kleinhirnbrückenwinkeltumoren, anderen
intrakraniellen Tumoren, intrakraniellen Blutungen, immunallergischen Vaskulitiden, Traumen des Innenohres, Mumps und Herpes zoster oticus, viral bedingten Vaskulitiden. Es sind bisher mehr als 100 ätiologische Faktoren für einen symptomatischen Hörverlust beschrieben.

Therapie:

Die Polypragmasie der Behandlung eines idiopathischen Hörsturzes spiegelt
die Unwissenheit über dessen Ätiopathogenese wider. Eine hohe Spontanre-
missionsrate ohne jegliche Therapie ist bekannt. Aus forensischen Gründen ist
es aber nicht ratsam, auf eine Therapie ganz zu verzichten. Die differentialdiagnostische Abklärung erfordert ohnehin eine kurzfristige Einweisung in
eine HNO-Klinik.

Vor dem Transport dorthin sollte eine 6%ige HAES-Infusion (500 bis
1000 ml), der man 400 mg Naftidrofuryl (Dusodril p. i.) zugesetzt hat, anlegen.

5.15 Hypothermie

Vorkommen:

Nicht selten kommt es bei alten alleinwohnenden Menschen nach Stürzen und/oder Apoplexien infolge von Liegenbleiben in mangelhaft oder völlig ungeheizten Wohnungen bei dürftiger Kleidung zu einer allgemeinen Unterkühlung.

Ein Absinken der Körpertemperatur unter 35 °C nennen wir Hypothermie. Eine Hypothermie birgt beim älteren Menschen ein hohes Morbiditäts- und Mortalitätsrisiko aus folgenden Gründen:

- Physiologische Abnahme der Körpertemperatur im Alter,
- Abnahme der Motilität,
- Schädigung der Thermoregulationszentren des Gehirns durch zerebrovaskuläre Erkrankungen,
- autonome Störungen im Alter, die eine reduzierte Wärmehomöostase bewirken,
- Medikamenteneinnahme
  (Schlafmittel, Beruhigungsmittel, Alkohol).

Symptome:

Je nach Körpertemperatur marmorierte, kalte Haut, Steifigkeit der Extremitäten, Schläfrigkeit, verwaschene Sprache, Verwirrtheitszustände, Ataxie, Nackensteifigkeit, träge Muskeleigenreflexe, Bradykardie.

Komplikationen:

- Bronchopneumonie,
- Thrombosen (durch diese verursacht: zerebraler Insult, Myokardinfarkt, Mesenterialinfarkt, periphere Gangränen),
- Pankreatitis,
- Dekubitalulzera,
- Hypoglykämie
  (insbesonder bei Wiedererwärmung).

Therapie:

Gabe von wärmenden und nahrhaften Getränken. Der Patient soll ins Bett ge-
bracht und warm eingehüllt werden.
Raum erwärmen.
Einweisung in ein Krankenhaus.

Cave: Wärmflaschen und Heizkissen, Alkohol, Auffordern zum Herumgehen.

5.16 Ileus (Darmverschluß)

Definition:

Erkrankung des Darmes, bei der die Passage des Darminhalts durch ein mechanisches Hindernis (mechanischer Ileus) oder durch eine Motilitätsstörung des Darmes (paralytischer Ileus) gestört ist.

Ursachen:

1) Mechanischer Ileus: Brucheinklemmungen, Strangbildungen und Adhäsionen nach abdominellen Operationen, Tumoren, Gallensteine, Invaginationen, Volvulus.
2) Paralytischer Ileus: Peritonitis, Appendizitis, Cholezystitis, Divertikulitis, Pankreatitis, gynäkologisch-entzündliche Erkrankungen, Nieren- und Gallenkoliken, Mesenterialgefäßverschlüsse, retroperitoneale Prozesse, Stoffwechselstörungen (z. B. Coma diabeticum), Bleiintoxikation, Porphyrie, Kaliummangel, zentrale Lähmung (Hirntumoren, Apoplexie), Dauerbeatmung auf Intensivstationen.

Symptome:

Ein einheitliches Krankheitsbild gibt es nicht. Ileusursache und Lokalisation bestimmen die Symptomatik.

Im Extremfell können bei bestehendem Ileus Erbrechen und Stuhlverhaltung fehlen.

Die wichtigsten Symptome des Ileus sind Stuhlverhaltung und Windverhaltung, Aufstoßen, Erbrechen, Bauchschmerzen, Zentralisation des Kreislaufs, partiell oder total aufgetriebener Bauch.

Therapie:

Das Schicksal des Ileuspatienten hängt v. a. von der Dauer des Darmverschlusses ab. Frühdiagnose und Frühtherapie sind deshalb gerade für den alten Menschen entscheidend.

Im Zweifelsfall ist die rasche Klinikeinweisung indiziert. Eine Dauertropfinfusion sollte zum Ersatz des Wasser- und Elektrolytverlusts vorher angelegt werden.

5.17 Koma

Definition:

Zustand tiefer, langanhaltender, durch keinen äußeren Reiz zu durchbrechender Bewußtlosigkeit.

Ursachen:

– Endokrin	(Coma diabeticum, Coma hypoglycaemicum, Coma basedowicum, Koma bei Addison-Krise, Myxoedemkoma),
– traumatisch	(Hirntrauma),
– tumorbedingt	(Hirntumor),
– vaskulär	(Apoplexie),
– infektiös/entzündlich	(Enzephalitis, Meningitis, Lyssa, Tetanus),
– physikalisch	(Sonnenstich, Hitzschlag, elektrischer Strom),
– kardiovaskulär	(Embolie, Myokarditis, Myokardinfarkt),
– anoxämisch	(Sauerstoffmangel, z. B. bei Lungenödem),
– toxisch	(Urämie, Eklampsie, Leberzirrhose, akute gelbe Leberatrophie, exogene Vergiftungen in suizidaler Absicht).

Therapie:

Die Ersttherapie muß sich meist wegen der Unmöglichkeit einer raschen Abklärung in der Praxis auf die Anlage eines venösen Zuganges vor der unumgänglichen Krankenhauseinweisung beschränken.

5.18 Lungenembolie

Definition:

Verschluß eines Lungenarterienastes durch einen meist aus einer tiefen Venenthrombose der Beine oder des Beckens stammenden Embolus.

Die Lungenembolie kann bis zum erstmaligen Vorkommen ohne Prodrome sein und auch bei Personen auftreten, die primär nicht gefährdet erscheinen.

Ältere Menschen sind auch bei diesem Krankheitsgeschehen stärker gefährdet als jüngere, besonders wenn Stoffwechselerkrankungen wie Diabetes mellitus, Fettstoffwechselstörungen und eine Adipositas bestehen.

Symptome:

Akute Dyspnoe, atemunabhängige Schmerzen im Thorax, Tachykardie, obere Einflußstauung (Stokes-Kragen), Zyanose oder Blässe, Kreislaufschock.

Die Symptome sind keineswegs immer voll ausgeprägt. Sie sind von der Größe des Embolus und von bereits bestehenden Herz- und/oder Lungenkrankheiten abhängig. Bei der massiven Lungenembolie ist die Prognose in der Regel infaust. Therapieversuche kommen meist zu spät.

Nach der Schwere der Symptomatik kann eine massive Lungenembolie von einer submassiven und rezidivierenden Mikroembolie unterschieden werden. Wenn die Symptomatik eine Lungenembolie wahrscheinlich macht, insbesondere wenn eine Rechtsherzinsuffizienz sich entwickelt und eine Zunahme der Atembeschwerden eintritt, ist stationäre Intensivbehandlung indiziert.

Beachte: Auch beim Nachweis eines Lungenödems oder einer Bronchialobstruktion ist eine Lungenembolie nicht ausgeschlossen.

Therapie:

Es muß versucht werden, den durch eine ausgeprägte Lungenembolie entstandenen lebensbedrohlichen Zustand zu beheben, wobei die Behandlung sich auf die Beherrschung der akuten kardiopulmonalen Insuffizienz und des Schocks konzentrieren muß.

Sofortmaßnahmen vor Klinikeinweisung: Analgesie und Sedierung mit Morphinum hydrochloricum 10 mg langsam i.v. evtl. zusätzlich Dikaliumclorazepat (Tranxilium) 50–100 mg i.v.

Schaffung eines venösen Zugangs.
O_2-Gabe via Nasensonde.
Heparin 10000 E i.v.

Bei Schock Kombination von Dobutamin (250 mg) und Dopamin 100 mg in 8–12 h per infusionen.

5.19 Myokardinfarkt

Definition:

Durch Koronarinsuffizienz bedingte mehr oder weniger ausgedehnte Herzmuskelnekrose.

Symptome:

Angina-pectoris-Symptomatik in der Anamnese, retrosternaler Druck bis Vernichtungsschmerz, Schmerzausstrahlung in den linken Arm, in den Oberbauch und in den Hals möglich, Angstzustände, Herzrhythmusstörungen, Blässe, kardiogener Schock.

Schockgefährdet sind v. a. ältere Patienten, bei denen bereits eine Hypertonie oder ein Diabetes mellitus bestehen.

Diagnostik:

Die Diagnose wird v. a. durch das klinische Bild geprägt. EKG und Enzymdiagnostik (Myoglobin, CKMB) sind Ergänzungen. Ein normales EKG und normale Laborbefunde sind im akuten Stadium keine Beweise gegen einen Infarkt.

Therapie:

- Ruhigstellung und Schmerzbekämpfung, Verhütung von Komplikationen (Herzrhythmusstörungen, Herzinsuffizienz),
- verbale Beruhigung des Patienten und seiner Angehörigen,
- Gabe von Nitrolingual, evtl. mehrmals,
- Anlage eines venösen Zugangs, an den 5%ige Glukoseinfusionslösung angeschlossen wird (50 Trpf. pro min),
- Schmerzstillung durch Morphinum hydrochloricum 5–10 mg i.v.,
- Diazepam (z. B. Valium) 5–10 mg i.v.,
- O_2-Gabe (Nasensonde).
- Bei gehäuften ventrikulären Extrasystolen und bei einer Grundfrequenz unter 60/min Gaben von Atropin 0,5–2 mg i.v.

– Bei gehäuften ventrikulären Extrasystolen und bei einer Grundfrequenz über 60/min Gabe von Lidocain (z. B. Xylocain 2%) 100–150 mg als Bolus i.v., dann Dauertropfinfusion 20%ige Xylocainlösung 5 ml auf 500 ml 5%ige Lävulose, davon 30–40 Trpf. pro min infundieren.

Weitere Maßnahmen vor einer Krankenhauseinweisung je nach Symptomatik, z. B.:

– *bei Herzinsuffizienz*   Furosemid, evtl. Digoxin (z. B. Novodigal 0,4–0,8 mg i.v.),
– *im kardiogenen Schock*   Dopamin und Dobutamin kombiniert (250 mg Dobutamin, 100 mg Dopamin in 8–12 h per infusionem).

5.20 Schrittmacherausfall

Definition:

Ausfall eines künstlichen Schrittmachers der wegen Adams-Stokes-Anfällen, höhergradigen AV- und SA-Blockierungen, totalem AV-Block, konstant niedriger Herzfrequenz (< 40 Schläge/min), Herzinsuffizienz, Karotissinussyndrom, Sick-sinus-Syndrom implantiert wurde.

Symptome:

Die vor der Schrittmacherimplantation bestehenden Beschwerden und Funktionsstörungen treten wieder auf, daneben aber auch andere bradykardiebedingte Symptome, z. B. Schwindelzustände mit „Schwarzwerden vor den Augen", Herzinsuffizienz mit Ödemen und Einflußstauungen, Stenokardie, Adams-Stokes-Anfälle.

Diagnostik:

Palpation der Schrittmacherimplantationsstelle, Herzauskultation, Pulskontrolle, Kontrolle der im Schrittmacherpaß angegebenen Daten, insbesondere der eingestellten Frequenz.

Unterscheiden zwischen Absinken der Pulsfrequenz und Parasystolie bzw. Extrasystolie mit peripherem Pulsdefizit.

Achten auf schrittmachersynchrone Pektoralis- oder Zwerchfellkontraktionen bei defekter Isolation des Schrittmachergehäuses.

Wenn im akuten Notfall ein Elektrokardiograph zur Verfügung steht, sollte die Stimulations- und Detektionsfunktion überprüft werden. Frequenzabfall schon ab 5% ist Zeichen einer beginnenden Batterieerschöpfung.

Therapie:

Die Therapie hängt von der klinischen Symptomatik ab. Bei Herz-Kreislauf-Stillstand muß sofort mit den üblichen Reanimationsmaßnahmen begonnen werden.

Therapie:

Bei durch ausgeprägte Bradykardie bedingten Symptomen ist die Gabe von Atropinum sulfuricum 0,5 – 1 mg subkutan oder i.v. oder Alupent 0,5 mg langsam i.v. indiziert. Sofortige Klinikeinweisung und Transportbegleitung ist erforderlich.

Regelmäßige Funktionskontrollen des Herzschrittmachers durch einschlägig ausgestattete Kardiologen lassen Schrittmacherausfälle weitestgehend vermeiden.

6 Häufige Krankheiten älterer Patienten in schematischer Darstellung

Vorbemerkungen

In diesem Kapitel werden die bei älteren Menschen relativ häufigen Erkrankungen in alphabetischer Reihenfolge nach einheitlichem Schema abgehandelt. Bei der Auswahl wurde unter dem Gesichtspunkt der Praxisrelevanz die Häufigkeit der Krankheitsbilder berücksichtigt. Als orientierender Maßstab galt, daß nur solche Erkrankungen aufgenommen wurden, die bei mindestens 0,1% aller Praxiskontakte von über 65jährigen mit dem praktischen bzw. Allgemeinarzt Gegenstand der Beratungen sind (Quelle: *EVAS-Studie des Zentralinstituts für die kassenärztliche Versorgung in der Bundesrepublik Deutschland*, Köln, 1981/82).

Die Krankheitsbezeichnungen wurden in Anlehnung an die deutsche Fassung des ICHPPC-2 *(International Classification of Health Problems in Primary Care)* gebildet und nach der im deutschsprachigen Raum jeweils gebräuchlichsten Form aufgelistet.

Die meisten Kurzdarstellungen der Krankheiten wurden von der Herausgeberin (G. C. Fischer) verfaßt; andere Verfasser werden nur in der nachfolgenden Inhaltsübersicht genannt.

Inhaltsübersicht

6.1 Absolute Arrhythmie

Kennzeichen, Prognose, Komplikationen

Unter absoluter Arrhythmie ist ein unregelmäßig zu tastender Puls als Folge von Vorhofflimmern zu verstehen. Die hochfrequente atriale Erregung wird in unregelmäßigen Abständen auf die Ventrikel übergeleitet, wobei deren Schlagfrequenz im Sinne der „langsamen Form" zwischen 50 und 80/min oder als „schnelle Form" bei über 100/min liegen kann. Besonders bei höheren Frequenzen kann es durch frequenz- oder arrhythmiebedingte Abnahme des Herzzeitvolumens zur kritischen Mangeldurchblutung besonders von Gehirn, Herz und Nieren kommen. Bei Normofrequenz und dem Fehlen schwerwiegender kardialer Vorschädigungen ist die Prognose als gut anzusehen.

Symptomatik

Bei insgesamt resultierender Normfrequenz können subjektive Beschwerden weitgehend fehlen. Bei intermittierendem Auftreten werden die Anfälle in der Regel als unangenehmes Herzklopfen registriert.

Bedeutung für den Kranken

In der Regel gering; sofern keine Komplikationen resultieren, meist keine subjektive Beeinträchtigung.

Differentialdiagnose

Als häufigste Ursachen eines Vorhofflimmerns sind koronare Herzkrankheit, Hypertonie und Mitralvitien zu beachten. Als häufigste extrakardiale Ursache muß an die Hyperthyreose gedacht werden.

Diagnostische Schritte

Das Ruhe-EKG läßt in der Regel die absolute Arrhythmie als Folge des Vorhofflimmerns erkennen. Die weitere Diagnostik richtet sich auf das eventuelle Vorliegen weiterer Herzerkrankungen auf Elektrolytstörungen und auf die Nierenfunktion (hinsichtlich Therapie).

Therapie

Im Vordergrund steht die Behandlung einer kardialen Grundkrankheit. Bei
schneller Überleitung (2:1 oder 1:1) muß die Kammerfrequenz gesenkt werden. Hierzu sind Verapamil, Digitalis, β-Rezeptorenblocker oder Propaphenon
mit absteigender Eignung für die Akuttherapie und entsprechend Digitalis, β-
Rezeptorenblocker, Verapamil und Propaphenon für die Langzeitbehandlung
angezeigt. Sofern bei befriedigender Kammerfrequenz das Vorhofflimmern
persistiert, wird bezgl. der Komplikation einer möglichen Embolie (v. a. ins Gehirn) eine prophylaktische orale Antikoagulation als sinnvolle Maßnahme bis
zum 75. Lebensjahr empfohlen. Bei Fehlen subjektiver Beschwerden und
schwerwiegender kardialer Grunderkrankungen sowie einer normofrequenten
Kammerschlagfolge gilt der Verzicht auf eine antiarrhythmische Therapie als
vertretbar.

Besondere Betreuungsaufgaben des Hausarztes

Regelmäßige Überwachung der kardialen Situation.

6.2 Anämie, aplastische

Kennzeichen, Prognose, Komplikationen

Aplastische Anämien sind seltene Erkrankungen, die mit Aplasie oder Hypoplasie des blutbildenden Marks und Panzytopenie einhergehen. Da der zur Erkrankung führende Defekt des Knochenmarks auf der Stammzellstufe liegt, sind meist in gleicher Weise erythro-, granulo-, und thrombozytäre Zellsysteme betroffen. (Die isolierte Erythrozytenaplasie ist eine im Erwachsenenalter seltene Erkrankung mit bis heute ungeklärter Ätiologie und Pathogenese. Das klinische Bild ist sehr ähnlich, die Prognose günstiger als bei der alle Systeme betreffenden aplastischen Anämie.) Aplastische Anämien alter Menschen sind im Gegensatz zu den kongenitalen Anämien praktisch immer erworben. Bekannte Noxen sind Chloramphenicol, Sulfonamide, Sulfonylharnstoff, Goldverbindungen, Benzol u. a. Daneben kommen auch Virushepatitis und Miliartuberkulose als Auslöser in Frage.

Prognose: Sehr ernst, da die Fünfjahresmortalität für alle Altersstufen 70% beträgt, für alte Menschen eher ungünstiger. Komplette Remissionen werden nur bei 10% der Kranken beobachtet. Bei idiopathischen aplastischen Anämien ist eine Spontanheilung möglich.

Komplikationen: Durch die Granulozytopenie können selbst relativ harmlose Infektionen rasch zum Tode führen, und auch für den Menschen gewöhnlich nicht pathogene Erreger können schwere Erkrankungen verursachen.

Symptomatik

Die Symptome werden meist durch die Folgen der Panzytopenie bestimmt mit Blässe, Blutungen, lokalem oder septischem Infekt. Bei langsamen klinischem Verlauf wird als erstes meist die hämorrhagische Diathese infolge Thrombozytopenie bemerkt. In schweren Fällen liegen die Hb-Werte unter 7%, die Erythrozyten sind normochrom, normo- bis makrozytär, die Retikulzyten stark erniedrigt. Die Thrombozyten werden unter 30 000/µl, die Leukozyten bei fast völligem Fehlen der Granulozyten unter 1000/µl bestimmt. Splenomegalie tritt selten auf, auch sind generalisierte Lymphknotenschwellungen trotz häufiger Infekte ungewöhnlich und sprechen eher gegen das Vorliegen einer aplastischen Anämie.

Bedeutung für den Kranken

Der Patient hat klinisch unter dem Bild einer Anämie mit allen ihren Folgen zu leiden und ist außerdem, da alle Zellsysteme des Blutes betroffen sind, noch in seiner Abwehr geschwächt und neigt vermehrt zu Blutungen. Auch muß sich der Patient nicht nur mit geminderter Lebensqualität, sondern auch mit der hohen Wahrscheinlichkeit einer Unheilbarkeit seiner Erkrankung und damit auch mit seinem Lebensende auseinandersetzen.

Differentialdiagnose

Da das klinische Bild einer Anämie bei allen Formen recht ähnlich ist, muß jede andere als die aplastische Form ausgeschlossen werden, also Blutungsanämie, Mangelanämien (Eisen, Vitamin B 12) oder hämolytische Anämie. Weiter kommen Verwertungsstörungen in Frage, die eine Anämie zur Folge haben können (sideroachrestische Anämie), Hämoglobinopathien, Infekt- und Tumoranämien. Weitere Ursachen einer Panzytopenie, die das klinische Bild einer Anämie hervorrufen, können sein: Neoplasien, Präleukosen sowie andere Ursachen wie Infektionen, systemischer Lupus erythematodes, Autoimmunzytolyse (selten), Hyperspleniesyndrom, disseminierte intravasale Gerinnung oder die paroxysmale nächtliche Hämoglobinurie. Strahlenschädigungen, chemische Einwirkungen und Medikamente (s. oben) können ebenfalls das Bild einer aplastischen Anämie hervorrufen.

Diagnostische Schritte

Basisdiagnostisch gehören das große Blutbild, der Blutausstrich mit Bestimmung der Retikulozytenzahl und die Bestimmung der Blutsenkungsgeschwindigkeit, die meist stark beschleunigt ist, zur Routine. Die Diagnose „aplastische Anämie" ist zuverlässig nur durch Knochenmarkbiopsie mit einem mindestens 10 mm langen Markzylinder zu stellen. Da bei aplastischer Anämie die Zellverteilung im Knochenmark sehr unterschiedlich sein kann und gerade bei alten Menschen die Zellzahl häufig generell vermindert ist, ist zur Beurteilung der Erkrankung immer ein genügend großer Markzylinder zu entnehmen. Bereits zu Beginn der Erkrankung sind Serumeisen sowie Erythropoetin sowohl im Serum als auch im Urin deutlich erhöht.

Therapie

Die Therapie besteht bei klinischer Indikation im gezielten Ersatz von Erythrozyten, Thrombozyten und Granulozyten. Infektionen von außen sollten soweit wie möglich vermieden und bei Auftreten von Fieber gezielt mit Antibiotika bekämpft werden. Eine ständige Antibiotikaprophylaxe ist aber unnötig. Obwohl die Effektivität einer Androgentherapie bisher nicht bewiesen ist, sollte wegen der teilweise positiven Ergebnisse ein 3- bis 6monatiger Therapieversuch mit 3 – 5 mg/kg KG Oxymetholon oder Metenolon gemacht werden. Die Kortikosteroidgabe ist wegen der Infektionsgefährdung umstritten und wird in niedriger Dosierung von 10 – 15 mg/Tag zur Reduktion der Purpura von einigen Autoren empfohlen. Die heute zunehmend durchgeführte Knochenmarktransplantation kommt wegen der hohen Risiken für alte Menschen nicht in Frage.

Besondere Betreuungsaufgaben des Hausarztes

Da die Prognose der aplastischen Anämie gerade für den alten Menschen sehr ungünstig ist, besteht die Aufgabe des Hausarztes in erster Linie in einer günstigenfalls mehrere Jahre dauernden Begleitung und Betreuung bis zum Tode. So hat er also für bestmögliche Lebensbedingungen, Infektbekämpfung und beste medizinische Versorgung des Patienten Sorge zu tragen. Oft kommt ihm, wie im Rahmen jeder Erkrankung mit infauster Prognose, die psychische Betreuung und Vorbereitung des Patienten auf das Lebensende zu.

6.3 Anämie, megaloblastische

Kennzeichen, Prognose, Komplikationen

Auch hyperchrome Anämie. Meist durch Vitamin-B_{12}- bzw. Folsäuremangel hervorgerufene Anämieform mit Megaloblasten im Knochenmark und Megalozyten im peripheren Blut. Im Knochenmark Störung der DNS-Synthese mit Proliferationshemmung der erythropoetischen Zellen.

Symptomatik

Die Symptome entwickeln sich meist langsam, progredient und unspezifisch. Hautblässe, Klagen über Schwäche, Zungenbrennen, Appetitlosigkeit und Herzenge können auftreten. Seltener finden sich Erregungszustände und Zeichen einer funikulären Myelose.

Bedeutung für den Kranken

Reduziertes Allgemeinbefinden, Schwächegefühl, mangelnder Elan. Gefährdung durch Schwindelgefühl (z. B. Stürze).

Differentialdiagnose

Als Ursachen eines Vitamin-B_{12}-Mangels kommen differentialdiagnostisch Mangelernährung, Resorptionsstörungen (z. B. Magenschleimhautatrophie, Magenkarzinome, Zustand nach Magenteil- bzw. Ileumresektion und Morbus Crohn) in Frage. Ein Folsäuremangel kann durch Mangelernährung etwa im Gefolge von chronischem Alkoholismus oder ebenfalls bei Resorptionsstörungen auftreten. Andere Anämieformen sind durch entsprechende Laboruntersuchungen differentialdiagnostisch abzugrenzen. Des weiteren ist an andere zu Erschöpfungssyndromen führende Erkrankungen z. B. des Herz-Kreislauf-Systems oder des Endokriniums, an Funktionsstörungen von Leber und Niere oder psychiatrische Krankheiten zu denken.

Diagnostische Schritte

Wegweisend für die Diagnose sind Laborwerte, die eine hyperchrome Anämie mit niedrigen Hämoglobinwerten und Megalozyten zeigen. MCH > 34 pg, MCV > 100 fl. Meist liegt eine mäßige Leukozytopenie und Thrombozytopenie vor. Im Blutausstrich gelegentlich Normoblasten und hypersegmentierte Granulozyten. Beweisend für die Diagnose ist das Knochenmarkpunktat, in dem sich Riesenformen von Metamyelozyten und Stabkernigen zeigen. Als weitere Laborbefunde finden sich eine BSG-Beschleunigung und LDH-Erhöhung.

Therapie

500 − 1000 µg Vitamin B_{12} 2mal wöchentlich bis zur ersten Retikulozytose (etwa nach 7 − 10 Tagen), dann 14tägig, später 4wöchentlich 100 − 500 µg als Dauersubstitution. Gleichzeitig ist der Eisenspiegel im Serum zu kontrollieren und evtl. Eisen zu substituieren. Bei Folsäuremangel Folsäure peroral.

Besondere Betreuungsaufgaben des Hausarztes

Keine.

6.4 Apoplex

Kennzeichen, Prognose, Komplikationen

Apoplexia cerebri (Hirnschlag, Schlaganfall) ist ein klinischer Oberbegriff und umfaßt verschiedene ätiologische Formen. Die absolute Mehrheit mit über 80% stellt der Hirninfarkt dar, charakterisiert durch eine funktionelle Gefäßstenose aufgrund zerebraler Arteriosklerose. Zahlenmäßig geringer unterscheidet man ferner die Hirnembolie (häufig kardialer Embolus) und die Hirnblutung (meist Gefäßruptur auf der Basis hypertonischer Arteriolosklerose). Immer ist eine Sauerstoffmangelversorgung einer umschriebenen Gehirnregion gegeben.

Prognose: Schlecht. Mit Zunahme der neurologischen Zeichen und höherem Alter des Patienten sinkt die Aussicht auf Genesung, die Mortalität steigt. Schläfrigkeit und Koma sind immer eher schlechte Zeichen. Bei körperlichen Symptomen, die nach 6 Monaten noch bestehen, ist die Aussicht auf Besserung nur noch gering. Aphasien können sich allerdings auch im Laufe des ganzen ersten Jahres nach dem Insult noch weiter zurückbilden.

Komplikationen: Akut besteht immer die Gefahr eines Hirnödems mit nachfolgendem Kompressionssyndrom. Bettlägerige Patienten können Venenthrombose, Dekubitus oder Hypostatische Pneumonie entwickeln. Da das Grundleiden fortbesteht, sind Rezidive und auch Myokardinfarkte nicht selten.

Symptomatik

Die klinisch dramatischen Bilder folgen der Lokalisation der Ischämie, es bilden sich sog. Herdsymptome aus. Stenosierungen der A. carotis haben meist kontralaterale Halbseitensymptome wie Hemiparesen und/oder Sensibilitätsstörungen zur Folge. Ist die dominante Hemisphäre betroffen, können zusätzliche aphasische Störungen auftreten. Auch werden homolaterale Sehstörungen und Pupillenverengung, Déviation conjugée, Bewußtseinstrübungen, Verwirrtheitszustände und allgemeine Schwäche beobachtet.

Stenosierungen des Vertebralis-Basilaris-Stromgebietes führen am häufigsten zum Wallenberg-Syndrom (homolateral hauptsächlich Horner-Komplex, Stimmbandlähmung, Gaumensegel- und Rachenhinterwandparese sowie Hemiataxie und kontralateral dissoziierte Sensibilitätsstörung).

Bedeutung für den Kranken

Die Hauptgefahr besteht darin, daß der Apoplex mit einem Verlust der Unabhängigkeit und Selbständigkeit einhergeht, so daß die Patienten in großem Ausmaß auf Hilfe unterschiedlichster Art angewiesen sind.

Das Zurechtkommen im eigenen Haushalt ist nicht mehr möglich, die Patienten müssen in der Familie oder in Heimen versorgt werden. Zusätzlich kann ein Wohnraumwechsel auch eine Trennung vom Partner, der den speziellen Anforderungen nicht gewachsen ist, bedeuten. Wie Kinder müssen die Patienten manchmal wieder sprechen lernen; soweit sie das Gehen wiedererlernen, sind sie oft auf Gehhilfen angewiesen. In vielen Fällen muß der Patient für den Rest seines Lebens intensiv ärztlich und pflegerisch betreut werden.

Vor allem muß diese neue und schwierige Situation vom Erkrankten auch psychisch bewältigt werden, was oft zu gering beachtet wird. Etwa die Hälfte der Patienten, die einen Schlaganfall überleben, bleibt arbeitsunfähig.

Differentialdiagnose

Hinsichtlich der Akuttherapie muß differentialdiagnostisch zunächst der akute Hirninfarkt von einer Hirnblutung abgegrenzt werden. Des weiteren muß der Arzt erwägen: Kopfverletzungen, Epilepsie, Hyperglykämie, Hypoglykämie, Hypothyreose, Hypothermie, Medikamentenüberdosierung und Drogenmißbrauch, Leber- und/oder Niereninsuffizienz, Arteriitis, Meningitis, intrakranielle Granulome und Abszesse, Subarachnoidalblutung, subdurales Hämatom, Neoplasma, Myokardinfarkt.

Diagnostische Schritte

Neben ausführlicher Anamnese oder Fremdanamnese und körperlicher, stark neurologisch orientierter Untersuchung sollte innerhalb von 12 Stunden folgende Diagnostik durchgeführt werden: Routineuntersuchung von Urin und Blut (Hämatokrit!), Elektrokardiogramm, Elektroenzephalogramm, kraniales Computertomogramm, Dopplersonographie und Schädelröntgenaufnahme. In Abhängigkeit von den Ergebnissen ggf. Liquorpunktion und Angiographie.

Therapie

Nach eingetretenem Hirninfarkt zunächst Beseitigung des Hirnödems durch intravenöse Infusion einer Sorbitlösung. Zur Verbesserung der Mikrozirkulation (gerade Personen, die die bekannten Risikofaktoren für Arteriosklerose aufweisen, zeigen zusätzlich rheologische Veränderungen im strömenden Blut, die dessen Fließfähigkeit beeinträchtigen) intravenöse Infusion niedermolekularer Dextrane über mehrere Tage oder alternativ isovolämische Hämodilution (cave-Allergie gegen Dextrane!). Meist sind Digitalisierung und Rhythmisierung des Herzens sowie vorsichtige Stabilisierung des Blutdrucks indiziert. Nach reiflicher Abwägung und keinesfalls zu früh kann eine Antikoagulanzienbehandlung angezeigt sein. Generell Elektrolytkontrolle, Flüssigkeitsbilanz unter Kontrolle des Hämatokritwertes, Überwachung von Atmung, Puls und Blutdruck. Teilweise werden in der Literatur Thrombozytenaggregationshemmer zur Prophylaxe enzephalomalazischer Ereignisse empfohlen. Unter Umständen Pneumonie-, Thrombose- und Dekubitusprophylaxe, Gabe von Sedativa und Hypnotika.

Wichtig sind eine früh einsetzende Physiotherapie sowie intensive und kontinuierliche Sprachtherapie, die Bestandteil einer umfassenden gerontologischen rehabilitativen Intervention durch speziell ausgebildete Therapeuten ist.

Chirurgische Maßnahmen bei Verschluß der A. carotis oder subclavia (Desobliteration) und bei der zerebralen Massenblutung (Entleerung) sind umstritten.

Die Langzeitbehandlung nach Hirninfarkt besteht in der Verordnung von Acetylsalicylsäure und Dipyridamol zur Verminderung der Thrombozytenaggregation sowie von Pentoxyfillin zur Verbesserung der Erythrozytenfluidität.

Besondere Betreuungsaufgaben des Hausarztes

Das sehr vielfältige Krankheitsbild des Schlaganfalls stellt eine echte Herausforderung für den Hausarzt dar, verlangt von ihm fachliches Können und ein gutes Gespür für die Situation und das Umfeld des Patienten.
Wird der Erkrankte aus der Klinik in die gewohnte Umgebung nach Hause entlassen, kann der Arzt weitreichende individuelle Hilfestellung leisten: Im Vordergrund stehen rehabilitative Aufgaben mit engmaschiger umfassender psychophysischer Intervention unter Hinzuziehung von Physio- und Ergotherapeuten. Angehörige sind über die Krankheit und daraus resultierende pflegerische und therapeutische Maßnahmen aufzuklären. Die im Sinne einer Verlaufskontrolle und einer allgemeinen Betreuung durchgeführten Hausbesuche dienen auch familienmedizinischen Aspekten wie Zusammenarbeit mit Angehörigen und Unterstützung derselben bei ihrer oft schweren Aufgabe. Jedem Hirninfarktpatienten sollte, je nach seinen Möglichkeiten, von seinem Hausarzt soweit ein Einblick in sein Krankheitsgeschehen vermittelt werden, daß er einerseits die Risikofaktoren kennenlernt — mit dem Hintergrund, diese einzuschränken — andererseits sensibel wird für das Auftreten oder Verschwinden bestimmter Symptome, um so frühzeitig den Arzt über die Veränderung in Kenntnis setzen zu können.

6.5 Appendizitis

Kennzeichnung, Prognose, Komplikationen

Die Altersappendizitis, die akute Entzündung der Appendix vermiformis, ist wegen ihrer Vielgestaltigkeit, Häufigkeit und hohen Komplikationsrate besonders gefürchtet.

Bei rechtzeitiger Erkrankung und operativer Behandlung sind die Heilungschancen gut. Jedes Zuwarten mit Versuchen konservativer Behandlung verschlechtert die Prognose.

Komplikationen:
Akute Perforation mit diffuser Peritonitis, gedeckte Perforation mit Entwicklung eines perityphlitischen Infiltrats oder Abszeßbildung, chronisch rezidivierende Appendizitis, Kombination mit anderen Erkrankungen, z. B. Cholezystitis, Divertikulitis, Nabel- oder Leistenhernie.

Symptomatik

Die Symptomatik der Altersappendizitis ist oft uncharakteristisch. Fieber, Übelkeit, Erbrechen, Schmerzen und Abwehrspannung im rechten Unterbauch in der weiteren Umgebung des McBurney-Punktes können nur schwach ausgeprägt sein oder völlig fehlen. Der Schmerz kann auch atypisch in den rechten Oberbauch, in die Flanke und nach inguinal ausstrahlen. Obstipation oder Durchfall mit Erbrechen sind manchmal erstes und einziges Symptom

Bei der klinischen Untersuchung sind Druckschmerz im rechten Unterbauch (McBurney), Abwehrspannung, rechtsseitiger Druckschmerz bei rektaler Untersuchung und Peritonitiszeichen oft nur gering ausgeprägt oder fehlen auch bei relativ fortgeschrittenen Prozessen vollständig. Leukozyten sind nur bei etwa der Hälfte der Patienten erhöht. Chronisch rezidivierende, aber auch rasch fortschreitende lebensbedrohliche Verläufe sind möglich.

Bedeutung für den Kranken

Krankenhausaufenthalte mit Operation und Gefahr psychischer Dekompensation.

Differentialdiagnose

Akute Gastroenteritis (besonders in Epidemiezeiten), Divertikulitis, einschließlich Meckel-Divertikel, Darmkrebs, Cholelithiasis, akute Cholezystitis, akute Pankreatitis, gynäkologische Erkrankungen (Ovarialtumor, stielgedrehte Ovarialzyste, Pyovar, perforiertes Kollumkarzinom, Adnexitis), Harnleiterkolik, Harnwegsinfekt, Mesenterialgefäßverschluß, Peritonitis, basale Pneumonie, Pseudoperitonitis diabetica, inkarzerierte Hernie, Ulkusperforation, abdominales Aortenaneurysma, Ileus, Hinterwandinfarkt.

Diagnostische Schritte

1) Erhebung der Anamnese,
2) klinische Untersuchung des Abdomens einschließlich der Nierenlager und des rektalen Befunds, wenn möglich gynäkologische Untersuchung, Perkussion und Auskultation des Thorax,
3) Messung der rektal-axillären Temperaturdifferenz,
4) Labor: Leukozyten, alkalische Phosphatase, Blutzucker, Elektrolyte, Kreatininphosphokinase und Transaminasen im Serum, Urinstatus und -sediment,
5) Elektrokardiogramm.
6) Da alle diagnostische Methoden in der Aussagefähigkeit unsicher sind, ist umgehende Vorstellung beim Chirurgen angeraten, besser sofortige Einweisung in eine chirurgische Klinik zur weiteren Diagnostik und Therapie bei unklaren Bauchbeschwerden mit Verdacht auf Appendizitis.

Therapie

Bei Verdacht auf Appendizitis keine konservativen Behandlungsmaßnahmen, sondern sofortige Einweisung in eine chirurgische Klinik. Jedes Zuwarten verschlechtert die Prognose. Bei beginnender Schocksymptomatik Infusionstherapie und Arztbegleitung auf dem Transport, keine Analgetika oder Spasmolytika geben, da sie die Symptomatik verschleiern, die Diagnostik erschweren und eine adäquate Therapie verzögern.

Besondere Betreuungsaufgaben des Hausarztes

Motivation zur Krankenhausbehandlung, bei Ablehnung stationärer Behandlung durch den Patienten ist häufige Befundkontrolle (mindestens aller 12 Stunden) und Behandlung mit kalten Umschlägen erforderlich. Der Patient und die Angehörigen müssen angewiesen werden, sich bei Verschlechterung der Beschwerden oder des Befindens sofort zu melden.

6.6 Arterielle Verschlußkrankheit

Kennzeichnung, Prognose, Komplikationen

Chronische Veränderungen der Arterien, meist auf der Basis einer Arteriosklerose. Durch herdförmige atheromatöse Veränderungen der Gefäßwand kommt es bei zusätzlicher Bildung von Abscheidungs- und Gerinnungsthromben zur Einengung bis hin zum völligen Verschluß des Gefäßlumens. Von größter praktischer Bedeutung sind Gliedmaßenarterienverschlüsse, wobei die untere Extremität 5- bis 6mal häufiger als die obere betroffen ist, sowie eine Stenose der A. carotis. Die Prognose ist trotz fortschreitender Entwicklung desobliterierender Verfahren auch heute noch als ungünstig anzusehen. Als Komplikationen drohen je nach Stadium Claudicatio intermittens, Ruhe- und Nachtschmerzen sowie Gangrän und schließlich Amputation, bei Verschlüssen der A. carotis transitorisch-ischämische Attacken und apoplektische Insulte.

Symptomatik

Stadium I:
Keine Beschwerden, Gefäßgeräusche, nachweisbare mäßige Stenose bzw. gute Kollateralen.

Stadium II:
Bei Befall der unteren Extremität Claudicatio intermittens, pathologische Reaktionen bei funktioneller Belastung, fehlende Pulse, erhebliche nachweisbare Gefäßstenose oder Verschluß.

Stadium III:
Belastung nicht mehr möglich, Ruheschmerz, fehlende Pulse, beginnende trophische Störungen, Verschluß der Arterie mit geringen Kollateralen.

Stadium IV:
Ein- oder mehrfache Verschlüsse ohne Kollateralen, trophische Störungen, Nekrose, Gangrän, aufgehobene Funktion sowie Ruhe- und Nachtschmerz.

Bedeutung für den Kranken

Die Erkrankung stellt oft ein überaus leidvolles, durch erhebliche progrediente Schmerzen und u. U. größere chirurgische Eingriffe bis hin zur Gliedmaßenamputation geprägtes Schicksal dar. Bei Gehunfähigkeit ist der Kranke auf fremde Hilfe angewiesen. Die Nebenwirkungen einer in der Regel unvermeidbaren Behandlung mit Analgetika verursachen häufig zusätzliche Beschwerden und engen die persönlichen Entfaltungsmöglichkeiten ein.

Differentialdiagnose

Bei der Klarheit des Krankheitsbildes erübrigt sich in der Regel eine weitere differentialdiagnostische Abklärung. Wichtig ist jedoch, eine eventuelle Herzinsuffizienz, einen Diabetes mellitus sowie sekundäre Folgen wie Hautverletzungen, Ekzeme und Mykosen zu erkennen und adäquat zu behandeln.

Diagnostische Schritte

Die Aufdeckung der Störung gelingt in der Regel durch Palpation und Auskultation der Arterien. Zusätzlich ist eine dopplersonographische Untersuchung sinnvoll. Folgende Funktionsprüfungen werden empfohlen:

- *Gehversuch:* Bei durchgehaltenem Tempo und raschem Schritt treten Schmerzen im Bein auf, die am weiteren Gehen hindern.
- *Lagerungsprobe:* Bei angezogenen Beinen im Liegen 60mal Fußkreisen, dann hinsetzen und Beine hängenlassen. Als pathologische Reaktionen zeigten sich anhaltende Blässe der Füße, Wadenschmerz und eine erst nach mehr als 15 s eintretende Rötung und Venenfüllung.
- *Faustschlußprobe:* Bei erhobenen Armen des Patienten 10- bis 20mal fester Faustschluß, während der Untersucher die Arterien am Handgelenk komprimiert. Pathologisch zu bewerten ist verzögerte Rötung oder Weißbleiben der Hände nach Versuchsende.

Die weitere Diagnostik erfolgt hinsichtlich der therapeutischen Indikation beim Angiologen.

Therapie

Bisherige medikamentöse Behandlungswege mit so. Vasodilatanzien sind in ihrer Wirkung umstritten. Empfohlen werden Pentoxifyllin, Cinnarezin, Uflomedil sowie Ginkgo-Präparate etc. Eine Behandlung mit Antikoagulanzien ist bei fehlenden Kontraindikationen angezeigt. Nach Thrombendarteriektomie oder perkutaner transluminaler Rekanalisation sollten Aggregationshemmer verordnet werden. Bei der Entscheidung über operative Verfahren sollte der

Hausarzt aufgrund seiner Kenntnis der Multimorbidität sowie der psychologischen Voraussetzungen an der Indikationsstellung mitwirken. Hierzu gehört auch die Kenntnis der statistischen Effektivitätsbewertung entsprechender Verfahren (z. B. Karotisstenose) und deren kritisches Überdenken im Hinblick auf den jeweiligen Patienten.

Besondere Betreuungsaufgaben des Hausarztes

Patienten mit einer arteriellen Verschlußkrankheit bedürfen einer engmaschigen und intensiven hausärztlichen Betreuung. Zusatzerkrankungen (Hypertonie, Diabetes mellitus) erfordern sorgsamste Behandlung. Eine Beseitigung von Risikofaktoren durch Rauchverbot und Gewichtsreduktion sollte erreicht werden. Der Patient ist wiederholt darüber aufzuklären, daß lokale Wärmeanwendungen, zu enges Schuhwerk oder mangelnde Bewegung schädlich sind. In fortgeschritteneren Stadien ist Anleitung zur Fußpflege erforderlich.

6.7 Arthrose, Hüftgelenk

Kennzeichen, Prognose, Komplikationen

Bei der Koxarthrose handelt es sich um die wichtigste degenerative Gelenkerkrankung. Man unterscheidet 2 Formen: Die primäre Koxarthrose (Malum coxae senile) beschreibt den physiologischen Degenerationsprozeß der Hüfte im Gegensatz zur *sekundären Koxarthrose*, bei der angeborene oder erworbene Fehlstellungen oder entzündliche Hüftgelenksprozesse eine arthrotische Veränderung auslösen.

Prognose: Wie bei jedem degenerativen Gelenkprozeß Progredienz. Schmerzattacken häufig mit Detritussynovitis und entsprechender Ergußbildung vergesellschaftet.

Komplikation: Einschränkung der Gehfähigkeit, Minderbelastbarkeit, Einschränkung der Gelenkfunktion.

Symptomatik

Nach anfänglichen Ermüdungsschmerzen treten Anlauf- und Belastungsschmerzen auf. Ruheschmerzen sind auch hier nur der Ausdruck einer Periarthropathie unter Einbeziehung der umgebenden Weichteilstrukturen im Sinne der Periarthrose. Bei fortschreitendem Prozeß imponiert das sog. Duchenne-Hinken, bei dem der Patient versucht, den Schwerpunkt durch Neigen des Oberkörpers über das lädierte Standbein zu verlagern. Initial imponiert eine Einschränkung der Innenrotation und Abduktion; später kommt es zur Ausprägung einer Außenrotations-Adduktions-Kontraktur. Dabei finden sich dann auch reaktive Verspannungen der Glutaealmuskulatur, die mit Tendomyosen und Periostosen einhergehen.

Bedeutung für den Kranken

Aufgrund der Minderung der Gelenkfunktion kommt es zu einer Einschränkung der Beweglichkeit der Gelenke selber und durch die Schmerzen bedingt zu einer allgemeinen Bewegungseinschränkung, d. h. der Bewegungsradius wird deutlich reduziert. Im akuten Schub der aktivierten Koxarthrose kann es zu erheblichen Schmerzen kommen, die zu Bettlägerigkeit führen können.

Differentialdiagnose

Schmerzen in der Hüftregion können auch Ausdruck eines fortgeleiteten degenerativen LWS-Prozesses sein. Im Gegensatz zum LWS-Prozeß nimmt jedoch bei der Koxarthrose die Schmerzhaftigkeit mit zunehmender Belastung der Gehstrecke zu. Es kommt hier auch nicht zur sog. pseudoradikulären Symptomatik (s. oben). Differentialdiagnostisch käme noch eine Hüftkopfnekrose in Frage, die meist mit einer Fettstoffwechselstörung (Typ 4a) einhergeht oder äthylischer Genese ist.

Cave: Immer Frage nach plötzlichem Auftreten von Schmerzen, da auch schon bei Bagatelltraumen bei entsprechend osteoporotischen Knochen z. B. eine Schenkelhalsfraktur auftreten kann. Hierbei dann im Liegen virtuelle Verkürzungen der entsprechenden Extremität, Achsenstauchschmerz, Fersenfallschmerz, hochgradiger Rotationsschmerz. Bei Verdacht auf mediale oder pertrochantäre Schenkelhalsfraktur Transport mit Krankenwagen zum Radiologen bzw. ins Krankenhaus.

Diagnostische Schritte

Entscheidend ist die Anamnese. Daneben klinischer Untersuchungsbefund mit Messung von Beugung/Streckung und Außen-/Innenrotation bei gestreckter Hüfte im Liegen und Bestimmung der Adduktionsfähigkeit. Initiale Druckschmerzhaftigkeit über dem Trochanter major, konzentrische Bewegungseinschränkung, Achsenstauchschmerz und Fersenfallschmerz sichern die Diagnose. Zusätzliches Röntgenbild (Beckenübersicht und entsprechende Hüfte axial dargestellt) zeigt Gelenkspaltverschmälerung, subchondrale Skelosierung, Entrundung und evtl. subchondrale Zystenbildung.

Therapie

In der akuten Phase nichtsteroidale Antirheumatika. Entlastung des Beines, allgemeine Wärmeanwendung. Bei Progredienz und Auftreten von Ruheschmerz endoprothetischer Ersatz des Hüftgelenks.

Besondere Betreuungsaufgaben des Hausarztes

Bei Bettlägerigkeit infolge von Schmerzen evtl. vorübergehend Haushaltshilfe, ebenso bei der postoperativen Betreuung, solange entlastendes Gehen an Handstöcken notwendig ist. Zeitgerechte Motivation zur Endoprothese. (s. auch Teil II, Kap. 2.5).

6.8 Arthrose, Kniegelenk

Kennzeichen, Prognose, Komplikationen

Die Gonarthrose ist die häufigste Form der Arthrose und betrifft Frauen 3mal häufiger als Männer. Progredienz mit zunehmendem Alter.

Komplikation: Einsteifung des Kniegelenks, rezidivierende Ergußbildungen, die evtl. Punktionen und Steroideinspritzungen notwendig machen.

Symptomatik

Der Schmerz ist mechanisch ausgelöst, d. h. initiale Beschwerdeangaben beim Treppensteigen, Abwärtsgehen und Aufrichten aus der Hocke. Der Schmerz wird i. allg. in die ventrale mediale Seite des Knies projiziert, Ausstrahlung in den Oberschenkel wie bei der Koxarthrose sind selten. Schmerzangabe, Druckdolenz und der palpatorische Befund mit oft erheblichen Reibegeräuschen sind beweisend für eine Gonarthrose.

Bedeutung für den Kranken

Einschränkung der Aktionsfähigkeit und des Gehstreckenradius. Behinderung bei allen Arbeiten, die im Bücken oder Knien zu verrichten sind (Fußbodenreinigung, Aufheben von Gegenständen vom Boden etc.).

Differentialdiagnose

Von der Gonarthrose sind häufig adipöse Frauen fortgeschrittenen Alters betroffen, oft finden sich auch Zeichen der venösen Insuffizienz mit Phlebödem und Varikosis. Häufig Ausprägung im Sinne eines phlebarthrotischen Symptomkomplexes.

Bei Femuropatellararthrose erhebliche Reibegeräusche (Handauflage auf die Patella und dann aktives Beugen und Strecken des Kniegelenks). In vielen Fällen Vergesellschaftung mit Hüftbeugekontraktur, die reaktiv zu einer Kniebeugekontraktur führt. Beides häufig induziert durch Hyperlordose der Lendenwirbelsäule, die zu einer Beckenkippung mit konsekutiver Hüft- und dann Kniebeugekontraktur führt.

Diagnostische Schritte

Klinische Untersuchung und Anamnese mit Ausschluß eines akuten Traumas. Nativröntgenbild des Knies in 2 Ebenen (anterior-posterior und seitlich). Zusätzlich axiale oder tangentiale Aufnahme der Patella zur Darstellung des Retropatellarraums.

Therapie

Entlastende Maßnahmen, besonders Gewichtsreduktion. Nichtsteroidale Antirheumatika, im akuten Entzündungsstadium mit Detritussynovitis Eisauflagen.

Nach Versorgung mit Zinkleimverbänden spürbare Besserung. Unterstützend intraartikuläre chondroprotektive Behandlung (Causat B_{12}, Arteparon o. ä.). Diätberatung im Sinne einer Reduktionsdiät wird von der Krankenkasse durchgeführt.

Besondere Betreuungsaufgaben des Hausarztes

Anleitung zu Bewegungstraining mit langen Spaziergängen auf weichem Untergrund (z. B. Waldboden) und Verbesserung der Mobilität durch Bewegungstherapie im Schwimmbad (s. auch Teil II, Kap. 2.5).

6.9 Asthma bronchiale

Kennzeichen, Prognose, Komplikationen

Unter Asthma bronchiale versteht man eine anfallsweise auftretende Atemnotsymptomatik mit generalisierter Bronchialobstruktion, wobei diesem Vorgang ein oft polyätiologisch bedingtes pulmonales Syndrom zugrunde liegt, das durch eine erhöhte Reaktionsbereitschaft des Bronchialsystems gegenüber einer Vielzahl von Reizen gekennzeichnet ist.

Formen: Exogen allergisches Asthma bronchiale, Infekt- oder Intrinsic-Asthma, das sich im Anschluß an einen akuten Infekt entwickelt, Anstrengungsasthma, physikalisch-chemisch-irritatives und Analgetikaasthma. Bei allen finden sich (im charakteristisch auftretenden Anfall) ein erhöhter Tonus der Bronchialmuskulatur und die vermehrte Sekretion eines sehr zähen Schleimes mit teilweise völligem Verschluß der kleinsten Atemwege sowie ein entzündliches Ödem der Bronchialschleimhaut.

Komplikationen: Tritt eine chronische Obstruktion ein, so ist ein Lungenemphysem u. U. mit nachfolgendem Cor pulmonale möglich. Letalität des Status asthmaticus ca. 1 – 3%. Im Alter insgesamt erhöhte Gefährdung durch verminderte respiratorische Reserven sowie schnelleres Erreichen der Insuffizienzgrenze bei Hinzutreten weiterer Schädigungen wie Herz-Kreislauf-Erkrankung, Infekt oder Schadstoffbelastung der Atemluft.

Symptomatik

Plötzlich auftretende anfallsweise Atemnot, wobei v. a. das Ausatmen erschwert ist. Begleitend oder auch auslösend sind häufig Hustenattacken, bevorzugt nachts oder in den frühen Morgenstunden. Ein Asthmaanfall kann viele Stunden dauern. (Beträgt die Anfallszeit mehr als 24 h, so wird dies als Status asthmaticus bezeichnet.) Patient meist orthopnoisch, unruhig und ängstlich. Eine Zyanose ist als Zeichen der beginnenden respiratorischen Insuffizienz und Ausdruck akuter Lebensgefahr zu werten. Auskultatorisch trockene Rasselgeräusche (Giemen, Pfeifen, Brummen).

Bedeutung für den Kranken

Erhebliche Belastung durch Husten- und Luftnotanfälle, verbunden mit Angstzuständen. Wie bei allen chronischen Krankheiten besteht die Hauptanforderung an den Patienten darin, ständig durch Medikamenteneinnahme, Schonung etc. auf sein Leiden Rücksicht zu nehmen.

Differentialdiagnose

Linksherzinsuffizienz, bei plötzlich auftretender Atemnot Lungenembolie (u. U. rezidivierend), Myokardinfarkt, Bronchialkarzinom.

Diagnostische Schritte

Subtile Anamneseerhebung mit genauer Erfassung eines eventuellen Anfallgeschehens und möglicher Auslöser (z. B. Analgetika, Anrithreumatika). Bei bestehendem Anfall typische Zeichen der Bronchialobstruktion, verlängertes erschwertes Exspirium. Labordaten unspezifisch. Sinnvoll ist die Messung der Vitalkapazität und der exspiratorischen Sekundenkapazität, beim Spezialisten evtl. unspezifische inhalative Provokation.

Therapie

Ziel: Senkung der Anfallshäufigkeit, v. a. nächtlicher Hypoxiezustände durch Linderung von Husten, Auswurf und Atemnot. Die Empfehlungen der Deutschen Liga zur Bekämpfung der Atemwegserkrankungen sehen folgende Stufentherapie in der medikamentösen Langzeittherapie vor:

1. Stufe: β_2-Sympathikomimetika;

2. Stufe: β_2-Sympathikomimetika plus Theophyllin bzw. Parasympathikolytika;

3. Stufe: β_2-Sympathikomimetika plus Theophyllin/Parasympathikolytika plus inhalative Kortikosteroide;

4. Stufe: β_2-Sympathikomimetika plus Theophyllin/Parasympathikolytika plus inhalative Kortikosteroide plus orale Kortikosteroide.

Allgemeine Maßnahmen: Nikotinkarenz, Allergenkarenz, Ausschluß eventueller anfallsauslösender Medikamente.

Besondere Betreuungsaufgaben des Hausarztes

Individuell abgestimmte optimale antiobstruktive Therapie. Einbeziehung der Möglichkeiten physikalischer Therapie mit Erlernung bestimmten Atemtechniken und Erleichterung des Sekretabhustens. Frühzeitige hochdosierte antibiotische Therapie beim Hinzutreten von Infekten der oberen Luftwege (s. auch Teil II, Kap. 2.5).

6.10 Basaliom

Kennzeichen, Prognose, Komplikationen

Epithelioma basocellulare aus Epithelkeimzellen, Vorkommen in jedem Lebensalter, vorwiegend im Gesicht, infiltrierend, nicht metastasierend mit Ausnahme des Ohrmuschelbasalioms.

Prognose: Hinsichtlich Überleben und Kosmetik sehr gut, wenn rechtzeitig im Gesunden exzidiert wird.

Komplikationen: Bei kaum sichtbarer Hautveränderung Juckreiz; dadurch Gefahr, vor Aufsuchen des Arztes die Malignität durch Kratzen zu erhöhen.

Bei Lokalisation am Augenlid und Rezidiven kosmetische oder funktionelle Schwierigkeiten durch Mangel an Hautmaterial oder Zerstörung tieferen Gewebes.

Symptomatik

Ulkus bis Tumor ohne oder mit Epithelveränderungen verschiedenster Art. „Perlmuttperlen" im Zentrum oder am Rand der manchmal wenig auffälligen Veränderung. Bei fibrosierendem Wachstum anfangs nur Vertiefungen mit intaktem Epithel.

Bedeutung für den Kranken

Die Furcht vor Entstellung des Gesichts und Beeinträchtigung der Lebensqualität kommt, abhängig von Alter, Beruf und leider oft auch noch kulturell bedingt vom Geschlecht, mehr oder weniger einer konsequenten Therapie zugute. Die Gefahr funktioneller Störungen ist den meisten Patienten nicht so sehr bewußt.

Differentialdiagnose

Bei Fehlen der „Perlmuttperle" ist im Frühstadium auch an ein harmloseres Karzinom der Haut zu denken. Bei tiefen oder blutigen, nicht verschorften Defekten ist ein Basaliom wahrscheinlich.

Diagnostische Schritte

Bestehen die typischen Zeichen eines Basalioms – „Perlmuttperle", nicht verschorfte Hautdefekte, seien sie blutig oder epithelialisiert –, dann ist eine Probeexzision nicht mehr gerechtfertigt, sondern nur noch Diagnostik aus dem im Gesunden entfernten Tumorgewebe.

Therapie

Nur in Zweifelsfällen oder bei für Operation oder Bestrahlung ungünstiger Lage sind äußerliche Medikamentenanwendungen gerechtfertigt, falls sie Wachstum und Malignität eindämmen, nicht aber, wenn sie rein kosmetischen Zwecken dienen und dabei den physiologischen Hautstoffwechsel stören. Als solche Medikamente kommen insbesondere milchsäurehaltige und andere, den pH-Wert günstig beeinflussende, aber auch zytostatisch wirkende fluorouracilhaltige Salben in Betracht.

Nach Möglichkeit sollte im Gesunden exzidiert, andernfalls Bestrahlung angestrebt werden.

Wie bei allen Malignomen ist beim Basaliom eine kausale Therapie mit der örtlichen Sanierung nicht getan, besonders wenn eine eindeutige äußere lokale Ursache fehlt.

Nichttoxische Umstimmungstherapie (z. B. Beseitigung des sauren Serummilieus) ist deshalb auch hier immer angezeigt, da auch manche äußere Ursache nur dann zur Wirkung kommen kann, wenn die stoffwechselbedingten Abwehrmechanismen der Haut nicht intakt sind.

Die Gefahr über entstellende Veränderungen hinausgehender lebensbedrohender Vernichtung großer Teile des Gesichtsschädels braucht im Interesse der Therapie dem Patienten nicht besonders bewußt gemacht zu werden, da die Furcht vor bloßer Entstellung genügend Ansporn zur Mitarbeit ist.

Besondere Betreuungsaufgaben des Hausarztes

Das Basaliom birgt unter den Malignomen die größte Wahrscheinlichkeit einer Gesichtsentstellung in sich. Zutreffendenfalls ist intensive psychische Betreuung mit Einbeziehung der nahestehenden Personen erforderlich, um symptomatische somatogene Depressionen und andere psychische Dekompensationen oder gar Kurzschlußhandlungen zu verhüten. Dazu ist die Einstimmung auf

die charakterlichen Werte der Person sehr wichtig sowie die Berichtigung der
oberflächlichen Meinung, daß die Schönheit eines Gesichts allein von der Unversehrtheit der Haut abhänge. Der Einfluß der seelischen Verfassung auf das
äußere Gesicht ist dem Patienten und denen, die mit ihm leben, aufzuzeigen.
Je schwerer die Entstellung, desto mehr Fingerspitzengefühl ist in solchen immer seltener werdenden Fällen erforderlich, um die Kompensationsfähigkeit
des Patienten nicht zu überfordern. Über den gegenwärtigen psychischen
Schwierigkeiten darf keinesfalls die somatische Vorsorge vergessen werden, die
besonders beim heutigen, deutlich höher gewordenen Risiko der Erkrankung
an einem Hautkarzinom durch Schäden der Atmosphäre in Warnungen vor intensiver Sonneneinwirkung auf die Haut, aber auch in Anleitung zum Schutz
der Haut vor schädlichen Kosmetika und Einflüssen bestehen sollte.

6.11 Beinvenenthrombose, tiefe

Kennzeichen, Prognose, Komplikationen

Typische klinische Zeichen bei tiefer Thrombophlebitis sind Zyanose im Stehen, Konsistenzunterschiede der entspannten Waden oder Schwellung des betroffenen Beines. Die Symptomatik kann bei älteren Patienten jedoch weniger ausgeprägt sein. Vor allem bei Älteren, die sich weniger bewegen, kommt es zur meist subakut-chronischen Ausbildung der Thrombosen. Die Gefahr der Lungenembolie ist umso größer, je zentraler die Thrombose liegt. Häufige weitere Komplikation ist die chronisch venöse Insuffizienz.

Symptomatik

Siehe „Kennzeichen".

Bedeutung für den Kranken

Abgesehen von der akuten Gefährdung durch Embolie und die evtl. erforderliche Antikoagulation u. U. erhebliche, auch schmerzhafte Behinderung durch postthrombotisches Syndrom.

Differentialdiagnose

Kompression der tiefen Venen, z. B. durch Baker-Zyste des Kniegelenks oder Hämatom. Lymphstauung, Verdacht auf Malignom im Becken-Bauch-Bereich.

Diagnostische Schritte

Bei Hochbetagten in bereits schlechtem Allgemeinzustand und bei Vorliegen anderer schwerer Grundkrankheiten wird von einer Krankenhauseinweisung abgeraten. Sonst Krankenhauseinweisung mit weiterführender Diagnostik dort.

Als diagnostisch wegweisend unter klinischen Aspekten sind Schwellung des Beines, ziehende Schmerzen entlang der Venenstämme, Fußsohlenschmerz beim Auftreten und Zyanose beim Stehen (bei Beckenvenenthrombose).

Therapie

Bei tiefer Unterschenkelthrombose wird Marcumarbehandlung empfohlen. Bei Oberschenkel- und Beckenvenenthrombose sollte Heparinisierung, anschließend Übergang auf Marcumar erfolgen und 1—2 Wochen Bettruhe mit Beinhochlagerung bei gleichzeitig dosierter Beingymnastik eingehalten werden.

Invasive Therapiemaßnahmen mit Operation oder Fibrinolyse finden beim Betagten aufgrund der Komplikationen sehr begrenzte Indikationen.

Besondere Betreuungsaufgaben des Hausarztes

Keine.

6.12 Bronchialkarzinom

Kennzeichen, Prognose, Komplikationen

Im Lungenstamm oder peripher entstehendes, mehr oder weniger differenziertes endo- oder peribronchiales Karzinom (Alveolarzell-, Pancoast-, kleinzelliges, großzelliges, verhornendes, nichtverhornendes Karzinom) des Bronchialepithels.

Prognose sehr schlecht, besonders beim kleinzelligen Bronchialkarzinom, mit kurzer Überlebenszeit trotz hoher Strahlenempfindlichkeit. Röttinger nennt folgende neueste Zahlen (*Praxis-Kurier* 27/15, 1989, S. 8).: 5% der inoperablen Tumoren werden durch Bestrahlung geheilt, 10% der Patienten mit inoperablen nichtkleinzelligen Tumoren können durch gleichzeitige Anwendung von Strahlen- und Chemotherapie mindestens 5 Jahre am Leben erhalten werden. Die Fünfjahresüberlebensrate beträgt 20%, 55% die Dreijahresüberlebensrate bei allen Bronchialkarzinomen bei Kombination von Strahlen- und Chemotherapie.

Komplikationen: Erstickung durch Verlegung beider Stammbronchien oder der Trachea, bevor es durch Tumorkachexie oder Verdrängungen im Mediastinum zum Tode kommt.

Symptomatik

Unterschiedlichste Kombinationen von Symptomen wie unergiebiger Husten, Blutfäden im Sputum, hellrotes, oft schaumiges Sputum, Kurzatmigkeit bei Belastung bis Luftnot in Ruhe und Kachexie ohne offensichtliche Ursache, Rückflußstauungen im Gebiete der Vena cava superior mit Zyanose, Ödemen in Gesicht, Hals und Armen, Benommenheit, Kopfschmerzen, Schwindel, Schleimhautblutungen, Beklemmungsgefühl im Brustkorb, Horner-Trias (Ptosis, Miosis, Enophthalmus).

Bedeutung für den Kranken

Die Erkrankung bedeutet auf kurze oder lange Sicht das oft qualvolle Ende des Lebens. Der Patient kann nur noch Mindestansprüche an seinen Körper stellen.

Differentialdiagnose

Hamartobronchiome mit Hämoptyse als oft einzigem Symptom, Bronchialadenome und die verschiedensten die Atemwege verlegenden Lungentumoren sowie Metastasen können eindeutig vom primären Lungenkarzinom nur durch Probeexzision differenziert werden, wenn Sputumzytologie keinen Karzinomnachweis erbringt.

Diagnostische Schritte

Inwieweit invasive Diagnostik zumutbar ist, hängt von Kräftezustand, Alter und Nähe des Tumors zum Lungenstamm und den sich daraus ergebenden therapeutischen Konsequenzen ab. In der Allgemeinpraxis führen Inspektion von Kopf und Oberkörper, Auskultation und Perkussion von Atelektasen, Ergüssen, Einengungen der Stammbronchien oder Trachea zusammen mit BKS, Blutbild, Eisen im Serum, alkalischer Phosphatase, CA72-4, CCR auf die Spur eines Bronchialkarzinoms; die Einsendung von Sputum zur zytologischen Untersuchung kann sogar ein solches Karzinom bestätigen und dem Patienten invasive Diagnostik ersparen. Die in jedem Fall weiterführende Diagnostik besteht aus bildgebenden Verfahren zur Lokalisation bzw. Abklärung durch Biopsie.

Therapie

Nach Operation auch weit im Gesunden sind Rezidive die Regel. Radio- und Chemotherapie werden einzeln oder zusammen nach verschiedenen Schemata mit meist nur kurzfristigem Erfolg nach Operation oder allein angewandt. Die Belastung des Körpers ist dabei groß, so daß sehr wohl erwogen werden muß, inwieweit die Therapie bei annehmbarer Qualität das Leben verlängert. Nie belastend und in jedem Falle auf Lebensqualität und Schmerzen günstig wirkt sich nach meiner Erfahrung die nichttoxische Therapie aus, zumal auch der letzte Zweck der Therapie, die Schmerzbehandlung, die Lebensqualität nicht mindern sollte.

Besondere Betreuungsaufgaben des Hausarztes

Ein Karzinompatient mit infauster Prognose, der nicht nach der genauen Diagnose fragt, will und sollte sie auch nicht hören. Aber auch dem, der die Tatsache des möglicherweise baldigen Todes nicht verdrängen will und danach fragt, muß seine Lage dosiert klargemacht werden unter Aufzeigen der noch verbleibenden Freuden *und* Pflichten und des bisher im Leben Geleisteten. Todkranken kann der sachte Hinweis auf das Ende jedes Menschenlebens hilfreich sein.

6.13 Bronchitis, akute

Kennzeichen, Prognose, Komplikationen

Die akute Bronchitis kann im Alter als ungefährliche leichte Erkrankung verlaufen, jedoch bei Hochbetagten und stark vorgeschädigtem Organismus in
Form der Bronchiolitis zu einem schweren Krankheitsbild führen. Besonders
bei Immobilität und allgemein geschwächter Abwehr Gefahr der Broncho-
pneumomie.

Symptomatik

Führendes Symptom bildet der Husten, der mit und ohne Auswurf einhergehen kann. Je älter der Patient und je schlechter die allgemeine Abwehrlage,
umso eher können besonders gefährlichere Bronchiolitiden klinisch weitgehend stumm verlaufen. Auch bei der unkomplizierten Bronchitis werden Aus-
kultationsbefunde wie verminderte Atemgeräusche sowie Rasselgeräusche eher
spärlich gefunden.

Bedeutung für den Kranken

Husten, u. a. in trockener Form, wird besonders von Höherbetagten oft als
überaus lästig empfunden.

Differentialdiagnose

Abzugrenzen sind v. a. bei länger anhaltenden Bronchitiden Tuberkulose, Pleuritis exsudativa, Bronchialkarzinom und Linksherzinsuffizienz.

Diagnostische Schritte

Körperliche Untersuchung, Lungenfunktionsprüfung, Blutdruckkontrolle und
Herzfunktionsprüfung.

Therapie

Je nach Allgemeinzustand und Befund kann bei engmaschiger Kontrolle auch auf eine antibiotische Therapie verzichtet werden. Erforderlichenfalls sind Tetracycline geeignet, zusätzlich Sekretolytika.

Besondere Betreuungsaufgaben des Hausarztes

Vermeidung von Immobilität, möglichst keine Bettruhe. Wichtig ist, den Kranken zum Durchatmen, am besten in Form von Atemübungen unter Anleitung, anzuregen und dafür zu sorgen, daß er ausreichend trinkt. Der Hausarzt sollte auch daran denken, daß bei Husten häufig eine umfangreiche Selbstmedikation betrieben wird, die u. U. (ältere Hustensäfte der Hausapotheke) ungünstig (Hustendämpfung) sein kann. Wichtig ist es, den Patienten engmaschig zu kontrollieren, um eventuelle Komplikationen frühzeitig zu erkennen.

6.14 Cholelithiasis

Kennzeichen, Prognose, Komplikationen

Die Cholelithiasis ist die häufigste Erkrankung der rechten Oberbauchregion. Sie entsteht durch Ausfällung schwerlöslicher Bestandteile der Gallenflüssigkeit zu Konkrementen in der Gallenblase oder im Gallengangsystem.

Häufigkeit: 10% der Männer, 20% der Frauen; familiäre Häufung, ebenso Zunahme mit steigendem Alter, Übergewicht, Überernährung, Diabetes mellitus und Hyperlipidämie (Cholesterinsteine).

Chemische Zusammensetzung: Cholesterin-, Pigment- und gemische Cholesterin-Pigment-Kalksteine.

Prognose: Bei frühzeitiger Erkennung und sofortiger Operation in der Regel unkomplizierter Verlauf, nur 2% Letalität bei alleiniger Cholezystektomie im Alter; mit Zunahme von Krankheitsdauer, Alter, Zusatzerkrankungen und Auftreten von Komplikationen verschlechtert sich die Prognose erheblich.

Komplikationen: Gallengangsverschluß mit Kolik und Verschlußikterus, Gallenblasenhydrops, Gallenblasenempyem, Gallenblasenperforation, Cholezystitis, Pankreatitis, Entwicklung eines Gallenblasenkarzinoms, Cholangitis, Cholangiohepatitis, biliäre Zirrhose, Leberabszeß, gallige Peritonitis, Gallensteinileus.

Symptomatik

Das Beschwerdebild ist wechselhaft und grundsätzlich ähnlich wie in jüngeren Jahren, lediglich die Stärke der Beschwerden kann im Alter abgeschwächt sein. Die Häufigkeit von Komplikationen nimmt allerdings mit zunehmendem Alter zu. Daraus erklärt sich die Vielfältigkeit der Symptome. Sie reicht von völliger Beschwerdefreiheit (symptomlose Steinträger) bis zu lebensbedrohlichem Zustand. Typisch sind Schmerzen im Bereich des rechten Epigastriums, Schmerz-

ausstrahlung in die rechte Schulter und in den Rücken sind möglich, akute kolikartige Schmerzexazerbation mit und ohne Übelkeit, Erbrechen und Ikterus,
besonders nach dem Genuß gebratener fetter Speisen; dunkler Urin und heller
Stuhl; Abwehrspannung ist beim älteren Patienten selten.

Bedeutung für den Kranken

In Abhängigkeit von der Symptomatik ohne Bedeutung bis hin zu starker Behinderung durch kolikartige Schmerzzustände, die zum Einhalten von Diät
zwingen, und zu Lebensgefahr durch Komplikationen.

Differentialdiagnose

Ulcus ventriculi, Ulcus duodeni, Ulkusperforation, Nierenkolik, Mesenterialgefäßverschluß, akute Cholezystitis, Hepatitis, Pankreatitis, Gastritis, Gastroenteritis, Appendizitis; Colon irritabile, Gallengangsdyskinesien bei neurotischer oder psychosomatischer Genese; Myokardinfarkt; Tumoren im rechten
Oberbauch (Zäkum- oder Pankreaskopfkarzinom, Hypernephrom).

Diagnostische Schritte

1) Vollständige Anamnese.

2) *Klinische Untersuchung:* Groborientierender Gesamtstatus unter besonderer Berücksichtigung des Abdomens, Druckschmerz im rechten Epigastrium mit und ohne Abwehrspannung, Palpation der vergrößerten Gallenblase und Leber sind möglich, ebenso Ikterus der Haus und Skleren, Auslösung einer Kolik durch Untersuchung ist möglich. Unauffälliger Abdominalbefund ist jedoch kein Beweis für fehlende Cholelithiasis.

3) *Laborchemische Untersuchung:* oft unauffällig, leichte bis mittelgradige
BKS-Erhöhung und Leukozytose fakultativ.
   Nach Kolik Ansteigen der alkalischen Phophatase, des direkten Biliru-
bins im Serum sowie des Urobilins und Urobilinogens im Urin.
   Zur differentialdiagnostischen Abklärung Transaminasen, γ-GT, α-Amy-
lase, Kreatinin, Kreatinenphosphokinase im Serum, Urinstatus und -sedi-
ment, Stuhl auf okkultes Blut.

4) Oberbauchsonogramm als Mittel der Wahl.

5) Röntgenaufnahme der Gallenblase (Gallenblasenleeraufnahme und Röntgenuntersuchung der Gallenblase und Gallengänge peroral, i. v. oder als selektive retrograde Cholangiographie mit Kontrastmittel): unsichere Aussage, aber größere Belastung als Sonographie durch Röntgenstrahlen und
Kontrastmittelunverträglichkeit, deshalb nur noch bei besonderer Fragestellung anzuwenden.

6) Endoskopie.

7) Sofortige stationäre Einweisung bei Verschlußikterus und therapieresistenter Kolik.

Therapie

1) *Cholezystektomie*
   Operationsindikation: Auftreten von Beschwerden, Verschlußikterus, Begleitcholezystitis oder Begleitpankreatitis, Gallenblasenempyem.

2) *Konservativ:* Gewichtsreduktion, häufige kleine Mahlzeiten, Meiden von fetten, blähenden Speisen, Kaffee und Alkohol; bei Kolik Nahrungskarenz, Gabe von Spasmolytika und Analgetika. Abklärung der Operationsindikation.

3) Bei nichtoperablen Patienten endoskopische Papillotomie (keine Narkosebelastung), innere und äußere Gallengangsdrainage.

4) Medikamentöse Litholyse als Dauertherapie, z.B. mit Chenodesoxycholsäure oder Urodesoxycholsäure nur für Patienten mit reinen Cholesterinsteinen (2%).

Besondere Betreuungsaufgaben des Hausarztes

Mitteilung der Diagnose kann, trotz objektiv fehlender Behandlungsindikation bei Beschwerdefreiheit, zu ängslicher Fixiertheit auf die Diagnose führen. Deshalb sollte die Information des Patienten über die Diagnose mit einer entsprechenden Aufklärung verbunden werden.

6.15 Chondrokalzinose

Kennzeichen, Prognose, Komplikationen

Es handelt sich um eine Durchsetzung des Gelenkknorpels sowie der Synovia und des fibrösen Knorpels mit kleinen Ansammlungen von Kalziumphosphatkristallen.

Häufigkeit: Etwa 6% aller alten Menschen sind betroffen. Häufig klinisch stummer Verlauf. Bei der durch Chondrokalzinose verursachten „Pseudogicht" handelt es sich um einen akuten Schub von Gelenkentzündung, die am häufigsten Handgelenk und Schulter, jedoch auch alle anderen Gelenke befallen kann. Die Erkrankung weist Beziehungen zur Hämochromatose, zum Hyperparathyreoidismus und zur Osteochondromatose der Gelenke auf. Es besteht erhöhte Wahrscheinlichkeit des Auftretens destruktiver Arthrosen.

Symptomatik

Siehe „Kennzeichen".

Bedeutung für den Kranken

Anfallartige Schmerzen, vergleichbar dem Gichtanfall, schubartig verlaufende Schmerzzustände u. U. vieler Gelenke.

Differentialdiagnose

Differentialdiagnostisch kommen alle Arten von akuten Mono- oder Oligoarthritiden einschließlich infektiöse Arthritiden in Frage. Ferner ist an rheumatoide Poliarthritis oder entzündliche Schübe einer Arthrose zu denken.

Diagnostische Schritte

Diagnose röntgenologisch oder durch Untersuchung der Synovialflüssigkeit möglich.

Therapie

Eine spezifische Therapie existiert bis heute nicht. Erfahrungsgemäß sprechen die Entzündungsschübe und Schmerzen gut auf übliche Antirheumatika an.

Besondere Betreuungsaufgaben des Hausarztes

Sorgfältige Abwägung des Analgetikaeinsatzes im Hinblick auf Multimorbidität und Nebenwirkungen (s. auch Teil II, Kap. 2.5).

6.16 Chronisch lymphatische Leukämie

Kennzeichen, Prognose, Komplikationen

Die chronisch lymphatische Leukämie (CLL) ist die häufigste Leukämieform im Alter. Der Median des Erkrankungsalters liegt zwischen dem 66. und 70. Lebensjahr. Die CLL ist eine neoplastische Wucherung des lympathischen Gewebes mit fortschreitender Metastasierung in alle Lymphknoten, Leber, Milz und Knochenmark sowie gelegentlich in die Haut. Zunehmende Lymphzytose bis zu 200000 Zellen/mm³ Blut, später fortschreitende Anämie bei leukämischer Infiltration des Knochenmarks.

Prognose: Aufgrund des hohen Erkrankungsalters führen nicht selten andere Erkrankungen zum Tode. Bei chronischem Verlauf beträgt die mittlere Erkrankungsdauer etwa 3–5 Jahre.

Komplikationen: Hauptproblem im Krankheitsverlauf ist der Immundefekt durch sekundären Antikörpermangel, der durch die zytostatische Therapie nicht behoben werden kann und den Boden für gehäufte Infekte des oberen Respirationstraktes bereitet.

Symptomatik

Häufig zufällig festgestellte Leukozytose und Lymphknotenvergrößerung. Daneben Infektneigung, zu Verdrängungserscheinungen führende Lymphome, abdominelle Beschwerden, Schweißneigung.

Bedeutung für den Kranken

Die CLL stellt durch ihre Symptomatik eine starke Belastung in Form von Leistungsminderung und Schwäche für den Patienten dar, wobei die Situation durch die ungünstige Prognose noch verschlechtert wird.

Differentialdiagnose

In Frage kommen andere nosologisch verwandte Non-Hodgkin-Lymphome, wobei das Immunozytom als das am nächsten verwandte nicht ohne Lymphknotenhistologie und immunologische Untersuchung auszuschließen ist.

Diagnostische Schritte

Bei der körperlichen Untersuchung sind tastbare Lymphome, Splenomegalie und Hepatomegalie deutliche Hinweise auf eine CLL. Labormäßig findet sich eine Gesamtleukozytenzahl von selten mehr als 200000/mm^3. Knochenmarkspunktion und evtl. Lymphknotenexstirpation sichern die Diagnose. Die weitere Diagnostik hat sich auch auf eine sorgsame Erfassung anderer Krankheitszustände zu richten, so daß eine Abschätzung der Gesamtprognose möglich wird.

Therapie

Die Therapie richtet sich nach dem Vorliegen von Beschwerden oder Komplikationen. Am meisten eingesetzt wird eine Kombination von Prednisolon und Chlorambucil als Chemotherapie, die in Form eines Intervallschemas durchgeführt wird.

Besondere Betreuungsaufgaben des Hausarztes

Angstmindernde Beratung, kontinuierliche engmaschige Kontrolluntersuchungen, Schutz vor weiteren Erkrankungen, besonders frühzeitige Infektbehandlung, exakte Behandlung eventueller sonstiger Erkrankungen, z. B. Diabetes mellitus. Enge kontinuierliche Zusammenarbeit mit Klinikambulanz oder jeweiligem Facharzt.

6.17 Chronisch myeloische Leukämie

Kennzeichen, Prognose, Komplikationen

Die chronisch myeloische Leukämie (CML) ist als eine Neoplasie des Systems der weißen Blutkörperchen im Knochenmark anzusehen, die eine übermäßige Vermehrung der Zellen des granulozytären Systems zur Folge hat. Die neoplastischen Vorläuferzellen der granulopoetischen Reihe sind meist auch in ihrer Qualität verändert und somit funktionsuntüchtig. Das Vorliegen eines Philadelphia-Chromosoms (Ph[1]) ist für die CML charakteristisch, jedoch in etwa 10% der Fälle nicht nachweisbar. Während der Altersmeridian bei etwa 40 Jahren liegt, nimmt die Häufigkeit mit steigendem Lebensalter kontinuierlich zu.

Prognose: Die mittlere Lebenszeit von Patienten mit CML (und positivem Nachweis des Philadelphia-Chromosoms) beträgt etwa 3 1/2 Jahre, wobei die Milzgröße prognostisch am wichtigsten ist. Hauptodesursache ist die Blastenkrise, die das Überleben auf wenige Monate begrenzt.

Komplikationen: Jede schwere Grunderkrankung kann die Prognose weiter verschlechtern und die aufgrund der reduzierten Immunabwehr durch funktionsuntüchtige Zellen ohnehin hohe Infektanfälligkeit vergrößern.

Symptomatik

Subjektive Beschwerden treten meist in Form von Müdigkeit, allgemeiner Abgeschlagenheit, Gewichtsverlust, Völlegefühl oder anderen abdominellen Beschwerden infolge einer Splenomegalie auf. Seltener zu beobachten sind Blutungsneigung und Fieber. Wichtige Kennzeichen einer akuten Verschlechterung sind weitere Verschlechterung des Allgemeinzustands, Muskel- und Knochenschmerzen (vorwiegend im Oberschenkelbereich) zunehmende Spleno- und Hepatomegalie, eine Zunahme der unreifen Zellformen im peripheren Blut, Thrombozytopenie und zunehmende Therapieresistenz.

Bedeutung für den Kranken

Der Patient hat sich neben dem Ertragen der Symptome und subjektiven Beschwerden mit der Bedrohlichkeit seiner Erkrankung und evtl. mit den sehr unangenehmen Nebenwirkungen einer zytostatischen Therapie auseinanderzusetzen. Er braucht viel psychische und physische Kraft, um sich den Lebenswillen zu erhalten, dabei Einsicht und Mitarbeit zu zeigen und nicht an seinem Leiden zu verzweifeln.

Differentialdiagnose

Leukämoide Veränderungen bei Infektionen, Stoffwechselkrisen und Tumoren lassen sich in der Regel durch das Fehlen von Splenomegalie, Basophilie und erniedrigter alkalischer Leukozytenphosphatase (ALP) abgrenzen. Eine Abgrenzung zu den übrigen myeloproliferativen Syndromen kann schwer sein, zumal die CML in eine Myelofibrose/Osteomyelosklerose übergehen kann. Klärung durch Stanzbiopsie des Knochenmarks. Differentialdiagnose in Zusammenarbeit mit Klinikambulanz oder Facharzt.

Diagnostische Schritte

Anamnese und Alter des Patienten geben schon wichtige Hinweise auf die Erkrankung. Deutliche Spleno- und Hepatomegalie stützen die Diagnose. *Laborchemisch:* Leukozytose mit Linksverschiebung, Basophilie, gelegentlich qualitative Veränderung der Erythrozyten und Vorkommen einzelner kernhaltiger Zellen der Erythropoese im peripheren Blut. Sorgsame Erfassung sonst vorliegender Erkrankungen, der seelisch-geistigen Befindleichkeit und der Kooperationsfähigkeit.

Therapie

Während der chronischen Phase lassen sich Beschwerden und pathologische Befunde gut mit den Zytostatika Busulfan oder Hydroxyurea behandeln. Die bei jüngeren Patienten seit einigen Jahren mit vielversprechenden Ergebnissen durchgeführte allogene Knochenmarktransplantation findet bisher in der Geriatrie keine Anwendung.

Besondere Betreuungsaufgaben des Hausarztes

Unterstützung und Begleitung des Patienten evtl. bis zum Tode und beste medizinische Versorgung sowie schnelles Erkennen einer Akzeleration.

6.18 Chronisch obstruktive Emphysembronchitis

Kennzeichen, Prognose, Komplikationen

Synonyme: Chronisch obstruktive Bronchitis, obstruktive Emphysembronchitis, chronisch asthmoides Emphysem.

Bei erhöhten Strömungswiderständen in den Atemwegen ist das Krankheitsbild durch Dyspnoe, Husten und Auswurf gekennzeichnet. Ätiologisch werden durch Übergewicht und Emphysem bedingte Formen von endobronchialer Atemwegsobstruktion, Allergie, chronische Infekte, chronischer Reizzustand der sensiblen Rezeptoren, Linksherzinsuffizienz und Zustand nach Lungenembolie unterschieden. Im Laufe der Erkrankung kommt es zur Verschlechterung der arteriellen Blutgaszusammensetzung und Ausbildung eines chronischen Cor pulmonale. Die mittlere Lebenserwartung von Patienten mit chronischer Atemwegsobstruktion ist gegenüber der allgemeinen Sterbekurve um 2 Jahre reduziert.

Symptomatik

Trotz pathologisch erhöhter Strömungswiderstände in den Atemwegen können Patienten bei reduzierter körperlicher Aktivität weitgehend an die eingeschränkte pulmonale Leistungsfähigkeit adaptiert sein, so daß die Dyspnoe nicht mehr als Beschwerde in Erscheinung tritt. Bei fortgeschrittener Obstruktion steht die Dyspnoe im Vordergrund mit häufig nächtlicher Verschlechterung.

Bedeutung für den Kranken

In fortgeschritteneren Stadien erhebliche Beeinträchtigung durch eingeschränkte körperliche Leistungsfähigkeit, Atemnot mit gestörter Nachtruhe und Husten. Häufig Auseinandersetzungen mit Familienangehörigen, die dem Kranken das Rauchen oder eine vermeintlich ungesunde Lebensführung vorwerfen.

Differentialdiagnose

Differentialdiagnostisch ist eine Abgrenzung gegenüber peribronchialen Infiltraten, Bronchiektasen und dem Bronchialkarzinom erforderlich. Eine chronische Sinusitis sollte ausgeschlossen werden.

Diagnostische Schritte

Zur Beurteilung der Lungenfunktion Bestimmung der Vitalkapazität, des „forcierten exspiratorischen Atemstoßes" sowie der Blutgase. Im Blutbild u. U. Polyglobulie. Abklärung der kardialen Funktion (bei Rechtsherzinsuffizienz und Hypertonie Gefahr des akuten Lungenödems).

Therapie

Bronchodilatation rund um die Uhr, am besten durch β_2-Sympathikomimetikum in Dosieraerosolform (1 – 2 Hübe in 3- bis 4stündigen Abständen). Kombination mit Theophyllin (Halbwertzeit bei Herzinsuffizienz auf 11 h erhöht) und Parasympathikolytika ist möglich und häufig sinnvoll. Als 3. Stufe der Therapie können Glukokortikoide erforderlich werden, am besten inhalativ. Dabei ist zu beachten, daß volle Sekretionshemmung und Schleimhautabschwellung erst nach einer Woche zu erwarten ist, weshalb vorübergehend orale zusätzliche Steroidgabe erforderlich sein kann. Die medikamentöse Behandlung der Mukostase sollte bei der häufig erforderlichen Vielfachverordnung differenziert abgewogen werden, durch β_2-Sympathikomimetika oder Theophyllin oft hinreichend gewährleistet. Bei akuter Exazerbation (purulentes Sputum) ist antibiotische Behandlung (Tetracyclin, Amoxycillin oder Trimetoprim) angezeigt. Adäquate Behandlung von Hypertonie und Herzinsuffizienz.

Besondere Betreuungsaufgaben des Hausarztes

Patienten mit chronisch obstruktiver Emphysembronchitis bedürfen einer kontinuierlichen, eher engmaschigen Dauerüberwachung und Behandlung. Dabei ist die Neigung des oft gut an den Zustand adaptierten Patienten zu einer gewissen Bagatellisierung in Betracht zu ziehen. Bei Rauchverbot ist zu beachten, daß die positiven Auswirkungen der Aufgabe des Rauchens sich u. U. erst nach Monaten einstellen. Psychologische Belastungssituationen können zu gravierender Verschlechterung der Erkrankung führen und bedürfen ggf. hausärztlicher Intervention. Auch beim alten Patienten können Kuraufenthalte (trockene Regionen) vorübergehende erhebliche Verbesserungen bringen.

6.19 Chronisch venöse Insuffizienz

Kennzeichen, Prognose, Komplikationen

Die Erkrankung ist die Langzeitfolge früher durchgemachter tiefer Thrombosen. Die Störung ist durch venöse Hypertension im oberflächlichen Venensystem gekennzeichnet. Hinzu kommen Hautveränderungen im Sinne von Stauungsdermatitis, Schlängelungen und Erweiterungen der Venen, Blutungen, Pigmentierungen und Entzündungen in Haut und Subkutis bis zum Ulcus cruris. Häufig zusätzlich Ödembildung.

Symptomatik
Siehe „Kennzeichen... "

Bedeutung für den Kranken

Bei vielen Patienten u. U. als schwerwiegend erlebte Dauerbeeinträchtigung durch Schwere-, Spannungs- und Schwellungsgefühle, nächtliche Wadenkrämpfe sowie Juckreiz und Entstellung der Beine durch Schwellung und äußeres Hautbild.

Differentialdiagnose

Das klinische Erscheinungsbild der Erkrankung ist eindeutig. Dennoch sollte beim Vorliegen von Beinbeschwerden trotz der entsprechenden Venensymptomatik auch an andere Ursachen wie Arthrose, Fußdeformitäten oder Ischiasbeschwerden gedacht werden. Ausschluß von Diabetes mellitus und arterieller Verschlußkrankheit ist sinnvoll.

Diagnostische Schritte

Eine Abgrenzung gegenüber entzündlichen Venenveränderungen durch klinische Befunderhebung kann u. a. bei bettlägrigen alten Patienten von Bedeutung sein.

Therapie

Indiziert sind Maßnahmen zur Förderung des Rückflusses und zur Senkung der venösen Hypertension. Als Grundsatz für den Patienten gilt möglichst viel zu laufen oder aber zu liegen, jedoch längeres Stehen und Sitzen zu meiden. Bei vorliegender Hyper- und Depigmentation sowie subakuter und schmerzhafter Entzündung der Subkutis sollte Kompression durch Strümpfe und Schaumgummipolster erfolgen. Kaltwasseranwendungen werden therapeutisch weiter empfohlen. Umstritten ist die Wirkung von sog. Venenpräparaten. Es kann jedoch davon ausgegangen werden, daß intern und extern anwendbare Präparate eine subjektive und objektive Besserung bewirken können. Insbesondere wird eine Ödemauschwemmung als subjektiv sehr entlastend empfunden. Im übrigen entspricht es dem Bedürfnis des Patienten, auch durch lokale Anwendungen eine Verbesserung des Zustands zu versuchen. Auch beim älteren Patienten können intervenierende Eingriffe wie Verödung oder Unterbindung von insuffizienten Venae communicantes erforderlich sein.

Zur sachgerechten Verordnung einer Kompression: Ein Kompressionsverband ist immer dann angezeigt, wenn es darum geht, ein Ödem zur Rückbildung zu bringen und die Voraussetzungen für die Abheilung eines Ulcus cruris zu schaffen.

Kompressionsklasse und Indikationen: Klasse I bei geringer Varikosis, Schwere- und Müdigkeitsgefühl in den Beinen, geringer Ödemneigung; Klasse II bei Varikosis mit Ödemneigung, posttraumatischen Schwellungen, nach Verödung und Varizenoperationen, nach abgelaufenen Thrombophlebitiden; Klasse III bei postthombotischen Folgezuständen, Ödembildung, sekundären Varizen, Zustand nach rezidivierenden Ulzera, Atrophie blanche; Klasse IV bei zusätzlichem Lymphödem.

Besondere Betreuungsaufgaben des Hausarztes

Wichtig ist es, den Patienten wiederholt dazu anzuhalten, möglichst viel zu gehen oder die Beine hochzulegen, dagegen Sitzen und Stehen zu vermeiden. Vor der Verordnung der (meist teuren) Kompressionsstrümpfe sollte man sich vergewissern, ob der Patient auch mit dem täglichen Anziehen zurechtkommt. Oft genügen Kompressionskniestrümpfe. Bei stärker behinderten und alleinstehenden Betagten kann durch das tägliche Anlegen eines Kompressionsverbandes, etwa durch die Gemeindeschwester, u. U. eine gewisse positive Gesamtbeeinflussung erfolgen. Erfahrungsgemäß sollte auch darauf geachtet werden, daß bei der mehr beschwerlichen als gefährlichen Krankheitssituation kein unangemessenes Krankheitsbewußtsein aufgebaut wird (S. auch Teil II, Kap. 2.5).

6.20 Cor pulmonale

Kennzeichen, Prognose, Komplikationen

Unter Cor pulmonale ist eine Hypertrophie, evtl. auch Dilatation des rechten Ventrikels als Folge einer pulmonalen Hypertonie zu verstehen. Die Erkrankung ist sekundäre Folgeerscheinung von Funktions-, Struktur- und Zirkulationsstörungen der Lunge. Unterschieden werden der *parenchymale Typ* (Verlust oder bindegewebiger Umbau des Lungenparenchyms), der *vaskuläre Typ* (Gefäßverschlüsse, Stenosierungen) und der *ventilatorisch hypoxische Typ* (chronisch obstruktive Lungenerkrankungen). Die Prognose hängt von Art und Ausmaß der pulmonalen Grunderkrankung ab. Sie verschlechtert sich wesentlich bei Rechtsherzdekompensation: Ist diese Komplikation eingetreten, überleben nur ca. 50% der Patienten die nächsten 2 Jahre.

Symptomatik

Im Vordergrund steht in der Regel die pulmonale Symptomatik, so daß eine Abgrenzung der durch Lungenerkrankung und Cor pulmonale bedingten Beschwerden schwer möglich ist. Belastungsdyspnoe und Minderung der körperlichen Leistungsfähigkeit sind überwiegend als Folge des Cor pulmonale aufzufassen.

Bedeutung für den Kranken

Oft erhebliche Einschränkung der körperlichen Leistungsfähigkeit, verminderter allgemeiner Aktionsradius, häufig weitgehende Fixierung an den häuslichen Rahmen, meist deutliche Beeinträchtigung durch Dyspnoe und Husten. Subjektives Wohlbefinden und seelische Grundstimmung können jedoch bei diesen Patienten im Kontrast zum medizinischen Befund oft durchaus positiv sein.

Differentialdiagnose

Differentialdiagnostisch sind Erkrankungen des linken Herzens primärer Art, z. B. Vitien, die nicht Folge einer Lungenkrankheit sind, auszuschließen.

Diagnostische Schritte

Bei der körperlichen Untersuchung zeigen sich bei dekompensiertem Cor pulmonale typische Rechtsherzinsuffizienzzeichen (Beinödeme, Tachykardie, Lebervergrößerung, Einflußstauung). Bei der Auskultation des Herzens gelten eine Akzentuierung des 2. Tones über der Pulmonalklappe sowie ein präsystolischer Galopp rechts als typisch.

Weitere Diagnostik: Röntgenuntersuchung des Thorax, EKG und Lungenfunktionsprüfung. Wenn der Nachweis des pulmonalen Hochdrucks erforderlich erscheint, ist Rechtsherzkatheterisierung notwendig.

Therapie

Im Vordergrund steht die Behandlung der pulmonalen Grundkrankheit. Bei Dekompensation Digitalisierung und Diuretikabehandlung. Zu beachten ist hier die gesteigerte Digitalisempfindlichkeit bei Hypoxie. Bei reaktiver Polyglobolie (Hämatokrit über 55%) wird u. U. die wiederholte Durchführung eines kleinen Aderlasses (200 – 300 ml) empfohlen.

Besondere Betreuungsaufgaben des Hausarztes

Engmaschige, intensive, oft über Hausbesuch erforderliche Betreuung des Kranken. Besondere Beachtung einer sinnvollen, an Prioritäten orientierten medikamentösen Behandlung unter besonderer Berücksichtigung der Nebenwirkungen. Ferner intensive allgemeine Beratung, z. B. zu körperlicher Schonung, evtl. notwendiger Bettruhe, salzarmer Kost, ausreichender Flüssigkeitszufuhr. Bei einer durch Hypoxie induzierten Vasokonstriktion kann ggf. auch zu Hause eine Sauerstoffzufuhr über Nasensonde oder Inhalation bei entsprechender Anleitung von Angehörigen bzw. betreuender Schwester durchgeführt werden.

6.21 Dermatomykosen

Kennzeichen, Prognose, Komplikationen

Pilzerkrankungen der Haut. Häufigste Form: Tinea pedum. Chancen der Ausheilung wegen der langfristigen Behandlungsnotwendigkeit meist ungünstig. Bei anderen Lokalisationsformen gute Behandlungsmöglichkeiten.

Symptomatik

Allgemein weisen folgende Symptome auf eine Pilzerkrankung der Haut hin: Gerötete runde oder ovale Läsionen mit randständiger Schuppung, häufig zentral abblassend und Ausdehnung in die Periphere. Pusteln, v. a. follikulärer Anordnung, z. B. im Bartbereich. Weiße, fest haftende Belege auf den Schleimhäuten (Mund, Genitale). Auch Fluor vaginalis, erosiv nässende Rötungen im Anal- und Genitalbereich sowie Rhagaden und Erosionen zwischen Fingern und Zehen oder krustös-nässende und schuppende Läsionen der Kopfhaut sind häufig Folge einer Pilzerkrankung. Typisch für alle Formen: Juckreiz.

Bedeutung für den Kranken

Beschwerden durch Juckreiz, u. U. Behinderung beim Gehen durch massiv verdickte Großzehennägel bei Onychomykose.

Differentialdiagnose

Schuppung und Juckreiz bilden wichtige Hinweise für die Diagnose einer Mykose. Abzugrenzen sind allergische Ekzeme, Psoriasis und Arzneimittelexantheme.

Diagnostische Schritte

Die Sicherung einer Mykose durch Anlegen einer Kultur wird empfohlen. Der Hausarzt wird sich jedoch häufig auf den Inspektionsbefund verlassen, v. a.

um bei stark juckenden Darmatomykosen möglichst rasch eine Therapie einzuleiten.

Therapie

Lokale Anwendung entsprechender Präparate, wobei auf regelmäßige Applikation zu achten ist. Bei Fuß- und v. a. bei Onychomykose wochenlange Behandlung mit gleichzeitiger regelmäßiger Desinfektion von Strümpfen und Schuhen. Bei Versagen einer lokalen Therapie kann systemisch Griseovulvin oder Ketozonazol verabreicht werden.

Besondere Betreuungsaufgaben des Hausarztes

Keine.

6.22 Diabetes mellitus

Kennzeichen, Prognose, Komplikationen

Typ-I-Diabetes: Absoluter Insulinmangel durch Zerstörung der insulinproduzierenden Zellen des Pankreas. Im Alter quantitativ von untergeordneter Bedeutung.

Typ II-Diabetes: Relativer Insulinmangel durch verzögerte Insulinfreisetzung nach Glukosereiz und durch Defekte der Zellrezeptoren mit peripherer Insulinresistenz. Im Gegensatz zu Typ I stabiles Stoffwechselverhalten und nur geringe Neigung zur Ketoazidose. Der sog. Altersdiabetes ist gekennzeichnet durch Manifestation nach dem 65. Lebensjahr, schleichenden Verlauf und allmählichen Beginn, Übergewicht, gutes Ansprechen auf Diät und körperliche Aktivität und relative Insulinempfindlichkeit.

Spätkomplikationen: Retinopathie, diabetische Neuropathie, kardiovaskuläre Risiken wie Arteriosklerose in Herz, Augen, Gehirn, Nieren und Extremitäten, Myokardinfarkt, Hochdruck, Katarakt, diabetische Enzephalopathie (zerebrale Insulte mit vorzeitiger Enzephalomalazie und seniler Demenz auf der Basis der Arteriosklerose).

Stoffwechselkomplikationen: Hypoglykämie (häufig medikamentös induziert), Gefährdung u. a. durch apoplektischen Insult oder Myokardinfarkt. Hyperosmolares nichtazidotisches diabetisches Koma mit extrem hohen Blutzuckerwerten und Dehydratation. Eine Verkürzung der Lebenserwartung um einige Jahre wird beim Typ-II-Diabetes angegeben.

Stadieneinteilung

Prädiabetes: Familiäre Belastung durch zuckerkranke Eltern, nahe Verwandte; in der Anamnese Geburt übergewichtiger Neugeborener oder Totgeborener.

Latenter Diabetes mellitus: Unauffälliger oraler Glukosetoleranztest unter Normalbedingungen, jedoch unter Streß, bei Infekten und Fettsucht vorübergehend pathologische Toleranztests.

Subklinischer Diabetes mellitus: Nüchternblutzuckerwerte im Normbereich, pathologischer oraler Glukosetoleranztest.

Manifester Diabetes mellitus: Hyperglykämie und Glukosurie.

Symptomatik

Typische klinische Symptome können beim älteren Diabetiker bis zu Blutzuckerwerten von 300 mg% fehlen. Beobachtet werden auch im Alter Polydipsie, Polyurie, Neigung zu Harnwegsinfekten, bei Männern Impotenzia coeundi, periphere Neuropathie, Sehstörungen, Dermatomykosen.

Bedeutung für den Kranken

Die Aufdeckung eines Diabetes mellitus im Alter bedeutet für den Patienten nicht selten eine mit erheblichen Veränderungen der Lebensführung verbundenen Einschnitt. Häufigere Arztbesuche, regelmäßige Stoffwechselkontrollen, die Notwendigkeit einer medikamentösen Behandlung, die Probleme der Diät nehmen häufig ein hohes Potential an Aufmerksamkeit und Kräften in Anspruch. Mikro- und Makroangiopathien führen mit ihren Auswirkungen bis hin zur Gliedmaßenamputation nicht selten zu einem von Schmerzen, schwerwiegenden Beeinträchtigungen und Behinderungen gekennzeichneten Leidensweg.

Differentialdiagnose

Bei nachgewiesenem Diabetes mellitus erübrigt sich eine weitere Differentialdiagnose. Wichtig ist es jedoch, Faktoren auszuschließen, die zur Stoffwechselverschlechterung beitragen: Streß, Infektionen, Elektrolytstörungen (Hypokaliämie), Einfluß von Medikamenten (Diuretika, β-Rezeptorenblocker, Diphenylhydantoine, Glukokortikoide, Diazoxid).

Diagnostische Schritte

Bestimmung des Nüchtern- und des postprandialen 2-h-Blutzuckerwertes, Bestimmung des HbA_1, ggf. oraler Glukosetoleranztest. Nüchternblutzuckerwerte unter 100 mg% und fehlender Anstieg nach Mahlzeiten auf über 140 mg% schließen das Vorliegen eines Diabetes mellitus aus.

Therapie

Neben der Vermeidung unmittelbarer Stoffwechselentgleisungen mit der Gefahr einer Schädigung des ZNS, eines Myokardinfarkts oder apoplektischen

Insults gehört die Prävention von Gefäßkomplikationen zum Behandlungsziel. Es scheint, daß eine optimale Stoffwechseleinstellung die Entwicklung der diabetischen Angopathie günstig beeinflußt. Die wesentlichen Behandlungselemente sind: Diabetestherapie, Normalisierung des Körpergewichts, ausreichende körperliche Aktivität, ggf. medikamentöse Behandlung. Ältere Patienten mit neu aufgedecktem Diabetes zeigen erfahrungsgemäß eine relativ hohe Bereitschaft, auch eine Diät einzuhalten. Hier empfiehlt es sich, mit Hilfe einer Diätassistentin in sehr kurzfristigen Beratungsgesprächen eine Diätumstellung anzustreben, bis diese fest in den Tagesablauf integriert ist. Die Diätberatung muß konkret, am besten in Form vorgefertigter Ernährungspläne erfolgen und auch den realen Umsetzungsmöglichkeiten des Patienten entsprechen. Auch Hinweise auf körperliche Aktivität sind in bezug auf die Lebenssituation des jeweiligen Patienten zu konkretisieren. Entsprechende Beratungsinhalte sind kurzfristig immer wieder anzusprechen, damit der Patient wirklich eine gewohnheitsmäßige Integration wichtiger Verhaltensweisen vornimmt.

Medikamentöse Behandlung

Sie ist indiziert, wenn mit Diät und körperlicher Aktivität allein Nüchternblutzuckerwerte über 120 mg% und ein postprandialer 2-h-Wert von mehr als 180 mg% gefunden werden. Für die Behandlung in der Praxis sind Sulfonylharnstoffe einzusetzen.

Wirkungsweise: Freisetzung von körpereigenem Insulin, Verbesserung der peripheren Insulinwirkung.

Neueinstellung: Beginn mit einem schwächeren Sulfonylharnstoffpräparat in niedriger Dosierung vor dem Frühstück. Bei Niereninsuffizienz ist Dosisverminderung erforderlich. Bei unzureichendem Effekt Übergang auf Glibenclamid (*cave:* hypoglykämische Reaktionen). Zur endgültigen Dosisfindung ist ein Zeitraum von 8 – 10 Tagen erforderlich. Maximaldosis von Glibenclamid: morgens 2 Tbl., abends 1 Tbl. Besondere Sorgfalt verdienen Kontrollen nach 4 – 6 Wochen, da häufig eine Toleranzverbesserung mit der Gefahr der Hypoglykämie beobachtet wird und Dosisreduktion erforderlich werden kann.

Behandlungsziel: Postprandiale Blutzuckerwerte unter 180 mg%, keine Hypoglykämie, keine Glukosurie. In der Praxis wird man bei vielen adipösen Diabetikern postprandiale Blutzuckerwerte bis 250 mg% tolerieren. Wird Insulinbehandlung erforderlich, so kann versucht werden, unter Fortsetzung der Sulfonylharnstoffmedikation auch in der Praxis eine Umstellung auf Insulin vorzunehmen, was überwiegend gelingt. Sonst Klinikeinweisung.

Besondere Betreuungsaufgaben des Hausarztes

Bei gut eingestelltem Diabetes 8- bis 10wöchige Kontrolluntersuchungen: postprandiale 1-h-Blutzucker am Vormittag, HbA$_1$-Bestimmung, wenn möglich

Glukose im 24-h-Urin. Klinische Untersuchung auf Komplikationen (Blutdruck, Gefäßgeräusche, neurologische Symptome), Inspektion der Füße. Eingehendes Beratungsgespräch mit Erörterung der Ernährung und körperlichen Aktivität, Frage nach eventuellen Hypoglykämien. Jährlich einmal augenärztliche Untersuchung, ferner labormäßige Überwachung weiterer kardiovaskulärer Risikofaktoren (Blutfette, Harnsäure), Kreatinin im Serum, Urinstäbchentests. Dem Hausarzt kommt in der Regel die zentrale Rolle bei der Gestaltung des Behandlungsgefüges des älteren Diabetikers zu. Die ständige, immer wieder neu aufzubauende Motivation zu Diät, ausreichender Bewegung und der sachgerechten Einnahme verordneter Medikamente bildet einen wesentlichen Bestandteil der Betreuung. Bei entsprechender Bereitschaft des Patienten kann eine Motivationssteigerung durch Selbstkontrolle des Stoffwechsels mittels täglichem Streifentest auf Glukose im Urin (2 h nach dem 1. Frühstück) erreicht werden. Die Urinzuckerbestimmung bildet im übrigen einen guten Indikator für die Einstellungsqualität. Zu den Betreuungsaufgaben des Hausarztes gehört auch gerade beim komplexen Krankheitsbild des Altersdiabetes die kritische Auseinandersetzung mit den eigenen Möglichkeiten und u. U. die zeitgerechte Überweisung zum Spezialisten, wobei die vorübergehende Behandlung in einer Spezialklinik häufig wertvolle Verbesserungen und Anregungen bringt.

6.23 Divertikel/Divertikulitis

Kennzeichen, Prognose, Komplikationen

Die Divertikulitis ist eine Entzündung von (meist) Kolondivertikeln, die erworbene Ausstülpungen der Mukosa durch die Muskularis der Dickdarmwand darstellen. Die Mehrzahl der Divertikelträger, ca. 30% der über 70jährigen, bleibt klinisch asymptomatisch. Nach Schätzungen treten bei etwa 3% der an Divertikulose Leidenden klinische Symptome auf.

Prognose: Bei komplikationslosem Verlauf gut.

Komplikationen: Subileus, Ileus, Perforation, Blutung, Sepsis bis hin zu lebensbedrohlichen Zuständen.

Symptomatik

Akute Divertikulitis: Symptomatik einer „linksseitigen Appendizitis" mit Peritonitis.

Chronische Divertikulitis: Tastbarer, länglicher, druckempfindlicher Tumor im linken Unterbauch. Druckgefühl, Darmkrämpfe, funktionelle Behinderung der Darmpassage. Hinzu kommt meist Obstipation, phasenweise auch Diarrhö.

Bedeutung für den Kranken

Die Divertikel als solche machen keine Beschwerden, die Belastungen durch eine Divertikulitis können jedoch erheblich sein. Nicht allein die akute Entzündung ist für den Patienten durch Schmerzen, Obstipation und/oder Diarrhö etc. unangenehm, sondern auch die chronisch rezidivierende Wiederkehr der Beschwerden belastet sehr. Meist erforderliche Empfehlungen zur Umstellung der Ernährungsgewohnheiten werden häufig ebenfalls als sehr belastend erlebt.

Differentialdiagnose

Die wichtigste Abgrenzung besteht gegenüber einem Karzinom im Bereich des Sigma. Differentialdiagnostisch ist ebenfalls an eine Colitis ulcerosa, Morbus Crohn und die ischämische Kolitis zu denken.

Diagnostische Schritte

Siehe auch Symptomatik. Dickdarmdivertikel werden in erster Linie radiologisch durch einen Kolonkontrasteinlauf dargestellt.

Therapie

Akute Divertikulitis: Bei gesicherter Diagnose sollte Klinikeinweisung möglichst vermieden werden. Nahrungsreduktion, ausreichende Flüssigkeitssubstitution und Gabe von schwer resorbierbaren Antibiotika.

Chronische Divertikulitis: Versuch einer Stuhlregulierung durch eine ballaststoffreiche Diät (Weizenkleie, Leinsamen), reichlich Flüssigkeitszufuhr, Spasmolytika und Gabe von schwer resorbierbaren Antibiotika. Bei Perforation, Blutung oder evtl. Ileus wird chirurgische Intervention erforderlich.

Besondere Betreuungsaufgaben des Hausarztes

Wiederholte Erläuterung des Krankheitsbildes und Motivationsbildung zur meist fälligen Ernährungsumstellung.

6.24 Eisenmangelanämie

Kennzeichen, Prognose, Komplikationen

Die Eisenmangelanämie als häufigste Anämieform des Alters ist eine hypochrome, mikrozytäre Anämie mit erniedrigtem Serumeisen und Ferritin bei verminderter Sideroblastenzahl im Knochenmark und erhöhter Eisenbindungskapazität.

Prognose: Gut. Einzig ist zu beachten, daß die Therapie einer Anämie/Eisenmangelanämie längerdauernde Substitution (geringe enterale Eisenresorption) erfordert und natürlich die Ursache (Blutungen o. ä.) festgestellt und beseitigt werden muß.

Komplikationen: Aufgrund der allgemeinen Beeinträchtigung ist die Infektanfälligkeit erhöht. Jede andere schwere Grunderkrankung wird in ihrer Prognose durch eine Anämie verschlechtert. Bei einem (plötzlichem) Abfall des Hb auf 7 und darunter wird der Patient lebensbedrohlich gefährdet und damit intensivtherapiepflichtig.

Symptomatik

Allgemeine Symptome sind Blässe der Haut und Schleimhäute, Müdigkeit, Schwindel, Kopfschmerzen und Ohrensausen sowie kardiopulmonale Symptome durch Verminderung der funktionellen Sauerstoffträger. Vegetative Symptome bis zur depressiven Stimmungslage können bereits bei latentem Eisenmangel auftreten. Haut- und Schleimhautsymptome (trophische Störungen der Haut, Mundwinkelrhagaden, Glossitis, Ösophagitis mit Dysphagie, Haarausfall, Brüchigkeit der Fingernägel) mit oder ohne subfebrile Temperaturen sind Zeichen des schweren manifesten Eisenmangels.

Bedeutung für den Kranken

Der aus der Anämie resultierende Zustand der Mattigkeit, der Schwäche bis hin zur depressiven Stimmung und des allgemeinen Leistungsabfalls stellt für den Patienten eine unangenehme Situation dar. Beschwerden wie Kopfschmerzen, Mundwinkelrhagaden und Herzbeschwerden belasten zusätzlich. So relativ leicht zu beheben und zu erklären die Ursachen einer Eisenmangelanämie sind, so unangenehm und unnötig leistungsmindernd sind die Auswirkungen, die den Patienten sich fast als „chronisch krank" ohne auch für andere sichtbare Ursache empfinden lassen.

Differentialdiagnose

Bei Anämien allgemein: Blutungsanämien, Mangelanämien (Eisen, Vitamin B_{12}), aplastische und hämolytische Anämien.

Bei Eisenmangelanämie: sideroachrestische Anämie, Vitamin B_{12} Mangelanämie, Thalassaemia minor, Hämoglobinopathien, Infekt- und Tumoranämien.

Diagnostische Schritte

Im Routinelabor wird eine Anämie durch verminderte Erythrozyten- und Hämoglobinkonzentration sowie aufgrund sinkender Retikulozytenzahl im Blut erfaßt. Im Blutausstrich zeigen sich die Eisenmangelanämie Anulozyten (ringförmig), mikrozytäre, hypochrome Erythrozyten und eine Aniso- und Poikilozytose. Im Knochenmarkpräparat (Spezialdiagnostik) sind vermehrt Vorstufen der Erythropoese sowie eine Verminderung der Sideroblastenzahl zu finden. Granulo- und Megakaryozyten sind normal. Färberisch ist kein Eisen nachweisbar, Ferritin und Serumeisen sind erniedrigt, Transferrin erhöht. Als Grundlage wichtig und für eine wirksame Behandlung unverzichtbar ist die Klärung der Ursache jeder Anämie und speziell der Eisenmangelanämie (mögliche Ursachen: verminderte Zufuhr oder Aufnahme im Darm, gestörter Transport, erhöhter Bedarf, verminderte Ausnutzung durch z. B. zu schnelle Magen-Darm-Passage, Eisenverlust durch chronische Blutungen, besonders im Gastrointestinaltrakt, und/oder Hämorrhoiden).

Therapie

Wichtig u. a. eine Beseitigung der Ursache einer Anämie, um dann gezielt eingreifen zu können. Bei der Eisenmangelanämie besteht die Therapie in einer vorzugsweise oralen Eisensubstitution. Die erforderliche Tagesdosis liegt bei 100 – 200 mg; zur Hebung des Hb-Wertes um 1% sind ca. 200 mg Eisen erforderlich. Da nur 10% der zugeführten Menge enteral resorbiert werden, hat die Behandlung entsprechend lange – in der Regel über 4 – 6 Monate – zu erfolgen. Die am häufigsten auftretenden Nebenwirkungen der oralen Eisenzufuhr sind Oberbauchbeschwerden, Kopfschmerzen, Hitzegefühl und erhöhte Temperatur. Ein Wechsel des Präparates kann hier oft Abhilfe schaffen. Eisenpräparate sollten als Reinsubstanz verabreicht werden; Mischpräparate sind sinnlos und teuer.

Besondere Betreuungsaufgaben des Hausarztes

Wichtige Aufgabe des Hausarztes bei jeder Anämie ist es, so schnell wie möglich die Ursache der Anämie herauszufinden und möglichst nicht ohne diese Kenntnis eine Substitutionstherapie „auf gut Glück" durchzuführen. Da sich gerade eine Eisenmangelanämie oft schleichend entwickelt, der Patient an diesem Zustand adaptiert ist und erst spät über Beschwerden klagt, hat der Hausarzt besondere Sorgfalt darauf zu verwenden, die Ursache zu finden und die Substitution zu überwachen. Da gerade oral verabreichte Eisenpräparate oft sehr schlecht verträglich sind, muß er bei Beschwerden durch Wechsel der Präparate und Aufklärung des Patienten die Compliance zu stärken und zu erhalten suchen. Anamnestisch wichtig ist auch die Ernährungssituation des Patienten, da besonders alte Menschen gefährdet sind, bei denen eine klinisch kaum bemerkbare Malnutrition besteht.

6.25 Ellenbogenfraktur

Kennzeichen, Prognose, Komplikationen

Die Ellenbogenfraktur ist eine Fraktur des Gelenks selbst bzw. des gelenknahen distalen Humerus, des Radiusköpfchens oder des Olekranons. Am häufigsten sind die extraartikulären Biegungsbrüche, die beim Erwachsenen fast ausschließlich als Biegungsbruch beim Sturz auf den gebeugten Ellenbogen auftreten. Für den alten Menschen mit meist porösen Knochen sind perkondyläre, wenig verschobene Frakturen typisch. Abriß- und Abscherfrakturen sind besonders im medialen und lateralen Kondylenbereich häufig.

Prognose: Gut, trotz der verzögerten Heilung gerade poröser Knochen alter Menschen.

Komplikationen: Verletzungen von A. und V. brachialis, N. ulnaris und N. medianus sind relativ häufig; unübersichtliche Zugänge bergen die Gefahr iatrogener Läsionen v. a. des N. ulnaris in sich. Gelegentlich werden ischämische Kontrakturen nach übersehenen Kompressionssyndromen beobachtet. Die eng benachbarten Nervenbahnen und Gefäße können durch Anspießung oder Kompression (Sulcus-ulnaris-Syndrom) geschädigt werden. Bewegungseinschränkungen belasten alle Behandlungsverfahren.

Symptomatik

Rasch einsetzende Schwellung und hochgradig schmerzhafte Bewegungseinschränkung.

Bedeutung für den Kranken

Wie jede Fraktur, die konservativ ruhiggestellt wird, hat auch die Ellenbogenfraktur eine gewisse Immobilität des Patienten zur Folge. Außer Schmerz, Bewegungseinschränkung und damit Angewiesensein auf fremde Hilfe muß der

Patient das Risiko von Folgen wie Kompressionssyndrom oder Einsteifung des Gelenkes tragen.

Differentialdiagnose

Andere traumatische Ursachen einer Schwellung wie Verstauchung und Verrenkung müssen ausgeschlossen werden. Möglich sind auch pathologische Brüche in Folge von Skelettmetastasen.

Diagnostische Schritte

Radiologisch müssen Bruchebene und Ort des Bruches genau festgestellt werden, um die Entscheidung fällen zu können, ob evtl. operativ eingegriffen werden muß. Die Überprüfung der peripheren Motorik, Sensibilität und Durchblutung ist obligat.

Therapie

Wichtig ist eine möglichst frühzeitige Krankenhauseinweisung (auch bei Verdacht sollte keine Verlaufsbeobachtung erfolgen), da erfahrungsgemäß die Komplikationsrate der Therapie mit steigendem Zeitabstand zwischen Trauma und Behandlung deutlich zunimmt. Nur die perkondylären und die unkomplizierten extraartikulären Biegungsbrüche sind für eine konservative Behandlung geeignet. Nach der Reposition werden sie im Oberarmgipsverband für 6 Wochen ruhiggestellt. Die meisten Frakturen müssen vom Chirurgen operativ behandelt werden. Als Osteosyntheseverfahren sind interfragmentäre Verschraubung und Osteosynthesen mit kleindimensionierten Platten und Drahtzuggurten üblich.

Besondere Betreuungsaufgaben des Hausarztes

Wenn auch der Bruch selber meist vom Chirurgen versorgt und betreut wird, hat doch der Hausarzt die Aufgabe der Nachbetreuung und Rehabilitation des Patienten. Soweit es in seiner Macht steht, kann der Arzt dafür Sorge tragen, daß der Patient (z. B. durch Versorgung durch eine Gemeindeschwester etc.) auch in seiner Beeinträchtigung so mobil und selbständig wie möglich bleibt. Des weiteren können u. a. Verordnungen von Krankengymnastik, aber auch von Bädern, Massagen, Packungen etc. nach Abheilung des Bruches für eine gute Rehabilitation nötig sein.

6.26 Fettstoffwechselstörung

Kennzeichen, Prognose, Komplikationen

Fettstoffwechselstörungen, meist Hyperlipoproteinämien, treten bei 12–20%
der Bevölkerung auf. Wesentlicher Risikofaktor für die Arteriosklerose.

Zusammensetzung der Lipoproteine:

- Chylomikronen (bisher kein Hinweis auf Atherogenität),
- VLDL („very low density lipoproteins"; Zusammenhang mit Arteriosklerose fraglich),
- LDL („low density lipoproteins", auch β-Cholesterin; Atherogenität gilt als
erwiesen),
- HDL („high density lipoproteins", auch α-Lipoproteine; Vermehrung übt
eine Schutzfunktion gegenüber dem Risiko einer Arterioskleroseentwick-
lung aus).

Unterschieden werden primäre Hyperlipoproteinämien, die ererbt sind, und sekundäre Hyperlipoproteinämien als Folge verschiedener Erkrankungen und
Medikamente. Größte praktische Bedeutung kommt dem Typ IIa mit Erhöhung der LDL-Fraktion und hohem Arterioskleroserisiko sowie dem Typ IV
mit Erhöhung der Hypertriglyzeride zu.

Symptomatik

Vor allem bei der Hyperlipoproteinämie Typ IIa können Xanthome der Sehnen
(Hände, Füße, Achillessehne) sowie Xanthome im Bereich von Knie und Ellen-
bogen, Arcus corneae und Xanthelasmen der Augenregion vorliegen. Häufig
Übergewichtigkeit, v. a. bei Typ IV.

Bedeutung für den Kranken

Die Beziehung zwischen Fettstoffwechselstörung und atheromatösem Risiko
ist bei der älteren Bevölkerung weitgehend bekannt. Dementsprechend haben

Vermehrungen der Lipoproteine im Bewußtsein des Patienten einen relativ hohen Stellenwert. Während einerseits eine sehr hohe, oft bis zur Akribie reichende Bereitschaft der Ernährungsumstellung anzutreffen ist, ist v. a. bei dem Ziel einer Gewichtsreduktion die Ernährungsumstellung für viele Patienten eine überaus harte, nicht einhaltbare Forderung. Vielfach zeigen Patienten mit Fettstoffwechselstörungen zeitweilig sehr große Bereitschaft, Diäten, einzuhalten, wobei auf solche Phasen häufig wieder monatelange unkontrollierte Ernährung folgt. Meist bildet die Diagnose Fettstoffwechselstörung Anlaß zu einem erhöhten gesundheitlichen Risikobewußtsein.

Differentialdiagnose

Eine Fettstoffwechselstörung sollte Anlaß sein, nach Grunderkrankungen sowie auslösenden Faktoren zu fahnden. Hyperlipoproteinämien können Symptom von Hypothyreose, Morbus Cushing, nephrotischem Syndrom, Diabetes mellitus, Nierenversagen oder Cholestase sein. Einen verstärkenden Einfluß üben Thiazide, β-Rezeptorenblocker, Glukokortikoide sowie Östrogene aus. Streß und Alkoholismus zählen zu auslösenden Faktoren.

Diagnostische Schritte

Bei Bestimmung der Blutfette ist zu beachten, daß eventuelle lipidsenkende Medikamente 4 Wochen vorher abgesetzt sein müssen. Messung der Trigylzeride (nach 12stündiger Nahrungskarenz), Messung des Cholesterins, bei Erhöhung Messung des HDL und Ermittlung des LDL-Cholesterins. Bestimmung weiterer Risikofaktoren, der Nierenfunktion, des klinischen Gefäßstatus; Ausschluß eines Diabetes mellitus.

Therapie

1) *Diät:* Hierzu ist engmaschige kontinuierliche, praktisch orientierte Beratung, am besten durch eine Diätassistentin erforderlich. Einseitige Ernährungsformen und zu geringe Trinkmenge sind dabei als Fehlentwicklungen zu beobachten.

2) *Medikamentöse Therapie:* Angezeigt bei Patienten mit familiärer Belastung für koronare Herzkrankheit, Apoplexie oder arterielle Verschlußkrankheit, bei einem Cholesterin von mehr als 280 mg/dl bzw. Triglyzeriden von mehr als 250 mg/dl bis zum 70. Lebensjahr sowie bei Cholesterin von mehr als 300 mg/dl bei über 70jährigen.

Wirksame Substanzgruppen: Clofibrat, Nikotinsäure, Cholestyramin. Vor allem wegen geringer Nebenwirkungen und Senkung von Cholesterin und Triglyzeriden sind Clofibratderivate auch im Alter gut geeignet (Interaktionen mit Antikoagulanzien sind zu beachten).

Grundsätzlich gilt, daß die medikamentöse Behandlung beim älteren Patienten häufig mit geringeren Dosen als bei jüngeren Erwachsenen erfolgreich ist. Bei sekundären Hyperlipoproteinämien Behandlung der Grundkrankheit, Änderung der Ernährung, Einschränkung von Alkohol.

Besondere Betreuungsaufgaben des Hausarztes

Aufklärung, Information, intensive Ernährungsberatung und Motivation zum Durchhalten der Diät. Bei polymorbiden Patienten sowie bei erkennbar eingeschränkter Lebenserwartung ist im Rahmen der Prioritätenbildung der Behandlung einer Hyperlipoproteinämie oft nachrangiger Stellenwert einzuräumen.

6.27 Gastritis

Kennzeichen, Prognose, Komplikationen

Die Gastritis ist gekennzeichnet durch eine entzündliche Infiltration der Magenschleimhaut (histologische Diagnose!). Die chronische Gastritis nimmt mit zunehmendem Alter an Häufigkeit zu und betrifft bei den 50jährigen jeden 2. Patienten.

Als Ursachen werden diskutiert:
- Autoimmunprozesse mit Atrophie der Korpusschleimheut (Typ A nach Strickland),
- gesteigerter duodenogastrischer Reflux in Richtung Kardia (Typ B nach Strickland),
- Streß, psychosomatische Erlebnisverarbeitung,
- verstärktes Einwirken aggressiver Nahrungsfaktoren durch Nachlassen der Schutzfunktion der Magenschleimbarriere mit zunehmendem Alter (Abnahme des Eiweißanteils im Magenschleim),
- allgemeine Grundkrankheiten (Urämie, chronische Leberkrankheiten, Perniziosa, Rechtsherzinsuffizienz),
- Allergie gegen Nahrungsmittel,
- Medikamente, z. B. Antirheumatika, Analgetika, Antihypertensiva,
- Bakterien (Campylobacter pyroli).

2 Formen der Gastritis werden unterschieden:
1) *Akute Gastritis:* Reversible Rundzelleninfiltration durch exogene oder endogene Irritation; spontane Abheilung innerhalb weniger Tage.
2) *Chronische Gastritis:* Irreversibler Alterungsprozeß der Schleimhaut mit zunehmendem Verlust des Drüsenkörpers.
   Krankheitsphasen der chronischen Gastritis sind:
   - Oberflächengastritis,
   - chronisch-atrophische Gastritis,
   - Schleimhautatrophie mit intestinaler Metaplasie.

Komplikationen: Blutung, Bitamin-B$_{12}$-Mangel (perniziöse Anämie, funikuläre Myelose), erhöhtes Magenkarzinomrisiko.

Symptomatik

Akute Gastritis: Druckgefühl, Schmerzen im mittleren Epigastrium, Völlegefühl, Meteorismus, Übelkeit, Brechreiz, Erbrechen; Intensität im Alter oft geringer ausgeprägt.

Chronische Gastritis: Meist Beschwerdefreiheit; Zusammenhang allgemeiner Oberbauchbeschwerden wie z. B. Völlegefühl, Aufstoßen, epigastrischer Schmerz und Meteorismus mit der histologischen Diagnose einer Gastritis ist nicht gesichert; Stärke der Beschwerden ist kein Gradmesser für die Schwere der histologischen Veränderungen.

Bedeutung für den Kranken

Während ein großer Teil der Patienten durch die Erkrankung keinerlei Behinderung erfährt, gibt es jedoch auch leidende Patienten mit chronischen Schmerzzuständen, besonders bei psychosomatischer Ursache.

Differentialdiagnose

- *Intraabdominelle Erkrankungen:* Erkrankung des Magens (Ulkus, Hiatushernie, Polyp, Karzinom),
  Entzündungen (Enteritis, Kolitis, Pankreatitis, Cholezystitis, Peritonitis),
  Motalitätsstörungen (Stenosen, Tumoren, Cholelithiasis, Adhäsionen, Spasmen, z. B. bei Colon irritabile, vegetativer Reizmagen);
- Durchblutungsstörungen,
- Erkrankungen von benachbarten Organen (Pleuritis, Herzinfarkt, Urolithiasis),
- Stoffwechselkrankheiten (Diabetes mellitus, Porphyrie, Hyperlipidämie, Urämie, Vergiftungen),
- neurogene Erkrankungen (Herpes zoster, funktionelle Störungen).

Diagnostische Schritte

1) Anamnese;
2) klinische Untersuchung, besonders des Abdomens: diffuser Druckschmerz im mittleren Epigastrium ohne Abwehrspannung, jedoch nicht obligatorisch;
3) obere Intestinoskopie: bakteriologische und zytologische Untersuchung; Magenschleimhautbiopsie mit histologischer Untersuchung der Magenschleimhaut; Magensaftanalyse (häufig Sub- oder Anzidität bei chronischer Gastritis, Hyperazidität bei akuter Gastritis);
4) *Labor:* Hämoglobin, Hämatokrit, Vitamin B_{12}, Folsäure im Serum, Autoantikörper gegen Belegzellen mit Intrinsic factor.

Therapie

Akute Gastritis: Ursache beseitigen, Nahrungskarenz, Tee und Zwieback, Antazida, Spasmolytika.

Chronische Gastritis: Kausale Therapie ist nicht möglich, symptomatisch: Meiden unverträglicher Speisen, feuchtwarme Umschläge, motilitätsregulierende Substanzen (Paspertin, Motilium), bei Vitamin-B_{12}-Mangel Injektionen von Vitamin B_{12}; Antazida (zytoprotektiver Effekt); bei Bakteriennachweis Antibiotika (Breitspektrumpenizilline, Gyrasehemmer), Wismutpräparate (Wismutsubsalicylat, Wismutsubcitrat).

Besondere Betreuungsaufgaben des Hausarztes

Symptomatische Langzeitbehandlung und Befundkontrolle, bei intestinaler Metaplasie jährliche prophylaktische Gastroskopie zum Ausschluß maligner Entartung.

6.28 Genitalblutung der Frau

Kennzeichen, Prognose, Komplikationen

Die Genitalblutung der Frau ist gekennzeichnet durch Blutausfluß aus der
Scheide.

Prognose: Abhängigkeit von der Grunderkrankung.

Komplikationen in Abhängigkeit von Stärke und Dauer der Blutung: Anämie,
Schockzustand.

Symptomatik

Blutungen aus der Scheide unterschiedlicher Stärke im Zusammenhang mit
oder unabhängig von der Periode als Schmierblutung, periodenartige starke
Blutung oder starke Dauerblutung.

Zusätzliche Symptome, z. B. Schmerzen, Gewichtsabnahme, Fieber, Fluor,
sind in Abhängigkeit von der Krankheitsursache fakultativ vorhanden; nach
Spekulaeinstellung Differenzierung in vaginale Blutung und Blutung aus dem
Muttermund möglich.

Bedeutung für die Kranke

Die Genitalblutung der älteren Frau stellt immer eine psychische Belastung
dar. Sie erzeugt Angst, oftmals Scham; der Gang zum Arzt wird deshalb oft
verzögert. In der Regel im Anfangsstadium dieser Krankheit keine zusätzlichen
Behinderungen, selten Schmerzen, bei Blutung aufgrund fortgeschrittenen
Krebsleidens starke Behinderung, Schmerzen und Pflegebedürftigkeit möglich.

Differentialdiagnose

Vaginale Blutung: Portiokarzinom, Vulvakarzinom, Vaginakarzinom, Portio-
erosion, Descensus uteri mit Scheidenerosion, Kolpitis senilis, Vaginavarizen,
Verletzung der Vulva oder Vagina.

Blutung aus dem Muttermund: Kollumkarzinom, Korpuskarzinom, Uteruspolyp, dysfunktionelle Blutung bei glandulär-zystischer Hyperplasie (bei langdauernder Follikelpersistenz, besonders in der Prämenopause, seltener in der Postmenopause), Uterusmyom, Endometriosis uteri, Endometritis, artifizielle Blutung, z. B. durch Pessar, Verletzung, Absetzen von Hormonen.

Diagnostische Schritte

1) *Anamnese:* Frühere Erkrankungen, Operationen, Geburten, Fehlgeburten, Interruptiones; Regelanamnese, insbesondere Frage nach der letzten Regel, Dauer, Häufigkeit und Stärke der Blutung, sonstige Beschwerden.
2) Inspektion der Vulva; Spekulaeinstellung: Inspektion von Vagina und Portio, wenn möglich Kolposkopiebefund; bimanuelle Palpation zur Beurteilung der Vagina, des Uterus und der Adnexe; rektale Untersuchung; Beurteilung der regionalen Lymphknoten in der Leistengegend.
3) Zytologischer Abstrich von Vagina, Portio und aus dem Zervikalkanal.
4) Abrasio mit fraktionierter Kürettage des Zervikalkanals und der Korpushöhle (Krankenhauseinweisung!) zur weiteren Diagnostik, insbesondere zum Karzinomausschluß mit histologischer Untersuchung des Abradats.
5) Diagnostik durch Hormonbehandlung zum Ausschluß einer Blutung bei Folikelpersistenz ist, auch in der Prämenopause, wegen der Gefahr des Übersehens eines Karzinoms abzulehnen.

Therapie

Überweisung zum Gynäkologen, Therapie nach gynäkologischer Empfehlung in Abhängigkeit von der Krankheitsursache.

Besondere Betreuungsaufgaben des Hausarztes

In Kooperation mit dem Gynäkologen hausärztliche Betreuung von Krebspatienten; Betreuung der Angehörigen; Zusammenarbeit mit Seelsorger und sozialen Hilfsdiensten bei Bedarf.

6.29 Gicht

Kennzeichen, Prognose, Komplikationen

Chronisch verlaufende Erkrankungen mit akuten Exazerbationen (Gichtanfall), ausgelöst durch Störung des Purinstoffwechsels. Unterschieden werden *primäre Hyperurikämie:* erbliche Störung mit Harnsäureüberproduktion oder verminderte renale Elimination und *sekundäre Hyperurikämie:* vermehrte Harnsäureproduktion bei anderen Erkrankungen (z. B. Polycythaemia vera, zytostatische Therapie), verminderte renale Ausscheidung durch Niereninsuffizienz, bei Hypothyreose, Alkoholintoxikation, fettreicher oder Nulldiät. Erhöhte Harnsäurewerte können im Gefolge von Diabetes mellitus und Hyperlipoproteinämie auftreten. Die Organmanifestationen der Gicht sind Arthropathia urica, Tophusbildung und Gichtnephropathie. Das Risiko einer Nephropathie sinkt mit dem Manifestationsalter der Gicht. Bei medikamentös gut eingestellten Gichtpatienten ist die Lebenserwartung gegenüber Nichterkrankten nicht wesentlich gemindert. Die Prognose wird schlechter beim gleichzeitigen Vorliegen von Diabetes, Arteriosklerose und nach Eintreten von organischen Veränderungen, v. a. der Nephropathie.

Symptomatik

Die Hyperurikämie als solche bedingt keine klinischen Auffälligkeiten. Charakteristika des Gichtanfalls: häufig ausgelöst durch Alkohol, üppige Mahlzeiten oder psychische Traumata, meist plötzlich während der Nacht auftretend. Am häufigsten am Großzehengrundgelenk, starke Schmerzen im befallenen Gelenk, beeinträchtigtes Allgemeinbefinden, beim älteren Patienten selten Fieber und BSG-Erhöhung. Häufiger Befall von Knie- und Ellbogengelenken. Gichttophi entstehen durch Natriumuratablagerungen im Bereich von Knorpel, Knochen und Sehnen. Im weiteren Verlauf destruktive Gelenkveränderungen, anfangs Mono-, später Polyarthropathie.

Bedeutung von den Kranken

Mitunter erhebliche Beeinträchtigung durch Schmerzen bei Gichtanfällen. Entstellung der Gliedmaßen durch Tophi. Vielfach werden erforderliche Umstellungen in der Ernährung oder die Dauereinnahme eines entsprechenden Medikaments als äußerst belastend empfunden.

Differentialdiagnose

Als verdächtig für das Vorliegen einer Gicht gelten monoartikulär auftretende anfallsartige Gelenkschmerzen, atypische Polyarthritis beim Mann, das Zusammentreffen von Gelenkschmerzen und Uratlithiasis, wiederholte Hyperurikämie auch bei unklaren Beschwerden des Bewegungsapparates einschließlich der Wirbelsäule und Vorliegen einer sonst unklaren Mikroproteinurie. Die Diagnose kann gesichert werden aus dem typischen klinischen Bild des Gichtanfalls, dem guten Ansprechen auf Colchicin, dem Nachweis von Harnsäurekristallen im Synovialpunktat, Hyperurikämie nach 2tätiger Medikamentenpause bei normaler Kost. Im Rahmen der differentialdiagnostischen Erwägungen sollte auch an das häufige gleichzeitige Vorliegen von Diabetes mellitus, Hyperlipoproteinämie, Hypertonie und Arteriosklerose gedacht werden. Differentialdiagnostisch kommen rheumatische und akut entzündliche Gelenkerkrankungen sowie Arthrosen der Gelenke, besonders Hallux-rigidus-Arthrose in Frage. Ferner wäre an Skelettveränderungen durch einen Hyperparathyreoidismus sowie an Skelettmetastasen zu denken. Die Unterscheidung zwischen der Heberden-Fingergelenksarthrose (meist symmetrisch) und Arthritis urica ist zu beachten. Ursächlich ist auch an eine sekundäre Hyperurikämie bzw. Gicht durch Medikamente, v. a. Salizylate, Pyrazinamide und Saluretika zu denken.

Diagnostische Schritte

Die Diagnose ergibt sich aus dem klinischen Bild des akuten Anfalls und der Hyperurikämie. Da die Hyperurikämie zunächst symptomfrei verläuft, erfolgt die Diagnosestellung in der Praxis überwiegend durch Laborbefund im Zusammenhang mit anderer Ausschlußdiagnostik. Bei gezieltem Verdacht kann das Auffinden der typischen Uratknötchen an der Ohrmuschel weiterführend sein. Typische röntgenologische Veränderungen zeigen Gichttophi im Knochenbereich. Gicht ist anzunehmen, wenn in der Anamnese ein vorausgegangener Gichtanfall vorliegt, bei dauernd erhöhten Harnsäurewerten über 8 mg %, bei dauerhaften Harnsäurewerten über 6,4 mg % und gleichzeitigem Vorliegen von Hypertonie und/oder Nephrolithiasis oder eingeschränkter Nierenfunktion.

Therapie

Akuter Gichtanfall: Indometacin: alle 6 h 100 mg bis zum Nachlassen der klinischen Erscheinungen. Es kann auch bei Nierenfunktionsstörungen eingesetzt werden. Colchicin wegen der Nebenwirkungen erst an zweiter Stelle empfehlenswert. Alle 1−2 h 1 mg, maximal 8 mg pro Tag, 2−3 Tage lang bzw. bis zum Abklingen des Anfalls. Nach 3 Tagen ist spätestens Dosisrückgang erforderlich, Blutbildkontrollen nach mehrtätiger Therapie angezeigt. Phenylbutazon nur bei mangelnder Einsetzbarkeit der anderen beiden Präparategruppen. Erforderlich sind ca. 800 mg pro Tag auf 4−6 Dosen verteilt, ggf. 3−4 Tage lang mit Dosisabbau gegen Therapieende.

Dauertherapie: Urikostatikum: führt zu einer Unterbrechung der Harnsäuresynthese; Dosierung anfangs 300−600 mg pro Tag, nach Normalisierung des Harnsäurespiegels Erhaltungsdosis von 100−300 mg täglich. Urikosurika hemmen die Harnsäurerückresorption bei gleichzeitiger Förderung der Harnsäureausscheidung mit dem Urin. Da ihre Wirksamkeit an einen genügend großen Flüssigkeitsumsatz gebunden ist und Kontraindikation bei höhergradiger Niereninsuffizienz besteht, sind Urikosurika bei älteren Patienten nachrangig zu bewerten.

Diät und Allgemeinmaßnahmen: Wichtig ist eine Behandlung gleichzeitig bestehender Zusatzerkrankungen wie des Diabetes und v. a. der Adipositas. Bei der Ernährung Vermeidung von purinreichen Nahrungsmitteln wie Innereien, Hülsenfrüchten, Sardellen, Ölsardinen, Fleischextrakten und Erdnüssen. Alkohol in kleinen Mengen erlaubt, ungünstig sind größere Mengen sowie Rotwein und Bier. Erlaubt sind ferner Milchprodukte, Eier, Margarine, Kartoffeln, Teigwaren sowie Obst und Gemüse. Wichtig ist eine ausreichende Trinkmenge (1−2 l pro Tag).

Besondere Betreuungsaufgaben des Hausarztes

Die Behandlung des alten Gichtkranken erfordert, abgesehen vom akuten Gichtanfall, eine differenzierte Risikoabwägung. Sie bezieht sich auf die Frage, inwieweit bei anderen behandlungsbedürftigen schwerwiegenden Erkrankungen eine Hyperurikämie als behandlungsbedürftig anzusehen ist. Die Dauerbehandlung setzt ferner gute Kooperationsbereitschaft des Patienten voraus und erfordert häufig eine umfangreiche Motivations- und Aufklärungsarbeit seitens des Hausarztes (s. auch Teil II, Kap. 2.5).

6.30 Grippe (Virusgrippe, Influenza)

Kennzeichen, Prognose, Komplikationen

Durch Influenzavirus Typ A sowie Typen B und C ausgelöste epidemisch oder
endemisch auftretende Infektionskrankheit, die besonders alte Menschen mit
ihrer Multimorbidität erheblich gefährdet. Epidemien führen zu Übersterblich-
keit Betagter.

Komplikationen: Grippeotitis, Grippepneumonie, Grippemyokarditis.

Symptome

Das klinische Bild ist bei Betagten durch das Auftreten einer Bronchitis gekennzeichnet.

Bedeutung für den Kranken

Eingeschränkte Leistungsfähigkeit, Krankheitsgefühl, evtl. sekundäre Gefährdung durch Bettruhe und Immobilität. Häufig sehr quälender, langwieriger
Husten.

Differentialdiagnose

Bei mangelnder Heilungstendenz sind kardiale oder andere pulmonale Ursachen, z. B. Malignome und Tuberkulose, auszuschließen.

Diagnostische Schritte

Die Diagnostik dient mehr dem Ausschluß anderer Erkrankungen. Sie beinhaltet mehrfache körperliche Untersuchung mit engmaschiger Kontrolle hinsicht-

lich Komplikationen, dabei auch otoskopischer Befund wichtig. Weitere Diagnostik, wie Thoraxröntgen, EKG entsprechend der Befundlage.

Therapie

Begrenzte Schonung, wo möglich Vermeidung von Bettruhe, besonders sorgfältige Überwachung sonstiger Grundkrankheiten wie Diabetes mellitus, Herzinsuffizienz und Hochdruck. Adäquate antibiotische Therapie bei Hinweis auf Superinfektion, ggf. prophylaktisch bei besonderer Gefährdung.

Besondere Betreuungsaufgaben des Hausarztes

Ausreichende Trinkmenge beachten, Verhinderung des Abgleitens zum Pflegefall, Verhinderung einer nicht mehr angemessenen Schonhaltung nach Ablauf der Erkrankung.

6.31 Hämorrhoiden

Kennzeichen, Prognose, Komplikationen

Variköse knotenförmige Erweiterung bzw. Hyperplasie des zum Verschlußapparat des Darmes gehörigen Mastdarmschwellkörpers des Afterkanals. Beschwerden entstehen v. a. durch Thrombosebildung und Entzündung. Komplikationen sind Hämorrhoidalprolaps und akute hämorrhoidale Thrombose. Als Folge kann ein periproktitischer Abszeß entstehen.

Symptomatik

Brennende Schmerzen im Analbereich, Abgang von Schleim und hellrotem Blut, vielfach Juckreiz und erfolgloser Stuhldrang.

Bedeutung für den Kranken

Das Hämorrhoidalleiden kann v. a. beim Auftreten von Komplikationen äußerst schmerzhaft und lästig sein.

Differentialdiagnose

Die Diagnose Hämorrhoiden sollte nicht einfach als Angabe des Patienten übernommen werden, sondern erfordert stets eine Untersuchung, die bei Erstmanifestation besonders dem Ausschluß eines Rektumkarzinoms dient.

Diagnostische Schritte

Palpation: Entleerung der weichen Hämorrhoiden unter dem Fingerdruck, meist tastbare Thrombosen. Proktoskopische Darstellung.

Therapie

Als Dauerlösung kommen Verödungstherapie oder Operation (indiziert bei ständig prolabierten Hämorrhoiden) in Frage. Symptomatisch Antiphlogistika in Form von Salbe und Zäpfchen (kortisonhaltige Präparationen sollten möglichst vermieden werden). *Allgemeine Maßnahme:* Vermeidung der Obstipation durch entsprechende Ernährung.

Besondere Betreuungsaufgaben des Hausarztes

Auch das bekannte Vorliegen eines Hämorrhoidalleidens schließt ein Rektumkarzinom keineswegs aus. Deshalb ist die Dauerrezeptur von Salben oder Zäpfchen zu vermeiden, Patienten mit Hämorrhoidalleiden sind, insbesondere beim zusätzlichen Auftreten von Tenesmen und Stuhlanomalien, sorgsam hinsichtlich Rektum- bzw. Kolonkarzinom zu untersuchen.

6.32 Herpes zoster (Gürtelrose)

Kennzeichen, Prognose, Komplikationen

Akute Hautkrankheit in Form eines meist einseitigen, auf das Versorgungsgebiet eines Spinalnervs beschränkten bläschenförmigen Ausschlags auf rotem Grund.

Ursache: Befall des entsprechenden Spinalganglions durch das neurotrope Varicella-Zoster-Virus.

Komplikationen: Zoster ophthalmicus, evtl. mit Konjunktivitis und Hornhautbeteiligung bis hin zu Geschwürsbildung und Hornhauttrübungen, Zoster oticus (oft mit Hör-Vestibularis- und Geschmacksstörungen, Faszialislähmung und Trigeminusausfällen); Zosterenzephalitis, Zostermeningitis; Zoster generalisatus mit Ausbreitung über die ganze Körperdecke und Erfassung der inneren Organe einschließlich des Gehirns.

Symptomatik

Neuralgische Schmerzen des betroffenen Bereichs, Fieber, Appetitlosigkeit, Gliederschmerzen und Brennen häufig als Vorboten. Am häufigsten im Brustkorb- und Lendenbereich lokalisiert. Meist erhebliches Krankheitsgefühl.

Bedeutung für den Kranken

Brennen, Kribbeln, neuralgische Schmerzen, oft noch lange nach Abklingen der Hauterscheinungen, Krankheitsgefühl und herabgesetzte Belastbarkeit. Häufig Angst andere anzustecken und Ekel vor den Hauterscheinungen. Letzteres auch bei pflegenden Angehörigen mit entsprechend negativen Auswirkungen auf das Befinden des Kranken.

Differentialdiagnose

Lokalisierter Herpes simplex. In der Geriatrie kommt Herpes zoster bei Vorliegen von Karzinomen, Leukosen oder Retikulosen vor.

Diagnostische Schritte

In der Regel ist der Herpes zoster aus dem klinischen Erscheinungsbild nach Auftreten des typischen Ausschlags eindeutig erkennbar. Bei Verdacht auf Komplikationen frühzeitige Überweisung zum Facharzt.

Therapie

Lokal: eintrocknende Maßnahme wie Puderverbände oder Vioformlotio. So früh wie möglich Aciclovir (Zovirax) 3mal 10 mg/kg Körpergewicht i. v. über mindestens 5 Tage. Besondere therapeutische Probleme bereiten neuralgische Schmerzen, die gerade bei älteren Patienten die akute Krankheitsphase mitunter jahrelang überdauern können. Hier ist der Einsatz von Zentropil, Tegretal oder Psychopharmaka zu erwägen.

Besondere Betreuungsaufgaben des Hausarztes

Wichtig ist eine engmaschige Kontrolle des Patienten, um Komplikationen frühzeitig zu erkennen.

6.33 Herzinsuffizienz

Kennzeichen, Prognose, Komplikationen

Aufrechterhaltung eines normalen Herzzeitvolumens ist nicht mehr gewährleistet; es kommt zum Anstieg der arteriovenösen Sauerstoffdifferenz und einer Abnahme der Sauerstoffsättigung des Blutes. Einteilung nach NYHA: *Grad I:* Beschwerdefreiheit bei normaler körperlicher Belastung. *Grad II.* In Ruhe und bei leichter körperlicher Tätigkeit keine, jedoch bei stärkerer Belastung spürbare Einschränkung. *Grad III:* Starke Einschränkung der Belastbarkeit, in Ruhe zwar Wohlbefinden, aber bei leichterer körperlicher Tätigkeit Beschwerden. *Grad IV:* Bei jeder körperlichen Tätigkeit Zunahme der auch in Ruhe bestehenden Insuffizienzzeichen. Die Komplikationen der Herzinsuffizienz ergeben sich im Alter v. a. aus Minderdurchblutung von Gehirn, Nieren und anderen, oft bereits arteriosklerotisch vorgeschädigten Geweben.

Häufigste Ursachen im Alter: Hochdruckkrankheit, koronare Herzkrankheit, kongestive Kardiomyopathie und chronisches Cor pulmonale.

Symptomatik

Linksherzinsuffizienz: Je nach Schweregrad Belastungs- oder Ruhedyspnoe oder Orthopnoe. Lungenstauung bis zum Lungenödem. Bei körperlich wenig belasteten älteren Patienten können Veränderungen im Sinne eines hirnorganischen Psychosyndroms Ausdruck einer Linksherzinsuffizienz sein.

Rechtsherzinsuffizienz: Bei mobilen Patienten Beinödeme, Lebervergrößerung, Einflußstauung, u. U. Stauungsgastritis. Beim bettlägerigen Patienten häufig Ödeme im Rückenbereich und Pleuraergüsse.

Bedeutung für den Kranken

Je nach Stadium von geringfügiger bis hin zu schicksalsbestimmender Bedeutung, u. U. schwerwiegende Behinderung mit Hilfs- und Pflegebedarf.

Differentialdiagnose

Die Diagnose Herzinsuffizienz sollte nicht zu häufig, z. B. bei Vorliegen von
Ödemen oder Dyspnoe, gestellt werden. Zusatzerkrankungen am Herz-Kreislauf-System (Hypertonie, koronare Herzkrankheit, Arteriosklerose) sind abzugrenzen, ferner Niereninsuffizienz und Schilddrüsenfunktionsstörungen.

Diagnostische Schritte

Anamnese, körperliche Untersuchung (s. auch Symptomatik), ferner Auftreten
eines 3. Herztones bei der Auskultation. EKG, Thoraxröntgenuntersuchung.
Bei Unklarheiten über die Ursache einer Dyspnoe kann die kurzfristige Gabe
eines Saluretikums, die im Falle einer Linksherzinsuffizienz zu deutlicher Besserung führt, als Diagnostikum eingesetzt werden.

Therapie

Als Mittel der 1. Stufe werden Digitalisglykoside oder Saluretika gleichermaßen empfohlen. Digitalis ist v. a. bei gleichzeitigem Vorliegen einer Vorhofflim-
merarrythmie indiziert. Bei nicht ausreichendem Ansprechen auf Digitalisglykoside und/oder Saluretika ist der Einsatz von Nitroglycerin bzw. Nitraten indiziert, besonders bei gleichzeitigem Vorliegen einer koronaren Herzkrankheit.
In schweren Fällen der Herzinsuffizienz und bei Unwirksamkeit anderer Medikamente können ACE-Hemmer auch nach vorheriger Einstellung und Rücksprache mit dem Kardiologen in der hausärztlichen Praxis verordnet werden
und zeigen bei schweren Fällen oft noch eine zufriedenstellende Verbesserung.

Besondere Betreuungsaufgaben des Hausarztes

Vermeidung jeder unnötigen Immobilisation, bei bettlägerigen oder sehr immobilen Patienten ist Thromboseprophylaxe zu beachten, ferner Atemgymnastik und Pneumonieprophylaxe (s. auch Teil II, Kap. 2.5).

6.34 Herzrhythmusstörungen

Kennzeichen, Prognose, Komplikationen

Herzrhythmusstörungen sind definiert als vorübergehende oder dauerhafte Zustände mit unregelmäßigem Herzschlag durch Abweichung von der normalen Impulsbildung und Erregungsleitung unabhängig von ihrer klinischen Relevanz. Nach ihrem Erscheinungsbild sind tachykarde (Frequenz über 100/min) und bradykarde (Frequenz unter 60/min) Rhythmusstörungen zu unterscheiden. Bei den tachykarden Formen gibt es regelmäßige (Vorhof- und Sinustachykardie, paroxysmale supraventrikuläre Tachykardie, Vorhofflattern mit regelmäßiger Überleitung, ventrikuläre Tachykardie) und unregelmäßige Störungen (Sinusarrhythmie, Vorhofextrasystolie, Vorhofflimmern, Vorhofflattern, gehäufte ventrikuläre Extrasystolie, Bigeminus, Salven); ebenso gibt es bei den Bradykardien regelmäßige (Sinusbradykardie, sinuatrialer Block, atrioventrikulärer Block III. Grades) und unregelmäßige Formen (Sinusarrhythmie, SA-Block, AV-Block II. und III. Grades mit ventrikulären Extrasystolen). Die Gefährdung durch Rhythmusstörungen beim alten Menschen ist in Abhängigkeit von der Art der Störung und der auslösenden Ursache unterschiedlich groß. Sie reicht von der harmlosen Störung (respiratorische Arrhythmie) bis zur akuten Lebensgefahr mit Herzstillstand, z. B. beim Myokardinfarkt durch Kammerflattern oder -flimmern, Asystolie oder totalen AV-Block.

Symptomatik

Die Symptomatik der Herzrhythmusstörungen ist vielgestaltig. In Abhängigkeit von Ursache, Art und Dauer der Rhythmusstörung, von der Situation des Herz-Kreislauf-Systems und von der subjektiven Empfindsamkeit des Patienten kann sie sich rasch von Beschwerdefreiheit bis hin zum plötzlichen akuten Herzversagen entwickeln. Dazwischen gibt es eine Vielfalt klinischer Auswirkungen, z. B. Angstgefühle, Herzklopfen, Zeichen der Herzinsuffizienz, generalisierte oder umschriebene Organdurchblutungsstörungen mit Herzschmerzen, Schwindelgefühl, Krampfanfälle und Schocksymptomatik.

Bedeutung für den Kranken

Insbesondere akute Rhythmusstörungen lösen bei den Betroffenen wegen der unangenehmen Symptomatik häufig Angstgefühle aus, die die Beschwerden wiederum verstärken können. Einige Formen der Herzrhytmusstörung stellen wegen der schweren hämodynamischen Auswirkungen und der Gefahr des Übergangs in Kammerflimmern oder -flattern eine unmittelbare Lebensbedrohung dar. Deshalb ist in jedem Fall rasche ärztliche Hilfe erforderlich.

Differentialdiagnose

Da Herzrhythmusstörungen unspezifisch sind, kann aus ihrem Erscheinungsbild nicht sicher auf die auslösende Ursache geschlossen werden. Differentialdiagnostisch sind auszuschließen: Erkrankungen des Herzens (insbesondere koronare Herzkrankheit und ihre Komplikationen, Herzvitien), Krankheiten des Herzbeutels, der versorgenden autonomen Nerven, extrakardiale Ursachen wie z. B. psychische (Angst), reflektorische (viszerokardiale Reflexe bei Meteorismus), zentralnervöse (zerebrale Durchblutungsstörung), endokrine (Hyperthyreose), toxische (Koffein, Nikotin, Alkohol) und medikamentöse (Schlafmittel, Digitalis, Katecholamine, Antiarrhythmika, Psychopharmaka), Elektrolytstoffwechselstörung (Hypokaliämie, Hyperkalzämie) und physikalische Reize (Elektrounfall, Herzkatheter, Unterkühlung).

Diagnostische Schritte

Identifizierung von Rhythmusstörungen in der Hausarztpraxis erfolgt durch EKG im Liegen, Belastungs-EKG und Langzeit-EKG (mindestens 24 h); außerdem Abklärung der intra- oder extrakardialen Ursache der Störung durch sorgfältige Anamneseerhebung, klinische Untersuchung unter besonderer Berücksichtigung des Herz-Kreislauf-Systems und der Nieren, Laboruntersuchungen (kardiale Risikofaktoren, Elektrolyte, Serum-CK, Transaminasen, Urinstatus und -sediment, Schilddrüsenhormone), Röntgenaufnahme des Thorax; bei bedrohlicher klinischer Symptomatik oder unzureichender Abklärungsmöglichkeit sofortige Klinikeinweisung unter ärztlicher Begleitung.

Therapie

Behandlung der Grundkrankheiten, medikamentöse und elektrische Therapie von Tachykardien und Bradykardien, in Einzelfällen operative Maßnahmen erforderlich. Akute Rhythmusstörungen sind oft lebensbedrohlich und erfordern deshalb Notfalltherapie mit Infusion und sofortigen Transport in die Klinik unter ärztlicher Begleitung. Gute psychische Führung und verständliche Information des Patienten helfen, Angst und Spannung abzubauen.

Medikamentöse Behandlung tachykarder Rhythmusstörungen: Antiarrhythmika allein oder in Kombination unter Berücksichtigung der Grunderkrankung, der Art der Rhythmusstörung, der Nebenwirkungen, Kontra- und Interaktionen des Medikaments sowie des Zustands des Patienten, insbesondere seiner Herz-Kreislauf-, Leber- und Nierenfunktion.

Supraventrikuläre Extrasystolie: Meist keine Therapie nötig, bei Gefahr des Vorhofflimmerns Verapamil oder β-Blocker.

Ventrikuläre Extrasystolie: Zur Akuttherapie Lidocain, anschließend z. B. Tocainide, Chinidin oder β-Blocker.

Kammertachykardie: Unmittelbare Lebensgefahr! Defibrillation, anschließend Einleitung medikamentöser Therapie (Infusion mit Lidocain, Ajmalin oder Propafenon) und sofortiger Transport in die Klinik.

Ventrikelflattern, -flimmern: Defibrillation, Mund-zu-Mund-Beatmung, extrathorakale Herzmassage; dann erst medikamentöse Therapie wie bei Kammertachykardie.

Paroxysmale supraventrikuläre Tachykardie: Vagusstimulation durch Valsalva-Preßversuch, Karotisdruckversuch, eiskaltes Getränk; dann medikamentöse Therapie (i. v.) in folgender Reihenfolge: Verapamil, Digitalis, β-Blocker, Propafenon, Apridin, Amiodarone; Klinikeinweisung bei Therapieversagen.

Vorhofflattern, -flimmern, -tachykardie: Bei schneller Überleitung Senkung der Kammerfrequenz durch Blockierung der AV-Überleitung, Medikamentenreihenfolge bei Akuttherapie: Verapamil, Digitalis, β-Blocker, Propafenon; bei Langzeittherapie: Digitalis, β-Blocker, Varapamil, Propafenon.

Medikamentöse Behandlung bradykarder Rhythmusstörungen: Sofortiges Absetzen von Digitalis und Antiarrhythmika; Gabe von Atropin, Atroventarosol, Itrop oder Alupent; Herzschrittmacher; Notfalltherapie und Einweisung bei SA- oder AV-Block mit synkopalen Zuständen oder Adams-Stokes-Anfällen, asystolischem Kreislaufstillstand, Stimulationausfall bei künstlichem Schrittmacher, therapierefraktärer bradyarrhythmischer Herzinsuffizienz.

Besondere Betreuungsaufgaben des Hausarztes

Regelmäßige Überwachung der Herz-Kreislauf-Situation, psychische Stabilisierung, Behandlung der Grundkrankheit.

6.35 Hiatushernie

Kennzeichen, Prognose, Komplikationen

Die Hiatusgleithernie ist die typische Hiatushernie des alten Menschen. Sie findet sich mit ansteigendem Alter häufiger, bei 70jährigen in bis zu 70%. Ihre Ursache liegt in der mit dem Alter zunehmenden Erschlaffung von Muskulatur und Bandapparat im Hiatusbereich.

Die Paraösophagiale Hernie tritt selten auf.

Prognose: Die Hiatushernie ist meist klein und asymptomatisch, nur bei 5% der Patienten entsteht eine Refluxösophagitis. Dagegen wird die paraösophagiale Hernie oft groß und bereitet erhebliche Komplikationen.

Komplikationen der Hiatusgleithernie: Refluxkrankheit mit Ösophagitis, Blutung, Magensaftaspiration; Entwicklung eines Adenokarzinoms im unteren Ösophagus durch hochwandernde Magenschleimhaut (Dawson-Syndrom).

Komplikationen der paraösophagialen Hernie: Inkarzeration, Torquierung, Ulzera und Ischämie.

Symptomatik

Häufig asymptomatisch, bei vorhandener Refluxkrankheit pharyngeales und retrosternales Brennen (Bereich des Processus xiphoides mit Ausstrahlung in den Rücken, in Herz- und Magengegend), epigastrischer Schmerz, Regurgitation sowie im fortgeschrittenen Stadium Blutungsneigung und Dysphagie; Beschwerdenverstärkung durch Flachlagerung, Bücken, Pressen, Nahrungsaufnahme, Alkohol, Nikotin, insbesondere durch heiße Getränke, Fruchtsaft und konzentrierten Alkohol.

Paraösophagiale Hernien bereiten lange Zeit kaum Beschwerden trotz großer Ausprägung, erste Symptome sind oft Völlegefühl und Atemnot.

Bedeutung für den Kranken

Im asymptomatischen Stadium gering, beim Auftreten von stärkeren anhaltenden Beschwerden sind therapeutische Maßnahmen erforderlich.

Differentialdiagnose

Herzinfarkt, Aerophagie, Ulcus ventriculi, Gastritis, Cholezystopathie, chronische Pankreatitis, Ösophagus-, Magen- und Pankreaskarzinom.

Diagnostische Schritte

1) Anamnese (typische Symptomatik);
2) klinische Untersuchung (umschriebener Druckschmerz am Processus xiphoides);
3) Röntenuntersuchung der Speiseröhre und des Magens mit Kontrastmittel, einschließlich Kopftieflagerung, Drehung des Patienten und Kompression des Magens zur Beurteilung der Ausdehnung der Hernie und des Refluxes;
4) obere Intestinoskopie mit manometrischer Beurteilung der Sphinkterfunktion und Überprüfung der Epithelalteration im Bereich des unteren Ösophagus.

4 Stadien der Refluxösophagitis werden unterschieden:

I: erosive Schleimhautdefekte, Ödem, Exsudat,
II: Konfluieren der Defekte, noch nicht zirkulär,
III: zirkuläre Defekte,
IV: chronische Veränderungen, Ulkus, Stenose, Zylinderzellmetaplasie.

Therapie

1) Keine Therapie (bei symptomloser Gleithernie).
2) Konservative Therapie (Gleithernie mit Refluxkrankheit ohne Komplikationen):
   - Allgemeine Maßnahmen wie Gewichtsreduktion, Schlafen mit erhöhtem Oberkörper (Bettklötze), Nikotinabstinenz, Verzicht auf harte alkoholische Getränke, fettarme, kohlenhydratarme, eiweißreiche Kost, Verzicht auf Abendmahlzeit, häufige kleine Mahlzeiten, keine einengenden Kleider (Korsett, Gürtel), Streßvermeidung, Obstipationsprophylaxe, Verzicht auf sphinkterdrucksenkende Medikamente (Spasmolytika, Anticholinergika, Karminativa, Kalziumantagonisten, Nitropräparate).
   - Medikamentöse Therapie: Antazida, motilitätsregulierende Substanzen (Paspertin, Motilium), H2-Blocker bei Refluxkrankheit mit Epitheldefekten.
3) Operation
   Hiatusgleithernie: bei dekompensierter Kardiainsuffizienz und Refluxösophagitis Stadium III–IV mit Therapieresistenz (Fundoplikation).
   Paraösophagiale Hernie: bereits frühzeitige Operation auch beim symptomarmen Patienten wegen bedrohlicher Komplikationen mit hoher Mortalitätsrate wird empfohlen.

Besondere Betreuungsaufgaben des Hausarztes

Langzeitbetreuung und Beratung des Patienten bei konservativer Therapie, regelmäßige 1- bis 2jährige endoskopische Kontrolluntersuchung zum Karzinomausschluß.

6.36 Hirnorganisches Psychosyndrom

Kennzeichen, Prognose, Komplikationen

Im System der klinischen Psychiatrie gehört das hirnorganische Psychosyndrom (psychoorganisches Syndrom, hirndiffuses Syndrom, HOPS) zu den exogenen (organischen) Psychosen und beschreibt demnach eine spezifische Symptomkonstellation, keine Ätiologie. In neuerem Sprachgebrauch werden für akute hirnorganische Psychosyndrome der Begriff „Delir", für chronische Formen der Begriff „Demenz" als Synonyme verwendet werden (s. Kapitel 4.2). Ursächlich handelt es sich um eine eindeutig erkennbare und nachweisbare, direkte oder indirekte, meist diffuse Hirnerkrankung oder Hirnschädigung; das gemeinsame morphologische Substrat ist eine Hirnatrophie (autoptisch in ca. 90% der Fälle). Sämtliche Krankheiten oder Schädigungen, die das Gehirn mittelbar oder unmittelbar betreffen, können zum hirnorganischen Psychosyndrom führen. Über eine pathogenetische Kausalkette zwischen organischer Noxe und symptomatischer Psychose ist bisher nur wenig Gesichertes bekannt.

Die Prävalenz von schweren bis mittelschweren Syndromen in der Altersgruppe über 65 Jahre liegt in den großangelegten Studien bei 3–7%.

Prognose: Ungünstig. Prinzipiell ist das HOPS jedoch reversibel, wobei die Reversibilität vom Verlauf der Grundkrankheit abhängig ist. Bei chronischen Intoxikationen kann es zur Heilung kommen, traumatisch bedingte Syndrome mit Gewebeverlust stagnieren eher. Ist die Grundkrankheit progredient, kann es zu einer Demenz kommen.

Komplikationen: Nimmt der Patient in frühen Stadien die Störung bewußt wahr, können ihn Angst und Depressionen zusätzlich belasten. Verschlimmerungen und Komplikationen im Verlauf des chronischen Prozesses können episodenhaft zu akuten organischen Psychosen auf dem Hintergrund einer organischen Persönlichkeitsveränderung oder eines dementiellen Abbaus führen.

Symptomatik

Unabhängig von der jeweiligen Ätiologie ergeben sich relativ gleichartige psychopathologische Veränderungen, die letztlich das eigentliche Syndrom charakterisieren. Zu den frühen klinischen Zeichen können Beeinträchtigungen der Merkfähigkeit (v. a. für neue Inhalte wie Zahlen und Preise), erhöhte Ermüdbarkeit und nachlassende Konzentration gehören. Bei progressivem Verlauf nimmt die Gedächtnisleistung weiter ab, auch das Altgedächtnis wird nun beeinträchtigt. Zunächst macht sich eine Störung der Einordnung in das Zeitgitter bemerkbar (Patienten datieren richtig geschilderte Erlebnisse falsch), oft verbunden mit einer Konfabulationsneigung (sog. Verlegenheitskonfabulation), um Erinnerungslücken zu füllen. Hochgradige Merkfähigkeitsstörungen führen meist zu Desorientiertheit in Zeit und Raum und zur Unfähigkeit der Einordnung übergreifender Sinnzusammenhänge. Schließlich schränkt sich auch die Orientierung für die eigene Person ein. Das Denken wird inhaltlich unflexibel und schwerfällig, das Denkfeld engt sich auf Althergebrachtes ein. Der schwerste Grad der Denkstörung ist die Demenz (erworbener Intelligenzmangel).

Weitere wichtige Symptome anderer Qualität sind Affektstörungen (Dysphorie häufiger als Euphorie) und Affektinkontinenz (Labilität in der Äußerung von Gefühlen), Antriebsstörungen, Störung der Psychomotorik (Hypomimie und Hypokinese) und v. a. Veränderung der Persönlichkeit (meist werden charakterliche Wesenszüge verstärkt: Der Sparsame wird geizig).

Die Entwicklung kann mit unterschiedlicher Geschwindigkeit fortschreiten und auf jeder Stufe und zu jeder Zeit stehenbleiben.

Differentialdiagnose

Es ergeben sich zwei Hauptaspekte: zum einen die *verschiedenen das hirnorganische Psychosyndrom verursachenden Störungen* wie vaskuläre Prozesse, (Zerebralsklerose, Gefäßerkrankungen), metabolische Erkrankungen (Hypothyreoidismus, Hyper- und Hypoparathyreoidismus, Hyperlipidämien, rezidivierende Hypoglykämien), Vitaminmangelzustände (perniziöse Anämie, Folsäuremangel, Nikotinsäuremangel), chronische Intoxikationen (chronischer Alkoholabusus, Medikamenten- und Drogenmißbrauch, chronische Exposition gegenüber organischen Lösungsmitteln), entzündliche und paraneoplastische Erkrankungen (Meningoenzephalitiden, paraneoplastische Enzephalopathien bei Bronchial- und seltener bei Ovarialkarzinomen), intrakranielle Raumforderung und Hydrocephalus communicans (Subduralhämatom, Tumoren, Zysten des 3. Ventrikels). Auch psychische Traumatisierungen, z. B. eingreifende Änderungen der Umgebung, plötzliche Verluste und dergleichen können zum Bild eines HOPS führen. Alle bisher genannten Störungen sind prinzipiell reversibel. Dies gilt nicht für die noch nicht behandelbaren Grundleiden, zu denen die degenerativen Hirnerkrankungen zählen (Chorea Huntington, Morbus Wilson, senile Demenz vom Alzheimer-Typ, Morbus Pick).

Zum anderen müssen *in differentialdiagnostischer Abgrenzung zum HOPS* die akuten organischen Psychosen, das frühkindliche exogene Psychosyndrom, das hirnlokale Psychosyndrom und die Depression berücksichtigt werden.

Bedeutung für den Patienten

Das psychophysische Gesamtsyndrom hat verheerende Auswirkungen auf die komplexe Lebenssituation des Erkrankten. Der Patient erleidet einen Mangel an Sozialkontakten; Mitteilungsvermögen und Auseinandersetzungen mit der Umwelt sind reduziert. Damit einher geht eine Verarmung des Selbstwertgefühls und der zwischenmenschlichen Beziehungen. Die Möglichkeit autonomer Selbstversorgung ist erheblich eingeschränkt, vermehrte Inanspruchnahme ambulanter ärztlicher und sozialer Dienste ist die Folge.

Nimmt der Patient die seelisch-geistigen Veränderungen wahr, können depressive Verstimmung und/oder tiefe Traurigkeit auftreten, dem Kranken ist seine Veränderung höchst peinlich und unangenehm. Hier spielen auch Bewältigungs-, Kompensations- und Ausweichmechanismen eine Rolle. Mit Fortschreiten des hirnorganischen Psychosyndroms kann der Kranke seine Störung nicht mehr wahrnehmen (Anosognosie), was wiederum zu Konflikten im täglichen Leben führt.

Diagnostische Schritte

Da es keine Spezifität psychopathologischer Symptome oder Syndrome gibt, ist eine sorgfältige Erhebung einer Anamnese und eines differenzierten psychopathologischen und neurologischen Befundes (möglicherweise testpsychologische Untersuchung hinsichtlich Merkfähigkeit, Alt- und Frischgedächtnis, Aufmerksamkeit und Konzentrationsfähigkeit anhand z. B. des Rechentests von Kraepelin oder des Durchstreichtests nach Bourdon) sowie eingehende Ganzkörperuntersuchung mit Routinelabor und EKG angezeigt.

Computertomogramm, Elektroenzephalogramm, Echoenzephalogramm, Szintigramm, Angiogramm, ggf. Liquoruntersuchung werden nur bei gezielter differentialdiagnostischer Fragestellung benötigt.

Therapie

Wesentliche Behandlungskriterien beim hirnorganischen Psychosyndrom sind: kausale Behandlung der Grundkrankheit, nieder- bis mittelpotente Neuroleptika zur Dämpfung einer psychomotorischen Unruhe (hypotensive Wirkung! Stabilisierung von Herz und Kreislauf), mittel- bis hochpotente Neuroleptika bei paranoid-halluzinatorisch ausgestalteten Bildern, Verbesserung des zerebralen Stoffwechsels und Energiehaushalts (z. B. Förderung der Glukoseaufnahme und Verwertung sowie Steigerung des oxidativen Stoffwechsels mittels Antihypoxidotika), ggf. Verbesserung der Mikrozirkulation durch Minderung der Blutviskosität (cave: Dextran-Allergie!), allgemeine geriatrische Therapie (Regelung von Ernährung und Verdauung, Zufuhr von Vitaminen), evtl. Antidepressiva, Nootropika, zur Aufhellung von Depressionen Thymoleptika.

Die medikamentöse Therapie bedarf in jedem Fall der Ergänzung durch geeignete psycho- und soziotherapeutische Maßnahmen, Anregung zu produktiver Aktivität und beruflicher Betätigung unter Berücksichtigung der noch verbliebenen Fähigkeiten und Interessen, wobei der Patient nicht über- oder unterfordert werden darf.

Besondere Betreuungsaufgaben des Hausarztes

Für die soziale und medizinische Betreuung dieser Kranken ist bedeutsam, daß sie Träger mehrerer gleichzeitig bestehender Gesundheitsrisiken sind. Neben der medikamentösen Behandlung (zunächst internistisch, dann auch psychopharmakologisch) muß der Hausarzt auf die besonderen Bedürfnisse der psychiatrischen Alterspatienten hinsichtlich allgemeiner therapeutischer Maßnahmen eingehen.

Unter Berücksichtigung der noch vorhandenen Leistungsfähigkeit sind Vermittlung eines angemessenen Aufgabenbereichs, Förderung der persönlichen Kontakte (Gruppentherapie, Gruppengymnastik), möglichst weitgehende Eingliederung in den Alltag, Bewahrung vor Ausklammerung und Isolierung und ggf. Unterbringung in einer speziell eingerichteten alterspsychiatrischen Klinik wesentlich. Der Arzt sollte dafür sorgen, daß die Umwelt den alten und älteren Menschen noch etwas zutraut; er muß abschätzen, was man dem einzelnen noch zumuten kann und was nicht.

6.37 Humerusfraktur, subkapitale

Kennzeichen, Prognose, Komplikationen

Die subkapitale Humerusfraktur ist die zweithäufigste Fraktur der oberen Extremität beim alten Patienten. Die Prognose ist auch bei nichtexakter Wiederherstellung der anatomischen Verhältnisse in bezug auf die Gebrauchsfähigkeit des Armes als gut anzusehen.

Symptomatik

Typische Anamnese: Sturz auf den ausgestreckten Arm oder Ellenbogen. Schmerzen, Druck, Bewegungsschmerz; Hämatombildung u. U. nur geringfügig ausgeprägt.

Bedeutung für den Kranken

Psychologische Gefahr liegt in negativer Beeinträchtigung des Selbstbildes, v. a. auch im Zusammenhang mit dem Sturzereignis. Vorübergehende funktionelle Behinderung, was die Aufrechterhaltung einer selbständigen Lebensführung bzw. der Pflege des Ehepartners erheblich beeinträchtigen kann.

Differentialdiagnose

Die Unterscheidung gegenüber Prellungen oder einer bereits vorher bestehenden schmerzhaften Schultergelenkserkrankung ist oft nur röntgenologisch möglich.

Diagnostische Schritte

Siehe Symptomatik und Differentialdiagnose.

Therapie

Kurzfristige Ruhigstellung für ca. 8 Tage im Desaultverband. Nachfolgend aktive Bewegungstherapie. Reposition oder gar Operation nur in seltenen Fällen erforderlich.

Besondere Betreuungsaufgaben des Hausarztes

Ermutigende Erläuterung der relativen Harmlosigkeit trotz Vorliegen eines Knochenbruches und der guten Heilungschancen. Verhinderung einer Entwicklung zu negativer Selbsteinschätzung durch den Patienten selbst oder dessen Umgebung. Bei Bedarf Vermittlung einer Haushaltshilfe. Verordnung und Überwachung einer konsequenten aktiven Bewegungstherapie nach Beendigung der Ruhigstellungsphase.

6.38 HWS-Syndrom

Kennzeichen, Prognose, Komplikationen

Eine Vielzahl sehr unterschiedlicher Wirbelsäulenprozesse ist als Ursache neuraler Reiz- und Ausfallerscheinungen, sog. vertebragener Syndrome, in Betracht zu ziehen. Für das HWS-Syndrom (Zervikalsyndrom) steht die Bandscheibendegeneration, bevorzugt im mittleren und unteren HWS-Bereich lokalisiert, weit im Vordergrund. Meist führt diese zu sekundären osteophytären Veränderungen, die bei gleichzeitig fortschreitender Degeneration der Bandscheibe zu einer Verengung der Foramina intervertebralia mit nachfolgender Irritation der Spinalnerven bzw. Verdrängung oder sogar Komprimierung der A. vertebralis führt.

Prognose: Die Prognose dieser Zustände ist auf lange Sicht schwer zu stellen. Sehr schmerzhafte Krankheitsbilder können in kurzer Zeit ohne spezielle Therapie abklingen, geringe Beschwerden weitgehend therapierefraktär sein.

Komplikationen: Fortschreitende degenerative Prozesse können zu schweren Halsmarkschädigungen führen, v. a. bei medialen und paramedialen Bandscheibenprotrusionen.

Symptomatik

Die Beschwerden bei HWS-Syndrom können akut, rezidivierend oder auch chronisch-progredient in Erscheinung treten. In Abhängigkeit von der Lokalisation des Wirbelsäulengeschehens unterscheidet man im wesentlichen 2 verschiedene Zervikalsyndromtypen:

Beim *zervikozephalen Syndrom* (oberes Zervikalsyndrom) findet man vor allem Nacken-Hinterkopf-Schmerzen, Nackensteifigkeit, Übelkeitsgefühl, Ohrensausen und möglicherweise auch Hörstörungen.

In Abgrenzung dazu steht beim *zervikobrachialen Syndrom* (unteres Zervikalsyndrom) als Hauptsymptom der Schulter-Arm-Schmerz im Vordergrund, die Schmerzausstrahlung erfolgt entsprechend der betroffenen Nervenwurzel.

Segmentale Schmerzen, Parästhesien und sensible Ausfälle bleiben häufig die einzigen neurologischen Befunde.

Bedeutung für den Kranken

Abhängig von der Ausprägung der Beschwerden — kaum fühlbares Unbehagen bis hin zu unerträglichen Schmerzen — ist der Patient v. a. in seiner täglichen Leistungsfähigkeit und in seinem Wohlbefinden beeinträchtigt. Der Patient sollte längere Zwangshaltung des Kopfes und der Halswirbelsäule (Schreibtischarbeit) sowie Hängenlassen der Arme vermeiden. Die Schlafstätte sollte den speziellen Anforderungen entsprechen.

Differentialdiagnose

Metastasierung (z. B. Plasmozytom, Schilddrüsenkarzinom), Osteoporose, Morbus Bechterew, zervikale Diskushernie, Frühform des Morbus Parkinson, Myopathien, vaskuläre Beteiligung, Thoraxtraumen und andere Läsionen im Nacken-Schulter-Bereich müssen differentialdiagnostisch erwogen werden.

Diagnostische Schritte

Der röntgenologische Nachweis degenerativer Wirbelsäulenprozesse, die besonders im Alter weit verbreitet sind, beweist keinesfalls den spondylogenen Ursprung der Beschwerden. Die Diagnose wird in der Regel anhand des klinischen Befunds, evtl. mit Nachweis von Myogelosen, und der Anamnese gestellt. Um Störungen einzelner oder mehrerer Segmente der Wirbelsäule nachzuweisen, ist eine eingehende neurologische Untersuchung erforderlich. Labordiagnostik, Computertomographie und NMR-Aufnahmen sowie Gefäßdarstellung und Myelographie unterstützen ggf. die Diagnose.

Therapie

Einen sehr günstigen Effekt zeigt die physikalische Behandlung v. a. in Form von Krankengymnastik, Massagen und Wärmetherapie (Wickel, Packungen, Kurzwellen u. ä.). Mit konsequenten krankengymnastischen Übungen erreicht man eine Lockerung und Kräftigung der Muskulatur, damit eine Stabilisierung der Statik und eine Besserung der gestörten Funktion. Medikamentös sind gewöhnlich nur bei Exazerbationen vorübergehend Analgetika erforderlich, bei schmerzhaftem Muskelhartspann auch Muskelrelaxanzien, gelegentlich lokale Injektionen. Vegetative und vasomotorische Störungen sprechen oft auf Sympatikolytika an.

Besondere Betreuungsaufgaben des Hausarztes

Der Patient soll aufgeklärt werden über spezielle mechanische Belastungen des
Rückens und des Nackens bei bestimmten Bewegungsmustern, um so Schmerzen zu vermeiden oder Rezidiven vorzubeugen. Auch muß der Hausarzt aufmerksam die Gemütslage seines Patienten mit einbeziehen, um psychogene
Spannungszustände zu erkennen.

6.39 Hypernephrom

Kennzeichen, Prognose, Komplikationen

Das „echte Hypernephrom" ist eine nach Art der Nebennierenrinde aufgebaute *bösartige* epitheliale Geschwulst der Nieren mit Erythropoetinausschüttung.

Der in der Literatur unterschiedlich verstandene Begriff „Hypernephrom" schließt gut- und bösartige Grawitz-Tumoren und das hypernephroide Karzinom ein. Die weiteren Ausführungen betreffen alle primären bösartigen epithelialen Nierentumoren. Vorkommen häufiger rechts als links, meist am oberen Pol mit Metastasierungsneigung vorwiegend in der Lunge.

Prognose: Schlecht, besonders wenn Tumorkapsel durchbrochen und Einbruch in das Nierenparenchym oder gar Metastasierung.

Komplikationen: Linksseitige Varikozele, Polyglobulie.

Symptomatik

Im operablen Stadium nur spärliche Symptome. Wenige Hypernephrome machen sich durch Erythropoetinausschüttung mit Polyglobulie ohne Hypoxämie bemerkbar.

Häufig erste Symptome durch Metastasen in anderen Organen. Unmittelbare Tumorzeichen wie schmerzlose Makrohämaturie, Ureterkoliken bei Durchgang von Blutgerinnseln und tastbarer Tumor treten meist erst bei Inoperabilität auf.

Bedeutung für den Kranken

Der Tumor kann eine Episode im Leben des Patienten sein, von der er weniger als die behandelnden Ärzte beeindruckt wird, wenn die Geschwulst vor Kapseldurchbruch operiert wird. Einschränkung der gesellschaftlichen Beweglichkeit oder einer durchschnittlichen körperlichen Leistungsfähigkeit entsteht selbst bei einseitiger totaler Nephrektomie nicht. Andernfalls stehen dem Kranken durch drohende oder bereits vorhandene Metastasen die Leiden eines Karzinoms bevor.

Differentialdiagnose

Karzinome aller Arten, z. B. der Prostata, die in das Lumen des Urogenitaltrakts bluten, und andere Blutungen auslösende gutartige Erkrankungen entzündlicher Art; Nierenadenome, deren Gutartigkeit sogar histologisch und zytologisch nicht immer eindeutig zu sichern ist und nur durch Fehlen von Metastasen bestätigt werden kann; Zysten, die immer gutartig sind, durch zerfallende Tumoren aber vorgetäuscht werden können.

Diagnostische Schritte

Nierentumor ohne Symptome der Bösartigkeit getastet: Sonographie ist die Methode der ersten Wahl, um zwischen solidem, wahrscheinlich bösartigem, und zystischem, mit großer Wahrscheinlichkeit gutartigem Tumor zu unterscheiden.

Bei *solidem* Tumor muß bis zur Operation Bösartigkeit angenommen werden. Klinische Untersuchung in der Praxis kann auf die Spur von Metastasen führen und dem Patienten dann unnötige invasive Diagnostik ersparen.

Erweist sich der Tumor als *zystisch* und somit wahrscheinlich gutartig, ist unter engmaschigen klinischen Untersuchungen Abwarten vertretbar, bis der Tumor durch seine Größe stört oder sich Verdacht auf Bösartigkeit ergibt.

Nierentumor mit Symptomen der Bösartigkeit getastet:
Tumor mit schmerzloser Hämaturie und Ureterkoliken ist auf Bösartigkeit verdächtig! Operabilität abklären!

Symptome der Bösartigkeit ohne tastbaren Nierentumor: Schmerzlose Hämaturie und Ureterkoliken abklären! Tumor?

Bei schlechtem Allgemeinzustand auch ohne Symptome Hypernephrom möglich!

Therapie

Operation möglichst vor Kapseldurchbruch. Radiotherapie, besonders nach Operation, aussichtsreicher als Zytostatika, auf die Hypernephrome kaum ansprechen. Nichttoxische supportive Therapie ist in jedem Fall angebracht, zumindest zur Qualitätshebung der verbleibenden Lebenszeit.

Besondere Betreuungsaufgaben des Hausarztes

Mehr oder weniger engmaschige Rezidiv- und Metastasenkontrolle sowie nichttoxische Prophylaxe sind auch nach rechtzeitiger Operation immer ratsam. Der Patient muß schonend dazu angehalten werden, ohne ihn zu ängstigen. Ist die Unheilbarkeit allerdings gewiß, benötigt der Kranke psychische Betreuung um so mehr, die ihm hilft, sich an der ihm verbleibenden Lebenszeit zu freuen.

6.40 Hyperthyreose

Kennzeichen, Prognose, Komplikationen

Schilddrüsenerkrankungen nehmen mit dem Alter v. a. bei Frauen zu. Bei alten Menschen wird die Häufigkeit der Hyperthyreose auf 2% geschätzt. Komplikationen ergeben sich v. a. daraus, daß die unspezifische Symptomatik häufig zu verspätetem Aufdecken der Erkrankung führt. Die hyperthyreote Krise stellt besonders im Alter eine lebensbedrohende Situation dar.

Symptomatik

Besonders typisch ist ein uncharakteristisches Beschwerdebild, das keineswegs die Lehrbuchsymptome der Schilddrüsenüberfunktion zeigen muß. Im Vordergrund kann allgemeine Schwäche und Hinfälligkeit stehen; Herzklopfen, Tachykardie und auch Tremor werden häufig anderen Krankheiten fälschlich zugeordnet. Zur Symptomatik gehören ferner Depressionen, auch Agitiertheit bis zur Verwirrtheit. Von seiten des Gastrointestinaltrakts können Diarrhö oder Obstipation auftreten. Eine Schilddrüsenvergrößerung liegt in vielen Fällen nicht vor.

Bedeutung für den Kranken

Bei ausgeprägter Hyperthyreose meist erhebliche Beeinträchtigung des Allgemeinbefindens. Die Patienten sind nicht selten längerfristig in hausärztlicher Behandlung, doch die eigentliche Erkrankung wird oft spät erkannt.

Differentialdiagnose

Von praktischer Bedeutung in diesem Zusammenhang ist es, die Hyperthyreose als mögliche Ursache differentialdiagnostisch bei einer Vielzahl von Beschwerdebildern in Betracht zu ziehen. Zu denken ist ferner an jodhaltige Medikamente.

Diagnostische Schritte

T3 und T4 im Serum, TRH-Test, Schilddrüsenszintigramm.

Therapie

Bevorzugte Behandlung der Hyperthyreose im Alter mit Radiojod. Danach jahrelang regelmäßige Schilddrüsenfunktionskontrollen, evtl. Substitutionstherapie zur Verhinderung bzw. zum Ausschluß einer Hypothyreose. Als Anfangsmedikation, besonders um die für die Radiojodtherapie erforderliche Euthyreose zu erreichen: Thyreostatika.

Besondere Betreuungsaufgaben des Hausarztes

Keine.

6.41 Hypertonie

Kennzeichen, Prognose, Komplikationen

Arterielle Hypertonie liegt vor, wenn bei mehrfachen Messungen ein Blutdruck von 160/95 mmHg überschritten wird. Überwiegende Form (90%) ist die essentielle Hypertonie. Typische Komplikationen und Todesursachen der unbehandelten Hypertonie sind Myokardinfarkt, Apoplex und Linksherzversagen. Die Einschränkung der Lebenserwartung durch Hypertonie nimmt mit zunehmendem Alter des Auftretens ab.

Symptomatik

In der Regel fehlend. Symptome wie Schwindel, Kopfschmerzen, Ohrensausen u. ä. finden sich meist erst bei höhergradigen Blutdruckentgleisungen.

Bedeutung für den Kranken

Bei in der Regel subjektivem Wohlbefinden besteht die Bedeutung v. a. in der Notwendigkeit einer dauerhaften Pharmakotherapie, was oft zu Einsichtsschwierigkeiten führt.

Differentialdiagnose

Da die Wahrscheinlichkeit des Vorliegens einer essentiellen Hypertonie im Alter sehr hoch ist, wird eine differentialdiagnostische Abklärung anderer Hochdruckformen erst bei mangelndem Ansprechen auf die Pharmakotherapie empfohlen.

Diagnostische Schritte

Anamnese: Familienbelastung, Nierenerkrankungen, Diabetes mellitus, Gicht, Nikotinabusus. *Körperliche Untersuchung*: Blutdruckmessungen mehrfach im

Liegen und im Stehen. Untersuchung hinsichtlich möglicher *Organkomplikationen:* Gefäßstatus, kardiale Situation, Augenhintergrund. Bei neu aufgedecktem Hypertonus EKG mit 2jähriger Wiederholung, Urinstatus. *Laborchemisch:* Blutzucker, Elektrolyte, Blutfette, Harnsäure, Kreatinin, Blutbild und BSG.

Therapie

Die Indikation zur medikamentösen Hochdruckbehandlung ist vom Alter, der Gesamtkrankheitslage unter Berücksichtigung der Polymorbidität, den Gefahren möglicher Nebenwirkungen und der Compliance des Patienten abhängig zu machen. Dabei ist auch zu berücksichtigen, daß blutdrucksenkende Medikamente auch andere Krankheiten, z. B. Herzinsuffizienz, Herzrhythmusstörungen, Angina pectoris, Diabetes mellitus oder obstruktive Lungenerkrankungen, günstig beeinflussen können (s. auch Teil II, Kap. 2.5).

Allgemeine Maßnahmen: Körperliches Training, Gewichtsreduktion, evtl. Kochsalzreduktion in der Ernährung.

Medikamentöse Therapie: Als Indikation für den Einsatz gelten diastolische Blutdruckwerte über 95 – 100 mmHg und systolische Blutdruckwerte über 180 mmHg. Bei Vorliegen von Herzinsuffizienz oder koronarer Herzkrankheit sowie sonstigen Risiken für Gefäßkrankheiten wird medikamentöse Therapie auch bei Werten um 170/95 mmHg empfohlen. Bei Monotherapie (Stufe 1) sind Kalziumantagonisten, Saluretika, β-Blocker und ACE-Hemmer in absteigendem Stellenwert sinnvoll. Bei Kombinationstherapie (Stufe 2) eignen sich Diuretika in Kombination mit den Antihypertensiva der Stufe 1. Weitere sinnvolle Kombinationen sind ACE-Hemmer + Kalziumantagonist sowie β-Blocker + Kalziumantagonist, ferner Saluretikum + Methyldopa.

Besondere Betreuungsaufgaben des Hausarztes

Die Hochdrucktherapie hat auch im Alter überwiegend präventiven Charakter. Dem Hausarzt fällt die wichtige Aufgabe zu, beim Patienten ausreichende Motivation zur Mitarbeit bei einer Behandlung zu bewirken, die auf Verhinderung eines für ihn sehr irreal erscheinenden Risikos abzielt. Andererseits ist auch darauf zu achten, daß der Patient nicht vielfältige Symptome dem vermeintlich erhöhten Blutdruck zuschreibt, die eine weiterführende Abklärung erfordern.

6.42 Hypothermie

Kennzeichen, Prognose, Komplikationen

Von Hypothermie eines alten Patienten wird gesprochen, wenn die rektal gemessene Temperatur bei einer Verweildauer von 10 min weniger als 32 °C beträgt. Die Prognose ist entsprechend dem Ausmaß der Temperatursenkung i. allg. als schlecht zu bewerten.

Symptomatik

Auftreten der Hypothermie im Winter, häufig bei isoliert lebenden und behinderten älteren Patienten. Prädisponierende Faktoren sind schlechter Allgemeinzustand, schwere organische Krankheit, v. a. behindernde und dementielle Leiden, sowie unzureichende Wohnverhältnisse.

Bedeutung für den Kranken

Die Hypothermie kann Ausdruck einer Vereinsamung bis hin zur Verwahrlosung sein und bedarf diesbezüglicher Abklärung.

Differentialdiagnose

Zunächst sind schwerwiegende Allgemeinerkrankungen, Behinderungen und Hypothyreose sowie eine Störung der Thermoregulation auszuschließen. Ferner kommen depressive oder dementielle Symptome sowie suizidales oder Suchtverhalten differentialdiagnostisch in Frage. Medikamentennebenwirkungen bzw. fehlerhafte Einnahmen sind auszuschließen.

Diagnostische Schritte

Die Behandlung wird nur bei adäquaten sozialen Verhältnissen und der Gewährleistung einer sorgfältigen Pflege zu Hause möglich sein. Ansonsten erfolgt Krankenhauseinweisung. Die Diagnostik, die immer eine ganzkörperliche, psychiatrische und neurologische Untersuchung einzuschließen hat, wird desweiteren von den differentialdiagnostischen Erwägungen (s. oben) geleitet.

Therapie

Langsame, allmähliche Aufwärmung in einem gut gewärmten Raum. Kein Einsatz von Wärmflaschen, Heizkissen u. dgl. Wiederherstellung des Elektrolytgleichgewichts. Ansonsten auf die Grundkrankheit gerichtete Behandlung.

Besondere Betreuungsaufgaben des Hausarztes

Sofern es sich um den Ausdruck ungelöster sozialer Probleme bzw. Vereinsamung oder Verwahrlosung handelt, ist ggf. unter Hinzuziehung von weiteren Familienangehörigen oder Sozialstationen ein differenziertes Programm zur Verbesserung der Lebensverhältnisse des Betroffenen einzuleiten. Dies wird in der Regel eine ausführliche, intensive Gesprächszuwendung zum Kranken mit Aufdeckung seiner eigenen Sicht der Probleme und Wünsche erfordern; u. U. kann die Unterbringung in einem Altenheim hier einen durchaus günstigen Weg darstellen.

6.43 Hypotonie

Kennzeichen, Prognose, Komplikationen

Eine essentielle Hypotonie liegt vor bei anhaltenden Blutdruckwerten unter 110/60 mmHg. Es wird zwischen primärer und sekundärer Hypotonie unterschieden. Besondere praktische Bedeutung kommt der orthostatischen Hypotonie zu, deren Häufigkeit mit dem Alter zunimmt und die somit Höherbetagte besonders gefährdet. Als Komplikationen können Schwindelgefühl und Stürze auftreten. Bei der im Alter oft anzutreffenden stenosierten und rarefizierten Makro- und Mikrozirkulation können schwerwiegende Folgen an Gehirn (Demenz, Insult) an Herz, Niere die Folge sein. Ferner kommen Ohrensausen, erhöhte körperliche und geistige Ermüdbarkeit, Kältegefühl der Gliedmaßen, Verstärkung der Beschwerden bei körperlicher Anstrengung, sommerlicher Hitze, Nahrungsaufnahme oder auch Miktion (insbesondere beim Mann) vor.

Bedeutung für den Kranken

Eventuell chronisch reduziertes Allgemeinbefinden, das vom Patienten u. U. als Altersfolge hingenommen wird. Gefährdung durch Schwindel und Stürze, als Folge davon oft Verlust an Selbstvertrauen und weitere schädliche Immobilität.

Differentialdiagnose

Neben der essentiellen Hypotonie kommen als auslösende Erkrankungen Veränderungen des Venensystems sowie des Herzens mit vermindertem Minutenvolumen, morphologisch definierte Störungen des autonomen Nervensystems, ferner endokrine Störungen, v. a. Hypothyreose in Frage. Große praktische Bedeutung kommt der Hypotonie als Folge medikamentöser Behandlung zu: Antihypertensiva, Diuretika, trizyklische Antidepressiva und Tranquilizer, aber auch Anticholinergika (Morbus Parkinson) und andere Antiparkinsonmittel; auch Nitrate und Kalziumantagonisten führen häufig zu hypotonen Zuständen.

Diagnostische Schritte

Die Blutdruckmessung sollte im Liegen und im Sitzen und/oder Stehen durchgeführt werden. Sie muß stets mehrmals erfolgen. Elektrolytstörungen und unzureichende Flüssigkeitszufuhr sind auszuschließen. Ferner sollte im Rahmen der Diagnose eine kritische Überprüfung der verordneten Medikamente erfolgen.

Therapie

Behandlung ausschlaggebender Grundleiden, z. B. Kompressionstherapie bei Venopathien. Anregung zu körperlicher Betätigung, Vermeiden von stundenlangem Sitzen und Liegen. Anleitung zum langsamen, allmählichen Aufstehen, v. a. aus dem Liegen. Kritische Überprüfung und ggf. Veränderung bestehender Medikation. Ausreichende Flüssigkeitszufuhr, kochsalz- und eiweißreiche Diät. *Medikamentös:* Dihydroergotamin, Sympatikomimetika.

Besondere Betreuungsaufgaben des Hausarztes

Von besonderer Bedeutung ist es, daß der Hausarzt in der Langzeitbetreuung die mit steigendem Alter zunehmende Gefahr hypotoner Entgleisungen seiner alten Patienten adäquat einschätzt und hinreichend bei der Differentialdiagnose in Betracht zieht. Vor allem bei der Verordnung von Medikamenten, auch bei Wiederholungsrezepturen, ist die Gefahr hypotoner Entgleisungen kritisch in Erwägung zu ziehen (s. auch Teil II, Kap. 2.5).

6.44 Ischämie, flüchtige zerebrale (TIA)

Kennzeichen, Prognose, Komplikationen

Die flüchtige zerebrale Ischämie („transient ischemic attack", TIA) ist charakterisiert durch den plötzlichen Beginn einer fokalen zerebralen Funktionsstörung. Die wesentlichen pathogenetischen Faktoren sind die des Schlaganfalls. Meist handelt es sich um durch Embolie größerer oder kleinerer zerebraler Arterien oder der Halsarterien (Abriß arteriosklerotischer Plaques der A. carotis oder kardialer Embolus) bedingte lokale Mangeldurchblutung, selten um eine funktionelle Ischämie. Auch werden rheologische Parameter sowie eingeschränkte Vasomotorik durch Arterio-/Arteriolosklerose diskutiert.

Die flüchtige zerebrale Ischämie ist vollständig reversibel und dauert höchstens 24 h an. Nach allgemein akzeptierten Kriterien kann jedes zerebrale ischämische Defizit, das sich innerhalb von 24 h zurückbildet, als TIA aufgefaßt werden.

Prognose: Wiederholen sich die Anfälle im Laufe von Monaten oder Jahren mehrfach, bleiben u. U. diskrete Dauerausfälle zurück, oder es stellt sich − in fast der Hälfte der Fälle − schließlich die Apoplexie ein. Etwa 1/5 der Patienten mit TIA sterben innerhalb von 3−5 Jahren an einem Myokardinfarkt oder entwickeln eine bleibende Hemiplegie.

Komplikationen: Die Wichtigkeit der Diagnose einer TIA beruht auf der Tatsache, daß sie *das* Prodromalsymptom eines Schlaganfalls ist. Schon eine kurzfristige Blutdruckentgleisung kann zum Hirnschlag führen. Auch besteht eine deutlich erhöhte Gefahr eines Myokardinfarkts, speziell Patienten mit multiplen Episoden innerhalb kurzer Zeit haben ein besonders hohes Risiko.

Symptomatik

Die Symptome korrespondieren mit dem neuroanatomischen Versorgungsgebiet der betroffenen Gefäße. Die meisten TIA dauern 5 min oder weniger, die große Mehrheit hat sich in weniger als einer Stunde zurückgebildet.

Typische Symptome beim transitorischen Verschluß der A. carotis bzw. der A. cerebri media sind neben Kopfschmerz, Schwindelgefühl und Erbrechen v. a. kontralaterale motorische Schwäche bis zur Hemiparese, sensorische Ausfälle wie Hyp- oder Parästhesien, Aphasie in Form von Sprachverständnis- oder Sprechstörungen. Ist der retinale Kreislauf mit einbezogen, kann zusätzlich monokulare Blindheit (Amaurosis fugax) auftreten. Selten tritt Bewußtseinsverlust ein.

Vorübergehende Ischämien im Vertebralis-Basilaris-Stromgebiet zeigen neben Nacken- und Hinterkopfschmerz, Übelkeit, Erbrechen, Drehschwindel und Sehstörungen v. a. Symptome wie Blickrichtungsnystagmus und vestibulärer Nystagmus, mehr oder minder ausgeprägte Hemi- oder Tetraparesen, zerebelläre Ataxie ohne motorische Schwäche, Dysarthrie sowie kurzdauernde Bewußtseinsstörungen mit Hinstürzen („drop attacks") und gelegentlich, nur in Kombination, Diplopie und Dysphagie.

Differentialdiagnose

Liegen Symptome wie Vertigo und Synkope ohne weitere fokale neurologische Zeichen vor, muß man auch an Arrhythmie des Herzens oder vestibuläre Funktionsstörung denken. Weiter sind Synkopen mit flüchtigen Herdstörungen bei hypersensitiven Karotissinussyndromen zu erwägen; auch intrakraniale Angiome können rezidivierend zu identischen Symptomen führen.

Lues cerebri und Buerger-Krankheit zeigen rezidivierend Symptome in wechselnden Gefäßgebieten.

Sonst ist die Differentialdiagnose der TIA weitestgehend identisch mit der des Schlaganfalls.

Bedeutung für den Patienten

Da die TIA vollständig reversibel ist, wird der Patient in der Regel seine vorherige gesundheitliche Konstitution wieder erreichen. Abgesehen vom Durchleben einer TIA mit allen damit verbundenen Ängsten und Empfindungen muß der Patient das Warnsignal seines Körpers erkennen und seine bisherige Lebensführung überdenken und bekannte Risikofaktoren einschränken.

Diagnostische Schritte

Um die Gefahr eines kompletten Schlaganfalls zu reduzieren, muß der Patient mit TIA sofort Beachtung finden und der Grund der Ischämie bestimmt werden, um die angemessene Behandlung so schnell wie möglich einleiten zu können.

Anamnese, körperliche Untersuchung und Routinelabor werden vervollständigt durch ein kraniales Computertomogramm (Ausschluß nicht gefäßbeding-

ter Ursachen oder einer zerebralen Massenblutung), zerebrale Angiographie
(gute Hydrierung des Patienten), EKG, Echokardiogramm, Röntgen der HWS
(Drosselung der Durchblutung der A. vertebralis), EEG, ggf. Ophthalmodyna-
mometrie (Bestimmung von Druck und Pulsationsmenge der A. ophthalmica),
Dopplersonographie, intravenöse digitale Subtraktionsarteriographie oder
Hirnszintigraphie.

Therapie

Hinsichtlich der oft enttäuschenden Ergebnisse der Behandlung etablierter
vaskulärer Insulte sei auf die Wichtigkeit der Prophylaxe des Apoplex hingewiesen.

Zunächst sollen nach fundierter ätiologischer Präzisierung der TIA das
Grundleiden und allgemein vorhandene Risikofaktoren reduziert werden, wobei der wichtigste behandelbare Risikofaktor der Bluthochdruck ist. Als medikamentöse Prophylaxe werden zur Zeit Acetylsalicylsäure und Dipyridamol
forte empfohlen, ferner Pentoxyfillin, um die Verformbarkeit der Erythrozyten
zu verbessern. Teilweise kann Heparin- und nachfolgende Cumarinbehandlung
indiziert sein.

Zur Prävention des vollendeten Schlaganfalls können auch rekonstruktive
gefäßchirurgische Maßnahmen (z. B. Endarteriektomie) gehören.

Besondere Betreuungsaufgaben des Hausarztes

Patienten mit einem oder mehreren TIA sind mehrere Wochen bis Monate
nach Beginn der Symptomatik einem besonders hohen Risiko ausgesetzt. Neben medikamentöser Therapie und regelmäßiger Verlaufskontrolle nimmt der
Arzt hier besonders Aufgaben der differenzierten Aufklärung über Krankheitsgeschehen, Symptome und Prognose und eingehende Beratung hinsichtlich der
Lebensführung (speziell Reduktion von Risikofaktoren) wahr.

Hohe Compliance kann die Lebenserwartung des Patienten erheblich verbessern.

6.45 Kehlkopfkrebs

Kennzeichen, Prognose, Komplikationen

Meist verhornendes Plattenepithelkarzinom.

Inneres Kehlkopfkarzinom an Stimmbändern und in subglottischen Bereichen häufiger als das *äußere* Kehlkopfkarzinom an Epiglottis, Ringknorpel und tieferen Larynxanteilen.

Prognose: In der Mehrzahl tödlicher Ausgang nach Jahren durch Rezidive oder Metastasen.

Komplikationen: Verlust der Stimmbänder, Laryngomalazie, Atembehinderung besonders bei Inoperabilität.

Symptomatik

Bei dem in der Mehrzahl auftretenden, im Spiegel sichtbaren Stimmbandkarzinom gibt Heiserkeit oft vor Metastasierung einen rechtzeitigen Hinweis auf die bösartige Erkrankung. Bei anderen Lokalisationen oft erst nach Metastasierung Schmerzen oder von außen sichtbare Verformung. Stridor tritt bei verschiedensten Lokalisationen auf.

Bedeutung für den Kranken

Nach Taubheit und Blindheit steht Stummheit hinsichtlich der Minderung der Lebensqualität an 3. Stelle. Die Aussicht auf Einschränkung der zwischenmenschlichen Kommunikationsfähigkeit bedrückt im Augenblick der Mitteilung den Patienten je nach Beruf und Interessen mehr als der evtl. bevorstehende Leidensweg.

Differentialdiagnose

An den *Stimmbändern* gutartige Polypen, Sänger- bzw. Schreiknötchen; Lähmungen der Nn. internus, posticus, recurrens, transversus ohne bösartige Ursache und Heiserkeit infolge anderer nichtneoplastischer, auch entzündlicher, Erkrankungen wie Ödeme, Laryngitis sicca, Ozaena laryngealis und laryngotrachealis in der Schwangerschaft sowie Laryngotyphus, der erst in der 3. Woche eines Abdominaltyphus Beschwerden zu machen braucht.

Im übrigen *Kehlkopf* machen sich Laryngozelen und Kehlkopfabszesse durch Schwellung nach außen bemerkbar. Sowohl an den Stimmbändern als auch im gesamten Kehlkopf tuberkulöse Knoten und Geschwüre ohne Prominenz nach außen.

Diagnostische Schritte

Inspektion, Palpation, Auskultation, Spiegelung der Stimmbänder (indirekte Laryngoskopie) von oben, Bestimmung von BKS, CA 72-4, saurer und alkalischer Phosphatase im Blut, CCR im Urin, Spiegelung des Kehlkopfinneren unterhalb der Stimmbänder (direkte Laryngoskopie).

Therapie

Je kleiner der Tumor und je älter der Patient, desto eher kommt die Kryochirurgie als Therapie der 1. Wahl in Betracht.

Bei ungünstigeren Verhältnissen wird die intralaryngeale Radiumtherapie mit dem Laryngostaten durchgeführt. Befindet sich der Tumor nicht an der Oberfläche des Kehlkopfinneren, kommen Bestrahlung von außen oder gar Operation in Frage – Methoden, die oft zu Funktionsstörungen von Stimme oder Schluckakt führen.

Die Stimme kann bei teilweiser Entfernung des Kehlkopfes erhalten bleiben, im schlimmsten Fall kommt es zur Totalexstirpation mit Tracheostoma und Stimmverlust.

Ferner sind Chemo- und nichttoxische Therapie angezeigt.

Besondere Betreuungsaufgaben des Hausarztes

Für die Operation ist nicht allein die Operabilität, sondern auch die Wichtigkeit der Stimmerhaltung maßgebend. Hat der Arzt die Erkrankung bei subjektiver Beschwerdefreiheit aufgedeckt, muß im Interesse des Patienten die Gefahr der unterbewußten psychopathologischen Schuldzuweisung an den Arzt für die Minderung der Lebensqualität und ggf. auch für den Stimmverlust beachtet werden.

Besonders im Fall möglichen oder sicher voraussehbaren Stimmverlustes muß der Patient vor der Therapie so unterrichtet und beraten werden, daß er die Vor- und Nachteile der Therapiemöglichkeiten versteht und sich nach reiflicher Überlegung aus eigener Überzeugung für Stimmerhaltung mit dem Risiko von Rezidiven und Metastasen oder, soweit angezeigt, für weitgehend radikale Therapie entscheidet.

Nach der Operation muß neben der technischen Unterweisung beim Tracheostoma, Laryngostoma oder dem künstlichen Kehlkopf die psychische Verfassung des Patienten im Auge behalten werden. Je weniger Technik (künstlicher Kehlkopf) der Patient braucht, um eine Stimmbildung zustandezubringen, desto stabiler ist das psychische Gleichgewicht. Ein Patient mit Ösophagusstimme ist zufriedener als einer mit Kunstlarynx. Selbst nach Jahren an Rezidive und Metastasen denken!

6.46 Klimakterische Symptome (klimakterisches Syndrom)

Kennzeichen, Prognose, Komplikationen

Das Klimakterium ist die Übergangsphase von der vollen Geschlechtsreife zum Senium der Frau. Der Zeitpunkt der letzten Regel, das Erlöschen der zyklischen Ovarialfunktion, wird als Menopause bezeichnet (6 Jahre davor: Prämenopause, 6 Jahre danach: Postmenopause). An die Postmenopause schließt sich das Senium an. Auch in dieser Phase werden noch bis weit über das 65. Lebensjahr hinaus „klimakterische Symptome" geklagt, was die Aufnahme dieser Symptome in ein Geriatriebuch rechtfertigt.

Komplikationen: Blutungsanomalien, klimakterische Ausfallerscheinungen, Osteoporose.

Symptomatik

1) Allgemeine klimakterische Beschwerden (ca. 60% aller Frauen): Hitzewallungen, Schweißausbrüche, Schlaflosigkeit, Schwindel, Herzklopfen, nervöse Reizbarkeit, Traurigkeit, Ermüdbarkeit, Mattigkeit, Kopfschmerz, Ohrensausen, Gelenk- und Muskelschmerzen, Parästhesien, häufige Harnentleerung und Harninkontinenz.
2) Lokale Symptome: Rückbildung von Scheiden-, Harnröhren- und Harnblasenschleimhäuten mit nachfolgenden Entzündungen, trockene Scheide, Beschwerden beim Koitus, Schlappwerden von Haut und Brüsten sowie Menstruationsstörungen.
   Zirka 40% der Frauen sind im Klimakterium beschwerdefrei.

Bedeutung für die Patientin

Subjektive Beeinträchtigung ohne schwere körperliche Gefahren, jedoch häufig psychische Beschwerden, Ängste.

Differentialdiagnose

Je nach Symptomatik ist Ausschluß organischer oder psychischer Erkrankungen notwendig, insbesondere Ausschluß von Depression, neurotischer Störung, Krebserkrankung, Hyperthyreose, Hypothyreose, Diabetes mellitus, Erkrankung des Herz-Kreislauf-Systems (Hypertonie), Pyelitis, Cholezystitis, Avitaminose, Osteoporose.

Diagnostische Schritte

1) Anamnese;
2) Klinischer Untersuchungsbefund;
3) Zusatzuntersuchungen (Östrogenabfall, Anstieg des Gonadotropins im Serum und im Urin); Labor- und Zusatzdiagnostik zum Ausschluß organischer Erkrankung.

Therapie

1) Gespräch: Ärztlicher Zuspruch, Aufklärung, Suche nach auslösenden Problemen oder Konflikten;
2) Hydrotherapie, z. B. morgens Wassertreten, abends kurzdauernde lauwarme Bäder, sportliches Training, z. B. Schwimmen, Unterwassermassage, Luftbäder, Klimawechsel;
3) Autogenes Training;
4) Hormonbehandlung mit Applikation von Östrogenen in kleinen Dosen z. B. Presomen Drg. jeweils 0,6–1,25 mg täglich für 20 Tage, einwöchige Pause; bei schweren klimakterischen Störungen, besonders mit Untergewicht, Osteoporose, fehlender Libido und schwerer Depression ist Östrogen-Androgen-Kombination möglich, jedoch mit dem Nachteil der Virilisierung belastet (tiefe Stimme, Bartwuchs, Klitoriswachstum u. a.).

Regeln für die Östrogenbehandlung im Klimakterium

1) Klare Indikation (klimakterische Beschwerden, atrophische Veränderung des Genitales, Osteoporoserisiko);
2) individuelle Dosierung, Ermittlung der niedrigsten ausreichenden Dosis;
3) regelmäßige Kontrollen des gynäkologischen Befundes und des zytologischen Abstrichs;
4) subjektive Zeichen der Überdosierung beachten: Ziehen in der Brust, zervikaler Fluor, Übelkeit, Kopfschmerz, Gewichtszunahme, Blutung aus dem Uterus;
5) zyklische Behandlung mit Pause in der 4. Woche;
6) bei lokaler Symptomatik Lokalbehandlung vorziehen;

7) Risikofaktoren für Korpuskarzinom beachten: familiäre Krebsanamnese, Karzinombehandlung in der Anamnese, Adipositas, Diabetes, Hypertonie, Nulli- bzw. Oligoparität, Zyklusstörungen, mehrfache Abrasionen;
8) bei Blutungen Abrasio;
9) Hysterektomie bei Risikopatienten;
10) Beachtung der Kontraindikationen (absolut: zerebrale Gefäßerkrankungen, Insult, schwere Hypertonie, Thrombembolien, Porphyrie, nicht ausgeheilte Hepatitis, Hepatosen; relativ: Diabetes mellitus, Migräne, Epilepsie, operiertes Korpus- oder Mammakarzinom, kardiale oder nephrogene Ödeme;
11) Beachtung der Gefahren bei langdauernder Östrogentherapie (Durchbruchsblutungen, Induktion eines Endometriumkarzinoms, Wachstumsförderung von Myomen und Endometrioseherden, Aktivierung einer fibrozystischen Mastopathie).

Besondere Betreuungsaufgaben des Hausarztes

Psychische Führung und langfristige Begleitung der Patientin, Aufarbeitung von persönlichen Problemen.

6.47 Kolonkarzinom

Kennzeichen, Prognose, Komplikationen

Adenokarzinom selten Gallertkarzinom; Lokalisation im Rektum am häufigsten, je höher desto seltener; im Anfangsstadium Metastasierungsneigung gering, Fernmetastasen nach eigener Erfahrung eher selten. In den meisten Fällen sind Vorboten wie Colitis ulcerosa, gutartige Polypen, Obstipation bemerkt oder unbemerkt vorangegangen.

Prognose: Bei Operation vor Metastasierung sehr gut, bei Inoperabilität aus Altersgründen oder bei Metastasen sind einige lebenswerte Jahre möglich, wenn ein funktionell ausreichender Teil des Kolons erhalten oder operativ wiederhergestellt werden kann.

Komplikationen: Mangels auffälliger Symptome Ileus vor Erkennung der Erkrankung. Bei Tumorlage im Colon ascendens oder descendens Verwachsungen mit Nieren oder Beckenwand, so daß tumoröses Gewebe angeschnitten werden muß. Bei Ausfall langer Kolonstrecken schleichende Kachexie infolge Flüssigkeits- und Mineralstoffverlusten.

Symptomatik

Über lange Zeit Obstipation im Wechsel mit Diarrhö ohne offensichtlichen Grund. In späteren Stadien Auflagerungen geronnenen Blutes auf dem Stuhl bei Sitz des Tumors in den oberen Kolonabschnitten. Bei Tumorblutungen im Rektum kommt es durch Absonderung aus frischer Blutung zum Symptom des „Fleischwassers" im Toilettenbecken.

Durch Tiefspültoilettenbecken werden diese Symptome nicht gesehen und dadurch manches Karzinom sehr viel später entdeckt. Erst bei weiterem Fortschreiten kommt es zu Schmerzsymptomen wie Ischialgie, besonders bei Erkrankung des Colon ascendens, starken Nierenmißempfindungen und schließlich eindeutigen Bauchschmerzen.

Bedeutung für den Kranken

Die Anlage eines Anus praeternaturalis beeinträchtigt das psychische Wohlbefinden des Patienten meistens weit stärker als die Gewißheit, krebskrank zu sein.

Je intelligenter der Patient ist, desto schneller bezieht er die neue Handhabung seines Körpers in seine Lebensweise ein.

Differentialdiagnose

Blutabsonderungen durch innere Hämorrhoiden, Colitis ulcerosa, gutartige Polypen, Divertikulitis, Appendizitis.

Diagnostische Schritte

Inspektion des Abdomens, Laboruntersuchung des Stuhles auf Blut, falls nicht schon makroskopisch nachgewiesen, Blutbild, alkalische Phosphatase, CA 19-9 und CEA im Blut, CCR im Urin, Koloskopie, wenn von therapeutischem Nutzen mit Biopsie, und sich daraus ergebende darstellende Verfahren von der Sonographie bis zum Ganzkörperszintigramm.

Therapie

Resektion ohne Anus praeter bei freiem Rektum, operative Sanierung soweit notwendig und möglich. Die Entscheidung über postoperative Chemo- und Radiotherapie obliegt dem Chirurgen. Aufgrund der oft langen Lebenserwartung ist supportive nichttoxische Therapie zur Rezidivvorbeugung, aber auch als palliative Maßnahme bei Inoperabilität lebenslänglich angezeigt.

Besondere Betreuungsaufgaben des Hausarztes

Zeitlich und rangmäßig erste Betreuungsaufgabe ist ggf. der Anus praeternaturalis, dessen Vorhandensein den Patienten besonders nach Notfalloperationen oder ursprünglich geplanter Appendektomie unvorbereitet trifft. Die Furcht, in der gewohnten Gesellschaft nicht mehr tragbar zu sein, muß von ihm genommen werden. Als erstes müssen die ästhetischen Hemmungen durch Annahme der Wirklichkeit gelöst werden. Dann muß er Sicherheit im Umgang mit dem Anus praeter und damit in der Gesellschaft erlangen. Zur Stabilisierung des seelischen Gleichgewichts unter den neuen körperlichen Bedingungen muß er erkennen, daß seine Persönlichkeit nicht allein aus dem defekten Körper besteht, sondern sein Körper *nur* das nicht mit dem Ich identische Werkzeug ist. Bei geplanter, in Ruhe vorbereiteter Kolonoperation mit Anus-praeternaturalis-Anlage kann es entscheidend für die weitere psychische Verarbeitung durch den Patienten sein, daß er vor der Operation eindeutig auf diese Möglichkeit hingewiesen worden ist. Ansonsten kann es zur unterbewußten Schuldzuweisung an den veranlassenden Arzt kommen, welche nicht nur den Patienten für den Patient-Arzt-Kontakt unempfänglich macht, sondern auch noch eine exogene reaktive psychogene Depression bei ihm auslösen kann.

6.48 Koronare Herzkrankheit

Kennzeichen, Prognose, Komplikationen

Von einer koronaren Herzkrankheit wird gesprochen, wenn mehr als 50% des freien Gefäßlumens durch stenosierende Wandveränderungen eingeengt ist. Von diesem Stadium ab ist mit dem Auftreten von Symptomen zu rechnen.

Komplikationen: Plötzlicher Tod ohne Prodromalsymptome, Myokardinfarkt.

Symptomatik

Symptome können auch bei starker Stenosierung der Gefäße geringfügig sein oder fehlen, was z. T. Folge der Immobilität sein dürfte. Typisch beim älteren Patienten sind lange, Wochen, Monate oder manchmal Jahre andauernde symptomfreie Intervalle. Insgesamt uncharakteristischere Symptomatik als bei jüngeren Altersgruppen.

Bedeutung für den Kranken

Insbesondere bei Patienten, die bereits einen Myokardinfarkt erlitten haben, geben pektanginöse Beschwerden meist Anlaß zu Angst und Sorge. Eine gewisse Krankheitsfixierung ist zumal bei schwerwiegender Anamnese nicht immer zu vermeiden. Andererseits können trotz ausgeprägter Stenosierung das subjektive Wohlbefinden gut und die Beeinträchtigung durch die Erkrankung nur als geringfügig erlebt werden.

Differentialdiagnose

In Frage kommen in erster Linie durch degenerative Skeletterkrankungen ausgelöste Thoraxschmerzen, Refluxösophagitis, funktionelle Herzbeschwerden (auch im Alter) und schließlich der Myokardinfarkt.

Diagnostische Schritte

Ruhe-EKG für die Beurteilung nur bedingt geeignet. Im Belastungs-EKG gilt der Nachweis einer eindeutigen Ischämiereaktion besonders bei gleichzeitiger Auslösung pektanginöser Beschwerden als diagnosesichernd.

Therapie

Allgemeine Maßnahmen: Blutdruckregulierung, Gewichtsreduktion, exakte Einstellung eines eventuellen Diabetes mellitus. *Behandlung des pektanginösen Anfalls:* Nitroglycerin oder Isosorbidnitrat als Spray oder Tablette bzw. sublingual. Bei gleichzeitig erhöhtem Blutdruck ist Nifedipin (5 – 10 mg als Zerbeißkapsel) geeignet. *Medikamentöse Prophylaxe der Angina pectoris:* Langwirksame Nitrate. Bei gleichzeitiger Hypertonie Kalziumantagonisten. Bei normaler oder schneller Herzfrequenz Diltiazem oder Verapamil, bei langsamer Herzfrequenz Nifedipin. Die Indikation bezüglich Angioplastie oder Bypassoperation bleibt dem Spezialisten überlassen. Zu beachten ist dabei das Ergebnis der Effektivitätsbewertung invasiver Therapieformen durch epidemiologische Studien.

Besondere Betreuungsaufgaben des Hausarztes

Der Patient ist genau zu informieren, daß beim Auftreten pektanginöser Beschwerden eine körperliche Belastung zu unterbrechen ist und unverzüglich von dem diesbezüglich verordneten Medikament Gebrauch zu machen ist. Vielfach zögert der alte Patient die Anwendung des zur Anfallskupierung verordneten Medikamentes hinaus, so daß dem Hausarzt die wichtige Aufgabe zufällt, immer wieder auf die nicht nur symptomatische, sondern auch herzschonende Bedeutung der verordneten Medikamente hinzuweisen (s. auch Teil II, Kap. 2.5).

6.49 Leberzirrhose

Kennzeichen, Prognose, Komplikationen

Sammelbegriff für Lebererkrankungen mit irreversiblen Schädigungen der Leberzellen und der Läppchenstruktur, die mit Leberfibrose und Gefäßobliterationen einhergehen. Der Häufigkeitsgipfel liegt zwischen dem 5. und 7. Lebensjahrzehnt. Die Komplikationen durch portale Hypertension wie Ösophagusvarizen oder peptische Ulzera sind aufgrund der altersbedingten Bindegewebs- und Gefäßveränderungen als besonders gefährlich zu erachten.

Symptomatik

Asymptomatische Leberzirrhosen kommen beim alten Patienten vielfach vor. Sonst uncharakteristische Klagen, meist in Form von Oberbauchbeschwerden und Meteorismus. *Hautveränderungen:* Atrophische Haut, Palmarerythem, spärliche Körper- und Axillarbehaarung, Teleangiektasien im Bereich von Gesicht und Oberkörper. Die Leber kann vergrößert oder auch verkleinert sein, ist jedoch immer konsistenzvermehrt.

Bedeutung für den Kranken

Das Wohlbefinden kann bei einer inaktiven Leberzirrhose weitgehend unbeeinträchtigt sein. Ansonsten können rasche Ermüdbarkeit und allgemein reduzierte Belastbarkeit die Vitalität beeinträchtigen. Häufig belastende konflikthafte Auseinandersetzungen mit der Umgebung wegen geforderter Alkoholkarenz.

Differentialdiagnose

Differentialdiagnostisch stehen metastatische Veränderungen der Leber sowie das Leberkarzinom, das bei bestehender Leberzirrhose häufiger auftritt, im Vordergrund.

Diagnostische Schritte

Ganzkörperuntersuchung mit Beachtung der Symptomatik wie bei jüngeren Patienten. Laborhinweise auf Leberzirrhose ergeben sich aus erhöhtem, Bilirubin im Serum, Verminderung der Albuminfraktion und Vermehrung der γ-Globuline in der Eiweißelektrophorese. Die Transaminasen können normal oder erhöht sein. Im letzteren Fall ist die GOT gewöhnlich stärker als die GPT erhöht. Bei alkoholtoxischer Verursachung γ-GT-Erhöhung. Sicherung der Diagnose nur durch histologische Untersuchungen möglich.

Therapie

Die Wirksamkeit sog. Leberschutzpräparate und Vitaminverabreichungen gilt als nicht bewiesen. Bei Aszites sollte die Flüssigkeitszufuhr auf 1000 – 1500 ml pro Tag beschränkt bleiben bei gleichzeitiger Kochsalzrestriktion. Medikamentös 100 – 400 mg Spironolakton. Eine Aszitespunktion ist nur bei prall gespanntem Abdomen sinnvoll.

Besondere Betreuungsaufgaben des Hausarztes

Kritische Überprüfung verordneter Medikamente bezüglich Lebertoxizität, Ausschaltung eventueller Noxen, wie Medikamenten- oder Alkoholabusus.

6.50 Magenkarzinom

Kennzeichen, Prognose, Komplikationen

Maligner Tumor epithelialen Ursprungs im Magen. Die Prognose ist abhängig vom jeweiligen Stadium zum Zeitpunkt der Aufdeckung: Beim Frühkarzinom beträgt die 5-Jahres-Überlebensrate 80–95%, bei Befall von Lymphknoten 30%, bei Befall sekundärer Lymphknoten nur noch 5%.

Hauptkomplikation: Blutung.

Symptomatik

Meist lange symptomatisch stumme Phase. Schmerzen, Appetitlosigkeit, Erbrechen und Gewichtsverlust sind die überwiegenden Symptome. Die Symptomatik kann jedoch als sehr uncharakteristisch imponieren und wird häufig vom Patienten selbst als allgemeine Unpäßlichkeit hingenommen und nicht als behandlungsbedürftige Beschwerde geäußert.

Bedeutung für den Kranken

Oft schwerer schicksalhafter biographischer Einbruch, kompliziert durch Krankenhausaufenthalte, Operationen, Schmerzen und Ernährungsbeschränkung. Selbst bei Früherkennung in der Regel begrenzte Lebenserwartung. Nicht ganz selten ist jedoch zu beobachten, daß v. a. bei jüngeren betagten Männern Operationen und Nachbehandlung gut überstanden werden und Lebensgefühl und Vitalität keineswegs gebrochen sein müssen, sondern im Sinne einer bewußten Lebensweise mit erhöhter Erlebnisfülle aufrechterhalten bleiben.

Differentialdiagnose

Vorrangig Gastritis und benignes Ulcus ventriculi. Ferner andere Erkrankungen mit Beschwerden des Oberbauches wie Cholelithiasis, Cholezystitis, Erkrankungen des Querkolons und des Pankreas.

Diagnostische Schritte

Die Hauptschwierigkeit besteht darin, das Magenkarzinom beim älteren Patienten frühzeitig in die differentialdiagnostischen Überlegungen einzubeziehen. Hinsichtlich der starken Abhängigkeit der Prognose vom Stadium zum Zeitpunkt der Aufdeckung sollte bei entsprechender Gesamtverfassung bei unklaren Oberbauchbeschwerden, die länger als 3–4 Wochen bestehen, eine Gastroskopie durchgeführt werden.

Therapie

Krankenhausbehandlung mit der jeweils angemessenen Therapieform.

Besondere Betreuungsaufgaben des Hausarztes

Engmaschige persönlich-individuell orientierte Betreuung. Eventuell Veränderung der durch Polymorbidität gegebenen bisherigen Behandlungsprioritäten im Sinne einer Verbesserung der augenblicklichen Qualität des Befindens.

6.51 Mammakarzinom

Kennzeichen, Prognose, Komplikationen

Maligner Tumor der Brustdrüse, histologisch Adenokarzinom, Szirrhus, Plattenepithelkarzinom (seltener) oder Paget-Karzinom.

Einteilung in 4 Gruppen nach Steinthal:
1. Gruppe: Primärtumor in Brustdrüsensubstanz isoliert (Stadium I).
2. Gruppe: Tumor in Brustdrüsensubstanz isoliert, bewegliche, operativ gut entfernbare regionale Lymphknoten in der Axilla (Stadium II).
3. Gruppe: Infiltration des Primärtumors in Haut oder Muskelfaszie, axilläre Lymphknoten nicht mehr frei beweglich (Stadium III).
4. Gruppe: Primärtumor und axilläre Lymphknoten mit der Umgebung fixiert, Fernmetastasen einschließlich supraklavikulärer Lymphknoten (Stadium IV).

Prognose: In Abhängigkeit von der Stadieneinteilung sinkende Heilungschancen von Stadium I–IV (Stadium I 70–75%, Stadium II 37–50%, Stadium III und IV 0–15%).

Komplikationen: Durch Therapieverfahren, z. B. Operationen (Lungenembolie, Narkoserisiko), Radiatio (lokale und allgemeine Bestrahlungsfolgen) und zytostatische Therapie (z. B. Übelkeit, Brechreiz, Immunschwäche, Haarausfall); durch Fortschreiten der Krankheit, z. B. Infiltration der Umgebung, Rezidiv- und Metastasenbildung, insbesondere im Bereich der Wirbelsäule.

Symptomatik

Frühsymptom: Meist indolenter, derber Knoten in der Brust.

Spätsymptom: Tastbare axilläre Lymphknoten, Ausfluß von Sekret aus der Mamille, Einziehung der Haut über dem Tumor, Einziehung der Brustwarze, Hochstand der Mamille oder der Brust, besonders beim Hochheben der Arme sichtbar, Ulzeration, erysipelähnliche Infiltration, Schrumpfung der Brustdrüse. Fernsymptome durch Metastasenbildung je nach Lokalisation.

Bedeutung für die Patientin

Im Initialstadium wegen hoher seelischer Belastung durch die Erkrankung neben der medizinischen Versorgung in interdisziplinärer Zusammenarbeit besonders psychische Betreuung und Begleitung zur Bewältigung der Krankheit und der Krankheitsfolgen (insbesondere Brustamputation, Partnerprobleme, Angst vor Leiden und Sterben); Einbindung in Selbsthilfegruppe sinnvoll. Im fortgeschrittenen Stadium zunehmende Behinderung durch die Krankheit, Pflegebedürftigkeit und Schmerzbehandlung, besonders beim Auftreten von Fernmetastasen, z. B. Knochenmetastasen im Bereich der Wirbelsäule; Sterbebegleitung.

Differentialdiagnose

Mastopathia cystica, traumatische Fettnekrose, Fibroadenom, Zystosarkom, Milchgangspapillom, Mastitis.

Diagnostische Schritte

1) Anamnese,
2) körperliche Untersuchung mit bimanueller Palpation der Mamma und Beurteilung der regionalen Lymphknoten (axillär, infra- und supraklavikulär) als Selbst- (Patientin) und Fremduntersuchung (Arzt),
3) Sonographie,
4) Mammographie,
5) Zytopunktion (eingeschränkte Aussage),
6) Probeexstirpation mit histologischer Schnellschnittuntersuchung,
7) Metastasensuche.

Therapie

1) Gespräch mit der Patientin (Information entsprechend dem Informationswunsch der Patientin, Aufklärung über weitere notwendige diagnostische und therapeutische Schritte, Zulassen des Entsetzens und der Angst der Patientin).
2) Überweisung zur stationären Behandlung (Operation, evtl. Kombination mit Nachbestrahlung, zytostatischer Therapie und Hormontherapie), Nachbetreuung durch den Hausarzt.

Besondere Betreuungsaufgaben des Hausarztes

1) *Psychische Betreuung:* Gespräch mit der Patientin, Begleitung und Beratung der Angehörigen, Rücksprache mit der Klinik, Psychotherapie zur Krankheits- und Problembewältigung, Begleitung der Sterbenden.

2) *Soziale Betreuung:* Information der Sozialstationen, Hinweis auf gesetzliche Hilfen, Rehabilitationsmaßnahmen, Anlaufstellen für Sozialhilfe und Selbsthilfegruppen, Überwachung der Hauspflege, Einbeziehung des Gemeindepfarrers.

3) *Allgemeine Maßnahmen:* Kontrolluntersuchungen von Gewicht, Lokalbefund (Inspektion, Palpation), regionalen Lymphknoten, BKS, Hb zur Suche nach Rezidiven und Metastasen (postoperativ nach 6 Wochen, im 1. und 2. Jahr vierteljährlich, im 3.–5. Jahr halbjährlich, ab 5. Jahr jährlich; bei Verdachtsbefund Intervallverkürzung);
Ernährungsberatung (vitamin- und eiweißreiche Kost);
Schmerzbekämpfung (Karzinomschmerzstufentherapie);
Überwachung allgemeiner Pflegemaßnahmen bei Bettlägerigkeit.

4) *Spezielle Maßnahmen:* Beratung für Prothesenanfertigung; hausärztliche Mitarbeit und Nachsorge bei Strahlentherapie (Atemgymnastik 1–2 Jahre, Krankengymnastik von Schulter und Armen, mukolytische Therapie, Hautpflege).
Laborüberwachung und Dosisanpassung bei zytostatischer Therapie entsprechend klinischer Empfehlung (Hämoglobin, Leukozyten, Thrombozyten wöchentlich; Dosis 100% bei über 4000 Leukozyten und über 120000 Thrombozyten, Dosis 50% bei 2500–4000 Leukozyten, 60000–120000 Thrombozyten, Dosis 0% bei unter 2500 Leukozyten und unter 60000 Thrombozyten. Halbjährliche Laborkontrollen von BKS, großem Blutbild, γ-GT, LDH, Kreatinin, alkalischer Phosphatase, Tumormarkern (CEA, CA 15-3, TPA, Östrogenrezeptoren, Progesteronrezeptoren).

6.52 Morbus Bechterew

Kennzeichen, Prognose, Komplikationen

Hauptmanifestationsalter 16–40 Jahre. Häufigkeit 0,5–1‰ der Bevölkerung, Geschlechtsverteilung Männer zu Frauen 4–9:1. Es handelt sich um ein chronisch entzündliches, teils destruktives, teils metaplastisch-produktives Systemleiden mit vorwiegendem Befall der Wirbelsäule und Neigung zur Ankylosierung v. a. der Iliosakralgelenke. Die familiäre Disposition wird über ein autosomales, nicht geschlechtsgebundenes dominantes Gen mit einer Penetranz von 70% bei Männern vererbt. Ob eine unspezifische chronische Prostatitis oder Vesikulitis bzw. bei Frauen eine chronische Salpingitis eine kausale Bedeutung für die Auslösung eines Immunprozesses hat, ist heute noch sehr umstritten. Das Endstadium wird geprägt durch die Bambusstabform der Wirbelsäule.

Manifestation bei 30% als Mono- oder Oligoarthritis der peripheren Gelenke mit besonderer Bevorzugung der unteren Extremität. 80% der Erkrankungen beginnen mit dem Befall der Iliosakralgelenke, in 20–30% der Fälle mit Arthritiden der unteren Gliedmaßen. Unterschiedliche Verläufe mit spontanen Remissionen sind bekannt. Häufig undulierender Verlauf mit entzündlichen Schmerzattacken mehrmals jährlich. Die Komplikation ist die Einsteifung erst der gesamten Wirbelsäule, dann auch zunehmend der Hüft- und später der Kniegelenke.

Symptomatik

Primäre Beschwerden sind tiefsitzende Rückenschmerzen mit Steifigkeitsgefühl oder ischiasartigen Symptomen mit Exazerbation in den frühen Morgenstunden. Häufige Bettflucht, Einschränkung der Atembewegungen, Reduktion der Wirbelsäulenbeweglichkeit, meist vom Lendenwirbelsäulenbereich aus aszendierend.

Bedeutung für den Kranken

Abhängig vom Grad der Einschränkung der Wirbelsäulenbeweglichkeit höchstgradige Behinderung im täglichen Leben, insbesondere wenn auch HWS und Kopfgelenke mitbetroffen sind. Schmerzen abhängig vom entzündlichen Aktivitätsmuster.

Differentialdiagnose

Tiefsitzende Kreuzschmerzen. Achillodynie und Fersenschmerzen im Sinne einer Periostitis geben erste diagnostische Hinweise auf Morbus Bechterew. Sogenannte reaktive Spondylarthritiden bei Yersinien-Chlamydien- oder Campylobacterinfektionen ebenso wie bei Salmonellose, Shigellose, Brucellose und Ruhr führen über eine Iliosakralgelenkarthritis auch zu einer aszendierenden Einsteifung der Wirbelsäule. Abzugrenzen dagegen Iliosakralgelenkarthrose als Ausdruck einer Überlastungsreaktion, die auch mit degenerativen Wirbelsäulenprozessen einhergeht und keine entzündlichen Parameter aufweist. Ansonsten Vergesellschaftung mit Morbus Crohn und Ileitis terminalis bekannt. Abzugrenzen davon Morbus Reiter (Konjunktivitis, Urethritis und Iliosakralgelenkarthritis). Ebenso Psoriasisarthritis (Suche nach entsprechenden Hauteffloreszenzen).

Diagnostische Schritte

Prüfung des Schober-Zeichens. Hier häufig erster diagnostischer Hinweis bei Werten unter 10/14 cm. Prüfung der Atembreite, d. h. die maximale Atemexkursion sollte nicht unter 5 cm bei Frauen und 8 cm bei einigermaßen trainierten Männern liegen. Vorgewölbter Bauch und ausgesprochene Bauchatmung sind pathognomonisch. Anamnestische Fragen nach entsprechender Manifestation von Kreuzschmerzen und nächtliches Aufwachen, evtl. Bettflucht in den frühen Morgenstunden gegen 4 Uhr. Überprüfung des Kinn-Jugulum-Abstands bei maximaler Vor- und Rückneigung des Kopfes (normal 2/15 cm). Bei Anlehnen des Rückens an eine Wand ist Hinterkopf-Wand-Berührung durch Kyphosierung im BWS-Bereich häufig nicht möglich. BGS normal bis stark erhöht, Leukozyten normal. Entzündliche Zeichen mit positivem CRP, γ-Globulinvermehrung und α_2-Globulinvermehrung und Serumeisenerniedrigung. HLA-B 27 in 85% der Fälle positiv, Menell-Zeichen positiv (Überstrecken des Beines bei Fixation des Iliosakralgelenks).

Röntgen der Iliosakralfugen, evtl. CT der Iliosakralgelenke: Subchondrale Sklerosierungen, Brückenbildungen und Usuren sind deutlich gegenüber arthrotischen Veränderungen abzugrenzen.

Therapie

Therapeutisch kommen hier nichtsteroidale Antirheumatika zur Anwendung, daneben die gesamte balneophysikalische Palette mit Wärmeanwendungen sowie auflockernden Massagen und v. a. krankengymnastische Übungsbehandlungen mit besonderer Betonung der Atemgymnastik, die für den Patienten lebensbegleitend und von existentieller Wichtigkeit sind. Vermieden werden sollte eine Einsteifung in kyphotischer Knickhaltung, die eine soziale Isolation bedingt. Bei dauerhafter BSG-Erhöhung auf mehr als 30 mmHg in der 1. Stunde über einen Zeitraum von mehr als 3 Monaten Basistherapie mit Azulfidine, oralem Gold oder Resochin unter entsprechenden Laborkontrollen. Bei hochgradiger entzündlicher Aktivität Kortisonstoß (Schema s. Polymyalgia rheumatica).

Besondere Betreuungsaufgaben des Hausarztes

Vornehmlich dauerhafte Anleitung zur Atemtherapie und Krankengymnastik, um eine Einsteifung der Wirbelsäule in Kyphosierung vorzubeugen. Vermittlung von Selbsthilfegruppen. Laborkontrollen (BSG abhängig vom entzündlichen Geschehen alle 3 Monate, daneben bei Basistherapie übliche Laborparameter mit Nieren- und Leberfunktionsprüfungen) (siehe auch Teil II, Kap. 2.5).

6.53 Morbus Paget

Kennzeichen, Prognose, Komplikationen

Chronische Krankheit, die einen mehr oder weniger großen Teil des Skeletts ergreift und durch Überaktivität der Knochenaufbau- und -abbaumechanismen gekennzeichnet ist. In der Regel langsame Entwicklung über Jahre. Häufigste Komplikationen sind Frakturen, ferner können sich neurologische Störungen, insbesondere Schwerhörigkeit durch Erkrankung des Felsenbeins entwickeln. Die vermehrte Durchblutung des Paget-Knochens kann zu einer Erhöhung des Minutenvolumens und in der Folge zu Kreislaufkomplikationen führen. Häufig sind ektopische Verkalkungen, v. a. der Arterien. In seltenen Fällen Sarkomentwicklung.

Symptome

Klinische Symptomatik meist uncharakteristisch, Beschwerden werden zunächst häufig als „rheumatisch" eingeordnet, Lumbalneuralgien und Hüftgelenksschmerzen. In vielen Fällen fehlt die klinische Symptomatologie.

Bedeutung für den Kranken

Überwiegend gering, häufig beschwerdefreie Verläufe.

Differentialdiagnose

Vor allem röntgenologisch relevant bezüglich Unterscheidung gegenüber Knochenmetastasen, besonders bei Prostatakarzinom, und Knochenläsionen bei parathyreoidalem Adenom.

Diagnostische Schritte

Häufig wird die Diagnose zufällig anläßlich einer anderweitig indizierten
Röntgenuntersuchung gestellt. Klinische Hinweise ergeben sich aus mitunter
verdickten, manchmal auch deformierten Knochen. Charakteristische Veränderungen im Röntgenbild betreffen v. a. Schädel- und Beckenknochen. Laborchemisch findet sich eine Erhöhung der alkalischen Phosphatase sowie eine
Erhöhung des Hydroxyprolins im 24 h-Urin.

Therapie

Abgesehen von einer analgetischen Behandlung kann bei Risiko der Skelettde-
formation oder neurologischen Komplikationen eine Behandlung mit Kalzitonin sinnvoll sein. In den meisten Fällen ist jedoch keine Behandlung erforderlich.

Besondere Betreuungsaufgaben des Hausarztes

Keine.

6.54 Morbus Parkinson

Kennzeichen, Prognose, Komplikationen

Als *Kennzeichen* der Krankheit liegt eine Degeneration der Substantia nigra mit Verminderung der Transmittersubstanz Dopamin zugrunde. Die Symptomatik ist gekennzeichnet durch Tremor, Rigor, Akinese und dem Erscheinungsbild psychomotorischer Verlangsamung. Die Häufigkeit wird je nach Alter zwischen 0,6−1,14% angegeben.

Prognose: Als Manifestationsalter gilt das 51. Lebensjahr, Behandlungsbeginn erfolgt jedoch meist erst jenseits des 60. Lebensjahres. Im Verlauf werden Formen mit nur relativ geringfügiger Beeinträchtigung über Jahrzehnte, andererseits innerhalb weniger Jahre eintretende schwerwiegende Verschlechterungen beobachtet. Im allgemeinen ist mit erheblicher Beeinträchtigung ca. 5 Jahre nach Krankheitserkennung zu rechnen. Die Lebenserwartung wird durchschnittlich um ca. 2−3 Jahre vermindert.

Symptome

Fortschreitende Bewegungsarmut, fehlende Mitbewegungen, kleinschrittiger Gang, Beugehaltung von Kopf und Gliedern, fein- bis mittelschlägiger Ruhe- und Haltungstremor, verstärkt bei emotionaler Erregung, bei gezielter Bewegung gebessert, im Schlaf schwindend. Intellektuelle Leistungsfähigkeit nicht beeinträchtigt, psychisch oft labile oder starre Affektivität, erschwerte Spontanität.

Bedeutung für den Kranken

Bei kritischem Bewußtsein erlebt der Patient, wie die Verrichtung alltäglicher Handgriffe zunehmend Kraft und oft Hilfe anderer erfordert. Ständige Frustrationserlebnisse, v. a. durch die Behinderung des Sprechens, was trotz klarer Anliegen das Einbringen der eigenen Persönlichkeit in befriedigender Weise erheblich erschwert. Der Patient leidet unter dem Gefühl des Zurlastfallens und der Abhängigkeit von anderen, besonders wenn er von der Umgebung ungerechtfertigterweise auch als geistig-seelisch behindert behandelt wird.

Differentialdiagnose

1) *Parkinson-Syndrom:*
   Bestimmte Medikamente wie Neuroleptika (Phenothiazine), Kalziumantagonisten und reserpinhaltige Antihypertensiva können die Parkinson-Symptomatik hervorrufen, ebenso zerebrale Gefäßprozesse und mittelliniennahe Hirntumoren, v. a. Meningiome, sowie Hypoparathyreoidismus.

2) *Fehldeutungen:*
   Die anfangs häufig unspezifischen Symptome werden leicht in typischer Weise verkannt: Schmerzen im Bereich der Rücken- und Nackenmuskulatur führen zur Annahme von Wirbelsäulensyndromen; zerebrale Gefäßprozesse, eine Fehlinterpretation des Tremors, die Annahme einer Involutionsdepression bei verarmtem Ausdrucksverhalten oder eines Morbus Bechterew aufgrund des Gangbildes sind in der Praxis naheliegende Fehldeutungen.

Diagnostische Schritte

Die Diagnose ist nur anhand der klinischen Symptomatik zu stellen. Bewegungstests (Diadochometrie und Tapping) können dabei hilfreich sein. Zum Ausschluß symptomatischer Störungen ist eine exakte Medikamentenanamnese erforderlich sowie bei entsprechendem Verdacht CT (Tumoren, Gefäßprozesse), Bestimmung des Kalzium- und Phosphatspiegels im Serum (Hypoparathyreoidismus).

Therapie

Medikamentös, physikalisch, operativ. Folgende Substanzgruppen stehen zur Verfügung: L-Dopa (wirkt besonders gegen Akinese), Anticholinergika (wirken besonders gegen Tremor), Amantadine (wirken besonders gegen Tremor und Rigor), Dopaminagonisten (Bromocriptin, langfristig anhaltende Wirkung im Vergleich zu L-Dopa), MAO-B-Hemmer.

Grundsätze der Behandlung:
Individueller Therapieplan, langsame Dosissteigerung im Abstand von 4–5 Tagen, möglichst niedrige L-Dopa-Dosen, besonders bei nachlassender Wirkung auf mehrere (4–6) Einzeldosen verteilt, kontinuierliche Behandlung ohne Unterbrechung, Kombination von Substanzen verschiedener Gruppen sinnvoll.

Therapeutische Probleme: Nachlassen der L-Dopa-Wirkung in der Langzeitbehandlung, Auftreten sog. paradoxer Akinesien. In diesen Fällen empfiehlt sich Senkung der L-Dopa-Dosis und Kombination mit Dopaminagonisten.

Physikalische Therapie: Regelmäßige Krankengymnastik (mit Musik), geeignet auch in Gruppen; Schwimmen, häusliche Übungsprogramme, auch Massagen und Bäder sind von großer Bedeutung.

Operative Behandlung: Stereotaktische Operationen sollten älteren Patienten in der Regel nicht empfohlen werden.

Besondere Betreuungsaufgaben des Hausarztes

Permanente Motivation zur regelmäßigen Medikamenteneinnahme und Übungsbehandlung (einschließlich Logopädie). Vermittlung von Hilfen für das tägliche Leben: Gefahren für Hinfallen vermeiden, evtl. Behindertengebrauchsgegenstände anschaffen, Einrichtung einer eigenen Arbeits- und Lebensecke für den Kranken, Nutzung der Angebote regionaler Parkinson-Gesellschaften und Selbsthilfegruppen. Vermittlung und Motivierung zu selbständiger Beschäftigung, möglichst im Bereich echter Interessensgebiete. Förderung einer hilfreichen Einstellung pflegender Angehöriger durch umfangreiche Informationen, besonders auch über die noch vorhandenen Fähigkeiten des Kranken und Schaffung von Entlastung der Pflegeperson durch Heranziehung ambulanter Hilfsdienste, geriatrischer Tageskliniken o. ä. (s. auch Teil II, Kap. 2.5).

6.55 Muskelkrämpfe

Kennzeichen, Prognose, Komplikationen

Als Krämpfe werden unwillkürliche Muskelkontraktionen bezeichnet. Nach Ausdehnung und Ablauf der Reaktion werden klonische, tonische, klonisch-tonische und konvulsive Krampfformen unterschieden. Muskelkrämpfe, v. a. in den Beinen, bilden eine häufige Klage älterer Patienten.

Symptomatik

Krämpfe der Muskulatur können spontan, mit und ohne erkennbaren äußeren Anlaß, rezidivierend oder einmalig, in Ruhe oder Bewegung, als Bestandteil eines Syndroms oder selbständig, lokalisiert oder in Gruppen auftreten.

Bedeutung für den Patienten

Die Krämpfe stellen eine lästige Erscheinung verbunden mit z. T. starken Schmerzen dar.

Differentialdiagnose

Muskelkrämpfe im Alter finden sich überwiegend als idiopathisches, gutartiges Krampfsyndrom, meist in Form der gewöhnlichen nächtlichen Krämpfe (Crampi nocturni) der Wadenmuskulatur, die harmlos, aber sehr lästig und schmerzhaft sind, aber auch bei diabetischer Neuropathie, metabolischen Erkrankungen (Urämie, Hypokaliämie, Hypomagnesämie), Hypothyreose, Hyperthyreose, Osteomalazie (Hyperkalzämie), Tetanie und Ischias.

Diagnostische Schritte

Anamnestisch ist nach Muskelsteifigkeit, Muskelschwäche, Muskelschmerz und Muskelkrämpfen zu fragen. Bei der Untersuchung ist v. a. auf Änderungen der Muskelmasse sowie Varikosis, AVK und Neuropathie zu achten. *Labordiagnostik:* Bestimmung von Blutzucker, Elektrolyten, Kreatinin, CPK, LDH, Aldolase und Transaminasen, insbesondere der GOT. Muskelbiopsie kann im Einzelfall angezeigt sein.

Therapie

Im Fall der Crampi nocturni ist eine passive Dehnung der Muskulatur die beste Möglichkeit zur Krampflösung; treten sie häufiger auf, werden Magnesiumpräparate empfohlen.

Bei anderer Ätiologie ursächliche Behandlung, in schwierigen Fällen auch symptomatische Maßnahmen mit z. B. Muskelrelaxanzien.

Besondere Betreuungsaufgaben des Hausarztes

Anerkennung der medizinisch meist harmlosen Störung als Beschwerde, Beratung bezüglich allgemeiner Maßnahmen wie ausreichendes Trinken, Bewegung (Gehen), Empfehlung von „Hausmitteln" wie Fußbäder u. ä.

Die Behandlung dieser relativ unbedenklichen Störung kostet den Praktiker oft viel Zeit, stellt nicht selten eine therapieresistente Dauerklage dar und fordert Einfühlungs- und Durchhaltevermögen sowie Überzeugungskraft und therapeutische Phantasie.

6.56 Myxödem (Hypothyreose)

Kennzeichen, Prognose, Komplikationen

Meist chronisch-schleichendes Krankheitsbild mit unzureichender Hormonproduktion durch die Schilddrüse. Der überwiegende Teil der Hypothyreose älterer Patienten ist erst im höheren Lebensalter entstanden. In unbehandelten Fällen v. a. Schädigung des Herz-Kreislauf-Systems sowie zunehmende Minderung der körperlichen und geistigen Leistungsfähigkeit. Erhebliche Gefährdung durch Zusatzerkrankungen. Als lebensgefährliche Komplikation kann das Myxödemkoma auftreten.

Symptome

Wegen des schleichenden Beginns und der häufig uncharakteristischen Symptomatik, die zudem noch vielfache Überschneidungen mit typischen Alterserkrankungen aufweist, erfolgt die Diagnose meist relativ spät. An das Vorliegen einer Hypothyreose sollte gedacht werden bei auffallender Kälteintoleranz, hartnäckiger Obstipation, bei jeder Form des Nachlassens körperlicher oder geistiger Leistungsfähigkeit. Bei gezielter Belastung fallen auch beim älteren Myxödemkranken weitere typische klinische Zeichen ähnlich denen bei jüngeren Patienten auf.

Bedeutung für den Kranken

Sie ergibt sich v. a. daraus, daß das Krankheitsbild, welches den *élan vital* hochgradig beeinträchtigt und gut behandelbar ist, häufig erst relativ spät erkannt wird.

Differentialdiagnose

Aufgrund der klinischen Befunde wird an internistische Erkrankungen mit Rückgang der Leistungsfähigkeit zu denken sein, z. B. konsumierende Erkrankungen, Herzinsuffizienz u. dgl. Ein hirnorganisches Psychosyndrom anderer Ursache sowie Depressionen sind abzugrenzen. Bei der meist hartnäckigen Obstipation müssen auch intestinale Erkrankungen, v. a. Malignome, in Betracht gezogen werden. Differentialdiagnostisch ist das gehäufte Zusammentreffen von Myxödem mit rheumatoider Arthritis von Belang.

Diagnostische Schritte

In der Regel zeigt die körperliche Untersuchung, sofern die Verdachtsdiagnose Myxödem in Betracht gezogen wird, typische klinische Hinweise. Laborchemisch muß bei Bestimmung der T4-Konzentration daran gedacht werden, daß eine Medikation von Diphenylhydantoin, Lithium und Salizylaten das Ergebnis verändern kann.

Therapie

Einmalige morgendliche Gabe eines T4-Präparats.

Besondere Betreuungsaufgaben des Hausarztes

Ein Anstreben frühzeitiger Diagnose, Motivation und Kontrolle der Einhaltung einer kontinuierlichen Dauertherapie.

6.57 Niereninsuffizienz

Kennzeichen, Prognose, Komplikationen

Irreversible Einschränkung der Nierenfunktion mit Retention harnpflichtiger
Substanzen im Blut. Einer eingeschränkten Leistungsbreite folgt das Stadium
der kompensierten Retention und schließlich das terminale Stadium der Niereninsuffizienz.

Symptomatik

Allgemeine Leistungsminderung, Störungen des Wasser- und Elektrolythaus-
halts (Hypo- oder Hyperkaliämie, Hypo- oder Hypernatriämie, Hypokalzä-
mie, Hypo- oder Hypervolämie), am Herzen urämische Kardiomyopathie, Perikarditis, Linksherzinsuffizienz möglich, Hypertonie, Anämie, Gerinnungsstörungen, gastrointestinale Störungen mit Übelkeit, Erbrechen, Inappetenz,
Gastritis, am Knochensystem renale Osteopathie, im ZNS Polyneuropathie,
Enzephalopathie, Störungen der Sexualfunktion, blasses Hautkolorit und
Juckreiz.

Bedeutung für den Kranken

Bei kompensierter Retention gering, bei präterminalem oder terminalem Stadium stehen meist schwerwiegende andere Erkrankungen im Vordergrund.

Differentialdiagnose

Die chronische Niereninsuffizienz ist als Ursache vielfältiger Symptome in Betracht zu ziehen. Insbesondere zerebrale Symptome werden leicht ausschließlich der zerebralen Krankheit zugeordnet.

Diagnostische Schritte

Anamnese, körperliche Untersuchung einschließlich Körpergewicht, Urinstatus mit bakteriologischer Untersuchung, Harnvolumen, im Blut Hämoglobu-

lin, Hämatokrit, Harnstoff-N und Kreatinin, Harnsäure, Elektrolyte, Elektrophorese, Blutzucker, Blutfette, Transaminasen und BSG.

Kardial: EKG, evtl. Thoraxröntgen.

Therapie

Kontrolle und Kompensation des Wasser-Elektrolyt- sowie Säure- und Basenhaushalts (v. a. Verhinderung von Exsikkose und Natriummangel).

Ernährung: Ausreichende Kalorienzufuhr, Eiweiß mindestens 0,4–0,6 g/kg KG pro Tag. Die Serumharnstoffkonzentration sollte Werte um 100–120 mg/dl nicht überschreiten. Verhinderung von Eisen- und Vitaminmangel. Entsprechend dem Kalziumstoffwechsel kann Zufuhr von Kalzium und Vitamin D erforderlich sein. Die Indikation für eine Dauerdialysetherapie ist gegeben bei einem Serumkreatinin von mehr als 10–12 mg/dl.

Besondere Betreuungsaufgaben des Hausarztes

Die Niereninsuffizienz ist bei Anwendung von Medikamenten jeweils sorgfältig zu beachten. Die Indikationsstellung zu einer eventuellen Dialysebehandlung bedarf oft eines differenzierten Abwägens unter Einbeziehung der meist bestehenden Polymorbidität und der realen Rehabilitationschance sowie psychologischer bzw. psychosozialer Faktoren.

6.58 Ösophaguserkrankungen

Kennzeichen, Prognose, Komplikationen

Leitsymptom für Erkrankungen des Ösophagus bildet die Dysphagie, worunter Störungen des Schluckakts mit retrosternalen oder epigastrischen Schmerzen zu verstehen sind. Komplikationen und Prognose richten sich nach der jeweils zugrundeliegenden Erkrankung.

Symptomatik

Schmerzen beim oder unmittelbar nach dem Schluckakt, meist mit symmetrischer Ausstrahlung beidseits parasternal. Bei Stenosierung Regurgitation unverdauter Speisen.

Bedeutung für den Kranken

Behinderung bei der Nahrungsaufnahme, Schmerzen.

Differentialdiagnose

Ösophaguskarzinom. Meist im mittleren Drittel der Speiseröhre lokalisiert, Männer wesentlich häufiger als Frauen betroffen, Prognose sehr schlecht. Refluxösophagitis. Ferner ideopathischer Ösophagospasmus, der durch anfallsartige retrosternale Schmerzen charakterisiert ist. Die häufigste Ursache hochsitzender Schluckstörungen bilden Zenker-Divertikel. Vor allem bei antibiotisch behandelten oder an Diabetes mellitus erkrankten Betagten ist bei Dysphagie und schluckabhängigen Schmerzen an eine Soorösophagitis zu denken. Erkrankungen der Umgebung können durch mechanische Kompression Symptome einer Ösophaguserkrankung hervorrufen (z. B. Aortenaneurysma, Schilddrüsenvergrößerungen, Mediastinaltumoren, Vergrößerungen des linken Vorhofs). Eine Beeinträchtigung der Ösophagusfunktion findet sich im Rahmen zerebrovaskulärer Insulte, bei Morbus Parkinson und Diabetes mellitus.

Diagnostische Schritte

Röntgenologische und ggf. manometrische Untersuchungen der Speiseröhre sind zur Klärung erforderlich.

Therapie

Entsprechend der vorliegenden Erkrankung.

Besondere Betreuungsaufgaben des Hausarztes

Ausreichende Nahrungs- und Flüssigkeitszufuhr, Schmerzbehandlung bzw. Therapie entsprechend der vorliegenden Erkrankung.

6.59 Osteomalazie

Kennzeichen, Prognose, Komplikationen

Die Osteomalazie ist ein Symptom verschiedener Grunderkrankungen bzw. Störungen des Kalziumphosphatstoffwechsels: Die Gesamtskelettmasse bleibt erhalten, der Mineralanteil ist jedoch gegenüber der Knochenmatrix verringert. Es kommt zur „Knochenerweichung". Ein solcher Mineralisationsdefekt kann u. a. verursacht werden durch Mangel an:

- Kalzium,
- Vitamin D (ernährungsbedingt, Erkrankungen des oberen Gastrointestinaltrakts, insbesondere bei Diarrhö, Sprue, Pankreatitis, mangelhafter UV-Exposition),
- aktiven Vitamin-D-Metaboliten (Antiepileptika, Nieren- oder Leberinsuffizienz),
- Phosphat (tumorinduziert, sporadisch, verminderte Resorption, aluminiumhaltige Antazida),

oder durch eine Azidose (systemisch, renal tubulär).

Komplikationen: Knochenverbiegungen, Myopathie, Tetanie, bei längerer Dauer auch tetanische Katarakt und Teilnahmslosigkeit. Die *Prognose* der durch Resorptionsstörungen ausgelösten Osteomalazie ist bei rechtzeitiger Diagnose sehr gut. Darüber hinaus ist der Verlauf von der Beeinflußbarkeit und Entwicklung der Grunderkrankung abhängig.

Symptomatik

Klinisch fallen diffuse Knochenschmerzen, insbesondere der langen Röhrenknochen und der Rippen, mit entsprechenden Skelettdeformationen (z. B. O-Beine, Kartenherzbecken oder Glockenthorax) und eine Adynamie der Muskulatur auf. Völlige Gehunfähigkeit und Bettlägerigkeit können die Folge sein. Bei initial raschem Abfall des Serumkalziumspiegels sind auch Zeichen der Tetanie zu beobachten. Dem typischen „Watschelgang" des Osteomalaziekranken liegt eine Insuffizienz der Glutaealmuskulatur und Varusstellung der Schenkelhälse zugrunde.

Bedeutung für den Kranken

Die Osteomalazie ist eine Erkrankung, die je nach Ausprägungsgrad die Mobilität des alten Menschen erheblich einschränken kann. Die mit der Osteomalazie einhergehende Myopathie gilt als häufige Ursache einer mit Immobilisation verbundenen Gehunfähigkeit alter Patienten.

Differentialdiagnose

Muskel- und Skelettsymptome treten erst spät auf und können durch Zeichen degenerativer Gelenkerkrankungen und allgemeiner Gebrechlichkeit maskiert sein. Bei Osteomalazie klagen die Betroffenen, anders als Osteoporosekranke, über generalisierte dauerhafte Knochenschmerzen. Mischbilder beider Erkrankungen sind jedoch nicht selten. Im Rahmen akuter Verlaufsformen müssen andere Ursachen einer Tetanie abgegrenzt werden. Gelegentlich kann die Diagnose durch den Anstieg und folgenden Abfall der alkalischen Serumphosphatase nach Gabe von Vitamin D und Kalzium gesichert werden. Zur gegebenenfalls nötigen Differenzierung der vorliegenden Form einer Osteomalazie sollten ätiologische Bedingungen wie Vitamin-D-Mangel, Vitamin-D-Stoffwechselstörungen, renal-tubuläre Funktionsstörungen, Phosphatasemangel, Knochenmatrixstörungen (Fibrogenesis imperfecta ossium) und Knochenumbaustörungen berücksichtigt werden.

Diagnostische Schritte

Neben dem klinischen Verdacht infolge einer entsprechenden Symptomatik ist die laborchemisch feststellbare Erhöhung der alkalischen Serumphosphatase wegweisend. Serumphosphat und gelegentlich auch Serumkalzium sind erniedrigt. Das Serumparathormon ist kompensatorisch erhöht.

Röntgenologisch finden sich verwaschene Strukturen des trabekulären Gerüsts und, allerdings nur in 5–10% der Fälle, charakteristische Pseudofrakturen, sog. Looser-Umbauzonen. Eine Knochenhistologie, z. B. eines Beckenkammzylinders, ist manchmal die einzige Möglichkeit zur Diagnosesicherung und zur Abgrenzung gegenüber anderen generalisierten Osteopathien.

Therapie

Diätetische Maßnahmen zur Substitution des Kalzium- und Phosphatmangels durch reichlich Milch- und Käseprodukte sollten die Gabe von Vitamin D unterstützen. Die Vitamin-D-Dosierung richtet sich nach der Ursache der Osteomalazie und schwankt erheblich. Der Einsatz der teuren Vitamin-D-Metaboliten ist nur bei Störungen des Vitamin-D-Stoffwechsels erforderlich. Insbesondere am Anfang der Therapie ist auf eine ausreichende Kalzium- und Phosphatzufuhr zu achten, da es durch den vermehrten Einbau der Minerale in den Knochen zu einer Verarmung im Extrazellularraum kommen kann.

Besondere Betreuungsaufgaben für den Hausarzt

Die Prävalenz des mit einer hohen Dunkelziffer behafteten Symptoms der Osteomalazie ist hoch. Die große Bedeutung der Prävention rechtfertigt eine mindestens jährlich durchzuführende Kontrolle von Serumkalzium, Serumphosphat und alkalischer Phosphatase bei immobilen alten Menschen.

Bei jeder „D-Therapie" sind regelmäßige Kontrollen des Serumkalziumspiegels und der Kalziumausscheidung im Urin erforderlich, um bei individuell unterschiedlicher D-Empfindlichkeit Überdosierungen rechtzeitig zu erkennen (s. auch Teil II, Kap.2.5).

6.60 Osteoporose

Kennzeichen, Prognose, Komplikationen

Häufige Erkrankung des höheren Lebensalters, die i. allg. als eine über die Altersnorm hinausgehende Verminderung der Knochenmasse definiert wird. Zu etwa gleichen Teilen sind Mineralanteil und Knochenmatrix betroffen. Häufigste Form im Alter ist die postmenopausale Osteoporose, die bei 25–30% aller Frauen über 60 Jahre nachweisbar ist.

Risikofaktoren: weibliches Geschlecht, vorzeitiger Östrogenmangel (Menopause vor dem 42. Lebensjahr), relative Immobilität, geringe körperliche Aktivität, kalziumarme Ernährung, Alkohol- und Koffeinabusus, starkes Rauchen, genetische Disposition (z. B. Mutter mit Osteoporose), geringes Körpergewicht, relativ dünne Haut und Faktoren, die eine sekundäre Osteoporose verursachen können (vgl. „Diagnostische Schritte").

Komplikationen: Spontanfrakturen, insbesondere Oberschenkelhals-, Radius- und Rippenfrakturen, Kompressionsbrüche der Wirbelkörper mit Keil-, Fisch- und Plattwirbelbildung sowie nachfolgenden statischen Fehlbelastungen, Verspannungen der Muskulatur und Überlastung des Bandapparates.

Ein bereits eingetretener Knochenabbau kann nicht rückgängig gemacht, ein Fortschreiten der Erkrankung jedoch verhindert werden. Die *Prognose* der sekundären Osteoporosen (sekundäre ca. 20%, primäre ca. 80%) hängt von der Beeinflußbarkeit der vorliegenden Grunderkrankung ab.

Symptomatik

Als oft erstes Symptom insbesondere nach stärkerer Belastung auftretende Schmerzen im LWS-Bereich. Darüber hinaus wechselnde Intensität und Lokalisation der Schmerzen. In fortgeschrittenen Osteoporosestadien charakteristischer Rundrücken infolge Keilwirbelbildung oder Verkürzung des Rumpfes als Folge einer Plattwirbelbildung.

Bedeutung für den Kranken

Chronische Erkrankung mit z. T. erheblichen Beeinträchtigungen der Lebensqualität: chronische Schmerzen, einschneidende Veränderungen des Körperbaus mit Ausbildung schwerster Kyphosen und Abnahme der Körpergröße, hohes Frakturrisiko, häufigere Krankenhausaufenthalte, Einschränkungen der Mobilität bis zur Bettlägerigkeit. Ablehnung durch die Umwelt sowie das Gefühl, alt und auf Hilfe angewiesen zu sein, verringern die individuellen Freiräume und die Selbstakzeptanz des alternden Menschen.

Differentialdiagnose

Die Diagnose der primären Osteoporose ist eine Ausschlußdiagnose, die voraussetzt, daß sich kein Grundleiden nachweisen läßt.

Wichtig ist auch die Abgrenzung der Osteoporose von anderen metabolischen Knochenerkrankungen, insbesondere von der Osteomalazie und dem Hyperparathyreoidismus. Ferner sollte an Erkrankungen des rheumatischen Formenkreises, das Myelom und lokalisierte Knochenveränderungen wie Knochenmetastasen, Osteomyelitis, Spondylitis tuberculosa, Hämangiome oder das Sudeck-Syndrom gedacht werden.

Diagnostische Schritte

Fragen im Rahmen von Anamnese und körperlicher Untersuchung: Mangel- oder Fehlernährung? Hinweise für Malabsorption oder Maldigestion? Anzeichen für Hypogonadismus (Zustand nach Ovarektomie, Potenzabnahme, vorzeitige Menopause, Hodenschädigung)? Sind Darmresektionen durchgeführt worden? Besteht der Verdacht auf maligne Erkrankungen, Niereninsuffizienz oder Endokrinopathien (u. a. Hyperthyreose, Cushing-Syndrom, primärer Hyperparathyreoidismus, Diabetes mellitus)? Liefert die Medikamentenanamnese Hinweise (Glukokortikoid- oder langdauernde Heparintherapie)?

Laborparameter: Die Werte für alkalische Phosphatase, Serumphosphat, Serum- und Urinkalzium liegen im Normbereich. Abweichende Befunde sollten den Verdacht auf eine sekundäre Osteoporose lenken.

Radiologische Diagnostik: Diagnosestellung heute zumeist radiologisch. Das konventionelle Röntgenbild zeigt, allerdings erst bei einem Substanzverlust von ca. 35%, eine erhöhte Strahlentransparenz, eine sog. Rahmenstruktur der Wirbelkörper, Betonung der vertikalen Spongiosabälkchen sowie eventuelle Wirbelkörperkompressionsfrakturen. Quantitative Messungen, z. B. zur Therapiekontrolle, nur mit computertomometrischer Messung am Lendenwirbelkörper oder mit Hilfe der Photonenabsorptiometrie am Kalkaneus oder am Unterarm.

Therapie

Allgemeine Maßnahmen/Prävention: Steigerung der körperlichen Aktivität (Gymnastik, insbesondere isometrische Kontraktionsübungen, Schwimmen, Radfahren, Spaziergänge), kalziumreiche Diät (Kalziumbedarf pro Tag ca. 900–1200 mg, alte Menschen nehmen häufig weniger als 600 mg auf), Verzicht auf ausgeprägte Schlankheit, Einstellung des Rauchens, Vermeidung von Immobilität (Abbau von Korsettgebrauch, Bettruhe nur nach frischen Frakturen), Ausschaltung skelettaler Noxen (Glukokortikoide, Heparin, Hyperthyreose, Malabsorption etc.).

Spezifische medikamentöse Osteoporosetherapie: Stimulation der Knochenformation durch Fluoride, z. B. 50–100 mg Natriumfluorid über 18–24 Monate als abendliche Einmaldosis. Die seit Jahrzehnten obligate Fluoridtherapie wird jedoch durch neuere amerikanische Studien in Frage gestellt. Es gibt ernstzunehmende Hinweise, die – über die extraossären Nebenwirkungen hinaus – für eine erhöhte Frakturrate bei Patienten sprechen, die zur Prävention und Therapie der Osteoporose Fluoride erhielten. Zusätzliche Kalziumgaben nur bei unzureichender Aufnahme durch die Nahrung (0,2 l Milch ≙ 240 mg, 100 g Käse enthalten bis zu 1 g Kalzium). Vitamin D nur bei gleichzeitiger Osteomalazie. Als präventive Maßnahme bei Frauen mit erheblichem Osteoporoserisiko ist ab der Menopause für 6–10 Jahre eine Hemmung der Knochenresorption durch die Gabe von konjugierten Östrogenen oder Estradiol, evtl. kombiniert mit einem Gestagen (Estriol), in zyklischer Anwendung indiziert. Zuvor ist eine gynäkologische Untersuchung und Risikoabwägung erforderlich. Kalzitonin (über 3–6 Wochen oder intermittierend) gilt als teure, eher analgetische denn kausale Behandlung.

Symptomatische Therapie der osteoporosebedingten Beschwerden: Bettruhe, evtl. passager Stützmieder, Analgetika, Muskelrelaxanzien, evtl. Kalzitonin, lokale Infiltrationen, physikalische Therapie und Krankengymnastik.

Besondere Betreuungsaufgaben für den Hausarzt

Präventive Maßnahmen stehen an 1. Stelle. Bei manifester Osteoporose: Vermeidung eines Fortschreitens der Erkrankung u. a. durch Aufklärung der Patienten und ihrer Angehörigen, z. B. über die Notwendigkeit körperlicher Aktivität, kalziumreicher Diät etc., sowie wiederholte Motivierung zur kontinuierlichen Langzeittherapie. Gegebenenfalls Veranlassung von (häuslicher) Krankengymnastik oder von (Haus)krankenpflege. Berücksichtigung psychosozialer Auswirkungen von Isolierung durch Immobilität, Depression etc. Während und nach einer Östrogensubstitution: jährliche Kontrolluntersuchungen zur Erkennung eines evtl. induzierten Endometrium- oder Mammakarzinoms (s. auch Teil II, Kap. 2.5)..

6.61 Pankreaskarzinom

Kennzeichen, Prognose, Komplikationen

Jenseits des 65. Lebensjahres an Häufigkeit zunehmender bösartiger Tumor
mit meist infauster Prognose aufgrund später Erkennung.

Symptomatik

Nicht selten symptomfreie Verläufe, gelegentlich Schmerzen im Oberbauch;
oft bildet ein Ikterus das erste klinische Zeichen.

Bedeutung für den Kranken

Meist infauste Prognose mit erheblicher Verkürzung der Lebenserwartung, oft
quälende Schmerzen.

Differentialdiagnose

Chronische Pankreatitis, Gallenwegserkrankungen, Magenkarzinom.

Diagnostische Schritte

Labormäßig kann die Bestimmung von CA19-9 v. a. im weiteren Verlauf wichtige Hinweise liefern. Ferner Sonographie und Computertomographie.

Therapie

Da sich bei Aufdeckung des Pankreaskarzinoms in der Regel bereits ein fortge-
schritteneres Stadium mit Metastasenbildung zeigt, sind die Indikationen für

eine Therapie äußerst zurückhaltend zu stellen. Auch die Frage einer Krankenhauseinweisung wird überwiegend negativ zu entscheiden sein.

Besondere Betreuungsaufgaben des Hausarztes

Sorgsame individuelle, mit dem Patienten gemeinsam erörterte Indikationsstellung für Krankenhauseinweisung bzw. therapeutische Interventionen. Intensive hausärztliche Betreuung bis zum Tode. Ausreichende Schmerzbehandlung.

6.62 Pankreatitis, akute

Kennzeichen, Prognose, Komplikationen

Im Alter häufig mit schleichendem Beginn und subakutem Verlauf einherge-
hendes bedrohliches Krankheitsbild mit Störung der exokrinen und endokrinen Pankreasfunktion. Letalität ca. 35%. Als häufigste Ursache werden Erkrankungen der Gallenwege angegeben. Komplikationen betreffen das Kreis-
laufsystem sowie die Lungen- und Nierenfunktion.

Symptomatik

Häufig auch bei akuter Pankreatitis uncharakteristische abdominelle Symptome. Mit zunehmendem Alter Tendenz zu schmerzlosem Verlauf. Bei akuter
Symptomatik starker Oberbauchschmerz, Erbrechen.

Bedeutung für den Kranken

Bedrohliches Krankheitsbild mit erforderlichem Krankenhausaufenthalt, möglicherweise erhebliche Schmerzen.

Differentialdiagnose

akute Verlaufsformen sind abzugrenzen gegenüber Myokardinfarkt, Ulkusperforation oder Mesenterialinfarkt. Häufiger wird es jedoch darauf ankommen,
die Diagnose akute Pankreatitis z. B. gerade bei einem nicht bestätigten Myo-
kardinfarktverdacht überhaupt gleichermaßen in Erwägung zu ziehen.

Diagnostische Schritte

Sorgfältige wiederholte Ganzkörperuntersuchung mit besonderer Beachtung
der Progredienz von abdomineller Symptomatik und einer Verschlechterung

des Allgemeinzustands. Labormäßig Lipase- und Amylasebestimmung. Sonographie, ggf. Computertomographie.

Therapie

Krankenhauseinweisung.

Besondere Betreuungsaufgaben des Hausarztes

Keine.

6.63 Pankreatitis, chronische

Kennzeichen, Prognose, Komplikationen

Entzündliche Veränderungen des Pankreas mit zunehmendem Verlust des exokrinen Pankreasgewebes. *Komplikationen:* Maldigestion und insulinbedürftiger Diabetes mellitus, nicht selten Vitaminmangelerscheinungen und Osteoporose bzw. Osteomalazie.

Symptomatik

Durchfälle, Gewichtsabnahme, Oberbauchschmerzen und Diabetes mellitus, nicht selten erhöhte Temperatur.

Bedeutung für den Kranken

Allgemeine Schwäche und Hinfälligkeit, Notwendigkeit der Bereitschaft zur Kooperation hinsichtlich der meist fälligen Umstellung der Ernährungsgewohnheiten.

Differentialdiagnose

Erkrankungen von Gallenblase und Magen sowie Tumoren im Bereich der linken Kolonflexur. Divertikulitis, Ileitis, Ileitis terminalis.

Diagnostische Schritte

Außer oft reduziertem Allgemeinzustand, Neigung zu Inappetenz, Gewichtsverlust und Diarrhö. Klinisch ist meist kein typischer Befund zu erheben. Labormäßig Entgleisung bzw. Auftreten eines Diabetes mellitus. Pathologischer Ausfall der Fett- oder Chymotrypsinbestimmung im Stuhl. Sonographie und

Computertomographie unterstützen die Diagnostik. Meist wird man ohne
fachärztliche Abklärung nicht auskommen.

Therapie

Fermentsubstitution, Vitaminzufuhr, ausreichende Kalorienzufuhr, Verwendung von Ceresöl bzw. Margarine (mittelkettige Triglyzeride). Meidung blä-
hender Nahrungsmittel. Häufige kleine Mahlzeiten.

Besondere Betreuungsaufgaben des Hausarztes

Systematisch aufgebauter differenzierter Ernährungsplan mit eindeutigen für
den Patienten verständlichen Anweisungen. Einbeziehung betreuender Angehöriger oder einer Altenpflegerin in Gestaltung und Durchführung des Ernäh-
rungsprogramms. Regelmäßige Gewichtskontrollen, motivierend-aufbauende
Beratung.

6.64 Paraproteinämien

Kennzeichen, Prognose, Komplikationen

Pathologische Erhöhung der κ- oder λ-Untereinheit eines der physiologischen Immunglobuline IgA, IgD, IgE, IgG oder IgM im Serum mit vermehrtem Gesamtglobulingehalt oder Verschiebung der Globulinfraktionen im Serum infolge gesteigerter Produktion durch pathologische Plasmazellen im oder aus dem Knochenmark. Die Paraproteinämie tritt allein oder zusammen mit organzerstörenden Plasmozytomen (Anhäufungen maligner Plasmazellen) als Primärerkrankung auf. Auch bei Lymphadenose, Lympho- oder Retothelsarkomatose können Paraproteinämien auftreten, dann allerdings sekundär.

Die Makroglobulinämie Waldenström (IgM) befällt die Knochen seltener und dann diffuser ohne Plasmozytomtumorbildung.

Prognose: Schlecht, außer bei essentieller, rudimentärer Paraproteinämie (benigne monoklonale Gammopathie), die ohne Organzerstörungen oder gefährlich hohe Werte verläuft.

Komplikationen: Spontanfrakturen infolge Knochenbefalls, Nieren- und andere Organinsuffizienzen infolge erhöhter Blutviskosität oder Amyloidose; Hyperurikämie unter Zytostatika; innere Verblutung bei symptomatischen Thrombozytopathien.

Symptomatik

Der Patient gibt oft erst in fortgeschrittenem Stadium zunächst Leistungsminderung, schnelle Erschöpfbarkeit, Hyperhydrosis, rheumatoide. Weichteilschmerzen oder andere unspezifische Beschwerden an, bevor sich sein Allgemein- und Kräftezustand sichtbar verschlechtern. Dann sind oft bereits Tumoren in den großen Röhrenknochen, Schädelknochen (Schrotschußschädel), den Rippen, dem Becken oder anderen Organen festzustellen.

Bedeutung für den Kranken

Mit Ausnahme der benignen monoklonalen Gammopathie bedeutet eine Paraproteinämie, besonders mit Plasmozytomtumor, eine verkürzte Lebensdauer meist mit einem schweren Leidensweg. Der Patient muß mit mehr oder weniger schneller Leistungsminderung rechnen, die ihm große Unternehmungen nicht mehr erlaubt.

Differentialdiagnose

Lymphadenose, Lympho- oder Retothelsarkomatose, Weichteilrheuma, alle Blut- und Knochenerkrankungen mit Leukozytose und BKS-Erhöhung sowie alle konsumierenden Erkrankungen.

Diagnostische Schritte

Abhängig von den diagnostischen Grundsätzen des Arztes werden mehr oder weniger viele Paraproteinämien bereits lange vor Auftreten der ersten unscheinbaren subjektiven Beschwerden und oft sogar bereits vor Bildung von Plasmozytomtumoren durch Blutbildkontrollen erkannt.

Bence-Jones-Eiweißkörper im Urin oder Leukozytenzahlen um $20\,000/mm^3$ sollten Anlaß für die quantitative Messung der Immunglobuline IgA, IgD, IgE, IgG und IgM im Serum oder Urin sein, ebenso Thrombozytopathie oder erhöhte BKS bei Fehlen anderer offensichtlicher Ursachen.

Auch bei negativen Ergebnissen von Blut- und Urinuntersuchung, aber weiter bestehendem Verdacht, weitere Suche mit bildgebenden Verfahren nach einem Plasmozytom, da dieser Tumor auch ohne Paraproteine in Serum und Urin vorliegen kann. Endgültige Klarheit gibt die Sternalpunktion, sofern diese gerechtfertigt scheint.

Therapie

Phosphamide, Methotrexat, Etoposid und andere Zytostatika können die Überlebenszeit verlängern, allerdings unter erheblichen Nebenwirkungen. Lebensqualität und -dauer werden besonders bei dieser Erkrankung unter Linderung der Nebenwirkungen und Verbesserung der Zytostatikaverträglichkeit durch zusätzliche Anwendung supportiver nichttoxischer Therapien gesteigert. Während in der Literatur Überlebenszeiten bis zu 3 Jahren angegeben werden, konnten mit zusätzlicher nichttoxischer Behandlung vom Zeitpunkt der Erkennung an Überlebenszeiten bis zu 14 Jahren mit guter Lebensqualität, jedoch gemindertem Kräftezustand erreicht werden.

Besondere Betreuungsaufgaben des Hausarztes

Das Plasmozytom läßt keine Hoffnung auf guten Ausgang. Fragt der Patient nicht nach Diagnose und Ausgang, mag er sie ahnen, möchte aber nicht die endgültige Gewißheit tragen, weil er sie nicht ertragen kann. Beachtung dieses Erfordernisses ist für die Lebensqualität ebenso wichtig wie die palliative Behandlung des Körpers, was nicht die behutsame Ausrichtung auf das Lebensende ausschließt.

6.65 Parotitis

Kennzeichen, Prognose, Komplikationen

Es handelt sich um eine akute bakterielle Sialadenitis, bei der die Verminderung bzw. das Versiegen des Speichelflusses eine entscheidende pathogenetische Rolle spielt. Es kann zu einer eitrigen Einschmelzung, evtl. eitriger Fistelbildung nach außen oder in die Mundhöhle kommen; u. U. ist eine Ausbreitung der Entzündung in den Gehörgang oder als Thrombophlebitis der Vena jugularis möglich.

Symptomatik

Schmerzhaft geschwollene Parotis, Abhebung des Ohrläppchens und Absonderung eines trüben oder eitrigen Sekrets aus dem Speichelgang. Entzündliche Blutbildveränderungen, gelegentlich Fieber.

Bedeutung für den Kranken

Oft erhebliche Schmerzen mit Verminderung des Allgemeinzustands. Vor allem auch Schmerzen beim Kauen und Essen mit der Gefahr einer Vernachlässigung von Nahrungs- und Flüssigkeitsaufnahme.

Differentialdiagnose

Differentialdiagnostisch sind Arthritis des Kiefergelenks und dentale Wangenabszesse, Metastasenabsiedlungen in der Parotis, Parotismischtumoren und primäre Karzinome auszuschließen. Da bakterielle Parotitiden oft auf der Basis eines schlechten Allgemeinzustands, einer altersbedingten Dehydratation, mangelnder Kaufähigkeit, eines Diabetes mellitus oder einer exsikkierenden Darminfektion entstehen, muß die Differentialdiagnose solche Zustände einschließen.

Diagnostische Schritte

Es erfolgt eine körperliche Untersuchung, die der Suche nach allgemeinen Grundkrankheiten dient. Inspektion der Mundhöhle, Überprüfung von Zahnstatus bzw. Kaufähigkeit, Klärung von Eß- und Trinkgewohnheiten. Labormäßige Bestimmung von Blutzucker, Blutbild, BSG, Elektrolyten sowie Leber- und Nierenfunktion. Zur weiteren Diagnostik Überweisung zum Facharzt.

Therapie

Behandlung eventueller Grundkrankheiten. Mundpflege mit Anregung des Speichelflusses, Antibiotikabehandlung.

Besondere Betreuungsaufgaben des Hausarztes

Besonders bei bettlägerigen und alleinstehenden alten Patienten ist auf ausreichenden Speichelfluß durch Kautätigkeit, Flüssigkeitszufuhr u. ä. zu achten. Keine langen Zwischenräume zwischen den Mahlzeiten, sondern anregen, daß der Patient etwa alle 2 h eine Kleinigkeit ißt und trinkt.

6.66 Periarthritis humeroscapularis

Kennzeichen, Prognose, Komplikationen

Unter dem Begriff Periarthritis humeroscapularis, der nicht mehr verwendet werden sollte, wird eine Vielzahl ätiopathogenetisch unterschiedlicher Krankheitsbilder zusammengefaßt. In erster Linie handelt es sich um degenerative Prozesse der sog. Rotatorenmanschette, bestehend aus 4 den Humeruskopf umgreifenden Muskeln (Mm. teres minor, supraspinatus, infraspinatus und subscapularis). Die daraus resultierende Degeneration der Myofibrillen führt häufig über einen komplizierten chemischen Prozeß bis zur Manifestation einer Tendinosis calcarea, bei der sich ein Kalkdepot anfangs flüssiger, später bröckeliger Konsistenz bildet. Oftmals langwieriger, sehr schmerzhafter Prozeß.

Symptomatik

Anfängliche Schmerzen bei Seitheben des Armes über die Horizontale bis zur Schultersteife (sog. „painful arc" oder schmerzhafter Bogen bei Seitheben von 70−120°).

Bedeutung für den Kranken

Einschränkung der Haarpflege und der Körperpflege (fehlender Schürzengriff), nächtliches Liegen auf der Schulter durch Schmerzhaftigkeit unmöglich.

Differentialdiagnose

Grundsätzlich immer an überlagerndes Halswirbelsäulensyndrom im Bereich C4/5 mit Schmerzirradiation denken! Linksseitiger Schulterschmerz bis hin zur Teileinsteifung auch bei Herzinfarkt oder häufiger Angina pectoris.

Rechtsseitiger Schulterschmerz häufiger auftretend bei Cholelithiasis oder chronischen Lebererkrankungen, des weiteren bei subphrenischen Prozessen und pulmonalen Erkrankungen.

Diagnostische Schritte

Prüfen des „painful arc" (aktives Seitheben über die Horizontale). Ab 120° Seitheben freie Beweglichkeit möglich. Positiver Drop-arm-Test: Der passiv seitwärts gehobene Arm kann nicht gehalten werden (Pseudoparalyse bei Rotatorenmanschettenruptur). Druckschmerzauslösung über dem Ligamentum coracoacromiale. Nächtliche Schmerzen in der Schulter, die eine Seitenlage nicht mehr ermöglichen. Prüfung der Sensibilität bei Verdacht auf Zervikalsyndrom.

Therapie

Intensive krankengymnastische Schultermobilisierung mit Eisauflagen. Manuelle HWS-Extension. Intraartikuläre bzw. intrabursale Lokalanästhetikaeinspritzungen, Blockade des N. suprascapularis: in 5 – 6 cm Tiefe in unmittelbarer Nähe der Incisura scapulae 10 ml Lokalanästhetikum. Diadynamische Interferenzstrombehandlung. Bei Persistenz evtl. Mobilisation in Narkose. Bei radiologisch nachgewiesener Tendinosis calcarea Einspritzen von 10 ml Lokalanästhetikum in den Kalkbereich, um einen Durchbruch in die Bursa subacromialis zu erreichen. (*Cave:* Häufig mit erheblichen Schmerzattacken für 24 h einhergehend.)

Besondere Betreuungsaufgaben des Hausarztes

Mit zunehmender Bewegungseinschränkung tägliche Hausarbeiten nicht mehr zu verrichten (Wäscheaufhängen, Haarewaschen, Intimpflege); dann evtl. Verordnung von Haushaltshilfe notwendig (s. auch Teil II, Kap. 2.5).

6.67 Pneumonie

Kennzeichen, Prognose, Komplikationen

Pneumonien treten im Alter als Lobärpneumonien oder Bronchopneumonien auf und können durch Bakterien oder Viren ausgelöst sein. Auf der Basis bestehender pathologischer Lungenveränderungen oder anderer schwerwiegender Erkrankungen mit Verminderung der Gesamtresistenz des Organismus können sie zu einer Zunahme der Letalität führen.

Symptomatik

Oft nur geringe klinische Symptomatik, Temperaturerhöhung, Leukozytose und Auskultationsbefund können fehlen.

Bedeutung für den Kranken

Meist erhebliche Verschlechterung des Allgemeinzustands und des Wohlbefindens. Belastender Aufwand durch die meist gegebene Notwendigkeit einer Röntgenaufnahme. Häufig langwieriger Husten und Schwierigkeiten beim Abhusten.

Differentialdiagnose

Die Pneumonie im Alter kann sich als eigentliche Ursache hinter Verwirrtheitszuständen oder den Zeichen einer Linksherzinsuffizienz verbergen. Andererseits kann sie selbst Folge anderweitiger Krankheitszustände, z. B. Myokardinfarkt oder Bronchialkarzinom, sein.

Diagnostische Schritte

Selbst bei fehlenden Befunden einer körperlichen Untersuchung sollte in jedem Fall eine Röntgenaufnahme zur Klärung der Diagnose erfolgen.

Therapie

Adäquate Antibiotikatherapie, bei eingeschränkter Lungenfunktion 1,5–2 l Sauerstoff über eine Nasensonde, ausreichende Flüssigkeitszufuhr (hier besonders wichtig), Sekretolytika, kardiale Stützung (Linksherzinsuffizienz). Atemübungen.

Besondere Betreuungsaufgaben des Hausarztes

Im Rahmen der gesamten Versorgung eines älteren Patienten ist die Prävention der Pneumonie stets zu bedenken. Gezieltes Abhusten, aktive Bewegungen, hinreichende Flüssigkeitszufuhr. Krankenhauseinweisung nur wenn unumgänglich, engmaschige Versorgung über Hausbesuche, Zusammenarbeit mit örtlichen Pflegediensten, Anleitung pflegender Angehöriger.

6.68 Polyglobulie

Kennzeichen, Prognose, Komplikationen

Die Polycythaemia vera tritt zwar gehäuft im höheren Lebensalter auf, ist aber dennoch ein recht seltenes Krankheitsbild. Sie zeigt Ähnlichkeiten mit der chronisch myeloischen Leukämie und dem Osteomyelofibrose-Myelosklerose-Syndrom. Im späteren Verlauf kann eine sekundäre Markfibrose auftreten. Weitere Komplikationen sind hypertone Blutdruckwerte sowie die Neigung zu Thrombosen und Thromboembolien.

Sekundäre Polyglobulien sind beim alten Patienten häufiger. Sie gehen mit Vermehrung des roten Zellvolumens einher, Erythropoetin im Serum ist erhöht.

Symptomatik

Bei der Polycythaemia vera plethorische Fazies und Hochdruck, bei der sekundären Polyglobulie meist Überlagerung durch Krankheitssymptome der Grundkrankheit.

Bedeutung für den Kranken

In ausgeprägteren Fällen kann eine erforderliche wiederholte Aderlaßbehandlung den Patienten sehr beeinträchtigen.

Differentialdiagnose

Sekundäre Polyglobulien sind Folge von chronischen Herz- und Lungenkrankheiten. Bei unklaren, sich rasch entwickelnden polyglobulären Zuständen muß an Neoplasien, v. a. an Hypernephrom, Hepatom, Ovarialkarzinom oder Nebennierenrindenadenom gedacht werden.

Diagnostische Schritte

Die Diagnose ergibt sich in der Regel aus Blutbild und eventueller Erythropoe-tinbestimmung im Serum sowie aus der Grundkrankheit. Malignomsuche nur bei gezieltem Verdacht.

Therapie

Bei Hämoglobinwerten über 18 g/dl werden Aderlässe empfohlen.

Besondere Betreuungsaufgaben des Hausarztes

Keine.

6.69 Polymyalgia rheumatica

Kennzeichen, Prognose, Komplikationen

Die Polymyalgia rheumatica ist eine typische Alterserkrankung, die Frauen häufiger als Männer gewöhnlich zwischen 60. und 80. Lebensjahr betrifft. Zunehmend ziehende Schmerzen im Schultergürtelbereich vom Hals über Schulter in die Oberarme bis zu den Ellenbogen ausstrahlend oder auch begleitend im Beckengürtelbereich mit symmetrischer Ausstrahlung auf beide Seiten sind hierbei symptomatisch. Hochgradige Schmerzhaftigkeit, die das Liegen nachts zur Qual werden läßt und den Patienten aus dem Bett treibt, führt über schmerzhafte Bewegungseinschränkung zur Kapselschrumpfung und damit häufig zur partiellen oder totalen Schultersteife. Das Allgemeinbefinden der Patienten ist stark reduziert. Gewichtsabnahme und Temperaturschübe bis 39 °C sind häufig.

Symptomatik

Typische Schmerzanamnese s. oben. Die BSG ist extrem beschleunigt, Werte um 100 mm/h sind keine Seltenheit. Bei 15–20% der Fälle ist eine Arteriitis temporalis Horton nachzuweisen. Die relativ häufige Kombination mit der Riesenzellarteriitis läßt vermuten, daß ein immunologischer Prozeß auf arteriitischer Grundlage vorhanden ist.

Bedeutung für den Kranken

Hochgradig schmerzhafte Bewegungseinschränkung. Allgemeinbefinden drastisch reduziert, erhebliches Krankheitsgefühl, febrile Schübe.

Differentialdiagnose

Tumoren im pulmonalen Bereich, insbesondere Pancoast-Tumor, osteoporotische Wirbelkörperkompressionsfrakturen, maligne PCP mit typischen peripheren Synovitiden der Metacarpophalangealgelenke und proximalen Interphalangealgelenken, Kollagenose.

Diagnostische Schritte

Prüfen auf Druckschmerzhaftigkeit in der Schläfengegend (Arteriitis temporalis Horton). Häufig hier verdickte Gefäße mit erheblicher Druckschmerzhaftigkeit vorhanden. Wichtigste Maßnahme: Bestimmung der BSG.

Therapie

Nichtsteroidale Antirheumatika führen zu einer vorübergehenden Beschwerdelinderung. Wichtigste therapeutische Maßnahme ist der Kortisonstoß, z. B. 3 Tage lang 40 mg und dann jeweils in 3 Tagen Reduktion der Dosis auf die Hälfte. Häufig bei schlagartig einsetzender Beschwerdelinderung schon schnellere Reduktion der Kortisondosis möglich. (*Cave:* z. B. Diabetes.)

Besondere Betreuungsaufgaben des Hausarztes

Keine.

6.70 Prostatahypertrophie

Kennzeichen, Prognose, Komplikationen

Erkrankung des höheren Lebensalters mit Rezidivneigung durch Wucherung der urethralen Drüsenzellen, des Muskel- und Bindegewebes als Folge unzureichender Androgenproduktion bei guter Prognose (Fibromyoadenom).

Komplikationen: Balkenblase, Blasendivertikel, Blasensphinktersklerose, Inkontinenz, sekundäre Harnwegsinfektionen, bis in die Nieren aufsteigend, Hydronephrose. Sekundäre Atrophie bis zur „chirurgischen Kapsel" als Endstadium, das heute wohl kaum noch gesehen wird, Zeugungsunfähigkeit.

Symptomatik

Allmähliche Abschwächung des Harnstrahls, meist ohne wesentliche Schmerzen, selten Mißempfindungen; später Pollakisurie und Hämaturie; im Endstadium infolge Niereninfektion oder -dilatation Kopfschmerzen bis Gewichtsverlust (Stadieneinteilung Tab. 1).

Tabelle 1. Stadieneinteilung nach Vahlensiek

Stadium	Miktionsbeschwerden	Restharn	Balkenblase	Stauung der oberen Harnwege	Uroflow ml/s
I	0	0	0	0	$<>20$
II	wechselnd	0	0	0	$<>20$
III	wechselnd	+	+	0	<20
IV	ständig	+	dilatiert	+	<20

Bedeutung für den Kranken

Je jünger der Patient ist, um so mehr belastet ihn die Tatsache, daß diese Erkrankung eine Alterserscheinung ist. Falls Familienplanung nicht abgeschlossen, keine Totalexstirpation!

Differentialdiagnose

Vergrößerung über Kastaniengröße durch Sarkom (besonders im jugendlichen Alter), Karzinom (in jedem Alter). *Verhärtungen*, umschrieben oder total, durch Karzinom, Sarkom, M. Paget, Steine, Tuberkulose, Prostatitis. Außer nach Totalexstirpation ist im Laufe jahrelanger Therapie immer wieder Differentialdiagnostik notwendig.

Diagnostische Schritte

Palpation einer Kastaniengröße überschreitenden, mehr oder weniger normal weichen oder prall-elastischen Drüse ohne Tastschmerz und ohne umschriebene oder höckerige Verhärtungen, manchmal starkes Druckgefühl an der Harnblase bei Palpation. Zur Absicherung gegen maligne, nicht durchtastbare harte Knoten bei sehr großer Drüse evtl. Probeexzision, die jedoch bei solchem Befund geringe Treffsicherheit hat. Abklärung gegen ein bereits fortgeschrittenes Malignom ist durch Exprimatuntersuchung, Sediment- und CCR-Untersuchung des Urins sowie Prostataphosphatase, Kupfer, CEA, PSA und TPA im Blut dagegen möglich.

Hämospermie und Tumorzellen im Exprimat zeigen bereits fortgeschrittenes Stadium eines Malignoms an, ihr Fehlen allein kann allerdings nicht als zuverlässiger Beweis der Gutartigkeit gewertet werden.

Therapie

Je nach Stadium *konservativ* entzündungs- und wachstumshemmend mit pflanzlichen Präparaten aus Kürbiskernen, Brennessel u. α- oder β-Sitosterin; *kombiniert* mit TUR (transurethraler Resektion) bzw. teilweiser Prostatektomie und obigen konservativen Medikamenten oder rein *chirurgisch* durch totale Prostatektomie.

Besondere Betreuungsaufgaben des Hausarztes

Bei konservativer Therapie muß der Patient immer wieder darauf hingewiesen werden, Abkühlung durch kalte Sitze oder Füße sowie kalte Getränke zu vermeiden.

Hinsichtlich Familienplanung ist auf mögliche Sterilität infolge chirurgischer Maßnahmen eindringlich hinzuweisen. Außer nach durch totale Prostatektomie histologisch als benigne gesicherter Hypertrophie ist lebenslängliche Differentialdiagnostik in etwa jährlichen Abständen auch bei sonst unverdächtigem Verlauf angezeigt, um maligne Entartung oder malignen Ursprung rechtzeitig zu erkennen.

6.71 Prostatakarzinom

Kennzeichen, Prognose, Komplikationen

Solides oder Adenokarzinom mit starker Metastasierungsneigung. *Prognose* günstig, solange weder Beschwerden noch Symptome bestehen; mit steigendem Lebensalter eher noch besser.

Komplikationen: Harnstau, Zeugungsunfähigkeit, Metastasen.

Symptomatik

Treten Symptome auf, ist bereits kostbare Zeit verstrichen. Anfangs Harnstrahl verändert, meist Abschwächung; Hämaturie kann im Frühstadium vorkommen; durch weitere Behinderung des Harnabflusses Harntröpfeln. Später Schmerzen infolge Kapselspannung, die bald von Metastasenschmerzen, besonders im Beckenbereich begleitet werden. Patient kommt spätestens zur Operation, wenn Schmerzen, Nierenstau oder Urämie dazu zwingen; aber dann ist es zu spät. Oft schleichendere Symptome durch größere Metastasen bei kleinem Primärtumor. Dann Ischialgien häufiges Symptom.

Bedeutung für den Kranken

Mehr von der Mentalität als dem Alter hängt die Bedeutung der Beeinträchtigung oder gar des Verlusts der Libido ab. Verlust der Zeugungsfähigkeit ist bei abgeschlossener Familienplanung von geringerer Bedeutung. Dagegen kann operativ bedingte Harninkontinenz Grund für Ablehnung einer Operation sein. Im Leben auch verheirateter Männer steht oft der Beruf als Lebensinhalt an erster Stelle. Harninkontinenz hat die Aufgabe manchen Berufes zur Folge.

Hieraus drohende psychische Probleme kann am besten der Hausarzt lindern helfen oder gar selbst abfangen.

Differentialdiagnose

Prostatavergrößerung über Kastaniengröße durch gutartiges Adenom (Hyperplasie) in höherem Alter, Sarkom im jugendlichen Alter.
Verhärtung durch Sarkom, M. Paget, Steine, Tuberkulose, Prostatitis.

Diagnostische Schritte

Im Idealfall Palpation totaler oder teilweiser Verhärtung oder pathologische Befunde bei Blut- oder Urinuntersuchung, bevor Symptome oder Schmerzen angegeben werden. Seit 20 Jahren hat sich die CCR-Untersuchung (CCR = Carcinochromreaktion; Gutschmidt 1973) des Urins in meiner Praxis als zeitig reagierende Früherkennungsuntersuchung bewährt.

Hämaturie, Hämospermie und Tumorzellen im Exprimat zeigen bereits fortgeschrittenes Stadium an. Im Blut geben Prostataphosphatase, CEA, PSA und TPA ebenfalls Hinweise auf ein fortgeschrittenes Karzinom. Zur weiteren Diagnostik gehört die Probeexzision (PE). Wegen der Möglichkeit mechanischer Verschleppung von Krebszellen und vermehrten Wachstumsreizes durch Geweberverletzung ist die PE umstritten, dennoch bei entsprechender Fragestellung gerechtfertigt.

Therapie

Bis etwa 50 Jahre vorwiegend Prostatektomie und Hormontherapie, über 50 Jahre Orchiektomie, Östrogene in jedem Alter. Nichttoxische Umstimmungstherapie ist m. E. immer sinnvoll.

Besondere Betreuungsaufgaben des Hausarztes

Einstimmung besonders jüngerer Patienten, ggf. mit Ehefrau, auf die geistigen Werte und noch nicht wahrgenommene Freuden des Lebens sowie Entscheidungshilfen bei Familienplanung und Wahl von Art und Beginn der Behandlung.

Auch nach vollständiger Tumorentfernung ohne bekannte Metastasen mindestens jährliche Kontrollen zur rechtzeitigen Rezidiv- oder Metastasenerkennung.

Rezidivverhütung durch Aufrechterhaltung lebenslänglicher nichttoxischer Therapie und entsprechender Lebensweise.

Literatur

Gutschmidt J (1973) Der heutige Stand der Carcinochrom-Reaktion (CCR) aus der Sicht der Literatur. Krebsgeschehen 5:112−121

6.72 Pruritus senilis

Kennzeichen, Prognose, Komplikationen

Pruritus senilis bezeichnet den im Alter subjektiv verstärkt empfundenen Juckreiz der Haut: umschriebener Beginn, mit der Zeit universelle Ausbreitung.

Veränderungen der Haut sind nicht sichtbar. Die Ursachen sind unbekannt, Rückbildungserscheinungen, Stoffwechselstörungen oder Vitaminmangelerscheinungen der Haut werden diskutiert.

Prognose: Schlecht; progrediente Zunahme führt im Laufe der Jahre oft zu quälendem Zustand, der Tag und Nacht anhält und nicht zur Ruhe kommen läßt.

Komplikationen: Suizidgefahr.

Symptomatik

Umschriebener oder generalisierter Juckreiz der häufig trockenen, dünnen Altershaut, Kratzspuren möglich.

Bedeutung für die Kranken

Je nach Stärke und Häufigkeit der Symptomatik reicht die Belastung für den Patienten von geringer Beeinträchtigung bis zu hochgradiger Belästigung; mitunter Unruhe und Nervosität durch unerträglichen, generalisierten therapieresistenten Juckreiz.

Differentialdiagnose

1) Mit Juckreiz verbundene körperliche Erkrankungen, z. B. Lebererkrankungen, Cholestase, Diabetes mellitus, M. Hodgkin, Leukämie, Karzinome,

sekundäre Nierenerkrankungen mit Urämie, Schilddrüsenfunktionsstörungen, Eisenmangelanämie;
2) Parasitenbefall, z. B. Skabies, Oxyuriasis, Pedikulosis pubis, Insektenstiche;
3) Arzneimittelunverträglichkeit;
4) Hautkrankheiten, z. B. Ekzem, Urtikaria, Psoriasis, Mykose, allergisches Exanthem der Haut;
5) seelische Erkrankungen, z. B. Psychosen, neurotische Fehlentwicklungen, Alkoholabusus.

Diagnostische Schritte

1) Anamnese;
2) Klinische Ganzkörperuntersuchung mit Inspektion der Haut;
3) Zusatzuntersuchungen zum Ausschluß differentialdiagnostisch zu erwägender Grundkrankheiten, wie z. B. Labor, psychogene Diagnostik, Oberbauchsonographie.

Therapie

Lokal: Mildes Öl oder fetthaltige Salbe zur Hautpflege.

Allgemein: Autogenes Training mit formelhafter Vorsatzbildung, konfliktzentrierte Gespräche, vitaminreiche Kost, Hydrotherapie, Medikamente, z. B. Antihistaminika, Sedativa (Tranquilizer; Neuroleptika nur bei dringender Indikation, da Gefahr der Abhängigkeit bzw. der bekannten Neuroleptikanebenwirkungen, besonders der gefürchteten Spätdyskinesien).

Besondere Betreuungsaufgaben des Hausarztes

Regelmäßige Langzeitbetreuung mit stützendem Gespräch anbieten, zu aktiver Lebensgestaltung und Ablenkung von der Symptomatik anregen.

6.73 Pyelonephritis

Kennzeichen, Prognose, Komplikationen

Akute und chronische Pyelonephritis sind die häufigsten Nierenerkrankungen im Alter, beide Geschlechter sind gleich häufig betroffen, Erkrankungen meist doppelseitig. *Primäre Pyelonephritis:* Entsteht durch hämatogene Streuung, wird angenommen beim Fehlen vorbestehender Erkrankungen oder Fehlbildungen im Bereich der ableitenden Harnwege. Bei Frauen häufiger. *Sekundäre Pyelonephritis:* Häufiger bei Männern, entsteht durch aszendierende Keiminvasion auf der Grundlage einer Störung der Urodynamik bei bereits vorliegenden Erkrankungen. Sekundäre Komplikationen der chronischen Pyelonephritis: Hypertonie, Niereninsuffizienz.

Symptomatik

Akute Pyelonephritis: Dysurie, Pollakisurie, Flankenschmerz, Pyurie, bei jüngeren Betagten Fieber. *Chronische Pyelonephritis:* Manchmal stummer Verlauf, ansonsten kommen Rückenschmerzen, Fieber, Gewichtsabnahme, Kopfschmerzen, Anämie und evtl. Hypertonie vor.

Bedeutung für den Kranken

Als besonders belastend wird häufig die erforderliche Umstellung der Flüssigkeitszufuhr sowie die konsequente Antibiotikaeinnahme erlebt.

Differentialdiagnose

Bei chronischer Pyelonephritis sind zugrundeliegende Störungen wie Prostataerkrankungen, Nephrolithiasis, Tumoren von Nierenbecken, weiblichem Genitale und Harnblase, ferner neurogene Blasenentleerungsstörungen sowie narbige Harnröhrenveränderungen auszuschließen. Als prädisponierende Faktoren muß an Diabetes mellitus, Gicht, Hyperkalzämie, Hypokaliämie (Laxanzien, Diuretika) sowie Analgetikaabusus gedacht werden.

Diagnostische Schritte

Suprapubische Blasenpunktion wird in der Praxis nur begrenzt möglich sein. Zumindest sollte Mittelstrahlurin gewonnen werden. Sedimentuntersuchung, Erregernachweis und Antibiogramm, Serumelektrolyte, Kreatinin, Blutzucker, Harnsäure, Blutdruckmessung, Prostatauntersuchung. Weitere Diagnostik s. Differentialdiagnose.

Therapie

Nach Ausschluß bzw. Abschätzung einer etwaigen Nierenfunktionseinschränkung antibiotische Therapie. Bei asymptomatischer Bakteriurie ist die Indikation zu einer antibiotischen Behandlung umstritten.

Besondere Betreuungsaufgaben des Hausarztes

In jedem Fall ist der Patient zu einer ausreichenden Flüssigkeitsaufnahme anzuhalten, was erfahrungsgemäß durch die Verordnung geeigneter Harntees erleichtert wird. Eine weitere wichtige Aufgabe besteht in der Motivation zum Durchhalten der erforderlichen antibiotischen Therapie.

6.74 Radiusfraktur

Kennzeichen, Prognose, Komplikationen

Die distale Radiusfraktur stellt die häufigste Fraktur beim älteren Menschen dar, wobei häufig Einstauchungsbrüche und Mehrfachzertrümmerung vorkommen. Die Prognose hinsichtlich Gebrauchsfähigkeit der Hand ist auch bei in gewisser Fehlstellung verheilten Brüchen als relativ gut anzusehen. Insbesondere bei erforderlichen Nachrepositionen Gefahr der Sudeck-Erkrankung.

Symptomatik

Die Symptomatik z. B. bezüglich Schwellung, Schmerzhaftigkeit und Hämatombildung kann beim älteren Patienten abgeschwächt sein. Die Schilderung eines entsprechenden Traumas, lokale Druckschmerzhaftigkeit und schmerzhafte Bewegungseinschränkung v. a. bei Pro- und Supination sollten im Zweifelsfalle eher an das Vorliegen als das Nichtvorliegen einer Radiusfraktur denken lassen.

Bedeutung für den Kranken

Die Bedeutung ist v. a. in funktionellen und psychologischen Auswirkungen zu sehen. Ist z. B. von der Fraktur die rechte Hand betroffen, kann die Aufrechterhaltung einer eigenständigen Lebensweise, etwa im Einpersonenhaushalt oder bei gleichzeitiger Pflege des kranken Ehepartners, erheblich beeinträchtigt, vorübergehend evtl. aufgehoben sein. Knochenbrüche werden vom Patienten selbst, aber auch von den Angehörigen seiner Umgebung meist als schwerwiegendes Trauma gewertet. Sie beeinträchtigen das Selbstwertgefühl des Kranken u. U. nicht unerheblich, mindern sein Vertrauen in die eigenen Kräfte und können der Umgebung als Beweis für eine allgemeine körperlich-geistige Leistungsminderung des alten Menschen dienen.

Diagnostische Schritte

Siehe oben. Bei Verdacht auf eine Radiusfraktur sollte der Patient möglichst umgehend dem Chirurgen zugewiesen werden. Als Grundsatz beim alten Patienten gilt, daß eine erforderliche chirurgische Versorgung wesentlich besser toleriert wird, wenn sie so früh wie möglich einsetzt. Ein beobachtendes Zuwarten ist hier fehlindiziert.

Differentialdiagnose

Zur Abgrenzung gegenüber Distorsionen, Prellungen u. ä. siehe Symptomatik und diagnostische Schritte.

Therapie

Erfolgt i. allg. beim Spezialisten.

Besondere Betreuungsaufgaben des Hausarztes

Trotz vorliegenden Verdachts auf eine Radiusfraktur sollte dem Patienten die Angst vor der weiteren Behandlung und möglichen Folgen genommen werden. Dabei ist es wichtig, das Ereignis auch im weiteren Verlauf in seiner relativen Harmlosigkeit darzustellen und in engmaschiger Gesprächsfolge dafür zu sorgen, daß aus dem meist durch einen Sturz ausgelösten Ereignis keine negative Färbung des Selbstbildes erwächst. Intensivierung der Zusammenarbeit mit Gemeindeschwester oder Sozialstation zur Aufrechterhaltung der häuslichen Versorgung. Verordnung und ermutigende Überwachung einer anschließenden Übungsbehandlung. Vorsorgliche Kontrolle zum Ausschluß einer Sudeck-Erkrankung.

6.75 Restless legs

Kennzeichen, Prognose, Komplikationen

„Restless legs" sind gekennzeichnet durch die Unfähigkeit, die Beine ruhig zu halten. Dabei können Parästhesien, z. T. Schmerzen, v. a. aber ein Unruhegefühl der Beine auftreten, das den Patienten zwingt, die Stellung zu verändern. Bevorzugtes Auftreten im Liegen. Komplikationen ergeben sich aus der gesteigerten Häufigkeit und Intensität der Beschwerden, die Erscheinung selbst ist ungefährlich und ursächlich unklar.

Symptomatik

Siehe „Kennzeichen..".

Bedeutung für den Kranken

Die Beeinträchtigung kann erheblich sein, insbesondere liegt oft eine Störung der Nachtruhe vor.

Differentialdiagnose

Zu denken ist an Polyneuropathie (z. B. durch Diabetes mellitus oder alkoholtoxisch), Vitamin B 12-Mangel, funikuläre Myelose oder Folsäuremangel, arterielle Verschlußkrankheit, lumbales Wurzelkompressionssyndrom oder Fehlbelastung der kleinen Wirbelgelenke mit Facettenschmerz im Bereich der Wirbelsäule, bevorzugt der LWS, Depression.

Diagnostische Schritte

Überprüfung von Motorik und Sensibilität der Beine einschließlich Vibrationsempfinden und Tiefensensibilität. Beurteilung der Fußpulse, Untersuchung der Wirbelsäule.

Laboruntersuchungen: Blutzucker, Blutbild, γ-GT, Harnsäure, Vitamin B 12-Spiegel.

Apparativ: Evtl. Elektromyographie, Elektroneurographie, dopplersonographische Untersuchung der Arterien.

Therapie

Gegebenenfalls Ausschaltung entsprechender Grundkrankheit. Empfohlen werden Neuroleptika in kleinen Dosen mehrmals am Tag. β-Blocker einmal abends oder Carbarmazepin (z. B. Timonil) abends (ca. 300 mg). Der günstige Einfluß einer transkutanen elektrischen Nervenstimulation (TENS) wird beschrieben. Physikalische Maßnahmen wie Krankengymnastik, abendliche Beingüsse, Reizstromtherapie u. ä. sind sicher hilfreich.

Besondere Betreuungsaufgaben des Hausarztes

Der Patient ist von der Harmlosigkeit der Beschwerden hinsichtlich einer medizinischen Gefährdung zu überzeugen. Bei Störungen der Nachtruhe hilft in der Regel kurzfristiges Aufstehen und Herumgehen. Das Symptom kann zum Anlaß genommen werden, eine allgemeine relative Immobilität durch Empfehlung ausreichender Bewegung zu durchbrechen. Äußerst kritischer Einsatz von Pharmaka. Anleitung zu einem standardmäßigen Verhalten bei Einsetzen der Beschwerden (z. B. sofortiges Aufstehen, Durchführung bestimmter Bewegungsübungen), das sicher hilft und durch die gewohnheitsmäßige Anwendung dazu beiträgt, daß der Patient besser mit den sehr unangenehmen Beschwerden umgehen kann.

6.76 Rheumatoide Arthritis

Kennzeichen, Prognose, Komplikationen

Die rheumatoide Arthritis (r. A.) oder chronische Polyarthritis (c. P.) ist eine meist chronisch und progredient verlaufende Systemerkrankung des Bindegewebes. Sie befällt v. a. die Gelenke und führt dort zu destruktiven Veränderungen. Jedoch können auch extraartikuläre Gewebe wie z. B. Arterien, Herz, Leber, Lunge und Nervensystem betroffen sein. Das Hauptmanifestationsalter liegt zwischen dem 30. und dem 50. Lebensjahr. Mit zunehmendem Alter finden sich dann fortgeschrittene Krankheitsstadien. Bei 20% der Patienten beginnt die Krankheit nach dem 60. Lebensjahr (senile oder Alterspolyarthritis). Die Ursache ist unbekannt. Neben genetischen wurden immunologische Faktoren mit Synovitis als Folge einer Immunvaskulitis, die zu Aggressionsvorgängen an den betroffenen Gelenken führt, beobachtet. Die Prognose ist individuell unterschiedlich und wird durch frühzeitigen Behandlungsbeginn positiv beeinflußt. Fehlende oder erst spät einsetzende Therapie führt zu fortschreitenden Krankheitsbildern mit Gelenkdestruktion, Muskelatrophie, Bewegungseinschränkung und Funktionsverlust. Selten kommt es zu Stillstand der Krankheitsaktivität mit gutartigem Verlauf.

Symptomatik

Krankheitsbeginn und Krankheitsverlauf sind außerordentlich variabel. Die r. A. kann mit rascher Ermüdbarkeit, Appetitlosigkeit, Gewichtsabnahme, subfebrilen Temperaturen, Parästhesien, Steifigkeit am Morgen, Gelenk- und Muskelschmerzen sowie kurzfristigen Gelenkschwellungen, besonders im Bereich der Fingergrund- und -mittelgelenke unter Aussparung der Fingerendgelenke beidseits, einsetzen. Häufig findet sich im Alter aber auch akuter Beginn mit Adynamie, Fieber und asymmetrischem, oligoartikulärem Befall der großen Gelenke, besonders der Schulter- und Kniegelenke, mit Bewegungs- und Druckschmerz, Kapselschwellung und Ergußbildung. Im weiteren Verlauf stellen sich Einschränkung der Gelenkbeweglichkeit, Muskelatrophie, Rheumaknoten und Gelenkdeformierung ein, z. B. Ulnardeviation der Finger, fibuläre

Deviation der Zehen, Deformität des Daumens und gelegentlich atlantoaxiale Dislokation der Halswirbelsäule.

Bedeutung für den Kranken

Schweres chronisches Leiden und zunehmender Verlust der Selbständigkeit müssen vom Patienten ertragen werden. Durch chronischen Schmerz und progrediente Bewegungseinschränkung mit Funktionsverlust, der gerade vom älteren Menschen schwer kompensiert werden kann, entsteht meist ein schwerer depressiver Verstimmungszustand, der ein aktives Vorgehen gegen das Fortschreiten der Krankheit zusätzlich behindert. Regelhaft stellen sich Invalidität und Pflegebedürftigkeit ein, wenn es nicht gelingt, die Prognose durch frühzeitigen Behandlungsbeginn zu bessern. Eine Versorgung im Alters- oder Pflegeheim ist nicht zu vermeiden, wenn eine familiäre häusliche Pflege nicht gewährleistet ist.

Differentialdiagnose

Die Differentialdiagnose umfaßt das Gesamtspektrum der entzündlichen Gelenkerkrankungen (seronegative Arthritiden, para- und postinfektiöse Arthritiden nach bakteriellen und Viruserkrankungen, infektiöse und Kristallarthritiden, z. B. Arthritis urica, Periarthritis calcarea und Arthritiden bei Kollagenosen, insbesondere Polymyalgia rheumatica) sowie aktivierte Mono- oder Polyarthrosen, Periarthropathien, generalisierte Tendomyopathie, systemische Knochenerkrankungen und hämatologische Erkrankungen, z. B. Plasmozytom oder Leukosen.

Diagnostische Schritte

Anamnese, klinischer Befund (diagnostische Kriterien für die c. P.).

Labor (*BSG:* Beschleunigung, *Blutbild:* hypochrome Anämie, *Eisen im Serum:* erniedrigt; *Rheumafaktoren:* 50–80% positiv erst nach einem Jahr. *CRP, Elektrophorese, C 3, C 4:* neben BSG als Entzündungsparameter zur Verlaufsbeobachtung geeignet).

Röntgenuntersuchung der betroffenen Gelenke, insbesondere beider Hände und Vorfüße in a.p.-Projektion zeigt anfangs periartikuläre Gewebsschwellung, juxtaartikuläre Osteoporose, später subchondrale Knochenerosionen, Pseudozysten, Verengung des Gelenkspalts, Zerstörung des Gelenks und der subchondralen Knochenanteile, Subluxation und diffuse Osteoporose.

Therapie

Keine kausale, statt dessen langfristige polypragmatische Therapie:
- Allgemeine Maßnahmen und physiotherapeutische Langzeitbehandlung (Ruhigstellung, körperliche Schonung, lokale Kältetherapie im aktiven

Schub; unter Remission Krankengymnastik und Wassergymnastik im erwärmten Bewegungsbad; im inaktiven Stadium Fangopackungen, Heißluft, Solebäder, Badekuren unter Berücksichtigung der Herz-Kreislauf-Situation).
- Medikamentöse Behandlung (in der Reihenfolge nichtsteroidale Antirheumatika, Kortikosteroide, Basistherapeutika bei gesicherter Diagnostik ohne Spontanremission wie z. B. Chloroquinderivate, Goldsalze, Sulfasalazin, D-Penicillamin oder immunsuppressive Substanzen).
- Operative Maßnahmen (bei Mißerfolg konservativer Therapie, z. B. Synovektomien, Nervendekompressionen, Korrektur von Gelenkfehlstellungen, Arthrodesen, mobilisierende Operationen).

Besondere Betreuungsaufgaben des Hausarztes

Körperliche und psychische Langzeitbetreuung, Koordination des multifaktoriellen Therapieprogramms mit Befundüberwachung (2wöchige Inspektion, Erfassung von Nebenwirkungen der Therapie, Kontrolle von Blutbild, Urin, Transaminasen bei Behandlung mit nichtsteroidalen Antirheumatika bzw. Kortikosteroiden). Information des Kranken und der Familie über die chronische Natur der Krankheit sowie über Möglichkeiten familiärer und sozialer Hilfe; Vermittlung des Anschlußes an Rheuma-Liga (s. auch Teil II, Kap. 2.5).

6.77 Rosazea

Kennzeichen, Prognose, Komplikationen

In Gesichtsmitte auf Wange, Nase, Stirn oder Kinn lokalisiertes, teils teleangiektatisches, papulöses, glandulär-hyperplastisches, lupoides Erythem. Verschlechterung bei Hitze und Kälte. Komplikationen durch Mitbeteiligung der Augen im Sinne von Blepharitis oder Konjunktivitis; u. U. ulzerierende Keratitis mit Korneaperforation; Übergang in Rhinophym möglich.

Somatik

Siehe „Kennzeichen.." .

Differentialdiagnose

Ursächlich ist zu denken an gastrointestinale Störungen, Leber-Galle-Leiden, individuelle Unverträglichkeit von Gewürzen sowie Nahrungs- und Genußmitteln.

Diagnostische Schritte

Siehe oben.

Therapie

Kausal bei bekanntem Grundleiden. *Extern:* Ichthyol (5%ig)/Schwefel-(5%)-Pasten, Aknichthyol. Gesichtsreinigung mit Resorcin-Alkohol-Gemisch, Kamillengesichtsdampfbäder, Fingerspitzenmassage der Haut (morgens und abends leicht kreisend unter leichtem Druck je 5–10 min).

Intern: Tetracycline 250 mg pro Tag über Monate, dann langsames Reduzieren der Dosis.

Besondere Betreuungsaufgaben des Hausarztes

Motivation zum Durchhalten der meist längerfristig erforderlichen Therapie.

6.78 Schenkelhalsbruch

Kennzeichen, Prognose, Komplikationen

Hüftgelenksnahe Oberschenkelfrakturen sind die häufigsten Knochenbrüche der unteren Extremität bei Betagten, wobei Frauen 3mal häufiger betroffen sind als Männer. Typischerweise entsteht der Bruch durch Sturz auf die Hüfte. *Komplikationen* ergeben sich v. a. bei längerfristigem Krankenhausaufenthalt durch allgemeine Immobilisationsfolgen wie Pneumonie, Thrombose und weitere Osteoporose. Ferner Gefahr zerebraler Leistungseinschränkung durch Krankenhausaufenthalt.

Symptomatik

Unfähigkeit, das verletzte Bein zu gebrauchen. Es ist zu beachten, daß bei eingekeilten Frakturen der Kranke u. U. noch mit oder ohne Unterstützung vorsichtig gehen, auch das Bein noch aktiv von der Unterlage anheben kann. Am liegenden Patienten ist Außenrotation des Fußes und eine Verkürzung der verletzten Extremität typisch.

Bedeutung für den Kranken

Eine Schenkelhalsfraktur wird vom Patienten meist als einschneidendes Ereignis erlebt. Sie erfordert Krankenhausaufenthalt und meist eine Operation. Auch heute noch besteht die Gefahr, daß der Krankenhausaufenthalt eine Einbuße an Selbständigkeit und Selbstwertgefühl zur Folge hat und anschließend eine Übersiedlung ins Altenheim vorgenommen wird.

Differentialdiagnose und diagnostische Schritte

Im Zusammenhang mit der Anamnese und einem u. U. auch relativ dezenten Befund sollte eine Schenkelhalsfraktur auch bei vielleicht nur geringfügigem Verdacht röntgenologisch ausgeschlossen werden.

Therapie

Rasche Krankenhauseinweisung, kein langes Zuwarten. Dort erfolgt in der Regel endoprothetische Versorgung mit frühzeitiger Mobilisation.

Besondere Betreuungsaufgaben des Hausarztes

Nach dem Unfallereignis bzw. der Erstuntersuchung ist es wichtig, den Patienten in angstmindernder Weise aufzuklären, ihm die heutigen hervorragenden Behandlungsmöglichkeiten und guten Ergebnisse, oft auch im Hinblick auf Schmerzfreiheit einer vorher bestehenden Coxarthrose, klarzumachen. Im Rahmen familienmedizinischer Aufgabenstellung ist es auch wichtig, dem Patienten bei der Regelung der Versorgung evtl. von ihm abhängiger Familienangehöriger zu helfen und organisatorische Fragen, wie Sicherstellung der verlassenen Wohnung u. ä. mit ihm zu besprechen. Bei guter langjähriger Kenntnis der Familie kann der Hausarzt seinen Einfluß weiter für den Patienten nutzen, indem er den Angehörigen engmaschige und ausführliche Besuche des Patienten im Krankenhaus empfiehlt.

6.79 Stauungsdermatitis und Ulcus cruris

Kennzeichen, Prognose, Komplikationen

Die *Stauungsdermatitis* (Stauungsekzem, „Stasis dermatitis") entwickelt sich meist im Rahmen einer chronischen venösen Insuffizienz, eines postthrombotischen Syndroms, insuffizienter Venenklappen sowie infolge jeglicher langdauernder Störung des venösen Rückflusses aus anderen Ursachen (neurologisch, orthopädisch etc.), wobei hauptsächlich die tiefen Beinvenen betroffen sind. Es handelt sich um ein akutes bis chronisches (nichtallergisches) Ekzem im Bereich des Unterschenkels, v. a. der Malleolarregion, das sich, ausgehend von einem Ödem, über mehrere Stadien entwickelt. Ödem und nachfolgende Induration begünstigen die mangelnde Versorgung und mangelnden Abtransport von Stoffwechselendprodukten, was Atrophie, *Ulzeration* und allgemeine Entzündungsanfälligkeit bis hin zur Nekrose der Haut zur Folge hat. Gerade bei älteren Patienten ist, bedingt durch die generell verlangsamte Wundheilung und Regeneration, die Gefahr einer Verletzung selbst bei geringen Traumen oder Einwirkung anderer Noxen relativ stark erhöht. Wenn erst einmal Ulzerationen entstanden sind, besteht das Risiko des Erwerbs einer Kontaktallergie und der sekundären Infektion durch Bakterienbesiedlung.

Prognose: Bei sorgfältiger Behandlung und Betreuung ist die Prognose hinsichtlich der Heilung recht gut. Rezidive sind jedoch häufig.

Komplikationen: Keimbesiedlung mit nachfolgender Sepsis, großflächige Entzündung des umgebenden Gewebes mit nachfolgender Nekrose.

Symptomatik

Das Ödem, das vom Patienten als unangenehme Beinschwellung bemerkt wird, ruft über verschiedene Stadien der Induration, Dermatosklerose mit Hyperpigmentation, schmerzhafte gerötete Infiltrate („Hypodermitis") schließlich als relativ spätes Phänomen die Ulzeration der Haut infolge der Hypoxämie und ekzematische Veränderung der Haut hervor. Das Ulkus, das überraschender-

weise oft recht wenig schmerzhaft ist, kann, entsprechend der Dauer der Vorgeschichte, sekundärer Infektion und Eigenbehandlung durch den Patienten,
sehr unterschiedliche Größe (von wenigen mm bis mehreren cm Durchmesser)
und unterschiedliches Aussehen aufweisen. Purpura, Bläschen, Pusteln und
andere Entzündungszeichen sind häufig. Das Vorhandensein seröser Exsudati-
on und tiefroten Granulationsgewebes in der Tiefe des Ulcus machen eine Unterscheidung des venösen von den arteriellen Ulzera möglich.

Bedeutung für den Kranken

Da hinter der Stauungsdermatitis meist eine tiefergehende chronische venöse
Erkrankung steht, ist der Patient von vornherein beeinträchtigt. Die häufig
wiederkehrenden Entzündungen schränken ihn in seiner Mobilität oft sehr ein.
Auch können die Stauung und das Ekzem u. U. sehr schmerzhaft sein, was
vom Patienten mit Schonhaltung und Immobilität beantwortet wird, die wiederum zu einer Verschlechterung der venösen Situation führen. Bei ausdauern-
der Behandlung mit guter Heilungstendenz ist allerdings eine weitgehende Erhaltung der Lebensqualität möglich, wobei die Heilung eines solchen Ulkus bei
ambulanter Betreuung fast immer länger als 4 Monate dauert.

Differentialdiagnose

Arterielles Ulcus cruris, arterioläre und mikroangiopathische Ulzera bei Diabetes mellitus, Polyzythämie etc., Unterschenkelgeschwüre durch exogene Noxen (Traumen, thermische und chemische Einwirkungen, mikrobielle und
Strahlenschäden), Vaskulitis, Malignome der Haut, neurotrophische Ulzera
bei unbemerkten Druckstellen durch herabgesetzte Schmerzempfindlichkeit,
Kontaktekzem bei Allergie.

Diagnostische Schritte

Genaue Inspektion des Ulkus, sorgfältige Erhebung des venösen Status bei be-
sonderer Beachtung von Fußpulsen, Übergewicht und Blutdruckproblemen.
Labortechnisch sollte ein Blutbild mit Bestimmung von Hb, Leukozytenzahl,
Serumeisen, Harnstoff und Glukose und der BSG erfolgen. Bei Verdacht auf
andere als venöse Ursachen können eine Bestimmung von Folsäure und die
Wassermann-Probe weiteren Aufschluß geben.

Therapie

Die Lokalbehandlung richtet sich wesentlich nach der Akuität der Dermatitis
bzw. des Ekzems und besteht – kurzgefaßt – beim akuten nässenden Ekzem

in feuchten Umschlägen, beim akuten nicht nässenden Ekzem in Applikation von Schüttelmixturen oder Pasten, wobei steroidhaltige Salben möglichst, gerade bei alten Patienten, vermieden werden sollten, um die ohnehin schon verlangsamte Wundheilung nicht weiter zu verschlechtern. Beim subakuten und chronischen Ekzem haben sich auch Teerderivate bzw. bestimmte gereinigte Teerarten bewährt. Bei Keimbesiedelung ist eine lokale, evtl. systemische antibiotische Therapie nötig. Das Ödem als Ursache der Dermatitis sollte bei guter Heilungstendenz des Ekzems mit elastischen Strümpfen, Auswickeln der Beine, evtl. Diuretika und Gewichtsreduktion sowie möglichst großer Mobilität, sprich Bewegung der Beine, behandelt werden.

Nach Abheilung des Ulkus muß auf weitergehenden Schutz des Beines vor Traumen, Verletzungen, Infektionen und Ödemen geachtet werden. Bei entsprechendem Zustand des Patienten ist eine Venenoperation (Stripping, Veröden etc.) zur Beseitigung der schlechten venösen Situation evtl. von Nutzen.

Besondere Betreuungsaufgaben des Hausarztes

Die Behandlung der Stauungsdermatitis erfordert sowohl vom Patienten als auch vom behandelnden Arzt sehr viel Geduld und ausdauernde Betreuung. Bei guter Mitarbeit des Patienten, evtl. unter Einbeziehung der Familie oder einer Gemeindeschwester in die Pflege, kann ein guter Zustand erreicht werden. Von seiten des Arztes ist, soweit möglich, darauf zu achten, daß der Patient auch bei rezidivierenden Entzündungen nicht in Immobilität und Bettlägerigkeit gerät.

6.80 Stomatitis

Kennzeichen, Prognose, Komplikationen

Auch im Alter kommen Stomatitiden verschiedenster Ursachen vor. Ihre praktische Bedeutung besteht in erster Linie darin, daß sie zu schädigenden Eß- und Trinkgewohnheiten führen und u. U. den Allgemeinzustand erheblich beeinträchtigen können.

Formen der Stomatitis

1) *Zahnläsionen:* Aufgrund der involutiven Parodontolyse ist eine Zahnhalskaries häufig. Sie entwickelt sich oft bis zu pulpa- und periapikalen Läsionen.. Obwohl chronische, auch periodontale, Läsionen häufig vorkommen und oft beschwerdefrei verlaufen, kann die Gesundheit, besonders bei bereits geschwächten alten Menschen, erheblich bedroht sein.
2) *Stomatitis aphthosa:* Die Lokalisationen betreffen Wangen, Lippen, Mundboden, weichen Gaumen und Pharynx. Lokale Traumen (z. B. durch lückenhaftes Gebiß), psychische Faktoren und Unverträglichkeit von Nahrungsmitteln oder Medikamenten, begünstigen das Auftreten.
3) *Noma:* Ulzerogangränöse Stomatitis bei starker Schwächung durch vorangegangene systemische Krankheiten.
4) *Mykosen:* Überwiegend Candidiasis. Häufig sekundäre Folge lokaler Ursache wie poröser oder schlecht gepflegter Zahnprothese, dentogener Infektionsherd.
Weitere Ursachen: Langzeitbehandlung mit Kortikosteroiden, Antibiotikabehandlung, schwere Fälle von Fehlernährung oder Diabetes mellitus.

Symptomatik

Bei Zahnerkrankungen geringfügig bis fehlend, bei Stomatitis aphthosa, Noma und Mykosen meist erhebliche Beschwerden in Form brennender Schmerzen.

Bedeutung für den Kranken

Siehe oben.

Differentialdiagnose

Differentialdiagnostisch ist bei vesikulären Stomatitiden an Herpes simplex oder zoster zu denken. Vesikuläre Formen können auch durch Medikamente, z. B. Aspirin, Brompräparate und Sulfonamide, ausgelöst werden. Bei gleichzeitigem polymorphem Hautbefall ist an Morbus Duhring-Brocq zu denken. Selten sind tuberkulöse Ulzerationen oder die zervikofaziale Aktinomykose.

Diagnostische Schritte

Entsprechend differentialdiagnostischem Verdacht. Empfehlenswert: Blutbild, Blutzucker, BSG, Medikamentenanamnese.

Therapie

Entsprechend ev. Grundkrankheit. Symptomatisch anästhesierende Spülungen oder Lutschtabletten.

Besondere Betreuungsaufgaben des Hausarztes

Keine.

6.81 Struma

Kennzeichen, Prognose, Komplikationen

Blande Struma: Schilddrüsenvergrößerung bei normaler Stoffwechsellage, die nicht entzündlich oder maligne bedingt ist. Bereits vorhandene Strumen zeigen v. a. bei älteren Frauen die Tendenz zu Wachstum und knotiger Veränderung. Die Hauptkomplikation besteht in der Trachealstenose, in deren Gefolge durch vermehrte Atemarbeit ein Emphysem mit resultierender Rechtsherzinsuffizienz entstehen kann.

Symptomatik

Abgesehen von der Organvergrößerung und möglicher Atemerschwernis klagen die Patienten über Schlafstörungen, Leistungsminderung und Engegefühl am Hals.

Bedeutung für den Kranken

Subjektive Beschwerden häufig gering, nicht selten auch bei Tracheakompression mangelnde Krankheitseinsicht, damit verbunden Mißmut über empfohlene Maßnahmen.

Differentialdiagnose

Schilddrüsenfunktionsstörungen, entzündliche oder maligne Veränderungen sowie die Ausbreitung der Struma in den Retrosternalbereich müssen ausgeschlossen werden.

Diagnostische Schritte

Bestimmung des Gesamtthyroxins im Serum und TSH-Test. Schilddrüsensonographie bzw. Szintigraphie, evtl. Röntgen der Halsweichteile. Sofern dadurch keine Klärung erfolgt, Untersuchung der kardialen und pulmonalen Funktion.

Therapie

Als Operationsindikation gilt v. a. die Trachealstenose. Das Operationsrisiko ist jedoch gegenüber möglichen Kontraindikationen durch Herzinsuffizienz, dekompensiertes Lungenemphysem u. ä. abzuwägen. Nach erfolgter Resektion Rezidivprophylaxe durch Dauersubstitutionsbehandlung. Bei nicht möglicher, aber indizierter Operation, kann eine Radiojodtherapie erfolgen, in deren Anschluß meist ebenfalls Substitutionsbehandlung erforderlich ist. Die Indikation einer Hormonbehandlung ist v. a. hinsichtlich kardialer Nebenwirkungen (Angina pectoris, Herzinsuffizienz) streng zu stellen. Im Fall einer medikamentösen Behandlung ist die Erhaltungsdosis über einen längeren Zeitraum sehr vorsichtig und allmählich einzustellen.

Besondere Betreuungsaufgaben des Hausarztes

Keine.

6.82 Thrombophlebitis

Kennzeichen, Prognose, Komplikationen

Oberflächliche Thrombophlebitis: Gerötete, überwärmte und druckdolente
entzündete Venenabschnitte. In der Regel fehlt ein Ödem. Bei Übergreifen auf
die Venae perforantes entsteht häufig eine chronisch venöse Insuffizienz. Bei
Ausbreitung der Entzündung entlang der Venae perforantes kann eine *tiefe
Thrombophlebitis* entstehen.

Symptomatik

Siehe „Kennzeichen..“.

Bedeutung für den Kranken

Schmerzen, häufig unangebrachte Ruhigstellung.

Differentialdiagnose

Erysipel, Lymphangitis. Bei rezidivierenden oberflächlichen Thrombophlebitiden sollte bei nicht Hochbetagten an eine Thrombangiitis obliterans und beim
Betagten auch an das Vorliegen eines malignen Tumors gedacht werden.

Diagnostische Schritte

Die Diagnose wird anhand des klinischen Befunds gestellt.

Therapie

Beine wickeln, ausreichendes Gehen. Bei bettlägerigen Patienten: Fußende des
Bettes hochstellen, evtl. Antikoagulation, möglichst frühzeitige Mobilisation

oder Bewegungsübungen mit Beinen und Füßen; ggf. Entzündungshemmung durch Acetylsalicylsäure (Colfarit anfangs 3mal 2, später 3mal 1 Tbl.). Die Verordnung lokaler Anwendungen wie Salbenumschläge u. ä. wird in der Regel vom Patienten erwartet und die Anwendung als Linderung empfunden.

Besondere Betreuungsaufgaben des Hausarztes

Wichtig ist es, Patienten mit einer oberflächlichen Thrombophlebitis der Beine intensiv und wiederholt zum ausreichenden Herumlaufen anzuhalten.

6.83 Tuberkulose

Kennzeichen, Prognose, Komplikationen

Die Wahrscheinlichkeit an Tuberkulose zu erkranken nimmt mit dem Alter zu. Dabei handelt es sich überwiegend um Reaktivierung einer Tuberkuloseinfektion aus früheren Lebensjahren. Im Alter gegenüber jüngeren Lebensjahren längere Krankheitsphase, schlechtere Chancen der Ausheilung.

Symptomatik

Da die ohnehin oft dezenten Symptome der Tuberkulose (Husten, Dyspnoe, Auswurf, allgemeine Schwäche) bei einer Vielzahl anderer Krankheitszustände im Alter vorkommen können, tritt die klinische Symptomatik meist kaum hervor.

Bedeutung für den Kranken

Die Eröffnung der Diagnose Tuberkulose ist bei den Patienten der heute älteren Generation oft mit erheblichen Ängsten verbunden. Eine nicht unerhebliche Belastung können die langfristig durchzuführende medikamentöse Behandlung sowie die häufig erforderlichen Kontrollen bedeuten.

Differentialdiagnose

Differentialdiagnostische Erwägungen ergeben sich v. a. daraus, daß überhaupt auch an die Tuberkulose gedacht wird.

Diagnostische Schritte

Bei gezieltem Verdacht ist eine Thoraxröntgenuntersuchung bzw. Histologie und Erregernachweis (z. B. Lymphknotentuberkulose) erforderlich. Körperliche Untersuchung und laborchemische Methoden sind diagnostisch wenig spezifisch.

Therapie

Bei vertretbarer Indikation 3- oder 4fach-Kombinationstherapie nach Angaben des Spezialisten.

Besondere Betreuungsaufgaben des Hausarztes

Angstmindernde Beratung, engmaschige Überwachung, v. a. hinsichtlich möglicher Nebenwirkungen der Therapie, möglichst keine Bettruhe und Immobilisation bzw. frühestmögliche Mobilisation.

6.84 Ulcus ventriculi/duodeni

Kennzeichen, Prognose, Komplikationen

Peptische Geschwüre in Magen und Duodenum. Hauptsächliche *Komplikationen:* Chronischer Blutverlust mit Anämie und sekundären Folgen kardialer und zerebraler Art. Ulkusblutung, seltener Perforation. Die durchschnittliche Mortalität des peptischen Ulkus mit Komplikationen liegt im Alter bei rund 30%.

Symptomatik

Die typischen Symptome der Ulzera in jüngeren Jahren können im Alter fehlen. Häufiger sind Appetitlosigkeit, Gewichtsverlust und substernale Schmerzen.

Bedeutung für den Kranken

Gefährdung durch die relativ häufige Komplikationsrate von Blutung und Perforation.

Differentialdiagnose

Magenkarzinom, Oberbaucherkrankungen wie Cholezystitis/Cholelithiasis, Pankreaserkrankungen, ferner ischämische Myokarderkrankungen. Bei Blutung ist an Ösophagusvarizen zu denken. Im Rahmen der Differentialdiagnose sollten auch schleimhautschädigende Medikationen kritisch überdacht werden, wie z. B. Antirheumatika und Steroide.

Diagnostische Schritte

Auch im Hinblick auf die Differentialdiagnose gegenüber einem Frühkarzinom wird heute meist der Endoskopie der Vorzug vor Röntgenverfahren gegeben.

Therapie

H$_2$-Rezeptorenblocker, wobei im Alter Ranitidin vorzuziehen ist. Zusätzlich zwischen den Mahlzeiten Antazida. Nach etwa 3 Monaten bei Magenulzera endoskopische Kontrolle. Bei Duodenalulzera ist keine endoskopische Nachuntersuchung bei klinischer Beschwerdefreiheit erforderlich. Bei Komplikationen Krankenhausbehandlung.

Besondere Betreuungsaufgaben des Hausarztes

Keine.

6.85 Vaginitis senilis

Kennzeichen, Prognose, Komplikationen

Entzündung der Scheidenschleimhaut; entsteht durch Östrogenmangel in der Menopause. Folge des Östrogenmangels sind Atrophie und Schrumpfung der Scheidenschleimhaut, Abnahme der Glykogen- und Milchsäurebildung, schwere Störung des Säureschutzes, der natürlichen Abwehrkraft der Scheide und Besiedlung mit bakterieller Mischflora.

Prognose: Progredienz bei unbehandeltem Verlauf, bei spezifischer Behandlung wird rasche Abheilung erreicht.

Komplikationen: Eitrige, aszendierende Infektion, Blutung, Kohabitationsverletzungen mit Einrissen an der seitlichen Vaginalwand.

Symptomatik

Eitriger oder rötlich-blutiger Fluor, Juckreiz, Brennen und Schmerzen beim Geschlechtsverkehr.

Bedeutung für die Kranke

Starke subjektive Belästigung durch Beschwerden.

Differentialdiagnose

Vulva-, Vagina-, Zervix-, Korpuskarzinom (Fluor, Blutung), Kraurosis vulvae, Vulvitis (Juckreiz), Trichomonadenkolpitis, Soorkolpitis, Kolpitis durch pathogene Bakterien (Fluor, Juckreiz, Brennen), Leukoplakie der Scheide; endogene Störungen (Leberkrankheiten, Diabetes mellitus, Psychoneurose).

Diagnostische Schritte

1) Anamnese;
2) gynäkologischer Befund: Inspektion der Vulva, Spekulaeinstellung und kolposkopische Inspektion von Vagina und Portio; Lokalbefund bei Vaginitis senilis: diffuse Rötung und Schwellung der Scheidenwand, mit dünnflüssigem Eiter besetzt oder mit kleinen roten zelligen Infiltraten, Epitheldefekte mit Blutungsneigung;
3) bimanuelle Palpation;
4) zytologischer Abstrich;
5) bakteriologischer Abstrich, Kultur- und Resistenzbestimmung;
6) Abstrich mit Pilzkultur;
7) Trichomonadennativpräparat;
8) Klinikeinweisung zwecks Abrasio bzw. Probeexzision aus der Vagina mit histologischer Untersuchung ist obligatorisch, wenn die Kolpitis senilis innerhalb von 4 Wochen nicht ausgeheilt ist.

Therapie

1) Orale Östrogensubstitution, z. B. Presomen 0,6 – 1,25 mg in abgestufter Dosierung, 0,3 mg als Erhaltungsdosis;
2) lokal östrogenhaltige Salben mit eingelegtem Mullstreifen, Cremes, Ovula oder Vaginaltabletten.

Besondere Betreuungsaufgaben des Hausarztes

Aufklärung der Patientin und des Partners, regelmäßige gynäkologische Kontrolle, Ordination des Östrogenpräparats (Erhaltungsdosis).

6.86 Zystitis

Kennzeichen, Prognose, Komplikationen

Akute oder chronische Entzündung der Harnblasenschleimhaut.

Symptomatik

Pollakisurie und Dysurie; Erreger und Leukozyten im Urin können nachweisbar sein, aber auch fehlen.

Bedeutung für den Kranken

Oft erheblich, da die Beschwerden beim und typischerweise unmittelbar nach dem Wasserlassen meist als sehr lästig empfunden werden.

Differentialdiagnose

Pyelonephritis, andere auslösende Erkrankungen wie Diabetes mellitus, Candidamykose, Descensus vaginae, Vaginitis senilis.

Diagnostische Schritte

Harnbefund, Ausschluß renaler Erkrankungen und eines Diabetes mellitus. Bei Therapieresistenz bei Frauen gynäkologische Untersuchung bzw. weitere Abklärung.

Therapie

Bei fehlendem Erregernachweis keine antibiotische Therapie; ggf. Behandlung einer Candidamykose bzw. eines Diabetes mellitus. Bei bakterieller Zystitis

Cotrimoxazol für 4–5 Tage. *Allgemeine Maßnahmen:* Wärme, ggf. Spasmolytika, ausreichende Trinkmenge.

Besondere Betreuungsaufgaben des Hausarztes

Keine.

Anhang:
Hausarzt und Patient –
Erinnerungen an alte Kranke

Brief an einen jungen Arzt

G. Bremer

Lieber Jan,
vor einigen Wochen kündigtest Du mir brieflich Deinen Besuch an. Du wolltest
mir einige Fragen vorlegen und fragtest, wann mir das am besten gelegen sei.
Ich habe darüber nachgedacht. Ich denke, es ist besser, Jan, wenn ich Deine
Fragen schriftlich beantworte.

Du schreibst, daß Du es schwierig findest, alten Menschen − wenn sie als
Patienten zu Dir kommen − angemessen gegenüberzutreten, und bittest mich
− als alterfahrenen Arzt − Dir dazu Rat zu geben.

Hier nun mein Antwortbrief.
Schreiben hat seine Vorteile gegenüber Sprechen. Man kann in Ruhe über eine
Frage nachdenken und eine erste − noch unausgewogene − Antwort einfach
durchstreichen und durch eine bessere ersetzen.

Der wichtigste Vorzug des Schreibens muß aber doch wohl in der Tatsache gesucht werden, daß man einen geschriebenen Text aufbewahren kann, daß man
ihn mehrmals lesen kann und daß ihn auch andere zur Kenntnis nehmen können.

Das bedeutet nicht, daß ich mich über die Bedeutung dessen, was ich als gegeben ansehe, großen Illusionen hingebe. Die Bedeutung für mich selbst kann
ich nur der Tatsache entnehmen, daß Du, Jan, − als der erheblich jüngere −,
es offenbar sinnvoll findest, mich etwas zu fragen, weil ich eben älter bin und
so viel mehr Erfahrung habe als Du. Ich bin ein alter Arzt, Jan, ich bin sogar
Professor, aber ich bin selten um meine Meinung über Dinge gefragt worden,
weil ich − wie Du schreibst − alt und erfahren sein soll.

Viele meinen, daß sich heute vieles so rasch verändert, daß Erfahrung kaum mehr
eine Rolle spielt. Aber wahrscheinlich haben junge Menschen dies immer gesagt.

Eine Diskussion um den Stellenwert der Erfahrung, besonders in der Medizin, ist schwierig. Ich will deshalb nicht weiter darauf eingehen, sondern mit
diesem Brief lieber beweisen, was Virgil meinte, als er sagte:

Experto credite: Glaube dem, der aus Erfahrung spricht.

Du wirst Dich wundern, wenn ich Dir sage, daß ich − um Deine Frage richtig zu beantworten − glaubte, in das Dorf zurückgehen zu müssen, in dem ich
mehr als 25 Jahre lang Hausarzt gewesen bin. Ich habe den Friedhof besucht
und während ich langsam zwischen den Grabsteinen spazierenging, habe ich
die Namen derer, die da begraben liegen, realisiert. Sie sind wieder in mein Gedächtnis getreten, Jan, die Menschen, deren Sterben ich miterlebt habe. In meinem Kontakt mit ihnen habe ich meine Erfahrungen gewonnen, denn die meisten von ihnen sind alt, sehr alt geworden.

Ich sollte Dir eigentlich nur diesen einen Rat geben − wenn es auch lächer-
lich klingt: Du mußt warten, bis Du selbst alt geworden bist, nur dann bist Du

imstande, alte Menschen richtig zu verstehen. Warte also ab, bis Du selbst Erfahrungen gesammelt hast. Ich weiß natürlich, daß dies kein guter Rat ist, denn Du kannst mich umgehend korrigieren und mich fragen, was denn einen alten Arzt zu dieser Tätigkeit mehr befähigt als einen jungen.

Vielleicht kannst Du schon damit etwas anfangen, wenn ich Dir sage, daß nach meiner Überzeugung nur ein guter junger Arzt auch ein guter alter Arzt werden kann und daß ein guter alter Arzt besser ist als ein guter junger Arzt.

Aber zur Sache: Jetzt kommt nun endlich meine Antwort auf Deine Frage.

Meine Ratschläge werden möglicherweise schwer realisierbar sein und paradox klingen, aber wer hat je behauptet, daß die Ausübung der Heilkunde leicht ist?

– Behandle alte Menschen im Prinzip nicht anders als junge. Die meisten alten Menschen denken über den Tod nicht anders als junge.

Wir alle verdrängen Tod und Sterben.

– Höre dem Patienten gut zu und untersuche ihn sorgfältig. Besprich alles, was Du tust, ausführlich mit dem Patienten, vergewissere Dich bei allem seiner Zustimmung. Nach meiner eigenen Erfahrung ist dies das schwierigste im Umgang mit alten Menschen. Als junger Arzt bist Du bei alten Menschen schnell der Meinung, alles besser zu wissen als sie. Vielleicht ist dies ein Rest kindlichen Protests gegen die Eltern.

– Denk daran, daß alte Menschen in einer Zeit aufgewachsen sind, die anders war als die heutige.

Sie haben daher oft andere Vorstellungen und sehen den Arzt anders als junge Menschen. Sie sind in einer Zeit erwachsen geworden, in der die Menschen noch bescheiden waren, und viele von ihnen überschätzen das Wissen der Ärzte.

– Es ist gut, wenn Du alte Menschen in Deiner Praxis zuvor – während eines ruhigen Hausbesuchs zum Beispiel – einmal fragst, was mit ihnen geschehen soll, wenn sie ernstlich krank werden. Manche von ihnen haben darüber eine eindeutige Vorstellung. Einige wollen dann auf keinen Fall ins Krankenhaus, andere wiederum gerade dann.

– Alte Menschen haben ein langes Leben hinter sich. Sie unterscheiden sich darum viel mehr untereinander als junge Menschen. Du mußt Deine Handlungsweise deshalb in großem Maße der einzelnen Person anpassen; Du mußt weitgehend individualisieren, und der Anteil des Patienten ist demnach größer als bei jungen Patienten. Die Anamnese alter Patienten müßte viel länger sein als die jüngerer Patienten. In Wirklichkeit ist sie meist viel kürzer. Der Arzt weiß manchmal sehr wenig vom Patienten.

– Bei alten Menschen mußt Du immer sehr sparsam mit Medikamenten umgehen, vor allem während der letzten Lebensphase. Man kann getrost sagen: Je unsicherer der Arzt, desto mehr Sorten von Medikamenten verschreibt er.

– Von alten Menschen kannst Du viel lernen. Du wirst manchmal überrascht sein von ihrer Kraft und Lebhaftigkeit, und sie können vielen ein Vorbild sein. Viel öfter aber wirst Du Dich über ihre Klagen und ihre Trägheit ärgern. Du weißt dann, wie Du selber später als Patient nicht sein sollst. Dein Ärger wird übrigens oft aus Deinem Unvermögen, helfen zu können, resultieren. Denke auch daran, daß bei vielen Völkern die älteren oft als die weisesten Menschen angesehen werden, daß dies aber bei uns selten vorkommt.

– Ehepaare mußt Du manchmal als eine Einheit betrachten. Es sind alte Ehepaare, die Du nicht ohne zwingenden Grund scheiden darfst. Der tägliche Besuch des Ehepartners im Krankenhaus kann für eine achtzigjährige Frau sehr belastend sein.

Ein alter Mann sagte mir einmal, daß er es gut fände, daß seine Frau Pflege benötige. So hätte er zumindest die Möglichkeit, viel von dem gutzumachen, was er früher seiner Meinung nach falsch gemacht hätte.

– Trotz der Tatsache, daß der Einfluß der Kirchen mehr und mehr schwindet, heißt das noch lange nicht, daß auch die Fragen der Menschen verstummt sind. Das Dasein bleibt ein Rätsel, der Sinn des Lebens für uns alle im Dunkel. Vor allem am Lebensende haben viele Menschen das Bedürfnis, mit einem Pfarrer zu sprechen. Oft ergibt sich die Notwendigkeit einer Beratung zwischen Pfarrer und Arzt über einen Patienten.

– Manchmal stirbt ein Mensch, Jan. Selbst Ärzte können das nicht verhindern. Du mußt wissen, wann Du mit einer Therapie aufhören mußt. Alte Menschen werden nicht krank und sterben dann: Die Menschen sind sterbliche Wesen, und deshalb werden sie manchmal krank. Um zu sterben brauchst Du keinen Arzt: Auf dieser Erde sterben die meisten Menschen ohne ärztliche Betreuung.

Sterben ist einfacher als Du denkst, aber die somatischen Erscheinungen des Sterbevorgangs müssen Dir geläufig sein.

– Äußere Dich nie über den Zeitpunkt des Todes, auch nicht, wenn die Angehörigen Dich bedrängen. Du kannst Dich um Wochen irren.

– Achte bei jedem Todesfall auf die Umgebung. Sorge dafür, daß die nächsten Angehörigen Schlaf finden und nicht selbst krank werden. Wie schon gesagt: Der Sterbende stirbt auch ohne Dich, aber wenn Du nichts tust, können andere durch die Überlastung krank werden.

– Als letztes: Jan, Du kannst nicht alle Probleme der Menschen lösen. Du bist nur ein Arzt. Überschätze nicht Deine Funktion. Der Gram eines Menschen ist keine Depression, für die Du ein Medikament geben mußt.

Respektiere das Menschliche und rühre nicht daran.

Das sicherste Zeichen von Alter ist Einsamkeit.

Auch der Arzt kann das nicht ändern.

Ich habe lange gearbeitet, bis in diesem Brief alles gut zu Papier gebracht war, aber vielleicht gibt es noch Unklarheiten. Du magst mir dann schreiben, ich kann dann weitere Erläuterungen und Literaturhinweise geben, denn ich bin nicht der einzige, der über diese Dinge nachgedacht hat.

Noch eine Frage: Zufällig hat mich Frau Prof. Gisela Fischer unlängst gebeten, ein Kapitel für ein geriatrisches Buch zu schreiben. Hast Du etwas dagegen, daß ich Ihr eine Kopie dieses Briefes zukommen lasse? Das würde mir viel Arbeit ersparen, und es steht ja in diesem Brief nichts, was andere nichts angeht.

Mit vielen Grüßen,

Geert Bremer

Groningen, im Mai 1990

Das Ehebett

G. C. Fischer

Als ich ihr Hausarzt wurde, lag die goldene Hochzeit von Maria und Wilhelm K. gerade 3 Jahre zurück. Seit 53 Jahren lebten sie in ihrem eigenen kleinen 2geschossigen Häuschen. Gegenüber den vielen gleichen Serienhäusern dieser Art am Ort zeichnete es sich durch eine wunderschöne blaßrosa blühende Kletterrose aus, die sich im Vorgarten von der kleinen Terrasse bis zum Balkon im 1. Stock rankte. Sie gab dem Haus ein verträumtes Bild.

Während sich im Paterre des Hauses ein kleines Wohnzimmer und die Küche befanden, gelangte man über eine steile Treppe ins Schlafzimmer. Das jedem Hausarzt so vertraute Einrichtungsmuster fand sich auch hier: Ein großer Kleiderschrank mit auf Hochglanz polierter marmorierter Oberfläche beherrscht die Wandseite; die aus gleichem Holz gefertigte Frisierkommode mit Doppelspiegel und endlich, eingerahmt von 2 Nachtschränkchen mit deckchengeschmückter Glasplatte, das Ehebett. Über 40 Jahre hatte das Ehepaar hier geschlafen, sie am Fenster, er an der Wand. Über dem Bett, im ovalen Rahmen, das Hochzeitsbild der beiden. Maria, kaum noch wiederzuerkennen, blickt mit dem unbestimmten, verwaschenen Lächeln einer in phantasieloser Enge erzogenen jungen Frau in eine imaginäre Ferne. Wilhelm, der offenbar versucht, den denkwürdigen Augenblick zu gestalten, wirkt dennoch mit seinem leicht verzerrten Charmeurblick eher verlegen. Beide stehen sehr aufrecht, etwas steif, ohne gegenseitige Berührung nebeneinander.

Als ich die ärztliche Versorgung übernahm, war Wilhelm bereits an den Folgen eines metastasierenden Prostatakarzinoms schwer erkrankt und bettlägerig. Seine Krankheit hatte das Schlafzimmer in einen düsteren, stets abgedunkelten Raum verwandelt, angefüllt mit Windeln, Zellstoffpaketen, Medikamentenschachteln, Kopfkissen und Stapeln von Handtüchern.

Wilhelm war ein stiller, geduldiger Patient. Dankbar lächelte er bei jeder Verrichtung, war meist bei klarem Bewußtsein und stets bemüht, Einsicht und Vernunft zu zeigen, so als teilten er und ich, gleichsam als gemeinsame Experten, Wissen und Sorge um seine schwere Krankheit. Es war deutlich, daß er, obwohl kaum noch mobil und in desolatem Zustand, der eigentlich Maßgebliche geblieben war. Für Maria galt nur sein Urteil, bei Alltagsentscheidungen wie bei Erfüllung seiner Wünsche. 20- bis 30mal am Tag lief sie die schmale Treppe hinauf und herunter, um ihn mit Marmeladenbrothäppchen und Milchkaffee, mit Suppe, Fleischbrühe und Brei oder mit Windeln, Bettunterlagen, Urinbeuteln und Medikamenten zu versorgen.

Im wöchentlichen Wechsel unterstützten die beiden Gemeindeschwestern Maria bei der Pflege des Patienten. Bei meinem ersten Besuch schon bedrängten mich die Schwestern, der Ehefrau doch klarzumachen, daß der Patient in ein Krankenbett gehöre. Das ausgelegene Ehebett sei für eine sachgerechte Pflege völlig ungenügend und unzureichend. Sofort mischte sich Maria ein und beteuerte, es mache ihr gar nichts aus, ihren Mann wie gewohnt zu betreuen; ein Krankenbett halte sie für gänzlich unnütz.

Zwei Wochen später trat bei Wilhelm ein Dekubitus auf. Die Schwestern versicherten nun nachhaltig, dies sei nur auf das schlechte Bett zurückzuführen, der Kranke müsse jetzt aber endlich aus dem Schlafzimmer heraus, so daß man von beiden Seiten an ihn herankomme. Auch sei ihnen das beschwerliche Bücken bei dem ohnehin korpulenten Mann nicht mehr zumutbar. „Sie wollen doch nicht, daß er ins Krankenhaus kommt?" „Na, also!".

Maria konnte nicht mehr ausweichen. Kleinlaut gab sie bei, erreichte aber gerade noch eine Verschiebung der Aktion auf den nächsten Tag.

Besonders in den letzten Wochen hatte sie, schon beim Gedanken ans Zubettgehen, Erleichterung und stille Freude empfunden. Das Nebeneinanderliegen mit Wilhelm war ein Stück Normalität ihres Lebens; etwas, das noch so wie in den gesunden Tagen ihres früheren Lebens, in glücklicher Vergangenheit, „wie immer" geblieben war. Das Refugium „Schlafzimmer" bedeutete ihr an der Seite ihres Mannes Abgeschiedenheit und Schutz. Es gab ihr den Mann, an dem Fremde sich tagsüber so beherzt und hemmungslos zu schaffen machten, zurück in die stille vertraute Intimität der nächtlichen Abgeschiedenheit, wie einst und immer.

Die kleine Sozialstation der Gemeinde verfügte nur über ein Krankenbett, das kürzlich bereits ausgeliehen war. Für Wilhelm blieb nur die dann übliche Lösung: Das Ehebett wurde ins Wohnzimmer gebracht und dort zur Erhöhung auf zwei für Einsätze dieser Art bereitgehaltene Holzbohlen gestellt.

Mit stummem Entsetzen verfolgte Maria, wie zwei Ersatzdienstleistende die Ehebetten auseinanderzerrten. Mit fatalistischer Genugtuung blickte sie auf die freigelegte, mit dicken Staubwolken bedeckte Scheuerleiste, die alte Zeitung, die irgendwann einmal dorthin verschwunden war, auf zerknüllte graue Tempotaschentücher, einen halbverfaulten Apfelrest und eine dunkelblaue Wollsocke. Zurück blieben das verloren wirkende Nachtkästchen und die mit Blumengirlanden verzierte, nun sinnlos gewordene „Bettumrandung".

Mit Bestürzung nahm Maria wahr, wie sich auch das Wohnzimmer veränderte: zwischen Couch und Fernsehkommode, wo sonst ein mit Blumenkacheln verzierter Couchtisch und zwei Sessel standen, war nun, mitten im Raum, das Bett. Die Schwestern, sichtlich erleichtert, denn ihr immer vorgebrachtes Anliegen war nun erfüllt, waren mit seitengleichen, symmetrisch ausgeführten, durch lange Übung perfekt erlernten Handgriffen beim „Betten". Der Patient wurde, wie einer geheimen Verabredung folgend, zielsicher und geschickt hin und her gewendet. Es schien, als wollten die Schwestern demonstrieren, wie gut sie ihr Handwerk beherrschten, zu dessen Ausübung nun endlich die Voraussetzungen gegeben waren. Die aggressive Heftigkeit und Akuratesse ihres Einsatzes signalisierten, daß man diese eigentlich selbstverständliche Bequemlichkeit für alle bereits früher hätte erwarten können. Erst als Wilhelm seiner Frau die Hand entgegenstreckte, löste sich Marias Erstarrung. Weinend setzte sie sich auf die Bettkante und hielt seine Hand.

Die nächsten Tage zeigten erst das volle Ausmaß der Veränderung. Wilhelms Krankheit, bisher räumlich auf das Schlafzimmer begrenzt, hatte auch in Marias Erleben nur einen Teil ihrer täglichen Erfahrung ausgemacht. Für sie gab es bislang, über die Krankenpflege hinaus, noch das normale Leben, den Alltag, repräsentiert auch durch das intakte Wohnzimmer. Im Umgang mit Nachbarn und Verwandten konnte Maria die Krankheit hinter dem unauffälligen Wohnbereich verbergen und nur soviel nach außen dringen lassen wie sie wollte, für richtig hielt und duldete. Hier im Wohnzimmer, mit seiner fast rührend wirkenden gestalterischen Anspruchslosigkeit und der seit Jahrzehnten festgefügten Ordnung, gelang es ihr am ehesten, Sorgen und Gefahr zurückzudrängen und hin und wieder der Illusion nachzuhängen, „sonst" sei eigentlich „alles in Ordnung". Jetzt aber wurde die Krankheit allgegenwärtig, ja zum unverdrängbaren Mittelpunkt ihres Lebens. Der körperliche Verfall ihres Mannes trat zudem im hellen Licht der neuen Umgebung krasser und erbarmungsloser zutage als im düsteren Schlafzimmer und als sie es wahrhaben und ertragen konnte. Alltag und Krankheit waren nunmehr untrennbar zusammengeschmolzen.

Maria überlebte ihren Mann um einige Jahre. Ihre ganze Fürsorge galt dem Garten, nicht zuletzt, weil Wilhelm es „so gewollt hatte".

Heute lebt in dem Haus, das durch einen eleganten postmodernen Vorbau erweitert worden war, ein junger, strahlend schöner Flugkapitän mit seiner Familie.

Die Kletterrose hatte man entfernt.

Die letzten 20 Jahre

H. Pillau

Im Januar 1971 kam Frau Johanna K. in meine Praxis, weil sie unter rheumatischen Beschwerden litt. Sie war 1896 in Ostpreußen geboren und kam zu mir, weil mein Familienname der Name einer ostpreußischen Stadt ist. Neben ihren rheumatischen Beschwerden ließ sich eine beginnende koronare Herzkrankheit nachweisen, sonst kein wesentlicher Befund. Die Beratungen in der Praxis fanden eher selten statt.

Die Patientin lebte bei Sohn und Schwiegertochter in einem großen Einfamilienhaus.

Wegen zunehmender Oberbauchbeschwerden wurde die Patientin 1973 in ein Krankenhaus eingewiesen. Diagnose: „Narbenbulbus, Depression". 1975 erneut depressive Phase, 1977 erkrankte sie akut an einem Zoster thoracicus. 1978 wiederum Krankenhausaufenthalt wegen „Involutionsdepression, degenerativer WS-Veränderungen und kompensierter Herzinsuffizienz". 1979 trat vorübergehend eine unangenehme Extrasystolie auf.

Die Patientin wurde allmählich immer inaktiver, sie verlangte nun immer häufiger Hausbesuche. 1981 wurde ein weiterer Krankenhausaufenthalt notwendig. Krankenhausdiagnosen: „Zerebralsklerose, Herzinsuffizienz, Hypercholesterinämie". 1982 war die Patientin kurzfristig in ambulanter nervenärztlicher Behandlung wegen Arteriosklerose, Polyneuropathie und hirnorganischen Psychosyndromes. 1983 Einweisung in eine psychiatrische Klinik: „Involutionsdepression". In der Klinik stürzte sie und erlitt einen Schenkelhalsbruch. Nach 3wöchiger Behandlung in einer chirurgischen Klinik wurde sie in die psychiatrische Klinik zurückverlegt. Dort blieb sie weitere 3 Monate. 1984 Spontanfraktur des Schenkelhalses neben der Endoprothese; es wurde eine neue Osteosynthese durchgeführt. 1985 fanden sich bei einem erneuten Krankenhausaufenthalt eine chronische Osteomyelitis und ein Ulcus ventriculi.

1987 kam es zu einer suprakondylären Femurfraktur des ohnehin kranken Beines. Es wurde wieder eine Osteosynthese durchgeführt. Daraus entwickelte sich sehr schnell eine Osteomyelitis des ganzen Oberschenkels mit mehreren Fisteln. Die Patientin wurde nun endgültig und vollständig bettlägerig und pflegebedürftig. Die Schwiegertochter, die Schwestern einer Sozialstation, ein „Zivi" (Zivildienstleistender) und ich betreuten sie.

Mit Beginn des Jahres 1989 setzte ein rascher körperlicher und geistiger Verfall ein, die Patientin starb im März 1989 zu Hause.

Soweit Fakten und Daten. Aber wenn sich Arzt und Patient 18 Jahre lang kennen, ist mehr zu berichten.

Auffallend ist zunächst, daß depressive Phasen ab 1983 nicht mehr aufgetreten sind, obwohl die körperlichen Behinderungen immer mehr zunahmen. Die

Patientin wurde sogar immer gelassener und freundlicher, die Betreuung der Familienangehörigen, „die Führung der Bezugspersonen", war zeitweise mühsamer als die der Kranken. Diese nämlich wirkte fast immer heiter und fast unbeschwert. Sie ließ sich viel vorlesen, an ihrem Bett hing ein Kalender, auf dem der jeweilige Tag markiert war. Sie hörte Radio. Mit etwa 88 Jahren fing sie an, täglich ein Gedicht auswendig zu lernen, um es mir beim Hausbesuch vortragen zu können.

An ihrem 90. Geburtstag sagte sie, sie wisse, daß es nun eigentlich bald an der Zeit sei. Sie sei aber immer noch zu neugierig, was am nächsten Tag werde.

Sie starb, wie gesagt, 93jährig friedlich zu Hause. 18 dieser 93 Jahre war ich für sie eine der wenigen wichtigen Personen. Das war „nur" 1/5 ihres Lebens.

Betroffenheit blieb bei mir: Sie starb, während ich einen Osterurlaub verbrachte. Alle vernünftigen Argumente – daß jeder Arzt auch Anspruch auf Urlaub hat und immer irgend ein Patient deswegen sich „vernachlässigt" fühlen kann – nützen in einem solchen Fall nichts.

Allen vernünftigen Argumenten zum Trotz wäre ich gerne erreichbar gewesen, als sie starb.

Dennoch...? – Dennoch...!

U. Schirmer

Als Hausarzt hatte ich in vielen Gesprächen mit dem Ehepaar XY Gelegenheit, allmählich die wesentlichen Ereignisse des Lebenswegs meiner Patienten kennenzulernen.

Ihr Schicksal war geprägt von den politischen Ereignissen ihrer Zeit; für mich steht es stellvertretend für das Ausgeliefertsein des Menschen und den immerwährenden Versuch, eine eigene private Welt in der meist bedrohlich erlebten Umwelt zu bewahren; stellvertretend auch für die Fähigkeit zu Verzicht, Neubeginn und Überlebenskraft. Nicht die äußeren Ereignisse allein, sondern vielmehr in ihnen Herausforderung und Ansporn zu erblicken und dem Leben damit eine Sinnerfüllung abzugewinnen, prägen des Menschen Kraft zur Gestaltung seines Lebens, selbst unter scheinbar aussichtslosesten Bedingungen.

1918 – Nachkriegsjahre

Der 1. Weltkrieg ist vorbei. Er hat bei Familie X keine Opfer gefordert, doch die Grippeepidemie raffte eine Tochter dahin. Die anderen 5 Töchter sind wohlauf, der Vater ist wieder zu Hause; die 3 Söhne sind noch nicht volljährig. In der befreundeten Familie Y hat der Krieg den ältesten Sohn einen Arm gekostet; der jüngere hat ihn als 17jähriger Handelsseemann heil überstanden. Ihm bedeutet eine der 5 Töchter der Familie X inzwischen mehr als die See. Ob auswärts oder im Familienkreise, verbringen die beiden ihre Freizeit zusammen, und die Familien besuchen sich oft. Nach 10 Jahren häufiger Trennungen (er ist Ingenieur geworden) heiraten sie und ziehen in ein eigenes Heim. Er staunt, wie gut seine Frau mit dem geringen Einkommen umzugehen weiß. Nach schwieriger Schwangerschaft macht ihr Nachwuchs sie um so glücklicher. Es folgt ein weiteres schönes Jahr. Dann, von einem Tag auf den anderen, erfaßt die allgemeine Arbeitslosigkeit auch ihre kleine Welt. Sie können die Miete nicht mehr bezahlen und müssen alles aufgeben. Es bleibt nur der Weg zurück in die Heimat.

1930 – Vorkriegsjahre

Unter Mithilfe der Großfamilie halten sich die jungen Leute einige Jahre wirtschaftlich gerade noch über Wasser. So wie die Frau zu Beginn der Ehe aus dem Wenigen mit Geschick und Optimismus großartige Mahlzeiten und einen „fürstlichen" Lebensstandard hervorzauberte, bringt sie auch jetzt die 3 Familienmitglieder gesund und keineswegs nur recht und schlecht durch die Notzeit. Trotz wirtschaftlichen Elends und politischer Unruhen ist die kleine Wohnung behaglich eingerichtet. Es war gelungen, ihrem Leben wieder einen gebührenden Rahmen zu verschaffen. Endlich läßt der Druck der materiellen Nöte nach, in gleichem Maße aber werden politischer Druck und Unfreiheit immer belastender. Nach Jahren schleppenden wirtschaftlichen Aufstiegs stellen sich die Gaben der Wirtschaft als Henkersmahlzeit heraus: Hitler beginnt den 2. Weltkrieg. Der Mann hatte bereits vor Kriegsausbruch „sein Teil" durch einen schweren Unfall beim Westwallbau „abbekommen"; die Frau aber wird ganztägig dienstverpflichtet. Schließlich wird die Familie vertrieben, der Mann muß zum Militär ins letzte Aufgebot. In den weiteren politischen Wirren erfährt keiner, wohin der andere verschlagen wird. Schon nach 16 Jahren Abschied für immer? Ohne jemals in einer „heilen" Welt gelebt zu haben?

1945 — wieder Nachkriegsjahre

Die Verlierer unterschreiben Verträge, und Unschuldige büßen mit Hunger und Unglück: Skorbut befällt die Mutter. Sie lebt mit dem Kind in der größten wirtschaftlichen Not ihres Lebens. Die noch größere Not besteht in der Trennung von ihrem Mann. Lebt er noch? Er befindet sich in einem Kriegsgefangenenlager, ohne daß Frau und Sohn davon wissen. Ein trostloses Jahr geht ins Land. Die Stimmung wird immer gedrückter, die Gedanken werden hoffnungsloser und leerer. Trotz eigener Nachforschungen von beiden Seiten verdanken die Getrennten es dem Zufall, daß sie voneinander erfahren. Es ist nicht viel, nur ein Zettel, von Hand zu Hand durch die Lande weitergegeben und schließlich von einem Unbekannten nach einem Jahr der trostlosen Ungewißheit durch den Türspalt geschoben — ein Lebenszeichen des Ehemannes aus britischer Kriegsgefangenschaft auf der anderen Seite des Eisernen Vorhangs.

1946 — erster Lichtblick

Diese Nachricht gibt der Frau Energie aus gleichsam wundersamer Quelle: Zu essen hatten sie seit einem Jahr kaum etwas gehabt; die Kerzen sind aufgegessen, und der Sauerampfer von den Wegrändern gibt kaum Kraft. Wirklich Nahrhaftes ist für die Ausgehungerten nur selten zu haben. Wenn es etwas gibt, reicht es gerade, um den Hunger eines Tages zu stillen. Der Ertrag des Nachstoppelns auf den Feldern reicht nur von der Hand in den Mund. Der Versuch, die Familie zusammenzuführen, erfordert eine Reise mit behördlichen Hindernissen, Gefahren und Strapazen, zu deren Bewältigung man die Frau nicht mehr für fähig hält. Dennoch machen sich Mutter und Kind auf die Wanderung nach Westen. Der Eiserne Vorhang hält sie auf, bis es einem reumütigen Anhänger des eben zusammengebrochenen Staates gelingt, sie nach dreiwöchiger Beherbergung in seiner Familie und erst nach vielen vergeblichen Versuchen, über die Grenze zu bringen — wie er betont, „als Wiedergutmachung". Endlich unermeßliche Freude des Wiedersehens im Lager, schließlich die Freilassung des Familienvaters.

Der Verlust von Hab und Gut fällt nicht ins Gewicht. Zuversicht und Glück kann auch nicht die Tatsache schmälern, daß die berufliche Zukunft in seinem Alter bedrückend aussieht. So bleibt er im Bergwerk, wohin er als Kriegsgefangener gebracht wurde, und arbeitet sich hoch, anfangs mit ungewohnter körperlicher Schwerarbeit. Nach und nach bessern sich die Lebensverhältnisse, sie schafft umsichtig alles heran, er arbeitet, der Sohn geht zur Schule. Unter der ungewohnten körperlichen Schwerarbeit aber werden die alten Knochenbrüche zu sehr belastet, sie fesseln ihn schließlich für Monate ans Bett. Der seit Jahrzehnten gehegte Traum vom eigenen Haus und Auto scheint endgültig vorbei: „Jetzt kommen wir nie wieder hoch", sagt er entmutigt, als er auf der Bettkante seines Krankenlagers in ihrer Einzimmerwohnung sitzt, und er bezieht dies nicht nur auf die eigene Familie.

1950 – Wirtschaftswunder

Zum zweiten Mal in ihrer Ehe müssen diese Menschen ganz von vorn anfangen. Die Mutter aber gibt nicht auf. Nach monatelanger Ischiaserkrankung wird ihr Mann unter ihrer häuslichen Pflege wieder dienstfähig. Das Leben in der wiedergefundenen Familie gibt ihm allmählich den Lebensmut zurück. Mit dem ihr eigenen wirtschaftlichen Geschick sorgt sie dafür, daß nicht nur für größere Anschaffungen gespart wird, sondern auch bescheidene Beträge zum Ausgehen am Wochenende (Kino für 90 Pfennig, Cafe usw.) bereitstehen. Als er mit 65 Jahren Rentner wird, wohnen sie bereits im kleinen eigenen Haus. Bei der Entlassungsuntersuchung aus dem Bergbau wird er für erheblich vorzeitig gealtert und völlig verbraucht befunden. Von einer Operation der von Steinen prallen Gallenblase muß wegen des schlechten Allgemeinzustands dringend abgeraten werden; wieder ein Dämpfer für die schwer geprüfte Familie!

1966 – Rentnerjahre

Nach all den Trennungen, Rückschlägen und bangen Jahren wollen die Eheleute den Lebensabend unbeschwert und gesundheitsbewußt genießen. Ihre körperliche Gesundheit durften sie ja in der Vergangenheit selten schonen. Der Sohn steht auf eigenen Füßen; jetzt kann sich ihr Lebenskreis schließen; wie in früher Jugend haben sie wieder mehr Zeit füreinander und für schöne Dinge. Ein kleines Auto können sie sich jetzt auch leisten: ihr gemeinsamer Traum vom eigenen Haus und Wagen ist also im 7. Lebensjahrzehnt doch noch Wirklichkeit geworden. Sie fühlen sich trotz ihres Alters sehr wohl in ihrem Siedlungshaus am Rande der Kleinstadt. Bei sonnigem Wetter streifen sie jeden 2. Tag durch die weitere Umgebung, ansonsten genießen sie Haus und Garten.

Doch da bricht schon wieder ein Unheil über sie herein. Es ist der größte Schrecken ihres Lebens, in seiner grausamen Gewißheit furchtbarer als alle überstandenen Schrecken der Kriege, in denen es doch immer noch eine Hoffnung gab. Gewiß – sie war in den schlechten Zeiten mehrere Male lebensgefährlich erkrankt, auch die Schwangerschaft war in der Zeit des wirtschaftlichen Niedergangs für sie mit Lebensgefahr verbunden gewesen. Doch die Nachricht von der jetzt bei ihr festgestellten Krebserkrankung ist etwas so Endgültiges, Lähmendes, daß sie sich beide am Ende ihres Lebens sehen, welches doch eben noch die Aussicht auf einige endlich unbeschwerte Jahre bot – nun, da die Lage im Lande eine gewisse Sicherheit verspricht. Immer wieder diese

Infragestellung des erhofften Glücks? Soll es nun doch keinen gemeinsamen Lebensabend geben? Der Ehemann kann sich einfach nicht vorstellen, allein weiterleben zu können. Die Krebserkrankung ist etwas Unfaßbares, etwas, das einfach nicht sein darf und was sie den Angehörigen jahrelang verschweigen.

1966 – Dennoch

Nach kurzer Betroffenheit und Verzagtheit entwickelt das Ehepaar nun eine gewaltige Willensenergie gegen diesen Schicksalsschlag, fährt hunderte von Kilometern zur Behandlung, beachtet alles, selbst wenn es nur die geringste Aussicht auf Erfolg verspricht, um das Fortschreiten der Erkrankung aufzuhalten. Ein Jahr nach dem anderen vergeht. Eine neue, noch bewußtere Lebensweise spielt sich ein. Das Bewußtsein, daß sie alles nur erdenklich Mögliche gegen den Krebs tun, läßt die schrecklichen Aussichten dieser Erkrankung allmählich verblassen. Bald hat sich ihre alte Lebensweise wieder eingestellt. Sie genießen Familienleben, Haus, Garten, Wagen und viele schöne Ausflüge. So vergehen doch noch 19 schöne Jahre – trotz der Krebserkrankung. Im Alter von 82 Jahren jedoch muß der Ehemann notfallmäßig wegen eines perforierten Appendix operiert werden. Er übersteht die Operation, erleidet aber einen Schlaganfall. Auch hatte man ein inoperables Kolonkarzinom entdeckt. Nach einigen Wochen kommt er nach Hause zur ambulanten Behandlung. Die Hemiparese links macht ihm noch sehr zu schaffen. Ein Rollstuhl muß angeschafft werden, das Auto wird verkauft. Vier Monate intensivster häuslicher Pflege bringen ihn wieder so gut auf die Beine, daß er den Rollstuhl dank beharrlicher eigener Übungen nicht mehr braucht; selbst beim Spazieren benötigt er bald keinen Gehstock mehr. Die Fortschritte sind erstaunlich. Bald spielt er mit dem Gedanken, wieder ein Auto anzuschaffen. Am Abend blättert er noch im Autokatalog, doch am nächsten Morgen verspürt er die Symptome eines beginnenden Ileus. Eine weitere Operation ist notwendig, nach der er nicht mehr aufwacht. So bleibt ihm erspart, wovor er sich so sehr gefürchtet hatte: in diesem Leben allein zurückzubleiben.

1990 – Immer noch rüstig

Die Witwe des Verstorbenen gab das Haus auf dem Lande 2 Jahre später aus Altersgründen auf und zog in eine kleinere Eigentumswohnung nahe der übrigen Familie, hier lebt sie zu deren Freude trotz Krebs rüstig und zufrieden; dankbar bewahrt sie ihre Erinnerungen an die gemeisterten und die schönen Jahre ihres Lebens.

Der Kadett

H. H. Schrömbgens

Keine typische Offiziersfamilie. Der Vater des Kadetten war der erste Berufssoldat in der ganzen weitläufigen Verwandtschaft, und auch er hat „des Königs Rock" wohl nur angezogen aus Protest gegen seinen republikanisch gesinnten Vater. Dann freilich lebte er sich schnell ein in die Kastenwelt der Uniformierten.

Daher kein Zweifel, auch der sensible Erstgeborene – seine Empfindsamkeit kam aus dem mütterlichen Erbgut – mußte in Beruf und Stand seines Vaters gebracht werden. Zwei Kadettenanstalten bis zum Abitur, in ihren Erziehungsmethoden eine rüder und grausamer als die andere, waren sein tiefes Jugendtrauma. Die ihm angetanen Verletzungen entschuldigte er seinen Erziehern, weil er ihre Härte als Ausdruck einer pädagogischen Pflichterfüllung deutete.

Die Revolution 1918 beendete die militärische Karriere noch ehe sie begonnen hatte. Gelungen aber war die „déformation professionelle" – sie blieb lebenslang stabil. Sie zwang den Kadetten zum Denken in Subordinationskategorien – ein Denken, das auch dem Zeitgeist der 20er Jahre entsprach, nicht nur auf Kasernenhöfen und in hierarchischen Institutionen. In diesem Zeitgeist schrumpfte die persönliche Entwicklung auf die schlichte Hoffnung, die nächsthöhere Sprosse in der Kommandohierarchie zu erklimmen: das bürgerliche Leben als Spiegelbild des Militärs.

Ein akademisches Studium „lohnt sich nicht", weil es einen Abstieg in den dritten Stand bedeutet. Als Manöverfeld bot sich dem Kadetten viel eher die Wirtschaft mit Schwerpunkt Großhandel und Geldwesen. Zudem operierte auch sein von ihm als absolute Autorität anerkannter Vater seit seinem Abschied aus aktivem Militärdienst zäh und erfolgreich auf diesem Gebiet.

Die Weltwirtschaftskrise zwang den Kadetten zum Rückzug in die väterliche Firma. Strategische Reserven standen dank der frühen Heirat mit einer wohlhabenden einzigen Tochter ausreichend zur Verfügung. Die Heimkehr in die feste Gehorsamswelt seines Vaters schloß sich fugenlos an die Kadettenerziehung; in der Person des Übervaters war der höhere Offizier als Vorgesetzter, als Firmenchef und als Pietätsinhaber allgegenwärtig. Aus dieser dreifachen Subordination hat sich der Kadett sein Leben lang nicht gelöst. Er sprach wohl häufig von seiner Verwendung unter Wert. Aber dann brachte er es im 2. Weltkrieg doch nur zum Unteroffizier, während manche seiner Kurskameraden aus der Kadettenanstalt schon die roten Generalsstreifen trugen, die sie sich in der Reichswehrzeit erdient hatten.

Die Kriegsgefangenschaft überstand er unter unmenschlichen Bedingungen. Nach seiner Heimkehr übernahm er vom resignierten Vater die volle moralische Verantwortung für die Fortsetzung der väterlichen Firma und brachte sie, mit Unterstützung seines Vaters, mit Wirtschaftswundergeschwindigkeit wieder zur Blüte. Dabei hatte er im Grunde ein schlechtes Gewissen: das Gefühl der Meuterei gegen die gottgewollte Autorität. Diese kreative Auflehnung gegen seinen Vater bedeutete für seine geschäftliche Aktivität einen Riesengewinn, muß ihn aber extrem belastet haben, denn er sprach oft davon.

Mit dem Tode des Vaters – der Kadett war 57 – fiel ihm die volle väterliche Autorität zu, zumindest nach seinem Verständnis. Er machte im Umgang mit den „Subordinierten" von ihr reichlich Gebrauch. Zu lange hatte er gehorchen, zu oft hatte er sogar kuschen müssen. Jetzt hatte er nicht nur die Macht und das Recht, nein er hatte die Pflicht zu befehlen und anzuordnen.

Schon einige Jahre vor dem Tode seines Vaters war der um einige Jahre jüngere Bruder gleichberechtigt in die Firma eingerückt; jetzt aber sah der Kadett in ihm nicht mehr den gleichberechtigten Partner; er hielt ihn bestenfalls für seinen Stellvertreter mit abgestuften Rechten, jedoch höhergestuften Pflichten. Glücklicherweise war der jüngere Bruder von ausgeglichener, friedfertiger, toleranter Lebensart, der dem militanten Kadetten mit ziviler Gelassenheit zu nehmen wußte. Die tägliche erfolgreich geübte geschäftliche Symbiose war, trotz der vom Kadetten geforderten und vom jüngeren Bruder klugerweise eingehaltenen Autoritätsdistanz, für beide eine Überlebenspflicht. Der Kadett buchte die geschäftlichen Erfolge als Beweis seiner Befehlsgewalt. Der Jüngere lächelte weise und schwieg.

Der Kadett, nun schon über 65, spürte die zunehmende Last der täglichen Arbeit und suchte Entlastung durch die Hereinnahme seines Sohnes in die Firma, der auch wieder einen „Übervater" erlebte, wie ihn der Kadett jahrzehntelang erdulden mußte. Aber auch seine Ehefrau, die Kinder und die weitere Verwandtschaft hielt der Kadett für gehorsamspflichtig. Seine erwachsenen Kinder gingen erst in die innere Emigration, dann aus dem Hause. Die Ehefrau ertrug die autoritäre Aggression mit unerschöpflicher Geduld, getreu der Paulinischen Empfehlung: „Das Weib soll schweigen in der Versammlung". Die übrige Verwandtschaft mied Kontakte mit ihm oder beschränkte sich auf unvermeidliche Kurzbesuche.

Der Hausarzt behandelte seit Jahren die koronaren Herzbeschwerden der Ehefrau subtil und adäquat. Das Familienoberhaupt selber war selten krank, pflegte aber fast liebevoll seinen Leberparenchymschaden, der auf den Rußlandfeldzug 1943 zurückging. Bei Befragung erfuhr man jedoch vom reichlichen Genuß des Mosel-Saar-Ruwer (eine Provenienz, bevorzugt von seinem ehemaligen Kaiserhaus). Seine Befunde und sein Befinden blieben – erstaunlicherweise – stabil.

Mit dem Sekundenherztod der Ehefrau hatte niemand gerechnet; er veränderte nicht die äußeren Verhältnisse, wohl aber verhärteten sich Charakter und soziales Verhalten des Ehemannes: Zunehmend zeigte sich ein die Altersnorm weit übersteigender Geiz. Es wuchs eine zuweilen an Bösartigkeit grenzende Aggression gegen alles und jeden. Die intensiven gesellschaftlichen Kontakte, wie sie zu Lebzeiten seiner Ehefrau noch bestanden hatten, zerbrachen am bissigen Altersstarrsinn des Witwers. Zu den Kindern hatten im Grunde immer nur autoritäre Beziehungen bestanden bei nur mäßiger emotionaler Zuwendung seitens des Vaters. Diese Beziehungen erwiesen sich nun als zu fragil, um der Last der Altersdeformation standzuhalten. Sie entarteten immer mehr zu Pflichtübungen des Vaterbesuches an Feiertagen. Ein Zeremoniell entwickelte sich, das besonders die Enkel nicht verstanden.

Hielt er es für angebracht, „Strafaktionen gegen aufmüpfige Familienmitglieder" einzuleiten, sagte er Familienfeste kurzfristig ab, unterließ es aber nicht, vorher bissige Kommentare abzugeben, die seinem Fernbleiben eine zusätzliche Bitterkeit vermittelten. Versöhnlicher Zuspruch half dann gar nichts, im Gegenteil, er wurde nur noch starrsinniger. Die letzten Lebensjahre des Kadetten — jetzt ein reicher Greis — blieben ein Paradoxon: er lebte, von der Haushälterin versorgt, einsam in seinem Palast, ohne seinen Reichtum zu teilen und damit zu genießen.

Er hatte immer mehr Erfolg als Glück.

Der Balkon

H. H. Schrömbgens

Die konfessionelle Mischehe — „sie" aus bewußt protestantischem Hause, „er"
aus einer traditionsgebundenen katholischen Familie — war eine Liebesheirat,
wie sie Courts-Mahler nicht rührender hätte beschreiben können. Ihr Biotop
ist durch das deutliche Übergewicht der römisch-katholischen Konfession bestimmt. Mischehen gelten als unschicklich und stellen eine Belastung für die
Partner dar — so sagten zumindest die Alten. Die Menschen dieser Landschaft
sind progressiv-reaktionär, fühlen sich aber chic und modern.

Das wohlsituierte, den gebildeten Ständen zuzurechnende Ehepaar wurde
von mir seit langem hausärztlich betreut. Auch die Familie „von ihr" gehörte
zu meiner Klientel. In der Ehe erschien die Frau intellektuell immer überlegen;
glücklicherweise ohne die prüde Umständlichkeit ihrer Mutter oder die spröde
Rechthaberei ihres Vaters, eines erfolgreichen Anwalts.

Der Ehemann war mit der intellektuellen Führungsrolle seiner Frau hochzu-
frieden. Besonders stolz war er, wenn sie in der Gesellschaft feinsinnige musi-
sche und literarische Anmerkungen zu machen wußte.

Stabiler, wachsender Wohlstand, ein großer Freundeskreis gleicher sozialer
Färbung, Mitgliedschaft in sozial herausgehobenen Klubs, hoher Bekanntheitsgrad in Spitzenhotels, alles das glich denkbare eheliche Spannungen aus
oder ließ sie garnicht erst aufkommen. Neues hatte zu diesem regelmäßigen,
überschaubaren Lebenskreis kaum Zutritt. Das Leben drehte sich um sie, sie
blieben der unberührte Mittelpunkt. Ein Leben, kostbar und empfindlich wie
feinstes chinesisches Porzellan. Auch die Anlässe ärztlicher Konsultationen
waren meist eher ästhetisch als vital bedeutsam.

Diese Porzellanwelt zerbricht mit dem Tode des Ehemannes nach einer seltenen, medizinisch exotischen, lange Zeit gut kompensierten Systemerkrankung.

Der Hausarzt hatte sich schon früh die Frage gestellt, ob die große Anzahl
der sich häufig in der Behandlung ablösenden Koryphäen und die zahlreichen
therapeutischen Veränderungen mehr der Sorge um das Wohl des Patienten
diente oder eher dem vorhandenen Vermögen und dem sozialen Stand des Erkrankten entsprachen; er selbst hatte immer zu einer beständigen, gleichmäßi-
gen, geduldigen Therapie geraten.

Eindrucksvoll wie der frustrane Therapieaufwand war auch das Leichenbe-
gängnis: Alle zahlreichen Freunde, prominent in Politik und Gesellschaft, folg-
ten dem Sarg und versicherten der Witwe und den erwachsenen Kindern ihre
unverbrüchliche Verbundenheit. Schon kurze Zeit danach bemerkte der Hausarzt eine weit über die normale Trauer hinausgehende Entwurzelung der Ver-
witweten. Ihr Leben schien nur „funktioniert" zu haben, solange sie die Ener-

gie für Selbstdarstellung und Selbstverwirklichung von ihrem dynamischen
und zugleich pragmatischen Partner hatte beziehen können. Er hatte es auch
jahrzehntelang verstanden, jede auch noch so leichte Unruhe oder gar Beunru-
higung, die von außen ihr Leben hätte stören können, von ihr fernzuhalten.

Die Witwe hatte nicht nur den Verlust des Partners erlitten, sondern mit diesem zugleich den Zusammenbruch ihrer Persönlichkeitsstruktur. Die erwachsenen Kinder, wirtschaftlich alle hervorragend gesichert, waren nicht imstande,
die dramatische Situation auch nur annähernd zu erfassen oder gar mitzuemp-
finden. Doch blieb ihr Verhalten durch konventionelle Fairneß der Mutter gegenüber gekennzeichnet. Symbolisch für das veränderte Leben der Witwe war
die schnelle Verwandlung des bisher von prallem gesellschaftlichem Leben er-
füllten Hauses in Leere und „Totenstille". Ob die Witwe jemals einen Versuch
unternommen hat, an Freundschaftstradition und Nekrologversprechungen
anzuknüpfen, bleibt unentschieden. Auf jeden Fall fehlte ihr die aktive Übung
und Erfahrung hierzu, da ja alle Verbindungen nach außen über ihren Mann
gelaufen waren. Dem Hausarzt kam der schon wenige Monate nach dem Tode
des Ehemannes gefaßte Entschluß, in ein Altersheim mit angemessenem Kom-
fort zu flüchten, nicht unerwartet; hatte er doch seinerseits immer häufiger den
Gedanken erwogen, dies der Witwe zu raten. Noblerweise hatten sich die Kinder bereiterklärt, das Haus eine angemessene Zeit für eine Heimkehr der Mutter freizuhalten.

Der Hausarzt hatte auf die Lebensführung des Ehepaares nie maßgeblichen
Einfluß: Nicht auf die gesellschaftlichen Aktivitäten, nicht auf das Reise- und
Erholungsverhalten, nicht auf die finale Therapie, noch auf die Entscheidung
der Witwe, sich in ein Altersheim zurückzuziehen; er blieb immer auf das
Stand-by beschränkt – eine Rolle, die er streng einhielt und noch heute inne-
hat. Er besucht die alte Dame regelmäßig in ihrem Appartement mit Schlafzimmer, Minibad und Wohnraum mit Klappküche.

Neulich bat sie ihn auf ihren zwei Quadratmeter großen Balkon.

„Es ist hübsch hier zu sitzen, man kann den Sonnenuntergang betrachten
und sieht die Jahreszeiten kommen und gehen".

Sachverzeichnis

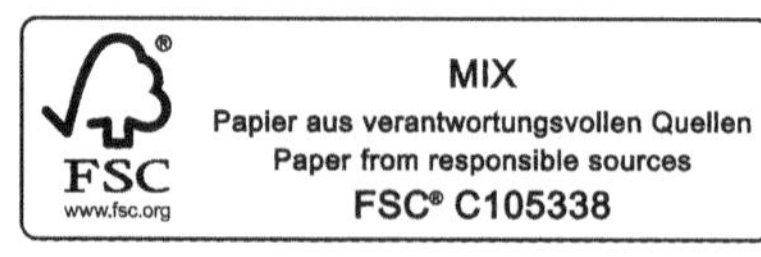

If you have any concerns about our products,
you can contact us on
ProductSafety@springernature.com

In case Publisher is established outside the EU,
the EU authorized representative is:
Springer Nature Customer Service Center GmbH
Europaplatz 3, 69115 Heidelberg, Germany

Printed by Libri Plureos GmbH
in Hamburg, Germany